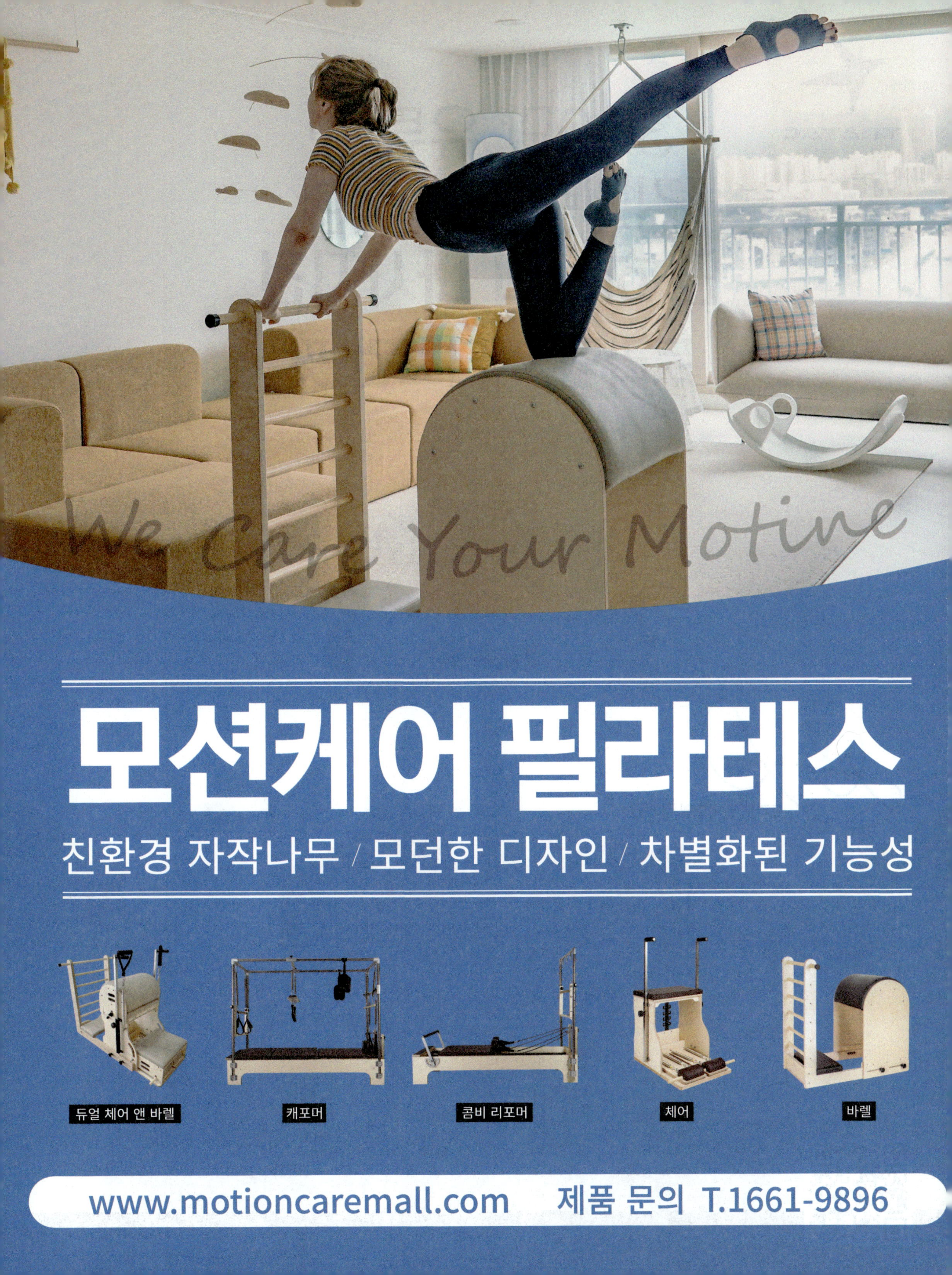

모션케어 필라테스

친환경 자작나무 / 모던한 디자인 / 차별화된 기능성

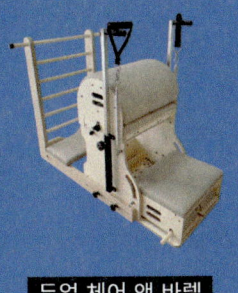
듀얼 체어 앤 바렐

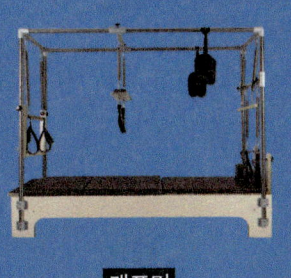
캐포머

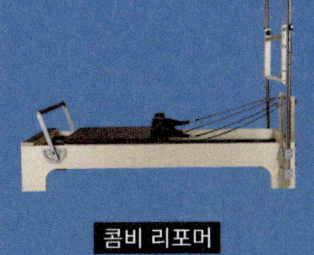
콤비 리포머

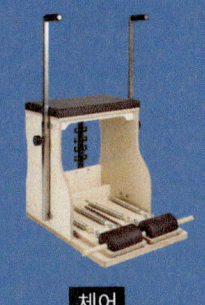
체어

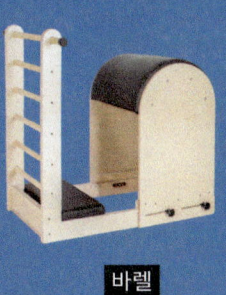
바렐

www.motioncaremall.com   제품 문의 T.1661-9896

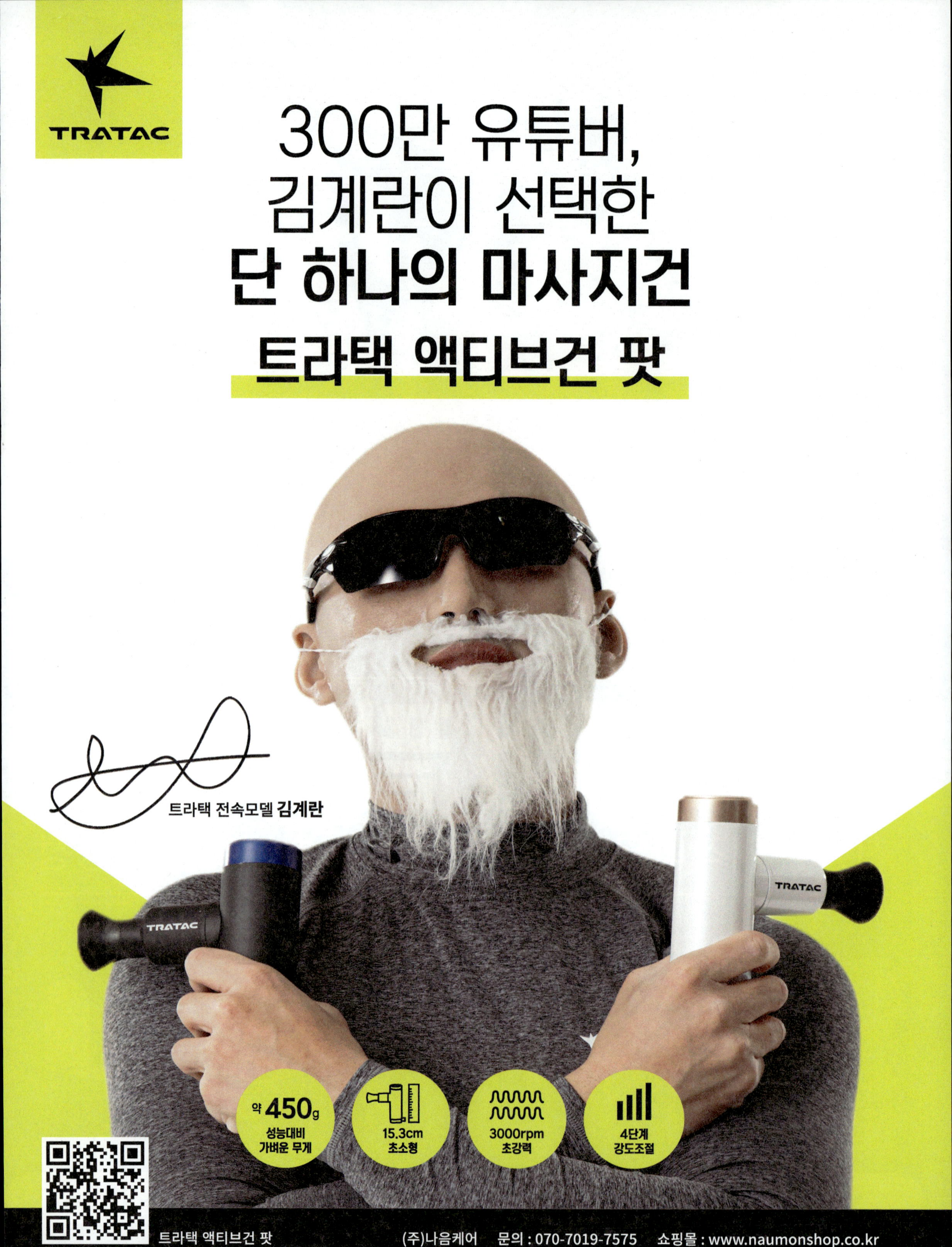

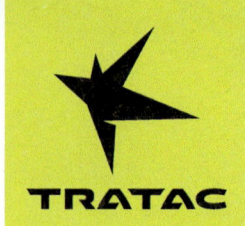

필라테스 올인원 **저자 소개**

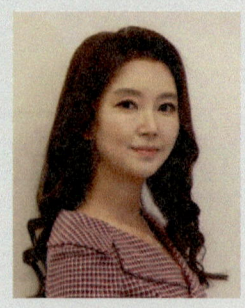

원 희 영
- 체육학 석·박사
- 대한요가필라테스지도자협회장
- 원요가필라테스 대표
- 수원시요가회 이사
- 한양대학교 미래인재교육원 체육학과 겸임교수

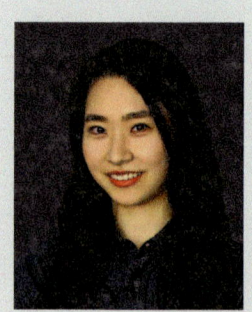

장 영 진 교신저자
- 연세대학교·서강대학교 외 출강
- 트리거포인트 마스터 트레이너
- 한국평생스포츠코칭협회 자격심사위원장 및 교육이사

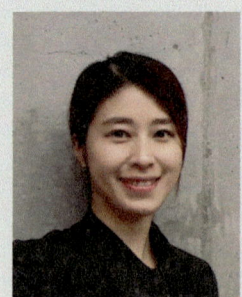

위 미 선
- 위필라테스 대표
- 엘라스틱밴드 마스터
- 소메틱필라테스협회 홍보이사 및 에듀케이터

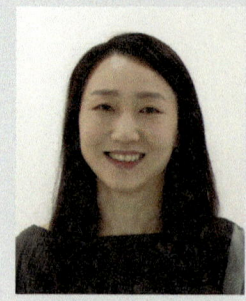

정 경 화
- 한양대학교 체육학과 겸임교수
- 필라테스 스튜디오 대표
- 소메틱필라테스협회 에듀케이터

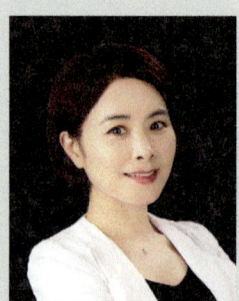

이 태 현
- 한양대학교·계명대학교 계명문화대 출강
- 대한필라테스연합회 상임이사
- 소메틱필라테스협회 에듀케이터

필라테스 올인원 **저자 소개** 가나다 순

Pilates ALL in ONE

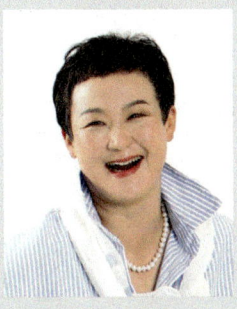

김 혜 진 대표저자
- 동남보건대학교 산학협력단 특임교수
- 소메틱필라테스협회 회장
- NCPT(National Certified Pilates Teacher)

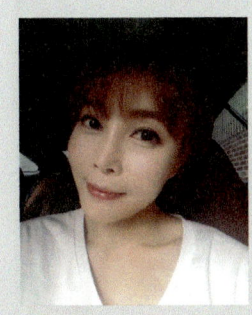

박 지 윤
- AIO PILATES 대표원장
- 경희대학교 체육학 박사
- 대한필라테스연합회 상임이사

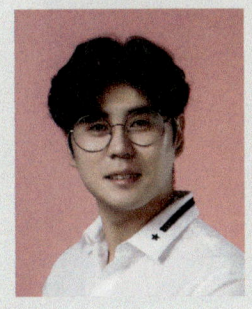

김 효 중
- BIS 필라테스(1~5호점) 대표이사
- 대한필라테스연합회 상임이사
- 대한운동사협회(KACEP) 정회원

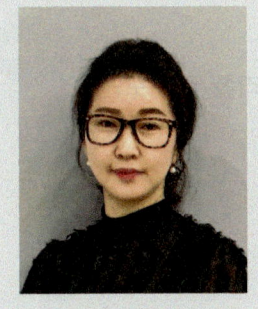

선 혜 지
- (사)한국치유요가협회 권익위원장
- MPA 운영이사 · 교육위원 · 심사위원
- 대한필라테스연합회 상임이사

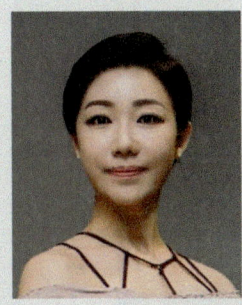

박 성 미
- 비비필라테스(센텀점, 명지점) 대표
- 부산여자대학교 아동스포츠재활무용과 겸임교수
- 미국 롤리타산미구엘 PMMP 멤버

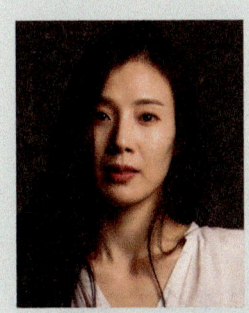

안 원 경
- 엔에이 필라테스 (서울 옥수 12호점) 대표원장
- 대한필라테스연합회 상임이사
- 소메틱필라테스협회 에듀케이터

02 발목은 돌시플렉션하고 윗다리를 앞으로 보낸다. (마시고)

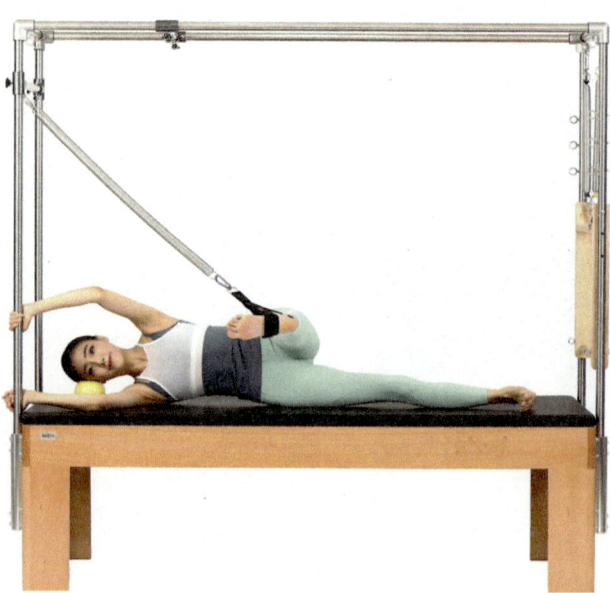

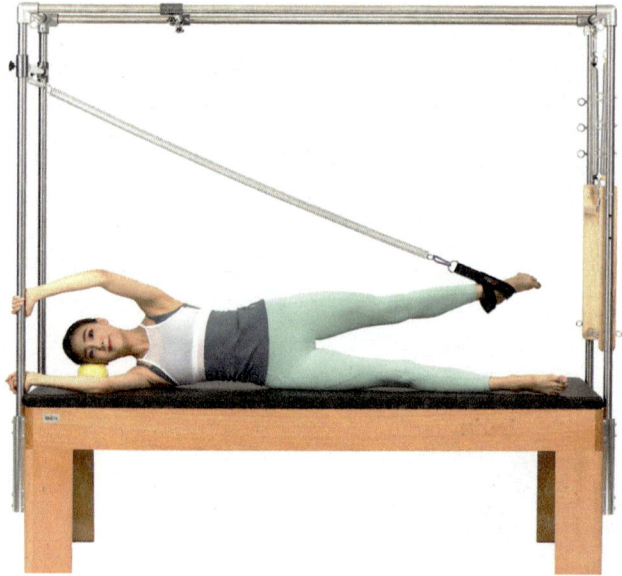

03 윗다리를 뒤로 보낸다. (내쉬고)

Transition Flow

Lift & Lower
스트랩을 건 다리를 천장 방향으로 올리고 내린다.

Turn Out
발목은 턴아웃으로 발뒤꿈치를 붙이며, 발끝은 베드에 둔다.
그 후 윗무릎을 구부려 발뒤꿈치를 당겼다가 위로 편다.

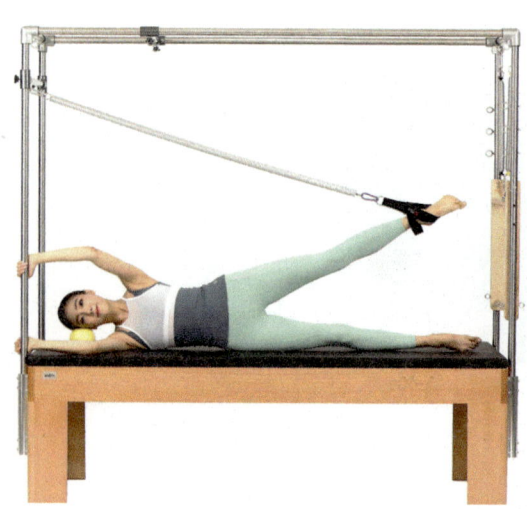
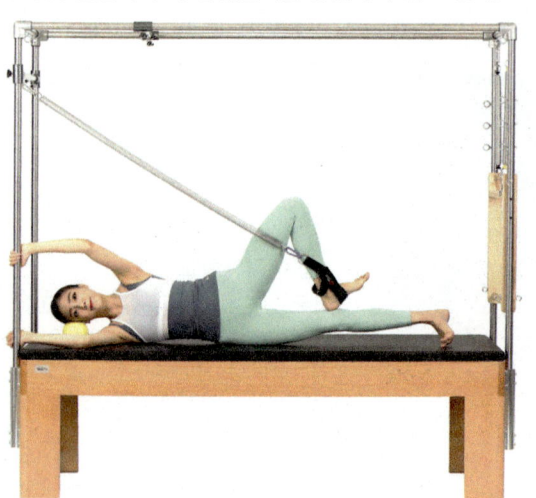

32 Side-Lying Series
사이드라잉 시리즈

| 주요 효과 | 몸통 안정화, 고관절 분리

캐딜락

반복 횟수 **5~10**

세팅
- SPRING   yellow or green long spring 1 high~middle
- STRAP   foot
- weight ball

※ 슬라이딩 바는 베드에 앉았을 때 어깨 높이, 스프링은 슬라이딩 바의 바깥 아이훅에 걸어준다.

레슨 포인트
- 골반 안정성을 유지한다.
- 승모근의 긴장에 주의한다.
- 동작 시 스프링 다리를 높이 유지하며, 두 다리의 간격은 일정하게 유지한다.
- 골반과 척추의 중립을 유지한다.
- 무릎의 과신전에 주의한다.

Lv. 2

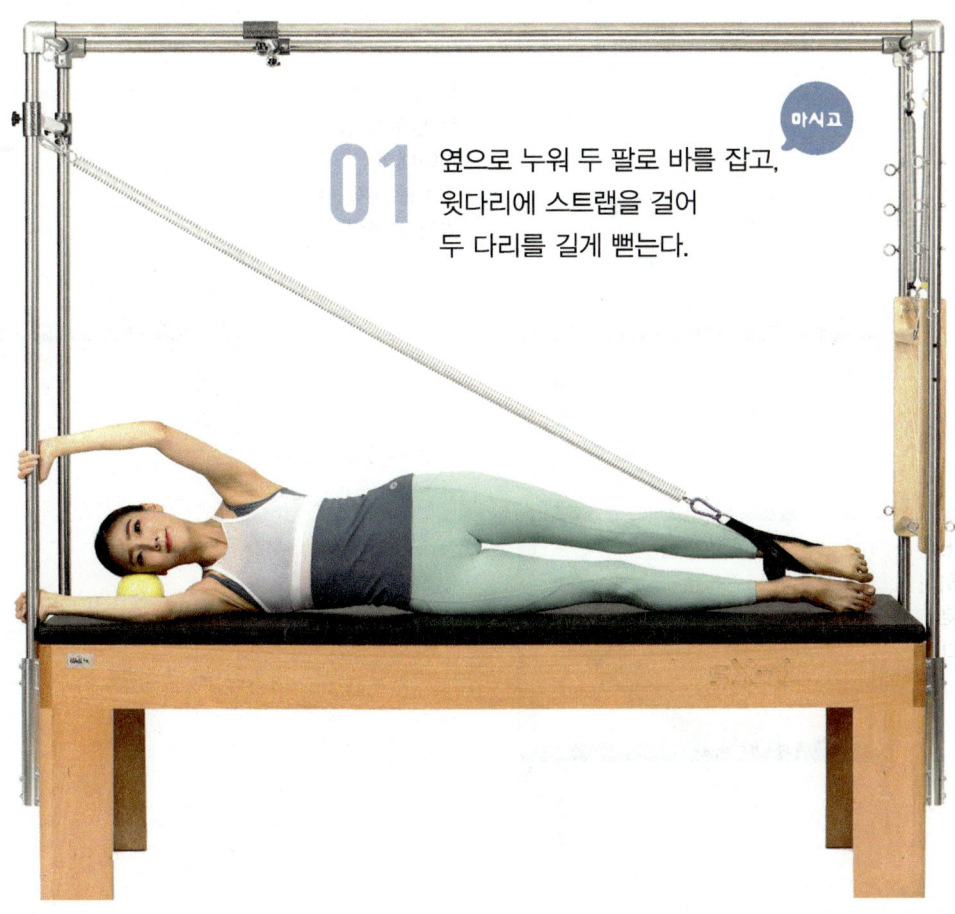

01 옆으로 누워 두 팔로 바를 잡고, 윗다리에 스트랩을 걸어 두 다리를 길게 뻗는다.

마시고

Transition Flow

V-Position
두 다리를 V자 모양으로 천장을 향해 뻗는다. 그 후 발뒤꿈치를 모으며 대각선 아래로 내린다.

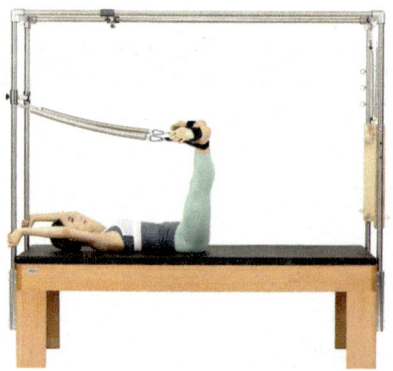

Frog
두 무릎을 구부려 외회전하여 테이블탑 한다. 그 후 두 무릎을 대각선 방향으로 뻗는다.

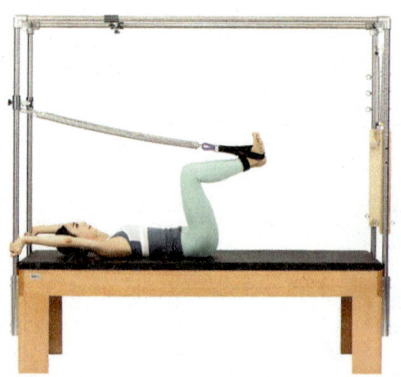

Scissors
한 다리씩 번갈아 올리고 내린다.

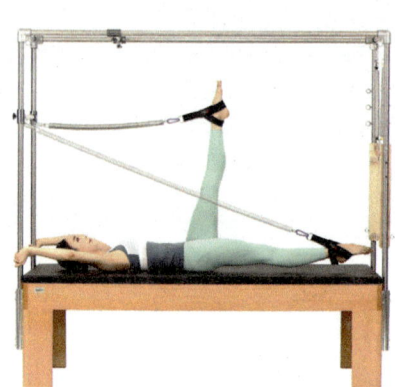

Walking
6박자 동안 두 다리를 교차하며 내리고 올린다.

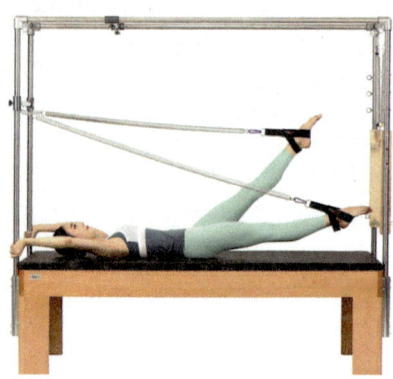

Bicycle
자전거 페달을 돌리듯 무릎을 번갈아가며 구부렸다 편다.

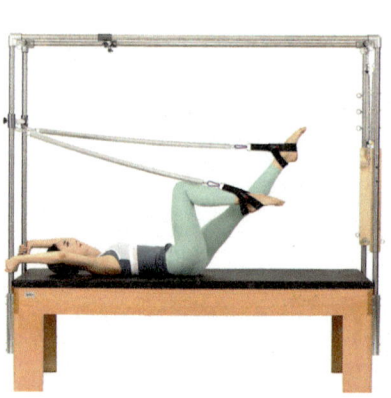

Long Supine
두 팔로 바를 밀어내며 척추를 분절하여 올리고 내린다.

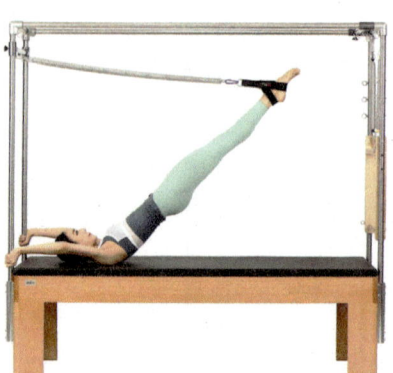

Charlie Chaplin
8박자 또는 4박자로 발뒤꿈치를 부딪히며 내리고 지그재그로 교차하며 올라온다.

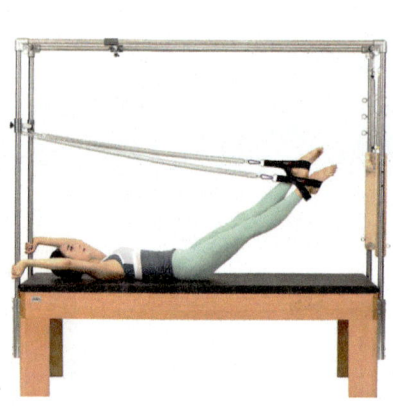

31 Leg Spring Series
레그 스프링 시리즈

| 주요 효과 | 복부 강화, 척추·골반의 안정화, 무릎 강화, 고관절의 유동성 향상

캐딜락

반복 횟수 **10**

세팅
- SPRING   yellow or green long spring 2 middle
- STRAP   foot

※ 베드에 앉았을 때 슬라이딩 바는 어깨 높이, 스프링은 슬라이딩 바의 바깥 아이훅에 건다.

레슨 포인트
- 골반 안정성을 유지한다.
- 두 다리를 동일하게 사용한다.
- 무릎의 과신전에 주의한다.
- 무릎을 구부렸을 때 골반 중립을 유지한다.

Lv.2

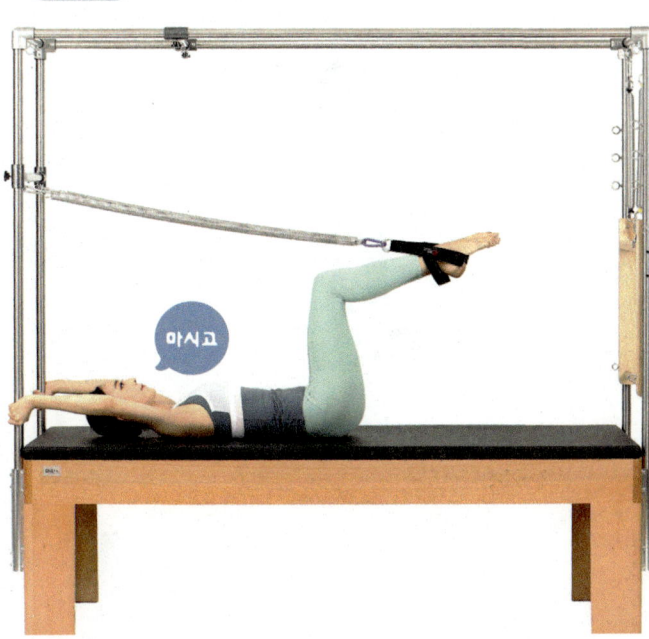

01 스트랩을 걸어 테이블탑 한다.
두 팔을 머리 위로 뻗어 어깨보다 조금 높게 바를 잡고 저항한다.

02 두 다리를 대각선으로 길게 펴고 발은 플랜타플렉션한다.
다리 높이는 척추가 중립을 유지할 수 있는 상태
(초보자는 허리를 바닥에 붙임)에서 최대한 낮게 뻗는다.

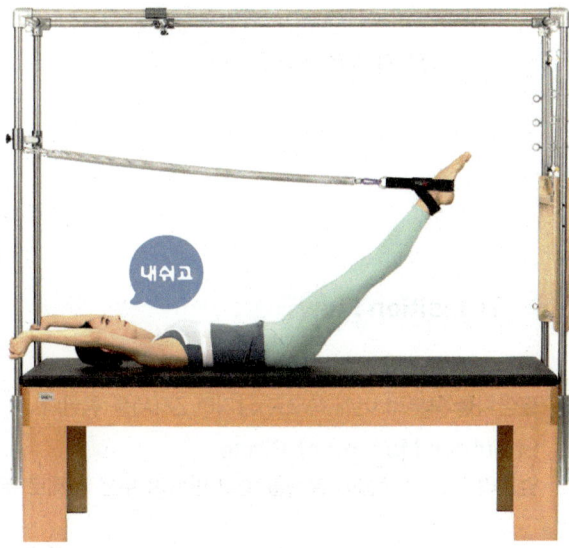

03 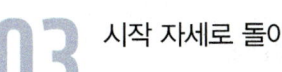 시작 자세로 돌아온다.

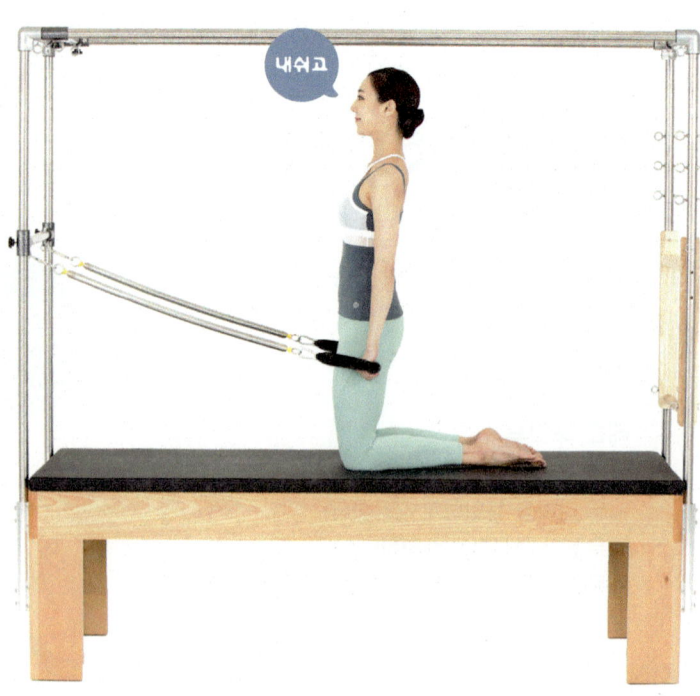

01 몸통과 골반의 안정성을 유지하고, 견갑골의 안정성이 가능한 상태에서 최대한 팔을 아래와 뒤로 당겨 어깨를 신전한다.

02 몸통과 팔 자세를 유지한 상태에서 머리를 한쪽으로, 그리고 반대쪽으로 돌린다.

03 몸통과 팔 자세를 유지한 상태에서 머리는 중앙으로 되돌아온다.

04 시작 자세로 돌아온다.

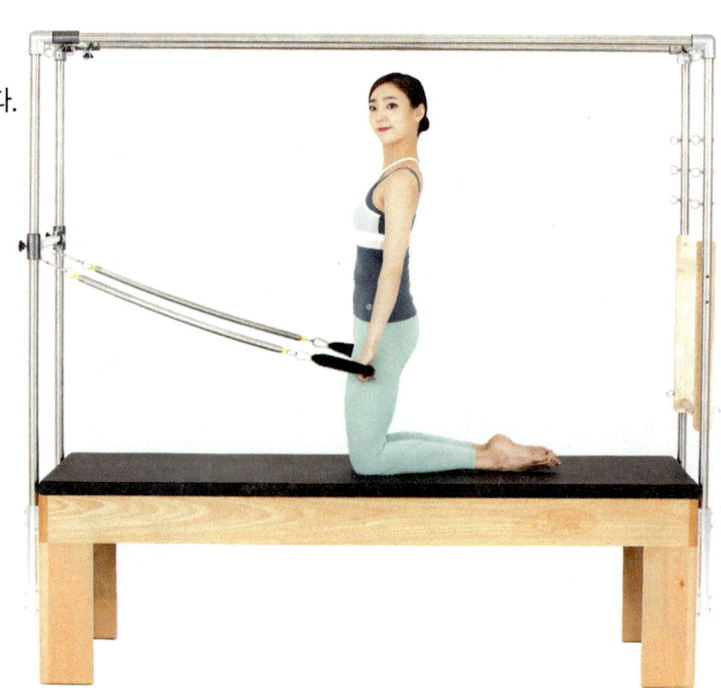

Transition Flow

Biceps Curls
팔꿈치를 구부려 어깨 쪽으로 당기며 Z자세를 취한다.

Shoulder Movement Circle
엎드려 보조 스트랩에 발목을 걸고 반듯이 누운 자세로 두 팔을 신전, 외전, 회전하며 척추 신전으로 연결한다.

30 Chest Expansion
체스트 익스팬션

| 주요 효과 | 견갑대 안정화, 복부 강화 및 요추·골반 부위 안정화

캐딜락

반복 횟수 **6**

세팅
- SPRING　yellow or green long spring 2 middle
- STRAP　hand

※ 슬라이딩 바는 섰을 때 어깨 높이로, 스프링은 슬라이딩 바의 아이훅에 걸어준다.

시작 자세
- 버티컬 슬라이딩 바를 마주 보고 다리는 골반 너비로 벌려 평행으로 선다(또는 베드 위에 닐링으로).
- 골반과 척추는 중립을 유지한다.
- 두 팔을 앞쪽으로 뻗어 손바닥이 뒤쪽을 향하도록 하여 핸들을 잡는다.

레슨 포인트
- 견갑골을 등 뒤에 안정적으로 위치시키며 어깨는 넓게 연다.
- 대둔근, 슬괵근, 복근을 이용하여 골반 중립을 유지한다.
- 복사근 연결로 몸통의 안정화를 유지한다.
- 손목은 꺾임 없이 최대한 길게 한다.
- 코어가 활성화되지 않으면 박스 위에 앉아서 또는 서서 동작한다.

Lv.2

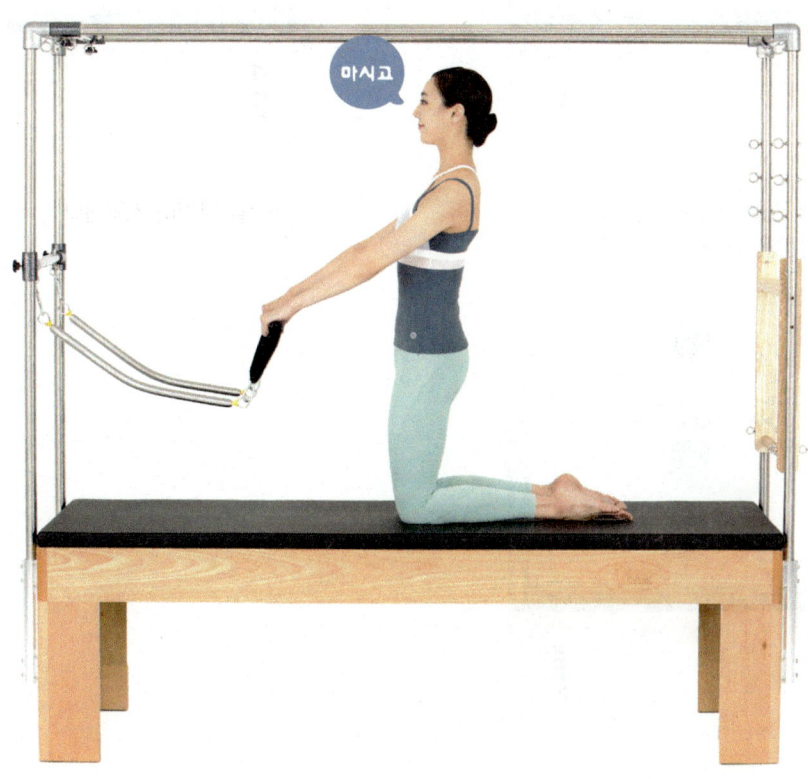

Transition Flow

Kneeling Butterfly 풍차를 돌리듯 몸통을 회전, 굴곡한다.

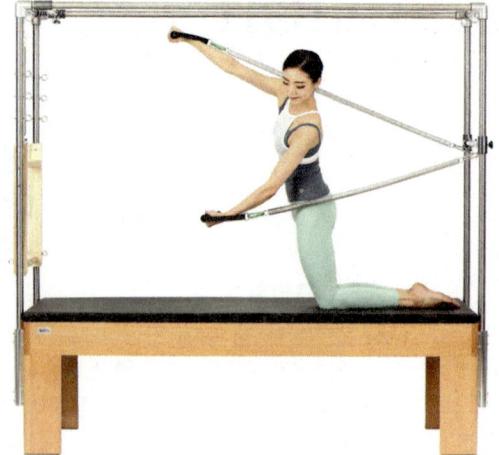
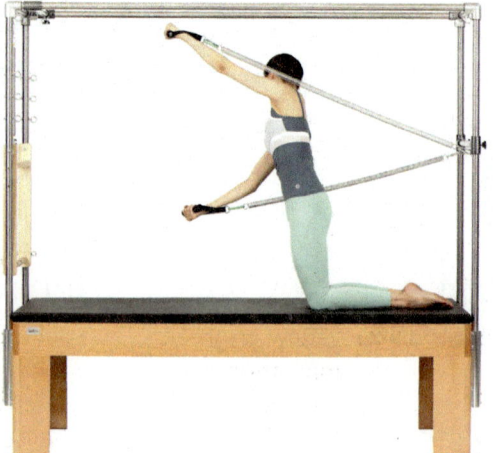

Boxing 런지 자세에서 한 팔을 앞으로 뻗는다.

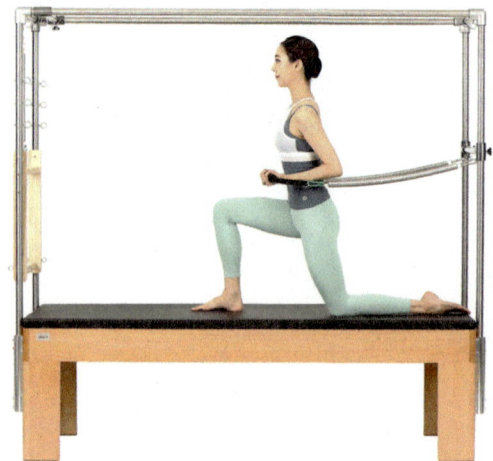
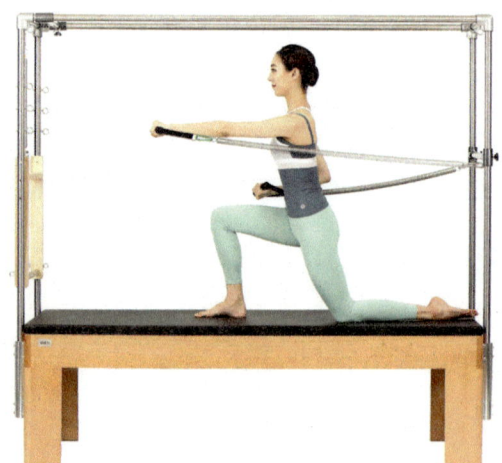

Lunge Rotation 두 손을 모아 핸들을 잡고 몸통을 회전한다.

Squat 핸들을 당기며 스쾃한다.

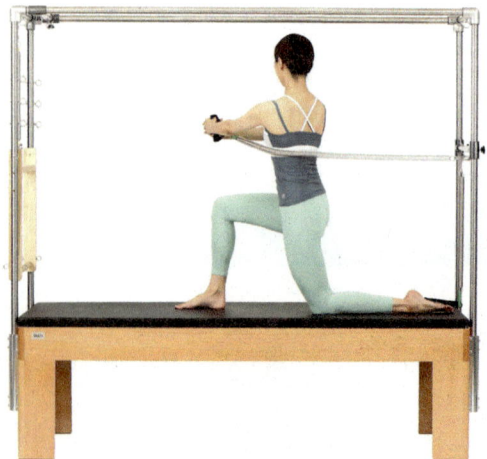

ABDUCTION

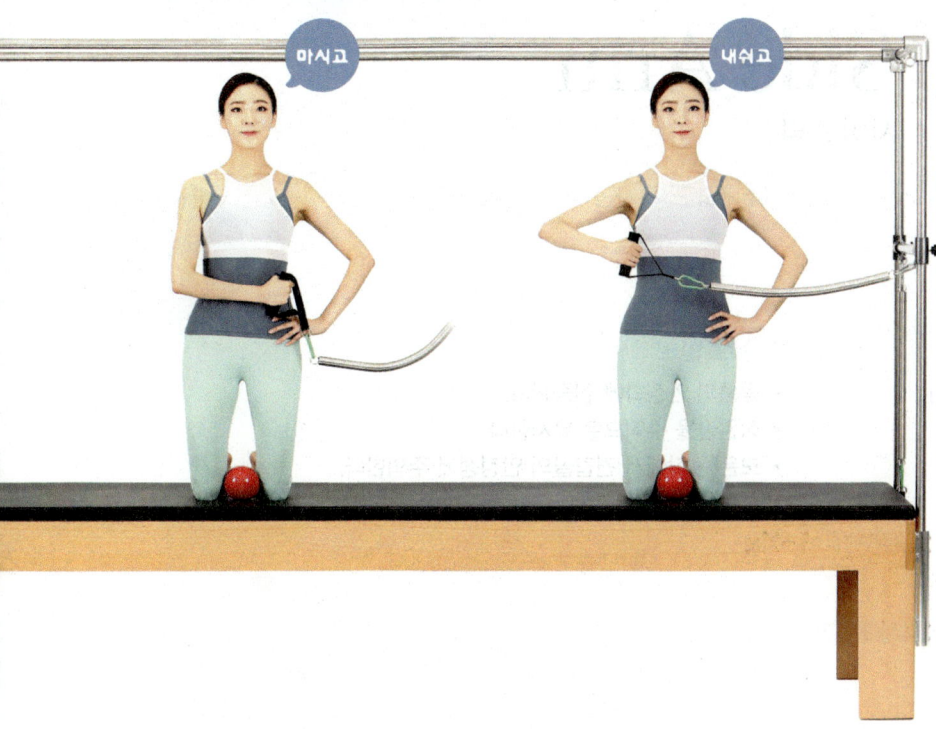

01 스프링 반대쪽 손으로 핸들을 잡고, 팔꿈치는 직각으로 구부린다.

02 팔꿈치를 옆으로 외전한다. 5~6회 반복한다.

※ 반대쪽 팔로 내전(Adduction)도 가능하다.

ELBOW EXTENSION & ROTATION

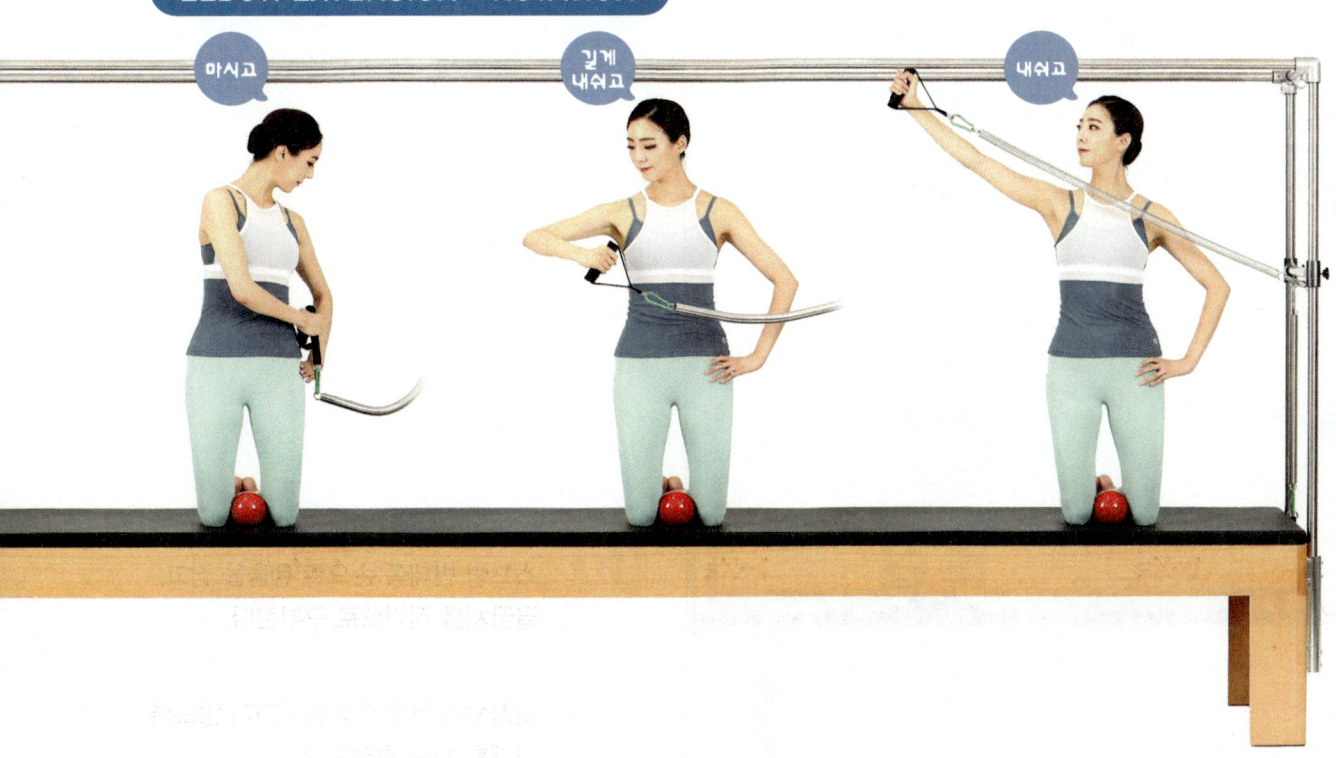

01 시선은 스트랩을 향한다.

02 시선과 함께 팔꿈치를 펴 대각선 위로 길게 뻗는다.

03 골반은 중립을 유지하며 서서히 시작 자세로 돌아온다. 3~4회 반복한다.

29 Side Arm
사이드 암

| 주요 효과 | 요추·골반 부위 안정성 향상, 척추기립근·복사근 강화, 견갑대 안정화

캐딜락

반복 횟수 10

세팅
- SPRING   yellow or green long spring 2 middle
- STRAP   hand
- mini ball

※ 슬라이딩 바는 팔꿈치 높이로, 스프링은 슬라이딩 바의 아이훅에 건다.

레슨 포인트
- 몸통의 안정화에 집중한다.
- 상완골을 수직으로 유지한다.
- 모든 동작에서 견갑골의 안정성에 주의한다.
- 손목 꺾임에 주의한다.

Lv.2

EXTERNAL ROTATION

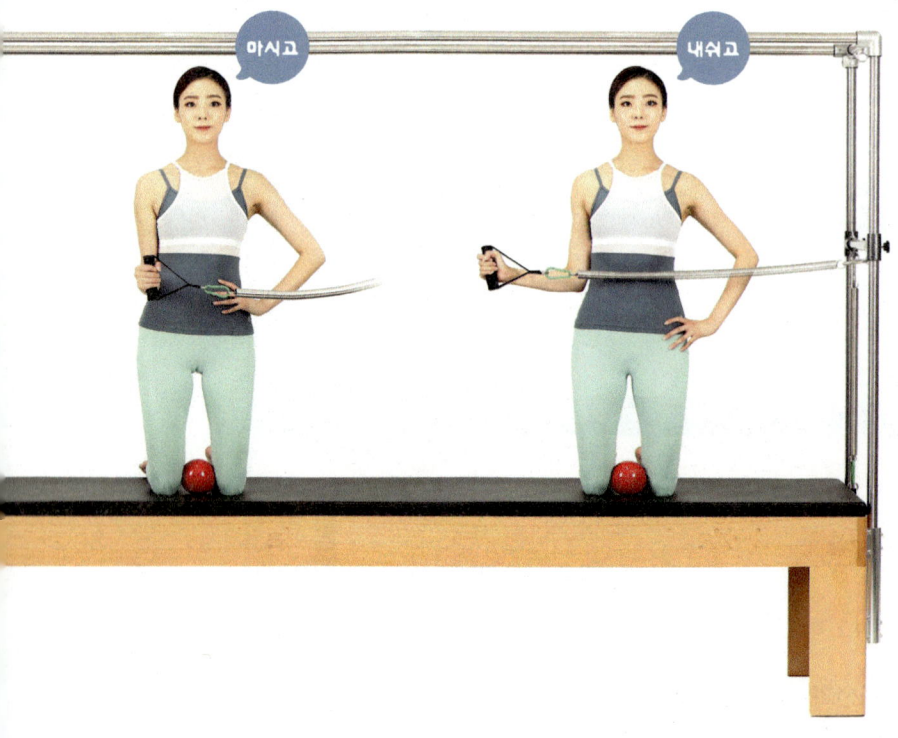

01   골반 너비로 닐링한다. 스프링 반대쪽 손으로 핸들을 잡고, 팔꿈치를 직각으로 구부린다.

02   팔꿈치가 몸통에서 벌어지지 않도록 어깨를 외측 회전한다.

※ 반대쪽 팔로 내측 회전(Internal Rotation)도 가능하다.

SALUTE

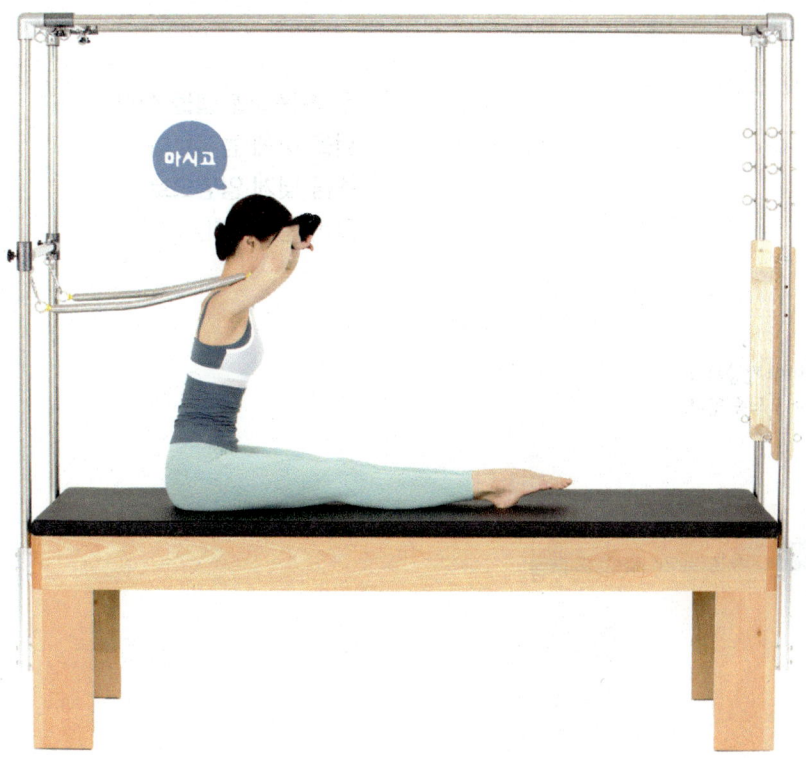

01 롤다운 바를 등지고 두 다리를 펴고 앉는다. 척추와 골반은 중립을 유지한다. 두 손은 스트랩을 잡고 경례하듯 이마 위에 올린다.

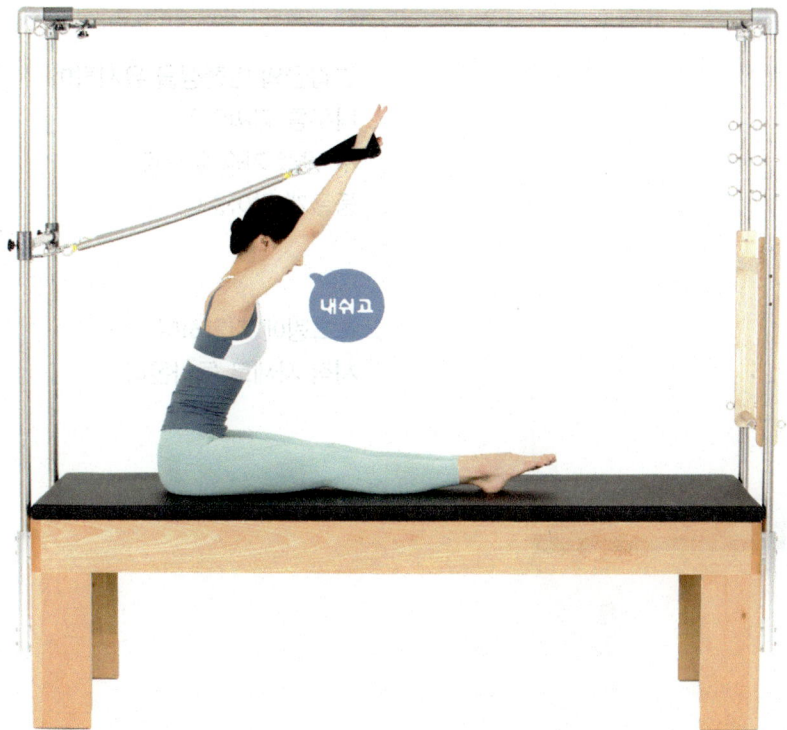

02 견갑골의 안정성을 유지하며 두 팔을 위로 길게 편다.

03 스프링에 저항하며 시작 자세로 돌아온다.

HUG A TREE

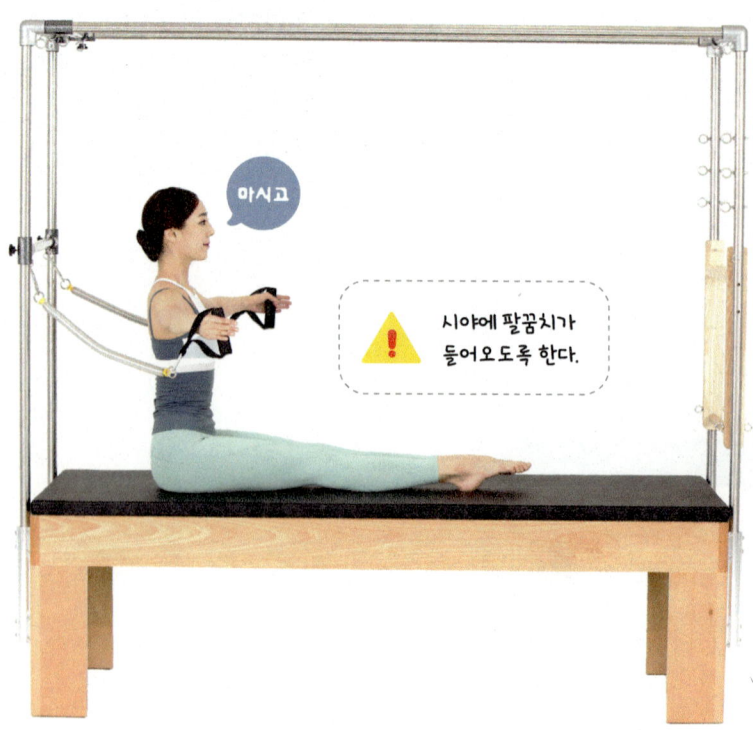

01 두 손은 스트랩을 잡고 팔을 어깨 높이보다 조금 낮게 양옆으로 들어 준비한다.

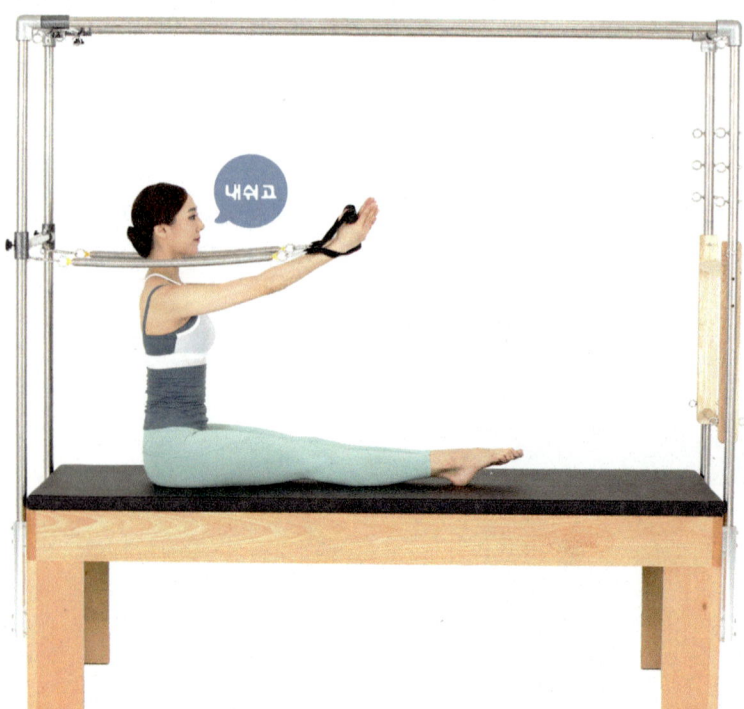

02 견갑골의 안정성을 유지하며 나무를 감싸안듯 두 팔을 가슴 앞으로 둥글게 말아준다.

03 스프링에 저항하며 시작 자세로 돌아온다.

28 Arm Movement Series
암 무브먼트 시리즈

| 주요 효과 | 요추·골반 부위 안정성 향상, 골반 기저근·복근 강화, 견갑골 안정화

캐딜락

반복 횟수 5

세팅
- SPRING   yellow long spring 2 middle
- STRAP   hand

※슬라이딩 바는 어깨 높이로, 스프링은 슬라이딩 바의 아이훅에 건다.

레슨 포인트
- 중립 자세를 유지한다.
- 갈비뼈 벌어짐에 주의한다.
- 팔이 움직이는 동안 견갑골을 안정화한다.
- 팔꿈치 과신전에 주의한다.
- 손목 꺾임이 없어야 한다.

Lv.2

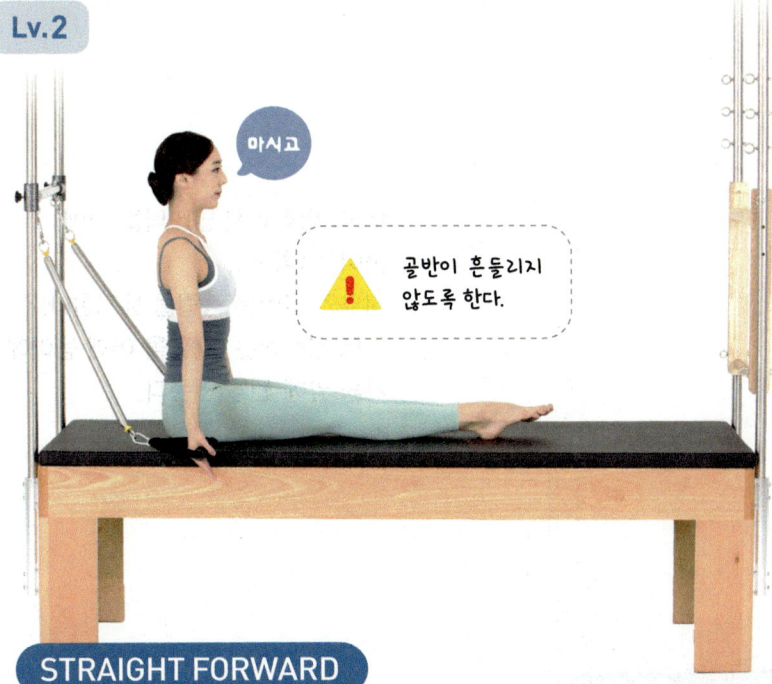

STRAIGHT FORWARD

01 두 다리를 펴고 앉는다.
척추와 골반은 중립을 유지한다.
두 손은 스트랩을 잡고, 팔은 골반 옆으로 펴서 손바닥은 앞을 향한다.

02 두 팔을 앞으로 하여 어깨 높이까지 대각선으로 뻗는다.

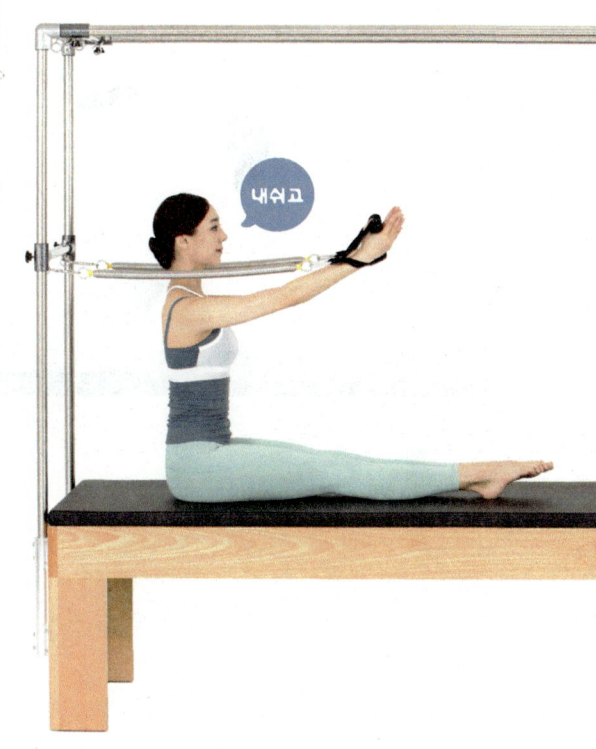

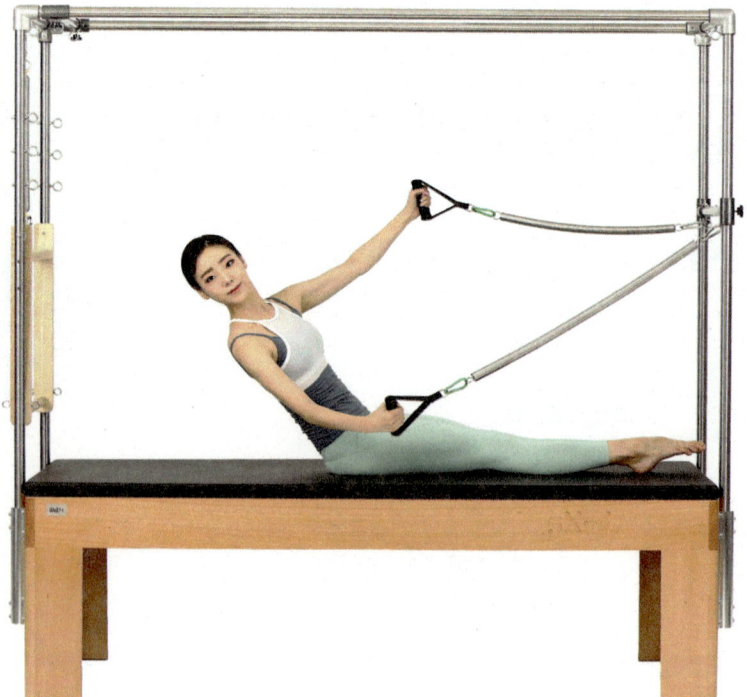

04 좌골이 매트에 닿게 앉아 그 위로 척추를 하나하나 쌓아 올리며 시작 자세로 돌아온다.

FLAT BACK CIRCLE

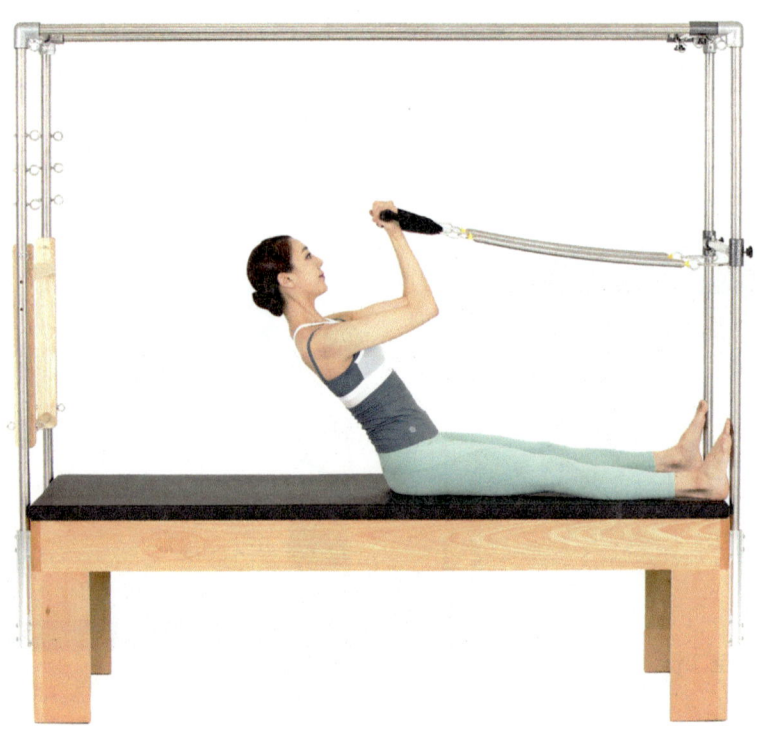

01 두 다리를 펴서 발바닥을 바에 붙이고 앉는다.
척추와 골반은 중립을 유지한다.
스트랩을 잡은 두 팔을 어깨 높이에 두고 가슴 앞에 원을 만든다.

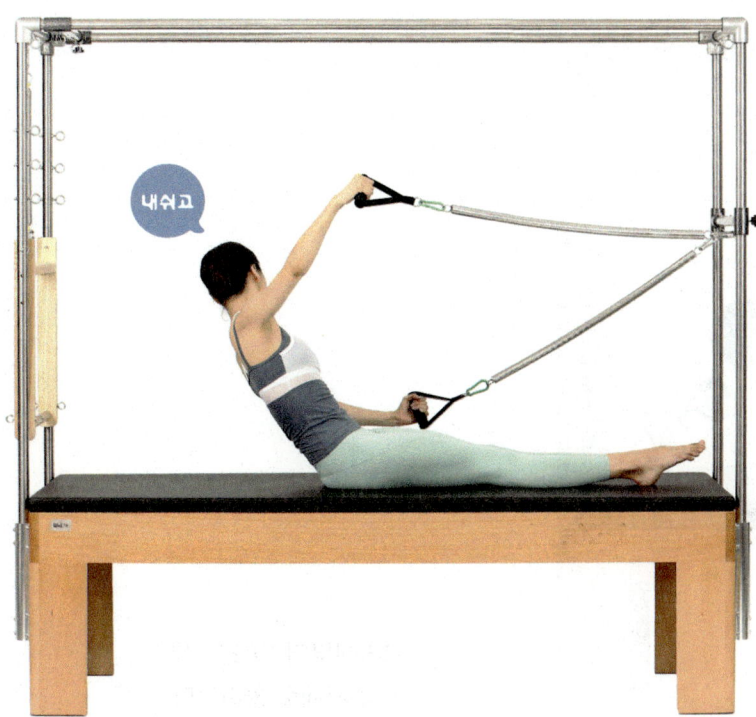

02 상체를 분절하여 내려간 뒤 두 팔을 벌린다.

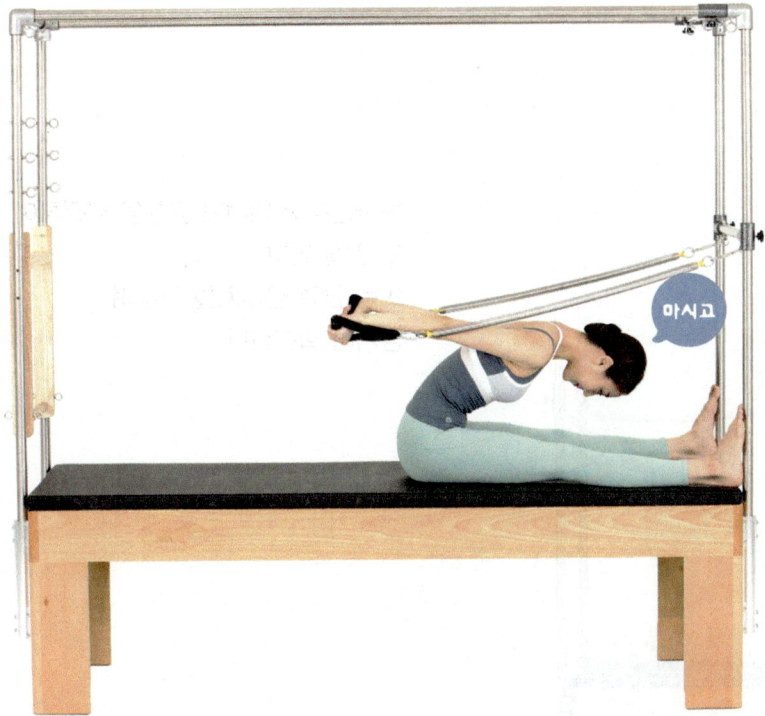

03 두 팔을 길게 뒤로 뻗어내며 몸통을 다리 쪽으로 보낸다. 견갑대를 안정화하며, 두 팔은 접영하듯 회전시킨다.

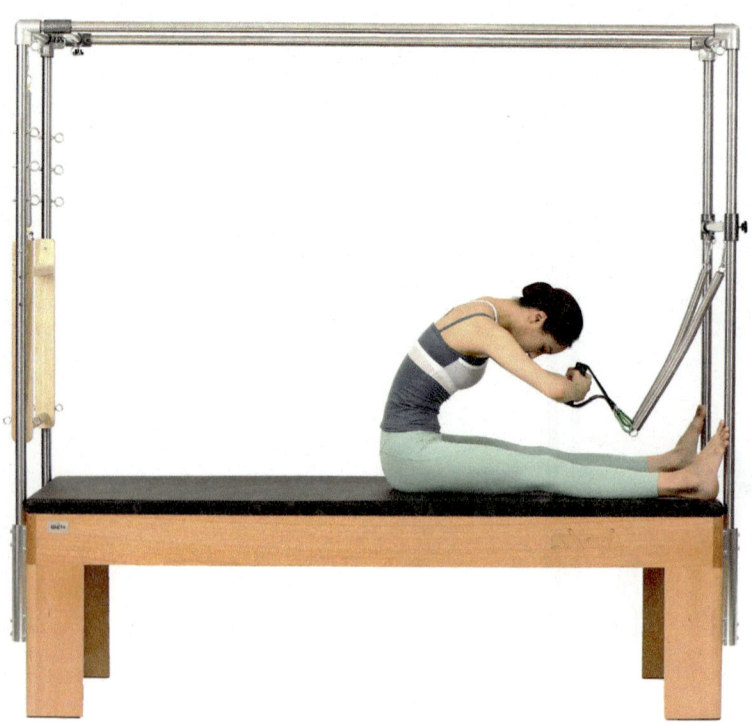

03 꼬리뼈부터 일으켜 세워 중립 자세로 돌아온다.

ROLL-DOWN WITH OBLIQUES

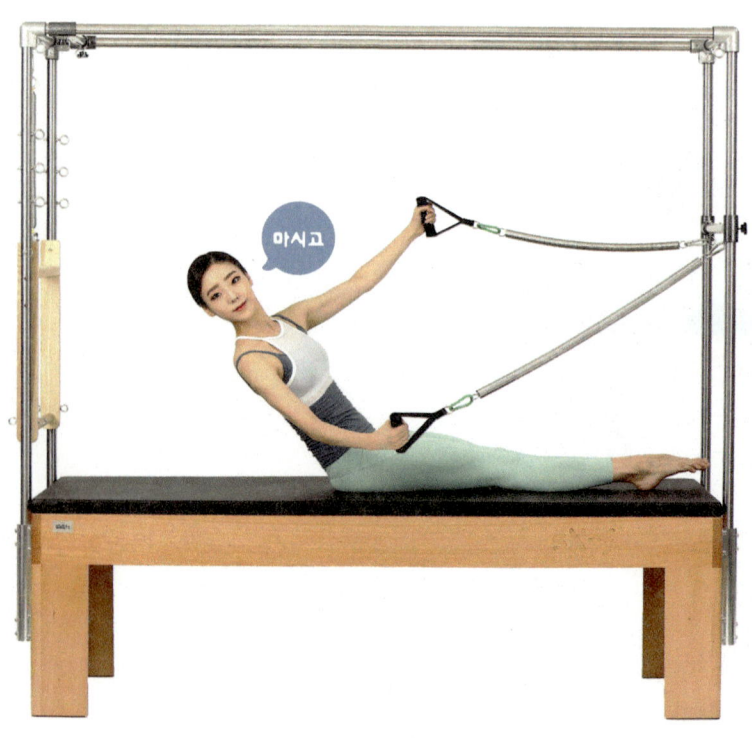

마시고

01 롤다운하여 내려가 몸통을 회전하여 두 팔을 연다.
또는 한쪽 팔꿈치를 구부려 당기며 회전한다.

27 Roll-Down Series
롤 다운 시리즈

| 주요 효과 | 요추 골반 안정화, 고관절 굴곡근·신전근 강화

캐딜락

반복 횟수 5~10

세팅
- SPRING   yellow or green long spring 2 middle
- STRAP   hand

※ 슬라이딩 바는 앉았을 때 어깨 높이로, 스프링은 바깥 아이훅에 건다.

레슨 포인트
- 요추 굴곡 시 어깨 말림에 주의한다.
- 척추의 굴곡을 위해 복부 연결을 유지한다.
- 턱을 짓누르지 않는다.
- 팔꿈치의 과신전, 손목 꺾임에 주의한다.

Lv.2

01 두 다리를 펴서 발바닥을 바에 붙이고 앉는다.
척추와 골반은 중립을 유지한다.
스트랩을 잡은 두 팔을 어깨 높이에 두고
가슴 앞에서 원을 만든다.

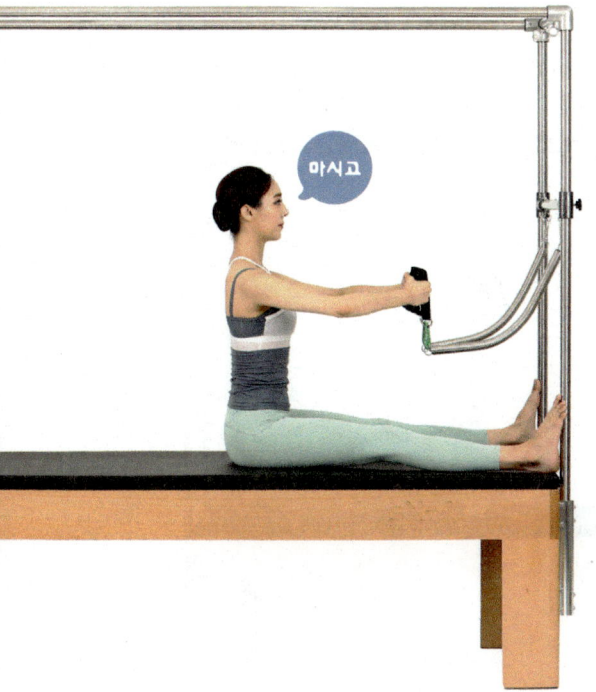

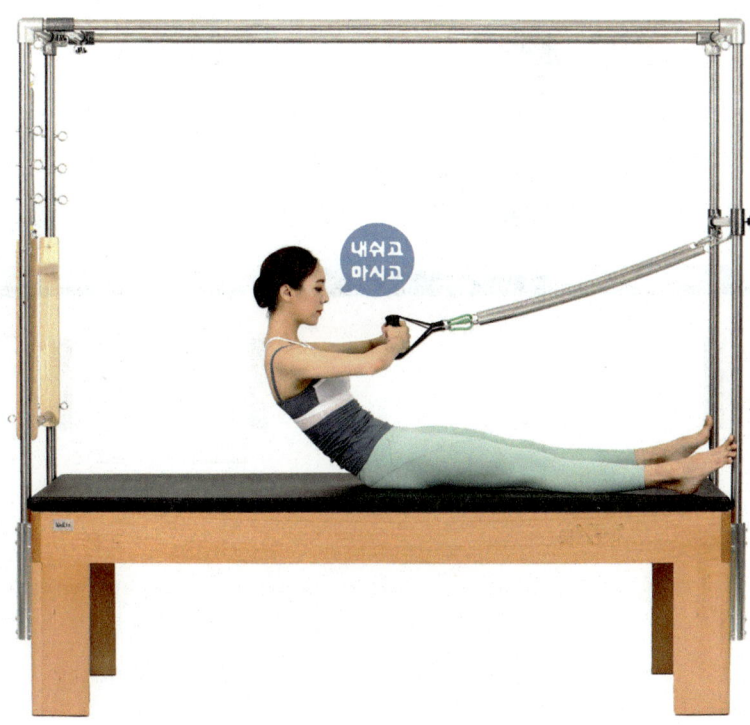

02 상체는 허리 하단부터
분절하여 내린다.
팔꿈치를 직각으로
구부렸다 편다.

Biceps Curls 가슴 앞에서 두 팔을 펴서 스트랩을 잡고, 팔꿈치를 구부려 두 손을 어깨 방향으로 당긴다.

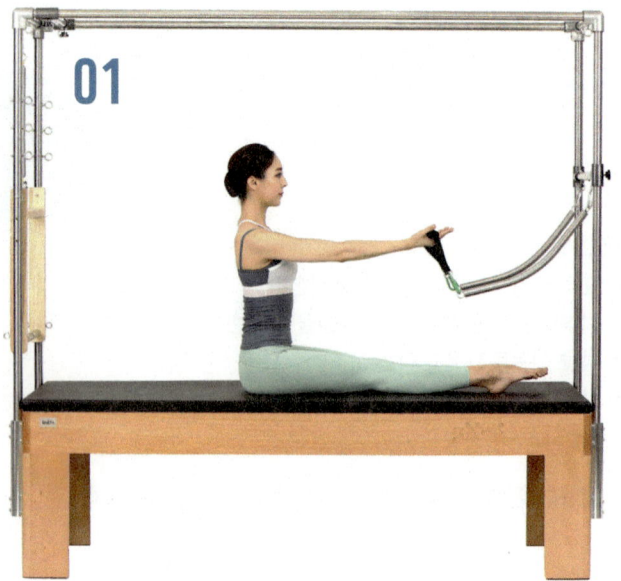
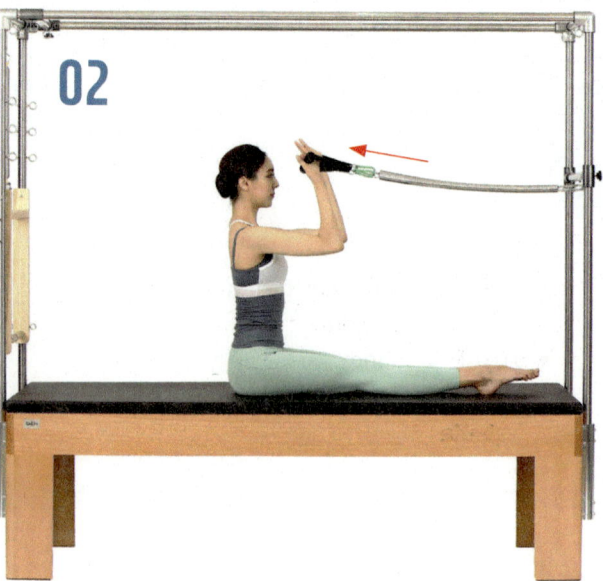

Triceps 팔꿈치를 직각으로 하여 옆구리에 붙이고 숨을 내쉬며 팔꿈치를 편다.

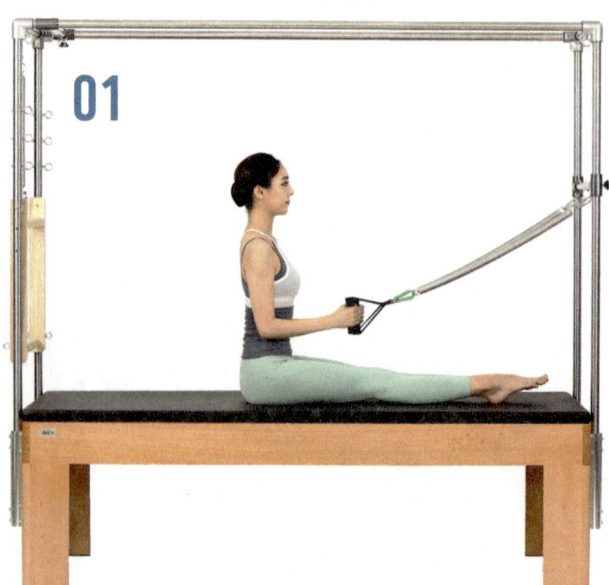
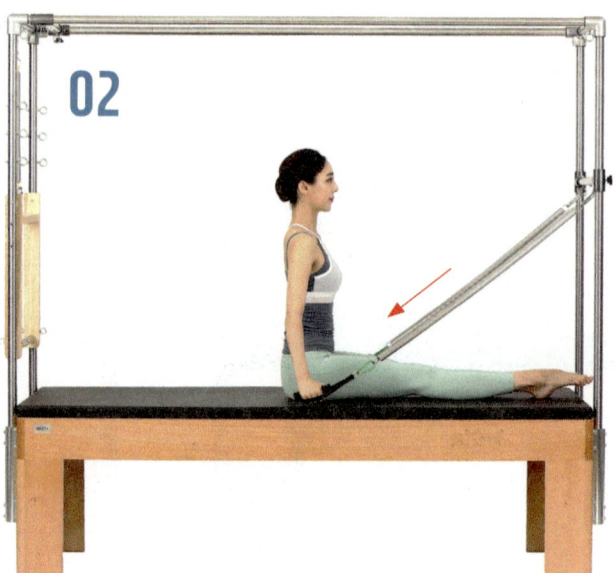

※ 위 모든 동작을 닐링 또는 스탠딩으로 동작할 수도 있다.

Transition Flow

Open Elbow 팔꿈치에 스트랩을 걸고 직각으로 구부려 열고 모은다.

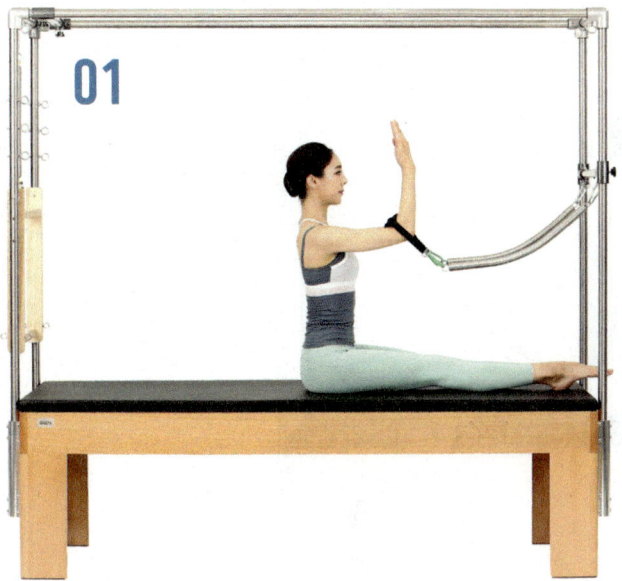
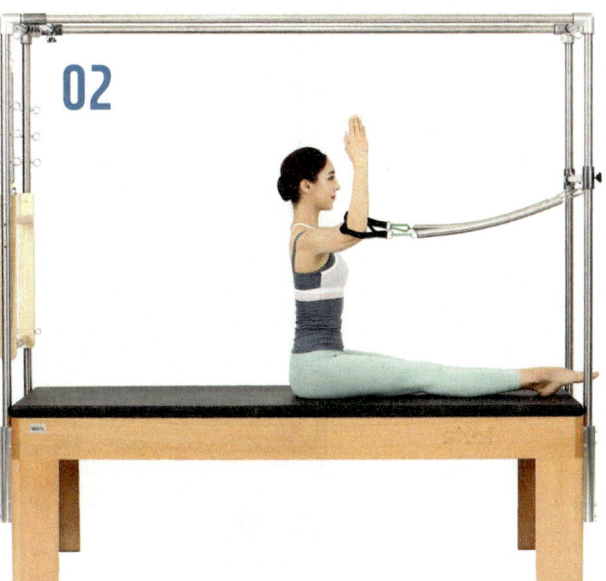

Air Plane 두 손으로 스트랩을 잡고 대각선 아래 쪽으로 당긴다.

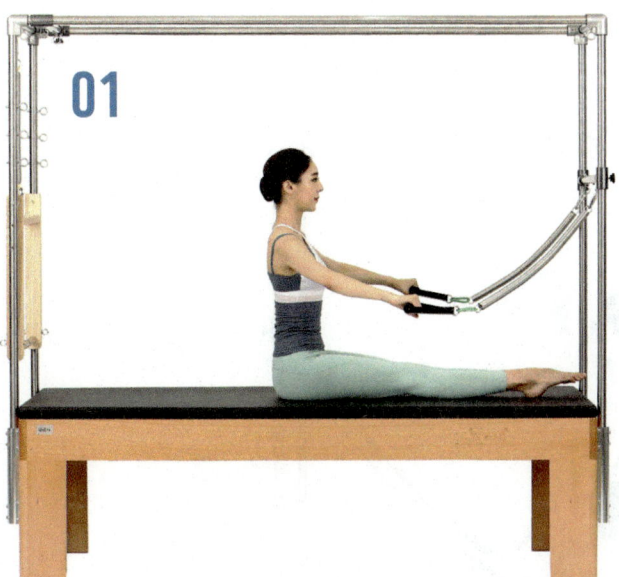
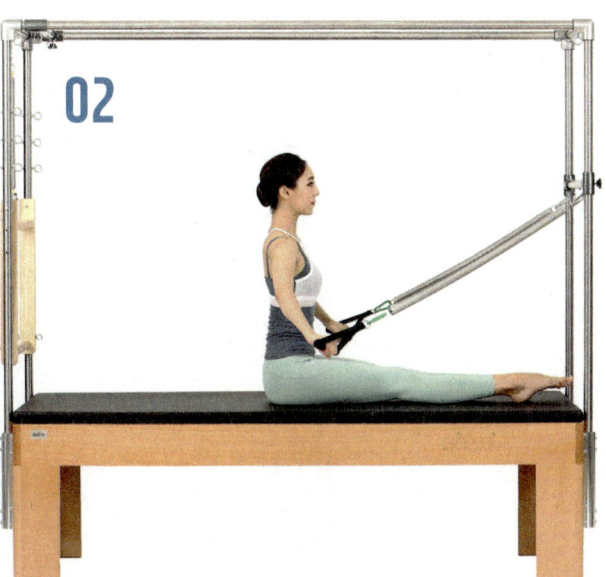

01 견갑골의 안정화를 유지하면서 팔꿈치를 펴서
손바닥을 베드에 내려놓는다.

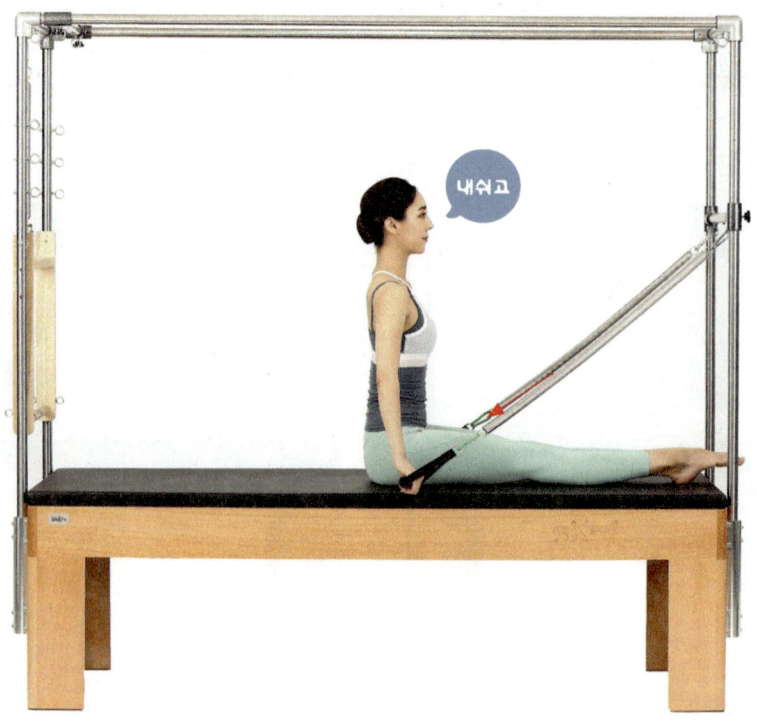

02 시작 자세로 돌아온다.

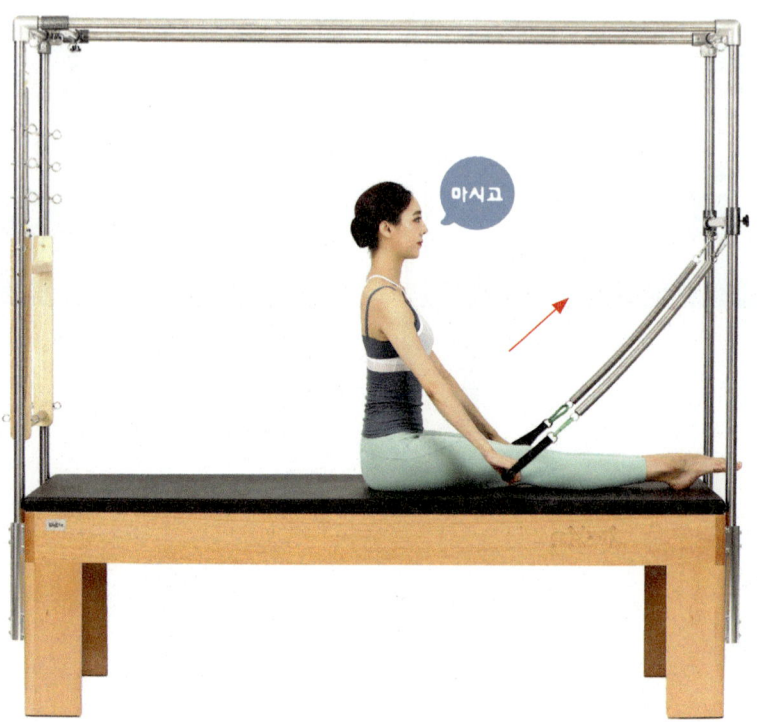

26 Shoulder Joint Movement
숄더 조인트 무브먼트

캐딜락

| 주요 효과 | 어깨 안정화, 광배근·대원근·후삼각근 강화

반복 횟수 **5~10**

세팅
- SPRING yellow or green long spring 2 middle
- STRAP hand

※ 버티컬 슬라이딩 바는 앉았을 때 어깨 높이로 암 스프링을 건다.

시작 자세
- 두 다리를 펴고 골반은 중립을 유지하여 앉는다.
- 스트랩을 잡고, 팔은 자연스럽게 옆으로 늘어뜨리며, 손바닥은 뒤를 향한다.

레슨 포인트
- 팔을 뒤로 보낼 때 어깨가 앞쪽으로 말리지 않도록 주의한다.
- 중립을 위해 복부 연결을 유지한다.
- 팔꿈치가 잠기거나 과신전하지 않는다.
- 손목이 꺾이지 않는다.

Lv. 1

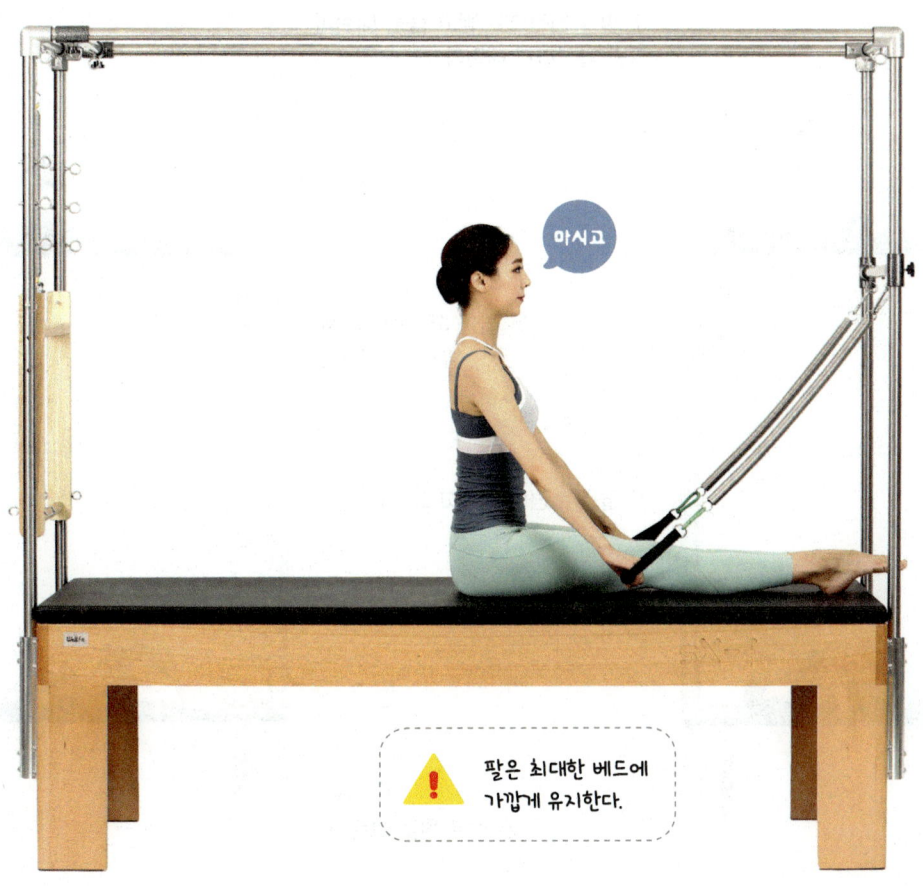

마시고

⚠️ 팔은 최대한 베드에 가깝게 유지한다.

01 견갑골의 안정화를 유지하면서 팔꿈치를 펴서 손바닥을 베드에 내려놓는다.

⚠️ 손목이 꺾이지 않도록 한다.

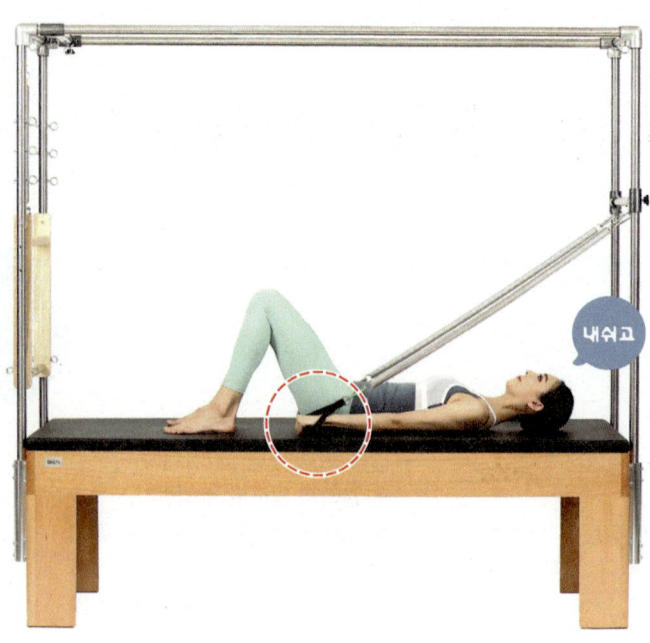

내쉬고

Transition Flow

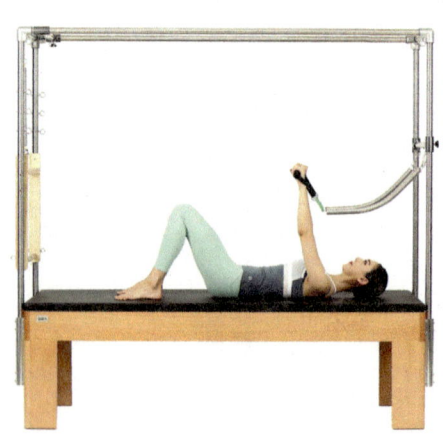

Straight Down
두 팔을 천장으로 뻗고 숨을 내쉬며 골반 옆선까지 내린다.

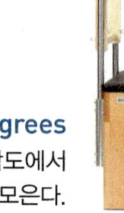

45 Degrees
두 팔을 45° 각도에서 벌리고 모은다.

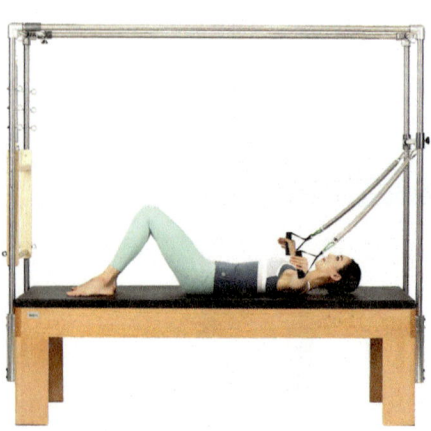

Side
두 팔을 수평으로 열고 모은다.

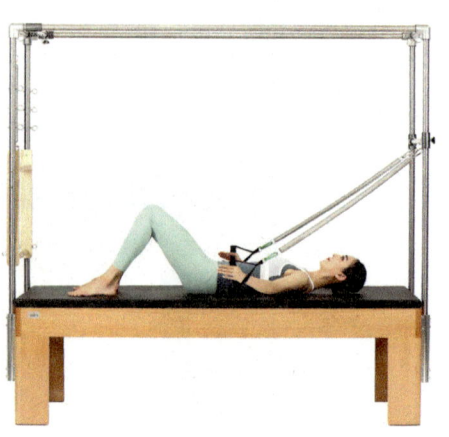

Circle
두 팔로 원을 그린다.

캐딜락 | 711

25 Triceps Extension
트라이셉스 익스텐션

| 주요 효과 | 몸통 안정화, 밸런스와 자세 향상

캐딜락

반복 횟수 **3~5**

세팅
- SPRING yellow or green long spring 2 middle
- STRAP hand

※수직 슬라이더는 앉았을 때 어깨 높이로 암 스프링을 건다.

시작 자세
- 등을 대고 두 무릎을 세워 눕는다.
- 골반은 중립을 유지하고, 두 손은 스트랩을 잡는다.
- 손등이 얼굴 방향을 향하게 하고, 팔꿈치를 직각으로 구부려 베드에 놓는다.

레슨 포인트
- 견갑골 안정성을 유지한다.
- 골반 중립을 유지한다.
- 팔꿈치의 과신전, 손목의 꺾임에 주의한다.
- 돌아올 때는 스프링에 저항하며 천천히 동작한다.

Lv. 1

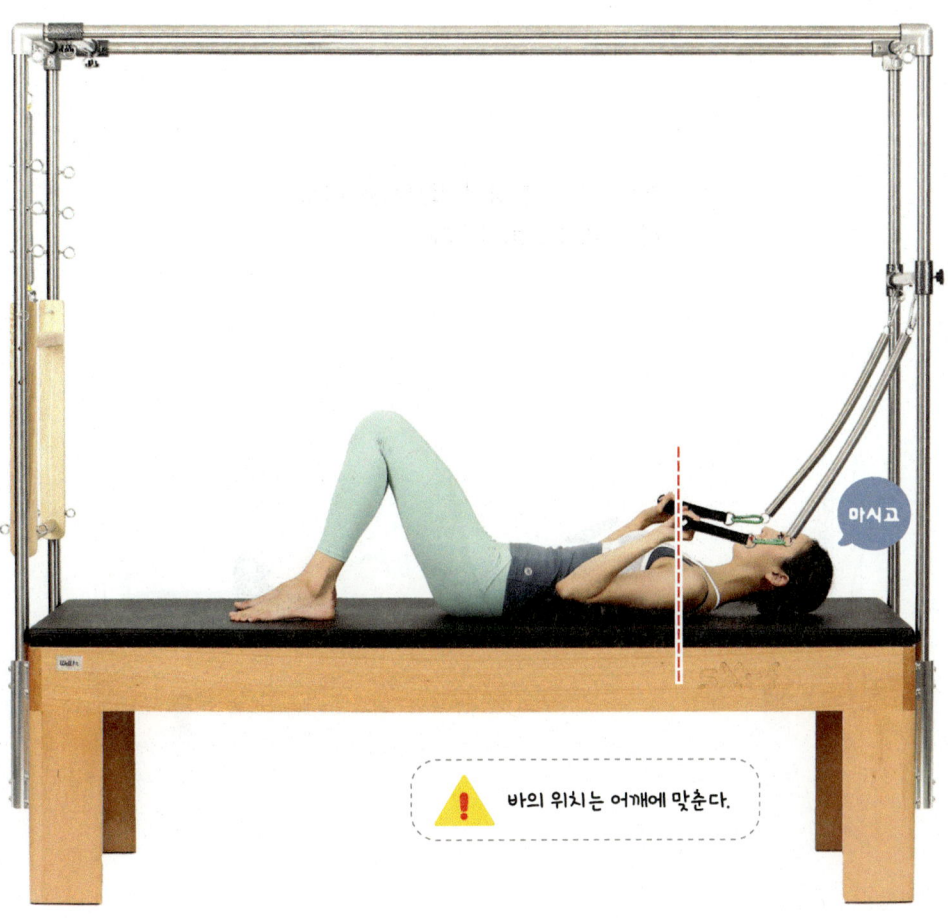

⚠ 바의 위치는 어깨에 맞춘다.

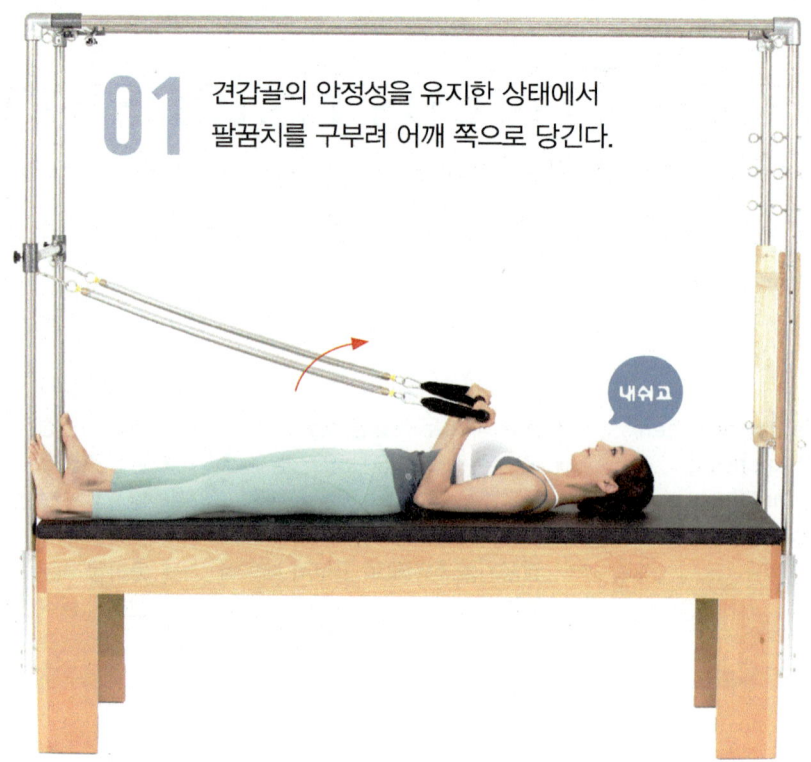

01 견갑골의 안정성을 유지한 상태에서 팔꿈치를 구부려 어깨 쪽으로 당긴다.

내쉬고

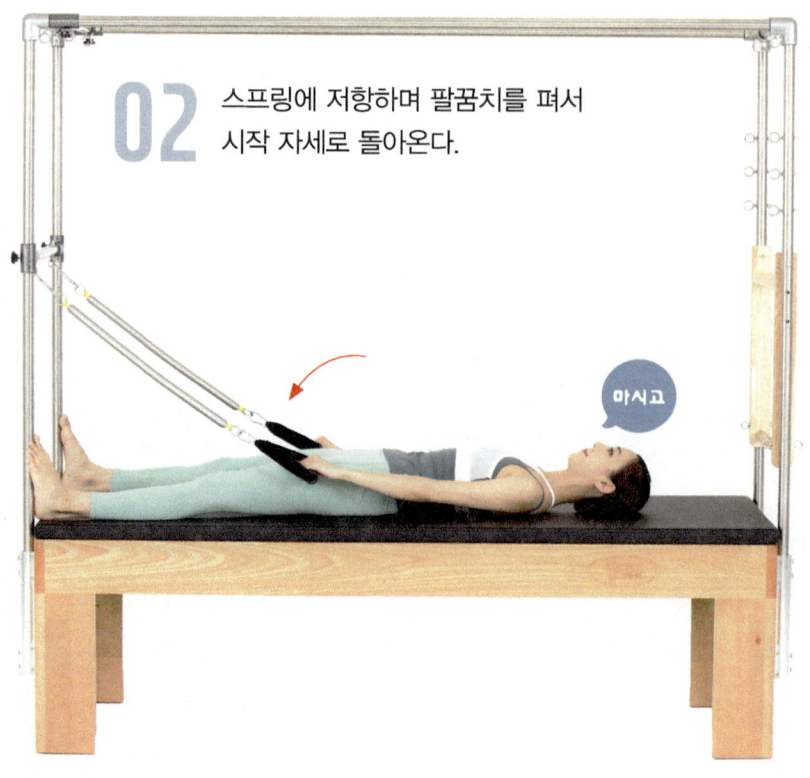

02 스프링에 저항하며 팔꿈치를 펴서 시작 자세로 돌아온다.

마시고

24 Supine Biceps Curls
수파인 바이셉스 컬

| 주요 효과 | 요추·골반 안정성 유지, 상완이두근·견갑골 안정화

캐딜락

반복 횟수 5~8

세팅
- SPRING　yellow long spring 2 middle
- STRAP　hand

※ 수직 슬라이더는 앉았을 때 어깨 높이로 암 스프링을 건다.

시작 자세
- 등을 대고 누워 발바닥을 바에 붙인다.
- 골반과 척추는 중립을 유지하고, 스트랩을 잡은 손은 몸통 옆에 둔다.

레슨 포인트
- 팔을 움직이는 동안 몸통은 안정적으로 고정시킨다.
- 손목은 꺾이지 않는다.

Lv.1

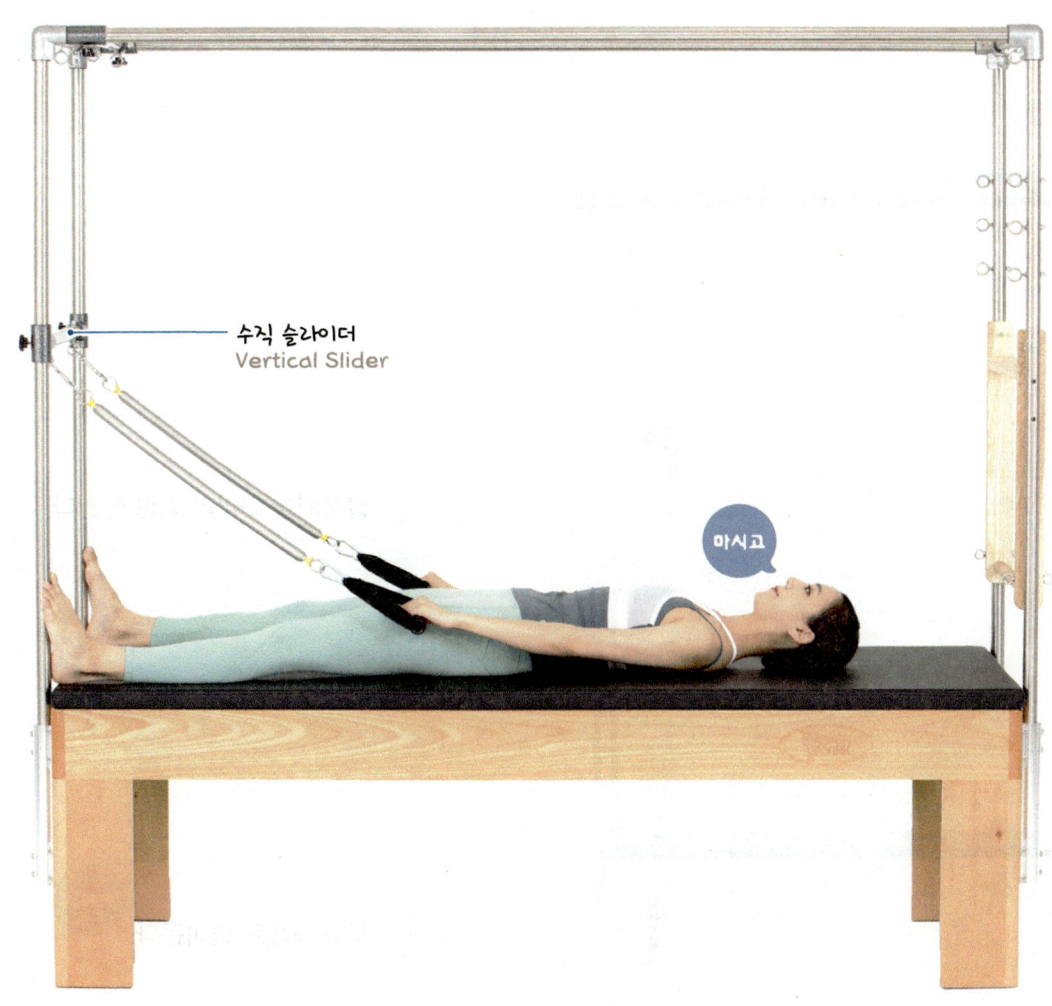

수직 슬라이더
Vertical Slider

마시고

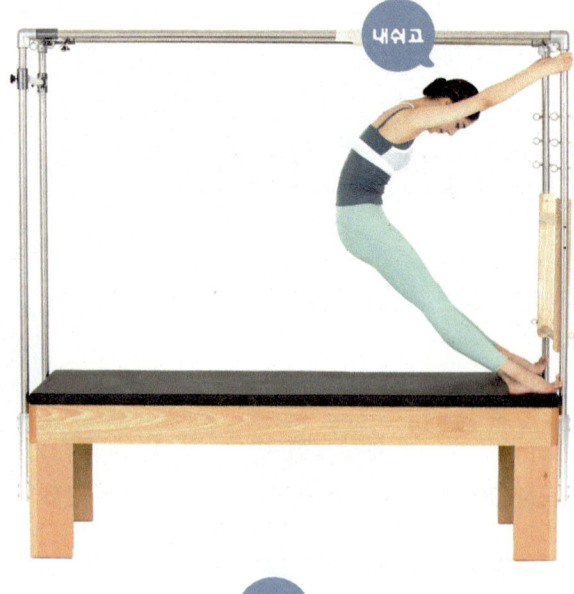

01 꼬리뼈를 안으로 말아넣으며 척추를 굴곡시켜 등을 확장한다.

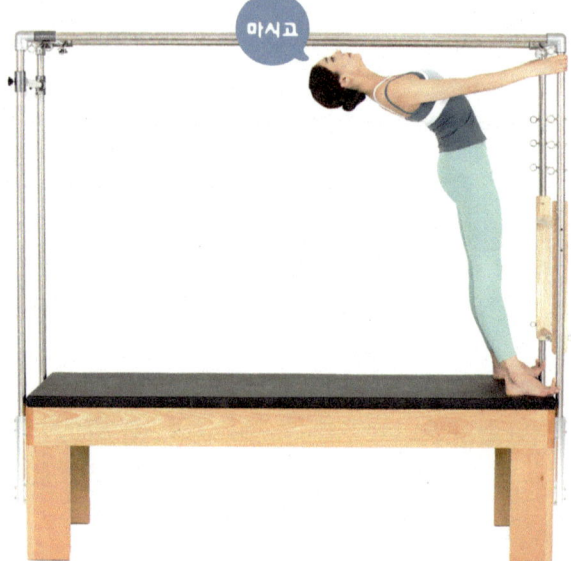

02 천장을 향해 가슴을 들어 올리며 척추를 신전한다.

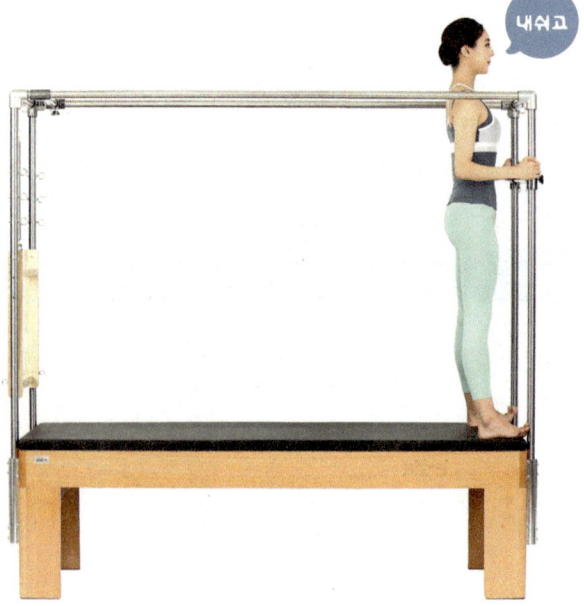

03 팔꿈치를 구부려 키를 늘인다.

04 시작 자세로 돌아온다.

23 Spread Eagle
스프레드 이글

| 주요 효과 | 척추의 순차적 움직임 향상, 심복부 사용

캐딜락

반복 횟수 5~8

세팅
- none

시작 자세
- 두 번째 발가락을 바에 붙이고, 두 팔은 바의 상단을 잡는다.
- 고관절을 구부려 척추를 신장한다.

레슨 포인트
- 견갑대의 안정성을 유지하며, 상체는 과긴장하지 않는다.

Lv.2

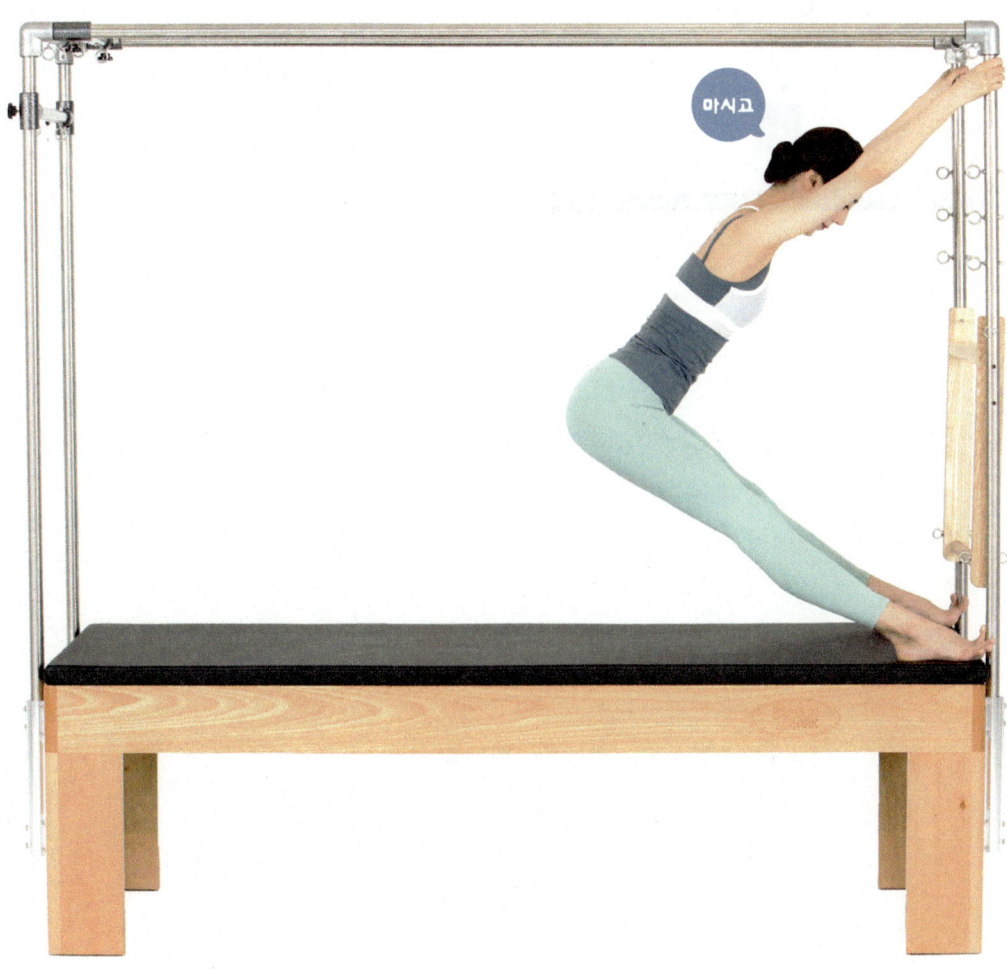

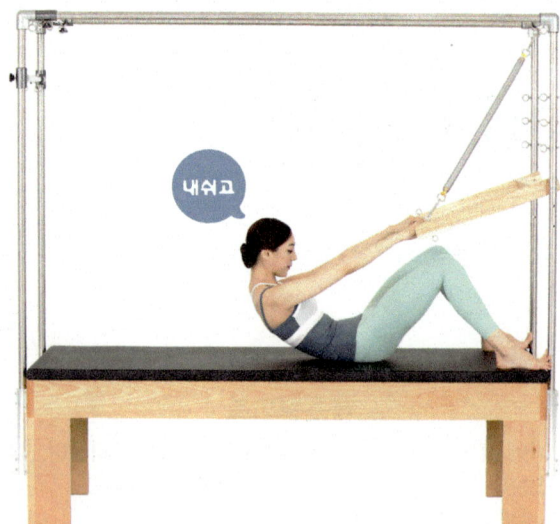

07 좌골이 매트에 닿을 때까지 두 다리를 미끄러지듯 펴며 척추를 분절한다.

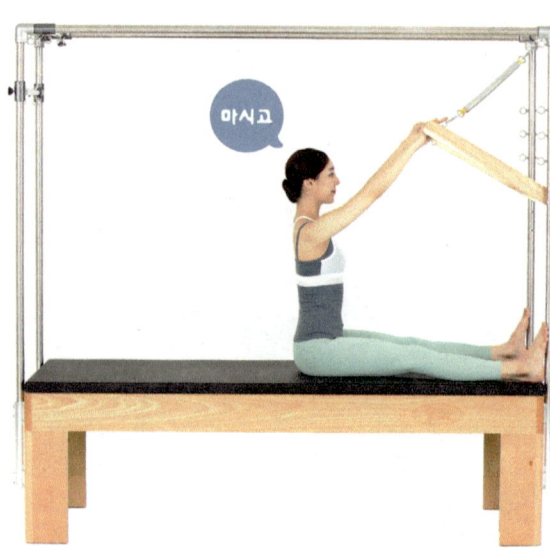

08 좌골 위에 척추를 하나씩 쌓아 올리며 시작 자세로 돌아온다.

필라테스 올인원

PILATES
ALL IN ONE

뉴 필라테스 패러다임
Pilates ALL in ONE 필라테스 올인원

대표저자	**김혜진**
교신저자	**장영진**
공동저자	**김효중, 박성미, 박지윤, 선혜지, 안원경, 원희영, 위미선, 이태현, 정경화**
초판 3쇄 발행	**2025년 1월 5일**
발행인	**양원석**
발행처	**DH미디어**
등록번호	**288-58-00294**
전화	**02-2267-9731**
팩스	**02-2271-1469**
편집	**이동순, 정난진**
디자인 디렉터	**이제식**
디자인	**최연정, 강희진**
마케팅	**김태훈**
모델	**고지민, 강천일, 김은정, 안원경, 양승하**
코디네이터	**김송희**
사진 및 영상촬영	**더블로그코리아**
영상더빙	**장영진**
의상 협찬	**오즈이즈(oz.ez)**
소도구 협찬	**나음케어**

ISBN 979-11-90021-06-7 13690
정가   **48,000원**

※ 이 책의 저작권은 DH미디어가 소유합니다. 저작권법에 의하여 대한민국 내에서 보호받는 저작물이므로 DH미디어의 사전 서면 허가 없이 이 도서의 일부라도 전자 기계 복사 기록 또는 다른 방법으로 복사하거나 전송할 수 없습니다.
※ DH미디어는 대한미디어의 취미 실용 스포츠 전문 브랜드입니다.
※ 잘못 만들어진 책은 구입처 및 DH미디어 본사에서 교환해 드립니다.

이 책의 내용은 일반 대중에게 유익한 정보를 제공하고자 기획되었습니다. 본문 도표 사진을 포함한 모든 자료는 오직 정보 목적으로만 사용되어야 하며 특정 질환에 대한 의학적 진단이나 치료의 대안이 될 수 없습니다. 독자들은 운동을 시작하기에 앞서 또는 일반적이거나 특수한 건강상 문제에 대해서는 전문가의 의학적 도움을 구하고 의사와 상담을 해야 합니다. 저자와 출판사는 이 책에 나오는 특정 치료법 운동 절차 조언이나 기타 정보를 추천하거나 지지하는 것이 아니며 특히 이 출판물의 내용을 직간접적으로 사용하거나 적용한 결과로 유발된 또는 개인적인 손해나 위험에 대해 책임을 지지 않습니다.

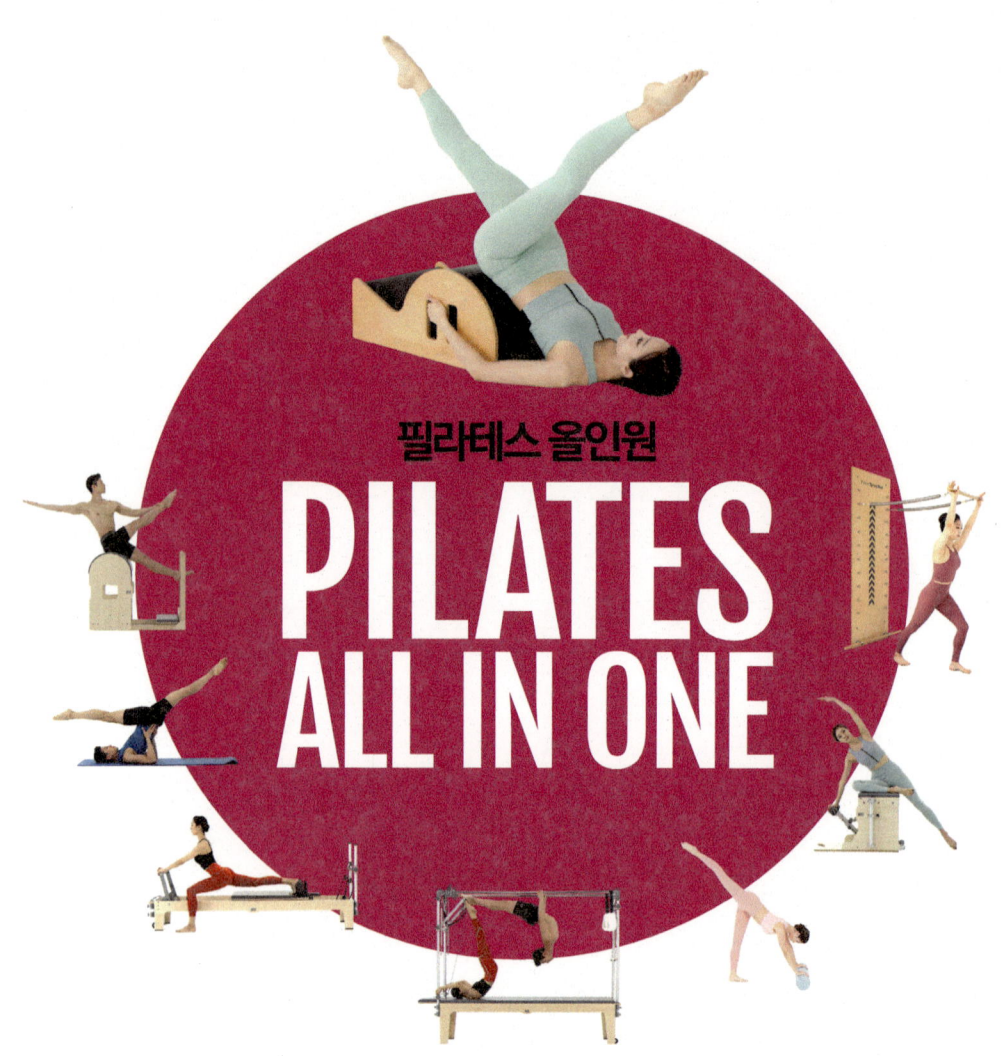

필라테스 올인원

PILATES
ALL IN ONE

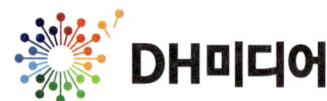

DH미디어

필라테스 올인원 **머리말**

Pilates ALL in ONE

2003년 필라테스가 국내에 처음 소개된 이후 많은 필라테스 지도자들과 단체들의 노력으로 발전을 지속하여 지금에 이르렀습니다. 앞으로 시대의 변화와 요구에 따라 필라테스의 교육 방향은 문제기반 중심에 초점이 맞춰질 것이며, 지도자들 간의 비판적 사고(critical thinking), 의사소통(communication), 협력(collaboration) 그리고 창의성(creativity)을 바탕으로 한 새로운 패러다임의 교육 방식으로 진화할 것으로 생각됩니다.

이에 서로 다른 스타일의 필라테스를 섭렵한 전문 필라테스 지도자들이 서로 아이디어를 공유하고 협력하면서 기존의 필라테스에 '창조성'을 접목한 새로운 필라테스 교재 《필라테스 올인원》을 출간하게 되었습니다.

《필라테스 올인원》은 필라테스의 '재해석'과 '발전'에서 출발하였습니다. 국내의 수많은 필라테스 브랜드 중 대부분은 해외에서 소개하는 필라테스 동작을 그대로 수용하고 있습니다. 하지만 필자들은 거기서 그치지 않고 필라테스 동작들을 연구 분석하였고, 각자의 아이디어를 끊임없이 나누며 좀 더 기능적인 방법으로 필라테스를 재해석하고 발전시켰습니다. 이러한 시도는 국내에서 처음 이루어지는 것이며 결과적으로 필라테스 발전에 커다란 밑거름이 될 것으로 생각합니다.

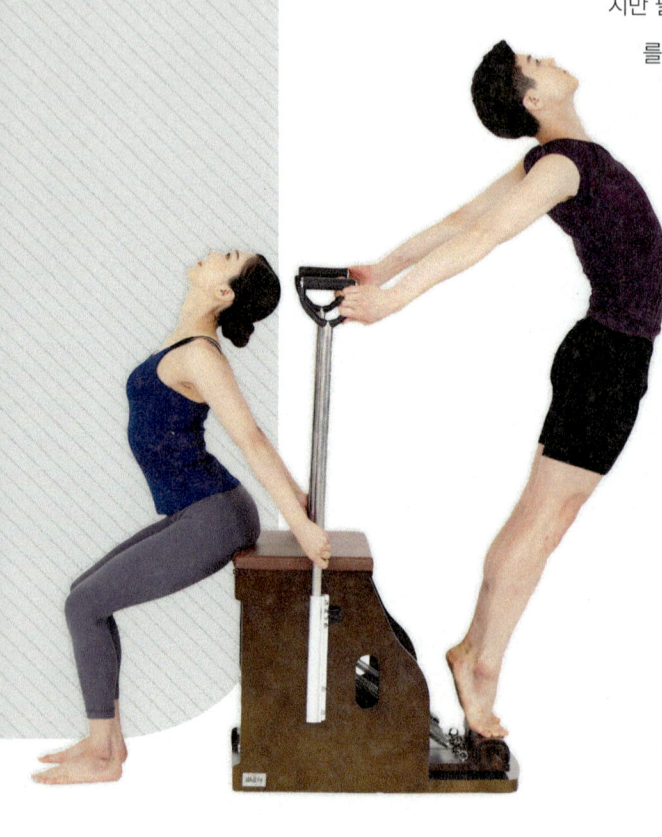

앞으로 모든 필라테스인들이 서로 화합하고 배려하는 상호존중의 문화가 만들어지길 기원합니다. 또한 다른 분야와의 교류를 통해 새롭게 이해되는 멀티 필라테스(multi-pilates)를 만들고 각자의 경험과 노하우를 공유하여 한국형 필라테스를 발전시켜 나가야 하겠습니다. 이러한 노력은 필라테스 지도자와 필라테스를 사랑하는 모든 분들 그리고 후배들에게 올바른 길을 안내하는 등대가 될 것입니다.

2020년 1월 **저자 일동**

필라테스 올인원 목차
Pilates ALL in ONE Contents

머리말　5
이 책의 활용법　12

이론 THEORY

필라테스 개론　17
01 필라테스의 이해
02 필라테스의 원리

필라테스의 역사　29
01 조셉의 유년기
02 제1차 세계대전과 수용소 생활
03 종전 후 독일에서의 생활
04 미국 이민
05 무용계와 필라테스
06 조절학
07 조셉의 제자들
08 필라테스 기계
09 경제적 어려움
10 필라테스의 대중화
11 고전 필라테스의 명맥
12 재활 필라테스의 배경
13 필라테스 상표권 소송
14 현대 필라테스의 이해
15 국내 필라테스의 역사

재활 이론　43
01 필라테스 운동 적용 영역
02 신경과 운동발달

지도자를 위한 뉴패러다임 필라테스 프로그램 설계　53
01 평가
02 프로그램 설계
03 티칭법
04 재평가
05 전문 필라테스 스튜디오/센터 환경

뇌를 활성화시키는 이미지 큐잉법　67
01 성공적인 필라테스 동작을 위한 이미지 큐잉
02 리포머 환경에서의 이미지 큐잉
03 폼롤러 환경에서 7가지 동작 이미지 큐잉
04 뇌의 구조

뉴패러다임 필라테스 프로그램 설계 사례: 척추측만증　79
01 클라이언트의 문제 상황
02 지도자의 OT 진행 과정
03 지도자가 알아야 할 질환 증상
04 척추측만증 증상 예방을 위한 필라테스 프로그램 디자인
05 척추측만증 증상 예방과 영양

기초영양학　97
01 영양소의 이해
02 인체 에너지와 기초대사량
03 단백질의 이해
04 비타민의 이해
05 무기질(미네랄)의 이해

기초 기능해부학　107
01 축
02 면
03 중력의 중심점
04 신체 관절의 움직임
05 사슬 운동
06 척추 중립 자세
07 몸통 안정성
08 어깨 안정성
09 골반 안정성
10 골반저근
11 골격과 근육 구조의 이해

척추와 척추관절의 이해　121
01 골학
02 영역별 골학적 특징

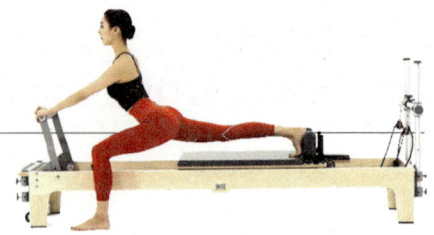

03 관절학
04 척추 영역별 운동형상학

해부학 141
01 해부학적 자세
02 해부학적 방향
03 면
04 움직임 용어
05 자세 형태
06 골격
07 뼈의 돌출부
08 뼈의 함몰부
09 관절
10 척주
11 흉곽
12 근육계
13 필라테스 코어 근육
14 몸통 근육
15 목 근육
16 어깨 근육
17 회전근개
18 팔 근육
19 엉덩관절 근육
20 엉덩관절 외회전 근육
21 엉덩관절 내회전 근육
22 엉덩관절 모음 근육
23 엉덩관절 벌림 근육
24 무릎관절 폄 근육
25 무릎관절 굽힘 근육
26 움직임 관련 근육

부록 183
1. 의료 설문지
2. 교육 참여 합의서
3. 필라테스 현장 사고 보고서
4. 기계필라테스 용어
5. 필라테스 자세 용어

실전 PRACTICAL LESSON

매트 MAT

01. 헌드레드 Hundred 198
02. 롤 업 Roll Up 200
03. 롤 오버 위드 레그 스프레드
    Roll Over with Legs Spread(Both Way) 202
04. 더블 레그 서클 Double Leg Circle 204
05. 롤링 백 Rolling Back 206
06. 싱글 레그 스트레칭 Single Leg Stretch 208
07. 더블 레그 스트레칭 Double Leg Stretch 210
08. 싱글 스트레이트 레그 스트레칭
    Single Straight Leg Stretch 212
09. 더블 스트레이트 레그 스트레칭
    Double Straight Leg Stretch 214
10. 크리스 크로스 Criss Cross 216
11. 스파인 스트레칭 Spine Stretch 218
12. 프런트 로잉 Front Rowing 220
13. 라운드 백 Round Back 222
14. 로커 위드 오픈 레그 Rocker with Open Legs 224
15. 콕스크루 Cork-Screw 226
16. 소우 Saw 228
17. 스완 다이브 Swan Dive 230
18. 싱글 레그 킥 Single Leg Kick 232
19. 더블 레그 킥 Double Leg Kick 234
20. 넥 풀 Neck Pull 236
21. 시저 Scissors 238
22. 바이시클 Bicycle 240
23. 숄더 브리지 Shoulder Bridge 242
24. 스파인 트위스트 Spine Twist 244
25. 잭나이프 Jack-Knife 246

필라테스 올인원 목차
Pilates ALL in ONE Contents

26. 사이드 킥 Side Kick 248
27. 티저 Teaser 250
28. 힙 트위스트 위드 스트레칭 암 Hip Twist with Stretch Arms 252
29. 스위밍 Swimming 254
30. 레그 풀 프런트 Leg Pull Front 256
31. 레그 풀 Leg Pull 258
32. 사이드 킥 닐링 Side Kick Kneeling 260
33. 사이드 레그 서클 Side Leg Circle 262
34. 데벨로페 Developpe 264
35. 롱 드 잠 Rond De Jambe 266
36. 사이드 벤드 Side Bend 268
37. 부메랑 Boomerang 270
38. 실 Seal 272
39. 크랩 Crab 274
40. 컨트롤 밸런스 Control Balance 276
41. 찰리 채플린 Charlie Chaplin 278
42. 푸시 업 Push Up 280

폼롤러 FOAM ROLLER

01. 넥 릴리즈 Neck Release 284
02. 암 서클 Arm Circle 286
03. 힙 서클 Hip Circle 288
04. 쿼드리셉스 마사지 Quadriceps Massage 290
05. 투 레그 사이드 스트레칭 Two Leg Side Stretch 292
06. 헌드레드 Hundred 294
07. 힙 풀 Hip Pull 296
08. 브리지 포지션 Bridge Position 298
09. 힐 앤 토 Hill & Toe 300
10. 바이시클 Bicycle 302
11. 롤 업 앤 다운 Roll Up & Down 304
12. 사이드 스트레칭 Side Strech 306

13. 익스텐드 원 레그 Extend One Leg 308
14. 사이드 킥 Side Kick 310
15. 밸런스 Balance 312

튜빙밴드 TUBING BAND

01. 롤 다운 앤 업 Roll Down & Up 316
02. 숄더 엘리베이션 Shoulder Elevation 318
03. 암 서클 Arm Circles 320
04. 티저 애로윙 Teaser Arrowing 322
05. 롤링 라이크 어 볼 Rolling Like a Ball 324
06. 애로윙 트위스트 Arrowing Twist 326
07. 스파인 익스텐션 Spine Extension 328
08. 스완 스위밍 Swan Swimming 330
09. 그래스호퍼 Grasshopper 332
10. 워킹 리자드 Walking Lizard 334
11. 사이드 시저 Side Scissor 336
12. 레그 풀 프런트 Leg Pull Front 338
13. 스완 다이브 Swan Dive 340
14. 리버스 튜빙 시저 Reverse Tubing Scissor 342
15. 풀링 프로그 Pulling Frog 344
16. 크리스 크로스 Criss Cross 346
17. 시팅 레그 프레스 Sitting Leg Press 348
18. 힙 트위스트 Hip Twist 350
19. 스파인 원 레그 아크 Supine One Leg Arc 352
20. 시저 Scissor 354
21. 프로그 레그 Frog Leg 356
22. 더블 원 레그 서클 Double One Leg Circles 358
23. 더블 사이드 바이시클 Double Side Bicycles 360

클라라 배럴 CLARA BARREL / 필라테스 아크 PILATES ARC

01. 리치 앤 롤다운 Reach & Rolldown 364

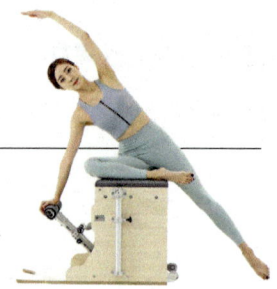

02. 헌드레드 Hundred 366
03. 사이드 벤드 Side Bend 368
04. 머메이드 Mermaid 370
05. 스완 Swan 372
06. 스위밍 Swimming 374
07. 로킹 Rocking 376
08. 브리지 Bridge 378
09. 헬리콥터 Helicopter 380
10. 롤오버 시리즈 Rollover Series 382
11. 힙 서클 Hip Circle 384
12. 앱도미널 블라스팅 Abdominal Blasting 386
13. 티저 Teaser 388
14. 암 워킹 Arm Walking 390
15. 레그 풀 Leg Pull 392
16. 푸시업 앤 레그 풀 프런트 Push Up & Leg Pull Front 394
17. 컬 업 Curl Up 396
18. 암 서클 Arm Circle 399
19. 스완 다이브 Swan Dive 402
20. 밸런스 챌린지 Balance Challenge 404
21. 미드백 앤 숄더 모빌리티
    Mid-Back & Shoulder Mobility 406
22. 풋워크 시리즈 Footwork Series 408
23. 스파인 모빌리티 앤 앱도미널 컨트롤
    Spine Mobility & Abdominal Control 411
24. 암 시리즈 - 백 Arm Series - Back 413
25. 리버스 풀업 Reverse Pull Up 415
26. 아크 콤비네이션 위드 캐딜락 1
    Arc Combination with Cadillac 1 417
27. 아크 콤비네이션 위드 캐딜락 2
    Arc Combination with Cadillac 2 419

체어 CHAIR

01. 시티드 레그 프레스 시리즈 Seated Leg Press Series 424
02. 프로그 레그 시리즈 - 프런트 Frog Legs Series - Front 426
03. 프로그 레그 시리즈 - 백 Frog Legs Series - Back 428
04. 트라이셉스 위드 시팅 Triceps with Sitting 430
05. 프레스 페달 위드 암 Press Pedal with Arms 432
06. 사이드 벤딩 온 시트 1 Side Bending on Seat 1 434
07. 트위스트 린 Twist Lean 436
08. 롤 백 위드 박스 Roll Back with Box 438
09. 풋워크 위드 스탠딩 온 플로어
    Footwork with Standing on Floor 440
10. 앵클 스트레칭 Ankle Stretch 442
11. 스텝 업 밸런스 - 포워드 Step Up Balance - Forward 444
12. 스텝 업 밸런스 - 사이드 Step Up Balance - Side 446
13. 스캐풀러 무브먼트 위드 스탠딩
    Scapula Movement with Standing 448
14. 니 레이즈 Knee Raise 450
15. 사이드 레그 익스텐션 Side Leg Extension 452
16. 캣 스트레칭 스탠딩 - 프런트
    Cat Stretch Standing - Front 454
17. 암 워킹 Arm Walking 458
18. 스파인 스트레칭 Spine Stretch 460
19. 레그 어덕션 Leg Adduction 462
20. 사이드 벤딩 온 시트 2 Side Bending on Seat 2 464
21. 잭나이프 Jackknife 467

래더배럴 LADDER BARREL

01. 발레 스트레칭 Ballet Stretch 472
02. 라운드 백 Round Back 474
03. 스파인 C커브 Spine C-Curve 476
04. 스파인 웨이브 Spine Wave 478
05. 카약 Kayak 480
06. 클라임 어 트리 Climb a Tree 482
07. 호스백 Horseback 484

필라테스 올인원 목차
Pilates ALL in ONE Contents

08. 사이드 싯 업 Side Sit Up 486
09. 사이드 스트렝스 Side Strength 488
10. 스타 Star 490
11. 벤드 니 리프트 Bend Knee Lift 492
12. 스완 다이브 Swan Dive 494
13. 캣 스트레칭 Cat Stretch 496
14. 티저 시리즈 Teaser Series 498
15. 시저 앤 워킹 Scissors & Walking 500
16. 보트 Boat 502
17. 그래스호퍼 Grasshopper 504
18. 핸드 스탠드 Hand Stand 506
19. 스토머크 점프 Stomach Jump 507
20. 호리존틀 라인 Horizontal Line 508
21. 스파인 스트레칭 Spine Stretch 510

스프링보드 SPRING BOARD

01. 컨트롤 밸런스 런지 앤 점프
    Control Balance Lunge & Jump 514
02. 스탠딩 스콰 Standing Squat 516
03. 닐링 백 암 프레스 Kneeling Back Arm Press 518
04. 쿼드랍패드 시리즈 Quadruped Series 520
05. 플리에 Plie 522
06. 컨트롤 밸런스 온 보수 Control Balance on Bosu 524
07. 로잉 Rowing 526
08. 웨이브 Wave 528
09. 원 암 One Arm 530
10. 스탠딩 사이드 암 시리즈 Standing Side Arm Series 532
11. 햄스트링 아라베스크 Hamstring Arabesque 534
12. 사이드 스타 Side Star 536
13. 스완 암 시리즈 온 볼 Swan Arm Series on Ball 538
14. 닐링 힌지 백 Kneeling Hinge Back 540
15. 머메이드 Mermaid 542
16. 롤다운 바 스탠딩 Roll-Down Bar Standing 544
17. 스탠딩 암 스프링 시리즈 Standing Arm Spring Series 546
18. 스완 Swan 548
19. 레그 스프링 시리즈 Leg Spring Series 550
20. 잭나이프 앤 티저 Jackknife & Teaser 552

리포머 REFORMER

[초급]

01. 헌드레드 Hundred 556
02. 숄더 어덕션 Shoulder Adduction 558
03. 체스트 익스팬션 Chest Expansion 560
04. 허그 어 트리 Hug a Tree 562
05. 롤 다운 시리즈 Roll Down Series 564
06. 숄더 익스터널 로테이션 Shoulder External Rotation 566
07. 스파인 래터럴플렉션 Spine Lateral Flexion 568
08. 풀링 스트랩스 - T Pulling Straps - T 570
09. 레그 컬 Leg Curl 572
10. 힙 다운 위드 암 서클 Hip Down with Arm Circle 574
11. 프리페어 다운 스트레칭 Prepare Down Stretch 576
12. 머메이드 시리즈 Mermaid Series 578
13. 힙 스트레칭 Hip Stretch 580
14. 스토머크 마사지 - 플랫 백
    Stomach Massage - Flat Back 582
15. 더블 레그 풋워크 Double Leg Footwork 584
16. 싱글 레그 풋워크 Single Leg Footwork 586
17. 레그 무브먼트 - 프로그 Leg Movement - Frog 588
18. 숏 스파인 스트레칭 Short Spine Stretch 590
19. 브리지 Bridge 592
20. 점핑 Jumping 594

[고급]

21. 프런트 스플릿 Front Splits 596

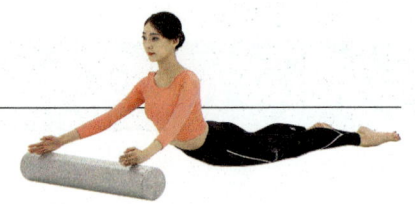

22. 사이드 스플릿 Side Splits **598**
23. 스타 Star **600**
24. 트위스트 Twist **602**
25. 더블 레그 킥 Double Leg Kick **604**
26. 티저 Teaser **606**
27. 스완 Swan **608**
28. 그래스호퍼 Grasshopper **610**
29. 컨트롤 프런트 Control Front (Riser) **612**
30. 컨트롤 백 Control Back (Footbar) **614**
31. 롱 백 스트레칭 Long Back Stretch (Slide) **616**
32. 리버스 앱도미널 Reverse Abdominals **618**
33. 백 스트로크 Back Stroke **620**
34. 브레스트 스트로크 Breast Stroke **622**
35. 콕스크루 Corkscrew **624**
36. 어드밴스트 앱도미널 Advanced Abdominals **626**
37. 머메이드 Mermaid **628**
38. 클라임 어 트리 Climb a Tree **630**
39. 텐던 스트레칭 Tendon Stretch **632**
40. 닐링 앱도미널 Kneeling Abdominal **634**
41. 롱 스파인 스트레칭 Long Spine Stretch **636**
42. 세미 서클 Semi Circles **638**
43. 아라베스크 Arabesque **640**
44. 닐링 백 익스텐션 Kneeling Back Extension **642**
45. 컨트롤 밸런스 서클 롤 업
    Control Balance Circle Roll Up **644**
46. 어라운드 더 월드 Around the World **646**

캐딜락 CADILLAC

01. 롤백 다운 시리즈 Roll-Back Down Series **650**
02. 롤오버 위드 돌핀 시리즈
    Roll Over with Dolphin Series **652**
03. 사이드 벤드 Side Bend **654**
04. 사이 스트레칭 힌지 백 Thigh Stretch Hinge Back **656**
05. 암 스트레이트 프레스 다운
    Arm Straight Press Down **658**
06. 브리지 Bridge **660**
07. 스탠딩 발레 시리즈 Standing Ballet Series **662**
08. 행잉 Hanging **667**
09. 싱글 레그 스트레칭 Single Leg Stretch **670**
10. 스파인 멍키 Spine Monkey **672**
11. 힙 조인트 무브먼트 시리즈
    Hip Joint Movement Series **674**
12. 롱 스파인 Long Spine **676**
13. 원 레그 티저 One Leg Teaser **678**
14. 티저 위드 암 프레스 Teaser with Arm Press **680**
15. 캣 Cat **682**
16. 스완 다이브 시리즈 Swan Dive Series **685**
17. 풀 다운 Pull Down **688**
18. 머메이드 시리즈 Mermaid Series **690**
19. 닐링 앤 스탠딩 스파인 플렉션
    Kneeling & Standing Spine Flexion **692**
20. 푸시스루 포워드 스트레칭 Push-thru Forward Stretch **694**
21. 시저 시리즈 Scissor Series **698**
22. 스탠딩 브리지 Standing Bridge **702**
23. 스프레드 이글 Spread Eagle **706**
24. 수파인 바이셉스 컬 Supine Biceps Curls **708**
25. 트라이셉스 익스텐션 Triceps Extension **710**
26. 숄더 조인트 무브먼트 Shoulder Joint Movement **712**
27. 롤 다운 시리즈 Roll-Down Series **716**
28. 암 무브먼트 시리즈 Arm Movement Series **720**
29. 사이드 암 Side Arm **723**
30. 체스트 익스팬션 Chest Expansion **726**
31. 레그 스프링 시리즈 Leg Spring Series **728**
32. 사이드라잉 시리즈 Side-Lying Series **730**

이 책의 **활용법**

Pilates ALL in ONE

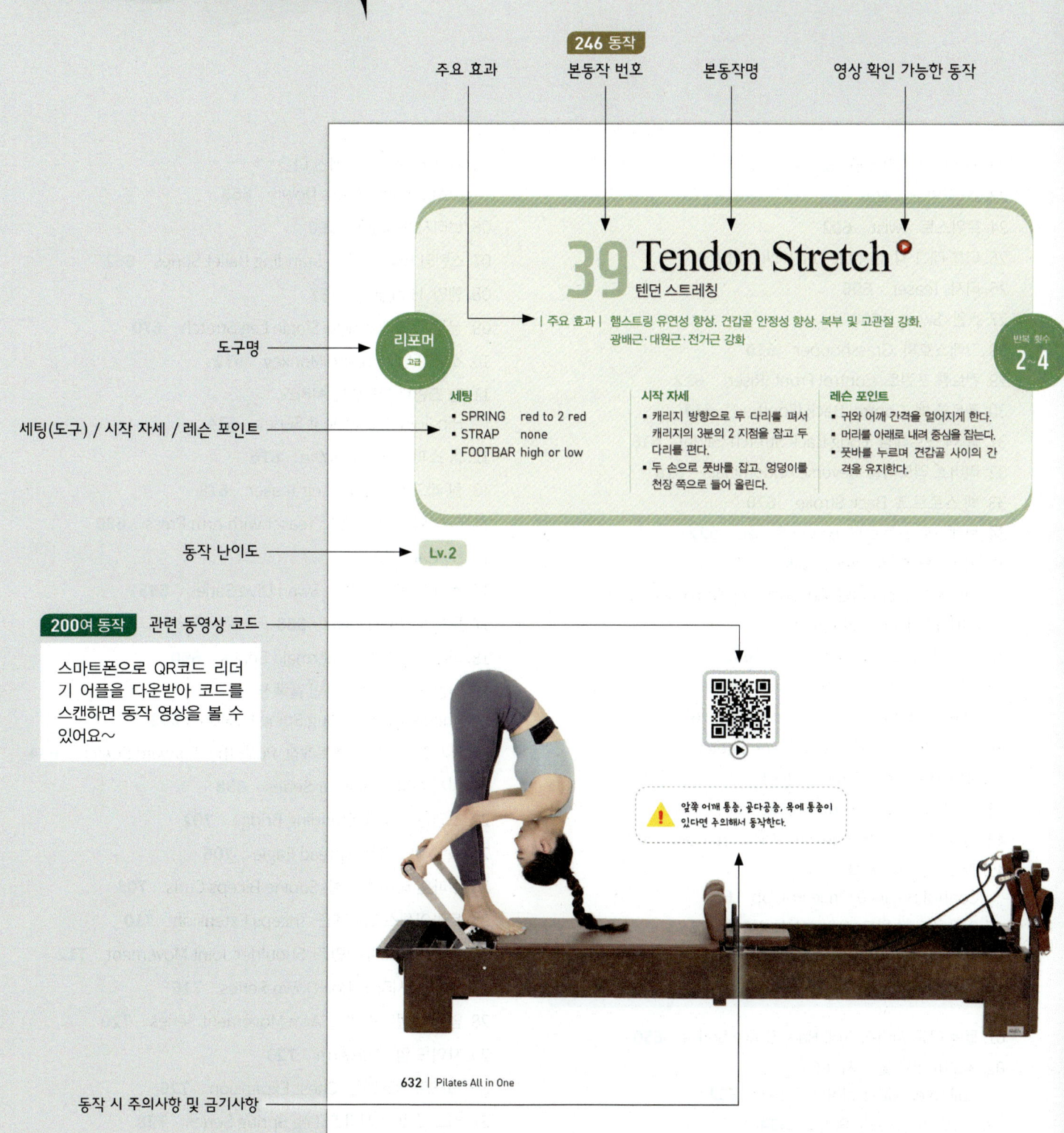

- 주요 효과
- 246 동작 / 본동작 번호
- 본동작명
- 영상 확인 가능한 동작
- 도구명
- 세팅(도구) / 시작 자세 / 레슨 포인트
- 동작 난이도
- 200여 동작 / 관련 동영상 코드
  - 스마트폰으로 QR코드 리더기 어플을 다운받아 코드를 스캔하면 동작 영상을 볼 수 있어요~
- 동작 시 주의사항 및 금기사항

- 동작명의 영문 음독은 기본적으로 외래어 표기법에 따랐으나, 경우에 따라서는 현장에서 일반적으로 많이 쓰이는 발음으로 표기하였습니다. 예) 테이블톱 ➡ 테이블탑
- 동작 설명의 띄어쓰기는 숨고르기가 쉽고, 매끄럽게 읽히도록 적용하였습니다.
- **Joseph's BASIC** 은 조셉 필라테스의 저서 〈Return to Life Through Contrology〉에 수록된 매트 기본 34동작입니다.

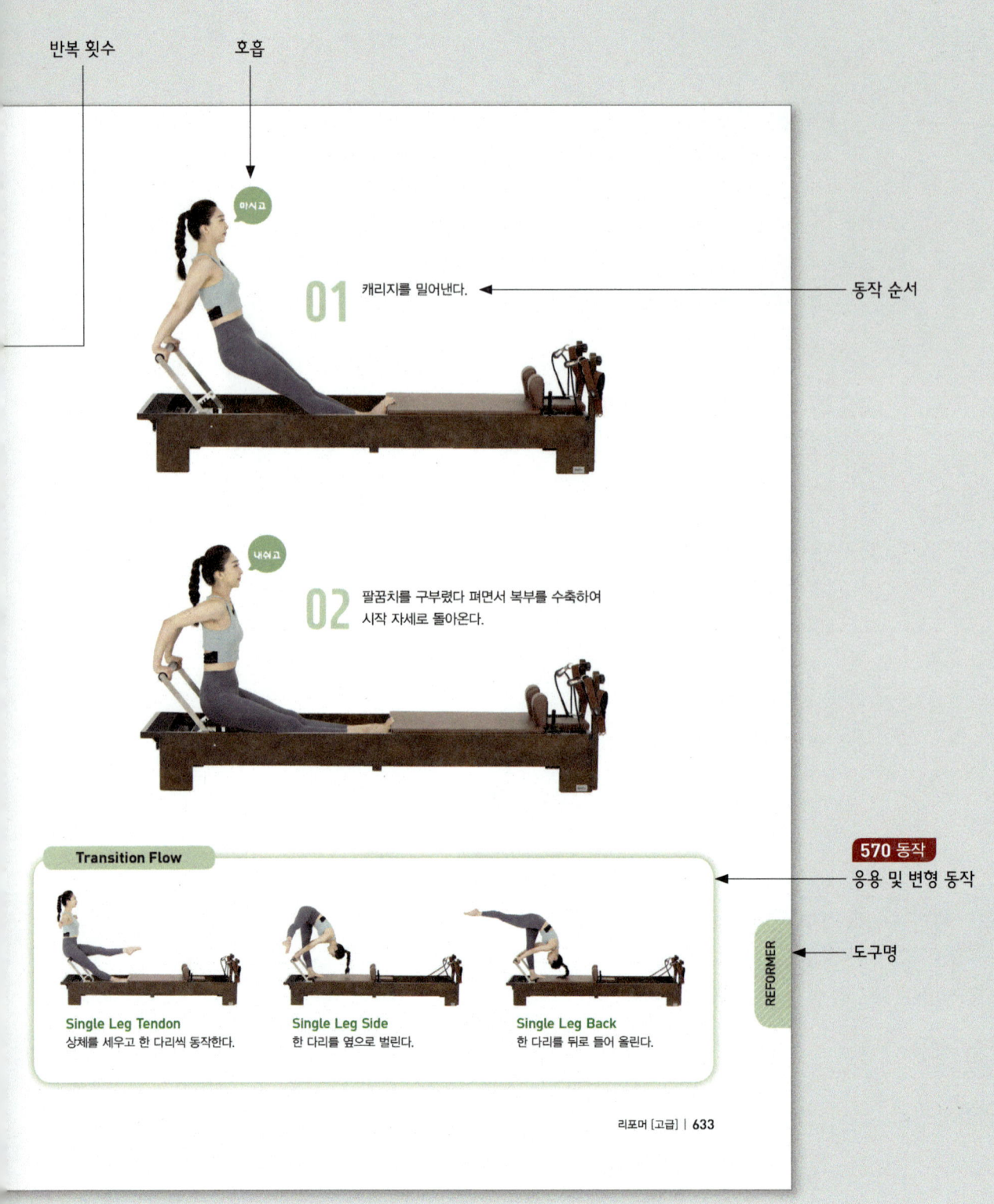

책 보는 법 | 13

필라테스 올인원
PILATES
ALL IN ONE

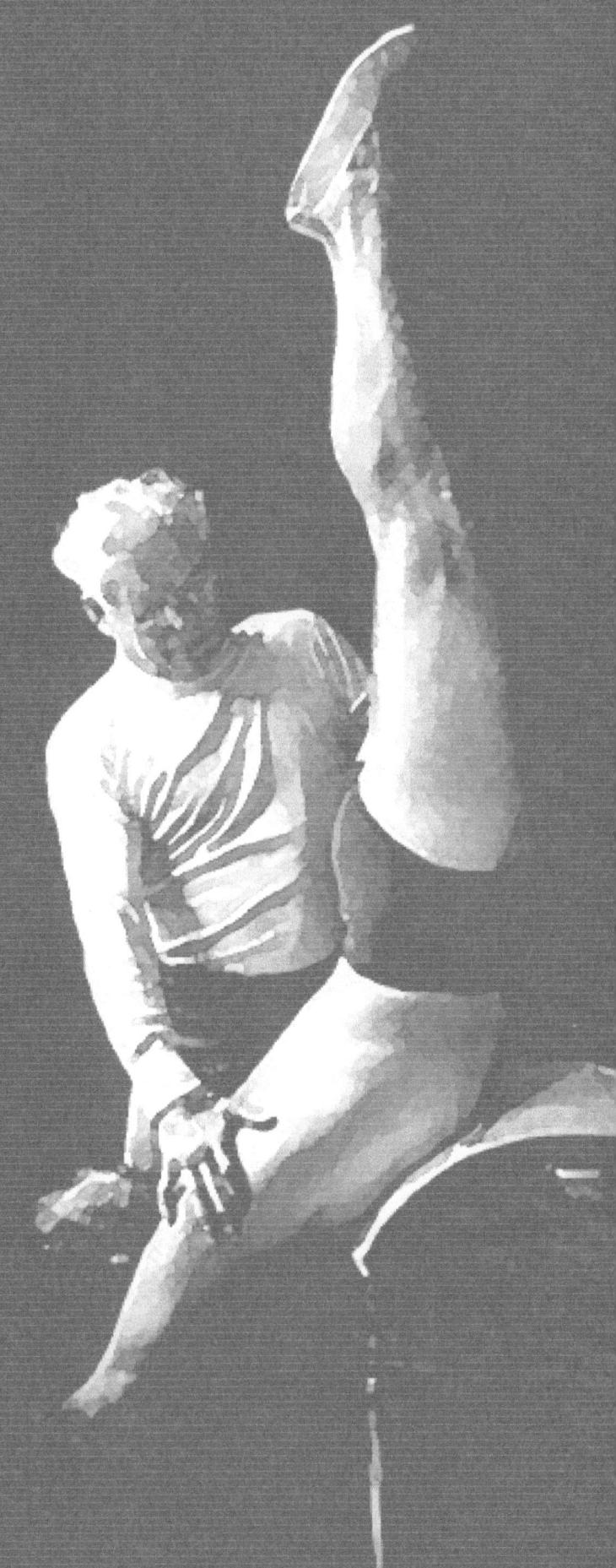

[THEORY]
- 필라테스 개론
- 필라테스의 역사
- 재활 이론
- 지도자를 위한 뉴패러다임 필라테스 프로그램 설계
- 뇌를 활성화시키는 이미지 큐잉법
- 뉴패러다임 필라테스 프로그램 설계 사례: 척추측만증
- 기초영양학
- 기초 기능해부학
- 척추와 척추관절의 이해
- 해부학
- 부록

THEORY
이론

'이론'에서는 필라테스 운동 효과를 더욱 높이기 위한
재활, 움직임, 근육과 골격, 이미지 큐잉, 프로그램 설계를
비롯하여 영양학, 해부학 등 지도자들이
놓치지 말아야 할 알찬 정보를 수록했다.

Joseph Hubertus Pilates
(1883.12.9-1967.10.9)

Pilates THEORY

필라테스 개론

현대인은 바쁜 일상생활에 찌든 몸과 마음을 다스리기 위해 다양한 형태의 운동으로 건강을 유지하려고 한다. 현대인이 직면하는 정신적, 신체적 스트레스는 건강에 너무도 치명적이다. 그래서 스트레스를 어떻게 대처하느냐가 중요한 이슈이다.

신체와 정신을 수련하는 필라테스는 웰빙이라는 자연적인 가치를 추구하며 오늘날 각광을 받고 있다. 지난 약 100년이라는 세월 동안 필라테스는 많은 사람들에게 건강과 행복을 제시하고 있다. 1990년대에 이르러서 필라테스는 과학적인 면에서 검증되었고, 피트니스와 재활 영역에서도 큰 역할을 하고 있다. 미국의 많은 의사들이 그들의 환자들에게 필라테스를 권유했고, 물리치료 분야에서는 일정 기간 동안 환자의 재활을 돕는 운동으로 알려졌다.

필라테스는 신체의 중심인 '코어(core)'를 활성화하여 신체 균형을 잡고, 그 안에서 팔과 다리를 자유롭게 움직이게 하는 데 효과적인 운동이다. 필라테스를 수행하는 것은 보습크림을 발라 피부를 건조하지 않고 쾌적하게 만드는 것과 같이 신체 내부를 샤워(internal shower)하는 것이고 이를 통해 건강한 삶을 유지하게 하는 것이 목적이라고 할 수 있다.

01 필라테스의 이해

필라테스는 이 운동을 창시한 조셉 필라테스(Joseph Hubertus Pilates)의 성(last name)에서 유래했다. 조셉은 생전에 자신의 운동요법을 '교정운동(corrective exercise)'으로 불렀다가 1945년 두 번째 저서를 통해 '조절학(contrology)'이라고 천명했다. '조절학'은 "자신이 생각한 대로 신체를 올바르게 움직일 수 있는 운동"으로 정의할 수 있다. 신체를 움직일 때의 조절은 그 움직임의 퀄리티를 의미한다. 따라서 조절은 단순히 신체적인 근육 훈련으로만 가능한 것이 아니라 정신에 의해 신체가 움직일 때 가능한 것이다.

20세기 초 조셉 필라테스는 인간의 심신을 강하게 하는 운동 시스템으로 필라테스를 개발했는데, 정신건강과 신체건강 간에 밀접한 관련이 있다고 믿었다.

독일에서 유년기를 보낸 조셉은 다양한 트레이닝을 습득했다. 19세기 말, 사람들은 운동과 특수한 운동 기계를 활용하여 병을 치유할 수 있다고 믿었다. 조셉이 자신만의 운동요법을 개발하게 된 것은 체조 문화(physical culture)의 영향이라고 말할 수 있다. 즉, 필라테스는 페르 헨리크 링(Pehr Henrik Ling, 스웨덴 체조의 창시자)이 주장한 '교정운동(corrective exercise)' 또는 '의료체조(medical gymnastics)'의 전통과도 관계가 깊다. 또한 필라테스는 신체적 능력을 최상으로 하는 고대 그리스 체육과도 관계가 있다.

조셉 필라테스는 자신의 운동요법에 관한 《Your Health: A Corrective System of Exercising That Revolutionizes the Entire Field of Physical Education (1934)》과 《Return to Life through Contrology (1945)》를 발간했다.

필라테스를 따르던 1세대 제자들은 대부분 무용수였으며, 조셉 필라테스와 함께 공부하며 조셉 사후에 자신들의 스튜디오를 열었다. 필라테스 1세대 지도자로는 로마나 크리자노브스카(Romana Kryzanowska), 케이시 그랜트(Kathy Grant), 제이 그라임스(Jay Grimes), 론 플레처(Ron Fletcher), 마사 울먼(Maja Wollman), 메리 보웬(Mary Bowen), 캐롤라 트리어(Carola Treir), 밥 시드(Bob Seed), 이브 젠트리(Eve Gentry), 브루스 킹(Bruce King), 로리타 산미구엘(Lolita San Miguel), 메리 필라테스(Mary Pilates, 조카)가 있다. 오늘날에는 필라테스 1세대 지도자의 티칭 방식에 따라 전통 필라테스(traditional Pilates)와 현대 필라테스(contemporary Pilates)로 나누어져 보급되고 있다.

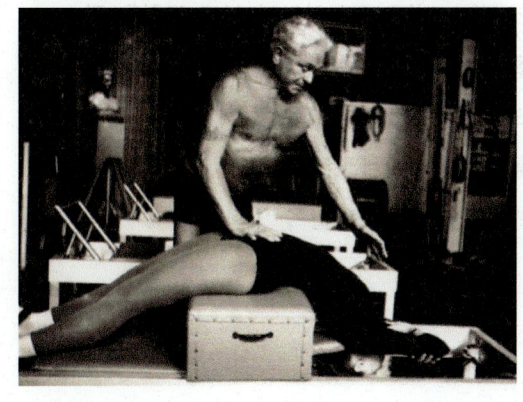

조셉이 리포머 환경에서 동작 지도를 하는 모습

필라테스는 초기에는 소수의 전문 스튜디오에서만 소개되었다. 오늘날 필라테스는 주민센터, 체육관, 물리치료실 등에서 접할 수 있으며,

새롭게 변형된 요길라테스(Yogilates, 요가와 필라테스를 결합한 운동)와 메네제스 기법(Menezes Method)에서도 필라테스를 소개하고 있다. 현대 필라테스를 추구하는 교육기관들은 다양한 시스템을 적용하여 발전하고 있다.

02 필라테스의 원리

호흡
Breathing

정확성
Precision

척추 분절
Spine Articulation

집중
Concentration

흐름
Flowing Movement

척추 신장
Spine Elongation

조절
Control

정렬
Alignment

관절 가동범위
Range of Motion(ROM)

중심
Centering

몸통 안정성
Torso Stability

호흡 Breathing

필라테스 원리의 기초이다. 올바른 호흡은 정력적인 신체를 갖게 하며, 혈액순환을 향상시킨다. 신체의 나쁜 분비물을 제거하고, 피부를 좋게 한다. 또한 신체와 정신을 안정시킨다.

호흡 시 횡격막의 움직임

숨을 들이마실 때
횡격막 수축

숨을 내쉴 때
횡격막 이완

1. 필라테스 호흡법

필라테스 호흡법은 코로 천천히 숨을 들이마셔 공기가 갈비뼈의 양쪽 옆과 뒤를 채우게 하고 입으로 천천히 숨을 내쉰다. 이때 골반저근이 천천히 움직이고 복부 아래 부위가 아래로 가라앉는 것처럼 느껴진다. 골반저근을 느끼기 위해서는 소변을 참을 때를 연상하면 된다.

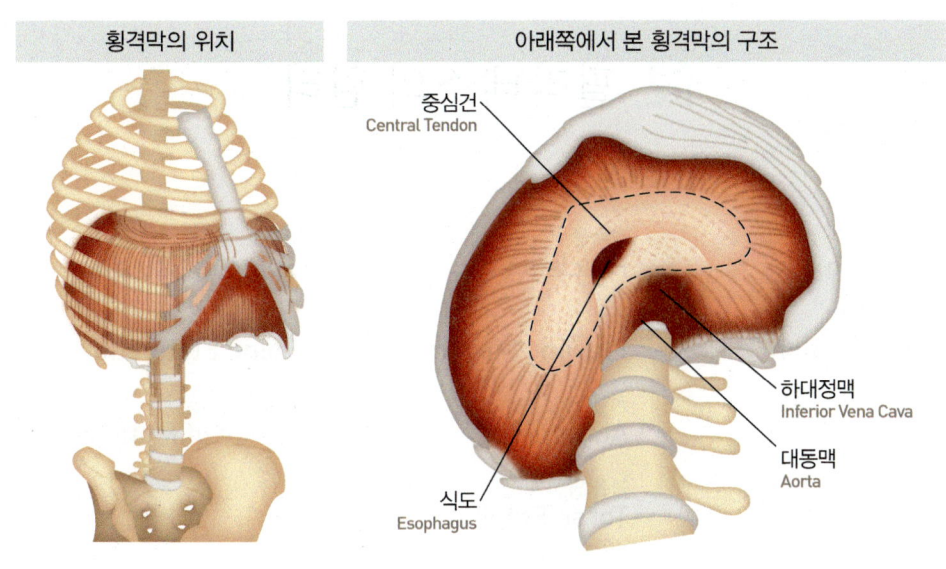

2. 갈비뼈 측면 호흡법

필라테스에서 말하는 측면 호흡은 코어 안정성에 매우 효과적이다. 측면으로 호흡하는 것은 흉곽을 옆으로 팽창시키는 것으로, 호흡할 때 공기가 흉곽 측면과 뒤쪽 부위를 채우는 것이다. 갈비뼈의 측면에 두 손을 올리고, 호흡을 천천히 자연스럽게 연습한다.

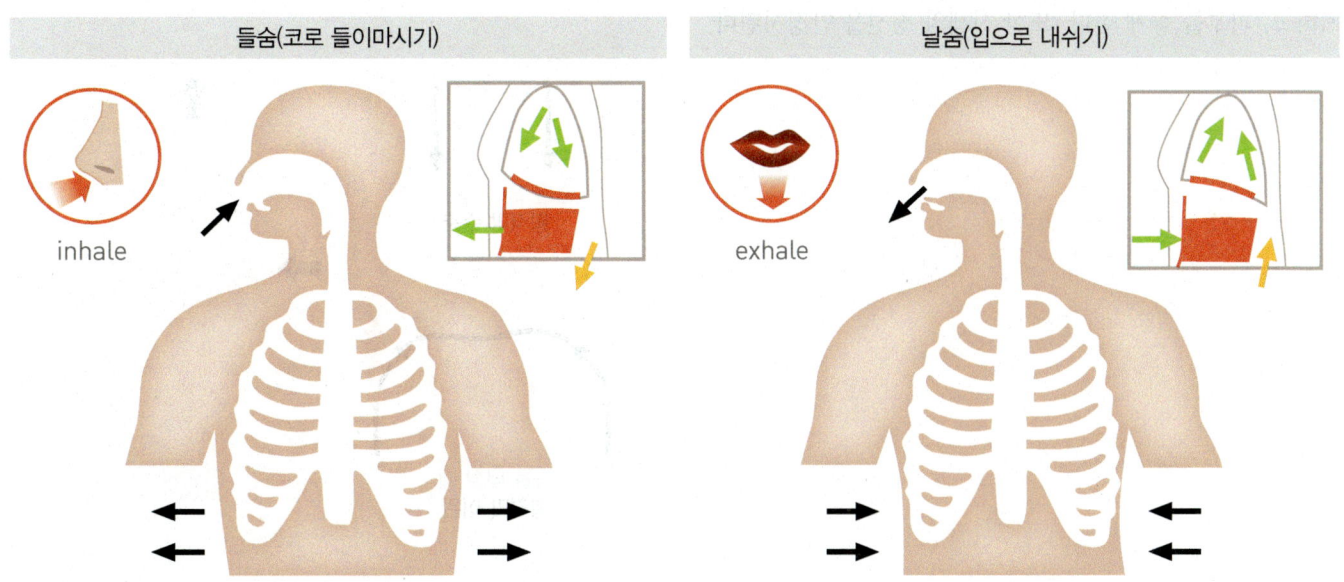

집중 Concentration

집중은 정신과 신체를 연결해준다. 정신은 신체를 움직이는 열쇠로, 집중을 통해 자신의 신체를 인식하는 감각 능력이 강화되며, 신체 지각력을 더욱 정확하게 한다. 집중해야 할 사항은 다음과 같은 것들이 있다.

- 호흡의 리듬
- 머리의 위치
- 목 뒤의 척추 굴곡
- 구부린 다리
- 편 양팔

조절 Control

가장 중요한 요소 중 하나로, 조셉 필라테스는 이 운동법을 '조절학(contrology)'이라고 명했다. 필라테스 동작을 질적으로 향상시키며, 구체적이고 의도적인 동작을 만들어낸다. 또한 정신과 신체의 결합에 의한 생각하는 동작을 만들어낸다.

골반을 제자리에서 유지하면서 신체를 움직이는 것이 조절의 예이다.

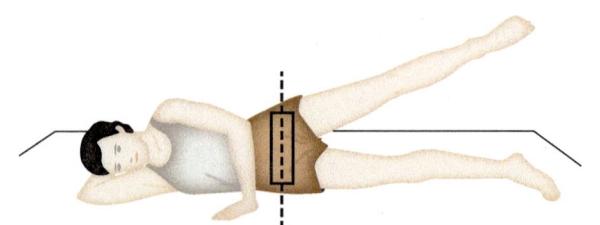

a. 옆으로 누웠을 때 골반 중립과 근육 활성화

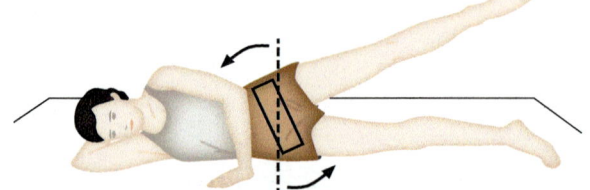

b. 옆으로 누웠을 때 잘못된 골반 위치와 근육 활성화

중심 Centering

신체를 움직일 때 중심 근육을 가장 많이 사용한다. 조셉 필라테스는 신체의 중심(centering) 근육 등을 '파워하우스(powerhouse)'라고 불렀다. 파워하우스를 가동한다는 것은 신체의 모든 근육을 활성화시켜 준비하고 그 상태에서 움직임을 수행한다는 것을 의미한다.

▶ **파워하우스 영역**

- 골반저근
- 배꼽
- 엉덩이
- 복부
- 등
- 갈비뼈 하부

▶ **파워하우스(혹은 코어) 강화 시 효과**

- 척추와 내부 장기를 지탱한다.
- 올바른 자세를 유지할 수 있다.
- 만성 통증을 유발하는 신체적 문제를 해소한다.
- 허리를 비롯한 신체 관절의 통증을 감소시킨다.

정확성 Precision

신체 동작을 질적으로 향상시키려면 정확하게 움직여야 한다. 필라테스는 근육을 구체적으로 제어할 수 있도록 하므로 필라테스의 개별 운동은 각기 목적을 가지고 있다. 부정확한 동작을 여러 번 하는 것보다 하나의 완벽한 동작이 훨씬 효과적이다.

> "잘못된 동작 20회보다
> 올바른 동작 2회가 바람직하다."

흐름 Flow

필라테스에서는 동작을 빠르게 하지 않는다. 또한 움직임이 갑작스럽게 이루어져서도 안 된다. 신체의 어떠한 동작도 정지되거나 고립되지 않아야 한다. 필라테스를 수행하는 동안 각 동작이 물 흐르듯 진행되도록 집중한다. 수행 기간이 길수록 하나의 동작에서 다음 동작으로 빠르고 정확하게 진행될 것이다.

정렬 Alignment

정렬은 모든 관절이 해부학적 위치에 있는 것을 의미한다. 필라테스를 시작하기 전에 현재 자세를 자세히 파악할 필요가 있다. 전신거울 앞에 서서 자신의 자세를 평가한다.

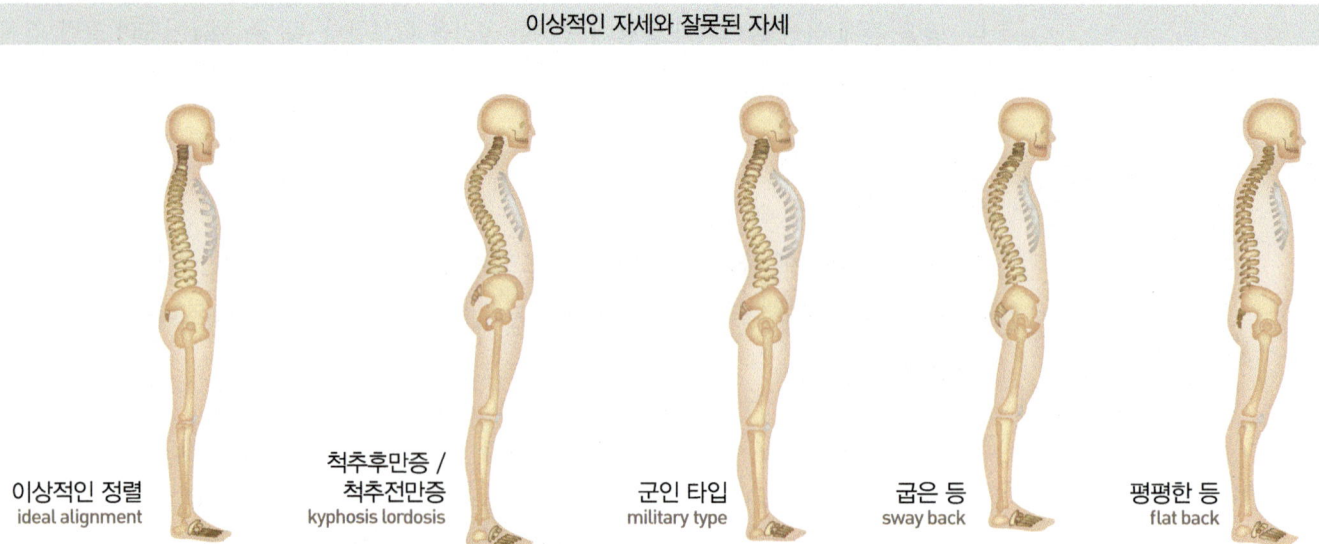

이상적인 자세와 잘못된 자세

- 이상적인 정렬 / ideal alignment
- 척추후만증 / 척추전만증 / kyphosis lordosis
- 군인 타입 / military type
- 굽은 등 / sway back
- 평평한 등 / flat back

▶ **자세 평가를 위한 질문**

- 몸을 곧게 하였는가?
- 상체가 구부정하지는 않은가?
- 신체 앞쪽으로 머리를 내밀고 있지는 않은가?
- 척추가 앞으로 굽어지고, 양 어깨가 앞쪽으로 말려 있는가?
- 한쪽 어깨가 올라와 있는가?
- 어깨가 긴장되어 귀 쪽으로 올라가 있는가?
- 어깨가 뒤로 젖혀지고, 가슴이 들려 있는가?
- 배를 앞으로 내밀고 있는가?
- 골반이 무릎선을 벗어나 있거나 무릎이 발목선을 벗어나 있는가?
- 오리발처럼 두 발이 바깥쪽을 향하고 있는가?

1. 선 자세

두 발을 골반 너비만큼 벌린다. 엄지발가락 아래 돌출된 부분과 발의 바깥 가장자리, 그리고 발꿈치에 균등한 무게를 싣는다. 두 발을 앞쪽으로 향하게 한다. 무릎을 펴서 과신장되지 않도록 한다. 복부 근육을 안쪽으로 천천히 끌어당기고, 꼬리뼈가 아래로 향하게 한다. 몸을 곧게 하여 갈비뼈와 골반에 충분한 공간을 확보한다. 두 손은 늘어뜨려 골반 옆에 두고 손바닥이 앞을 향한다.

2. 누운 자세

등을 대고 바닥에 눕는다. 무릎을 90°로 굽히고, 두 발은 골반 너비만큼 벌린다. 손바닥을 바닥으로 향하고, 두 팔은 골반 옆에 놓는다. 머리를 바르게 하고, 턱을 아래쪽으로 살짝 끌어내린다.

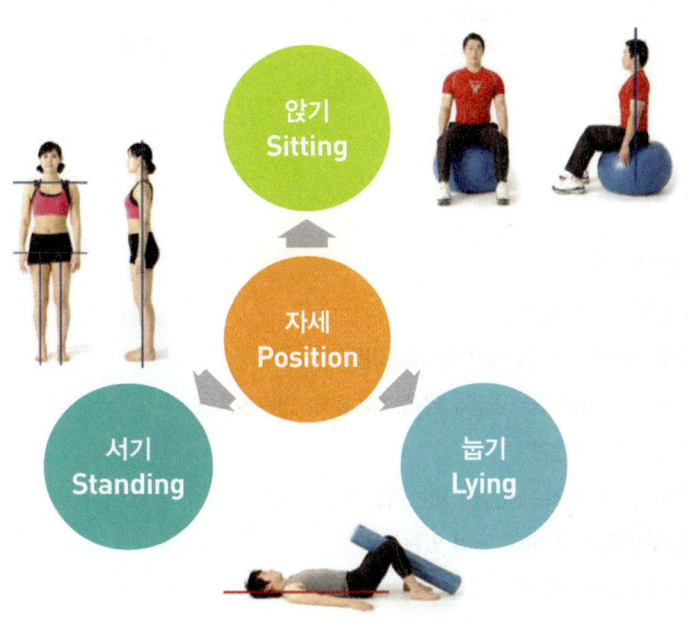

3. 바른 자세에 따른 필라테스 운동 효과

- 약한 근육을 강하게 한다.
- 만성적으로 과도하게 사용하는 근육의 긴장을 풀어준다.
- 앞으로 말린 어깨를 넓게 펴고 아래로 내린다.
- 무너진 복부 근육을 위로 끌어올리고, 복부 근육을 강화하여 척추를 안전하게 보호한다.
- 굽은 척추를 길게 늘이고, 바르게 편다.

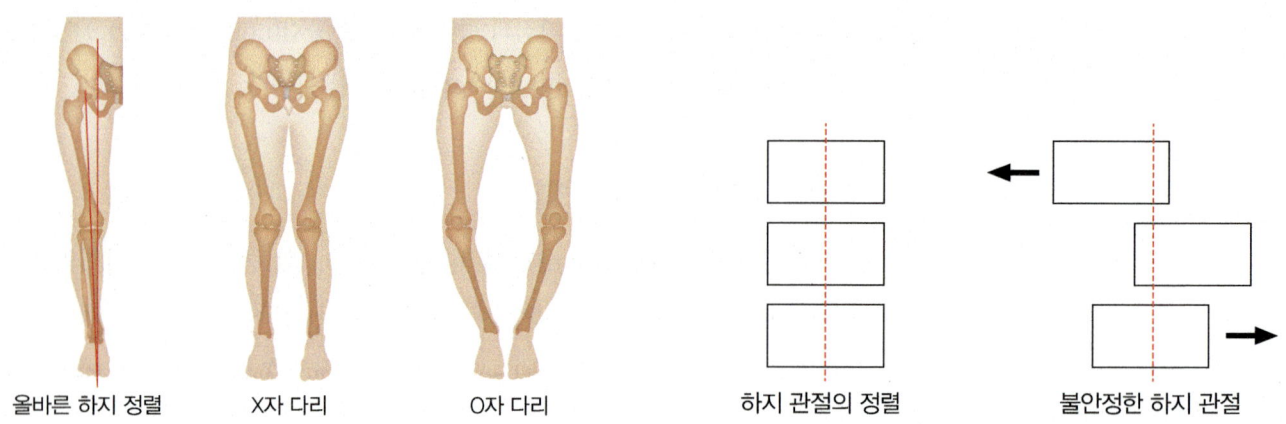

| 올바른 하지 정렬 | X자 다리 | O자 다리 | 하지 관절의 정렬 | 불안정한 하지 관절 |

몸통 안정성 Torso Stability

필라테스 운동요법 이론에서 몸통 안정성은 '신체 중심(centering)', '코어(core)' 또는 '파워하우스(powerhouse)'로 표현된다. 몸통 안정성은 신체를 세우는 척추의 안정성, 골반의 안정성, 그리고 어깨의 안정성으로 구성된다. 몸통 안정성을 이해하기 위해서는 신체 역학적 분석이 필요하다. 조셉 필라테스는 몸통이 안정된 상태여야 사지의 움직임이 자유롭다고 했으며, 과학적으로 신체를 기능적으로 움직일 수 있다고 했다.

조셉은 신체의 중심 근육들을 기능적으로 강화시킨다면 팔과 다리를 편안하게 움직일 수 있다고 주장했다. 신체 중심 근육들로 둘러싸여 있는 척추는 몸을 바로세우고 하체 쪽으로는 골반, 상체 쪽으로는 어깨를 지탱한다. 척추부터 골반 그리고 어깨에 이르는 신체 부위가 기능적으로 역할을 할 때 몸통이 안정되었다고 한다. 신체의 중요한 척추기립근, 고관절굴근, 골반저근 등의 근육들은 복부 근육과 함께 신체 중심부를 안정시키는 작용을 한다.

1. 척추 안정성 찾는 방법

척추는 정면에서 보았을 때, 1자로 바르게 서야한다. 측면에서 보았을 때, 목과 허리가 앞쪽으로 들어가고 등과 엉덩이는 뒤로 나오는 척추만곡을 적절히 가져야 한다.

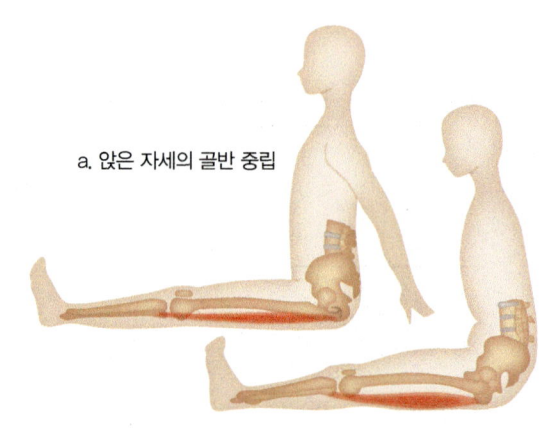

a. 앉은 자세의 골반 중립

b. 앉은 자세의 골반 후굴

2. 골반 안정성 찾는 방법

골반이 앞쪽으로 최대한 기울어지는 골반전방굴곡(anterior pelvic tilt) 지점과 골반이 뒤쪽으로 최대한 기울어지는 골반후방굴

곡(posterior pelvic tilt) 지점의 중간을 '골반 중립(neutral pelvic)'이라 하고, 그 위치에서 골반 안정성(pelvic stability)을 갖는다.

3. 어깨 안정성 찾는 방법

어깨의 전진(protraction)과 후퇴(retraction)의 중간 지점, 어깨의 상승(elevation)과 하강(depression)의 중간 지점이 만나는 지점을 '어깨의 중립(neutral shoulder)'이라 하고, 그 위치에서 어깨 안정성(shoulder stability)을 갖는다.

척추 분절 Spine Articulation

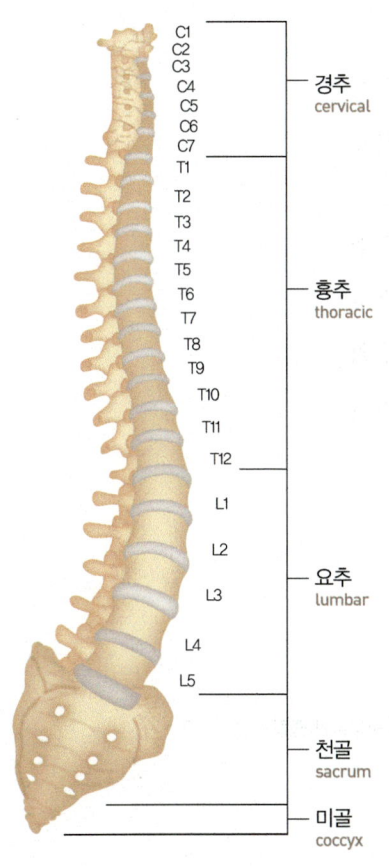

몸통을 지탱하고 척수를 보호하는 척추는 경추 7개, 흉추 12개, 요추 5개, 선추 1개, 미추 1개로 구성되어 있다. 척추 분절은 척추 간의 움직임을 활성화하는 것으로, 등뼈를 하나씩 매트 바닥에 내려놓거나 들어 올리는 행위에 필요하다. 척추 분절은 척추를 기능적으로 움직여 신체 부하를 최소화시킨다.

▶ **척추 분절 기대 효과**

유연한 척추는 비틀거나 돌리거나 꼬는 움직임을 자연스럽게 할 수 있게 한다. 필라테스 동작들은 척추의 유연성을 향상시키고 척추를 강화한다. 측면에서 보았을 때 척추는 일정한 만곡을 갖고 있어야 한다. 척추의 일정 부위가 딱딱하게 뭉쳐 있다면, 천천히 호흡하면서 집중하여 그 부위가 펴질 수 있도록 시간을 두고 동작을 취한다. 동작을 할 때 척추뼈가 차례대로 분절되는 느낌이 드는지 살펴본다.

척추 신장 Spine Elongation

척추와 척추 사이의 디스크는 신체가 중력으로부터 평생 받는 부하를 이겨내도록 디자인되어 있다. 건강하던 디스크는 나이를 먹으면서 점점 눌린다. 자세를 바르게 펴서 심부 근육들을 활성화하면 척추 간의 간격을 넓힐 수 있는데, 이를 '척추 신장'이라고 한다.

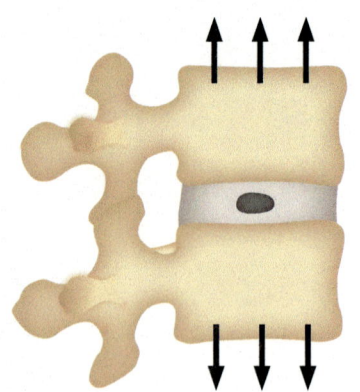

척추 신장

관절 가동범위 Range of Motion

신체 관절은 각각의 활동 범위가 있으며, 관절의 활동 범위가 제한되거나 그 범위를 초과하는 경우 모두 신체의 불편함을 야기한다. 관절 가동범위에는 능동적 ROM(active Range of Motion)과 수동적 ROM(passive Range of Motion)이 있다. 스스로 신체를 움직여 관절 가동범위를 확보하는 능동적 ROM과 타인의 도움으로 관절 가동범위를 확보하는 수동적 ROM은 기능적인 신체 움직임을 위해 진행되어야 한다.

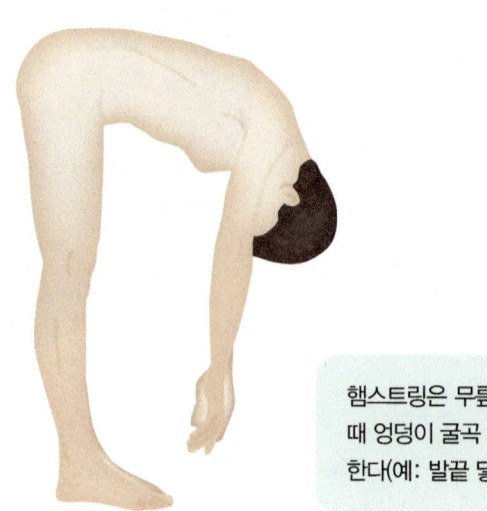

햄스트링은 무릎이 길어졌을 때 엉덩이 굴곡 ROM을 제한한다(예: 발끝 닿기).

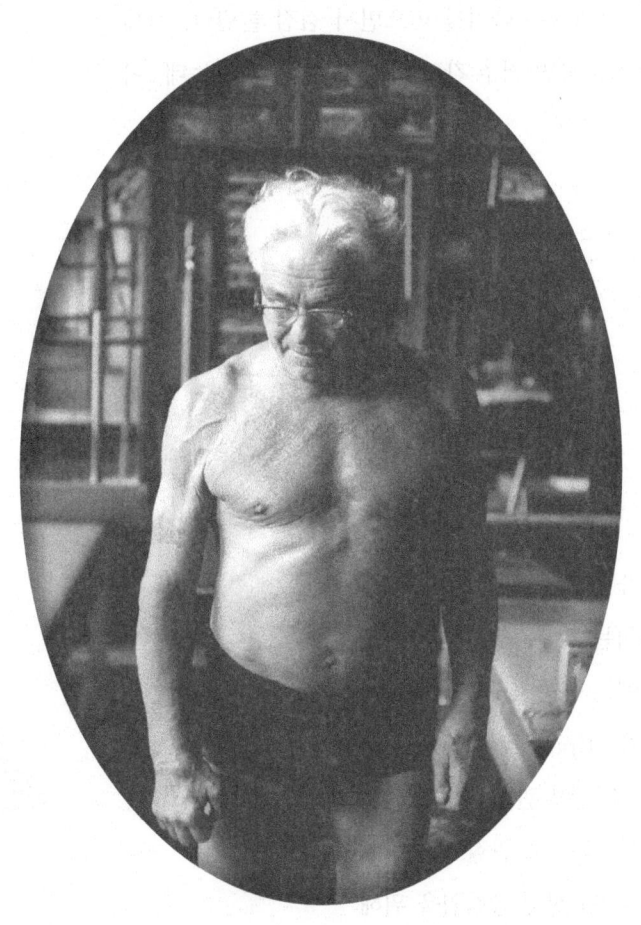

The Pilates Method of Body Conditioning develops the body uniformly, corrects posture, restores vitality, invigorates the mind and elevates the spirit.

필라테스는 신체를 균형있게 단련시켜
자세를 바르게 하고, 심신의 활력을 끌어 올려
정신과 마음을 건강을 증진한다.

Pilates THEORY

필라테스의 역사

조셉 필라테스는 신체 움직임, 운동 수행 능력, 그리고 정신적 훈련을 통해 신체를 올바르게 교육하는 '신체 문화 운동(physical culture movement)'을 지지하는 교육자였다. 조셉은 자신의 경험과 운동 교육을 통해 교정운동(corrective exercise) 시스템을 체계화했으며, 자신의 운동법을 조절학(Contrology)이라고 천명하였고, 지금의 필라테스 운동요법의 창시자가 되었다.

01 조셉의 유년기

조셉 필라테스는 1883년 12월 9일 독일 뮌헨 글라트바흐에서 태어났다. 그의 아버지 프리드리히 필라테스는 체조선수였으며, 어머니 한은 자연요법 치료사였다. 조셉은 이들 부부의 9명의 자녀 중 둘째로 태어났다. 조셉은 선천적으로 허약해 어린 시절에 류머티스열과 천식 그리고 구루병을 앓았고, 호흡기가 약해 힘들어했다. 부모님의 영향으로 건강에 대한 중요성을 느껴 스스로를 위해 몸과 정신을 강하게 할 수 있는 방법으로 운동을 시작했다. 오랜 기간 동안 다양하고 많은 운동을 통해 인체 생리학적으로 신체를 강화시킬 수 있는 방법을 터득했다. 1893년경 허약한 체질을 개선하기 위해 아버지로부터 권투를 비롯해 펜싱, 레슬링, 체조, 요가, 중국의 기예 등 다양한 운동을 접하고, 훗날 자신만의 독특한 신체 훈련 시스템을 발전시켰다.

02 제1차 세계대전과 수용소 생활

1912년 30세 되던 해에 영국으로 이주하여 요양원 간병인, 권투선수, 헬스 트레이너, 격투기 지도자 등으로 생활했다. 1913년부터는 서커스단의 곡예사로 활동하면서 영국을 순회했다. 1914년 여름에 제1차 세계대전이 발발했을 때, 서커스단과 함께 영국 서부 해안을 순회하던 조셉은 독일의 간첩으로 오인되어 체포되었다. 그리고 전쟁이 끝날 때까지 수용소에 억류되었다.

조셉은 수용소에 있는 동안 수감자들에게 매일 운동을 시켰다. 조셉은 그들에게 운동을 가르치면서 남녀노소 모두 할 수 있는 운동의 필요성을 깨닫게 되었다. 그는 자신이 경험한 운동들을 바탕으로 누구나 할 수 있는 운동법을 연구했다.

영국 서해안에 위치한 맨섬(isle of Man) 수용소로 이송된 조셉은 수감자들과 함께 생활하며 그들을 운동시켰다. 1918년부터 전 세계적으로 스페인독감이 창궐하여 수많은 사람이 죽었는데, 조셉에게 운동을 지도받은 모든 수감자들은 독감을 이겨냈다고 전해진다. 그로 인해 수용소 감독자들의 주목을 받게 된 조셉은 병원에서 부상당한 환자들을 돌보는 일을 하게 되었다. 그는 30명의 환자를 맡아 그들이 움직일 수 있는 한도 내에서 매일 운동을

시켰다. 그 당시는 수술과 진통제가 전부였던 시절이었으나, 조셉은 운동으로 환자들이 더 빨리 회복하도록 도왔고 심지어 2차 감염을 예방하기도 했다.

조셉은 병상에 누워 있는 환자들에게 스프링을 이용해 운동을 시켰는데, 그것이 지금의 오리지널 필라테스 기계인 '캐딜락' 혹은 '트래피즈 테이블'이다. 이것이 필라테스 운동 기계의 시초이다. 그리고 조셉은 그곳에서의 경험을 바탕으로 필라테스를 체계화했고, 교육자로서의 삶을 살게 되었다.

03 종전 후 독일에서의 생활

제1차 세계대전이 끝나고, 1919년 초 조셉은 독일로 돌아왔다. 그는 함부르크와 베를린에 있는 의사들의 도움을 받아 자신이 개발한 운동법을 더욱 구체적으로 발전시켰다. 그의 운동요법은 유럽에서 번성했던 과학, 문학, 철학, 예술 분야의 영향 안에서 자신이 배웠던 많은 운동 경험, 체조선수였던 아버지와 자연요법 치료사였던 어머니의 영향, 독일과 영국에서 다양한 분야에서의 활동, 세계대전 중 수용소에서 수감자들을 위한 운동지도, 수용소 병원의 부상당한 병사들을 위한 재활운동 적용 등을 바탕으로 더욱 발전하고 체계화되었다.

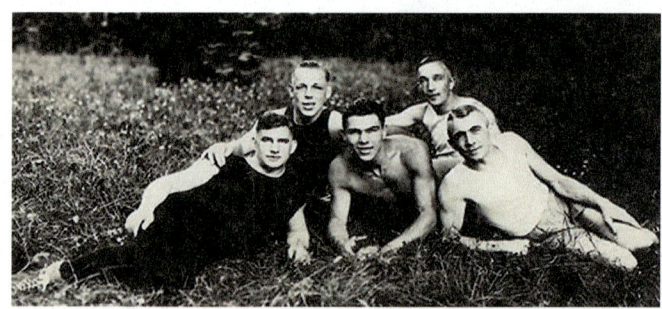
왼쪽부터 리하르트 나우족스(Richard Naujoks), 헤르만 헤르세(Hermann Herse), 막스 슈멜링, 막스 마크혼(Max Machon), 아르투르 뷜로(Berlin, Germany, 1927)

제1차 세계대전 후 독일을 비롯한 유럽에서는 건강을 위한 대체요법으로 수치료 요법, 압통점 요법, 호흡법 등이 널리 소개되었는데, 이러한 흐름은 명상과 현대무용뿐만 아니라 조셉의 운동요법에도 지대한 영향을 미쳤다.

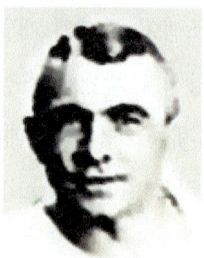
아르투르 뷜로

조셉은 자신의 운동요법을 위한 운동 기계를 발명했다. 대표적으로 '유니버설 리포머(universal reformer)'가 있는데, 이 운동 기계는 신체 기능 장애를 개선하고, 부상을 치료하며, 체력을 향상시킬 수 있도록 고안되었다.

1920년 초 조셉은 베를린에서 권투 매니저인 아르투르 뷜로(Arthur Buelow)와 함께 권투 트레이너로 일했다.

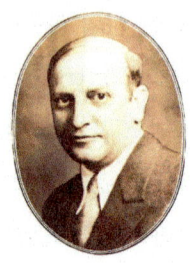
냇 플레이셔

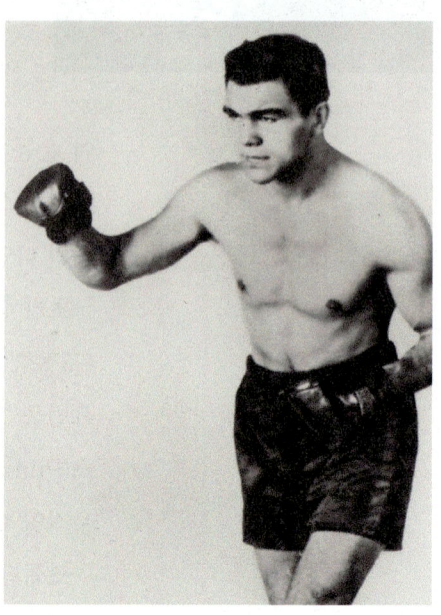
막스 슈멜링

미국의 권투 잡지인 《링 매거진(Ring Magazine)》 편집자인 냇 플레이셔(Nat Fleisher)는 독일의 권투 유망주를 찾고 있었는데, 1924년 독일로 가서 조셉을 만나 독일의 권투 유망주를 소개해주기를 요청했다. 그리고 1년 후 냇은 막스 슈멜링(Max Schmeling)의 권투 경기를 보게 되었다. 아르투르는 막스를 발굴했고, 막스는 1930년에 헤비급 세계 챔피언이 되었다.

04 미국 이민

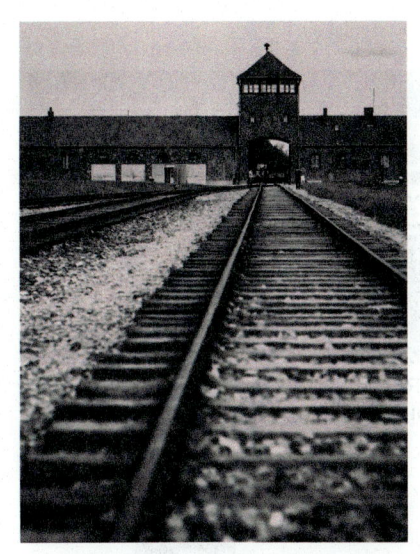

제1차 세계대전 후 독일 정부는 다시 군사력을 키워 전쟁을 일으키려는 계획을 세우고 있었다. 나치당의 '돌격부대'와 '갈색셔츠단'은 조셉에게 경찰대를 훈련시켜달라고 요청했다. 하지만 조셉은 정치적인 일에 관여하길 원하지 않았고, 앞으로 전쟁이 다시 일어날 것을 예견한 조셉은 1926년 4월 14일 미국 뉴욕시로 이민을 갔다. 조셉은 독일을 떠나 미국으로 이민을 가던 도중 이민선에서 운명적인 사랑을 만나게 된다. 그녀가 바로 그의 영원한 동반자인 애나 클라라 제너(Anna Clara Zeuner)다. 보육원 교사였던 그녀는 평생 조셉의 건강한 파트너이자 조력가로서 그의 운동법 개발과 보급에 큰 역할을 했다.

미국으로 이민을 가서 살고 있던 조셉의 형 프레드 필라테스(Fred Pilates)는 조셉이 초기에 개발한 운동 기계에 사용하던 무게추를 스프링으로 교체하고, 그 당시 유행했던 조정 동작(rowing movements)에서 사용하는 가죽 끈을 추가하여 운동 기계를 개선하는 데 도움을 주었다. 조셉은 독일에서 발명한 자신의 운동 기계를 '유니버설 리포머(universal reformer)'라고 명명했고, 미국 특허청에 등록했다. 이후 25종의 다양한 운동 기구를 개발했다.

초기에 자신의 운동요법을 '교정운동'이라고 불렀던 조셉은 1945년 자신의 두 번째 저서 《조절학을 통한 삶의 복귀(Return to Life through Contrology)》를 통해 자신의 운동요법을 '조절학(Contrology)'이라고 천명했고, 이후 대중에 의해 조셉의 운동법은 '필라테스(Pilates)'라고 불리게 되었다. 따라서 필라테스는 자신이 생각한 대로 신체를 자유롭게 움직일 수 있는 운동, 즉 '조절학'이라고 정의할 수 있다.

조셉과 클라라는 뉴욕 맨해튼 8번가 건물 1층에 스튜디오를 오픈하였고, 1929년 가을 뉴욕시 전화번호부에 '유니버설 체육관(Universal Gymnasium)'이라는 상호를 등록했

다. 조셉은 클라라와 함께 필라테스 스튜디오를 운영했다. 클라라는 조셉의 중요한 파트너로 그의 운동요법을 발전시키고, 교육 방법을 체계화했으며, 조셉의 조절학을 가르치는 데 자신의 일생을 바쳤다. 조셉의 많은 제자들은 클라라가 조셉보다 친절하고 뛰어난 교육자라고 기억하고 있다.

05 무용계와 필라테스

조셉의 체육관 건물 3층에는 뉴욕시티 발레단이 상주해 있었다. 1930년대 당시 뉴욕시는 무용의 메카였고, 조셉은 무용수의 부상을 '치료'하는 능력을 가진 운동 지도자로 명성을 얻고 있었다. 그는 조지 발란신(George Balanchine), 마사 그레이엄(Martha Graham), 한야 홀름(Hanya Holm) 같은 안무가들 그리고 많은 유명인들과 교류했다. '조 아저씨(Uncle Joe)'로 불리던 조셉은 수많은 무용수들의 재활을 도왔으며, 1934년 《당신의 건강(Your Health)》이라는 책을 통해 자신의 운동 철학을 처음으로 알렸다.

1940년대 초 유명한 현대무용가인 루스 데니스(Ruth St. Dennis)와 테드 숀(Ted Shawn)이 조셉을 찾아와 '제이콥 필로(Jacob's Pillow) 댄스 캠프'에 참여해주길 요청했고, 조셉은 1942년부터 1947년까지 무용인들을 위한 운동 프로그램을 교육했다. 매사추

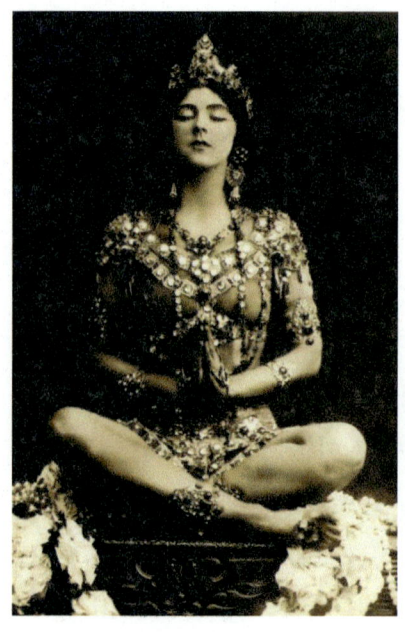

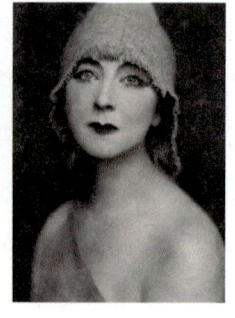

루스 데니스
(1879~1968)

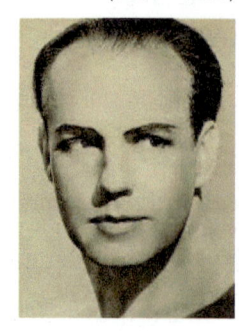

테드 숀
(1891~1971)

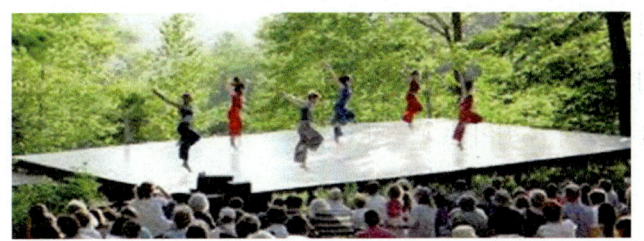

세츠주 버크셔산(Berkshire mountains)에 위치한 제이콥 필로 댄스 캠프는 미국에서 가장 오래된 국제 무용 페스티벌이다.

06 조절학

1945년 조셉은 두 번째 저서 《조절학을 통한 삶의 복귀(Return to Life through Contrology)》를 통해 인간의 건강과 행복을 위한 신체 움직임에 대한 자신의 신념을 주장했다. 그는 자신의 운동법이 모든 개인의 삶을 개선하여 건강한 사회를 만들 것이라고 강력히 주장했고, 미국의 학교에 채택되어 보급되기를 바랐다. 그는 자신의 운동요법이 이전의 다른 것에 비해 한층 체계적으로 정립되어 있으며, 인간의 신체와 정신을 통합하여 인지를 더욱 높이고, 심신의 고통을 감소시켜줄 것이므로 병원, 요양원, 정신병원 등에서 긍정적인 영향을 미칠 것이라고 했다. 그는 호흡을 통한 신체와 정신의 건강을 추구하면서 심신이 완전히 소통하는 철학을 추구했으며, 이 철학을 바탕으로 심신 통합, 강한 정신, 열정 등이 인간의 삶의 질을 높일 수 있다고 믿었다.

07 조셉의 제자들

'조절학'은 무용계에서 무용 훈련과 부상 예방을 위한 재활 운동요법으로 알려졌다. 조셉의 제자 중 상당수가 무용수인 이유가 바로 여기에 있다. 조셉에게 직접 조절학을 배운 제자들을 '엘더(Elder)'라고 하는데, 이는 필라테스 1세대 제자라는 의미이다.

무용수 출신의 1세대 제자 중에는 해부학적 지식이 뛰어난 캐롤라 트리어(Carola Trier), 유방절제술 후 재활에 성공한 이브 젠트리(Eve Gentry), 필라테스의 대중화를 이끈 론 플레처(Ron Fletcher), 조셉이 인정하는 제자로 무릎 재활에 성공한 캐서린 그랜트(Kathleen Stanford Grant), 필라테스 동작 연구에 기여한 브루스 킹(Bruce King), 고

전 필라테스의 전통을 지키고 있는 로마나 크리자노브스카(Romana Kryzanowska) 및 조셉이 인정하는 제자인 무용수 로리타 산 미구엘(Lolita San Miguel)로 7명이 있었다.

조절학을 배우고 싶어 교육비 대신 스튜디오에서 근무했던 1세대 제자들 중에는 한나 사크미르다(Hannah Sakmirda), 제롬 앤드루스(Jerome Andrews), 조셉의 고객을 가로채서 혼쭐이 난 밥 시드(Bob Seed), 나야 코리(Naja Cory) 그리고 심리학과 조절학을 접목한 코미디언 메리 보웬(Mary Bowen) 5명이 있었다.

그리고 조셉의 고객 중에서 1세대 제자가 된 로버트 피츠제럴드(Robert Fitzgerald)와 제이 그라임스(Jay Grimes) 2명이 있었다.

또다른 1세대 제자 중에는 조셉과 클라라의 조카인 메리 필라테스(Mary Pilates)와 아이린 제너 젤론카(Irene Zeuner Zelonka) 2명이 있었다. 그래서 조셉에게 조절학을 배운 필라테스 1세대 제자는 모두 16명으로 알려져 있다.

그중에서 로마나, 메리 그리고 아이린이 조셉과 클라라를 가장 가까이에서 어시스턴트 혹은 지도자로 활동하였다. 특히 조지 발란신의 소개로 조셉의 제자가 된 젊은 로마나는 1941년부터 1944년까지 지도를 받았는데, 결혼 후 페루로 이주했다가 1959년에 돌아와 스튜디오에서 필라테스 지도자로 활동했다. 로마나는 조셉이 사망하고 난 후에도 클라라를 도와 스튜디오를 운영했고, 지금은 뉴욕에서 제자들을 양성하면서 조셉의 고전 필라테스를 계승하고 있다.

08 필라테스 기계

조셉은 자신의 운동법을 적용하기 위한 운동 기계를 계속 만들었다. 침대와 의자 등을 이용한 운동 기계는 신체를 교정하기 위해 발명했다. 조셉은 25개의 운동 기계를 설계하고 발명했지만, 모든 기계에 대한 발명특허를 받지는 못했다고 전해진다. 그의 운동 기계로는 유니버설 리포머, 캐딜락(cadillac), 운다 체어(wunda chair), 래더배럴(ladder barrel), 스파인 코렉터(spine corrector), 매직서클(magic circle), 풋 코렉터(foot corrector), 페드오풀(ped-o-pull), 헤드 하네스(head harness), 토 앤 핑거 코렉터(toe and finger correctors), 기요틴(guillotine), 캐터펄트(catapult) 등이 가장 잘 알려져 있고 그 외에도 다양한 운동 기계들이 있다.

조셉은 이들 기계를 활용하여 자세를 바르게 하고, 호흡을 효율적으로 하며, 신체 움직임

을 올바르게 하여 건강한 심신을 갖도록 하는 데 목적을 두었다. 뉴욕을 중심으로 예술인, 연예인 그리고 저명인사들이 조셉을 찾았고 그를 따르는 열렬한 추종자들이 되었다. 조셉은 건강한 생활과 스포츠 같은 신체활동을 하기 위해서는 신체적 능력 발달이 가장 중요한 기초라고 믿었다.

조셉은 심신의 건강과 행복, 그리고 웰빙의 삶을 얻기 위한 방법을 자신의 철학으로 널리 알렸다. 잡지, 신문, TV 등을 통해 조셉과 그의 운동요법이 뉴욕을 중심으로 대중에게 소개되었지만, 사실 조셉이 살아있는 동안 그를 따르던 추종자들은 대부분 뉴욕의 상위 계층의 사람들로 제한되어 있었다.

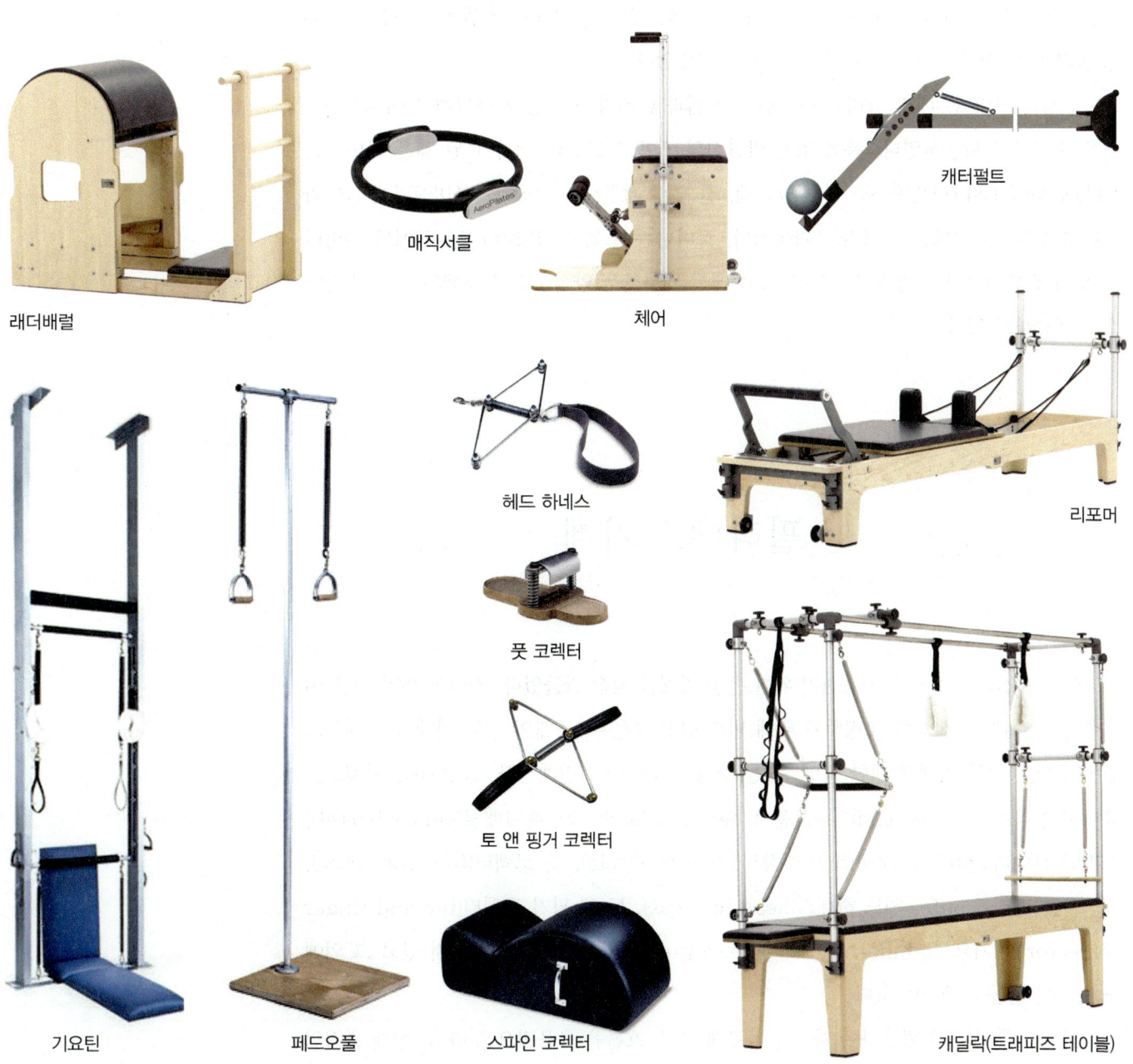

09 경제적 어려움

1950년대에 조셉은 자신의 운동요법을 의료 분야와 교육 분야에 알리려고 끊임없이 노력했지만, 큰 성공을 거두지 못했다. 조셉은 자신의 운동요법이 신체를 올바르게 움직일 수 있도록 하여 건강과 행복을 가져다준다고 주장했지만, 의료계는 그의 조절학을 인정해주지 않았고, 이러한 의학계의 좁은 시야에 대해 몹시 못마땅해했다. 당시 의료계는 건강, 질병 예방, 그리고 환자들을 위한 재활에서 운동이 대체의학으로서 영향이 크지 않다고 믿었다.

1959년 이후 스튜디오 건물이 노후로 인해 붕괴 위험이 높아지자, 조셉의 수많은 고객들은 스튜디오를 찾아오는 것을 꺼리게 되었고, 이러한 이유로 스튜디오를 운영하는 데 경제적으로 어려움을 겪게 되었다.

10 필라테스의 대중화

조셉의 조절학을 수용하고자 하는 노력이 부족했던 의학계와는 달리 뉴욕대학교, 할렘 댄스시어터, 92번가 Y, 캐서린 던햄 학교 등 뉴욕시 맨해튼 소재의 교육기관에서 조절학은 천천히 뿌리를 내렸다. 1960년대 중반에는 현대무용 안무가들이 필라테스 매트를 워밍업 운동으로 추가했다. 또한 필라테스 운동요법은 뉴욕에서 떨어진 다른 주로 천천히 알려지기 시작했다.

스튜디오는 1967년 화재로 인해 붕괴되었고, 그해 10월 조셉은 83세의 나이로 사망했다. 조셉은 화재 연기에 의한 합병증으로 사망했다고 알려졌지만, 조카 메리에 의하면, 조셉은 흡연으로 인한 폐질환으로 사망했다고도 전해진다.

조셉 사망 후 클라라는 로마나와 함께 1970년까지 스튜디오를 운영하면서 조절학을 알렸는데, 조셉의 제자이자 변호사였던 존 스틸(John Steel)이 클라라를 도와 스튜디오를 영업적으로 운영 관리했다. 클라라가 은퇴한 후 스튜디오를 운영하기 원하는 투자자들이 나타나기 시작했는데, 이때 로마나(Romana Kryzanowska)가 스튜디오를 인수하여 운영했다. 1972년에는 맨해튼 8번가 939번지에 위치했던 스튜디오를 맨해튼 웨스트 56번가 29번지로 이전했다. 이후 스튜디오의 영업은 활기를 되찾았다. 1976년 클라라가 죽자,

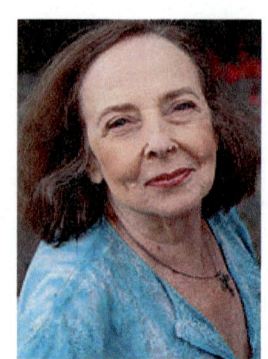

로마나 크리자노브스카

로마나는 '필라테스 스튜디오(Pilates Studio, Inc.)' 주식의 50%를 소유하는 대주주가 되었고, 이후 조셉의 필라테스를 계승하고 있다.

조셉의 1세대 제자들 중 제롬 앤드루스는 파리, 이브 젠트리는 뉴멕시코주, 론 플레처는 캘리포니아주로 이주하여 조절학을 알렸다. 특히 론 플레처는 할리우드의 여성 연예인들과 유명인들을 대상으로 조절학을 가르쳤는데, 그의 유명한 고객이 대중매체에 조절학을 소개하면서 대중은 새로운 운동요법으로서의 필라테스에 관심을 갖게 되었고 빠르게 전파되어 대중화되었다. 조셉의 사망 후 필라테스 1세대 제자들은 조셉이 알려준 조절학을 자신의 경험을 토대로 재해석하고 발전시켜나갔다.

1980년대에 들어서면서 2세대 제자들(second generation teachers)이 미국 전역에 퍼져 대중에게 조절학을 알리고 발전시켰다. 당시 필라테스 지도자를 양성하기 위한 교육 과정이 등장했다.

11 고전 필라테스의 명맥

1980년대 중반 뉴욕의 '필라테스 스튜디오'는 재정적 어려움에 처했다. 조절학의 명맥을 잇고 있는 스튜디오를 지키려는 제자들은 스튜디오를 두 번 인수했다. 첫 번째는 1984년부터 1986년까지 '아이소토너 피트니스 센터(Isotoner Fitness Center)'라는 회사가 스튜디오를 인수했다. 이후 힐라이트(Healite Corporation)가 인수했는데, 1989년 힐라이트가 파산을 선언하면서 스튜디오는 문을 닫게 되었다.

결국 조절학을 추종하는 제자들과 고객은 스튜디오를 옮겨 이름을 '드라고(Drago's)'라고 바꾸었다. 2013년 로마나가 사망한 후에도 그녀의 제자들이 '트루 필라테스 뉴욕(True Pilates New York)'에서 고전 필라테스의 전통을 계승하면서 운영하고 있다.

12 재활 필라테스의 배경

샌프란시스코주에 위치한 세인트 프랜시스 병원 정형외과의 제임스 개릭(James Garrick) 박사는 필라테스의 재활요법 효과를 인정하고, 1983년 최초로 무용인들의 재활을 위한 '무용재활센터'를 만들어 필라테스 프로그램을 도입했다. 필라테스 운동요법의 가치를 인식한 개릭 박사는 론 플레처와 협력하여 '의학적으로 접근한 필라테스 프로그램'을 개발했다. 그와 동시에 뉴욕시의 유명한 정형외과 의사들이 환자들에게 재활 후 운동으로 필라테스를 추천하기 시작했다. 현재는 수많은 병원과 재활센터 그리고 학교에서도 조셉이 개발한 필라테스의 탁월한 효과를 인정하여 사용하고 있다.

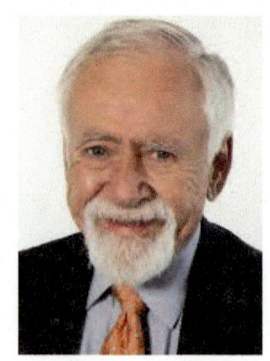

제임스 개릭 박사

1995년에는 필라테스에 대한 언론의 보도, 단체 매트 수업의 보급, 심신의 건강을 목적으로 하는 운동센터의 프로그램 소개, 그리고 필라테스에 대한 의료계의 뜨거운 관심 등으로 필라테스는 더욱 발전했다. 그리고 '필라테스(Pilates)'라는 단어가 《웹스터 사전(Webster's Dictionary)》에 등록되면서 대중이 인정하는 운동요법으로 알려졌다.

13 필라테스 상표권 소송

2000년 10월에 발생한 필라테스 상표 소송은 '필라테스(Pilates)'라는 단어를 상표로 사용하는 것을 금지한 역사적인 전환점이었다. 법원은 "필라테스(Pilates)는 운동요법의 일반적인 명칭으로, 특별한 형태의 운동이며, 이 운동을 위한 특별한 운동 기계가 존재하고, 이를 수행하기 위한 운동 교육 시스템을 가지고 있으므로 어떤 특정한 사람 혹은 단체가 '필라테스'를 상표로 소유할 수 없다"고 판결했다. 이로 인해 전 세계적으로 수많은 단체들이 자신들의 고유한 필라테스를 발전시켜 널리 알리고 있다.

14 현대 필라테스의 이해

상표권 판결, 정신과 신체의 통합, 그리고 과학적인 운동법에 대한 대중의 관심이 커지면서 조셉 필라테스가 천명한 '조절학'은 마침내 '필라테스(Pilates)'로 탄생했고, 전 세계에 널리 퍼지게 되었다. 수많은 필라테스 스튜디오, 그룹 필라테스 수업이 있는 운동센터, 필라테스 지도자 교육과정, 유명인들이 추천하는 운동요법, 다양한 분야에서의 언론 보도 등은 필라테스 운동요법의 장점을 지속적으로 노출하고 있다.

조셉은 신체와 운동 기계를 통해 일상적인 삶에서 건강을 유지하고 삶의 기쁨을 얻는 것을 상상했다. 신체적으로는 지속적인 수행을 통해 신체적 능력을 개선하고, 일상생활에서의 활동과 즐거운 여가를 갖도록 한다. 정신적 혹은 심리적으로는 고된 삶의 스트레스와 갈등을 이겨내고 정서적 안녕으로 승화하는 능력을 향상시킨다. 충만한 마음과 정기적인 필라테스 수행은 자가치유를 촉진하고 인격을 수양하는 데 큰 역할을 한다.

조셉이 죽고 난 후 거의 50년 동안 그의 조절학에 대한 비전은 강력한 힘으로 남아 현재까지 지속적으로 영향을 미치고 있다. 그의 메시지는 1945년 조절학을 천명한 그때와 마찬가지로 오늘날에도 관련이 있다. 조셉의 꿈은 현재 수백만 명의 지도자들에게 영향을 미치고 있으며, 지금도 전 세계 많은 나라에서 그의 운동요법을 가르치고 있다.

15 국내 필라테스의 역사

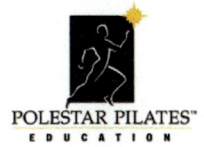 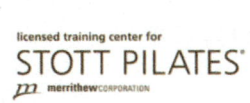 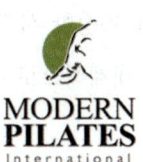

국내 필라테스의 역사는 2003년에 시작되었는데, 그 당시 3개의 외국 브랜드의 필라테스가 들어와서 국내 필라테스 지도자들이 양성되었다, 그것은 폴스타필라테스, 스탓필라테스 그리고 모던필라테스였다.

2004년 현대백화점 문화센터에 〈요가 필라테스 스트레칭〉이라는 강좌가 개설되어 전국적으로 필라테스 대중화를 이끌었다. 일반 대중에게 필라테스는 생소한 단어였기 때문에 요가와 비슷한 운동이라고 알려지기도 했다. 전국적으로 필라테스 강좌들이 개설되면서 많은 일반인들이 필라테스를 접하게 되었다.

2006년부터는 소도구필라테스가 농업인 근골격계 질환 예방을 위한 운동으로 정부 프로젝트에 참여함으로써 도시에서만 만날 수 있었던 고가의 필라테스가 시골 마을 구석까지 보급되는 기회를 맞이했으며, 지금까지 이어지고 있다. 소도구를 활용하는 필라테스는 매트필라테스의 장점과 기계필라테스의 원리를 바탕으로 좀 더 쉽고 즐겁게 수행하는 필라테스이다. 필라테스 운동법은 더욱 기능적인 운동으로, 또한 더욱 재활적인 운동으로 대중에게 인식되기 시작했다.

2010년에는 국내에서 생산된 필라테스 기계가 활발히 보급되면서 기계필라테스 지도자들이 급속도로 배출되기 시작했다. 이후 대중은 소도구필라테스, 매트필라테스 그리고 기계필라테스 환경에서 다양한 필라테스를 접했고, 대상에 따라 실버필라테스, 키즈필라테스, 임산부필라테스 등이 소개되었다. 또한 특정 목적에 따라 골프필라테스, 다이어트필라테스, 자세교정필라테스, 재활필라테스 등 다양하게 보급 발전하고 있다.

국내에서는 한국직업능력개발원에 민간자격센터를 설치하여 필라테스 민간자격을 관리하고 있다(www.pqi.or.kr). 2019년 7월 기준으로 필라테스 민간자격을 등록한 단체가 355개에 이르고, 460여 개의 필라테스 지도자 과정이 운영되고 있으니, 필라테스의 춘추전국시대라고 할 수 있을 것이다.

현재 필라테스 운동법이 최고의 전성기에 있는 것으로 보인다. 한국에서 필라테스는 이제 모든 이들에게 알려진 대중화된 운동이 되었다.

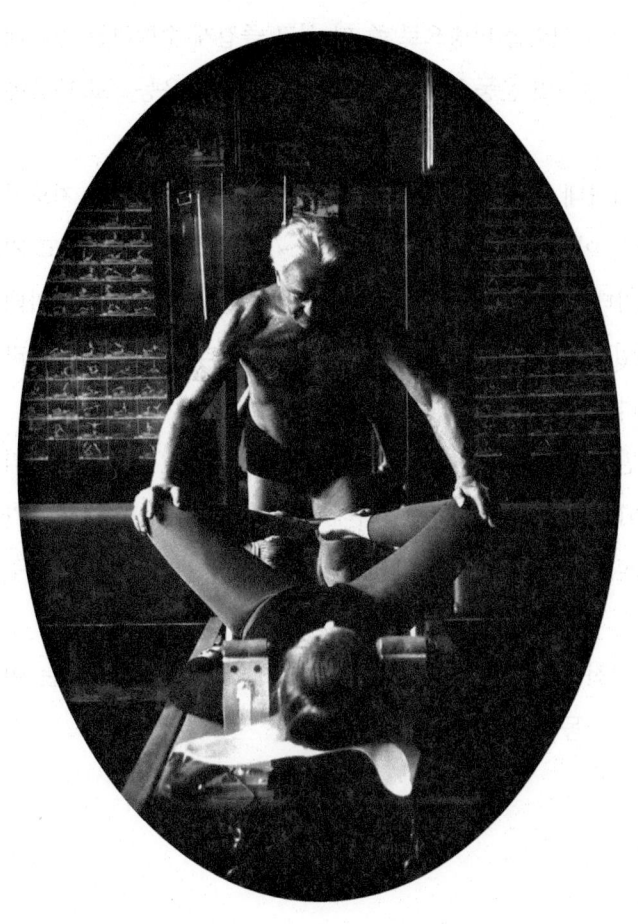

If your spine is inflexibly stiff at 30, you are old. If it is completely flexible at 60, you are young.

만약 나이 서른에 유연하지 않다면 늙은 것이고, 60살에도 신체가 완벽히 유연하다면 젊은 것이다.

Pilates **THEORY**

재활 이론

01 필라테스 운동 적용 영역

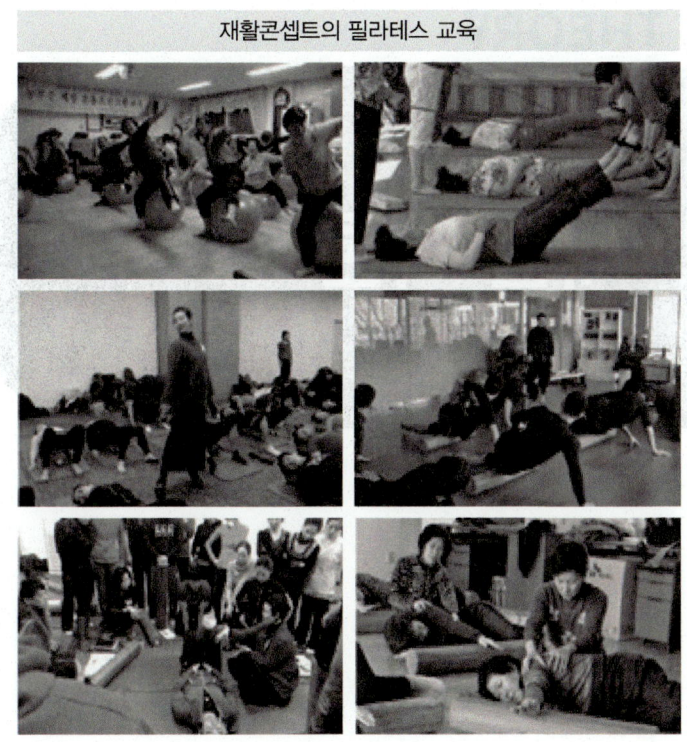

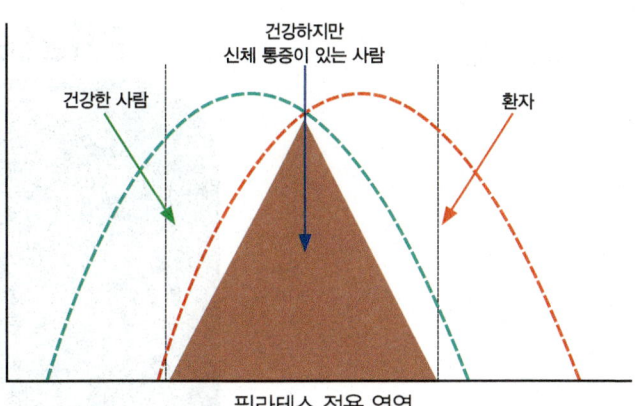

필라테스는 재활 영역, 피트니스 영역 그리고 재활콘셉트 영역으로 나눌 수 있다. 각 적용 영역은 필라테스가 추구하는 목적, 대상 그리고 행위가 일어나는 장소가 다르다.

재활 영역

재활은 의사나 물리치료사 같은 의료인이 환자를 대상으로 병원 같은 의료기관에서 환자가 일상생활로 복귀할 수 있도록 수행하는 일련의 행위이다.

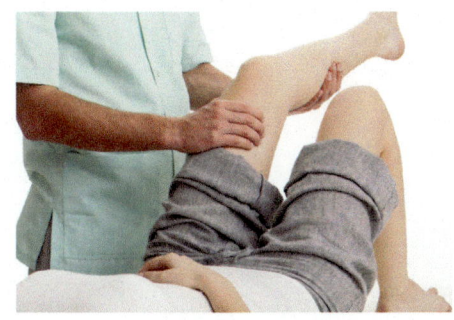
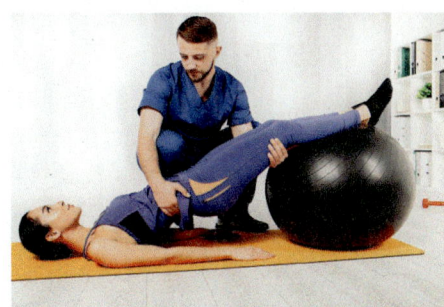
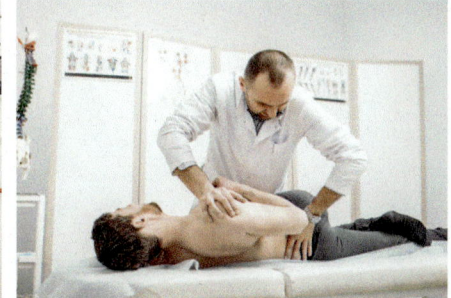

1. 재활의 7가지 원리

의료인이 환자를 재활에 성공시키기 위해서는 다음의 7가지 조건을 충족해야 한다고 주장하고 있다. 이 조건을 '재활의 7가지 원리'라고 한다.

- **상해 악화 방지 Avoid aggravation**
  재활과정에서는 상해를 악화시키지 않아야 하고, 안전하게 수행되어야 한다.

- **협력 Compliance**
  의료인은 환자와의 협력을 통해 신뢰감을 높여 재활에 적극적으로 참여할 수 있도록 한다.

- **시기 Timing**
  재활 프로그램을 하는 동안 운동재활 시기를 잘 선택하여 가능한 한 빨리 시작해야 한다.

- **개별성 Individualization**
  환자마다 신체적·정신적·사회적인 특수성과 차별성이 있다는 점을 고려해야 한다.

- **구체적 단계 Specific sequencing**
  재활은 환자에게 맞는 프로그램 안에서 단계별로 수행되어야 한다.

- **강도 Intensity**
  환자의 능력을 일상생활을 할 수 있는 수준까지 끌어올리기 위해서는 환자의 상해를 악화시키지 않는 수준에서 운동의 강도와 빈도를 점차적으로 높여나가야 한다.

- **환자 관리 Total patient**
  재활에서 환자의 신체적 문제점을 해결하는 것뿐만 아니라 정신적 측면에서의 환자의 안정, 그리고 사회로 복귀하기 위한 사회적인 복지 지원도 함께 고려되어야 환자가 재활에 성공할 수 있다.

※ 출처: Theraquetic Exercise: Foundation & Techinigue 5th Ed. 2007

의료인은 "환자가 재활에 성공하려면 환자 스스로 움직여야 한다"고 논하면서 "재활은 움직임이다(ACT IS IT)"라고 정의하고 있다. "재활은 움직임이다"라는 것은 의료인이 재활의 7가지 원리를 통해 환자 스스로 움직이도록 동기를 부여하고, 환자는 의료인이 제공하는 일련의 재활 행위 안에서 자기 스스로 신체 움직임을 지속해야 재활에 성공할 수 있다는 것을 의미한다.

피트니스 영역

피트니스는 트레이너 혹은 운동지도자가 신체적·정신적으로 건강한 일반인을 대상으로 스포츠센터, 헬스장 혹은 운동 스튜디오 등에서 그들의 신체적 능력을 업그레이드시키기 위한 일련의 행위이다.

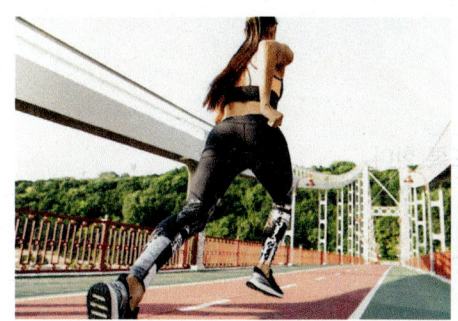 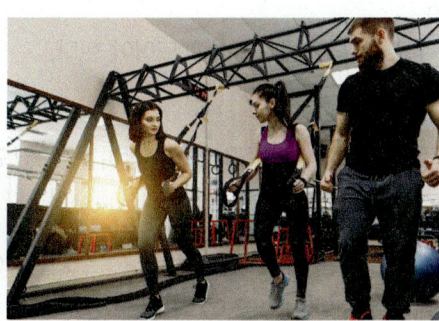 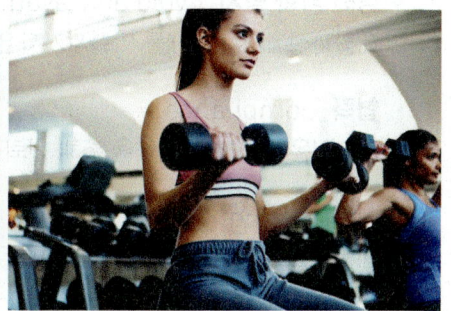

재활콘셉트 영역

재활콘셉트란 트레이너, 운동지도자 또는 의료인 등이 심신에 불편함이나 통증이 있는 일반인을 대상으로 스포츠센터, 헬스장 혹은 운동 스튜디오 등에서 그들의 현재 심신의 상태를 유지하거나 개선하기 위한 일련의 행위이다. 즉, 재활콘셉트는 스스로 심신의 상태를 긍정적인 방향으로 이끄는 깨달음의 개념이다.

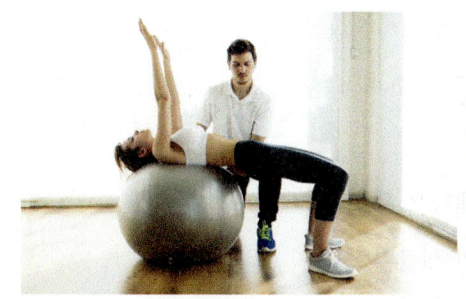 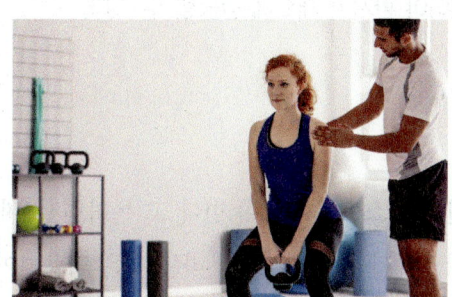 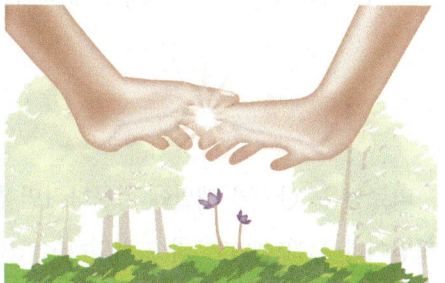

1. 재활콘셉트로서의 필라테스

일반적으로 현대인은 자신만의 독특한 신체적 불편함 또는 관절의 움직임에 제한을 가지고 있다. 이러한 문제점은 일상생활, 운동수행, 여가활동 등에 나타나면서 삶의 질을 떨어뜨린다. 재활콘셉트의 필라테스는 기능적인 신체 움직임을 통해 그들에게 나타나는 불편함을 줄이는 데 더욱 효과적이다.

2. 재활콘셉트의 필라테스 운동 프로그램 사례

근골격계 질환 3대 직종으로 건설업, 제조업 그리고 농업이 있다. 농업인은 비농업인에 비해 약 2.4배의 근골격계 질환에 노출되어 있다. 농업인들은 신체적 통증에 대한 자각증상 호소율이 84~92%로 높은 것으로 보고되고 있다. 이에 농업진흥청 산하 경기도농업기술원에서 농업인들의 건강한 농업 활동을 위해 근골격계 질환 예방 운동으로 소도구필라테스를 채택했다. 2006년부터 현재까지 소메틱운동과학연구소는 농업인을 대상으로 근골격계 질환 예방 운동 교육 프로그램을 보급하고 있다. 처음에는 성인을 위한 소도구필라테스 교육으로 출발했지만, 근골격계 질환 증상에 노출이 많은 농업인들과의 질문, 상담, 신체측정(MFT) 및 실전 교육을 통해 재활콘셉트의 〈재활순환운동〉 교육 프로그램을 개발하는 계기가 되었고, 재활콘셉트의 실전형 필라테스로 발전했다.

〈재활순환운동〉은 짐볼필라테스, 튜빙필라테스 그리고 폼롤러필라테스로 구성되었고, 신체의 기능적인 움직임을 목적으로 12주간 이론 교육과 실기 교육이 진행되었다.

본 교육 프로그램은 일상생활에서 목, 어깨, 허리, 무릎 등의 신체적 통증을 호소하는 농업인들의 통증 감소를 가져왔으며, 운동 교육으로 건강 관리의 필요성과 운동의 중요성을 깨닫게 하는 기회를 마련했다. 이를 계기로 경기도를 중심으로 시작된 운동 교육 프로그램은 전국적으로 퍼지게 되었다.

운동 프로그램의 특성은 소도구에 따라 다르게 적용되었다. 짐볼필라테스는 유산소 운동의 기회를 마련하여 심혈관계를 자극하는 데 목적을 두었지만, 무엇보다도 함께 즐거운 운동을 수행하는 환경을 마련하여 참여자들의 운동 수행 동기를 마련하는 데 효과적이었다.

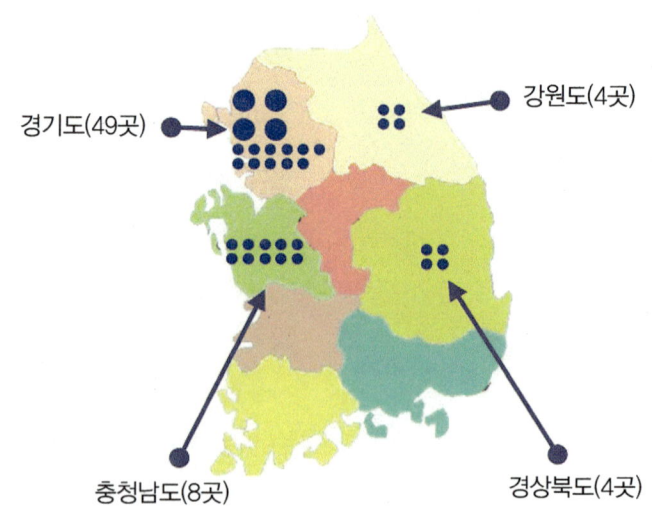

재활 필라테스에 참여한 농업인
65개 마을, 23개 도시(2009. 12 기준)

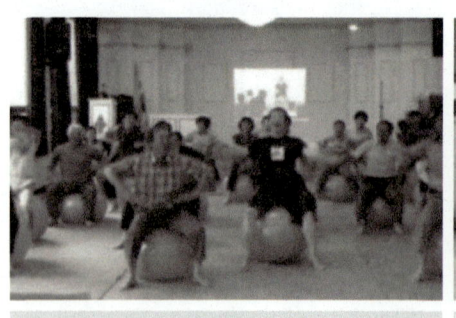
짐볼

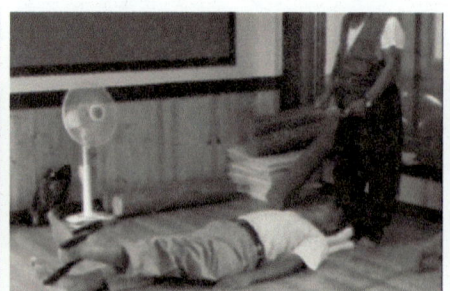
튜빙밴드

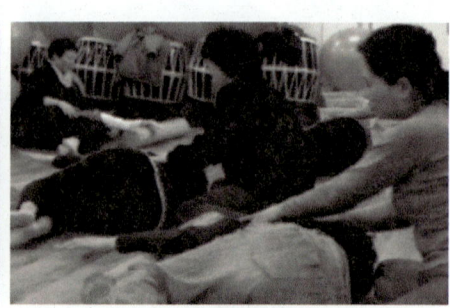
폼롤러

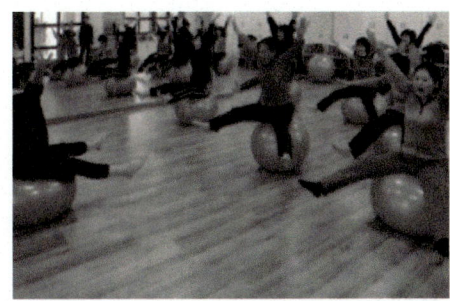 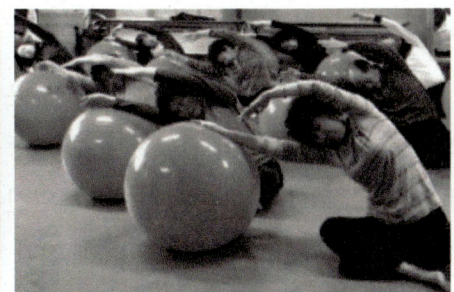 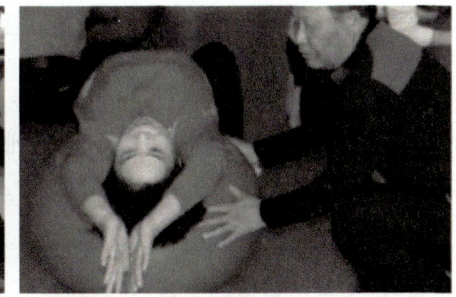

짐볼 운동

자세	지속 시간	효과
Sitting On Sitting With Supine	30분	Fun Cardiovascular Stability Flexibility

  폼롤러필라테스는 신체적 통증을 완화하기 위해 긴장된 근육을 풀어주는 목적으로 수행했다. 폼롤러를 이용한 다양한 신체 마사지 운동은 참여자들이 호소하는 신체 통증을 줄이는 데 매우 효과적이었다.

  짐볼필라테스와 폼롤러필라테스가 즐거움과 편안함을 주는 데 더욱 중점을 두었다면 튜빙필라테스는 좀 더 기능적으로 올바르게 움직임을 수행하는 데 그 목적을 두고 근력을 잘 사용할 수 있는 방법을 채택했다. 특히 고관절과 무릎관절의 비정상적인 움직임을 교정할 수 있는 하지근력 운동을 중점적으로 교육했다.

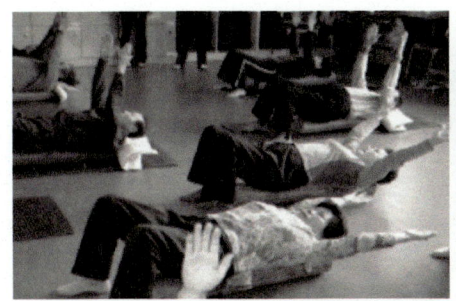 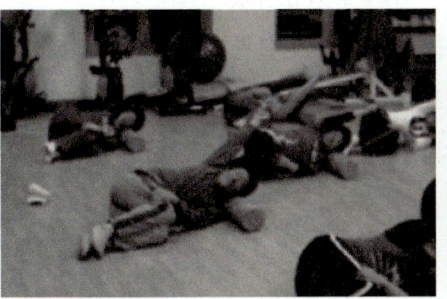 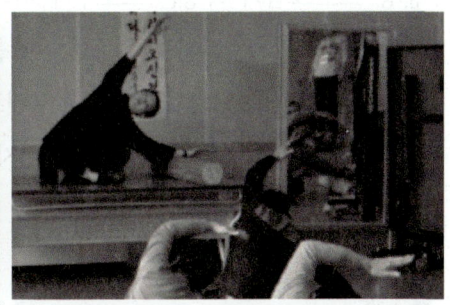

폼롤러 운동

자세	지속 시간	효과
Supine Sitting Lying Sitting On	30분	Rest Myofascial Release Strength Flexibility(Eliminating Gravity)

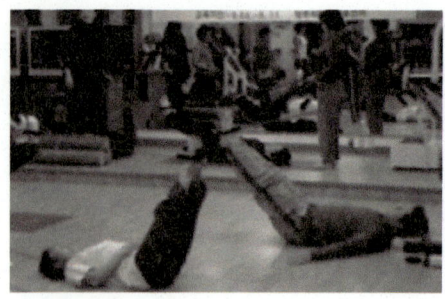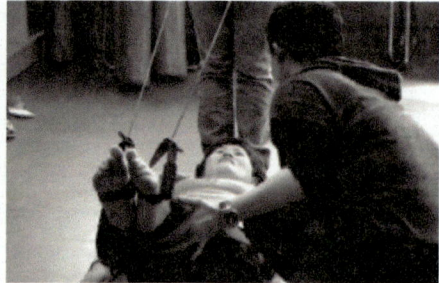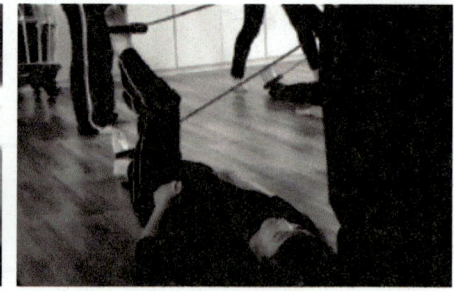

튜빙 운동

자세	지속 시간	효과
Supine(Eliminating Gravity)	30분	functional strength movement control

3. 근골격계 질환의 이해

근골격계 질환(MSDs: Musculoskeletal Disorders)은 일반적으로 생산현장 또는 사무작업 등 모든 직업군에서 작업자들이 겪게 되는 직업성 질환을 총칭하는 말이다. 근골격계 질환은 노동자에게만 생기는 것은 아니며, 인간이면 누구에게나 발생하는 질환이다.

넓은 의미에서 직장, 학교 그리고 가정에서 불편한 자세, 무리한 신체 힘의 사용, 정적인 자세 유지, 부적절한 휴식, 과도하게 반복적이거나 부족한 신체 활동, 부적절한 환경(온도, 습도, 소음, 조명 등), 정신적 스트레스, 원만하지 못한 인간관계 등의 요인으로 인해 신체적·정신적 부하를 받는 많은 현대인은 이미 근골격계 질환에 노출되어 있다고 할 수 있다.

신체적으로 근골격계 부위에 피로가 누적되어 신체의 특정 부위, 특히 상체의 목, 어깨나 팔 등의 부위, 그리고 허리, 무릎, 발목 등 하체 부위 근력의 불균형, 유연성 감소 등과 같은 이상 증세를 통해 신체적 통증과 감각 이상으로 인한 만성적인 건강장애를 근골격계 질환이라 할 수 있다.

근골격계 질환을 발생시키는 요인은 매우 다양하며, 대부분의 경우 하나 이상의 유해 요인에 의해 복합적으로 작용하여 발생한다. 근골격계 질환에 대한 사회적 관심이 높아지고 있는 현재, 무엇보다 관심을 두어야 할 점은 근골격계 질환의 예방이다.

국민건강보험공단에 따르면, 지난 30년간 소화기계 질병, 감염성 질병 그리고 기생충성 질병은 감소되었지만 근골격계 질병은 4배나 증가했다고 KBS 〈생로병사의 비밀〉을 통해 소개되었다.

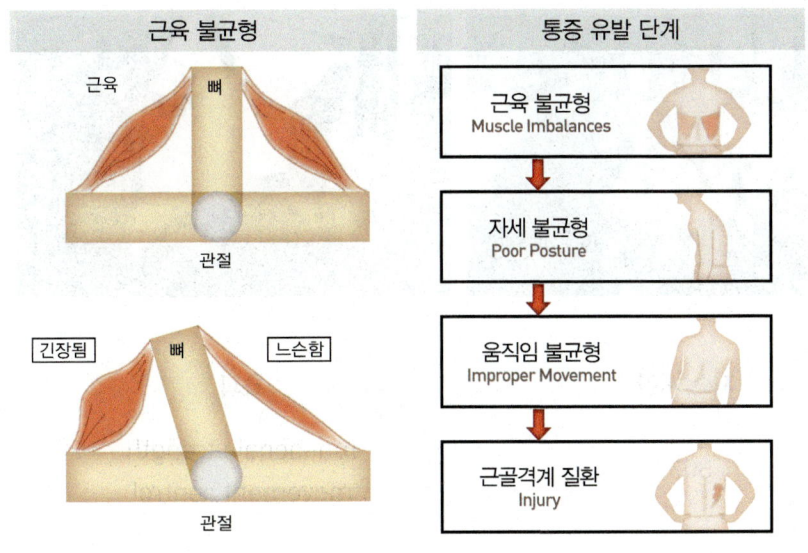

근골격계 질환은 신체의 통증을 야기한다. 근골격계 질환에 노출된 사람의 경우 신체적 움직임이 부자연스럽고 자세가 바르지 않은 것이 공통적이다. 이는 신체를 유지하는 근육들 간의 불균형 때문이라고 할 수 있다.

02 신경과 운동발달

인간이 태어나면서 일정한 순서로 진행되는 운동발달에 의해 신경계가 성숙하고 신체적인 변화도 나타난다. 운동발달로 습득하게 된 신체동작은 감각-지각력, 인식력, 인간성 등도 함께 발달시킨다.

정신적 또는 신체적으로 손상이 있는 환자의 치료에 어린아이의 정상적인 운동발달 순서단계와 신체동작을 응용하고 있다. 이러한 운동 습득의 과정들은 가장 자연적이고 효과적인 치료 방법일 수 있다.

인간의 운동 조절 능력(motor control)은 일반적으로 머리에서 아래 부분으로, 근위부에서 원위부로 발달하며 진행된다. 운동 조절 능력은 얼굴에서 머리, 머리에서 목으로, 그 다음 상체에서 하체 순으로 차례로 발달한다. 또한 상지가 하지보다 우선하므로 근위부인 견갑과 어깨에서 손 쪽으로 발달이 진행되고, 하지는 골반과 고관절에서 운동 조절 능력이 시작되어 무릎과 발목 방향으로 진행된다.

인간이 태어나면 처음에는 신체 움직임이 산발적이고 반사적인 형태, 즉 목적 없는 무의미한 몸짓으로 보인다. 그러다가 신경계가 성숙됨에 따라 점차 부교감신경의 통제를 받게 되면서 지속적이고 목적성 있는 동작이 가능해진다. 이러한 부교감신경계의 조절력 진행은 동적 평형 상태에 이를 때까지 계속된다.

인간의 초기 신체 움직임의 형태는 주로 반사활동에 의한 것이므로 초보적이고 똑같은 형태이다. 성장하면서 다양한 신체 움직임이 가능해지며, 초보적 반사는 통합된다. 섬세한 신체동작은 대뇌피질에서의 조절 능력이 생길 무렵부터 가능해진다. 반사작용이 통합되면

자세를 유지할 수 있는 장력이 생기게 된다.

운동 조절 능력의 단계

1. 운동성

유아기의 처음 3개월간은 목적성이 결여된 산발적·반사적 형태의 동작이 나타난다. 성인의 경우 운동성(mobility)이 가지는 의미는 자세를 취할 수 있는 관절 가동범위에 지장 없음과 어떤 동작을 수행하는 데 필요한 운동단위가 충분히 있음을 의미한다. 운동성이 결여되는 이유로는 조직 긴장, 근 무력증, 근 긴장도의 불균형 상태 등이 있을 수 있다.

2. 안정성

중력 혹은 외력에 맞서서 자세 근육을 유지할 수 있는 능력이다. 유아기에는 중력에 처음으로 대항하는 배를 깔고 엎드린 자세(prone)에서 근 긴장을 시도할 때부터 자세유지 신전근에 수축이 일어난다. 관절 주위의 주동근과 길항근이 동시에 수축하여 체중을 부하하고 있는 자세에 안정성(stability)을 더해주거나 중립 자세를 유지하도록 한다. 근육의 동시 수축을 유발하려면 신장(stretch)에 민감한 긴장성 근육을 좀 더 늘인 상태에 두고 중력이나 체중부하 혹은 외력을 가하여 활성화시킬 수 있다.

3. 조절 운동성

정지된 자세(static posture)에 움직임이 추가된 상태로, 몸통의 경우 허리 축을 중심으로 회전할 수 있는 능력을 말한다. 또한, 팔과 다리의 경우 사지(원위부)에 체중을 실어 고정된 상태에서 몸통(근위부)의 움직임이 가능한 상태를 '조절 운동성(controlled mobility)'이라 한다. 예를 들면 네 발 상태에서 흔들림(quadruped rocking)을 시도하면 기저면 위로 중력 중심의 이동이 일어난다. 신체의 흔들림(rocking)은 어린아이가 독립적으로 자세를 습득할 수 있는 능력을 증진시킴과 동시에 그 자세를 유지하기 위한 평형 반응과 고유수용성 반응을 발달시킨다.

4. 기술

가장 정상적인 운동 상태를 의미한다. 손과 발(원위부)의 동작이 계속되는 동안 몸통(근위부)의 근육이 손과 발(원위부)의 움직임에 필요한 동적 고정(dynamic stability)을 제공하는 상태를 말한다. 이러한 기능적인 동작은 정상 자세반사 기전이 그 근거가 되므로 정립 반응, 평형 반응, 보호신전 반응 등이 통합되어 나타난다.

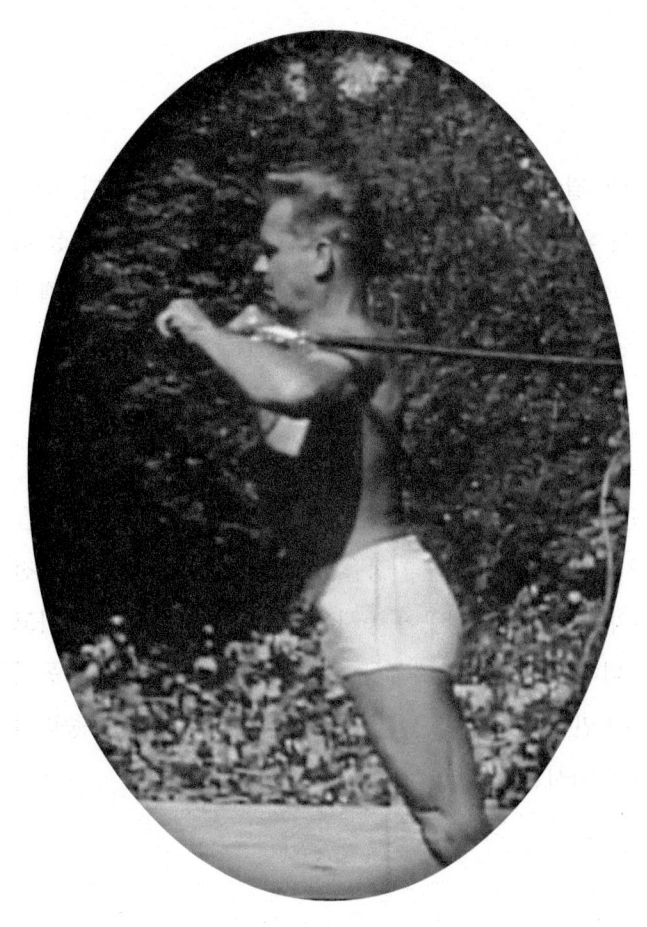

Above all, learn how to breathe correctly.

무엇보다도, 호흡을 정확히 배워 수련해야 한다.

Pilates THEORY

지도자를 위한 뉴패러다임 필라테스 프로그램 설계

뉴패러다임(New Paradigm) 필라테스 프로그램 설계 지도법은 문제기반학습(Problem Based Learning, PBL) 방식으로, 21세기를 대표하는 새로운 교육 시스템이다. 일반적으로 필라테스 지도자는 클라이언트에게 단순히 동작을 교육한다. 빠르게 변화하는 4차 산업혁명 시대에는 이러한 교육 틀에서 벗어나 지도자 간에 상호 협력을 통해 문제 상황에 대처함으로써 올바른 필라테스 지도자로 발전하는 계기가 될 수 있다.

필라테스 지도자는 클라이언트가 조절학을 성공적으로 수행할 수 있도록 클라이언트의 신체적·정신적 문제점을 근본적으로 이해하는 것이 필요하며, 단순히 필라테스 동작만을 지도하는 게으른 지도자가 되어서는 안 된다. 지도자는 클라이언트가 효과적인 신체 움직임을 수행할 수 있도록 방법을 고안하고, 클라이언트가 일상생활에서 문제점을 개선할 수 있도록 동기를 부여해야 한다.

또한 필라테스 지도자는 클라이언트를 평가하고 프로그램을 설계하며 효과적인 티칭을 할 수 있어야 한다. 클라이언트가 성공적인 필라테스를 실행할 수 있게 하고 재평가를 통해 기능적인 움직임을 인지하게 한다.

01 평가

정보 수집과 인터뷰 Obtaining Information & Interview

- **정보 수집**
  설문지, 인터뷰, 의료 기록 등으로 클라이언트의 병력, 신체활동, 건강 상태, 생활습관 등의 정보를 수집한다. 이 정보는 클라이언트에게 맞는 필라테스 프로그램을 설계하는 데 기초가 된다.

- **정보 재검토**
  클라이언트의 수업 참여를 제한하는 개인의 병력이나 질환 등의 위험적 요인들을 클라이언트로부터 재확인한다.
  - 프로그램 설계 수정 여부를 고려한다.
  - 필라테스 프로그램을 시작하기 전 클라이언트에게 의료적 조치가 필요한지 확인한다.

- **정보 해석**
  수집된 클라이언트의 정보를 바탕으로 클라이언트에게 필요한 사항을 파악하고 프로그램 설계에 반영한다.
  - 클라이언트의 요구를 만족하는 필라테스 프로그램을 설계한다.
  - 클라이언트에 대한 정보를 바탕으로 주의 깊게 관찰한다.
  - 자세 평가를 한다.
  - 클라이언트에게 장기 목표와 단기 목표를 알린다.

신체평가 Physical Assessment

- **정적 평가**
  자세 측정, 신체 정렬 평가, 근육 크기 또는 발달 등

- **동적 평가**
  신체 균형성(MFT), 신체의 균형적 움직임, 동작 중 자세 유지와 신체 정렬 등

- **평가**
  자세 조절, 신체 움직임, 안정성 등에서 신체 정렬, 균형, 대칭에 대한 자료를 수집하여 최종적으로 신체를 평가한다.

목표 설정 Goal Setting

- 상담을 통해 클라이언트의 목표 수립
- 클라이언트를 위한 지도자의 목표 수립
- 목표 달성을 위한 동기 부여
- 장기 목표를 위한 단계적 단기 계획 수립
- 우선순위를 필라테스 프로그램에 도입
- 개인 차트 마련과 지속적인 진행 상황 기록
- 클라이언트의 참여를 격려하고, 다양한 비전을 제시하여 목표를 달성하기 위한 지도법 채택

02 프로그램 설계 Program Design

지도자는 클라이언트에게 안전하고 효과적인 필라테스 수업을 진행해야 한다. 그리고 지도자는 운동의 목적 안에서 클라이언트가 취하는 자세 혹은 동작들을 변형하여 클라이언트가 더 쉽고 기능적으로 수행할 수 있도록 해야 한다. 이러한 프로그램을 '클라이언트 맞춤형 프로그램(client-specific program)'이라고 한다.

- 거북목증후군을 가진 클라이언트에게 베개를 베고 눕게 한다.
- 클라이언트에게 박스 위에 앉아 척추를 바르게 펴게 한다. 고관절의 굴곡근이 과도하게 긴장된 경우 앉은 자세에서 척추를 바로 펴지 못한다.
- 과긴장된 근육 부위를 활성화하기 위해 탄성밴드를 이용한다.
- 신체가 경직된 클라이언트를 폼롤러 위에 눕게 한다. 근막을 누르면서 움직이는 동작은 근육 이완에 효과적이다.
- 클라이언트 맞춤형 프로그램은 클라이언트가 편안한 자세로 다양한 기계와 소도구 환경에서 기능적인 신체 움직임을 효과적으로 수행하는 데 그 목적이 있다.

프로그램 설계 형태

- **대상에 따른 프로그램 설계**
  개인 프로그램, 그룹 프로그램, 또는 지도자 수행 프로그램

- **동작 난이도에 따른 프로그램 설계**
  고전적 설계 방식으로 초급, 중급, 고급 또는 1단계, 2단계, 3단계 프로그램

- **환경에 따른 프로그램 설계**
  매트 프로그램, 소도구 프로그램(폼롤러, 튜빙, 링 등), 기계 프로그램(트래피즈 테이블, 리포머, 체어 등)

- **주제(맞춤형)에 따른 프로그램 설계**
  스포츠별(수영, 테니스, 골프 등), 질환별(척추측만증, 허리디스크 등), 클라이언트의 특정 요구에 맞춘 프로그램
  - 하이브리드 프로그램 설계—고전적 프로그램과 주제별 프로그램이 결합된 복합형 프로그램

워밍업 단계

가능하면 신체 평가(정적, 동적), 메인 운동, 이론 교육 등을 시작하기 전에 신체를 데우는 워밍업을 수행한다. 워밍업은 상황에 맞게 강도와 시간 등을 적절히 고려한다.

- 호흡
- 심부 코어 근육 자극 및 활성화
- 자세 정렬과 인지를 위한 안정화(척추, 골반, 어깨)
- 쉽게 수행할 수 있는 척추 분절 운동

운동 프로그램 설계

- **프로그램에서 클라이언트와 지도자의 목표를 확인한다.**
  코어 강화, 안정성 향상, 신체 유연성 향상, 자세 교정, 체지방 감소 등

- **동작의 호흡 패턴을 표기한다.**
  - 척추 굴곡에서는 날숨이 자연스런 호흡이다. 척추 신전에서는 들숨이 자연스럽다.

- 들숨에서 바르게 움직이기 위해서는 신체를 조절하는 노력이 필요하다.

- **동작들 간의 연결은 물 흐르듯 구성한다.**
  준비 사항과 진행에 필요한 사항을 고려한다.

비판적 사고와 문제 해결

- 프로그램을 효과적인 동작들로 시작한다.
- 동작 수행 의도 안에서 동작을 추가하거나 제외할 수 있다.
- 메인 운동은 클라이언트가 신체를 다양하게 움직일 수 있도록 구성한다. 긍정적인 경험을 위한 흐름으로 동작들을 연결한다.
- 클라이언트의 성향 혹은 스타일에 적절한 지도법을 채택한다.
- 동작의 난이도를 조정하여 고객의 성취도를 높인다.
- 클라이언트의 성공적 수행을 위해 동작을 변형하고 적용한다.
- 소도구를 활용하여 클라이언트의 신체 인지 능력을 향상할 수 있다.
- 수업 안에서 환경을 변화하여 클라이언트에게 다양한 경험을 제공한다.
- 심신 통합을 위한 호흡, 명상, 휴식, 식이 등의 관련 정보를 제공한다.
- 클라이언트의 신체적 상황에 맞는 동작과 수행 방법을 알려준다.
- 운동 시 주의사항과 금기사항을 알려준다.

프로그램 진행

프로그램은 워밍업, 메인 운동, 쿨다운으로 구성된다. 프로그램 진행 시 다음 사항을 고려한다.

- 척추의 움직임을 수행한다. 척추는 굴곡, 신전, 측면 굴곡, 회전의 4가지 움직임을 갖는다.
- 동작에서 집중과 조절해야 할 근육을 주동근으로 할지 혹은 안정근으로 할지 선택한다.
- 중력의 방향에 따라 동작의 난이도를 높이거나 낮춘다.
- 동작의 의도를 근력에 둘지 혹은 유연성에 둘지를 결정한다.
- 주동근과 짝을 이루는 길항근을 이해한다.
- 효율적인 신체 움직임을 이해한다.
- 통합적 신체 움직임의 필요성을 이해한다.

프로그램 설계 최종 평가

- 클라이언트는 다양한 방향과 관절 가동범위 안에서 신체 움직임을 경험하도록 한다. 화려한 움직임보다는 기능적인 신체 움직임에 초점을 둔다.
- 정보 수집 단계에서 도출한 사항을 기반으로 진행한 프로그램에서 수정사항을 기록하고 재평가한다.
- 모든 필라테스 환경에서 동작을 수행할 수 있도록 한다.
- 프로그램의 마무리는 호흡 안에서 신체와 정신에 집중하는 동작을 채택한다. 신체를 새로운 감각으로 다시 태어나게 한다.

단기 목표와 장기 목표

- 개인 또는 그룹 수업에 맞는 실현 가능한 목표를 설정한다.
- 클라이언트의 목표와 지도자의 목표는 다를 수 있다.
- 클라이언트의 학습 스타일에 맞는 시각적, 청각적 또는 감각적 접근을 통해 만족도를 높인다.

Teaching Skills

03 티칭법

관찰 Observation

- **자세와 신체 움직임을 면밀히 관찰한다.**
  누운 자세, 엎드린 자세, 옆으로 누워 있는 자세, 앉아 있는 자세, 서 있는 자세 등

- 자세 정렬, 몸통 안정성(중심), 좌우 대칭 등을 세심하게 관찰한다.

- **클라이언트를 객관적으로 관찰한다.**
  지도자는 클라이언트에 대한 유익한 정보를 통해 클라이언트의 운동 학습을 더욱 객관적으로 관찰할 수 있다.

시연 큐잉 Demonstration

- **지도자는 클라이언트에게 동작을 보여줌으로써 동작의 이해와 이론적 개념을 쉽게 설명할 수 있다.**

- **바른 움직임만큼 잘못된 움직임을 시연하는 것도 효과적이다.**
  지도자가 클라이언트의 잘못된 움직임을 시연하는 것은 클라이언트가 동작을 재학습하는 데 도움을 준다.

- **지도자는 클라이언트에게 시연을 통해 파악해야 할 사항을 알려주어 집중하게 한다.**
  - 신체를 바르게 두기
  - 신체의 중심 유지하기
  - 신체 올바르게 움직이기 등

필라테스의 3가지 큐잉 Pilates Cueing

- 지도자는 3가지 지시어를 통해 클라이언트가 필라테스를 성공적으로 수행하도록 지도한다. 이를 '필라테스 큐잉'이라 한다.

- 3가지 큐잉은 지도자가 필라테스를 안전하고 효과적으로 지도할 수 있는 강력한 도구이며, 세부적으로는 다음과 같다.
  - 버벌 큐잉(verbal cueing)
  - 이미저리 큐잉(imagery cueing)
  - 터칭 큐잉(touching cueing / tactile cueing)

① 버벌 큐잉(verbal cueing)
- 클라이언트가 이해할 수 있는 적절한 단어를 사용하여 동작을 수행하도록 지도한다. 지도자는 자신의 목소리 톤, 억양, 리듬 그리고 언어 표현 능력을 인지하고 효과적으로 이용해야 한다.
- 동작 설명, 호흡법, 자세 인지, 동작 수행 방법에 대한 정보를 클라이언트가 이해할 수 있는 수준에서 표현하고 지도한다.

② 이미저리 큐잉(imagery cueing)
- 지도자는 상상을 통해 자연스런 자세나 동작을 끌어내는 데 시각적인 표현을 채택한다.
  – 상상 큐잉은 버벌 큐잉 중 하나이다.

- 이미지를 사용하여 좀 더 자연스럽고 기능적인 신체 움직임을 지도할 수 있다.
  - "성난 고양이처럼 척추를 천장으로 밀어 올리세요."
  - 캣(cat) 동작에서 '고양이'라는 이미지는 척추 움직임에 도움이 된다.

③ 터칭 큐잉(touching cueing/tactile cueing)

- 버벌 큐잉과 이미저리 큐잉만으로는 성공적인 신체 움직임을 지도하는 데 어려움이 있다. 터칭 큐잉은 신체적 접촉을 통해 지도자가 클라이언트의 인지력을 향상하는 데 매우 효과적인 지도법이다.
- 지도자는 클라이언트에게 터칭 큐잉의 의도를 표명해야 한다.
  - 클라이언트의 허락 하에 터칭 큐잉이 이루어져야 한다.
  - 신체적 접촉 시 지도자는 좌우 손을 함께 사용(2포인트 터치)하도록 한다.
- 바른 자세를 인지하도록 지도한다.
- 클라이언트가 신체의 움직임을 인지할 수 있도록 지도한다.
- 바르지 못한 신체 움직임을 제한하고, 과사용하는 근육의 동원도 제한한다.
- 신체 중심과 안정화를 향상시키거나 도움을 줄 수 있도록 저항을 주어 신체 움직임을 경험하게 한다.
- 성희롱 예방과 대처
  - 지도자는 클라이언트와 일정한 공간 또는 거리를 확보한다.
  - 긍정적이고 자신감 있는 말투를 사용한다.
  - 쓰다듬기, 애무하기, 두드리기, 찌르기, 간질이기, 손 올려놓기 등의 신체 행위는 금한다.
  - 클라이언트의 성기 부위로부터 거리를 두고, 시선을 그곳에 두지 않는다.
  - 성기, 가슴, 기타 민감한 신체 부위에 접촉하지 않는다.

시각적 의사소통 Visual Communication

- 클라이언트의 눈을 바라본다.
- 클라이언트에게 따스한 관심의 눈빛을 보인다.
- 지도자의 시각적 의사는 클라이언트가 동작에 집중할 수 있도록 유도한다.

긍정적 피드백 Positive Feedback

- 클라이언트에게 필요한 지식 정보를 제공한다.
- 클라이언트에 대해 관심을 표현하고 집중한다.
- 클라이언트의 긍정적인 결과를 부각하고, 클라이언트에게 도전적인 동기를 부여한다.
- 프로그램 진행 중 클라이언트의 개선 사항을 알린다.
- 일상생활에서 발견되는 클라이언트의 긍정적인 변화를 주변에 알린다.

지도법 Coaching Skills

- 클라이언트의 머리부터 발끝까지 전신을 관찰한다.
- 안무, 진행, 흐름 안에서 프로그램을 이해한다.
- 일관된 동작 명칭과 표현을 사용한다.
- 일련의 프로그램 진행으로 클라이언트의 운동 학습을 향상시킨다.
- 신체 움직임을 필라테스 이론과 관련 이론으로 설명한다.
- 객관적이고 근거 있는 정보를 제시한다.
- 필라테스를 정의하고 이해하여 동작을 성공적으로 수행하게 한다.
- 클라이언트에 대한 피드백을 통해 성과를 파악한다.
- 클라이언트가 심리적 안전함을 느낄 수 있도록 배려한다.
- 한 번의 세션에서 클라이언트가 소화할 수 있는 적당한 교육과 운동량을 제시한다.
- 클라이언트가 도전적으로 교육에 참여할 수 있도록 유도한다.
- **도전 과제**: 적절한 시점에 클라이언트가 수행할 수 있는 수준에서 한 단계 높은 동작을 요구한다.
- 수행 중 발견되는 클라이언트의 '문제점'보다는 잠재된 능력을 더 높이 평가한다.
- **수업 진행**: 클라이언트가 수행할 수 있는 운동 리듬(pacing)으로 수업을 진행한다.
- 교육의 시작 시간과 종료 시간은 항상 정확히 맞춘다.
- 클라이언트의 외적 변화뿐만 아니라 내적 변화에도 관심을 갖는다.
- 클라이언트의 인지력을 향상시킬 수 있는 방법을 제시한다.

안전사항 Safety

- 기계를 사용하여 필라테스를 수행하는 동안의 안전은 지도자에게 책임이 있다.

- **기계 사용법:** 로프 길이, 스프링 세팅, 저항을 이용한 안전한 운동 방법, 클라이언트의 위치, 그리고 기계 표준 사용법에 대해 전체적으로 이해해야 한다.

- **클라이언트 위치:** 지도자는 클라이언트가 안전하게 있어야 할 지점을 알고 있어야 한다. 안전하게 신체를 기능적으로 움직일 수 있는 방법에 능숙해야 한다. 기계를 이용하여 잠재력을 최대한 발휘할 수 있도록 지도한다. 더욱 도전적인 동작을 수행하거나 신체를 이용할 수 있도록 한다.

- **지도자의 위치:** 지도자는 클라이언트가 기계에서 안전하게 동작 수행을 할 수 있는 위치, 그리고 신체 움직임을 관찰할 수 있는 위치에 있어야 한다.
    - 클라이언트가 트래피즈 테이블에서 푸시바(push bar)를 잡고 기계 끝 쪽으로 미는 동작을 수행할 때, 지도자는 동작을 하는 동안 푸시바를 같이 잡는다. 이는 만약의 상황에서 일어날 수 있는 사고를 미연에 방지하기 위함이다. 또한 기계 주변에 다른 클라이언트들이 가까이 있지 않도록 해야 한다.

- 클라이언트가 리포머의 캐리지(carriage)를 오르내릴 때 움직이지 않도록 고정한다.

- 체어와 래더배럴을 고정하여 미끄러져 밀리거나 한쪽으로 기울어져 쓰러지지 않도록 한다.

그룹수업 운영 능력 Teaching a Class Requires Abilities

- 전체적 운영으로 그룹 수업에서 클라이언트들을 지도한다.
- 개인에게 필요한 수정사항은 구체적으로 알리고 지도한다.
- 클라이언트가 안전하게 동작을 수행할 수 있다면, 도전이 요구되는 그다음 단계의 동작을 제시한다.
- 신체적 능력이 다소 낮은 클라이언트에 대해 관심을 갖고 그들에게 동기를 부여하도록 한다.
- 개인적으로 지적 사항이 있을 경우, 그룹에게 집중하게 하여 모든 클라이언트가 함께 정보를 공유하도록 한다.

04 재평가 — Reassessment

현재 프로그램의 재평가 Reassessment of the Current Program

- 필라테스 철학, 원리, 기타 관련 이론에 대해 클라이언트가 이해하고 있는지 여부를 평가한다.
- 수업을 진행하는 일정 기간에 클라이언트의 신체 상태를 평가한다.
- 클라이언트에게 적합한 난이도와 수업 진행 속도를 평가한다.
- 클라이언트의 감정을 모니터링한 정보를 평가한다.
- 건강 상태의 변화를 평가한다.
- 수업 진행에서 파악하는 클라이언트의 신체 에너지와 피로도를 평가한다.
- 진행 중인 클라이언트의 만성 질환 문제를 확인한다.
- 정서적 문제를 재평가한다(예: 지각, 불안, 우울증, 집중에 어려움).
- 수업의 전체적인 진행을 평가한다.
- 현재 프로그램의 효과를 평가한다.
- 도전적인 수준에서 클라이언트의 정확한 동작 수행 능력을 평가한다.
- **6가지 원리 안에서 동작을 수행하는지를 평가한다.**
    - 호흡, 집중, 조절, 중심, 정확성, 흐름과 균형 잡힌 근육 발달 등
- 초기에 진행한 정적 평가와 동적 평가를 다시 수행하고, 전후의 결과를 통해 재평가한다.

목표 재평가 Reassessment of Goals

클라이언트와 지도자의 초기 단기 목표와 장기 목표를 재평가하고 재설정한다.

프로그램 조정 Adjusting the Program

- 현재 클라이언트의 수행 능력 수준을 고려하여 프로그램을 조정한다.
- 고난이도 동작의 진행 여부를 계획한다.
- 필라테스 이론과 철학 안에서 효율적으로 수행할 수 있는 방법을 계획한다.
- 클라이언트의 수행 능력을 향상할 수 있는 다양한 시도를 한다.

- 클라이언트가 자기 관찰(self monitoring)과 자기 주도 학습(self directed learning)을 통해 스스로 신체 움직임을 개선할 수 있도록 지도한다.

필라테스 지도자 윤리규칙 Code of Ethics

지금 현장에서는 고객 관리를 위한 필라테스 지도자 윤리규칙이 필요한 때이다. PMA(Pilates Method Alliance)의 지도자 윤리규칙 12개 항목을 소개한다.

01. 위험한 상황이 벌어지지 않도록 한다.
02. 고객이 수행할 수 있는 능력 안에서 티칭한다.
03. 필라테스 지도자의 금기사항
    - 부적절한 신체적 접촉을 하지 않는다.
    - 부당한 이익을 취하지 않는다.
    - 성적 착취를 하지 않는다.
04. 고객에 대한 비밀을 유지한다.
05. 고객에게 진료가 필요할 때는 병원으로 보낸다.
06. 고객을 차별하지 않는다.
07. 다른 고객을 대상으로 호객행위를 하지 않는다.
08. 진실한 존경심으로 고객과 동료를 공정하고 성실하게 대한다.
09. 영업권, 고용관계 및 지적재산권 등에 관한 모든 법률을 따른다.
10. 필라테스 지도자로서의 외모와 행동을 유지한다.
11. 지도법, 수련법, 자격증 취득, 신분 또는 서비스에 관한 허위 진술을 하지 않는다.
12. 고객에게 최상의 서비스를 제공하기 위해, 티칭과 지식을 업그레이드하기 위해 배운다.

05 전문 필라테스 스튜디오/센터 환경

Pilates Professional

전문 필라테스 환경을 구성하기 위해서는 다양한 요소들이 필요하다.

센터 환경 Workplace

- 안전하고 쾌적한 환경을 유지한다.
- 모든 기계와 장비가 적절한 위치에 있도록 한다.
- 현장 사고에 대비하여 긴급 정책과 절차를 수립하고, 위험 상황에서 클라이언트를 안전하게 보호한다.
- **응급 상황에 대한 지도자의 이해**
  - 안전관리 준수
  - 기계 유지 및 보수
  - 지도자의 안전한 기계 사용
  - 응급 상황 대처 계획 인지
  - 경고 표지판 설치

센터 규칙 Conduct

- 전문 지도자는 센터 규칙을 준수하면서 클라이언트를 위한 성공적인 수업을 진행한다.
- 필라테스의 수행 규범을 준수한다.
- 윤리적 강령을 준수한다.
- 클라이언트 개인의 공간을 침해하는 성적 희롱을 예방한다.
- 철저한 보안으로 클라이언트의 비밀을 유지한다.
- 신체활동 시 발생 가능한 상황을 알린다.
- 클라이언트에게 필라테스의 이점을 알린다.
- 클라이언트를 위한 대응과 그들에 대한 책임을 최소화하도록 노력한다.
- 클라이언트의 실질적인 성장과 역량 확보를 위해 양질의 서비스와 교육을 지원한다.
- 운영에서 재정적 위험을 최소화하고, 사건사고에 대비하는 보험에 가입한다.

센터 운영 Job Performance

- **클라이언트의 파일을 정확하고 간결하게 보관한다(의료, 개인 회계 정보 등).**
  - 명확하고 정확하게 메모를 작성하여 이해를 높인다.
  - 지도자가 작성한 메모는 각 세션에서 클라이언트의 운동학습에 도움을 준다.
  - 클라이언트의 요구를 파악하고 센터 운영에 반영한다.
  - **외모와 행동:** 심플한 전문가 복장을 한다. 헤어스타일은 단정하게 한다. 여성 지도자는 머리를 묶은 채로 유지한다. 너무 강한 향수는 피하고 껌을 씹지 않는다.
- 사적 문제를 클라이언트의 수업과 연관시키지 않는다.
- 다른 지도자들과 좋은 관계를 유지한다.
- 고용주와 센터에서 요구하는 사항과 관련 규칙을 숙지한다.
- 영업적인 지원을 한다.
- 자신감, 의지 그리고 긍정적인 태도를 유지한다.
- 낙천적인 태도를 보이고, 아쉬운 사항은 현명하게 처리한다.
- 지속적으로 조치하고 관리한다.

위험과 책임 Risk and Liability

- **위험**
  필라테스 환경에서 클라이언트와 지도자는 위험, 사고, 상해 등에 노출될 수 있다. 이러한 위험 요인에 대한 보험 계약이 필요하다.

- **책임**
  사고, 상해에 대한 책임은 법에 따른다.

신체적 접촉 Touch

필라테스 환경에서 이루어지는 언어적 표현이나 신체적 접촉은 일부 사람들에게 불쾌감을 줄 수 있다. 클라이언트와의 신체적 접촉이 필요한 경우 미리 클라이언트에게 허락을 얻어야 한다. 성희롱에 관한 법은 국가에 따라 다르다.

Pilates THEORY

뇌를 활성화시키는 이미지 큐잉법

01 성공적인 필라테스 동작을 위한 이미지 큐잉

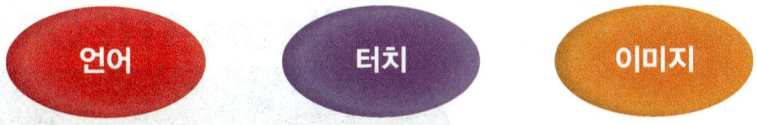

　인간의 뇌는 상상과 현실을 구분하지 못하므로 상상이 현실에 영향을 주기도 한다. 레몬 그림만 보아도 전에 먹었던 경험에 의해 시큼한 레몬에 대한 생각으로 입에 침이 고이고 몸을 살며시 떤다. 이는 레몬을 먹지 않아도 상상으로 똑같이 뇌와 몸에 생리적 작용이 일어난다.

　또 한 가지 잘 알려진 플라시보 효과(위약 효과)도 같은 맥락이라고 본다. 소화제를 감기약이라고 생각하고 먹을 때 감기증세가 좋아진 현상도 같은 상황이다.

　인간의 마음과 신체의 행동패턴을 바꾸는 NLP 기법(Neuro Linguistic Program, 신경언어 프로그램: 생각, 상상, 언어, 행동을 사용하여 특정효과를 일으키는 기법)도 같은 맥락이라고 볼 수 있다.

　미국 스탠퍼드 대학교 크리스토퍼 참스(Christopher deCharms) 박사 연구팀의 실험 연구에서 만성 어깨 통증을 가진 31세의 여성은 "난쟁이들이 내 등 위에 올라와 통증을 국자로 퍼내는 장면을 상상하면 고통이 감소한다"라고 말했다. 즉 상상을 현실로, 정신 집중만으로 만성 통증이 완화된 사례를 볼 수 있다.

　다음은 필라테스 환경에서 동작과 관련된 예를 든 것이다.

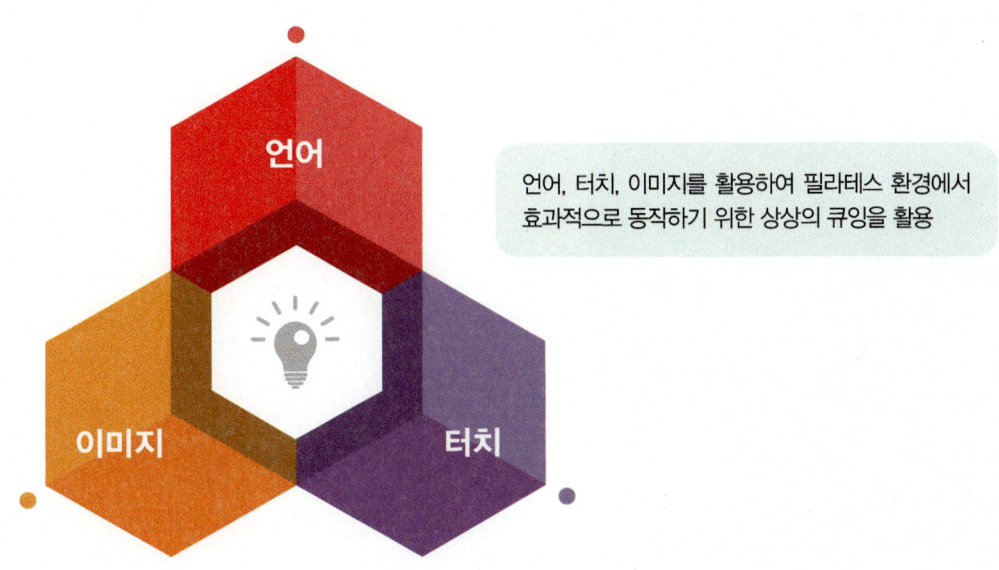

언어, 터치, 이미지를 활용하여 필라테스 환경에서 효과적으로 동작하기 위한 상상의 큐잉을 활용

02 리포머 환경에서의 이미지 큐잉

힙 플렉션 앤 익스텐션 Hip Flexion & Extension

2단계로 각도를 점점 넓혀서 동작을 수행한다. 나무가 무럭무럭 자라는 이미지 연상

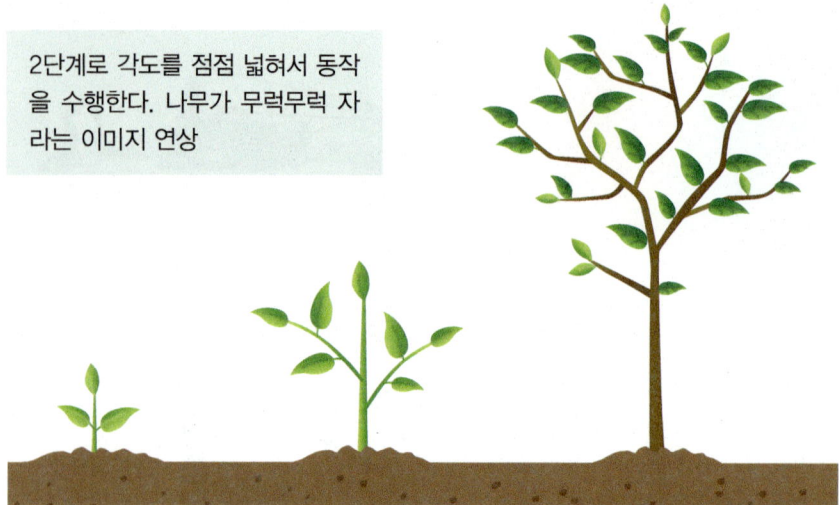
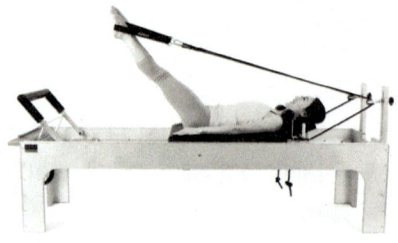
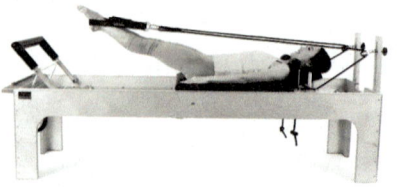

레그 서클 Leg Circles

옆으로 다리가 벌어질 때 가지들이 자라는 이미지를 연상하며, 횟수를 늘리면서 가지와 잎들이 무럭무럭 자라는 이미지 연상. 횟수를 늘리면서 가지와 잎들이 풍성해지고, 좋아하는 색의 과일들(감, 사과, 배 등)이 하나씩 열리는 연상

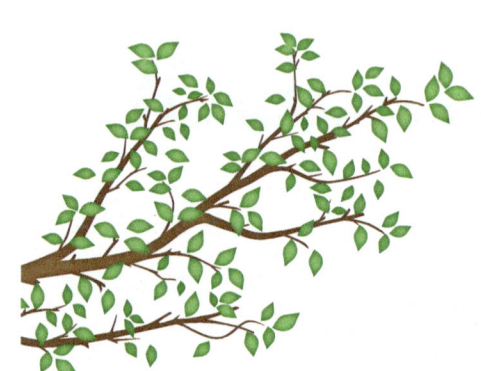
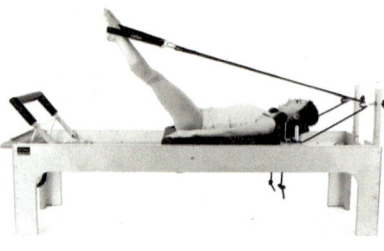
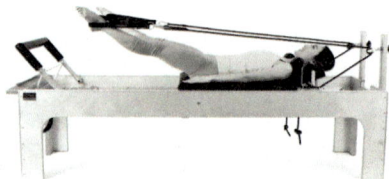

필라테스 이론 | 69

어브덕션 스트레칭 Abduction Stretch

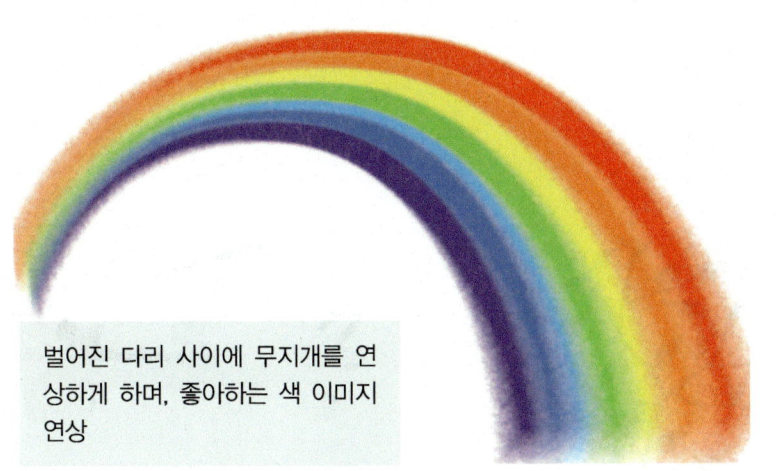

벌어진 다리 사이에 무지개를 연상하게 하며, 좋아하는 색 이미지 연상

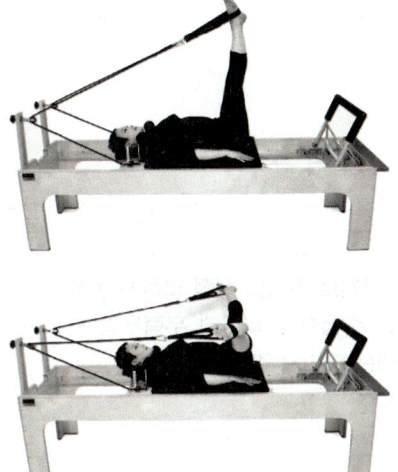

잭나이프 Jack Knife

나무가 높이 솟은 이미지를 연상하며, 고객의 목표를 부각시킨다.

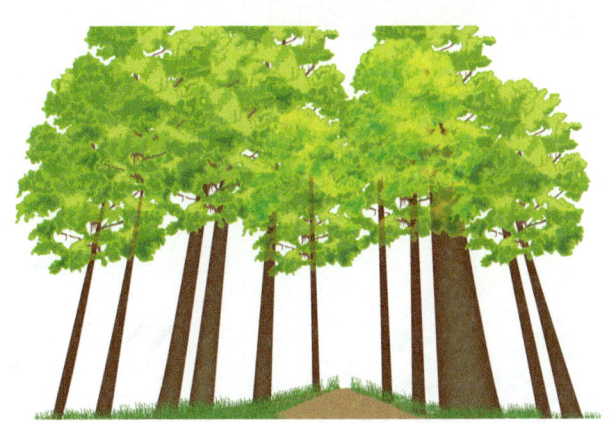

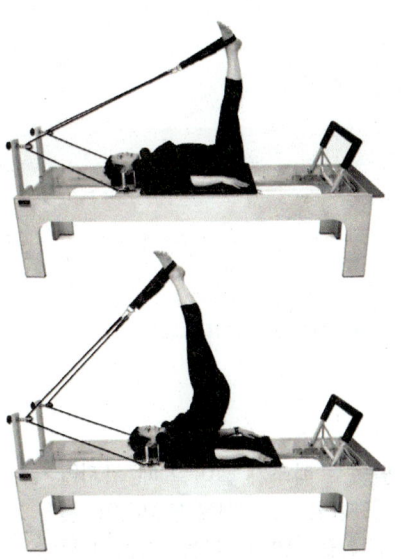

암 3웨이 앤 서클 Arms 3 Ways & Circles

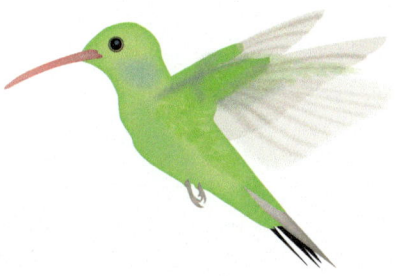

새의 날개가 성장하면서 날갯짓의 범위가 커지며 날개를 오므렸다 활짝 펴는 이미지 연상

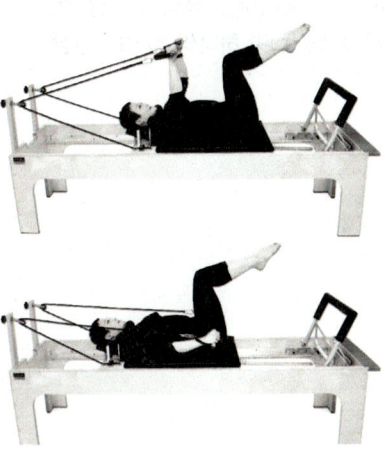

롱박스 숄더 로테이션 Long Box Shoulder Rotation

손이 벌어질 때 부채가 벌어지는 이미지 연상

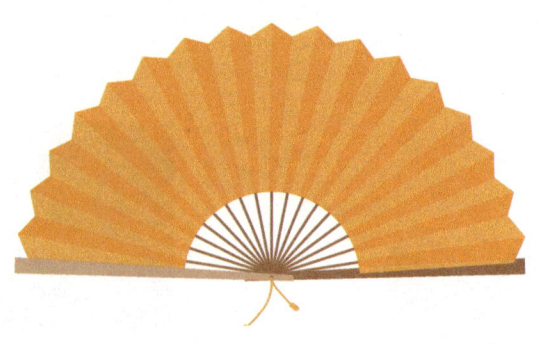
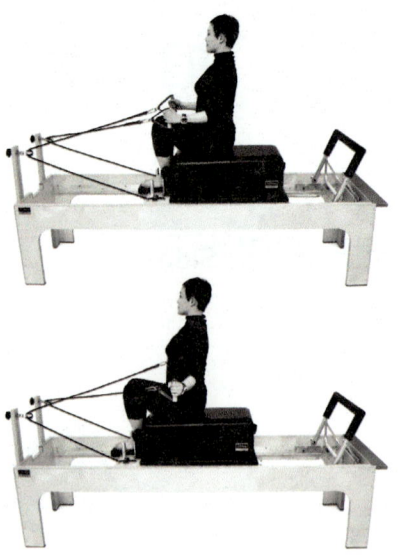

롱박스 체스트 익스텐션 Long Box Chest Extension

가슴이 펴질 때 도도함과 자신감 향상

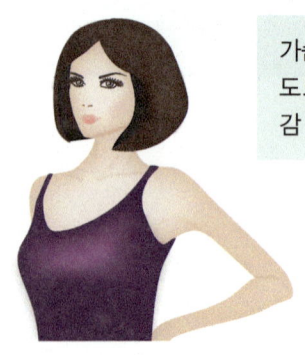
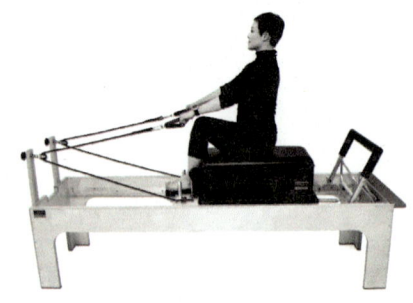
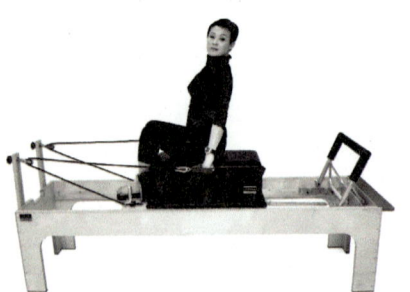

롱박스 숄더 어덕션 Long Box Shoulder Adduction

새가 날다가 날개의 각도가 점점 커지는 이미지 연상

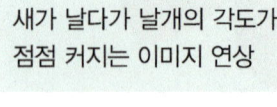
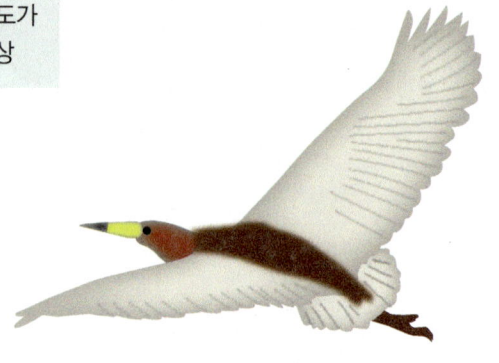
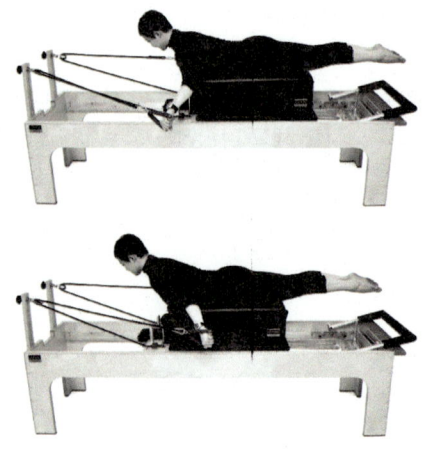

03 폼롤러 환경에서 7가지 동작 이미지 큐잉

사이드 롤링 Side Rolling

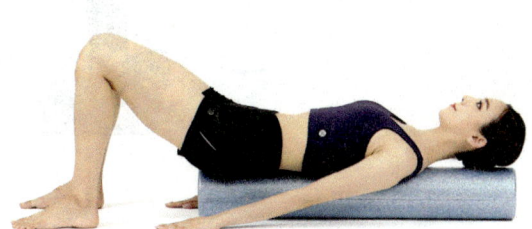

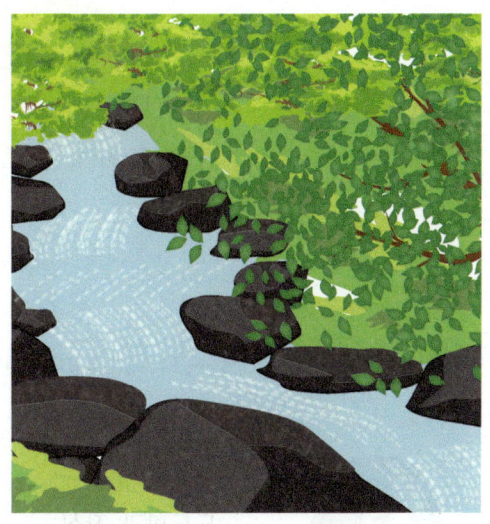

등이 아프면 호흡의 들숨과 날숨을 계속 부드럽게 말로 한다. "등에 시냇물이 졸졸 흐르고(물소리 삽입도 가능), 당신의 아픈 부위를 따뜻하고 사랑스럽게 감싸줍니다. 아픈 곳에 호흡을 불어넣습니다. 아픈 곳에 '아~'소리와 함께 호흡이 그곳으로 가도록 합니다."

체스트 스트레칭 Chest Stretch

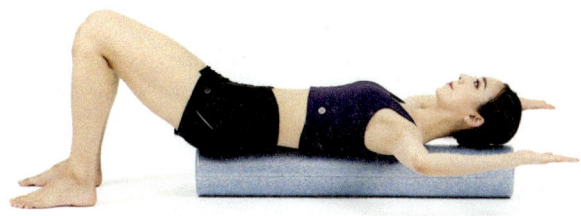

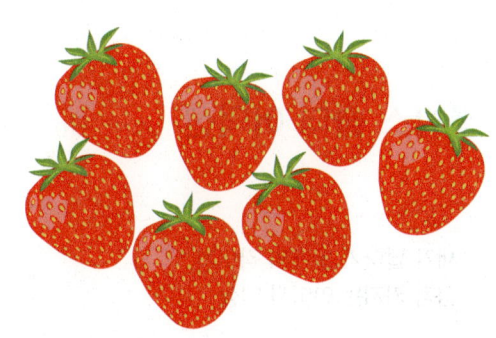

왼쪽 어깨 앞부분에 딸기가 7개 있습니다. 하나씩 없어지면서 6개, 5개, 4개 등으로 숫자를 세고 나중에는 모두 없어집니다. 오른쪽도 같은 방법을 사용합니다.

풀링 엘보 Pulling Elbows

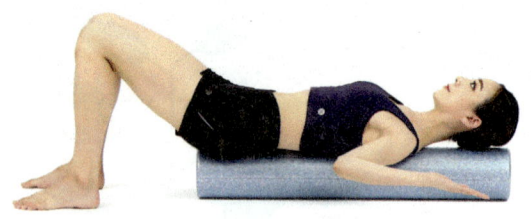
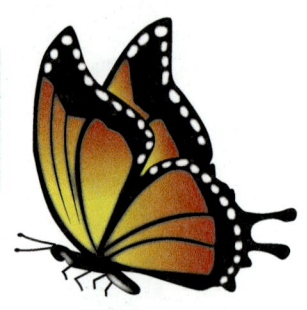

나비가 날갯짓하듯이 부드럽게 날개를 폈다가 접습니다.

넥 릴리즈 Neck Release

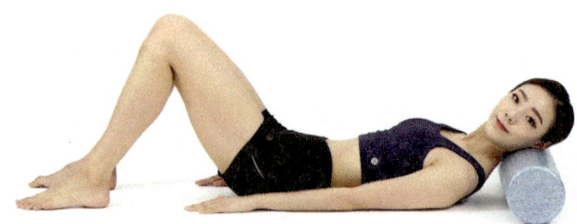
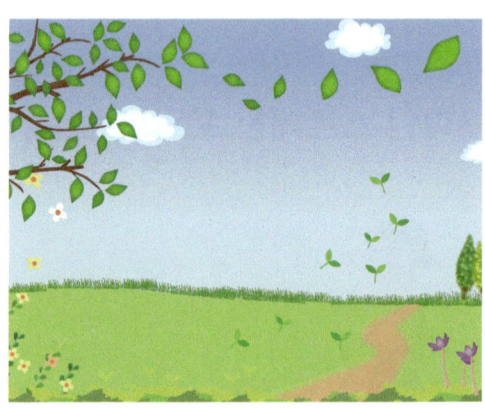

목을 옆으로 흔들면서 머릿속에 시원한 산들바람이 살랑살랑 불고 있습니다. 산들바람으로 머릿속이 시원해집니다. 목과 머리가 가벼워집니다.

소라식 릴리즈 Thoracic Release

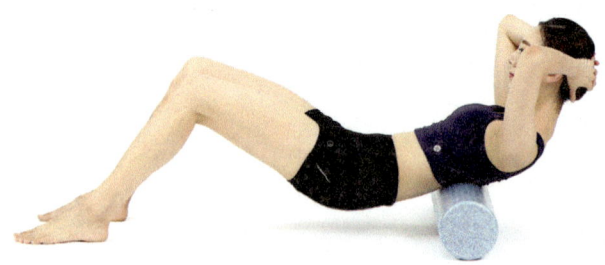
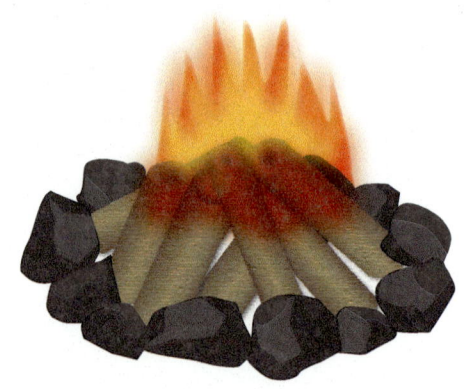

모닥불로 등이 덥혀져서 따뜻해집니다. 등이 부드러워지고 가벼워집니다.

머메이드 Mermaid

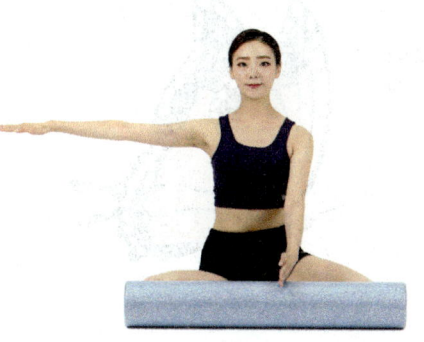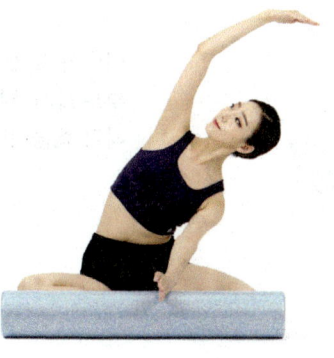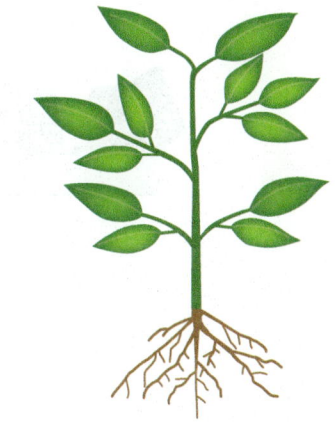

늘어나는 부위의 목과 어깨 공간이 넓어집니다. 옆의 갈비뼈가 따뜻해져서 갈비뼈가 벌어집니다. 엉덩이(늘어나는 부위)로 바닥을 지그시 누르면서 땅속으로 뿌리를 내립니다.

스파인 스트레칭 포워드 Spine Stretch Forward

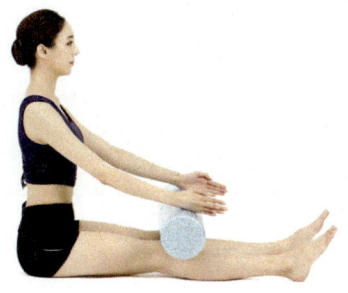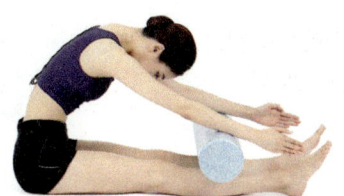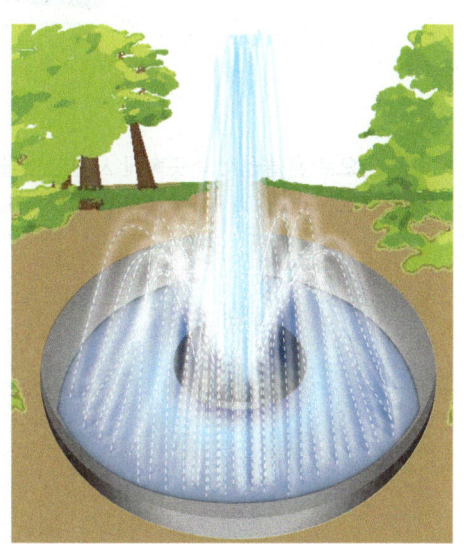

앞으로 굽힐 때 머리, 목, 등에서 골반까지 물줄기가 서서히 내려흐릅니다. 반대로 일어날 때는 골반에서부터 머리끝까지 물줄기가 부드럽게 분수처럼 일직선으로 치솟습니다.

▶ 클라이언트에게 좀 더 편안함과 안정감을 주는 이미지 큐잉의 규칙

1. 먼저 대상자의 신체적 정보뿐만 아니라 심리적 상태의 정보도 조사한다(예를 들면 좋아하는 색, 대상, 형용사 등). 그러나 실행할 때는 그 순간의 심리적 정보로 동작과 병행한다.
2. 터치로 아픈 부위나 경직된 부분을, 언어와 이미지로 긍정적 상상을 유도한다. 때에 따라 이미지는 그 사람의 비전을 알아내어 그곳까지 유도하기도 한다.
3. 심리적으로 아픈 부위로 시선을 유도하기도 하고, 또는 반대편 방향으로 언어로 집중시키며 관심을 바꾸면서 동작을 시킨다.
4. 아픈 부위를 지도자의 따뜻한 손으로 살며시 만지면서,
   예1) 따뜻한 봄바람이 당신을 부드럽게 터치하듯이 왔다 갔다 합니다.
   봄 햇볕이 당신의 통증을 따뜻하게 감싸고 있습니다.
   개나리, 벚꽃 등 예쁜 색들을 상상하세요. (운동하기 전에 지금 이 순간 좋아하는 색 또는 긍정적인 형용사를 말하게 해서 미리 준비한다.)
   예2) 따뜻하고 사랑스런 손길이 당신을 이완시킵니다. 사랑하는 '누구'를 생각해보세요(그 사람을 생각하면 입꼬리가 올라감).
5. 명사와 함께 긍정 형용사를 사용하면 이미지 큐잉에 도움이 된다.
   예1) 행복, 즐거움, 사랑
   기쁜, 시원한, 열정적인, 반가운, 온화한, 포근한, 황홀한
   상쾌한, 평화로운, 자유로운, 날아갈 듯한, 따사로운
   감미로운, 정다운, 살맛나는, 화사한, 신바람 나는, 짜릿한, 야릇한
   생생한, 팔팔한, 의기양양한, 든든한, 자신만만한

04 뇌의 구조

뇌의 3중 구조 Triple Structure of Brain

현대인은 많은 스트레스 속에 살지만 제대로 된 휴식을 취하지 못하고 있다. 이를 뇌의 관점에서 생각해보려고 한다. 인간의 뇌에는 가장 기본이 되는 3층 구조가 있다.

첫째로 우리가 보고, 듣고, 감각하고, 운동하고, 생각하는 바깥부분의 피질 영역인 대뇌피질(cerebral cortex, 신피질)이 있다. 이는 최초의 영장류에서 중요성을 가지고 있고, 인간의 두뇌에서 절정을 이룬다. 이는 인간의 언어, 추상적인 생각, 상상, 의식의 개발을 담당하고 있다. 대뇌피질은 유연하며, 거의 무한한 학습 능력을 가능하게 한다.

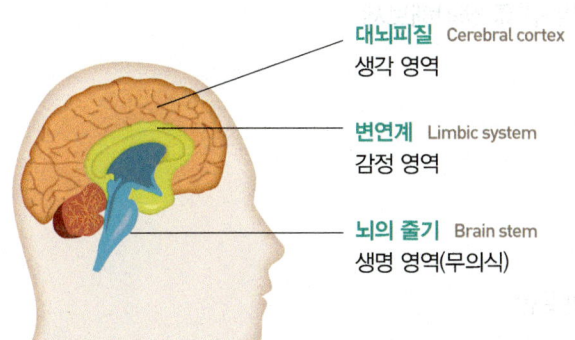

대뇌피질 Cerebral cortex
생각 영역

변연계 Limbic system
감정 영역

뇌의 줄기 Brain stem
생명 영역(무의식)

두 번째로는 뇌의 중간에 있는 영역으로서 감정을 관장하는 변연계 구조들(limbic system)이 있다. 이는 기분과 불쾌한 경험을 생산하고, 행동의 추억을 기록할 수 있다. 그래서 인간의 감정이라고 하는 것에 대해 책임이 있다. 변연계 뇌의 기본 구조는 해마, 편도체, 시상하부이다. 변연계의 뇌는 감정과 기억에 의한 우리의 행동에 강한 영향력을 행사할 수 있고, 종종 무의식적으로 만드는 가치 판단의 자리이다.

세 번째로는 가장 안쪽에 위치하고 생명을 관장하는 뇌의 줄기(brain stem)에 해당하므로 '파충류의 뇌 영역'이라고 한다. 심박수, 호흡, 체온의 균형 등 인체의 중요한 기능을 제어하며, 뇌간(간뇌, 중뇌, 뇌교, 연수)과 소뇌가 여기에 해당한다.

오늘날 인류는 신피질을 가장 많이 사용한다. 자연스러운 감정 작용이 억제되고, 논리와 사고가 앞서며, 끊임없이 일어나는 스트레스와 과도한 사고 작용에 따른 지나친 신피질의 사용은 구피질의 자유로운 감정 정화와 뇌간의 생명력을 약화시키고 있다. 어느 하나의 활성화는 다른 것의 퇴보를 초래하여 결국 통합된 뇌의 기능이 아닌 편향된 기능을 강화시켜 부작용을 만든다("마지막 인류의 희망 '뇌'", 장래혁, Science Times, 2004. 10. 3).

뇌 과학자 이시형 박사는 자신의 저서에서 "본능(뇌간, 변연계)과 이성(대뇌피질)의 갈등이 뇌의 피로를 가져온다"고 했으며, 오감에 쾌적한 자극을 주는 것이 뇌 피로 회복의 효과적 방법이라고 주장한다. 예를 들면 도시의 번잡함이나 불쾌한 자극환경 등 오감의 자극 정보가 감정을 유발하여 본능, 자율신경, 내분비의 3대 뇌 피로 증후군을 초래하기 때문이다 (《뇌력혁명》, 이시형, 북클라우드, 2013).

그러므로 현대인의 스트레스와 뇌의 피로를 회복하는 방법으로는 뇌의 3층 구조를 적절하게 사용하는 것이다. 수면, 음악 듣기, 숲 체험, 명상, 이완된 운동[소메틱 계열의 운동-알렉산더 기법, 펠든크라이스(Feldenkrais), 필라테스, 요가, 태극권] 등 자신만의 뇌 피로 회복과 스트레스를 해소하는 방법이 필요하다.

거울신경세포 Mirror Neuron

미러 뉴런은 20세기 신경과학 분야의 주목해야 할 부분이며, 전 운동피질 아래, 두정엽 아래, 측두엽 위에 위치한다. 이탈리아의 파르마 대학 지아코모 리졸라티(Giacomo Rizzolatti) 박사 팀이 뇌 연구 과정에서 원숭이가 다른 원숭이의 행동을 보거나 따라 하는 행동에서 활성화되는 '거울신경세포'가 있다는 것을 발견했다.

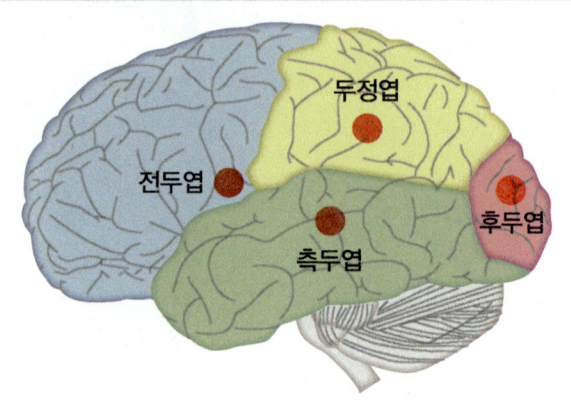

미러 뉴런이 발견되기 전에는 논리적인 사고 과정을 거쳐 타인의 행동 뒤에 숨은 의도를 해석한다고 믿었다. 이제는 생각함으로써가 아니라 흉내 냄으로써 타인을 이해한다고 믿는다. 미러 뉴런은 거울을 보는 것과 같다. 동료가 웃으면서 인사하면 나의 미러 뉴런도 내가 미소 짓는 것처럼 흥분한다. 옆에서 하품하면 나도 따라 하품한다. 자폐아는 다른 사람에 대한 관심이 부족하므로 미러 뉴런 활동성이 적다.

동작치료(dance/movement therapy)에서 상대편을 관찰하거나 따라 움직이는 '미러링(mirroring)'은 상대방에 대한 이해와 공감(empathy)을 얻을 수 있는 방법인데, 뇌 과학 분야에서 미러 뉴런이 발견되면서 과학적으로 증명되고 있다.

이와 같은 미러 뉴런의 작용을 필라테스 환경에서 적용해볼 때, 지도자의 동작을 따라 함으로써 고객과 지도자가 공감을 통해 상호 간의 소통 능력이 향상되며 신뢰가 쌓인다고 볼 수 있다. 공감을 통한 소통은 다음과 같은 현상에서 얻어진다.

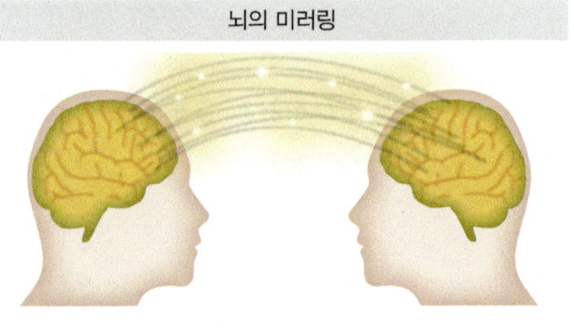

1. 다른 사람의 **눈**으로 **보는** 것.
   Seeing with the **eyes** of another.

2. 다른 사람의 **귀**로 **듣는** 것.
   Listening with the **ears** of another.

3. 다른 사람의 **마음**으로 **느끼는** 것.
   Feeling with the **heart** of another.

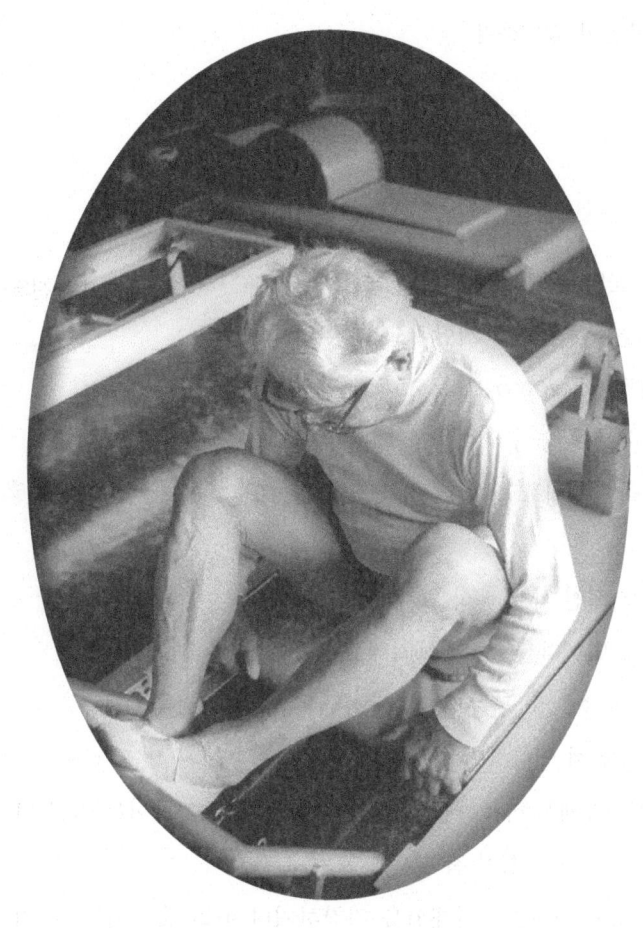

Normal muscles should function naturally in much the same manner as do the muscles of animals.

신체의 근육은 동물이 움직이는 것처럼 자연스럽게 움직여야 한다.

Pilates THEORY

뉴패러다임 필라테스 프로그램 설계 사례: 척추측만증

01 클라이언트의 문제 상황

한 여성 클라이언트가 필라테스 스튜디오를 찾아왔다. 클라이언트는 필라테스를 배우기 원했다. 지도자는 클라이언트와 인터뷰를 통해 그녀에 대한 간략한 정보를 얻는다.

> 어린 시절(4~5세)부터 일주일에 한 번씩 등산을 다녔고, 초등학교 때는 등산과 수영을 했다. 중·고등학교 시절에는 수영과 스쿼시, 테니스 등 계속 운동을 했다. 중학교 시절인 성장기 때 상체가 비대칭(일종의 척추측만 요소)이라는 것을 알게 되었고, 남과 다르다고 느꼈다.
> 이후 10년간 승무원 생활(2008~2017)을 하면서 오히려 운동을 하지 않았다. 특히 승무원 3년차부터 여기저기 아프기 시작했고, 2010년에는 왼쪽 어깨의 근육파열을 진단받았다. 몸이 안 좋은 상황에서 비행을 했을 때는 고막의 출혈도 있었다. 그래서 승무원 10년차 때부터 지금까지 살사댄스를 했는데, 무릎통증을 느꼈다.

그녀의 운동 목표는 다음과 같다.

- 현재의 신체 통증이 줄었으면 한다. 예전에 다쳤던 어깨에 통증이 있다.
- 바른 체형교정과 근력을 높이고자 한다.
- 지속적인 운동을 통해 좀 더 건강한 몸을 가지고 싶다.

02 지도자의 OT 진행 과정

1. 필라테스 OT 과정 안에서 클라이언트에 대한 기초 설문, 생활패턴, 신체 움직임의 특성 등을 파악했다. OT 중 신체 움직임이 불안정하고, 척추를 움직이는 동작을 잘 수행하지 못함을 알아냈다. 클라이언트의 자세 측정과 애덤스 테스트(Adam's Forward Bend Test)를 통해 척추측만증 증상이 있음을 추정했다.
2. 클라이언트에게 병원을 방문하여 척추측만증 여부를 진단받을 것과 운동을 해도 되는지 여부를 알 수 있도록 의사의 확인서를 요청했다.

3. 의사는 클라이언트의 X-Ray 사진을 통해 척추측만증을 진단했고, 필라테스 운동을 하도록 권고했다.

4. 이러한 절차를 통해 클라이언트에게 적절한 필라테스 프로그램을 설계하고 진행했다.

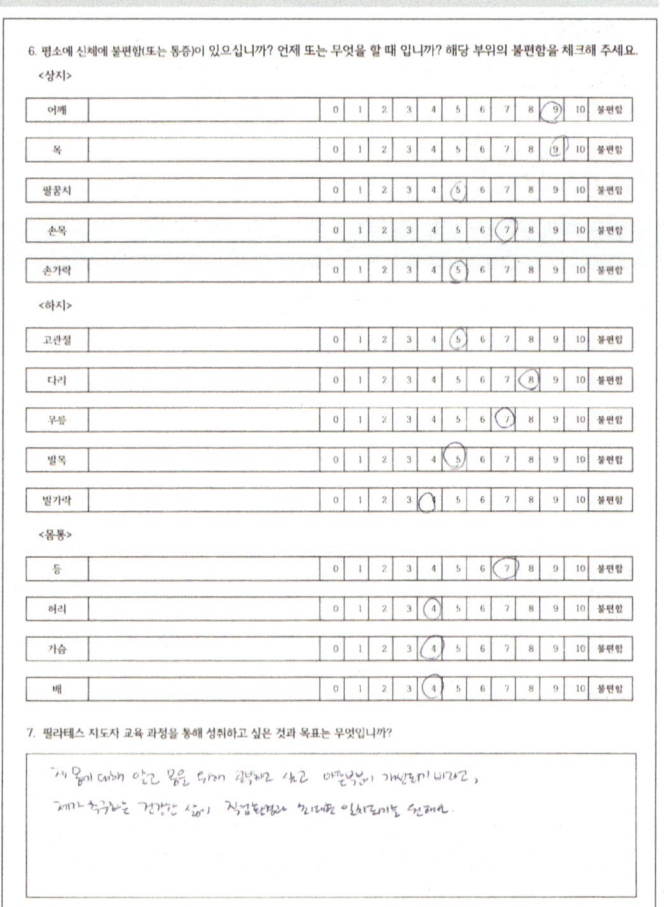

클라이언트 설문: 기초 설문지

기초 정보

- 만 36세 / 여성 / 키 167cm / 체중 54kg
- 운동 여부
  살사댄스(주 2회 4시간)
- 신체증상
  항상 몸이 피곤하고 조금만 무리하면 예전에 아팠던 어깨와 무릎이 아픔
- 불편함을 느끼는 신체부위(통증 자각 정도) **숫자 10이 가장 심한 정도
  어깨(9), 목(9), 손목(7), 다리(8), 무릎(7), 등(7)

클라이언트의 생활패턴

생활패턴의 특징

- **수면**
  불규칙, 밤낮이 바뀜

- **식사**
  불균형, 배달음식 선호

- **신체활동**
  낮음, 앉아 있는 자세 선호, TV 시청시간 많음

주중 생활패턴

구분	시간	활동	식사
오전	자정~5시	TV	라면, 소면, 치킨 1/2마리 또는 배달음식
오전	5~9시	수면	-
오전	9~10시	기상	한식(현미잡곡 1공기, 찌개/국, 젓갈류)
오전	10시~오후 1시	수면	-
오후	1~10시	공부 (또는 앉아 있는 시간)	커피(레귤러) 1잔, 빵, 케이크 또는 파스타 & 샐러드 또는 라면 케일주스
오후	10시~자정	수면	-

주말 생활패턴

구분	시간	활동	식사
오전	5시~오후 1시	수면	-
오후	1~2시	기상	한식 50% 또는 배달음식 50% 케일주스
오후	2~9시	공부 또는 독서 (앉아 있는 시간)	라면, 커피, 분식
오후	9시~다음날 새벽 5시	살사춤(3~5시간) 또는 휴식	고기류 1인분 이상 양주 숏 8잔 이상 소맥 8잔 이상

자세측정 Posture Test

※ 자세에 척추측만증 증상이 나타남

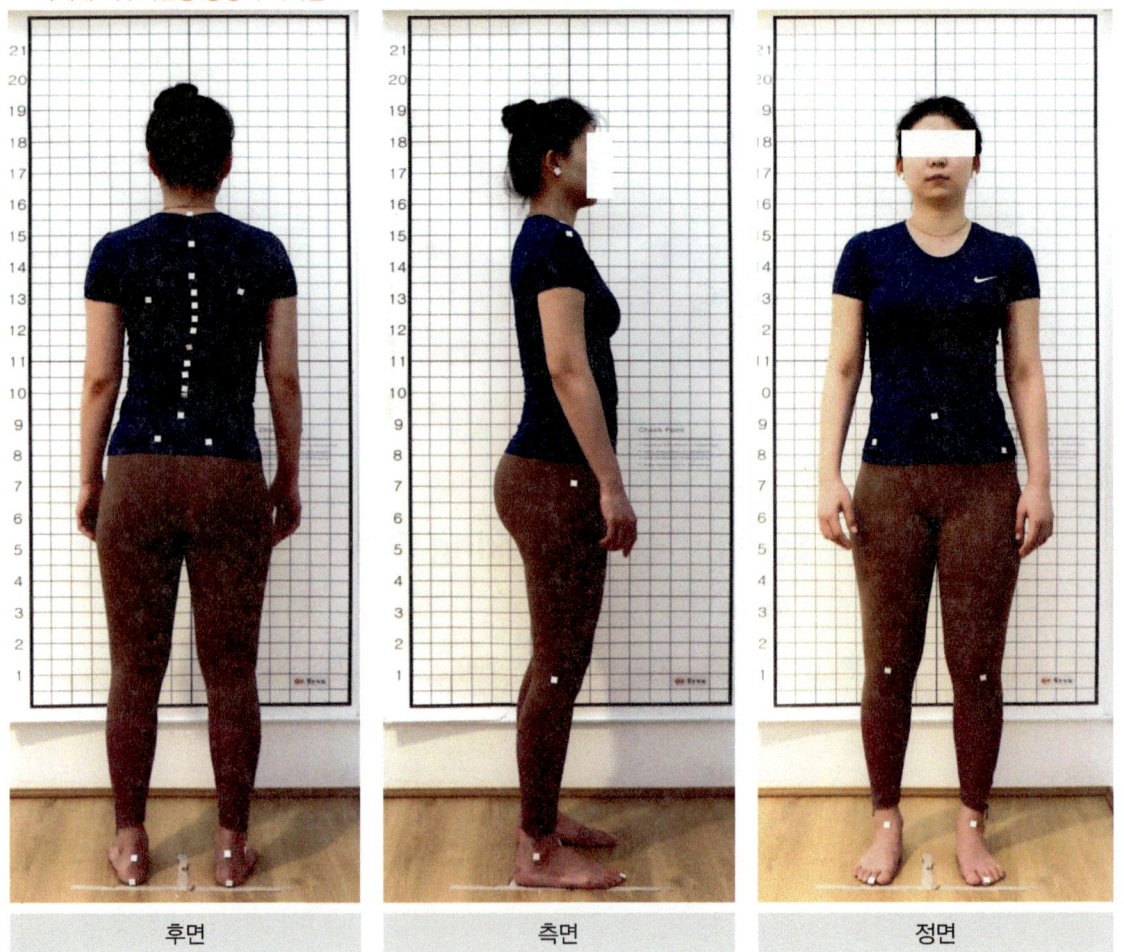

| 후면 | 측면 | 정면 |

척추측만증 검사: 애덤스 테스트 Adam's Forward Bend Test

애덤스 전방 굽힘 검사

기능적　구조적

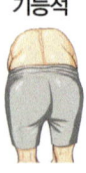 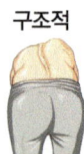 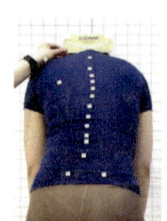 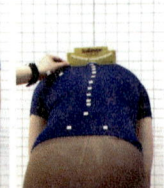 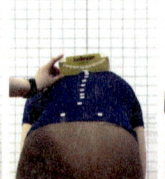 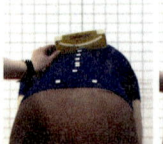 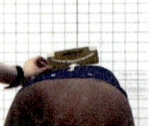 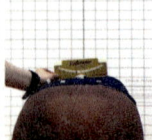

상체 굴곡에 따른 척추 각도 측정

필라테스 이론 | 83

스콜리오미터 scoliometer

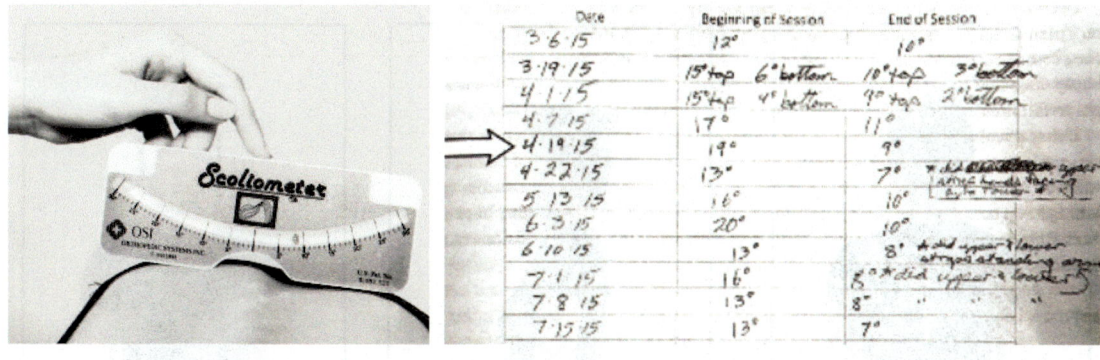

스콜리오미터 기록지

X-Ray 검사: 척추측만증

▶ **의사 소견**

척추측만증에서는 척추의 콥스 각도(cobb's angle) 25°를 기준으로 수술 여부를 판단하나, 대상자의 콥스 각도가 24°이므로 1년에 한 번씩 정기적으로 관찰이 필요하다고 함. 도수치료나 필라테스를 통해 꾸준한 관리가 필요하다고 처방함.

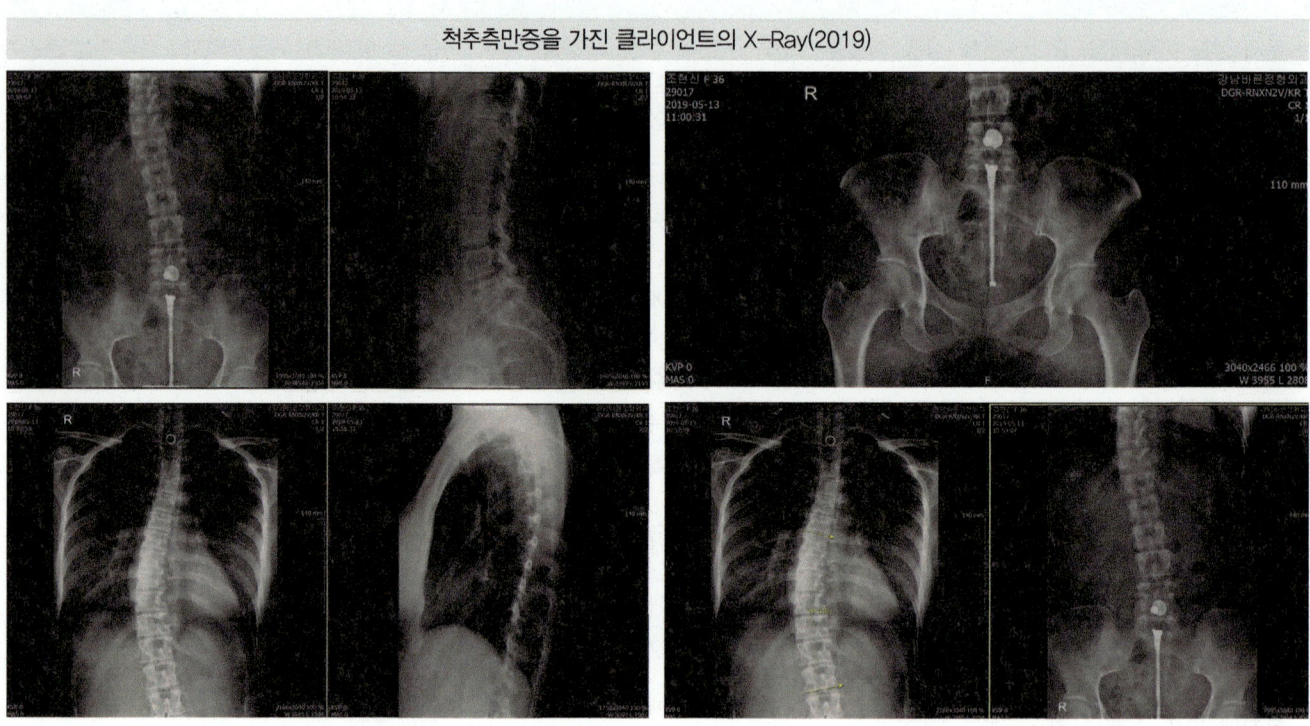

척추측만증을 가진 클라이언트의 X-Ray(2019)

클라이언트 문제 분석지(예시)

- 척추측만증 증상을 가지고 있는 클라이언트의 요구사항과 목표 등을 파악하고, 클라이언트의 문제 상황에 대처하기 위한 정보 수집을 통해 클라이언트에게 적절하고 체계적인 운동 프로그램을 디자인하기 위한 계획을 수립한다.

생각(idea)	사실(fact)	학습과제 (learning issues)	실천계획 (action plans)
• 문제 상황 이해(내용, 요구사항, 목표 등) • 해결책에 대한 가설, 추측 • 해결방안 제시	• 문제 상황 해결을 위해 필요한 사실 • 문제 상황 해결과 관련하여 지도자가 알고 있는 것	• 문제 상황 해결을 위해 알아야 할 조사 항목 • 그 외에 더 조사해야 할 항목	• 문제 상황 해결을 위한 계획(자료 검색, 수집, 연구, 계획, 진행 등) • 실천 계획(측정, 교육, 운동 수행 등)
내용 • 척추측만증 증상 • 클라이언트의 필라테스 지도 **요구사항** • 필라테스 수행 • 건강한 신체와 신체 통증 감소 등 **가설** • 클라이언트의 신체적 자세와 움직임 등의 불균형 • 동작에 따른 수행 능력 낮음 등 **해결방안** • 척추측만증 증상에 대처하는 정보 수집 및 연구 활동 • 질환 증상에 맞는 운동법 제시 • 지속적인 수행을 위한 동기 부여 • 기타 관련 교육 진행	**필요한 사실** (클라이언트 정보) 1. 클라이언트 인터뷰 • 성별, 나이, 체중, 신장, 직업 등 2. 일반설문(생활패턴) • 식이 • 운동 • 수면 • 신체활동 • 통증 여부 • 건강상태 등 3. 의학적 설문 • 응급처치 동의서 4. 의학적 자료 요청 • 질환 진단서 • 운동 수행을 위한 의료인 확인서 등 **지도자가 숙지한 사실** 1. 질환 증상자 공통사항 • 낮은 운동학습 능력 • 높은 피로감 • 신체적 통증 호소 등 2. 맞춤형 운동 교육의 고려사항 • 자세 불균형 • 움직임 불균형 • 신체의 불안정성 • 낮은 감각조절능력 • 맥파와 스트레스 • 뇌파와 에너지 등	**검토할 조사 항목** 지도자는 클라이언트의 질환과 증상에 대한 정보를 파악해야 한다. 1. 척추측만증의 이해 2. 금기(주의)사항 3. 척추측만증 관련 사항 • 영양 • 생활습관 • 운동수행 등 **추가 연구 내용** 1. 스트레스 2. 심리적 문제 3. 환경 문제 등	**필라테스 프로그램 계획 및 수행** 자료 검색 및 수집 • 질환 증상 이해 • 금기(주의)사항 • 질환 증상과 영양 • 효과적 운동 등 2. 운동 목표 설정 • 단기 • 장기 • 홈 엑서사이즈 3. 신체 측정(교육 전후) • 신체 안정성 • 감각운동 조절능력 • 맥파 측정 • 2채널 뇌파 측정 등 3. 이론학습 교육 • 필라테스 원리 • 호흡법 • 자세 인지 등 4. 척추측만증 증상 예방 필라테스 운동 프로그램 • 운동수행 기간 • 운동수행 방법 • 운동 빈도, 강도 등 5. 홈 엑서사이즈 • 운동 동작 • 운동법(시간, 강도, 빈도 등) 6. 생활습관 개선 • 수면 • 휴식 • 식이요법 등 **피드백** 1. 클라이언트에게 동기 부여 2. 문제 상황 해결을 위한 방안 제시 등

MFT 측정

▶ **MFT 측정 분석**

좌우/전후방의 동적 균형성이 일반적으로 건강한 30대 여성보다 낮으며, 좌우 측정 시 중심이 왼쪽으로 쏠리는 경향이 있다.

▶ **좌우 측정**

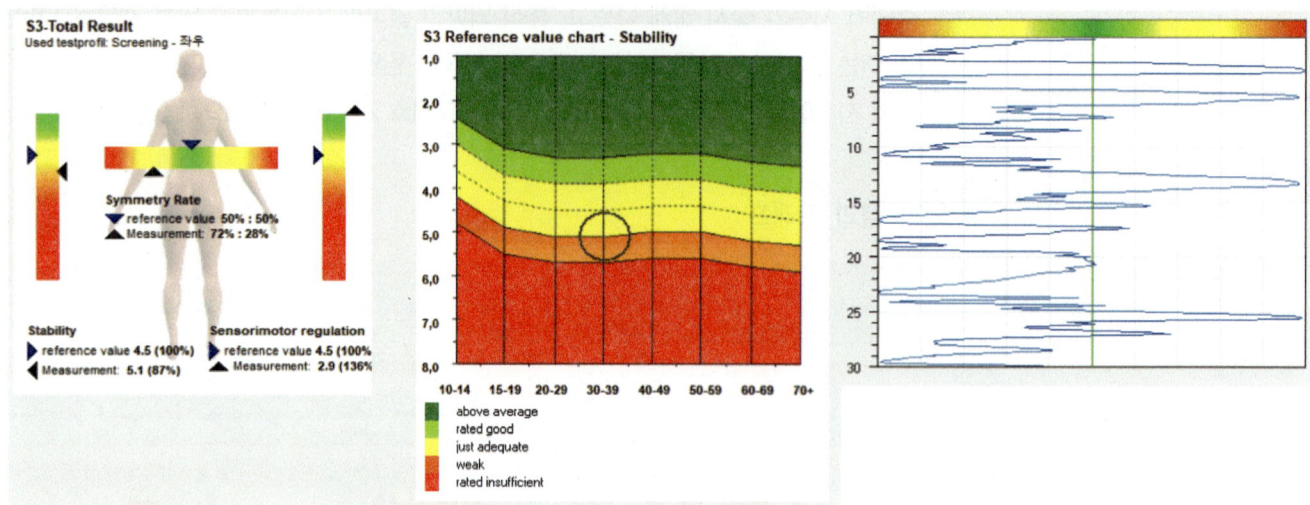

- **좌우 동적 균형성**: 건강한 30대 여성의 87% 수준으로 균형성이 약함
- **대칭성**: 7:3으로 좌측으로 기울어짐

▶ **전후방 측정**

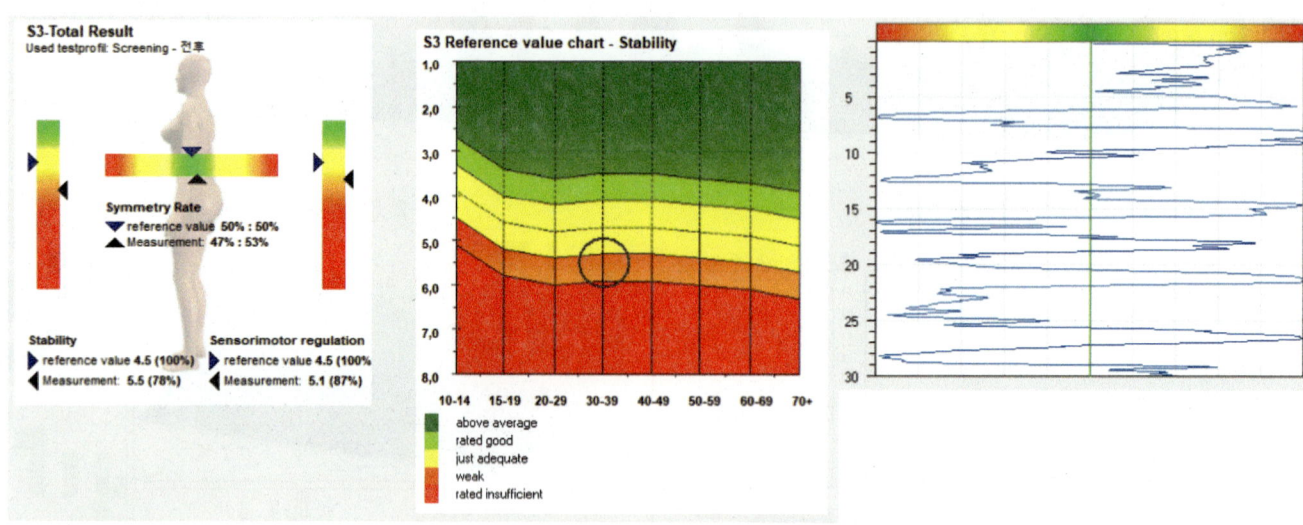

- **전후방 동적 균형성**: 건강한 30대 여성의 78% 수준으로 균형성이 약함
- **감각운동조절**: 건강한 30대 여성의 87% 수준으로 낮음

뇌파 측정

▶ **뇌파 분석 및 해석**

개인 휴대용 2채널 뇌파기계로 뇌파를 측정했고, 뇌파 측정 후 다음과 같은 사항들이 결과로 나왔다.

분석 요약: 알파파의 기능 저하, 좌뇌의 경직과 스트레스, 주의력 지수 낮음(알파파의 저하, 눈의 피로도)

- 주의력 지수가 좋지 않게 나왔고, 휴식 뇌파인 알파파가 작동하지 않는 것으로 나타났다. 이는 전체적으로 클라이언트의 수면 부족이 원인으로 사료되었다.
- 정서 지수에서 우울한 요소가 덜하고, 항스트레스 지수가 안정적으로 나왔다.

▶ **뇌파 결과 그래프**

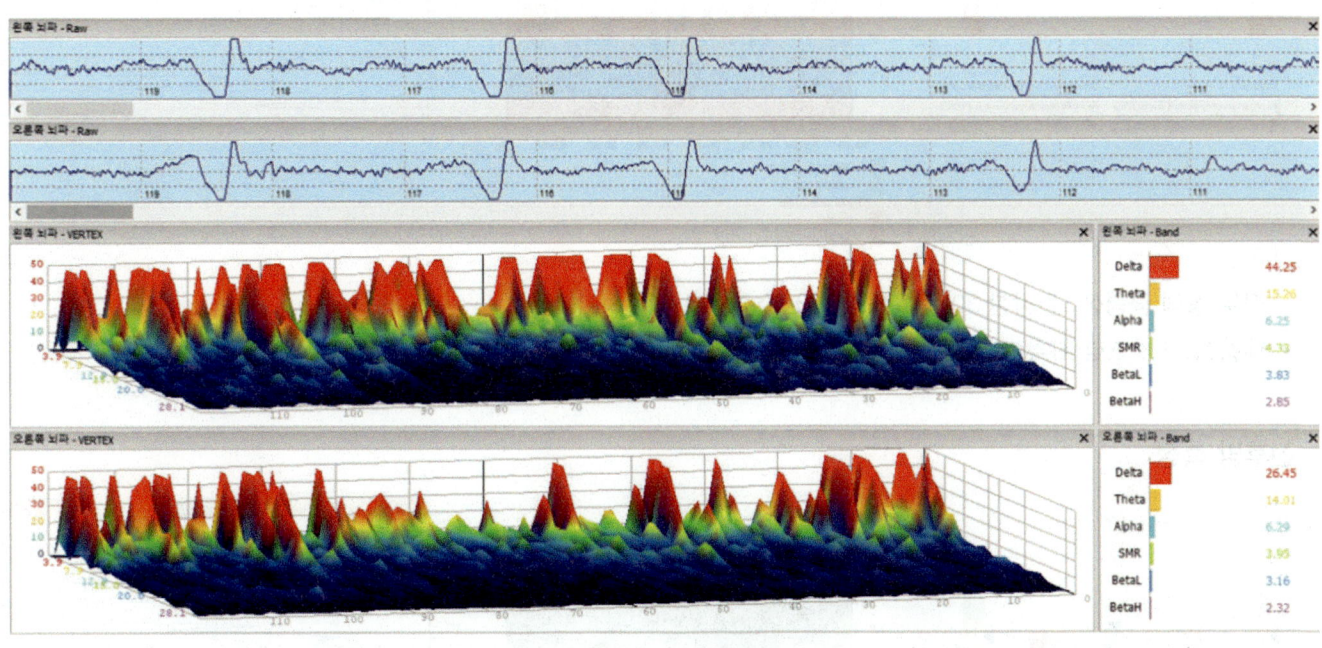

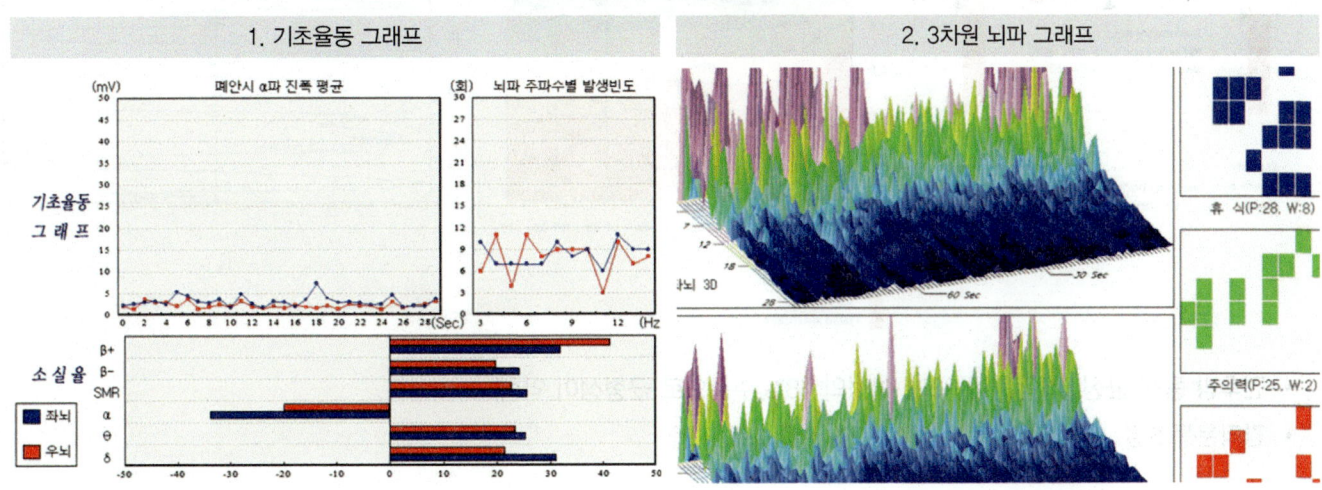

1. 기초율동 그래프
2. 3차원 뇌파 그래프

3. 정서 그래프	4. 브레인 지수
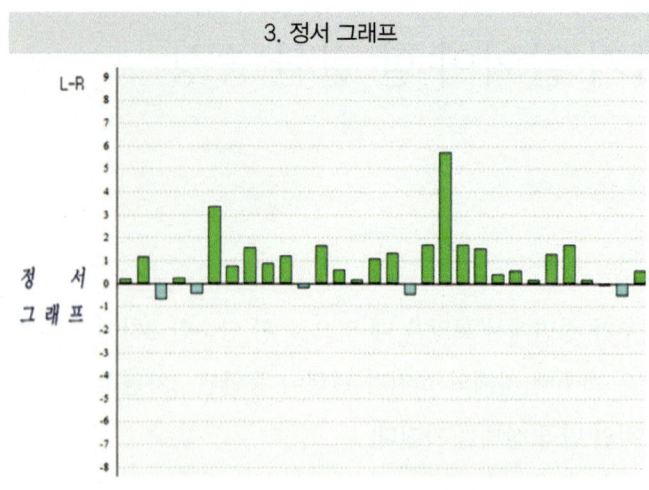	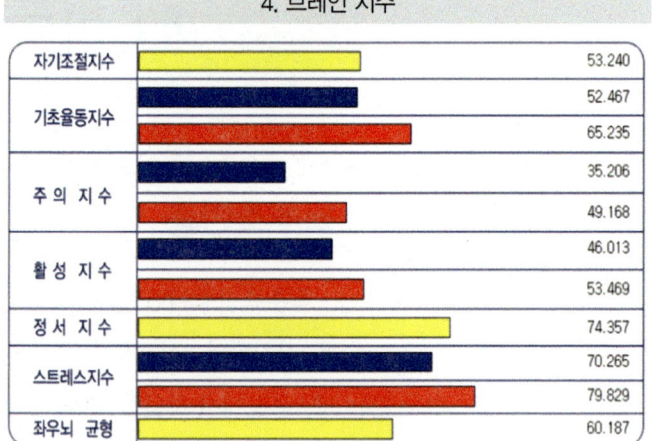

▶ **뇌파 종류와 브레인 지수**

뇌파의 종류

- **델타파:** 육체의 긴장도. 눈의 피로감
- **세타파:** 주의력 결핍 또는 명상할 때 나오는 고도의 뇌파
- **알파파:** 휴식의 뇌파. 감정적으로 안정된 뇌파
- **SMR파:** 뇌의 각성상태
- **베타파:** 학습, 암기 등의 정신활동

브레인 지수

- **주의력 지수:** SMR파/세타파. 비율에서 성인은 3~4 정도가 나와야 주의력이 좋다.
- **정서 지수:** 좌뇌의 알파 세기가 우뇌보다 크면 우울한 경향을 보인다.
- **항스트레스 지수:** 델타파 세기가 강하면 육체가 경직되어 있고, 베타파 세기가 강하면 정신적으로 피로한 상태를 말한다.

03 지도자가 알아야 할 질환 증상

척추측만증

척추측만증이란 일반적으로 척추가 정면에서 보았을 때 옆으로 휜 단순한 2차원적 기형을 지칭한다. 실제로 척추측만증은 척추뼈 자체의 회전과 변형이 동반된 3차원적 기형으로, 수평에서 보았을 때도 비정상적인 만곡 상태를 가진다.

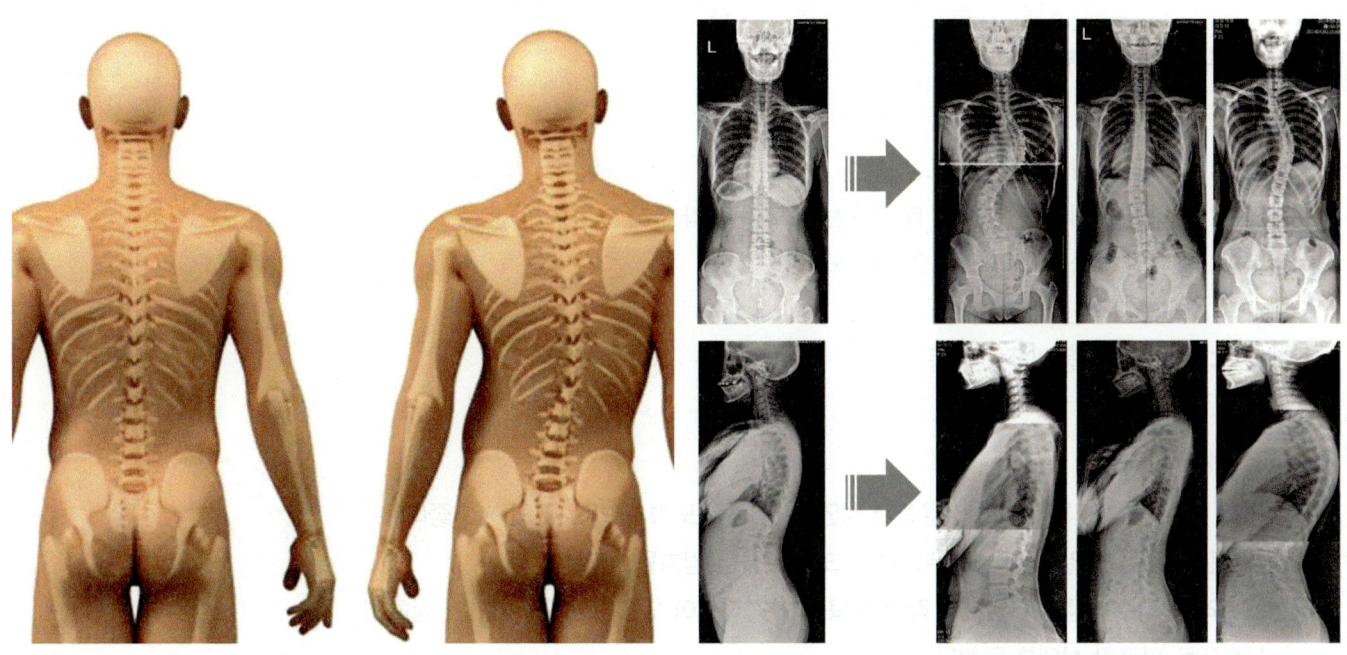

척추뼈의 수평 회전 + 측면으로의 이동 = 3차원적인 척추의 기형

척추측만증의 분류

- **기능적 척추측만증**(functional scoliosis)
  척추에 변형이 없음

- **구조적 척추측만증**(structural scoliosis)
  척추의 회전과 측면으로 이동이 나타남. 구조적 척추측만증의 85%는 그 발생 원인을 알 수 없음

척추측만증의 원인

- 태어날 때부터 척추 형성 과정에 이상이 있는 경우
- 척추를 지지하는 근육의 불균형 및 근육의 약화
- 잘못된 자세, 습관 및 편식에 의한 영양 부족

※ 출처: http://www.godoil.com

척추측만증 증상에 대한 필라테스 지도자의 금기사항

- 질환 진단을 하지 않는다.
- 척추측만증 X-Ray 사진을 진단하지 않는다.
- 클라이언트의 골격을 변형할 수 있는 행위를 하지 않는다.
- 필라테스 지도자는 척추측만증 증상을 보이는 클라이언트가 취하는 '관찰과 기다림(watching and waiting)'이라는 수동적 행위 안에서 적절하게 신체를 움직일 수 있는 방법을 제시할 수 있어야 한다.

척추측만증 증상을 가진 클라이언트에 대한 필라테스 지도자의 역할

- 자세 인지 능력 개선
- 운동법 제시
- 잘못된 동작 인지
- 일상생활 개선 방법 제시(콥스 각도 25° 이하의 일상생활이 가능한 자)

04 척추측만증 증상 예방을 위한 필라테스 프로그램 디자인

	필라테스의 6가지 원리	척추측만증 운동 원리
1	호흡(breathing)	호흡과 회전 방지(breathing & derotate)
2	집중(concentration)	척추 신장(find length)
3	조절(control)	고유 수용성 감각을 통한 신체 인지(increase proprioception)
4	중심(center)	중심 근육 강화(work the core)
5	정확성(precision)	바른 자세 유지와 재교육(reinstate plum lines)
6	흐름(flowing)	기능적인 척추 움직임(mobilize the spine)

1. elongation
방법 워밍업 및 자세 유지
시간 5분

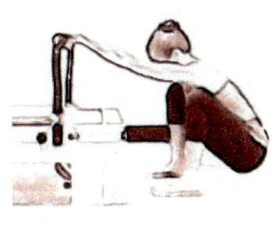
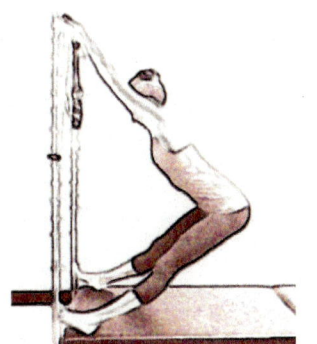

2. breathing / isometric
방법 강한 호흡과 버티기
시간 10분

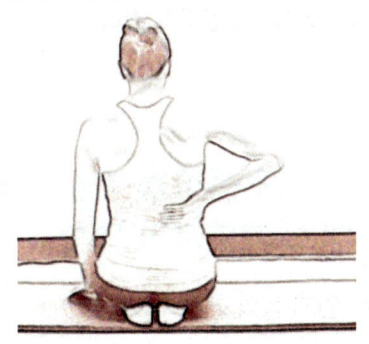

3. corrective exercise
방법 필라테스 동작
시간 20분

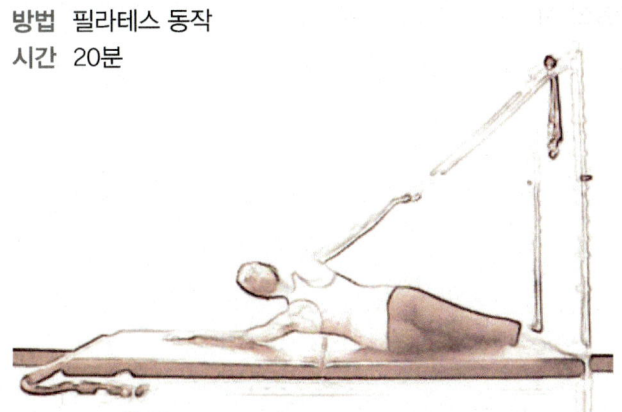

4. stretch
방법 스트레칭 및 마무리
시간 5분

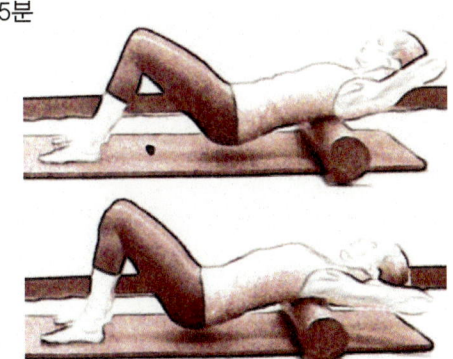

총 수행 시간 40분

05 척추측만증 증상 예방과 영양

- 척추측만증 증상 예방을 위한 올바른 영양 섭취는 신진대사를 높여 RMR(안정대사율)을 증가시키고, 몸을 궁극적으로 변화시키는 것을 도와준다.
- 최상의 컨디션을 유지하기 위해서는 적정량의 탄수화물, 단백질 그리고 지방을 섭취하는 것이 중요하다.
- 바르게 먹고, 식사 습관을 개선하면 척추측만증 증상을 감소시킬 수 있다.
- 규칙적인 운동으로 근력을 유지해야 한다.
- 신선한 식품을 섭취하고 매일 꾸준한 운동을 하는 것은 더 나은 라이프스타일을 갖도록 돕는다.
- 라이프스타일의 변화가 매우 중요하다. 습관의 변화는 궁극적으로 삶의 차이를 가져다 준다.
- 무의식적인 습관을 변화시키려면, 스스로 그렇게 하겠다는 결심이 우선되어야 한다.

척추측만증에서 균형 잡힌 식이요법의 필요성

- 균형 잡힌 영양 섭취는 척추측만 진행을 지연하는 긍정적 효과가 있다.
- 건강유해식품 섭취와 영양소와 미네랄이 부족한 식생활은 호르몬과 신경전달물질의 불균형을 야기한다.
- 신경 호르몬에 의한 대뇌의 신경 정보 전달은 자세에 영향을 미친다.
- 잘못된 신경계 소통, 영양 부족, 특정 운동의 노출은 측만증 진행을 가속화한다.

한 가정의학과 박사는 영양과 질병 예방은 바늘과 실이라 말한다.

음식은 인간의 건강에 지대한 영향을 미친다. 개인이 건강한 식생활을 하는 것은 가족, 사회 그리고 국가 전체에 큰 파급 효과가 있다. 따라서 올바른 식품의 선택은 건강한 삶을 유지하는 데 중요한 역할을 한다. 그러나 우리가 먹는 음식이 어떻게 소화·흡수되는지, 어떻게 작용하는지, 어떻게 우리 신체를 건강하게 유지하는지에 대해 관심이 부족한 것이 사실이다.

매일 섭취하는 식품이 각종 성인병을 유발할 수 있다는 사실이 밝혀지면서 올바른 식품 섭취 방법을 통해 질병 예방과 건강을 유지하려는 흐름이 커지고 있다. 현대인의 건강한 삶을 위해 다양한 건강 기능성 식품과 영양이 건강을 위한 하나의 대안으로 각광받고 있다.

척추측만증 예방을 위한 척추 건강 추천 식품

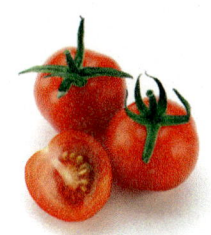

토마토
토마토의 플라보노이드와 카로티노이드 성분은 무릎과 허리 통증을 완화시키는 효과가 있다.

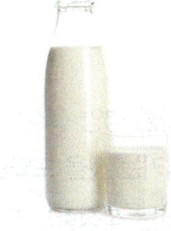

우유
풍부한 단백질과 비타민을 함유하여 해독작용, 근육증진, 골다공증 예방, 불면증 개선에 도움을 준다.

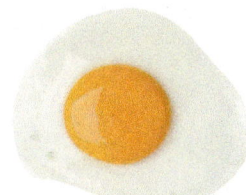

달걀
달걀 노른자에 함유된 비타민 D는 면역력 강화와 척추 건강에 좋다. 비타민 D가 결핍되면 체내의 칼슘과 인산 부족으로 인해 디스크의 원인이 되기도 한다.

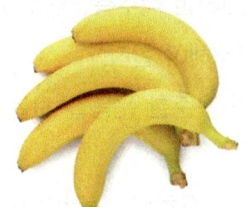

바나나
바나나에 있는 풍부한 섬유질은 장운동을 촉진하고, 무기력감과 피로 완화에 효과적인 칼륨도 많이 함유되어 있다.

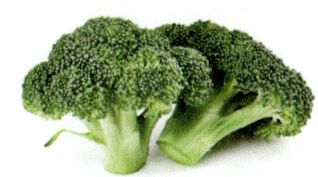

브로콜리
브로콜리에는 시금치보다 많은 칼슘이 있다. 적절한 칼슘 섭취는 관절 질환 예방과 건강한 척추를 유지하는 데 효과적이다.

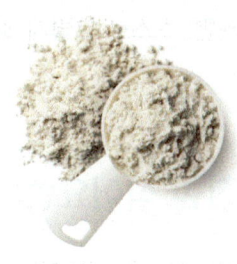

단백질 파우더
단백질은 근육을 성장시키고 골다공증을 예방하며 면역력 향상에 효과적이다.

척추측만 관리 영양섭취 프로그램의 기대 효과

	해당 영양소	기대 효과
1	생강과 심황 같은 아유르베 허브와 레몬, 비타민 C	통증 완화
2	척추측만증으로 인한 소화 장애를 개선하는 소화 효소	소화 기능 개선
3	오메가-3 지방산	뇌 기능 강화
4	건강한 결합조직을 지원하는 아미노산, 미네랄 등	자세 개선
5	신체의 칼슘을 흡수하도록 돕는 비타민 D	칼슘 흡수와 뼈 밀도 강화
6	비타민, 칼슘, 아미노산	간과 부신 기능 향상

아미노산의 6가지 효능

	해당 아미노산	효능
1	티로신, 트립토판, 히스티딘, 글루타민산, 아이소류신	신경 기능 향상
2	아르기닌, 라이신, 트레오닌, 발린	성장 촉진, 성장 호르몬 합성
3	BCAA(아이소류신, 류신, 발린)	근육 강화
4	류신, 알라닌	간 기능 향상, 간 에너지원
5	글루타민, 아르기닌	체지방 대사 촉진, 다이어트
6	아스파라긴산, 글루타민산	피로 회복

필요가 곧 동기이다

우리가 무엇인가 원하는 것은 필요가 있기 때문이다. 욕구가 있음은 건강하다는 증거이다. 스스로 잘생겨 보이고 싶어 하는 욕구, 건강하게 오래 살고 싶은 욕구, 가능한 한 최상의 몸매를 유지하고 싶어 하는 욕구는 본능이 그것을 원하기 때문이다. 매일 이러한 욕구를 충족하기 위한 목표를 세우고 한 발짝씩 나아가기 위해서는 동기를 갖는 것이 중요하다. 매일 잠자리에서 일어나 자기 자신에 대해 만족감을 느끼며 성취하려는 것은 우리 안에 내재하고 있는 동기가 바로 그 원료이다. 동기는 마음의 용과 같아서 내가 느끼고 혹은 무엇인가를 시작하고자 할 때, 내 안에 존재하는 용이 불을 뿜어내면서 그 힘으로 무엇인가 계속해나갈 수 있다. 그리고 작은 것부터 습관을 바꾸도록 해야 한다. 우리의 삶에서 무관심한 것들로 인해 결국 후회하게 되는 일들이 있다. 건강이 그런 것 중의 하나이다. 신체적 문제 상황은 작은 것에서 시작하지만, 결국 나중에는 관리하기가 점점 어려워지곤 한다. 그렇기에 젊어서, 혹은 나의 문제 상황을 알게 된 그 시점부터 이러한 것들을 예방하려는 행위를 하는 것이 중요하다.

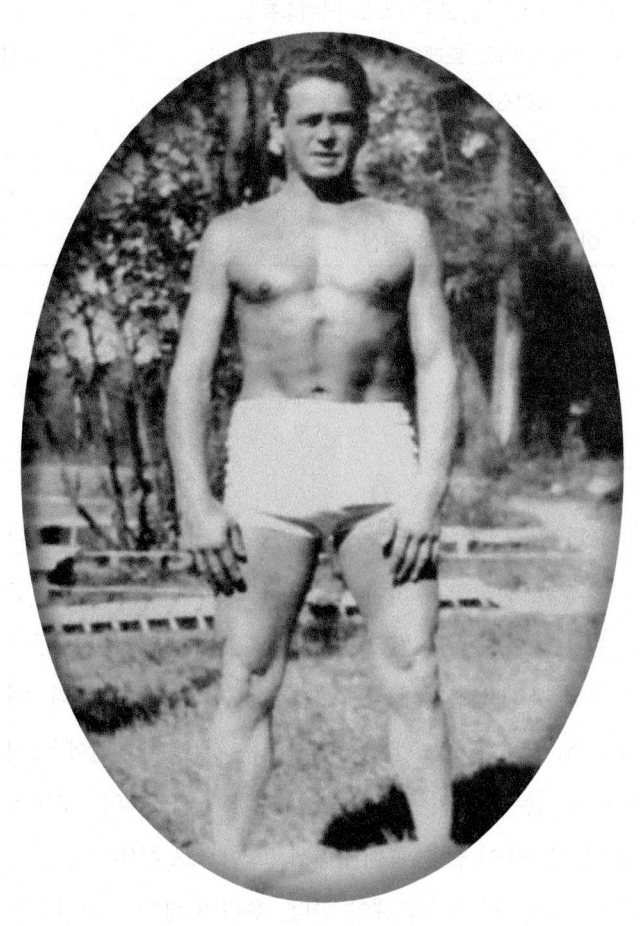

It is the mind itself which builds the body.

신체를 만드는 것은 바로 마음이다.

Pilates THEORY

기초영양학

01 영양소의 이해

영양소의 기능

몸에 필요한 에너지를 공급해주고 몸의 생체 기능을 조절한다.

영양소의 분류

▶ **열량 영양소**

섭취된 물질들이 우리에게 필요한 에너지를 주고, 성장하도록 도와주는 영양소. 탄수화물, 단백질, 지방이 있다.

▶ **조절 영양소**

몸의 조직을 만들고, 세포에 영양을 주기도 하며, 몸의 대사를 조절해주는 영양소. 비타민, 무기질이 있다.

분류	종류	역할
열량 영양소	탄수화물	• 탄소(C), 수소(H), 산소(O)로 이뤄지며, 열량은 4kcal이다. • 포도당, 엿당은 포도당 2개, 엿당이 여러 개 모이면 녹말이 된다. • 포도당을 저장하는 수단이 녹말이다.
	단백질	• C, H, O, 질소(N)로 구성되며, 4kcal의 열량을 갖는다. • 아미노산이 주성분이다. • 어떤 아미노산으로 이뤄지느냐에 따라 단백질 종류가 바뀐다. • 우리 몸을 구성하고 조절하는 데 이용한다. • 탄수화물은 단백질이 일하는 데 에너지를 제공한다. • 소화효소, 호르몬, 항체 등이 단백질로 신체 대사를 돕는다.
	지방	• C, H, O로 구성되며, 9kcal의 열량을 갖는다. • 사용하고 남는 탄수화물은 우리 몸속에서 지방으로 바뀌어 저장된다. • 세포막의 주성분이고, 호르몬 성분은 우리 몸의 보온재 역할을 한다.
조절 영양소	무기질(미네랄)	• 탄소, 수소, 산소를 제외한 칼슘, 인, 나트륨, 염소, 마그네슘 등의 광물질이다.
	비타민	• 신체 대사에 조절 요소로 작용한다.
	물	

02 인체 에너지와 기초대사량

우리 몸에 필요한 하루 총 에너지 소요량

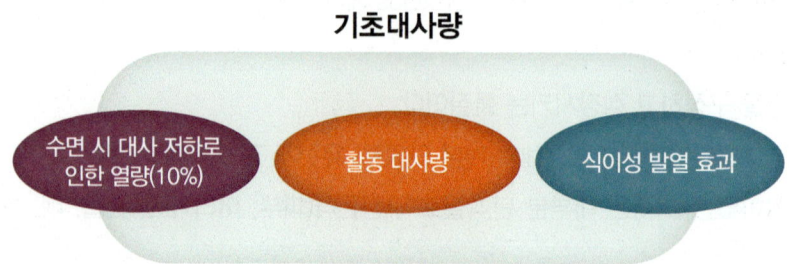

기초대사량

- 생명을 유지하는 데 필요한 에너지. 심장박동, 호흡, 체온 유지 등에 쓰이는 에너지의 양으로, 편안한 상태에서 측정해야 한다.
- 같은 체중이더라도 키가 크고 마른 사람이 키가 작고 뚱뚱한 사람보다 체표면적이 넓어 기초대사량이 높다.
- 겨울에는 증가하고, 여름에는 감소한다.
- 총 칼로리의 60~70%를 차지한다.

인체의 화학반응

- 화학반응이란 어떤 물질이 전혀 다른 새로운 물질로 변화하는 것이다.
- 이화작용
  우리 몸에서 일어나는 분해반응으로, 에너지를 내놓는다.
- 동화작용
  우리 몸에서 일어나는 합성반응으로, 에너지가 필요하다.

03 단백질의 이해

단백질 protein

- '중요한, 첫 번째'라는 뜻의 그리스어 'proteios'에서 기원한다.
- 필수 영양소이다.
- 동물의 몸을 구성하고 성장시키는 물질이다.
- 몸 안의 대사를 수행하는 생명체의 기본 단위로, 유전자 정보를 포함한다.
- 동물의 살아있는 조직은 대부분 단백질로 구성된다(피부, 머리카락, 손톱, 뼈, 효소, 호르몬 등).
- 단백질은 에너지 권장 섭취량의 15~20%를 유지하는 것이 좋다.

역할과 약점

- 세포의 성장과 발달, 유지, 재생, 면역 기능을 좋게 하고 항체를 만든다.
- 무기질과 수분 평형을 조절한다.
- 혈관 내 삼투압을 높여주어 조직으로 빠져나간 수분이 혈관으로 돌아와 부종을 예방한다.
- 우리 몸에 에너지를 공급한다. 탄수화물과 지방이 먼저 쓰이고, 부족하면 그때 단백질이 열량을 위해 사용된다. 하지만 단백질 고유의 기능을 하지 못하고 신체 조직의 소모가 일어나 몸에 좋지 않다.
- 헤모글로빈, 효소, 호르몬은 모두 단백질로 이루어져 있다.
- **비효율적 에너지원인 단백질**
  에너지원으로 사용된 후 노폐물이 발생하므로 이를 제거하기 위해 간과 신장에서의 대사가 필요하다.

단백질 소화

- 단백질은 탄수화물, 지방에 비해 아미노기의 이탈과 효소를 만들어야 하는 등 복잡한 대사과정을 거쳐야 하므로 에너지 소비가 크다.
- 에너지 대사가 많이 일어나면 신체가 피로해지고 저항력이 약해진다.

단백질 기능

- 우리 몸에서 새로운 조직세포의 합성과 손상된 조직을 보수한다.
- 효소, 호르몬 및 항체를 만든다.
- 혈장 단백질을 만든다.
- 우리 몸의 대사과정을 조절한다.
- **열량 공급**
  우리 몸은 탄수화물과 지질에서 발생하는 열량을 먼저 사용하고, 단백질은 필요 시에만 열량원으로 사용한다.
  ※단백질이 열량원으로 쓰이는 경우는 열병 상태일 때, 갑상샘 기능이 높아질 때, 신체대사 활동이 활발할 때, 굶은 상태일 때이다.

단백질 구성원소와 구조

- 탄소(C), 수소(H), 산소(O), 질소(N), 황(S)으로 구성되어 있다. 단백질은 아미노산으로 구성되어 있고, 우리 몸에서 영양소로 이용되는 아미노산은 22종 정도 된다.
- **단백질의 구조**: 아미노산은 펩타이드 결합에 의해 연결되어 있다.
  ※펩타이드 결합: 하나의 아미노산의 아미노기와 다음 아미노산의 카르복실기가 물 분자를 생성하여 결합된 것이다.

아미노산의 구조

아미노산은 산성과 염기성을 동시에 가진다.

$$R - \underset{\underset{H}{|}}{\overset{\overset{NH_2}{|}}{C}} - COOH$$

이 구조에서 R그룹이 없으면 항상 중성을 유지하지만, R그룹에 $-NH_2$가 하나 더 붙으면 그 아미노산은 염기성이고 $-COOH$가 붙으면 산성을 나타낸다.

아미노산의 종류

- 단백질 합성을 위해서는 아미노산이 필요하다.

종류	특징	해당 아미노산
필수아미노산	• 체내에서 합성할 수 없어서 반드시 음식으로 섭취해야 한다.	• 아이소류신, 류신, 발린, 라이신, 페닐알라닌, 메티오닌, 트레오닌, 트립토판(성인) • 아르기닌, 히스티딘(어린이 경우 추가)
비필수아미노산 (제한아미노산)	• 체내에서 합성되어 식품으로 반드시 섭취해야 할 필요가 없다. • 식품 속에 일부 필수아미노산이 없거나 적게 들어 있다.	• 글라이신, 알라닌, 세린, 아스파르트산, 글루탐산, 프롤린, 옥시프롤린, 아르기닌, 시스틴, 히스티딘, 타이로신

- 필수아미노산의 역할

종류	특징	장애와 증상
라이신	동물성단백질에 많이 포함되어 있는 염기성 아미노산이다.	라이신의 대사 장애가 오면 지능 장애와 성장 장애, 경련 등의 증세가 나타난다.
페닐알라닌	탈지유에 들어 있는 중성 아미노산으로 물에 잘 녹지 않는다.	페닐알라닌이 부족하면 식욕 감퇴, 무기력, 빈혈, 설사가 나타난다.
트립토판	우유에 들어 있는 단백질인 카세인에서 분리된 중성 아미노산이다.	트립토판과 니코틴산이 부족하면 피부염이 생기며, 트립토판이 부족하면 감정기복이 심해지고 자살충동을 많이 느낀다.
메티오닌	황을 함유한 아미노산으로 발효식품 냄새와 관련이 있다.	메티오닌 대사 장애가 오면 지능 장애, 경련, 걷는 데 지장이 온다.

04 비타민의 이해

비타민 Vitamin

- 우리 몸에서 매우 적은 양을 필요로 하는 미량 영양소이다.
- 신체 대사에 조절 요소로 작용하는 조절 영양소이다.
- 몸속에서 합성하지 못해서 식품이나 비타민제를 통해 섭취해야 한다.

비타민의 역할

- 탄수화물, 지방, 단백질의 에너지 대사과정에 작용한다.
- 세포 분열, 시력, 성장, 상처 치료, 혈액 응고 등 우리 몸의 여러 과정에 관여한다.
- 부족하면 식품의 소화와 이용이 원만하게 이루어지지 않고, 식욕이 떨어지며, 건강과 활력을 잃게 된다.

비타민의 분류

- 지용성 비타민과 수용성 비타민으로 나뉜다.

지용성 비타민의 이해

분류	특징	종류
지용성 비타민	• 기름에 잘 녹는다. • 소변으로 배설되지 않고 담즙으로 배설된다. • 몸에 축적되어 과잉 증세가 나타나기 쉽다.	비타민 A, D, E, K,
	비타민 A • 동물성 식품에 들어 있는 레티놀과 식물성 식품에 들어 있는 주황색 색소인 카로티노이드가 있다. • 카로티노이드는 몸 안에서 비타민 A로 바뀐다. 그중 베타카로틴이 가장 활성도가 높다. • 레티놀은 동물의 간과 생선의 간유, 달걀에 많이 들어 있다. • 베타카로틴은 당근과 시금치, 해조류에 많이 들어 있다. • 비타민 A가 부족하면 야맹증과 안구 건조증이 생기고, 아동의 성장기에 뼈가 잘 자라지 않을 수 있다. • 과다 섭취 시에는 두통, 설사, 식욕 감퇴 등이 있다. 심하면 뼈가 약해지고 간경화를 일으킨다.	
	비타민 D • 칼슘대사에 관여한다. • 결핍되면 뼈의 석회화가 충분히 이루어지지 않아 뼈가 연해지고 변형되기 쉬워 아동의 경우 구루병이 되기도 한다. • 햇볕을 쬐면 얻을 수 있다. 자외선의 촉매작용에 의해 생선의 간유, 달걀노른자, 버터, 버섯류에서 얻을 수 있다. • 과잉으로 인한 독성은 비타민 중에서 가장 강하다. 식욕부진, 구토, 설사 등이 나타나며, 세포 조직에 칼슘이 쌓여서 신장과 심장 혈관계에 심한 손상을 입힌다. 권장량의 5배 이상을 섭취하면 매우 강한 독성이 나타나므로 주의해서 복용해야 한다.	

수용성 비타민의 이해

분류	특징	종류
수용성 비타민	• 물에 잘 녹는다. ※비타민 B 복합체란 서로 기능이 유사한 여러 가지 수용성 비타민이다.	비타민 B 복합체, 니아신, 폴산, 비타민 C 등
	비타민 B1, B2, 니아신 • 비타민 B1, B2, 니아신 등 3가지 비타민은 공통적으로 에너지 대사과정 중 산화와 환원 반응에 관여한다. 그래서 열량 섭취량이 증가하면 이 비타민들이 더 많이 필요하다.	
	비타민 C • 채소와 과일에 많이 들어 있고, 실온에서 공기 중의 산소에 의해 쉽게 파괴된다. • 결핍 증상으로는 괴혈병이 생긴다. • 같은 식품 내에서 다른 영양소의 산화를 방지해주는 항산화제 역할도 한다. • 콜라겐 합성에 필요하다. • 노화를 늦춰주고 철분의 흡수를 도와준다. • 정기적으로 비타민 C를 많이 섭취하면 위염, 설사와 복통, 신장 결석이 생길 수 있다.	

05 무기질(미네랄)의 이해

무기질 Mineral

- 생물체를 구성하는 원소 중에서 탄소, 수소, 산소 등 3원소를 제외한 생물체의 무기적 구성요소로서 '광물질'이라고도 한다.
- 체중의 약 4%를 차지한다.
- 칼슘, 인, 나트륨, 염소, 마그네슘 등으로 구성된다.

무기질의 역할

- 뼈와 치아 등 단단한 조직을 만드는 데 중요한 물질이다.
- pH와 삼투압을 조절한다.
- 효소반응을 활성화시키고, 신경의 흥분을 전달한다.

비타민과 무기질의 차이점

- 비타민은 유기 화합물이며, 무기질은 탄소 이외의 원소로 이루어진 화합물이다.
- 식물과 세균 등의 유기체는 몇 가지 비타민은 합성할 수 있지만 무기질은 합성하지 못한다.
- 비타민은 공기, 빛, 열 등 여러 가지 원인에 의해 쉽게 파괴되지만, 무기질은 쉽게 파괴되지 않고 안정적이다.

무기질(미네랄)의 종류

분류	특징
칼슘	• 약 99%가 치아와 뼈에 있다. • 40~50세 사이에 뼈의 합성보다 분해가 커져 골격의 0.7% 정도가 감소된다. • 여성이 남성보다 뼈 손실이 빨리 온다. • 멸치, 치즈, 다시마 등에 많다. • 부족하면 뼈 연화증, 구루병 등에 걸린다. • 칼슘은 세포막의 투과성을 조절하여 세포막을 통한 영양소의 이동에 관여한다. • 신경세포와 근육 사이에 충동을 전달하는 데 필요한 아세틸콜린 같은 신경전달물질의 분비를 촉진시켜 신경 충동의 전달을 원활하게 한다. • 근육이 수축할 때 필요하다. • 혈액응고에 도움을 준다.
인	• 세포 재생산과 단백질 합성에 불가결한 DNA와 RNA의 필수 구성요소이다. • 유제품, 육류에 많다. • 탄산음료나 가공식품에도 들어 있는데, 과다섭취하면 칼슘 흡수가 잘되지 않는다.

나트륨	• 하루 권장량은 7g 정도이지만, 대부분 15~30g을 섭취한다.
	• 몸속에 나트륨이 많으면 다음과 같은 현상이 일어난다.
	  1. 혈관이 수축된다.
	  2. 호르몬을 변화시켜 고혈압이 온다.
	  3. 체액의 삼투압이 높아져 세포에서 수분이 빠져나가 세포 내 산도가 증가해 단백질 구성이 무너진다.
	• 고혈압, 심부전증, 신부전을 앓고 있는 사람은 각별한 주의가 필요하다.

아연	• 면역계에 중요한 역할을 하며, 세포 분열에 이용된다. • 정상적인 성장에 필요하다. • 상처 회복과 건강한 피부를 유지하는 데 중요한 단백질과 콜라겐의 합성이 필요하다. • 해산물, 붉은 살코기, 견과류, 콩, 우유 등에 많이 들어 있다.

물	• 인체 수분 함량은 남성은 체중의 60%, 여성은 50~55%, 아기는 75% 이상이다.
	• 수분의 10% 이상 손실되면 고통스럽고, 20% 이상 되면 생명을 잃을 수 있다.
	• 물의 기능은 다음과 같다.
	  1. 다 쓴 물질을 밖으로 내보낸다.
	  2. 각 기관에 영양소를 보내준다.
	  3. 수용성 세포질의 기본적 성분으로 생체 분자를 녹인다.
	  4. 주요 장기를 보호하고 침, 관절액 등 윤활유 역할을 한다.
	  5. 체액의 전해질 농도와 산과 염기의 평형을 유지한다.
	  6. 체온을 유지한다.

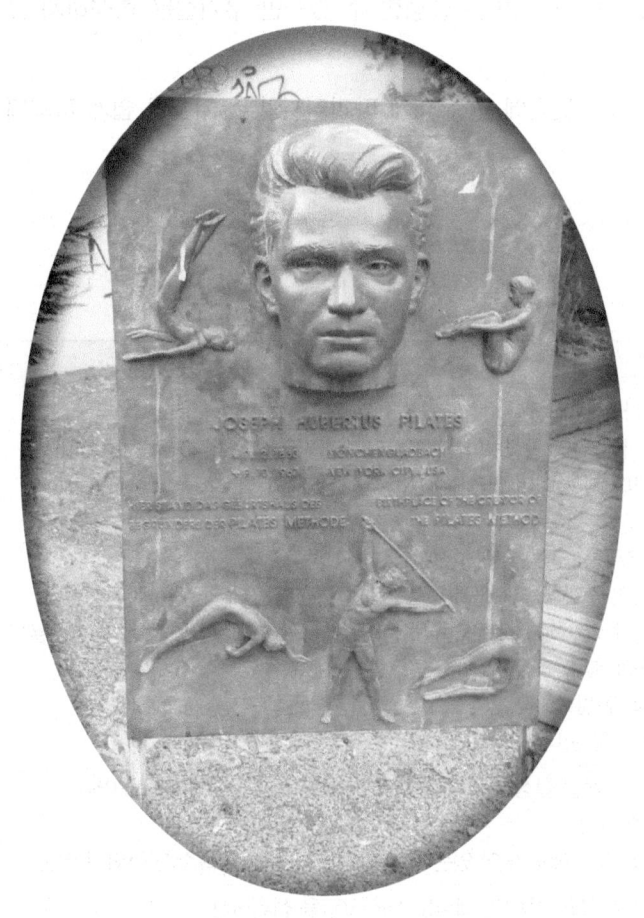

*I must be right. Never an aspirin. Never injured
a day in my life. The whole country, the whole world,
should be doing my exercises. They'd be happier*

내 삶에서 다쳐 본적도, 진통제를 먹어 본적도 없으니 내가 옳은 것이 틀림없다.
전 세계의 모든 사람들이 나의 운동을 수련할 때 더욱 행복해질 것이다

Pilates THEORY

기초 기능해부학

Axial

01 축

신체의 움직임을 이해하기 위해 축(axial)을 정의한다. 면과 관련된 각각의 직각 상태에서 축에 관한 기본적인 3가지 유형이 있다.

▶ **시상축**
시상축(sagittal axis)은 시상면에 놓여 있고, 앞에서부터 뒤로 수평하게 뻗어 있다. 외전과 내전은 이 축을 통해 관상면(coronal plane)에서 발생한다.

▶ **관상축**
관상축(coronal axis)은 관상면에 놓여 있고, 옆으로 수평하게 뻗어 있다. 굴곡과 신전 운동은 이 축을 통해 시상면에서 발생한다.

▶ **종축**
종축(longitudinal axis)은 머리부터 꼬리까지 수직으로 뻗어 있다. 어깨의 내측 회전(medial rotation), 외측 회전(lateral rotation), 수평적 외전(horizontal abduction), 그리고 어깨의 내전은 이 축을 통해 횡단면에서 발생한다.

Planes

02 면

신체의 움직임을 이해하기 위해 면(planes)을 정의한다. 3가지 기본 면이 공간상에 존재하며, 각 면은 서로에 대해 직각을 이룬다.

▶ **시상면**
수직으로 전방에서 후방으로 확장되며, 그 명칭은 두개골의 측면 방향에 존재한다. 시상면(sagittal plane, lateral plane)은 '전후면'으로도 불리며, 시상면에서 굴곡(flexion)과 신전(extension)이 일어난다.

▶ **관상면**

수직으로 좌우측으로 확장되며, 두개골의 정면 방향에 존재한다. 관상면(coronal plane, frontal plane)은 '전두면'으로 불리며, 관상면에서 외전(abduction)과 내전(adduction)이 일어난다. 신체를 전방과 후방으로 나눈다.

▶ **횡단면**

수평으로 존재하며, 신체를 상체와 하체로 나눈다. 세 중앙면이 교차하는 지점이 곧 무게중심점이 된다. 횡단면(transverse plane, horizontal or axial plane)에서 외회전(external rotation)과 내회전(internal rotation)이 일어난다.

Center of Gravity

03 중력의 중심점

질량을 가진 모든 물체 및 신체는 만유인력의 법칙에 따라 지구의 중심을 향한 인력의 작용을 받는 수많은 분자의 복합체이다. 신체의 각 분자에 작용하는 만유인력은 동일한 반응력 체계를 발생시키며, 아래를 향해 수직으로 작용하는 이러한 힘의 결과가 곧 체중이다. 그리고 체중과 동일하면서 위를 향하는 힘이 작용하는 한 지점이 곧 신체의 무게중심으로, 흔히 체중이 집중되는 지점으로 기술된다. 이른바 이상적인 체형을 가진 평균적인 성인의 무게중심은 첫 번째 또는 두 번째 천골의 약간 앞쪽으로 간주된다. 그리고 중립선이란 무게중심을 통과하는 수직선을 말한다.

Range of Motion

04 신체 관절의 움직임

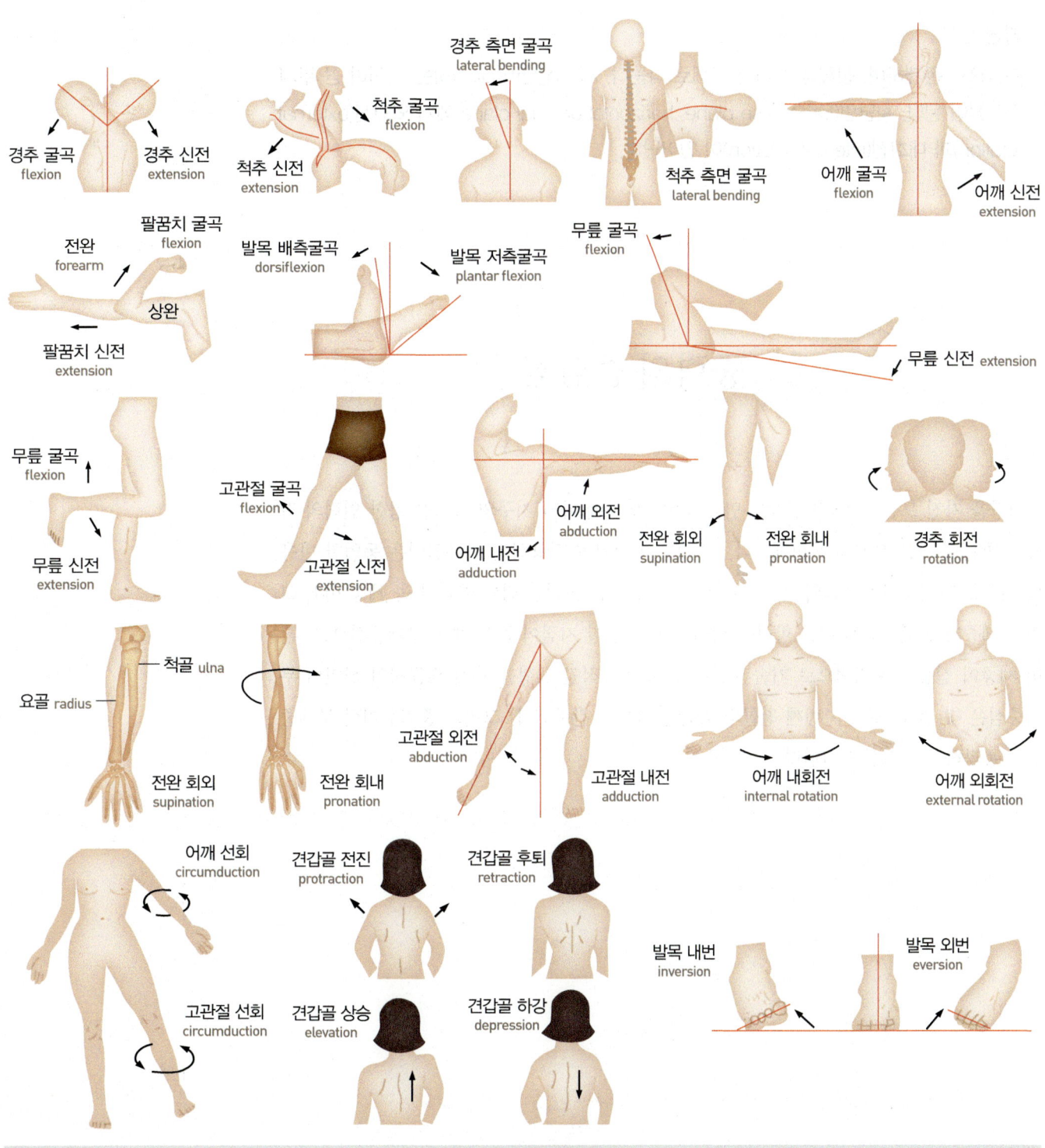

신체의 해부학적 움직임

Kinetic Chain

05 사슬 운동

열린 사슬 운동

열린 사슬 운동(open kinetic chain exercises, OKC)이란 손과 발을 자유롭게 움직일 수 있는 운동으로, 움직이는 관절을 중심으로 몸에 가까운 관절이 고정된 상태이다. 보통 헬스 기구에서 이루어지는 운동이라 할 수 있다. 또한 손과 발에 체중 부하가 가해지지 않은 상태에서 팔꿈치 또는 무릎과 같은 단일 관절이 움직이는 운동이 이루어지는 것을 말한다.

열린 사슬 운동은 주로 근력 강화와 지구력 향상을 목적으로 근육들을 개별 훈련할 때 사용된다. 선택적으로 특정 근육을 쉽게 활성화하므로 재활 운동 방법으로도 쓰인다.

체력 강화 및 재활에 효과적인데, 이 운동은 일상생활 동작이나 점프 또는 스쾃 같은 동작을 요구하는 스포츠 활동, 즉 '기능적'인 면을 향상하기 위한 운동이라 할 수는 없지만 필라테스 환경에서는 기능적인 운동이 될 수도 있다.

일반적으로 상체를 위한 운동에는 바이셉스 컬(biceps curl), 트라이셉스 익스텐션(lying triceps extensions), 벤치 프레스(bench press) 등이 있으며, 하체를 위한 운동에는 레그 익스텐션(leg extension)과 레그 컬(leg curl) 등이 있다.

필라테스 환경에서는 두 팔 돌리기(arm circles), 트래피즈 테이블의 엉덩이 들기(trapeze leg bridge), 리포머의 두 다리 돌리기(reformer leg circles) 등의 동작들이 열린 사슬 운동에 속한다.

닫힌 사슬 운동

닫힌 사슬 운동(close kinetic chain exercises, CKC)은 원위부 지절(손 또는 발)이 지면 또는 운동 기구에 고정된 상태로 일어나는 운동이며, 손 또는 발에 체중 부하가 가해진 상태에서 이루어진다. 이 운동법은 대개 안정성, 근력, 지구력 강화와 감각-운동 조절 훈련 시에 사용할 수 있다. 일반적으로 닫힌 사슬 운동은 열린 사슬 운동보다 안전하고 '기능적'인 능력을 향상시키기 위한 훈련으로 이용된다. 운동 시 관절 내에 압력이 증가하여 안정성이 향상되고, 운동이 일어나는 관절 주위의 주동근과 길항근이 협력수축(co-contraction)을 일으켜 관절에서 발생할 수 있는 전단력(shear forces)을 최소화시켜 관

절의 스트레스를 줄여주므로 천천히 그리고 집중(concentration)하면서 해야 한다.

일반적으로 상체를 위한 운동에는 푸시업(push-ups), 풀업(pull-ups), 친업(chin-ups), 딥(dips) 등의 웨이트 트레이닝 동작들이 있으며, 이 운동들은 삼두근(triceps), 이두근(biceps), 삼각근(deltoids), 흉근(pectorals), 광배근(lats), 복근(abdominals)과 허리(lower back) 근육들을 동시에 수축시켜 몸통 안정성을 향상한다. 하체를 위한 운동으로는 스쿼트(squats), 데드리프트(deadlifts), 런지(lunges) 등의 동작들이 있으며, 이 운동들은 대퇴사두근(quadriceps), 햄스트링(hamstrings), 골반 굴곡근(hip flexors), 가자미근(soleus), 비복근(gastrocnemius)이 동시에 수축하고, 움직임이 무릎, 고관절, 무릎 관절에서 일어난다.

필라테스 환경에서는 리포머의 레그 프레스(reformer leg press), 리포머의 푸시업(reformer push up), 폼롤러의 사이드롤링(foam roller side rolling), 리포머의 머메이드(reformer mermaid) 등이 닫힌 사슬 운동에 속한다.

Neutral Spine Position
06 척추 중립 자세

척추 중립 자세(neutral spine position)란 일상생활 또는 운동 중 중력에 의해 척추에 가해지는 하중을 최소화할 수 있도록 척추 뼈들이 배열된 이상적인 자세를 의미한다. 이 자세에서 모든 운동이 시작되어야 신체 부상으로부터 가장 안전하므로 이 자세를 편안하게 취할 수 있어야 한다. 소메틱 필라테스는 이러한 중립 자세를 최상의 자세로 추구하지만, 각각의 대상 또는 사례에 따라 자세를 다르게 변형할 수도 있다.

일반적으로 누운 자세를 척추의 중립 자세라고 하는데, 이는 누운 자세에서 척추 중립 자세를 가장 쉽게 습득하고 인지할 수 있기 때문이다. 자신에게 맞는 올바른 필라테스 척추 중립 자세를 찾도록 한다.

등을 대고 누워 두 팔은 골반 옆에 두고 무릎을 굽힌다. 두 다리가 서로 평행을 이루어 두 번째 발가락, 무릎의 슬개골, 그리고 고관절이 일직선상에 오도록 한다.

턱과 어깨 그리고 가슴의 긴장을 풀고 척추를 길게 늘인다. 어깨를 귀로부터 멀어지게 하여 안정성을 취하고, 갈비뼈 뒷부분의 아래 부위를 바닥에 밀착시킨다.

코로 숨을 들이마실 때, 산소가 갈비뼈 뒤쪽을 따라 들어가면서 갈비뼈 측면을 팽창시킨다고 상상한다. 이때 가슴이 위로 과도하게 들리지 않도록 주의한다.

배꼽 아래쪽에 물컵을 놓았다고 상상하면서 컵의 물이 쏟아지지 않도록 호흡한다. 복부를 척추 쪽으로 밀어내려 배 부위가 평평하게 유지되도록 한다. 복부가 척추 쪽으로 내려갈 때, 골반이 앞쪽(anterior) 또는 뒤쪽(posterior)으로 기울어지지 않은 중립 상태를 유지한다. 이것을 골반이 중립(neutral pelvic tilt)된 상태라고 한다.

신체의 긴장을 모두 푼 상태에서 복부에 집중한다. 호흡은 지속적으로 깊게 하면서 중립 자세를 유지한다. 허리는 자연스럽게 굴곡을 이루면서 바닥으로부터 본인의 엉덩이 깊이만큼 떨어진 상태를 척추 중립(neutral spine)이라고 한다.

필라테스의 중립 자세는 척추 중립과 골반 중립을 인지하는 데 매우 큰 도움을 준다.

누운 자세를 기본으로 서거나 앉은 자세에서 척추 중립 자세를 취할 수 있다.

07 몸통 안정성
Torso Stability

몸통 안정성(torso stability)을 유지해야 안정된 자세를 취할 수 있고 팔다리를 자유롭게 움직일 수 있다. 몸통은 척추 주위의 심부 근육들(deep trunk muscles), 즉 신체를 바로세우는 자세 근육들과 신체 표면에 있는 표면 근육들(superficial trunk muscles), 뼈대를 이루는 골격들, 신경들과 내장들로 이루어져 있다. 몸통 안정성은 근육의 밸런스, 올바른 자세, 균형적인 신체 움직임을 위한 기본적인 개념으로 신경계와 근육계 그리고 골격계가 원활하게 소통할 수 있게 한다. 필라테스 이론 중에서 몸통 안정성은 성공적인 필라테스 동작을 수행하는 데 기초이며, 신체의 심부 근육들을 자극하는 데 효과적이다.

심부 근육들은 뼈에 매우 근접한 위치에 있고 크기도 작아 큰 힘을 발현하기 어렵다. 그러나 앉거나 서 있을 때 무의식적으로 머리와 척추를 곧게 유지하고 있는 것은 심부 근육의 지속적인 작용과 근육들 간의 협응에 의해 이루어진다. 따라서 척추를 올바로 세우고 자세를 바르게 교정하는 데 심부 근육의 활성화는 매우 중요하며, 필라테스 운동요법은 이러한 근육들을 효과적으로 자극하는 데 뛰어나다.

피부에 가깝게 위치하고 있는 표면 근육들은 크기가 크고 길어 강한 힘을 발휘한다. 척추를 신전 또는 굴곡시키지만, 지속적으로 작용하지는 않는다. 즉, 몸통 안정성은 심부 근육들과 표면 근육들의 조화로운 작용과 협력으로 이루어진다.

효율적이고 기능적인 신체 움직임을 하기 위해서는 몸통을 강화해야 한다. 몸통이 튼튼해야 전체적인 신체의 균형이 좋아지고, 몸통에 힘이 생겨 척추와 내부 장기를 안전하게 보

호하며, 동시에 팔다리를 자유롭게 움직일 수 있다. 어설프게 몸을 움직이다가 근육 또는 관절에 무리가 가거나 부상을 당하는 경우가 많은데, 운동을 할 때 몸통을 안정화시킨 상태에서 신체를 움직이도록 해야 한다.

따라서 필라테스 동작을 할 때 몸통을 안정되게 유지하는 중심부 근육을 활성화하는 법은 중요하다. 또한 척추 중립을 유지시킨 상태에서 필라테스 동작을 수행하면 자세를 자연스럽게 교정한다. 올바른 자세는 요통 또는 만성 근육통을 줄일 수 있고, 신체를 건강하고 활기 있게 한다.

조셉 필라테스(Joseph Pilates, 필라테스의 창시자)는 필라테스 운동요법에서 몸의 중심부 근육들을 활성화시키는 것을 '파워하우스(powerhouse)'라고 불렀다. 그 당시 파워하우스는 갈비뼈 아래 부분부터 골반에 이르는 복부를 중심으로 하는 범위였으나, 현재의 파워하우스는 이전보다 범위가 넓어져 흉곽부터 골반저근에 이르는 몸통의 모든 근육을 활성화시키는 것을 의미한다. 파워하우스를 일반 운동 범위에서는 '코어(core)'라고 부르며, 복부와 허리 근육은 상체 아랫부분의 척추를 감싸 지탱하면서 골반과 갈비뼈를 연결한다. 이 근육들은 척추를 안정시키는 코르셋 역할을 해서 내부 장기를 안전하게 보호한 상태에서 몸통을 구부리거나 비틀 수 있게 한다.

복부 근육의 제일 바깥쪽에 위치하고 있는 복직근은 가장 움직이기 쉬운 근육이지만, 복부 깊숙이 있는 내·외 복사근 그리고 복횡근 등은 잘 사용하지 않으므로 이 근육들을 제어할 수 있는 인지 교육이 필요하다. 일반적으로 상복부 운동을 할 때, 내·외 복사근 그리고 복횡근 등을 기능적으로 활성화하는 데 어려움이 있다.

필라테스는 몸의 심부 근육을 활성화시키면서 바깥 근육을 강화시키기 위한 기능적 운동으로, 효율적인 호흡을 통해 코어 근육들을 강화시킨다. 또한 몸통 안정성을 위해 중요한 척추기립근, 고관절 굴근, 골반저근 등의 근육들은 복부 근육과 함께 신체 중심부를 안정시키는 작용을 한다. 필라테스 운동요법은 신체의 근육들을 인지하며 기능적으로 강화시킨다면 팔과 다리를 편안하게 움직일 수 있다는 원리를 가지고 있다.

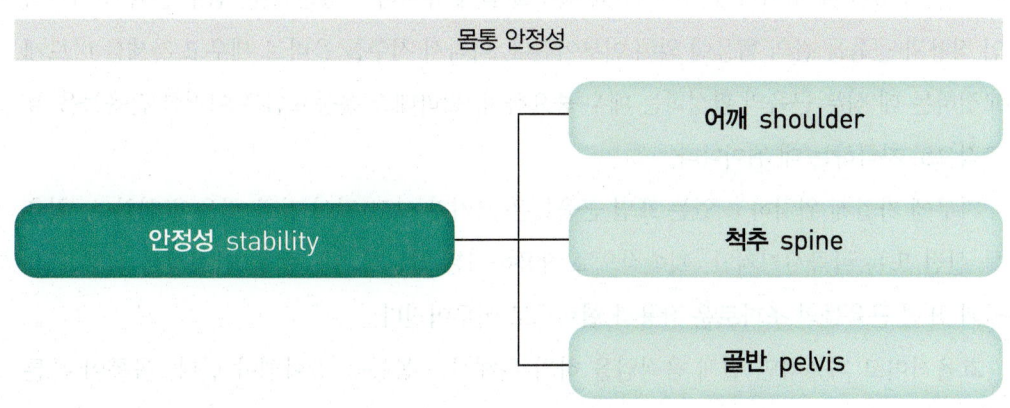

Shoulder Stability

08 어깨 안정성

어깨관절은 우리 몸 중에서 가장 운동 범위가 큰 관절이다. 어깨관절은 단단한 골격구조가 아니라 여러 개의 근육들로 구성되어 있어 여러 방향으로 움직일 수 있는 장점을 가지고 있다. 만약 어깨관절이 불안정하다면, 어떤 형태로든지 어깨의 통증을 유발하는 병이 생기게 된다. 어깨관절에서 회전 근육의 손상, 어깨관절 탈구, 견봉하 충돌 증후군, 퇴행성 관절염, 류머티스 관절염, 상완이두근의 파열, 관절낭의 파열, 오십견 같은 병들을 일으킬 수 있다.

어깨관절을 이루고 있는 뼈는 크게 3가지로, 견갑골(scapula), 쇄골(clavicle), 상완골(humerus)이며, 견갑골의 움푹 파인 곳에 상완골의 둥그런 머리가 결합해 있다. 그러나 상완골의 무게를 근육과 인대로만 지탱하고 있기에 항상 근육에 많은 무게가 걸려 있으며, 근육이 발달하지 않은 어린아이들에게는 탈구가 많이 발생하기도 한다. 또한 움직임을 담당하는 삼각근 등의 근육과 어깨의 안정성 자세를 유지하고 담당하는 회전근개(rotator cuff) 등의 근육 사이에 밸런스가 무너지면 어깨의 통증을 유발한다.

일상생활에서는 어깨를 무리하게 사용하거나 잘못 사용하는 일이 비일비재하다. 이 때문에 어깨 근육이 쉽게 뻣뻣하게 뭉치고 통증을 유발하면서 신체의 다른 부위인 목, 머리에까지 통증을 발생하게 한다. 이러한 통증을 감소시키기 위해 어깨의 안정성과 어깨 기능적인 움직임이 반드시 필요하다.

견관절 운동 시 관절의 안정성을 유지해주는 회전근개는 어깨 표면의 삼각근 내부에 위치하고, 상완골 근위부에 부착되어 어깨관절의 회전운동을 시켜주는 4가지 근육(극상근, 극하근, 견갑하근, 소원근)을 총칭한다. 팔을 움직일 때, 견갑골을 안정적으로 고정하면 팔을 뻗거나 들어 올리는 동작이 한결 수월해진다.

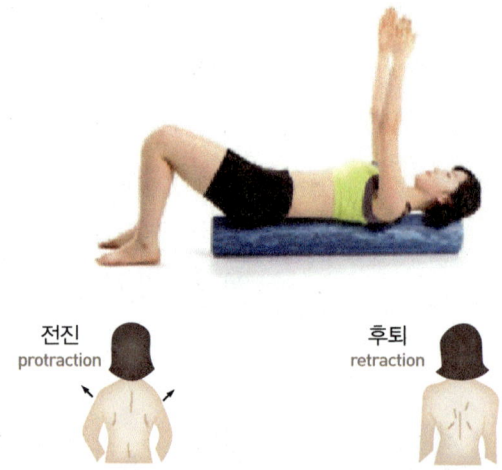

shoulder slap 동작 / 폼롤러

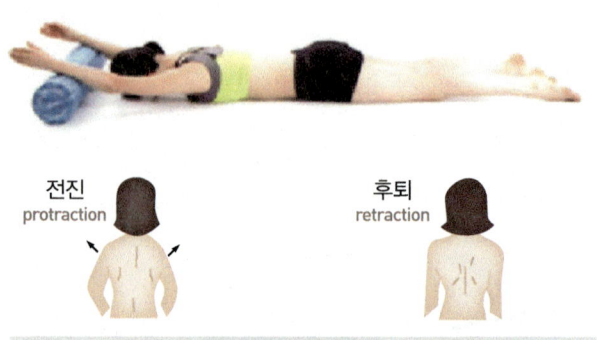

shoulder movement 동작 / 폼롤러

pelvic stability

09 골반 안정성

건강한 사람의 척추는 측면에서 보았을 때 S라인처럼 자연스런 굴곡이 있다. 경추와 요추 부분은 앞으로 살짝 들어가 있고, 흉추와 천추 부위는 뒤쪽으로 나와 있다. 이러한 척추의 굴곡은 신체의 무게를 분산시켜 최적의 자세를 잡는 데 중요한 역할을 한다. 이때 골반이 앞 또는 뒤로 기울어지지 않은 중간 위치를 유지하는 것이 바로 골반의 중립 상태이며, 이 상태를 유지하는 능력이 바로 골반의 안정성이다.

골반의 중립 상태는 필라테스의 기본인 누운 자세에서 쉽게 인지할 수 있다. 누운 자세에서 중력은 척추를 편안하게 굴곡시킴으로써 골반이 어떠한 상태를 유지하는지 쉽게 파악할 수 있다. 골반 중립을 인지하기 위해서는 인체의 해부학적 이해가 필요하다. 골반은 앞으로 기울어질 수도 있고 뒤로 기울어질 수도 있는데, 골반이 한쪽으로 기울어지지 않는 중간 위치에서 중립을 이룬다.

골반의 기울임을 인지하기 위해 매트 위에 등을 대고 누워 무릎을 구부린다. 꼬리뼈를 말아 올리면 허리 뒤쪽이 평평하게 매트에 닿는데, 이를 '골반 후골(posterior pelvic tilt)'이라 하고 골반이 뒤쪽으로 기울어졌다고 말한다. 이와 반대로 꼬리뼈를 매트 쪽으로 내리면서 허리를 바닥으로부터 최대한 들어 올리면 이를 '골반 전골(anterior pelvic tilt)'이라 하고, 골반이 앞쪽으로 기울었다고 말한다.

골반 중립에서는 매트에 누웠을 때 경추(목 뒤쪽)와 요추(허리 뒤쪽)가 매트에서 들려 있으면서 자연스런 C커브를 이룬다. 이때 치골(pubic bone)과 양쪽의 정상방장골극(ASIS)이 동일한 면에 위치하고, 그 면이 지면과 평행을 이루면 골반의 중립을 유지할 수 있다. 골반 중립을 시각화하는 방법은 배꼽 아래쪽 영역을 평평하게 유지하고, 그 위에 물컵을 올려놓고 중심을 잡는다고 상상하는 것이다. 누운 상태에서 엄지손가락을 정상방장골극(ASIS)에, 중지를 치골 위에 올려놓고 두 손이 지면과 평행하도록 골반을 천천히 움직이면서 골반의 중립을 찾을 수 있다. 골반이 중립일 때 치골과 정상방장골극이 이루는 삼각형 영역이 평평하게 된다.

골반 전방 경사
Anterior Pelvic Tilt

골반 중립
Neutral Pelvic

골반 후방 경사
Posterior Pelvic Tilt

골반 기울기에 따른 골반 전방 경사, 골반 중립, 골반 후방 경사

골반의 안정성을 중요시하는 이유는 골반이 중립을 이룰 때 척추가 자연스런 굴곡을 유지하기 때문이다. 골반의 안정성이 유지된 상태에서 최적의 자세를 유지할 수 있도록 척추가 굴곡된다. 일상생활에서 서고, 앉고, 뛰고, 걸을 때 생기는 충격으로 인한 근육과 뼈에 가해지는 부하를 척추 굴곡이 최소화한다. 불균형한 골반은 척추를 휘어지게 하는 변인 중의 하나로, 측만증이나 후만증 같은 척추 질환을 야기하기도 한다.

골반이 중립을 유지하는 안정된 상태에서 파워하우스와 골반저근을 더욱 효과적으로 강화시킬 수 있다. 필라테스 동작을 수행할 때 "복부 근육을 척추 안쪽으로 밀어 넣어라", "머리끝부터 꼬리뼈까지 길게 늘여주어라", 혹은 "골반과 갈비뼈 사이의 공간을 더욱 넓혀라" 등의 지시는 골반을 안정되게 하고 척추의 굴곡을 최적화하여 성공적인 신체 움직임을 얻기 위함이다. 또한, 인지하는 호흡은 양쪽 갈비뼈를 최대한 크게 열었다 닫음으로써 폐활량을 최대로 높여 신체의 긴장을 풀어주고 척추와 골반이 안정된 위치에 있도록 해준다.

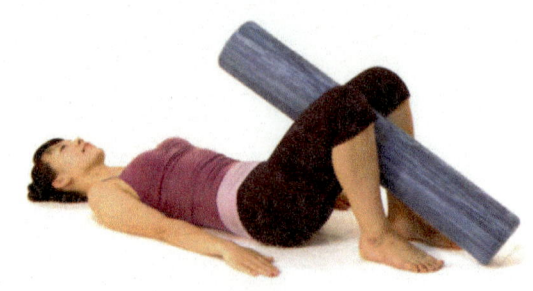

골반 안정성을 위한 hip squeeze 동작과 hand on 테크닉

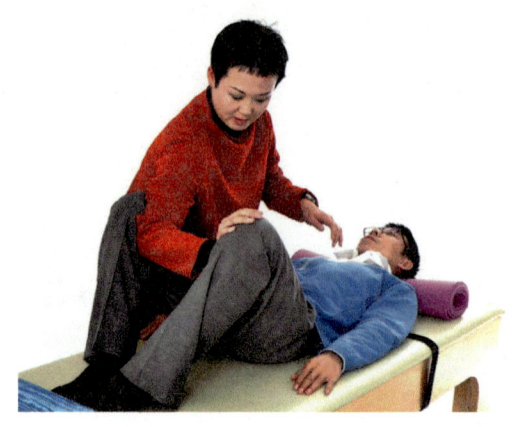

10 골반저근
Pelvic floor

골반저근(pelvic floor)은 골반 바닥 영역 안에 있는 근육들의 통칭으로 복부의 끝부분에 연결되어 내부 장기들을 지탱하고, 가슴뼈의 조직들과 연결되어 호흡에 영향을 미친다. 또한, 몸통의 안정성을 유지하는 데 매우 중요한 기초 근육들이다. 약해진 골반저근은 자세를 흐트러지게 하고, 아랫배를 나오게 하며, 직장, 방광, 그리고 여성의 질을 통제하는 근육을 약화시키므로 평소에 골반저근을 자극하는 운동이 필요하다. 골반저근 강화운동은 요통과 요실금을 예방하는 데 매우 효과적이다. 골반저근을 인지하는 방법으로 소변을 볼 때 소변 줄기를 멈추면 골반저근의 수축을 느낄 수 있다.

골반저근운동은 호흡훈련과 복근운동으로 강화시킬 수 있으며, 이

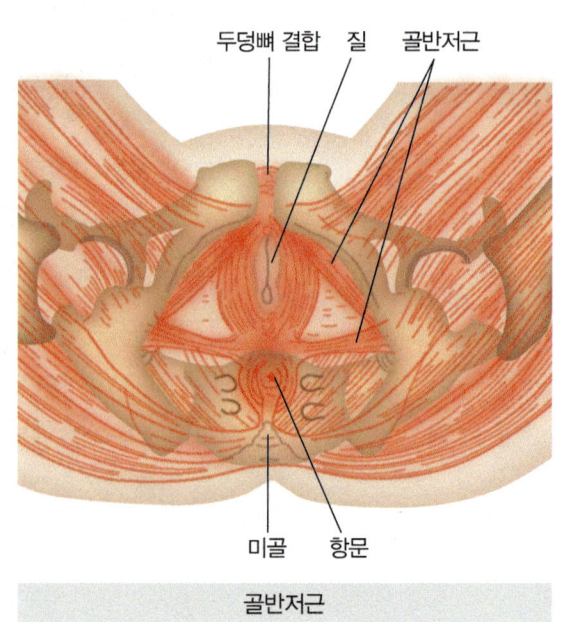

골반저근

를 병행할 때 골반저근 강화와 몸통의 안정화에 더욱 효과적이다(송창호, 2004).

골반저근운동을 처음 고안한 케겔(Kegel, 1948)의 괄약근 수축운동은 골반저근의 해부학적 특징을 파악하고 나서 수행해야 한다고 했다. 골반저근의 기능을 정확히 파악하고 골반저근의 정지부와 기시부에서 근육의 방향을 인식한 후 골반저근의 근육들을 고르게 발달시키는 골반저근운동을 효율적으로 할 수 있다.

골반저근은 골반이 중립 상태를 유지할 때 최적의 기능을 발휘한다. 골반저근의 균형이 잘 잡혀 있으면 골반과 관련된 복부 기관들이 골반 영역의 중앙에 위치하지만, 골반저근이 약해지면 늘어나고 처지게 되어 골반대 밑의 출구를 통해 내장이 내려앉아 더 이상 복부 내장들을 받칠 수 없게 된다.

Skeleton and Muscle

11 골격과 근육 구조의 이해

인간의 몸에 골격과 근육이 없을 때 일상생활이 어떨지 상상해보면, 서 있을 수 없어 연체동물과 같이 매우 천천히 움직일 것이다. 골격은 서 있을 수 있게 하고, 근육은 뼈와 뼈 사이의 관절을 빠르게 움직일 수 있게 한다.

뼈를 인체생리학적·역학적 기능에서 본다면, 우리 몸을 지지·보호·운동하게 하며 신체 조혈작용으로 혈구를 생산한다. 또한, 우리 몸의 구조 및 기능과 관련된 화학요소인 무기질의 저장소 기능을 하므로 신체 건강상의 혜택을 볼 수 있다.

골격계의 뼈들은 관절에서 서로 연결되어 관절에 큰 움직임 범위와 약간의 유동성을 주고 관절을 고정해주는 역할을 한다. 관절들의 기능과 구조는 각각 따로 분류되어 있으며, 관절의 안정성은 뼈와 뼈의 조합, 관절 사이의 연골, 섬유질 연골판, 인대, 근육과 건들에 영향을 받는다.

골격근은 근골격계의 운동과 활동하는 힘의 원동력이다. 근육은 열을 생산하고 신체나 기관을 보호하며 압력을 변화시킨다. 이렇게 근골격계의 특징을 파악하여 올바른 자세에서 자신에게 맞는 올바른 운동 프로그램을 통해 신체를 기능적으로 움직일 수 있어야 한다. 그로 인해 자신의 건강을 지킬 수 있다.

골격 명칭

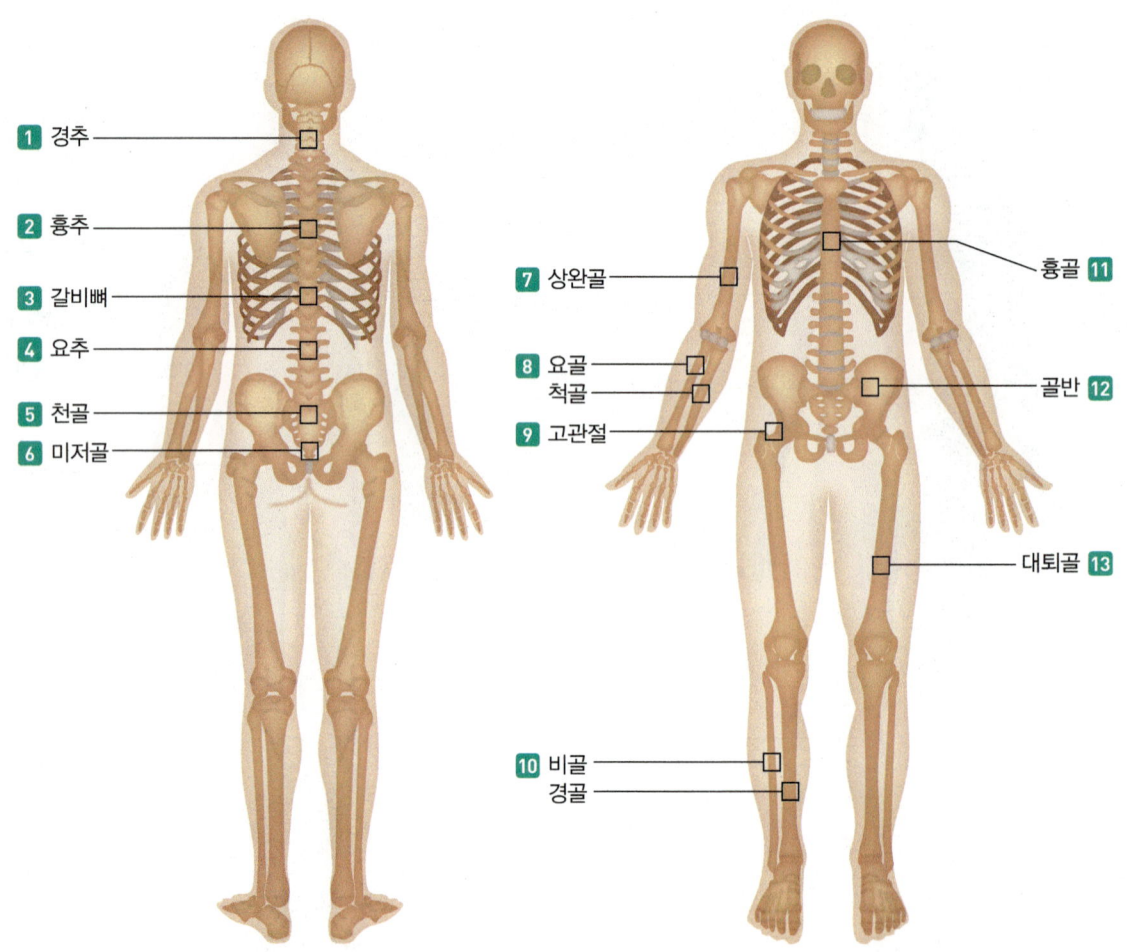

1	경추	목뼈 7개. 척추 맨 윗부분에 있는 뼈	8	요골과 척골	노뼈와 자뼈. 팔 아래쪽에 있는 뼈
2	흉추	등뼈. 갈비뼈 12쌍은 흉추에 연결	9	고관절	대퇴골과 골반의 연결
3	갈비뼈	몸 안의 주요 장기를 보호함	10	비골과 경골	종아리뼈와 정강이뼈
4	요추	허리뼈 5개. 몸통의 중심을 떠받침	11	흉골	가슴뼈. 갈비뼈 10쌍이 흉골에 연결됨
5	천골	엉치뼈. 성인이 되면서 5개에서 1개로 됨	12	골반	천골. 좌우 궁둥이뼈로 형성
6	미저골	꼬리뼈(미골)	13	대퇴골	넓적다리뼈
7	상완골	위팔뼈. 팔 위쪽에 있는 뼈			

필라테스 이론

근육 명칭

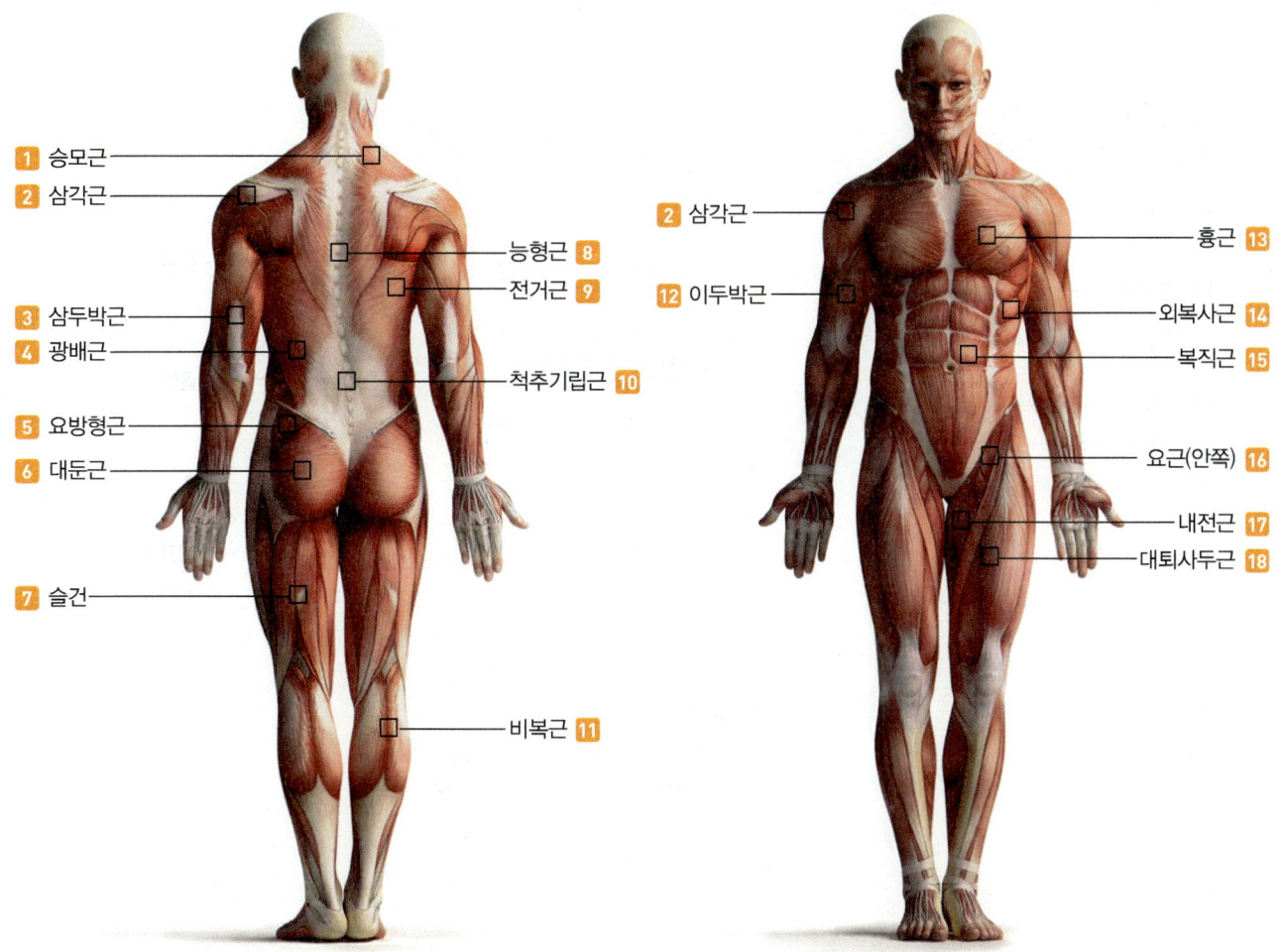

1	승모근	목 뒤에서 시작해 어깨를 따라 내려가는 근육 머리, 목, 어깨뼈를 움직일 때 사용	10	척추기립근	척추 양쪽을 따라 내려가는 근육
2	삼각근	어깨와 팔 위쪽을 둘러싼 근육	11	비복근	종아리 근육
3	삼두박근	팔 위쪽 뒷면에 있는 근육	12	이두박근	팔 위쪽 앞면에 있는 근육
4	광배근	가슴 중간부터 허리까지 이어주는 근육	13	흉근	팔을 몸쪽으로 끌어당기는 근육
5	요방형근	허리 근육	14	외복사근	몸통 옆쪽을 따라 비스듬히 이어지는 근육
6	대둔근	엉덩이 근육	15	복직근	복부 바깥 근육
7	슬건	허벅지 뒤쪽 근육	16	요근(안쪽)	엉덩이 굽힘 근육
8	능형근	어깨뼈를 척추에 연결시키는 근육	17	내전근	허벅지 안쪽 근육
9	전거근	어깨뼈를 갈비뼈 쪽으로 잡아당기는 근육	18	대퇴사두근	넓적다리 네갈래 근육

Pilates THEORY

척추와
척추관절의 이해

Osteology

01 골학

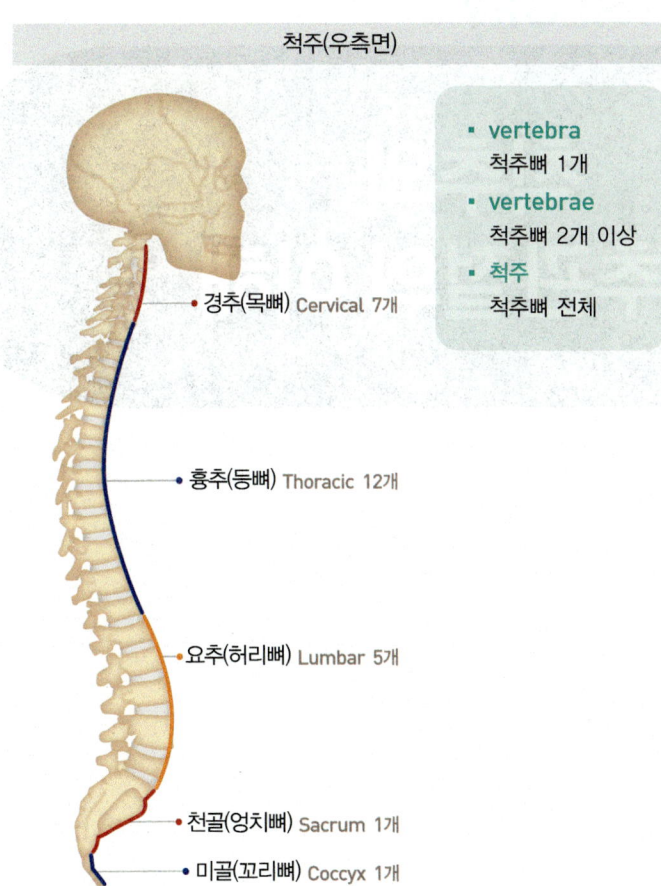

척주(우측면)

- vertebra 척추뼈 1개
- vertebrae 척추뼈 2개 이상
- 척주 척추뼈 전체

• 경추(목뼈) Cervical 7개
• 흉추(등뼈) Thoracic 12개
• 요추(허리뼈) Lumbar 5개
• 천골(엉치뼈) Sacrum 1개
• 미골(꼬리뼈) Coccyx 1개

구성요소

척주(spinal column)는 몸통과 목 전체에 안정성을 제공함과 동시에 척수(spinal cord)를 보호하고 척수신경(spinal nerve)들이 빠져나가는 통로를 제공한다. 척주는 일반적으로 26개의 척추마디로 구성되어 있으며, 5개의 영역으로 나눠진다. 정상적으로 7개의 목뼈(cervical), 12개의 등뼈(thoracic), 5개의 허리뼈(lumbar), 1개의 엉치뼈(sacrum), 1개의 꼬리뼈(coccyx)로 구성되어 있다. 엉치뼈와 꼬리뼈는 성인이 되면 유합되어 하나의 엉치뼈와 꼬리뼈가 된다.

척주의 각 영역(목뼈, 등뼈, 허리뼈)들은 형태학적으로 차이가 있으며, 이러한 형태학적 특성들은 그 영역의 특수한 기능을 반영한다. 또한 목뼈와 등뼈, 등뼈와 허리뼈, 허리뼈와 엉치뼈의 연결부위에 위치한 척추(vertebra)들은 척주의 주요 영역들 사이의 이행부로서 그 특징들을 공유하고 있다.

갈비뼈

12쌍의 갈비뼈들(ribs)이 가슴안(thoracic cavity)을 에워싸고 있으며, 그 안에 있는 심폐 기관들을 보호한다. 1~7번 갈비연골(costal cartilage)은 7개의 복장갈비관절(costosternal joint)을 통해 복장뼈의 가쪽 면에 바로 부착된다. 8~10번 갈비연골은 인접한 상위 갈비연골에 융합되어 복장뼈에 부착된다. 11번 및 12번 갈비뼈는 복장뼈에 부착되지 않고 가쪽 배 근육(lateral abdominal muscle)에 의해 지지된다.

척주의 정상적인 굽음

시상면(sagittal plane) 상에 놓인 인간의 척주를 관찰해보면 일련의 교대적 굽음(curve)들이 있음을 확인할 수 있다. 안정 상태로 서 있는 동안 형성된 굽음들을 척주의 '중립' 자세(neutral posture)라고 정의한다. 목뼈와 허리뼈 영역들은 원래 앞쪽으로 볼록하고 뒤쪽으로 오목한 척추앞굽이(lordosis)라는 용어로 표현된다. 일반적으로 목뼈 영역에서는 허리뼈 영역보다 척추앞굽이가 작다. 반면 등뼈와 엉치꼬리뼈 영역에서는 앞쪽으로 오목하고 뒤쪽으로 볼록한 척추뒤굽이(kyphosis)가 나타난다.

앞쪽으로 오목한 형태를 취함으로써 가슴우리와 골반안 내에 내장기관이 위치할 수 있는 공간이 제공된다. 엉치꼬리뼈는 척추뒤굽이(kyphosis) 형태로 고정되어 있다.

배아기 때의 척주는 전체적으로 척추뒤굽이를 형성하고 있다. 출생 이후 운동이 성숙해지면서 기립자세를 시작함에 따라 목뼈와 허리뼈 영역의 척추앞굽이가 형성되기 시작한다. 시상면 상에 놓여 있는 척추의 굽음은 몸통뼈대에 대한 강도와 탄력성을 제공한다. 교대로 형성된 척주 굽음들은 활(arch)처럼 작용한다. 척추에 대한 압박력이 발생할 때, 이 압박력의 일부는 각 굽음의 볼록면에 위치한 결합조직 및 근육이 늘어남으로써 발생한 장력에 의해 부분적으로 분배된다.

긴 뼈(long bone)들은 부하를 그대로 전달하지만, 척주는 내구력(strength)과 안정성(stabilization)이 있어 큰 압박력을 그대로 전달하기보다는 실제 부하보다 낮은 부하량으로 전달시키는 능력이 있다.

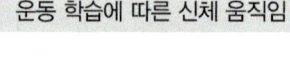

운동 학습에 따른 신체 움직임

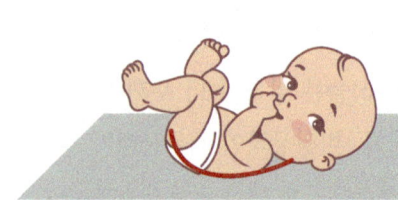 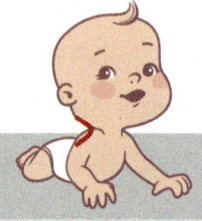 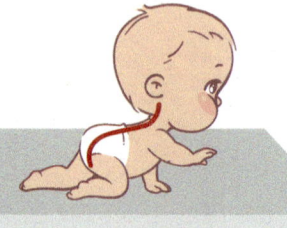

신체 중력선 line-of-gravity

사람에 따라 차이가 많이 날 수도 있지만, 이상적인 자세로 서 있는 사람의 중력선(line-of-gravity)은 관자뼈의 꼭지돌기(mastoid process), 제2 엉치뼈의 앞쪽, 엉덩관절의 뒤쪽, 무릎관절과 발목관절의 앞쪽을 지나간다. 척주에서 중력선은 각 영역별 굽음에 있는 첨

바른 자세와 신체 중력선	척추의 구성

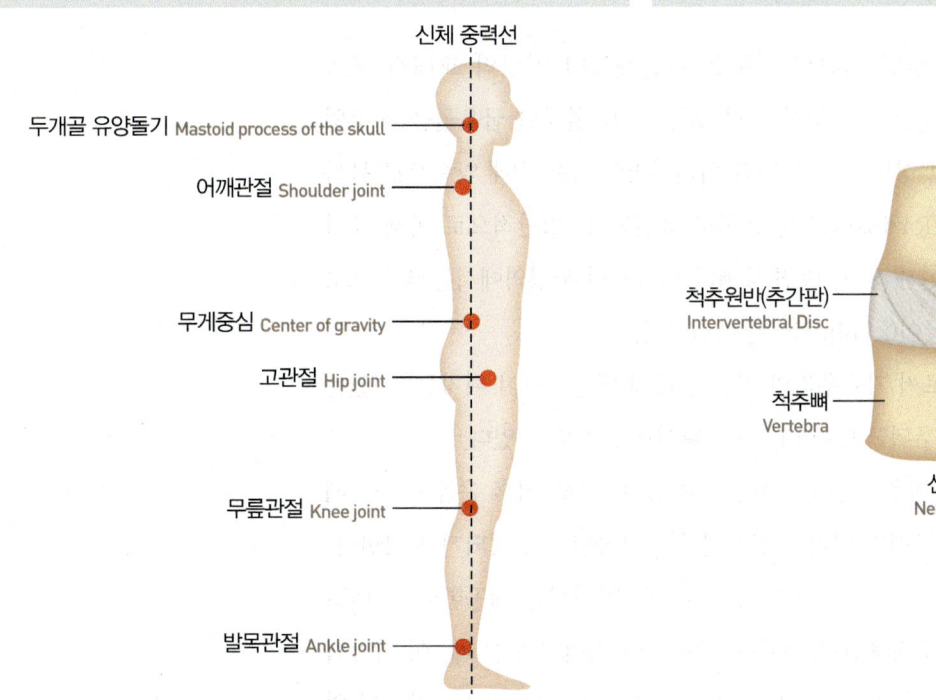

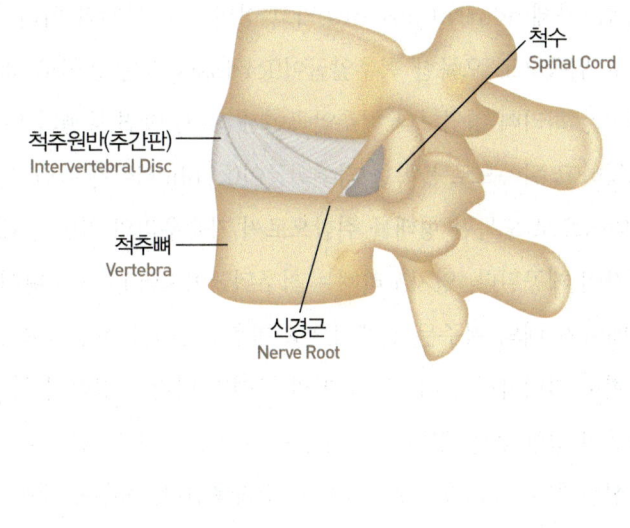

부(apex)의 오목면에 위치한다. 결론적으로, 이상적인 자세는 중력에 의해 생성된 토크가 각 척추의 만곡을 최적의 상태로 유지시켜주는 자세이다.

중력선과 척추굽이들 사이의 공간적 관계를 변화시킬 수 있는 요인들에는 비만의 정도(fat disposition), 상체에 주어지는 부하의 위치와 크기, 근육의 특성, 결합조직의 신장성 그리고 임신 등이 있다. 쐐기 모양의 척추원반(intervertebral disc)이나 척추뼈 몸통(vertebral body), 돌기사이관절(apophyseal joint)의 방향 그리고 인대(ligament)와 근육에서의 장력과 같은 구조적인 요인들 또한 자연스런 척추굽이의 형태에 영향을 미칠 수 있다. 예를 들어, 목뼈와 허리뼈 영역의 척추원반(disc)들은 앞쪽이 더 두꺼워 이 영역의 척추굽이들이 앞쪽으로 볼록하게 형성되도록 기여한다. 비정상적인 척추굽이가 심각할 경우에는 근육, 인대, 뼈, 척추원반, 돌기사이관절 및 척수뿌리에 대한 스트레스를 증가시킨다. 또한 비정상적인 척추굽이는 몸통(body cavities)의 용적을 변화시킨다.

인대 ligament

척주는 수많은 인대에 의해 지지된다. 척추의 인대들은 움직임을 제한하고, 자연스런 척추굽이를 유지시켜주며, 간접적으로 척수를 보호하는 역할을 수행한다.

1. 황색인대

황색인대(ligamentum flavum)는 척추뼈고리판(lamina)의 앞쪽 면에서 일어나서 아래쪽에 있는 척추뼈고리판의 뒷면에 닿는다. 이 인대들은 허리뼈 영역에서 가장 두껍다. 척추 전체의 굽힘을 제한하여 과도한 압박으로부터 척추원반(disc)을 보호한다. 황색인대는 황색탄성결합조직(yellow elastic connective tissue)의 비율이 높아 원래의 안정 길이보다 35%나 더 길어질 수 있다. 생리학적 한계를 넘어서는 굽힘은 인대를 파열시킬 수 있고, 척추원반에 대한 압박성 손상을 초래할 수 있다.

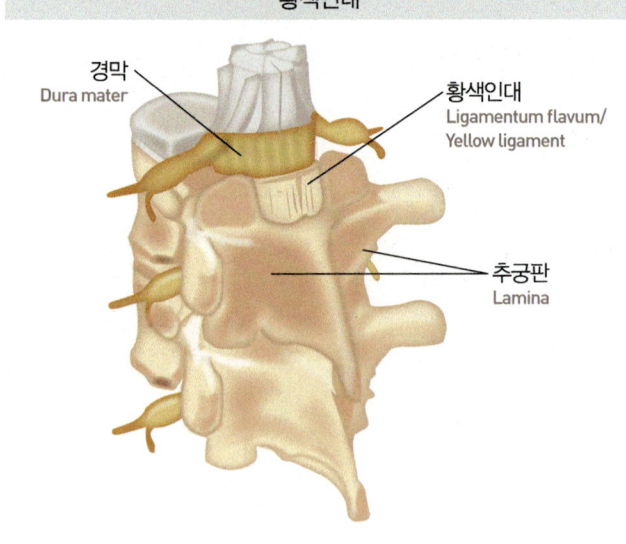

2. 가시끝인대와 가시사이인대

가시끝인대(supraspinous ligament)와 가시사이인대(interspinous ligament)는 인접한 척추 돌기들 사이에 걸쳐 있다. 이 인대들의 위치 때문에 굽힘이 제한될 수 있다. 가시끝인대는 목덜미인대(ligamentum nuchae)처럼 머리뼈 쪽으로 갈수록 두꺼워지고 넓어진다. 머리의 질량중심(center of mass)은 목뼈의 앞쪽에 위치하고 있어 머리-목 부위는 중력에 의해 자연적으로 굽혀지는 경향이 있다. 이러한 머리-목 부위를 지지하는 데 있어 신장된 목덜미인대의 수동장력은 작지만 유용한 작용을 수행한다.

3. 가로돌기사이인대

가로돌기사이인대(intertransverse ligament)는 인접한 가로돌기들 사이에 걸쳐 있어 반대쪽의 가쪽 굽힘(lateral flexion) 시 팽팽해진다.

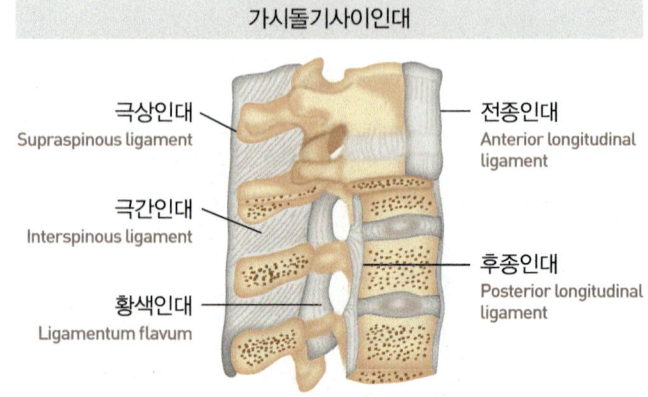

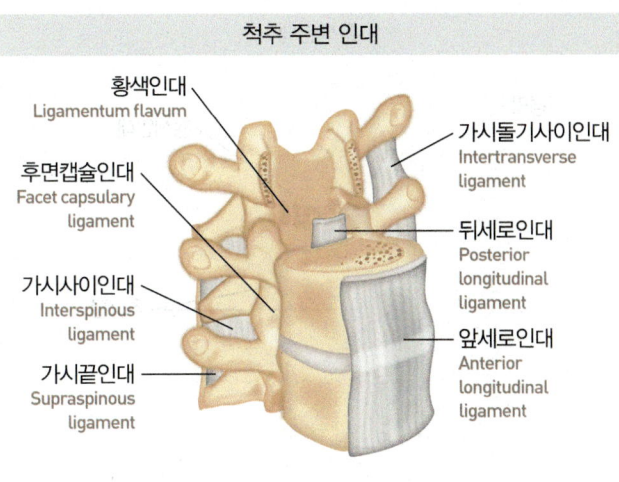

척추 주변 인대

4. 앞세로인대

앞세로인대(anterior longitudinal ligament)는 머리뼈의 바닥부와 엉치뼈 사이에 놓여 있어 모든 척추몸통 앞면의 전체 길이에 걸쳐 있는 긴 띠 형태의 구조로 된 인대이다. 이 강한 인대는 머리 쪽 끝부분에서는 좁고 꼬리 쪽으로 갈수록 넓어진다. 앞세로인대의 섬유들은 척추원반의 인접부위와 섞여서 이 부위를 강화시키는 작용을 한다. 또한 목뼈 및 허리뼈에서 폄이나 과도한 척추앞굽이(lordosis)를 제한함으로써 척추에 대해 축성 안정성(axial stability)을 제공한다.

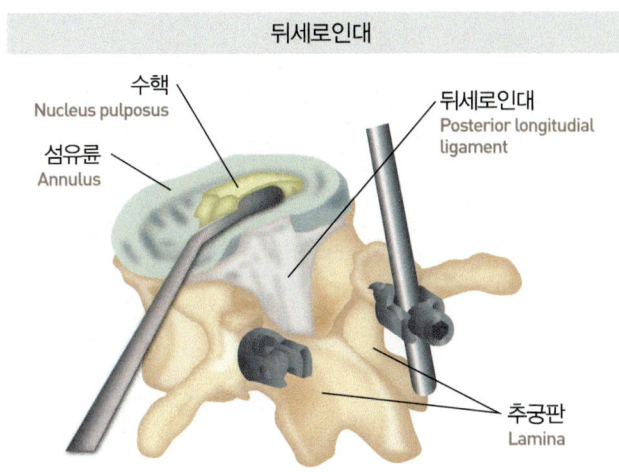

뒤세로인대

5. 뒤세로인대

뒤세로인대(posterior longitudinal ligament)는 중쇠뼈(C2)와 꼬리뼈 사이에 놓여 있어 모든 척추뼈몸통 뒷면의 전체 길이에 걸쳐 뻗어 있는 연속적인 띠 형태의 조직이다. 뒤세로인대는 척주관 내의 척수 앞쪽에 놓여 있다. 뒤세로인대는 척추원반과 섞여 척추원반을 강화시키는 역할을 한다. 머리 쪽으로 갈수록 넓은 구조를 이루고 있으며, 허리뼈 영역으로 갈수록 점차적으로 좁아진다. 연약한 허리뼈 부위에서는 뒤쪽으로 돌출되는 척추원반에 대해 안정성을 제공하지 못한다. 뒤세로인대는 앞세로인대와 함께 척주의 축성 안정성(axial stability)을 제공한다.

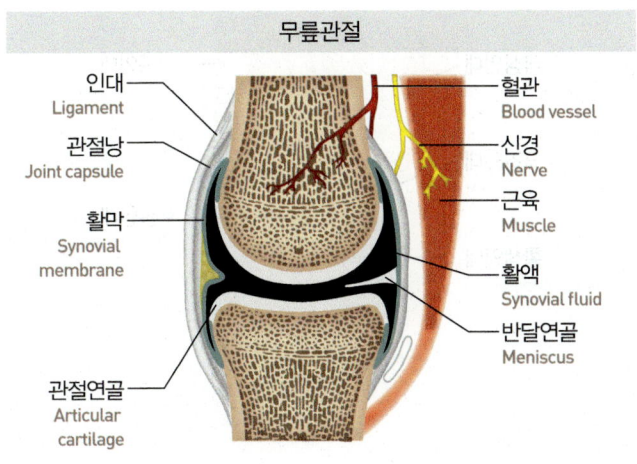

무릎관절

6. 관절주머니

관절주머니(joint capsule)는 각각의 돌기사이관절(apophyseal joint)을 둘러싸고 있으며 강화시킨다. 돌기사이관절의 관절주머니가 신장될 때는 장력 상태에 놓이게 된다. 장력은 폄을 제외한 모든 극단적인 척추 사이 움직임을 제한한다. 돌기사이관절들의 관절주머니는 인접한 근육들(뭇갈래근, multifidus)과 결합조직(목덜미인대, ligamentum flava)에 의해 강화된다.

02 영역별 골학적 특징

> "구조에 따라 기능이 결정된다."

목뼈 영역 Cervical Region

목뼈는 모든 척추 중에서 가장 작으나 가동성(mobility)은 제일 크다. 목뼈의 가장 독특한 해부학적 특성은 가로돌기(transverse process) 내에 가로돌기구멍(transverse foramina)이 존재하는 점일 것이다. 이 가로돌기구멍을 통해 상행하게 되는 척추동맥(vertebral artery)은 뇌와 척수로 혈액을 공급하기 위해 큰 구멍 쪽으로 진행한다.

1. 전형적인 목뼈 C3~C6

C3~C6은 앞·뒤쪽보다 좌우가 더 넓은 작은 직사각형 모양의 척추뼈몸통을 가지고 있다. 척추뼈몸통의 위·아래 면은 대부분의 다른 척추들처럼 편평하지 않고 굽어져 있거나 파임이 형성되어 있다. 윗면은 가로로 오목하고, '갈고리돌기(uninate process)'라 불리는 가쪽 갈고리를 갖고 있다. 이와는 대조적으로, 아랫면은 앞쪽 및 뒤쪽 가장자리 부분이 길어져서 앞뒤로 오목한 형태를 이루고 있다. 위쪽에 있는 척추뼈몸통의 아랫면과 갈고리돌기가 있는 아래쪽 척추뼈몸통의 윗면이 관절하여 갈고리돌기관절(uncovertebral joint, luschak joint)들을 형성한다. 목뼈의 척주관(vertebral canal)은 삼각형 모양을 하고 있다. 그 이유는 목신경얼기(cervical plexus)와 위팔신경얼기(brachial plexus)를 형성하면서 척수가 두꺼워져 있기 때문이다. 각 돌기사이관절들은 위관절면(superior articular facet)은 뒤위쪽을 향하고 있는 반면, 아래관절면(inferior articular facet)은 앞아래쪽을 향하고 있다.

2. 비전형적인 목뼈 C1~C2와 C7

▶ **고리뼈**

고리뼈(atlas)의 일차적인 기능은 명칭에서 나타나고 있는 바와 같이 머리를 지지하는 것이다.

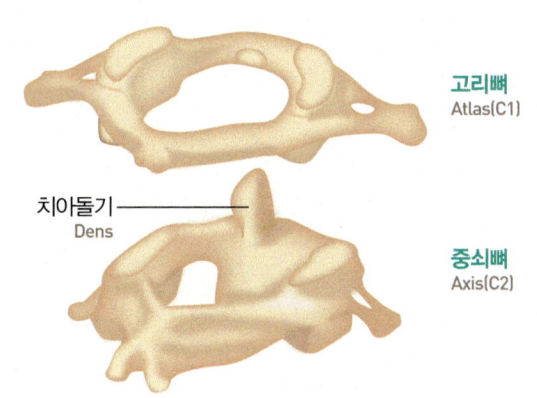

고리뼈와 중쇠뼈

▶ **중쇠뼈**

중쇠뼈(axis)는 위쪽 방향으로 솟아 있는 치아돌기(dens; odontoid process)의 바닥부 역할을 위한 크고 긴 척추뼈몸통을 가지고 있다. 치아돌기는 고리뼈와 머리의 돌림을 위한 단단한 수직축으로 작용한다.

▶ **솟을뼈** C7

C7은 모든 목뼈 중에서 가장 튀어나와 있으며, 촉진하기 쉬운 뼈 중 하나이다. 등뼈의 특징인 크고 한 방향을 향하고 있는 가시돌기(spinous process)를 가지고 있다.

등뼈 영역 Thoracic Region

1. 전형적인 등뼈 T2~T10

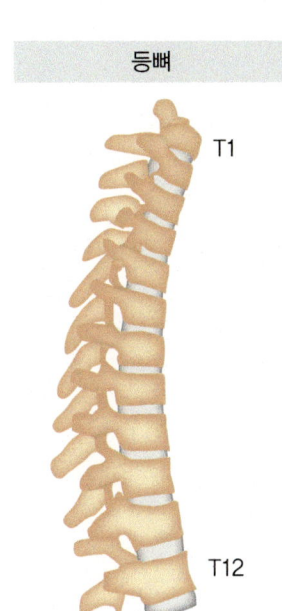

T2~T10의 큰 가로돌기들은 뒤바깥쪽으로 뻗어 있고, 각각의 가로돌기에는 갈비뼈오목(costal facet)이 있어 갈비뼈결절(costal tubercle)과 관절한다. 2~10번 갈비뼈들은 T1~T2의 척추뼈몸통 접합부부터 T9~T10의 척추뼈몸통 접합부까지 각각의 관절을 이루어 갈비척추관절(costovertebral joint)을 형성한다. 관절돌기는 거의 수직 방향을 향하는 관절면(facet)을 가지고 있는데, 일반적으로 위관절면은 아래쪽 방향을 향하고 있고 아래관절면은 앞쪽 방향을 향하고 있다. 따라서 위관절면과 아래관절면에 의해 형성된 돌기사이관절들은 이마면(frontal plane)에 가깝게 배열된다.

2. 비전형적인 등뼈 T1과 T11~T12

첫째와 마지막 2개의 등뼈는 갈비뼈와의 독특한 부착 형태 때문에 비전형성 등뼈로 간주된다. T1의 위쪽 부분은 첫 번째 갈비뼈 머리 전체를 받아들일 수 있는 완전한 갈비뼈 관절면을 가지고 있으며, 아래쪽 부분은 두 번째 갈비뼈 머리의 일부를 받아들일 수 있는 부분적인 갈비뼈 관절면을 갖고 있다. T11과 T12의 척추뼈몸통은 11번째와 12번째의 갈비뼈 머리와 각각 관절을 이룰 수 있는 하나의 완전한 갈비뼈 관절면을 가지고 있다.

허리뼈 영역 Lumbar Region

허리뼈는 위에 놓여 있는 머리, 몸통 및 상지의 무게를 지지하는 데 적합한 육중하고 큰 척추뼈몸통을 가지고 있다. 5개의 허리뼈 무게는 7개의 목뼈 무게의 거의 2배에 달한다.

대부분 허리뼈들은 유사한 특징을 가지고 있다. 척추뼈고리뿌리(pedicle)와 척추뼈고리판(lamina)은 짧고 두꺼우며, 이들은 삼각형에 가까운 모양을 가진 척주관의 뒤바깥쪽 벽을 형성하고 있다. 얇은 가로돌기들은 거의 가쪽으로 뻗어 있다. 폭이 넓고 사각형 형태인 가시돌기들(spinous process)은 각 척추뼈고리판의 결합부로부터 수평으로 뻗어나와 있다.

위관절돌기들의 뒷면에는 짧은 꼭지돌기(mammillary process)들이 돌출되어 있다. 이러한 구조물들은 뭇갈래근(multifidus muscle)의 부착 부위가 된다.

L5의 아래관절면은 엉치뼈의 위관절면과 관절을 이룬다. L5~S1 돌기사이관절면은 일반적으로 다른 허리뼈 관절들보다 좀 더 이마면 쪽을 향하고 있다. L5~S1 돌기사이관절은 허리엉치뼈 접합부의 앞뒤 방향 안정성을 제공하는 데 매우 중요하다.

1. 엉치뼈

엉치뼈(sacrum)는 위쪽 방향을 향하고 있는 엉치뼈바닥(base)과 아래쪽 방향을 향하고 있는 엉치뼈끝(apex)으로 이루어진 삼각형 모양의 뼈이다. 엉치뼈의 주요 기능은 척주의 무게를 골반으로 전달하는 것이다. 아동기에 있어 다섯 분절로 나누어진 각각의 엉치뼈들은 연골성 막에 의해 결합해 있다. 그러나 성인기가 되면 엉치뼈는 단일 뼈로 융합되며, 이러한 모습이 전형적인 해부학적 양상으로 계속 유지된다.

S1 척추뼈몸통의 뾰족한 앞쪽 가장자리를 '엉치뼈곶(sacral promontory)'이라 칭한다. 삼각형 형태의 엉치뼈관(sacral canal)은 말총을 수용하고 보호한다. 귀바퀴면(auricular surface)은 엉치엉덩관절(sacroiliac joint)을 형성하게 된다. 엉치뼈는 꼬리 쪽으로 갈수록 좁아지면서 엉치뼈 끝(apex)을 형성하게 되는데, 이 엉치뼈 끝은 꼬리뼈와 관절을 이루는 지점이다.

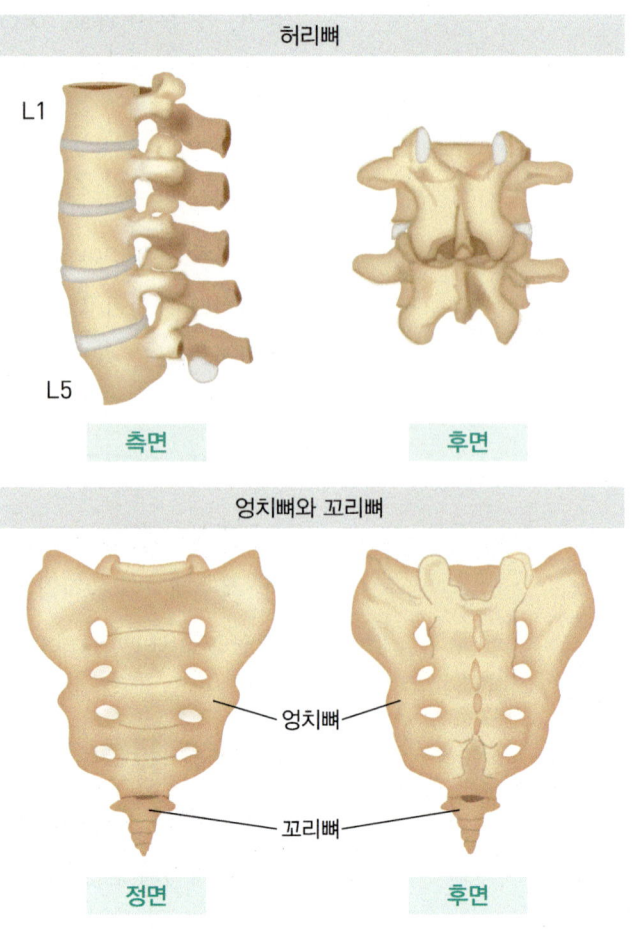

2. 꼬리뼈

꼬리뼈(coccyx)는 4개의 척추뼈가 융합되어 구성된 작은 삼각형 형태의 뼈이다. 꼬리뼈바닥(base of the coccyx)은 엉치꼬리관절(sacrococcygeal joint)에서 엉치뼈 끝과 관절을 형성한다. 이 관절에는 섬유연골성판이 있고 몇 개의 작은 인대들에 의해 지지된다. 엉치꼬리관절은 일반적으로 출생 이후 융합된다.

03 관절학

Arthrology

전형적인 척추사이 접경 부위

전형적인 척추사이 접경 부위는 움직임 및 안정성과 관련된 세 부분인 가로돌기와 가시돌기, 돌기사이관절 그리고 척추뼈몸통사이관절(interbody joint)로 이루어져 있다. 각각의 부분들은 주된 기능을 가지고 있지만, 공통적인 기능들을 공유하기도 한다.

1. 가시돌기와 가로돌기

가시돌기(spinous process)와 가로돌기(transverse process)는 척주의 움직임을 유발하거나 제한하고, 안정화시키기 위한 근육 및 인대의 지레(lever) 작용을 제공함으로써 역학적 이득을 증가시키게 된다.

2. 돌기사이관절

돌기사이관절(apophyseal joint)은 척추관절돌기 사이에서 윤활액을 분비하는 관절이다. 척추뼈사이 움직임은 철도 선로가 기차의 방향을 안내하는 것과 같이 일차적인 척추사이 운동(intervertebral motion)을 안내하는 역할을 수행한다.

3. 척추뼈몸통사이관절

척추뼈몸통사이관절(interbody joint)의 주된 기능은 충격 흡수와 부하를 분배함으로써 척추뼈사이의 안정성을 제공한다. 척추원반은 척주 길이의 25%를 차지한다. 정상적인 척

추 움직임을 위해서는 척추의 기능적인 세 부위 간의 상호작용이 필수이다.

▶ 척추원반

척추원반(intervertebral disc)은 가운뎃부분의 속질핵(nucleus pulposus)과 이를 둘러싸고 있는 섬유테로 구성되어 있다. 속질핵은 70~90%의 수분으로 구성되어 있고, 체중 및 근수축에 의해 발생한 압박력으로부터 연속된 척추들 사이의 부하를 분산시키고 이동시키는 변형된 수압 충격 흡수체(hydraulic shock absorber)로서의 기능을 수행한다.

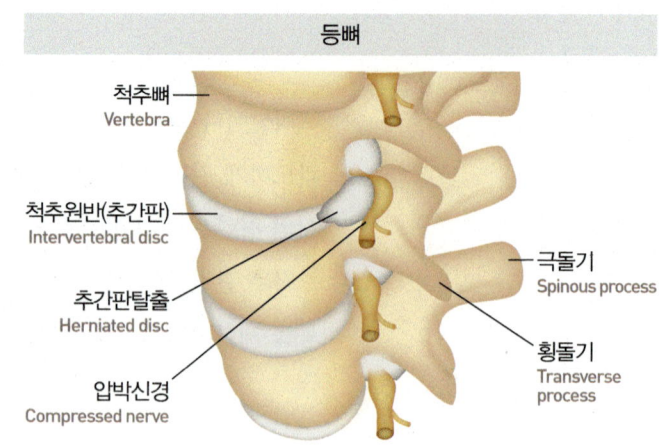

섬유테(annulus fibrosus)는 아교질(collagen)로 이루어진 10~20개의 동심원성층(concentric layer) 또는 고리(ring) 형태로 된 구조물이다. 아교질 고리(collagen ring)들은 액체성 중심 속질핵(liquid-based central nucleus)을 감싸서 물리적으로 고정시킨다.

압박력은 수분을 함유하고 있으며, 섬유테에 둘러싸여 있는 속질핵 내의 정수압을 증가시키고, 척추뼈몸통사이관절을 지나가는 충격을 흡수한다.

척추원반은 충격 흡수뿐만 아니라 척주의 안정성을 제공하는 데 중요하다. 척추원반이 안정화 기능을 가질 수 있는 것은 주로 섬유테의 내부에 있는 아교섬유의 구조적인 배열 방식 때문이다. 섬유들의 방향은 정밀한 기하학적 패턴을 따르고 있다. 허리 영역에서 아교질 고리들은 수직 방향으로 약 60° 기울어진 배열 형태를 나타내고 있으며, 인접한 층(layer)과는 반대 방향으로 교차되어 있다. 이러한 구조적인 배열은 신연(distraction), 전단(shear), 미끄러짐(sliding), 염력(torsion)에 대한 저항력을 높인다.

▶ 척추끝판

각 척추뼈몸통의 위쪽 면과 아래쪽 면에 위치한 유리연골과 섬유연골에 의해 형성된 얇은 마개(cap) 형태의 구조물이다. 섬유테를 구성하고 있는 아교섬유들은 연속된 두 척추의 끝판들과 섞이게 된다. 반투과성막을 띠고 있는 척추끝판은 척추뼈몸통에 위치한 혈관으로부터 척추원반의 심부로 영양소가 이동할 수 있게 해준다.

Vertebral Kinematics

04 척추 영역별 운동형상학

외상이나 과사용(overuse) 사례들에서 손상된 척추마디를 보호하기 위해 생체 조직들은 과도하게 긴장될 수 있다. 예를 들어, 편타성손상(whiplash injury)으로 인한 국소 근육에서의 경련은 이러한 보호성 방어(protective guarding)에서 나타나는 일반적인 현상이다.

척추 관련 통증이나 기능 이상을 가진 환자들을 위한 치료적 활동을 계획하는 데 있어 운동을 제한시키고 있는 결합조직의 특수한 역할에 대한 이해는 유용하게 활용된다.

머리-목 영역 Head & Cervical Region

머리-목 영역은 전체 척주 내에서 가장 운동성(mobility)이 높은 부위이다. 고도로 특수화된 머리-목 영역에 있는 관절들에 의해 시각, 청각, 후각, 평형감각을 갖고 있는 머리는 위치를 잡게 된다.

1. 관절

1) 고리뒤통수관절

고리뼈(atlas)에 대한 머리뼈의 독립적 움직임을 제공해준다. 이 관절은 고리뼈의 오목한 위관절면과 이에 상응하는 볼록한 형태의 돌출된 머리뼈의 뒤통수뼈관절융기(occipital condyle)에 의해 형성된 관절이다. 정확히 일치하는 볼록-오목 관계는 관절에 대한 구조적 안정성에 기여하게 된다. 주요 운동은 굽힘(flexion)과 폄(extension)이다. 가쪽굽힘(lateral flexion)은 경미하게 나타난다. 축돌림(rotation)은 완전히 제한되어 있다.

- 고리뒤통수관절(atlanto-occipital joint)의 주된 기능적 움직임: 굽힘/폄

2) 고리중쇠관절 복합체

두 종류의 관절구조인 정중고리중쇠관절(median joint)과 가쪽에 위치한 한 쌍의 가쪽고리중쇠관절로 구성되어 있다.

- 고리중쇠관절 복합체(altanto-axial joint complex)의 주된 기능적 움직임: 돌림

3) 정중고리중쇠관절

고리뼈의 앞고리(anterior arch)와 가로인대(transverse ligament)에 의해 형성된 고리가 돌출된 C2의 치아돌기와 결합하여 형성된 관절이다.

고리중쇠관절의 가쪽에 있는 2개의 돌기사이관절은 고리뼈(atlas)의 아래관절면과 중쇠뼈(axis)의 위관절면이 결합하여 형성된 관절이다. 돌기사이관절의 관절면은 편평하고 가로면에 가깝게 놓여 있어 축돌림이 최대로 일어날 수 있다.

머리-목 영역 내에서 유발된 전체 가로면 돌림(rotation)의 절반은 고리중쇠관절 복합체에서 일어난다. 가쪽굽힘은 매우 제한된다.

4) 목뼈 내 돌기사이관절 C2~C7

C2~C7의 돌기사이관절 관절면은 이마면(frontal plane)과 가로면(transverse plane) 사이의 거의 중간 각도인 45° 기울기를 이루고 있다. 이 방향은 세 운동면 모두에서 움직임이 매우 자유롭게 유발되도록 하는 목뼈의 관절학적 특징이다.

2. 시상면 뼈운동형상학

1) 굽힘과 폄의 뼈운동형상학

일반적으로 머리-목 영역에서 일어나는 굽힘(flexion)과 폄(extension)은 130~135° 정도이다. 중립 안정 자세는 약 30~35°의 폄 상태이다. 머리-목 영역은 부가적인 85°의 폄과 45~50°의 굽힘을 할 수 있다. 일반적으로 굽힘과 폄은 머리에서 꼬리 방향으로 순차적으로 일어난다. 하지만 척추 사이가 불안정하면, 이러한 움직임 패턴은 비정상적인 순서로 일어나게 된다.

전체 시상면(sagittal plane) 운동의 20~25% 정도는 고리뒤통수관절과 고리중쇠관절 복합체에서 일어나고, 나머지는 C2~C7의 돌기사이관절에서 일어난다.

목뼈의 척주관(spinal canal) 면적은 완전 굽힘 동작에서 가장 크고, 완전 폄 동작에서 가장 작다. 이러한 이유로 척주관 협착증(stenosis)을 가진 환자는 과폄 활동을 수행하는 동안 척수 손상이 유발될 가능성이 높아진다.

2) 굽힘과 폄의 관절운동형상학

- 고리뒤통수관절

볼록한 뒤통수뼈관절융기(occipital condyle)는 고리뼈의 오목한 위관절면 내에서 폄 동작 시에는 뒤쪽으로, 굽힘 동작 시에는 앞쪽으로 구름(roll)을 하게 된다. 뒤통수뼈관절융기는 구름의 반대 방향으로 약간 미끄러지게 된다.

- **고리중쇠관절 복합체**

고리중쇠관절 복합체(altanto-axial joint complex)에서 나타나는 주된 운동은 축돌림(axial rotation)이지만, 이 관절의 구조에 따라 15° 정도의 굽힘과 폄 동작도 허용될 수 있다. 머리뼈와 중쇠뼈 사이에 공간장치로 작용하고 있는 고리뼈는 굽힘 시 앞쪽으로 축돌림하고(pivot), 폄 동작 시에는 뒤쪽으로 축돌림한다.

- **목뼈 내 돌기사이관절** C2~C7

C2~C7의 돌기사이관절 관절면들은 빗선면(oblique plane)을 향하고 있어 C2~C7에서 일어나는 굽힘과 폄은 이 운동면에 대략 일치하는 운동호(arc of motion)에서 일어난다. 하위목뼈(C4~C7)에서 시작되는 폄 동안 위쪽 척추의 아래관절면은 아래쪽 척추의 위관절면에 대해 아래쪽 방향과 뒤쪽 방향으로 미끄러짐(slide)이 일어난다. 이러한 움직임에 의해 약 70°의 폄이 생산된다. 또한 굽힘도 아래목뼈(C4~C7)에서 시작된다. 이 움직임은 폄과 반대로 일어나 약 35°의 굽힘을 생산한다.

전체적으로 약 105°의 목뼈 굽힘과 폄이 돌기사이관절면들 사이의 미끄러짐에 의해 발생한다. 이러한 큰 가동범위는 관절면들이 향하고 있는 빗선면이 비교적 길고 방해요소 없이 운동호를 수행할 수 있기 때문에 나타난다. 가장 큰 각운동이 C5와 C6 사이에서 일어나는 경향이 있는데, 이는 이 부위에서 척추분리증(spondylosis) 및 과폄(hyperextension)과 관련된 골절의 발생률이 비교적 높은 원인이 된다.

3) 내밂과 뒤당김의 뼈운동형상학

머리목뼈 영역에서는 굽힘과 폄 외에도 머리는 시상면 내에서 내밂(protraction)과 들임(retraction)으로 병진운동을 할 수 있다. 머리의 내밂에 의해 C7~C3까지의 목뼈는 굽힘이 되고 C1~C2는 폄이 된다.

반대로, 뒤당김에 의해 C7~C3까지의 목뼈는 폄 또는 똑바로 된 자세가 되고 C1~C2 영역은 굽힘이 된다.

자세 이상으로 인해 장기간 내밂 자세를 취하게 되면 만성적인 머리내밂 자세(forward head postrue)가 초래되어 머리-목 폄근의 긴장(tension)을 증가시키는 원인이 된다.

3. 가로면 운동형상학

1) 축돌림의 뼈운동형상학

머리와 목의 축돌림은 시각 및 청각과 밀접하게 관련되어 매우 중요한 기능을 수행한다. 머리-목 영역은 양 가쪽으로 각각 90° 돌림하여 전체적으로 거의 180°의 전체 운동범위를

갖는다.

머리-목 영역에서 축돌림 범위의 절반가량은 고리중쇠관절 복합체에서 일어나고, 나머지는 C2~C7에서 일어난다. 고리뒤통수관절에서는 고리뼈의 위관절면이 뒤통수관절융기와 깊게 결합되어 있어 돌림이 제한된다.

2) 축돌림의 관절운동형상학

- **고리중쇠관절 복합체**

고리중쇠관절 복합체(altanto-axial joint complex)는 가로면 내에서 최대의 돌림이 가능하도록 설계되었다. 치아돌기 주위를 감싸고 있는 고리 모양의 고리뼈는 각 방향으로 40~45° 정도의 축돌림을 하게 된다.

편평하고 약간 오목한 고리뼈의 아래관절면은 중쇠뼈의 위관절면에 대해 원형 경로로 미끄러지게 된다.

- **목뼈사이관절** C2~C7

C2~C7에 걸쳐 발생하는 돌림은 돌기사이관절 관절면의 공간적인 방향에 의해 일차적으로 안내된다. 이 영역에서 일어나는 축돌림은 각 방향으로 거의 45° 정도 일어나게 되는데, 이것은 고리중쇠관절 복합체에서 허용되는 것과 같다. 더욱 많은 머리뼈 척추마디들이 관여할수록 돌림의 각도가 증가한다.

4. 이마면 운동형상학

1) 가쪽굽힘의 뼈운동형상학

가쪽굽힘은 머리-목 전체에 걸쳐 각 방향으로 40° 정도 일어난다. 이 움직임의 대부분은 C2~C7 영역에서 일어나지만, 5° 정도는 고리뒤통수관절에서 일어난다.

2) 가쪽굽힘의 관절운동형상학

- **고리뒤통수관절**

적은 양의 뒤통수뼈관절융기의 가쪽 구름이 고리뼈의 위관절면 위에서 일어난다. 이는 가쪽굽힘의 끝 범위들에서 일어나게 된다.

- **목뼈사이관절** C2~C7

C2~C7의 관절면은 약 45°의 기울기를 이루고 있어 이마면과 가로면의 움직임이 결합하여 나타나게 되며, 이를 '역학적 결합'이라 한다. 위쪽 척추는 아래 척추 관절면의 운동면

에 따라 움직임이 나타나므로 가쪽굽힘과 축돌림의 성분은 동시에 일어나게 된다. 이러한 이유로, 아래 부위에서 가운데 부위까지의 목뼈 영역에서는 가쪽굽힘과 축돌림이 같은 방향으로 결합하여 나타나는 동측성 방식(ipsilateral fashion)이 일어난다. 예를 들면, 오른쪽으로 가쪽굽힘 시 약간의 왼쪽 돌림이 동반된다.

등뼈 영역 Thoracic Region

가슴우리는 갈비뼈들에 의해 형성된 비교적 견고한 갈비뼈우리(rib cage), 등뼈 그리고 복장뼈로 구성된다. 이 영역의 견고함에 따라 다음과 같은 3가지 기능이 제공된다.

- 머리-목 영역을 조절하는 근육들의 안정된 부착점
- 가슴우리 내부 장기들의 보호
- 호흡을 위한 역학적 공기통 구조

등뼈는 좌우에 각각 12개씩 24개의 돌기사이관절을 가지고 있다. 양쪽으로 관절면들을 갖고 있는 각 돌기사이관절은 일반적으로 이마면에 위치하고 있으며, 수직으로부터 0~30° 범위의 기울기를 이루고 있다. 등뼈의 가동성을 위한 일차적인 기전이 돌기사이관절들에 의해 제공됨에도 불구하고 인접한 갈비척추관절과 갈비가로돌기관절에 의해 이러한 움직임의 가능성은 제한을 받게 된다. 갈비뼈머리는 갈비척추관절(costovertebral joint)에 의해 한 쌍의 갈비뼈관절면과 이들의 중간에 있는 척추원반의 가장자리에 연결된다. 관절주머니인대(capsular ligament)와 부채꼴인대(radiate ligament)에 의해 일차적으로 서로 결합된다.

갈비가로돌기관절(costotransverse joint)은 갈비뼈의 관절 결절과 이에 대응하는 등뼈의 가로돌기에 있는 갈비뼈 관절면을 연결시킨다. 갈비가로돌기인대(costotransverse ligament)는 갈비뼈목을 가로돌기 전체에 단단히 고정시킨다. 제11, 12 갈비뼈는 일반적으로 갈비가로돌기관절을 형성하지 않는다. 등뼈는 갈비뼈들 그리고 갈비척추관절들 및 갈비가로돌기관절들에 의해 안정된다. 이러한 안정성은 외상으로부터 척수를 보호한다. 예를 들어, 낙상에 의해 등뼈에 가해진 충격은 갈비뼈 및 이와 연결된 근육들과 결합조직들에 의해 부분적으로 분산된다.

1. 등뼈 영역에서의 운동형상학

1) 시상면 운동형상학

- **굽힘과 폄 운동형상학**

  등뼈사이 연결부위에 일어나는 개별적인 가동범위는 상대적으로 작기는 하지만, 전체 등뼈에서 일어난 누적된 운동범위는 상당히 크다. 거의 30~40°의 굽힘과 20~25°의 폄이 등뼈 영역에서 일어난다. 과도한 폄은 아래쪽 방향으로 기울어진 인접한 가시돌기 사이의 충돌로 인하여 제한된다. 일반적으로 굽힘과 폄의 크기는 머리 쪽에서 꼬리 쪽으로 갈수록 증가한다. 등뼈에 있는 돌기사이관절들의 관절운동형상학은 대개 C2~C7에서 설명한 것과 유사하다. 예를 들어, T5~T6 사이의 굽힘은 T6의 위관절면 위에서 일어나는 T5 아래관절면의 위쪽 방향 및 약간 앞쪽 방향의 미끄러짐을 통해 일어난다.

2) 가로면 운동형상학

- **축돌림 운동형상학**

  약 30°의 가로면 돌림운동(horizontal plane rotation)이 등뼈 영역 전체에 걸쳐 각 방향으로 일어난다. 예를 들어, T6과 T7 사이의 축돌림은 이마면에 가깝게 정렬된 T6의 아래관절면이 이와 유사하게 정렬된 T7의 위관절면에 대해 미끄러짐으로써 유발된다. 일반적으로 등뼈에서 일어나는 축돌림의 범위는 머리 쪽에서 꼬리 쪽으로 갈수록 감소한다.

3) 이마면 운동형상학

- **가쪽굽힘 운동형상학**

  등뼈의 관절면은 주로 이마면을 향하고 있어 가쪽굽힘은 비교적 자유롭게 일어날 수 있다. 그러나 갈비뼈에 부착되어 안정성을 제공받으므로 이러한 움직임이 충분히 나타나는 것은 아니다. 등뼈 영역에서는 각 방향으로 25°의 가쪽굽힘이 일어난다. 예를 들어 T7에 대한 T6의 가쪽굽힘은 T6 아래관절면이, 가쪽굽힘의 반대쪽에서는 위쪽 방향 미끄러짐이, 가쪽굽힘 쪽에서는 아래쪽 방향 미끄러짐이 될 때 일어난다. 갈비뼈들도 가쪽굽힘 쪽에서는 약간 내림하고 가쪽굽힘의 반대쪽에서는 약간 올림한다.

  목뼈에서와 같이 등뼈의 가쪽굽힘과 축돌림은 역학적으로 동측성 방식으로 결합해 있다. 이러한 결합은 이 부위의 관절면들이 아래목뼈 관절면들의 방향과 거의 비슷한 관절면들을 갖고 있는 위쪽 등뼈에서 가장 뚜렷하다. 이러한 결합의 영향은 가운데와 아래등뼈 영역에서는 감소되어 일치하지 않게 된다.

허리뼈 영역 Lumbar Region

허리뼈 돌기사이관절들의 관절면은 거의 수직으로 놓여 있으며, 그 방향은 거의 시상면에 가까운 것에서부터 이마면과 시상면 사이에 있는 것이 있다. 예를 들어, L2 위관절면의 방향은 시상면에서 25° 정도 이마면 쪽을 향하고 있다. 이러한 방향은 축돌림(axial rotation) 대신 시상면에서의 움직임이 유리하다. 관절면은 허리등뼈 접경 부위나 그 인접부에서 방향의 변화를 보이게 된다. 가슴우리는 위쪽 허리뼈 영역 위에서 하나의 단일체로 굽힘을 하게 된다. 가슴우리에 가해지는 강한 굽힘의 힘에 의해 맨 위쪽 상부 허리뼈 영역은 과도한 과굽힘 스트레스를 집중적으로 받게 된다. 이러한 부하가 충분히 크면, 뼈 구조들의 골절이나 탈구를 초래하고 척수의 꼬리 쪽 끝부분이나 말총을 손상시킬 가능성도 있다.

1. 허리뼈 영역의 운동형상학

서 있는 동안 건강한 성인의 허리뼈 영역은 일반적으로 40~45° 정도의 척추앞굽이를 나타낸다. 허리뼈 척추앞굽이(lordosis)는 남성보다 여성이 더 크고, 특히 50대 이후 가장 큰 차이를 나타낸다. 서 있는 자세와 비교하면, 앉은 자세에서는 20~35° 정도로 허리뼈 척추앞굽이가 감소된다.

2. 시상면에서의 운동형상학

건강한 허리뼈에서는 약 50°의 굽힘과 45°의 폄이 일어난다. 이와 같이 시상면 운동이 현저한 이유는 허리뼈 돌기사이관절의 관절면들이 시상면 쪽으로 치우쳐 있기 때문이다. 일반적인 원리에서 볼 때, 허리뼈사이 굽힘 및 폄의 크기는 머리 쪽에서 꼬리 쪽으로 갈수록 증가한다.

1) 허리뼈 영역의 굽힘

L2~L3 사이에서 굽힘(lumbar flexion)이 일어나는 동안 L2의 아래관절면은 L3의 위관절면에 대해 앞위쪽 방향으로 미끄러지게 된다. 굽힘으로 뒤쪽 척추인대들이 팽팽해질 때 척추원반은 압박을 받게 된다. 최대 굽힘에서 완전히 늘어날 때 돌기사이관절의 관절주머니는 위쪽 척추뼈의 부가적인 앞쪽 이동을 제한한다. 또한 최대 굽힘 자세에서는 돌기사이관절 관절면 내의 접촉 면적이 감소된다. 역설적이게도 허리뼈의 완전 굽힘 시 돌기사이관절에 주어지는 전체적인 힘은 감소되지만, 이 힘은 감소된 접촉면에 집중하게 되어 단위면적당 힘은 증가하게 된다. 증가한 압력은 관절면의 비정상적 발달을 초래하여 관절의 손상을 유발하기도 한다.

- 굽힘이 척추사이구멍의 직경과 속질핵의 이동에 미치는 영향

중립 위치에 비해 허리뼈의 완전 굽힘은 척추사이구멍(intervertebral foramen)의 직경을 19% 정도 증가시키고 척주관의 용적을 11% 정도 증가시킨다. 치료적 측면에서 허리뼈 영역의 굽힘은 폐쇄된 척추사이구멍에 의해 침해된 허리뼈 신경뿌리에 주어지는 압박을 일시적으로 감소시키기 위해 흔히 사용된다. 그러나 특정 상황에서는 이러한 잠재적인 치료적 이득이 잠재적인 치료적 손실로 이어질 수 있다. 예를 들어, 허리뼈 영역의 굽힘은 척추원반(추간판)의 앞쪽에 압박력을 발생시킴으로써 속질핵이 뒤쪽으로 이동하는 경향을 발생시킨다. 건강한 척주에서 속질핵(nucleus pulposus)의 이동 정도는 경미하다. 그러나 뒤쪽 섬유테(annulus fibrosus)가 약화된 경우는 속질핵의 뒤쪽 이동으로 척수나 신경뿌리가 압박을 받게 된다. 허리뼈 영역의 굽힘에서 나타나는 이러한 효과와 대조되는 영향은 일반적인 허리통증 환자를 위한 운동 프로그램을 계획하는 데 고려되어야 한다.

2) 허리뼈 영역의 폄

허리뼈 영역의 폄(lumbar extension)은 일반적인 굽힘의 역작용이며, 자연적인 척추앞굽이(lordosis)를 증가시킨다. 허리뼈 폄이 엉덩관절의 완전 폄과 결합할 때 늘어난 엉덩관절굽힘근의 수동장력에 의해 골반의 앞쪽기울임이 유발되어 허리뼈 척추앞굽이가 유지되도록 돕는다. 예를 들어, L2와 L3 사이의 폄 시에 L2의 아래관절면은 L3의 위관절면에 대해 아래쪽 방향과 약간의 뒤쪽 방향으로 미끄러진다. 완전 폄 동작 시에는 돌기사이관절에 대한 부하량과 접촉 면적 모두 증가한다.

중립 자세로 서 있기에서 허리뼈 영역에 있는 건강한 척추원반은 일차적으로 부하를 지탱하는 구조물이다. 이러한 역할로 인해 건강한 척추원반은 돌기사이관절에 주어지는 부하를 감소시킴으로써 과도한 약화로부터 보호한다.

- 허리뼈 폄: 폄이 척추사이구멍의 직경과 속질핵의 이동에 미치는 영향

중립 위치에 비해 허리뼈의 완전 폄은 척추사이구멍의 직경을 11% 정도 감소시키고, 척주관 내의 용적을 15% 정도 감소시킨다. 이러한 이유로 협착된 척추사이구멍에 의해 신경뿌리 침해를 나타내는 환자들에게 과폄과 관련된 활동들을 제한하라고 제시한다. 그러나 폄 동작 시에는 섬유테가 앞쪽 방향으로 이동하는 경향이 있다. 그러므로 속질핵돌출증이나 속질핵탈출증을 가진 사람들은 폄 시에 척수나 신경뿌리에 대한 압박과 관련된 통증이 감소됨을 알게 된다. 건강한 척추원반과 퇴행성 척추원반 모두에서 유사한 방식으로 속질핵의 이동이 일어나는지는 불분명하다.

3) 가로면에서의 운동형상학: 축돌림

허리뼈 영역 전체에 걸쳐 좌우로 각각 5°의 가로면 돌림운동이 일어난다. 예를 들어, L1과 L2 사이의 오른쪽 축돌림은 왼쪽 L1의 아래관절면이 L2의 위관절면에 접근하여 압박함으로써 일어난다. 동시에 L1의 오른쪽 아래관절면은 L2의 오른쪽 위관절면으로부터 분리된다.

허리뼈 영역에서는 축돌림 동안 일어나는 실제적인 척추뼈사이 운동의 크기가 매우 제한된다. L3~L4 접경 부위에서 측정된 일측성 축돌림 각도는 1.1°에 불과하다. 돌기사이관절이 시상면 방향에 근접하고 있으므로 축돌림이 물리적으로 차단된다. 또한 축돌림은 늘어난 돌기사이관절의 관절주머니와 섬유테 내의 늘어난 섬유들에서 발생한 장력에 의해서도 제한된다. 하나의 척추뼈몸통사이관절에서 일어나는 1~3°의 축돌림은 관절면과 섬유테에 손상을 유발한다.

4) 이마면에서의 운동형상학: 가쪽굽힘

가쪽굽힘은 각 방향으로 15~20° 정도 일어난다. 돌기사이관절의 방향과 구조의 차이를 제외하면, 등뼈 영역과 허리뼈 영역에서 일어나는 가쪽굽힘의 관절운동형상학은 근본적으로 동일하다. 목뼈 및 등뼈에서와 같이 허리뼈 영역의 가쪽굽힘은 상대적으로 적은 크기의 축돌림과 결합하여 나타나고, 축돌림 시에도 가쪽굽힘과 결합하여 나타난다. 결합의 정확한 크기와 방향이 대상자들 사이에서 다양하고 허리뼈 영역 내에서도 다양하지만, 연구에서 전체적으로 반대쪽 패턴이 나타나는 것으로 제시되었다. 예를 들어, 능동적인 오른쪽 가쪽굽힘에는 일반적으로 약간의 왼쪽 축돌림이 동반된다.

Pilates THEORY

해부학

01 해부학적 자세 — Position

두 발을 모아 똑바로 선 자세에서 정면을 바라보고, 양팔은 몸에 붙여 손바닥을 앞으로 향하고 선 자세를 '해부학적 자세'라고 한다. 이 자세는 인체의 모든 방향에 대한 위치의 기준이 된다.

02 해부학적 방향 — Direction

anterior	앞쪽, 전측	right(rt)	오른쪽, 우측
posterior	뒤쪽, 후측	medial, internal	안쪽, 내측
superior	위쪽, 상측	lateral, external	바깥쪽, 외측
inferior	아래쪽, 하측	proximal	가까운쪽, 근위측
left(lt)	왼쪽, 좌측	distal	먼쪽, 원위측

03 면 — Plane

▶ **면**

인체는 외견상 좌우 대칭으로 이루어져 있어 신체의 정중앙을 기준으로 양분하여 나눌 수 있다. 이 가상의 선을 '정중선'이라고 한다.

▶ **시상면** sagittal plane
- 사람 몸을 수직으로 오른쪽과 왼쪽 반으로 나누는 면
- 앞, 뒤로의 운동은 이 가상의 면과 평행하게 일어난다.
- 굴곡(flexion, 굽힘), 신전(extension, 폄)

▶ **관상면** coronal plane
- 사람 몸을 앞, 뒤 반으로 나누는 면
- 옆에서 옆으로의 운동은 이 가상의 면과 평행하게 일어난다.
- 외전(abduction, 벌림), 내전(adduction, 모음), 외측굴곡(lateral flexion)

▶ **횡단면** transeverse plane
- 사람 몸을 위, 아래 부위로 나누는 면
- 회전 또는 회선 운동은 이 가상의 면과 평행하게 일어난다.
- 회전(rotation, 돌림), 회선(circumduction), 회내(pronation) / 회외(supination)

Terms of Motions

04 움직임 용어

- **굴곡** flexion
  신체 부위 간의 각도가 감소하는 관절 운동이다.

- **신전** extension
  신체 부위 간의 각도가 넓혀지는 관절 운동이다.

- **외측굴곡** lateral flexion
  몸을 한쪽 방향으로 구부리는 운동이다.

- **내전** adduction
  인체의 정중선에 가까이 오는 운동이다.

- **외전** abduction
  인체의 정중선에서 멀어져가는 운동이다.

- **회선** circumduction
  굴곡, 신전, 외전, 내전이 포함된 연속 운동이다.

- **회전** rotation
  뼈의 장축에 대해 도는 운동이다.

- **외측회전** external rotation
  어떤 부분의 앞면을 외측으로 돌리는 운동이다.

- **내측회전** internal rotation
  어떤 부분의 앞면을 내측으로 돌리는 운동이다.

팔목 움직임

- **회외** supination
  손목과 팔을 팔꿈치로부터 외측으로 돌리는 운동이다(손바닥이 전방을 향한다).

- **회내** pronation
  손목과 팔을 팔꿈치로부터 내측으로 돌리는 운동이다(손등이 전방으로 향한다).

발목 움직임

- **배측굴곡** dorsiflexion
  발끝이 발목을 향해 움직이는 운동이다.

- **저측굴곡** plantar flexion
  발끝이 아래로 향하도록 움직이는 운동이다.

- **내번** inversion
  발바닥이 내측선을 향하도록 움직이는 운동이다.

- **외번** eversion
  발바닥이 외측선을 향하도록 움직이는 운동이다.

날개뼈 움직임

- **전인** protraction
  날개뼈 부분을 앞쪽으로 내미는 운동이다.

- **후인** retraction
  날개뼈 부분을 뒤쪽으로 당기는 운동이다.

- **상승** elevation
  날개뼈 부분을 상방으로 올리는 운동이다.

- **하강** depression
  날개뼈 부분을 하방으로 내리는 운동이다.

- **상방회전** upward rotation
  날개뼈를 상방으로 회전시키는 운동이다.

- **하방회전** downward rotation
  날개뼈를 하방으로 회전시키는 운동이다.

05 자세 형태
Posture Patterns

- **요추전만** lordosis
  허리 부위 척추가 전면으로 과도하게 치우친 체형이다.

- **흉추후만** kyphosis
  척추 흉부의 후만곡이 증가하여 견갑대와 머리가 앞으로 기울어진 체형이다.

- **편평등** flat back
  요추전만 커브가 줄어들고, 요추의 커브가 편평해지는 체형이다.

- **과전만** hyperlordosis
  허리의 전방경사가 증가하여 과도한 전방경사가 되는 체형이다.

- **굽은 등** sway back
  몸의 중력선보다 뒤에 위치하므로 정상적인 척추 만곡보다 더욱 긴 만곡을 지니는 체형이다.

- **측만증** scoliosis
  척추가 'c자형' 또는 's자형'으로 휘어져 몸이 좌우로 기울거나 돌아가는 체형이다.

Skeleton

06 골격

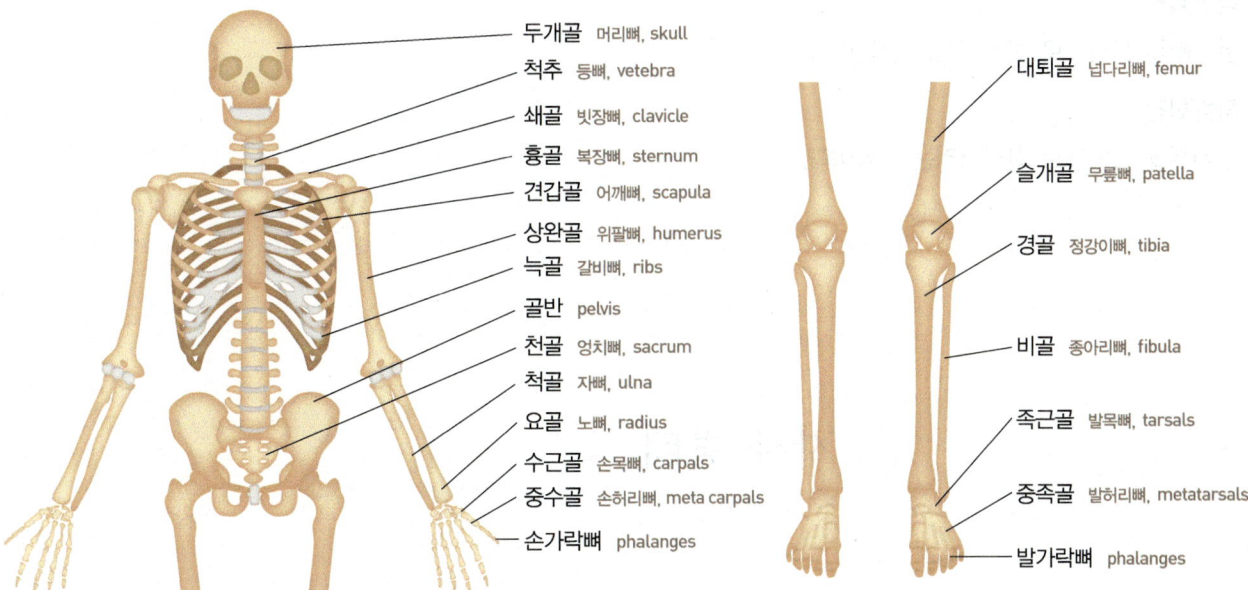

- 두개골 머리뼈, skull
- 척추 등뼈, vetebra
- 쇄골 빗장뼈, clavicle
- 흉골 복장뼈, sternum
- 견갑골 어깨뼈, scapula
- 상완골 위팔뼈, humerus
- 늑골 갈비뼈, ribs
- 골반 pelvis
- 천골 엉치뼈, sacrum
- 척골 자뼈, ulna
- 요골 노뼈, radius
- 수근골 손목뼈, carpals
- 중수골 손허리뼈, meta carpals
- 손가락뼈 phalanges
- 대퇴골 넙다리뼈, femur
- 슬개골 무릎뼈, patella
- 경골 정강이뼈, tibia
- 비골 종아리뼈, fibula
- 족근골 발목뼈, tarsals
- 중족골 발허리뼈, metatarsals
- 발가락뼈 phalanges

Projection

07 뼈의 돌출부

- **능선** crest
  돌출된 부분이 길게 연결된 부분
- **관절융기** condyle
  관절면을 가진 뼈 끝의 뭉툭한 부분
- **위관절융기** epicondyle
  관절융기 위쪽의 돌출부
- **융기** eminence
  넓고 불룩하게 돌출된 부분
- **돌기** process
  척추에서처럼 길고 넓게 튀어나온 부분

- **전자** trochanter
  대퇴골의 대전자처럼 크고 두툼하게 튀어나온 부분
- **가시** spine
  날카롭게 돌출된 부분
- **결절** tubercle
  혹처럼 볼록하게 돌출된 부분
- **거친면** tuberosity
  울퉁불퉁한 부분

Depression

08 뼈의 함몰부

- **관** canal
  구멍이 길어진 것
- **안** cavity
  몸이나 특정 부분 속의 넓은 공간
- **구멍** foramen
  면에 뚫린 구멍
- **틈새** fissure
  2개 이상의 뼈 사이의 틈
- **오목** fossa
  오목하게 들어간 곳
- **자국** impression
  손가락으로 누른 듯한 부분
- **길** meatus
  관이 굵어진 것
- **파임** notch
  칼로 깎아놓은 것처럼 파인 부분
- **굴** sinus
  기관 속의 굴속 같은 빈 공간

머리와 상지의 돌출된 뼈 만져보기: 앞쪽

01. 관골(광대뼈, zygomatic bone)
02. 쇄골(빗장뼈, clavicle)
03. 흉골절흔(복장뼈패임, sternal notch)
04. 견갑골 오훼돌기(부리돌기, coracoid process)
05. 흉골(복장뼈, sternum)
06. 검상돌기(칼돌기, xiphoid process)
07. 늑골(갈비뼈, ribs)
08. 상완골(위팔뼈, humerus)
09. 상완골의 내측상과
    (안쪽위관절융기, medial epicondyle)
10. 요골두(노뼈머리, head of radius)
11. 두상골(콩알뼈, pisiform)

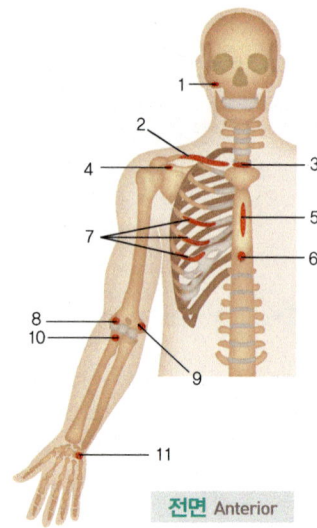
전면 Anterior

골반 pelvis

A. 장골 엉덩뼈, ilium

01. 장골능(엉덩뼈능선, iliac crest)
02. 상(후)둔선
    [위(뒤)볼기근선, superior(posterior) gluteal line]
03. 중(전)둔선
    [중간(앞)볼기근선, middle(anterior) gluteal line]
04. 하둔선(아래볼기근선, interior gluteal line)
05. 상전장골극
    (위앞엉덩뼈가시, anterior superior iliac spine)
06. 하전장골극
    (아래앞엉덩뼈가시, anterior interior iliac spine)
07. 상후장골극
    (위뒤엉덩뼈가시, posterior superior iliac spine)
08. 하후장골극
    (아래뒤엉덩뼈가시, posterior interior iliac spine)
09. 대좌골절흔(큰궁둥패임, greater sciatic notch)

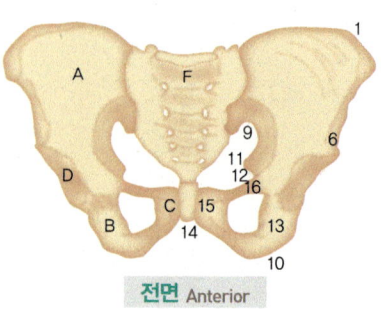
전면 Anterior

필라테스 이론 | 147

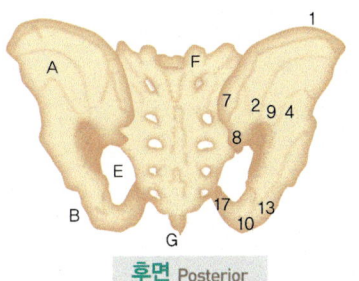

B. 좌골 궁둥뼈, ischium

- 11. 좌골 조면(궁둥뼈 거친면, Ischial tuberosity)
- 12. 좌골극(궁둥뼈가시, Ischial spine)
- 13. 소좌골절흔(작은궁둥패임, Lesser sciatic notch)
- 14. 좌골지(궁둥뼈가지, Ramus of ischium)

C. 치골 두덩뼈, pubis

- 14. 치골결합(두덩결합, pubis symphysis)
- 15. 치골체(두덩뼈몸통, body of pubis)
- 16. 삼지골지(두덩뼈뒤가지, superior ramus of pubis)
- 17. 하지골지(두덩뼈아래가지, interior ramus of pubis)

D. 관골구 볼기뼈절구, acetabuium
E. 폐쇄공 폐쇄구멍, obturator foramen
F. 천골 엉치뼈, sacrum
G. 미골 꼬리뼈, coccys

머리와 상지의 돌출된 뼈 만져보기: 뒤쪽

- 01. 측두골(관자뼈, temporal bone)
- 02. 제7경추극돌기 (C7 목뼈가시돌기, spinous process)
- 03. 척추 극돌기 (척추뼈가시돌기, spinous vertebral process)
- 04. 견갑극(어깨뼈가시, scapula spina)
- 05. 견갑골의 견봉돌기 (봉우리돌기, acromion process)
- 06. 견갑골의 척추면(척추모서리, vertebral border)
- 07. 견갑골의 하각(아래각, inferior angle)
- 08. 견갑골의 액와연(겨드랑이모서리, border)
- 09. 상완골의 외측상과 (가쪽위관절융기, lateral epicondyle)
- 10. 상관골의 내측상과 (안쪽위관절융기, medial epicondyle)
- 11. 척골(자뼈, ulna)
- 12. 척골후연(자뼈뒤모서리, ulna posterior border)
- 13. 척골의 경상돌기(붓돌기, styloid process)
- 14. 요골(노뼈, radius)
- 15. 중수골두(손허리뼈머리, metacarpal)

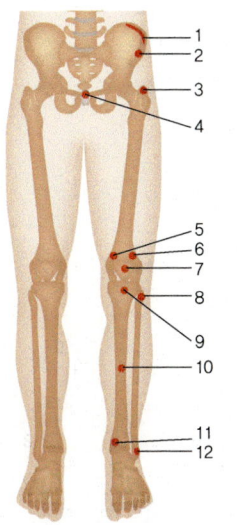

골반과 하지의 돌출된 뼈 만져보기: 앞쪽

- 01. 장골능(엉덩뼈능선, iliac crest)
- 02. 상전장골극 (위앞엉덩뼈가시, anterior superior iliac spine)
- 03. 대퇴골[넙다리뼈, femur의 대전자(큰돌기)]
- 04. 치골결합(두덩결합, pubic symphysis)
- 05. 대퇴골의 내측상과 (안쪽위관절융기, medial epicondyle)
- 06. 대퇴골의 외측상과 (가쪽위관절융기, lateral epicondyle)
- 07. 슬개골(무릎뼈, patella)
- 08. 비골두(종아리뼈머리, head of fibula)
- 09. 경골조면(정강뼈거친면, fibula)
- 10. 경골간(정강뼈줄기, shaft of tibia)
- 11. 내과(안쪽복사, medial malleolus)
- 12. 외과(가쪽복사, lateral malleolus)

골반과 하지의 돌출된 뼈 만져보기: 뒤쪽

01. 장골능(엉덩뼈능선, iliac crest)
02. 상후장골극
    (위뒤엉덩뼈가시, anterior posterio superior iliac crest)
03. 천골(엉치뼈, sacrum)
04. 미골(꼬리뼈, coccyx)
05. 좌골조면(궁둥뼈거친면, ischial tuberosity)
06. 대퇴골의 내측상과
    (안쪽위관절융기, medial epicondyle)
07. 대퇴골의 외측상과
    (가쪽위관절융기, lateral epicondyle)
08. 비골두(종아리뼈머리, head of fibula)
09. 내과(안쪽복사, medial malleolus)
10. 외과(가쪽복사, lateral malleolus)
11. 종골(발꿈치뼈, calcaneus)

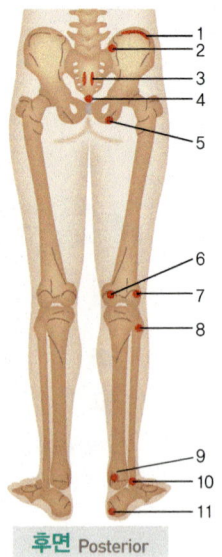

후면 Posterior

Joint

09 관절

- **평면관절** plane joint
  미끄럼운동이 일어난다.

  예) 봉우리빗장관절(acromioclavicular joint)

- **경첩관절** hinge joint
  굽힘(flexion)과 폄(extension)만 일어나는 일축성(uniaxial) 관절이다.

  예) 팔꿈치관절(elbow joint), 무릎관절(knee joint)

- **중쇠관절** pivot joint
  돌림(rotation)만 일어나는 일축성 관절이다.

  예) 고리중쇠관절(altlantoaxial joint)

- **융기관절** condyloid joint
  굽힘(flexion), 폄(extension), 벌림(abduction), 모음(adduction), 휘돌림(circumduction)이 일어나는 두축성(biaxial) 관절이다.

  예) 손허리-손가락관절(metacarpo-phalangeal joint)

- **안장관절** saddle joint
  안장과 비슷한 모양의 두축성 관절이다. 머리뼈의 관절면이 오목한 면과 볼록한 면으로 이루어져 있다.

- **절구관절** ball-soket joint
  뭇축성(multiaxial) 관절로 다양한 운동이 가능하다.

  예) 엉덩관절(hip joint), 어깨관절(shoulder joint)

필라테스 이론 | 149

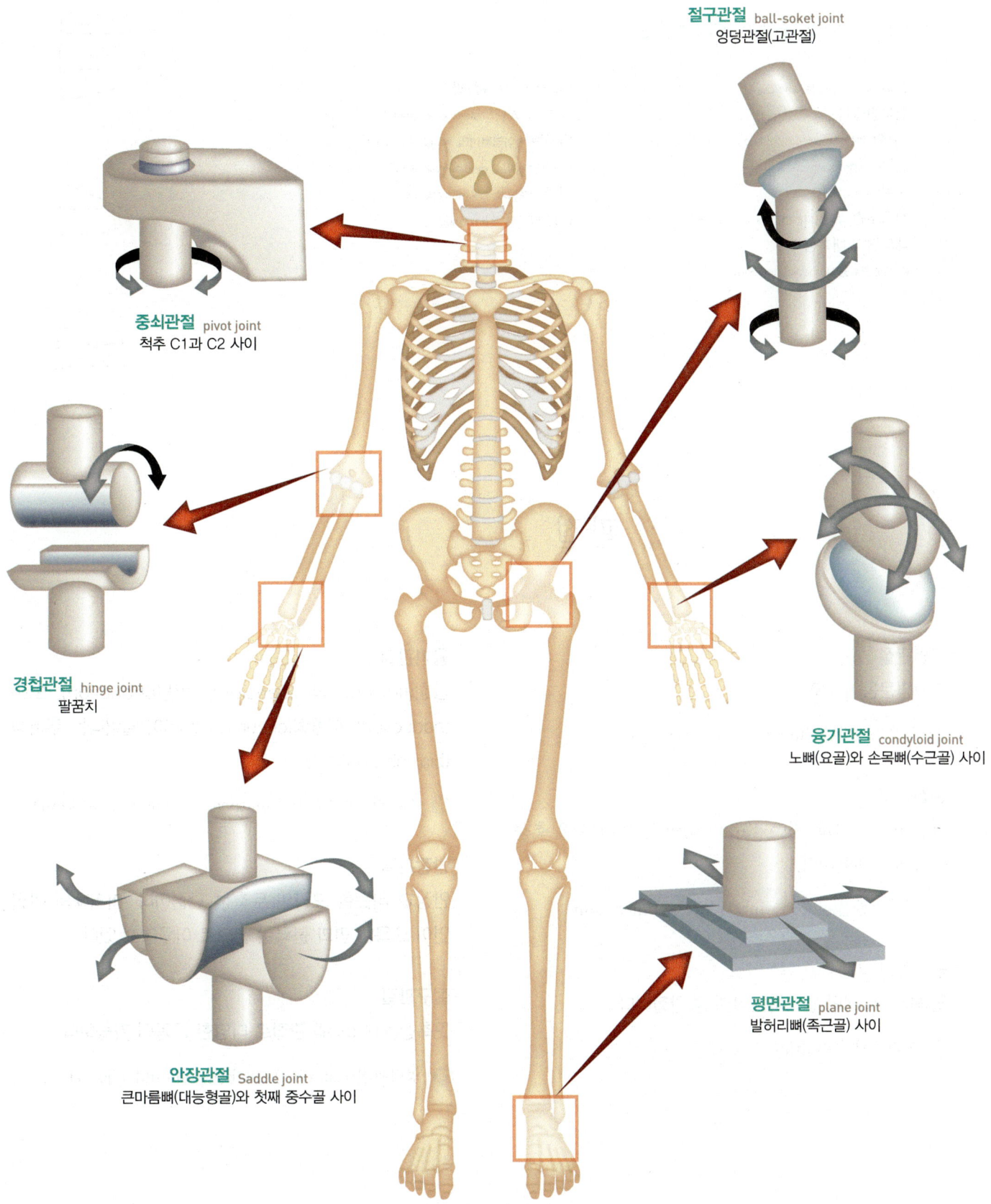

Vertebral Column

10 척주

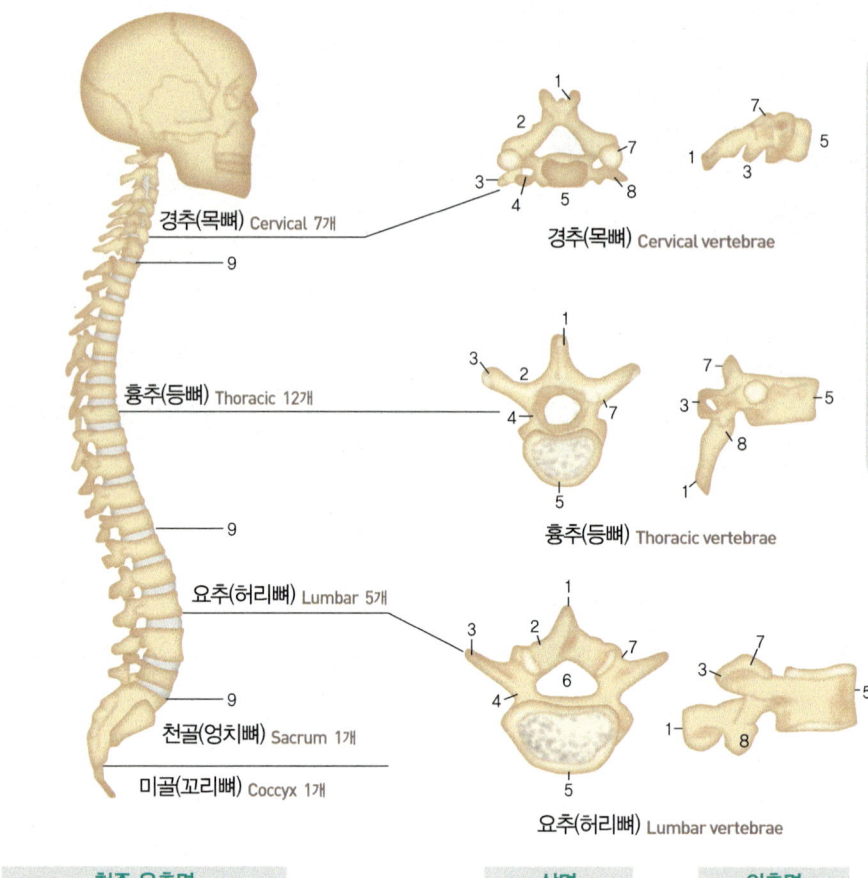

01. 극돌기(가시돌기, Spinous Process)
02. 추궁판(척추뼈고리관, Lamina)
03. 횡돌기(가로돌기, Transverse Process)
04. 추궁근(척추뼈고리뿌리, Pedicle)
05. 주체(척추뼈몸통, Body)
06. 추공[척추뼈구멍, Vertebral Foramen(canal)]
07. 상관절면
   (위관절면, Superior Articular Facet)
08. 하관절면
   (아래관절면, Interior Articular Facet)
09. 추간판(척추사이원판, Intervertebral disc)

Rip Cage

11 흉곽

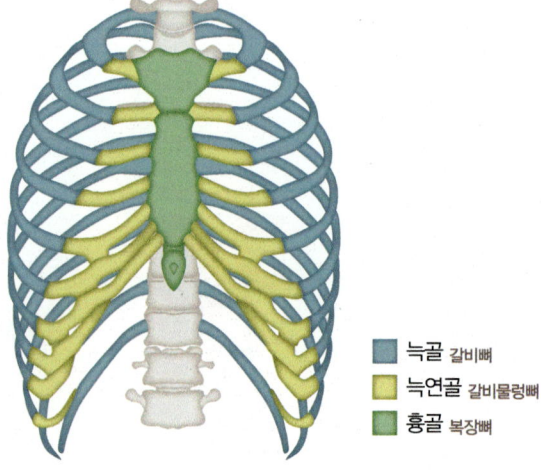

Muscular System

12 근육계

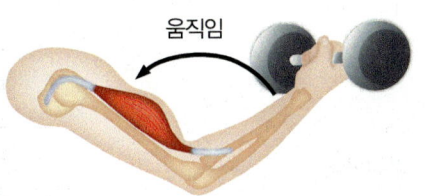

구심성 수축

근육에 주는 부하는 변하지 않는데 근육의 길이가 짧아지는 현상

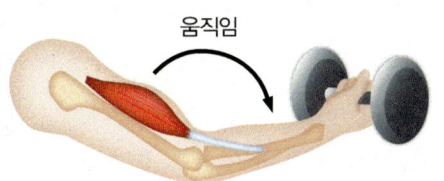

원심성 수축

근육에 주는 부하는 변하지 않는데 근육의 길이가 길어지는 현상

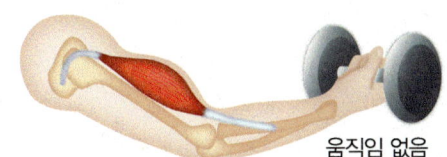

등척성 수축

근육에 주는 부하도 변하지 않고 근육의 길이도 변하지 않는 현상

Core

13 필라테스 코어 근육

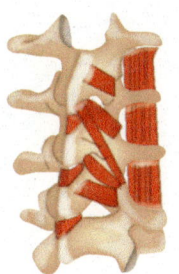

다열근

다열근 multifidus

기시
• 천골(sacrum), 장골극의 후면 상부, 모든 척추의 횡돌기
정지
• 모든 척추의 극돌기
작용
• 척추의 신전(양쪽 근육 사용 시), 반대쪽으로 회전(한쪽 근육만 사용 시)

횡격막 가로막, Diaphragm

기시
- 제1~3 요추(허리), 제7~12 늑연골(갈비물렁뼈), 흉골(복장뼈, sternum)의 검상돌기(칼돌기, xiphoid process)

정지
- 횡격막(가로막, diaphragm)의 검상돌기(칼돌기, xiphoid process)

작용
- 납작한 중심건(가운데힘줄, central tendon)
- 숨을 들이마실 때 흉강(가슴안, thoracic cavity)의 수직 직경을 증가시킴

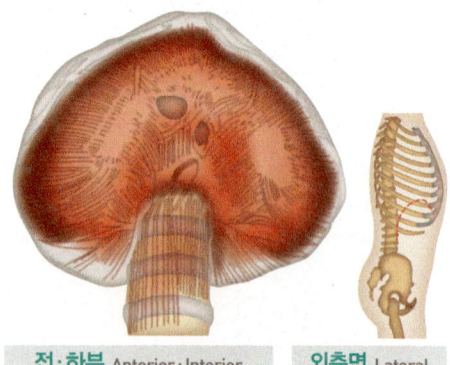

전·하부 Anterior·Interior   외측면 Lateral

복횡근 배가로근, Transverse Abdominis

기시
- 서혜인대(샅고랑인대, inguinal ligament), 장골능(엉덩이뼈, Iliac crest), 흉요근막(복장허리근육막, thoracolumbar aponeurosis), 늑곽(갈비통)의 아래 가장자리

정지
- 복건막(abdominal aponeurosis), 백선(흰줄, linea alba), 치골(두덩뼈, pubis)

작용
- 복횡근은 복부근 중 가장 심부에 위치하며, 유일하게 평행으로 배열되어 있는 복부근이다(수평 방향으로 배열).
- 복압 상승 작용

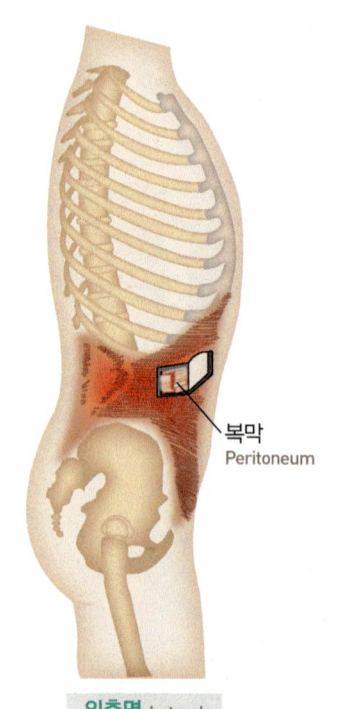

복막 Peritoneum

외측면 Lateral

골반 기저근 Pelvic Floor

꼬리근 Coccygeus

기시	정지	작용
좌골극	천골과 미골 사이	미골 굴곡, 천장관절 안정화, 장기 지지

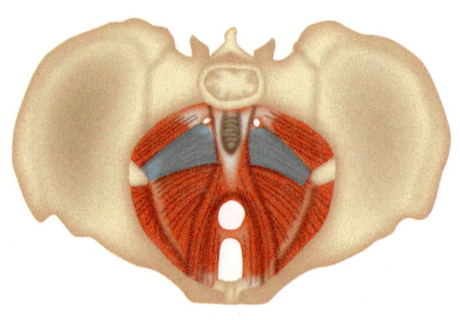

필라테스 이론 | 153

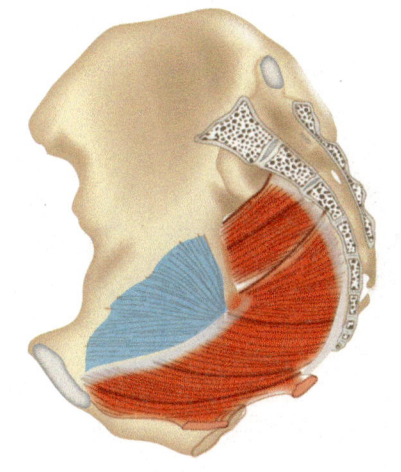

내폐쇄근 Obturator Internus

기시	정지	작용
• 폐쇄공 내부	• 대전자 내측 표면	• 고관절 외회전, 고관절 굴곡 시 외전 보조

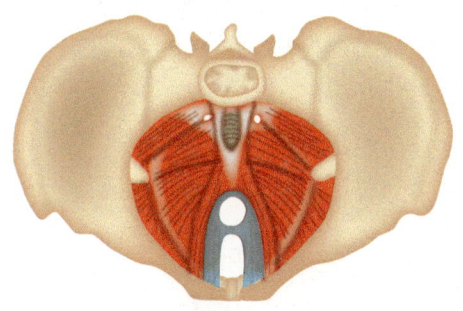

치골직장근 Puborectalis

기시	정지	작용
• 치골 배면, 내폐쇄근 근막	• 치골직장근	• 배변 조절

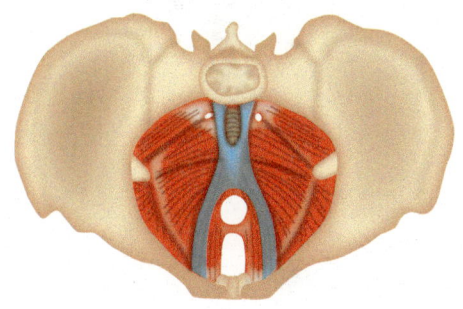

치골미골근 Pubococcygeus

기시	정지	작용
• 치골 배면, 내폐쇄근 근막	• 항문 미추솔기	• 괄약근 역할

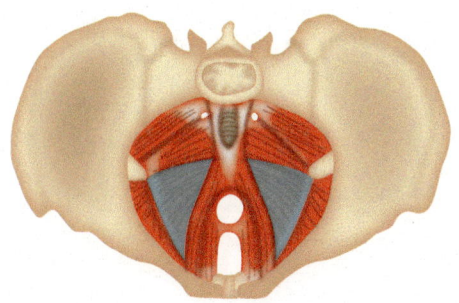

엉덩꼬리근 Iliococcygeal

기시	정지	작용
• 항문거근 후방측면, 좌골극 후방측면	• 항문 미추솔기, 미골 (coccyx)	• 장기 지지 보조, 미골 측면 지원

Muscles of the Trunk

14 몸통 근육

후면부 posterior trunk

척추기립근 척추세움근, Erector Spinae

기시
- 장늑근: 흉요부건막, 늑골 후부
- 최장근: 흉요부건막, 요·흉추의 횡돌기
- 기극근: 항인대, 경·흉추의 극돌기

정지
- 장늑근: 늑골 후부, 경추 횡돌기
- 최장근: 경·흉추의 횡돌기, 유양돌기
- 극근: 경·흉추의 극돌기, 후두골

작용
- 한쪽 작용: 척추의 외측굴곡
- 양쪽 작용: 척추의 신전

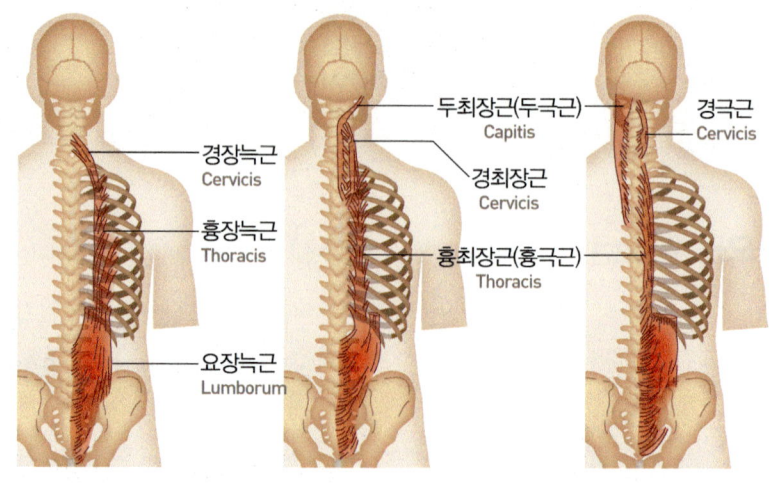

장늑근 Iliocostalis   최장근 Longissimus   극근 Spinalis

요방형근 허리네모근, Quadratus Lumborum

기시
- 장골능 후면(엉덩뼈능선 뒷면)

정지
- 제12늑골, 요추의 횡돌기(제12갈비뼈, 허리뼈 가로돌기)

작용
- 체간 외측굴곡(몸통 가쪽굽힘), 골반 거상(올리기)
- 이 근육은 골반을 측방으로 치켜 올리는 작용을 한다.

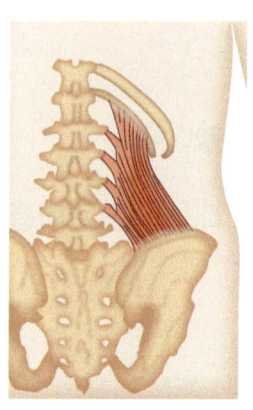

후면 Posterior

횡돌극근(가로돌기가시근)-반극근(반가시근), 다열근(뭇갈래근)

반극근 Semispinalis

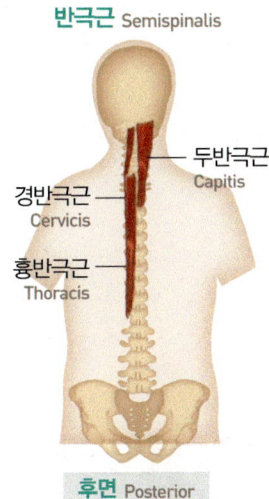

- 두반극근 Capitis
- 경반극근 Cervicis
- 흉반극근 Thoracis

후면 Posterior

기시
- 경·흉추의 횡돌기

정지
- 경·흉추의 극돌기, 후두골

작용
- 척추의 신전(양쪽 근육 사용 시), 반대쪽으로 회전(한쪽 근육만 작용 시)

다열근 Multifidus

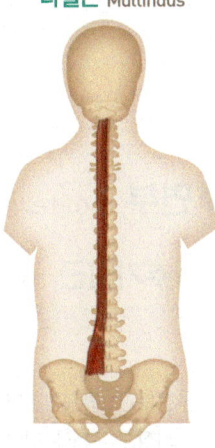

후면 Posterior

기시
- 천골(sacrum), 장골극의 후면 상부, 모든 척추의 횡돌기

정지
- 모든 척추의 극돌기

작용
- 척추의 신전(양쪽 근육 사용 시), 반대쪽으로 회전(한쪽 근육만 작용 시)

승모근 등세모근, Trapezius

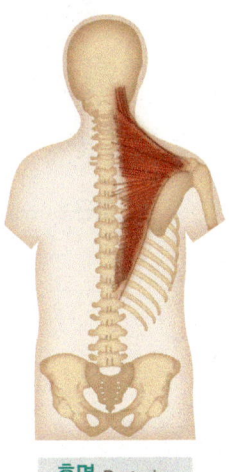

후면 Posterior

기시
- 후두골(뒤통수뼈, occiput), 항인대(목갈비인대, ligamentum nuchae)
- 제7경추(목뼈)와 제1~12 흉추(등뼈)의 극돌기(가시돌기)

정지
- 상부 – 쇄골외측(빗장뼈가쪽), 견봉(어깨봉우리)
- 중부 – 견갑극(어깨뼈가시)
- 하부 – 견갑극근(어깨뼈가시뿌리)

작용
- 상부 – 견갑골 거상(어깨뼈 올림), 상방회전(위쪽돌림)
- 중부 – 견갑골 내전(어깨뼈 모음), 상방회전(위쪽돌림)
- 하부 – 견갑골 하강(어깨뼈 내림), 상방회전(위쪽돌림)

능형근: 대능형근(큰마름근), 소능형근(작은마름근)

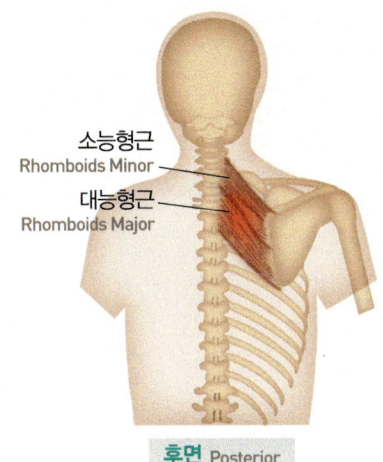

- 소능형근 Rhomboids Minor
- 대능형근 Rhomboids Major

후면 Posterior

기시
- 소능형근 – 제7경추와 제1흉추의 극돌기(가시돌기)
- 대능형근 – 제2~5흉추의 극돌기(가시돌기)

정지
- 소능형근 – 견갑극근(어깨가시근육)
- 대능형근 – 견갑극근에서 하각(아래각)까지의 견갑골 척추연

작용
- 견갑골 후인(어깨뼈 들임, retraction), 견갑골 하방회전(어깨뼈 아래돌림)

전면부 Anterior Trunk

복직근 배곧은근, Rectus Abdominis

기시
- 제5~7 늑연골(갈비물렁뼈)

정지
- 치골(두덩뼈, pubis)

작용
- 체간 굴곡(몸통 굽힘), 복압 상승

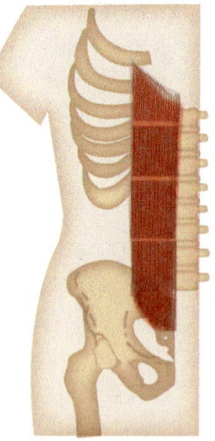

전면 Anterior

외복사근 배바깥빗근, External Oblique

기시
- 제6~12 늑골(갈비뼈)

정지
- 장골능(엉덩뼈능선), 복건막(abdominial aponeurosis)

작용
- 양쪽 모두 작용 – 체간 굴곡(몸통 굽힘), 복압 상승
- 한쪽만 작용 – 외측 굴곡(가쪽 굽힘)
- 반대 방향으로 체간 회전(몸통 돌림)

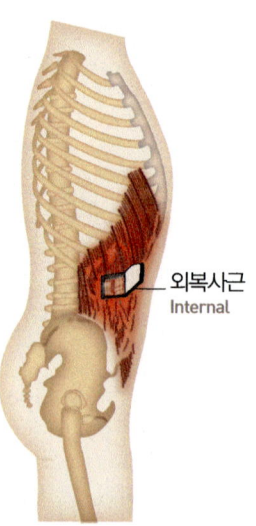

외복사근 Internal

외측면 Lateral

내복사근 배속빗근, Internal Oblique

기시
- 서혜인대(살고랑인대, inguinal ligament), 장골능 전면(anterior iliac crest)

정지
- 제9~12 늑골(갈비뼈, rib)의 늑연골(갈비물렁뼈, costal cartilages), 복건막(abdominal aponeurosis)

작용
- 양쪽 모두 작용 – 체간 굴곡(몸통 굽힘), 복압 상승
- 한쪽만 작용 – 외측 굴곡(가쪽 굽힘), 같은 쪽으로 체간 회전(몸통 돌림)

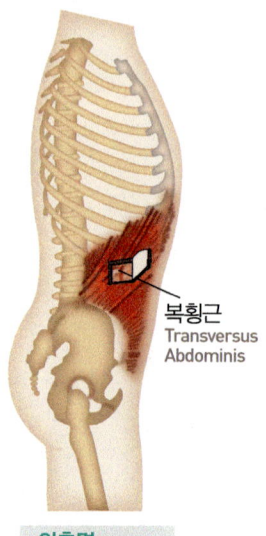

복횡근 Transversus Abdominis

외측면 Lateral

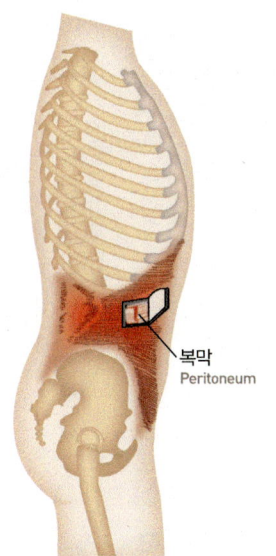

복횡근 배가로근, Transverse Abdominis

기시
- 서혜인대(샅고랑인대, inguinal ligament), 장골능(엉덩뼈능선, iliac crest), 흉요근막(복장허리근육막, thoracolumbar aponeurosis), 늑곽(갈비통, rib cage의 가장자리)

정지
- 복건막(abdominal aponeurosis), 백선(linea alba), 치골(두덩뼈, pubis)

작용
- 복압 상승

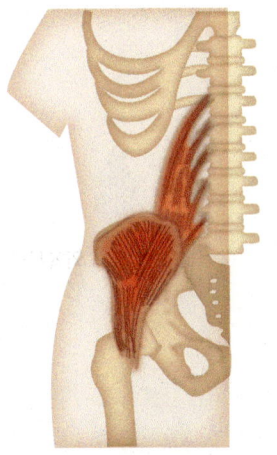

전면 Anterior

대요근 큰허리근, Psoas Major 과 장골근 엉덩근, Iliacus

기시
- 대요근(큰허리근) – 요추(허리)
- 장골근(엉덩근) – 장골(엉덩뼈) 내면

정지
- 대퇴골(넙다리뼈)의 소전자(작은돌기)

작용
- 고관절(엉덩관절) 굴곡(굽힘)
- 외전(벌림), 외회전(가쪽돌림)

muscles of the neck

15 목 근육

두판상근
머리널판근, Splenius Capitis

기시
- 항인대(목덜미인대)
- 제7경추(7목뼈)
- 제1~3흉추(1~3가슴뼈)

정지
- 후두골과 유양돌기(뒤통수뼈와 꼭지돌기)

경판상근
목널판근, Splenius Cerviciscapitis

기시
- 제3~6흉추(3~6가슴뼈)

정지
- 제1~3경추 횡돌기(목뼈 가로돌기)

작용
- 양쪽 모두 작용 – 목 신전(목 폄)
- 한쪽만 작용 – 같은 방향으로 머리 회전(머리 돌림)

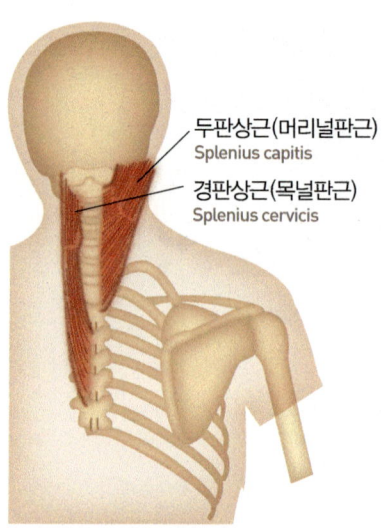

후면 Posterior

흉쇄유돌근 목빗근, Sternocleidomastoid

기시
- 흉골병(복장뼈자루, manubrium of sternum)
- 쇄골 내측(빗장뼈 안쪽, medial clavicle)

정지
- 유양돌기(꼭지돌기, mastoid process)

작용
- 양측 모두 작용 – 목 굴곡(굽힘)
- 한쪽만 작용 – 외측굴곡(lateral flexion)과 반대 방향으로 회전

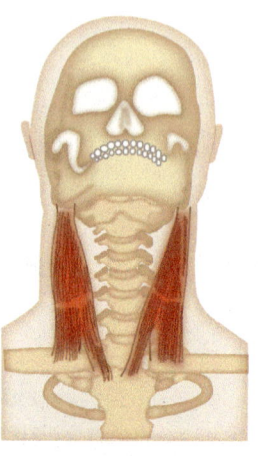

전면 Anterior

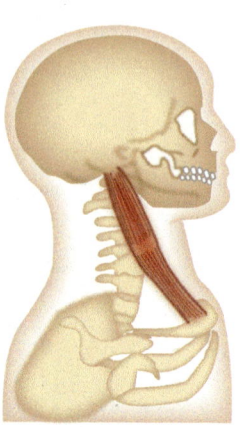

측면 Lateral

Muscles of the Shoulder

16 어깨 근육

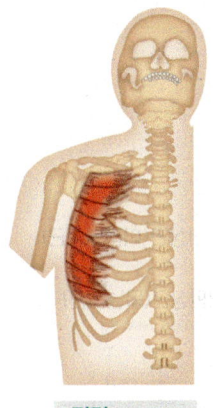
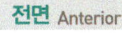
전면 Anterior

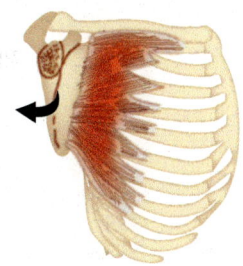

전거근 앞톱니근, Serratus Anterior

기시
- 위쪽 8번째 늑골(제1~8 갈비뼈)의 바깥쪽

정지
- 견갑골 척추연(어깨뼈 등뼈모서리)

작용
- 견갑골 전인(어깨뼈 앞쪽으로 끌어당김)
- 견갑골 상방회전(어깨뼈 위쪽돌림)
- 흉벽에 견갑골 고정

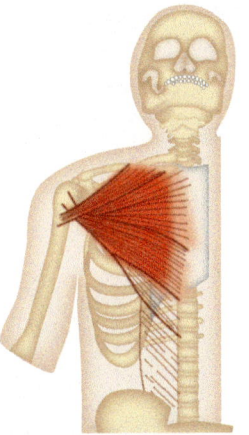
전면 Anterior

대흉근 큰가슴근, Pectorails Major

기시
- 쇄골두(빗장뼈머리) 쇄골 내측 1/2
- 흉골두(복장뼈머리) 흉골, 1~6 늑연골

정지
- 상완골 이두근구(위팔뼈 두갈래근고랑)의 외측순

작용
- 상완골 내회전(위팔뼈 안쪽돌림)·내전(모음)·수평내전(수평모음)
- 쇄골두 – 상완골 굴곡(위팔뼈 굽힘)
- 흉골두 – 상완골 굴곡(위팔뼈 굽힘)

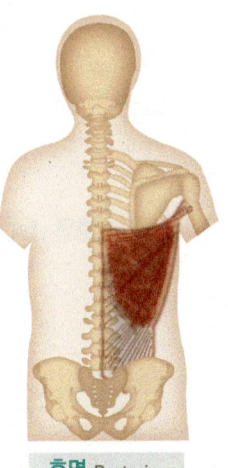
후면 Posterior

광배근 넓은등근, Latissimus Dorsi

기시
- 제7흉추(등뼈)에서 장골능(엉덩뼈능선)까지의 흉요건막
- 하부 제3 또는 4 늑골(갈비뼈)
- 견갑골 하각(어깨뼈 아래각)

정지
- 상완골 이두근구(위팔뼈 두갈래근고랑)

작용
- 견관절 신전(어깨관절 폄)
- 상완골 내전(위팔뼈 모음)과 내회전(안쪽돌림)

소흉근 작은가슴근, Pectoralis Minor 과 쇄골하근 빗장밑근, Subclavius

기시
- 제3~5 늑골 전면(갈비뼈 앞쪽면)

정지
- 견갑골(어깨뼈)의 오훼돌기(부리돌기)

작용
- 견갑골 전인(어깨뼈 내밈)·하강(내림)·하방회전(아래쪽 돌림)

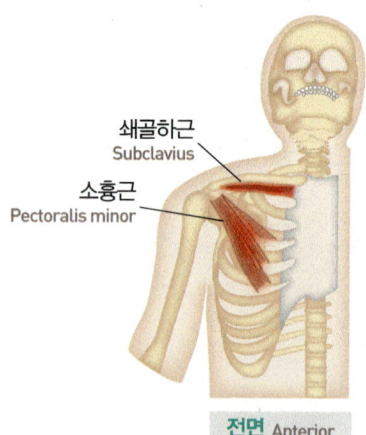

삼각근 어깨세모근, Deltoids

기시
- 전부(앞부분) – 쇄골 외측(빗장뼈 가쪽) 1/3
- 중부(가운뎃부분) – 견봉 외측(어깨봉우리 가쪽)
- 후부(뒷부분) – 견갑극(어깨뼈가시)

정지
- 상완골(위팔뼈)의 삼각근 조면(어깨세모근 거친면)

작용
- 전부 – 상완골 굴곡(위팔뼈 굽힘), 내회전(안쪽돌림), 수평내전(수평모음)
- 중부 – 상완골(위팔뼈) 90° 외전(벌림)
- 후부 – 상완골 신전(위팔뼈 폄), 외회전(가쪽돌림), 수평외전(수평벌림)

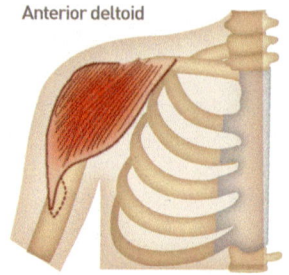 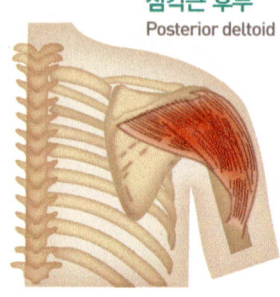
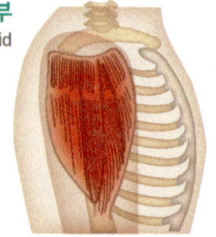

견갑거근 어깨올림근, Levator Scapula

기시
- 제1~4 경추 횡돌기(가로돌기)

정지
- 견갑골 상각(어깨뼈 위각)에서 견갑극근(어깨가시근육)까지의 견갑골 척추연(척추모서리)

작용
- 견갑골 거상(어깨 올림)과 하방회전(아래쪽돌림)

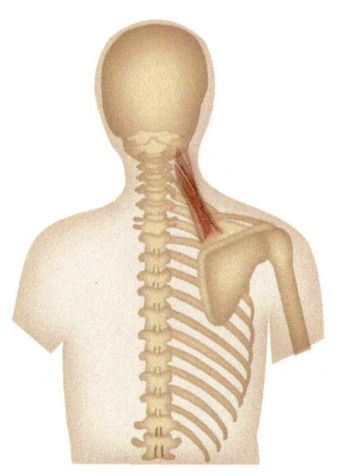

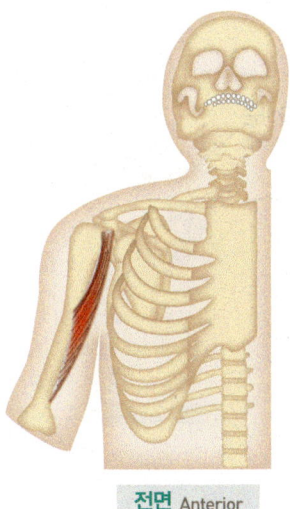

전면 Anterior

오훼완근 부리위팔근, Coracobrachialis

기시	정지	작용
• 견갑골 오훼돌기(어깨뼈 부리돌기)	• 상완골체 가운데 내측(위팔뼈몸통안쪽) 가장자리	• 상완골 굴곡(위팔뼈 굽힘)·내전(모음)

Rotator Cuff

17 회전근개

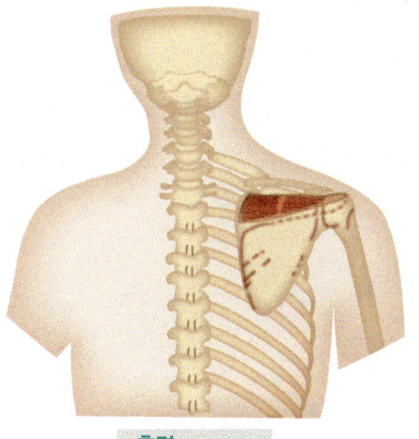

후면 Posterior

극상근 가시위근, Supraspinatus

기시	정지	작용
• 견갑골 극상와(어깨뼈 가시위오목)	• 상완골 대결절(위팔뼈 큰결절)	• 견관절 외전(벌림)운동이 시작되면 상완골두를 고정한다.

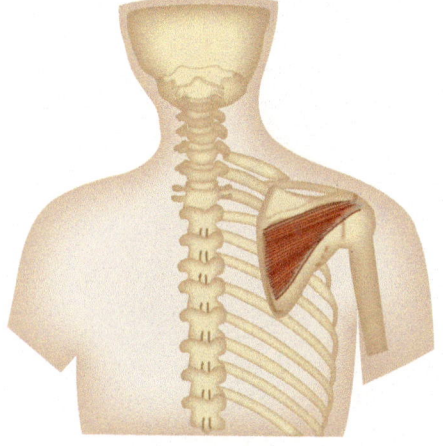

후면 Posterior

극하근 가시아래근, Infraspinatus

기시	정지	작용
• 견갑골 극하와(어깨뼈 가시아래오목)	• 상완골 대결절(위팔뼈 큰결절)	• 상완골 외회전·신전

소원근 작은원근, Teres Minor

기시	정지	작용
• 견갑골 액와연(어깨뼈 겨드랑모서리) 상부	• 상완골 대결절(위팔뼈 큰결절)	• 상완골 신전·외회전

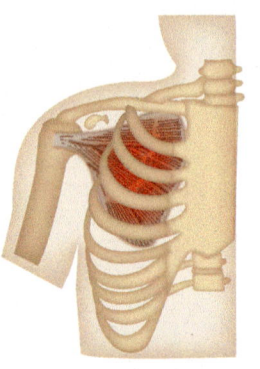

후면 Posterior

견갑하근 어깨밑근, Subscapularis

기시	정지	작용
• 견갑골 견갑하와(어깨뼈 밑오목)	• 상완골 소결절(위팔뼈 작은결절)	• 상완골 내회전(위팔뼈 안쪽돌림)

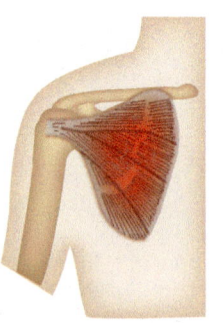

전면 Anterior

후면 Posterior

Muscle of the Arm

18 팔 근육

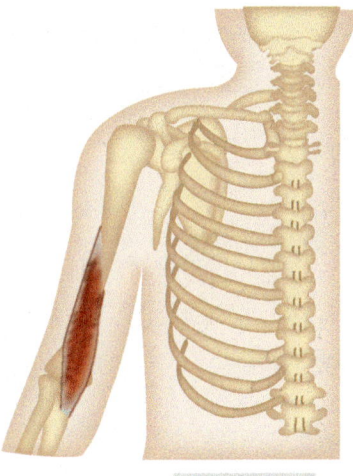
전면 Anterior

상완근 위팔근, Brachialis

기시	정지	작용
• 상완골 전면 하부(위팔뼈 앞쪽 아래) 1/2	• 척골 조면(자뼈 거친면)	• 주관절 굴곡(팔꿈관절 굽힘)

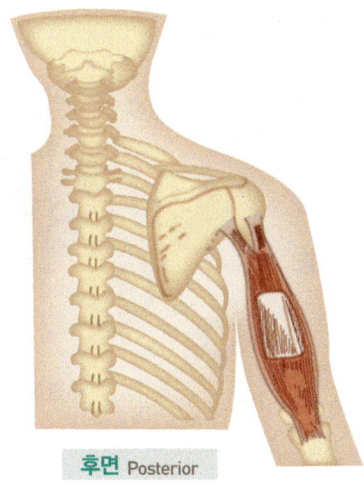
후면 Posterior

상완삼두근 위팔세갈래근, Triceps Brachii 과 주근 팔꿈치근, Anconeus

기시
- 장두 – 견갑골의 관절하결절(어깨뼈 접시아래결절)
- 외측두 – 상완골 후면의 나선구 상부(위팔뼈 뒤쪽 나선도랑 위)
- 내측두 – 상완골 후면의 나선구 하부(위팔뼈 뒤쪽 나선도랑 아래)

정지
- 척골 주두돌기(자뼈 팔꿈치돌기)

작용
- 주관절 신전
- 장두 – 상완골 신전

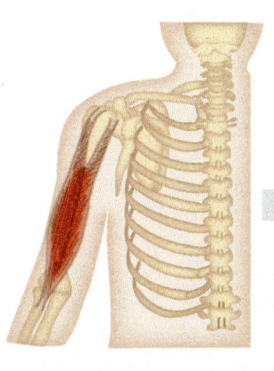
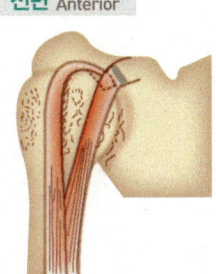
전면 Anterior

상완이두근 위팔두갈래근, Biceps Brachii

기시
- 장두 – 견갑골의 상완와관절상결절
- 단두 – 견갑골 오훼돌기(어깨뼈 부리돌기)

정지
- 요골 조면(노뼈 거친면)

작용
- 주관절 굴곡(팔꿈관절 굽힘)
- 단두 – 상완골 굴곡(위팔뼈 굽힘)
- 전완 회외(앞팔 바깥돌림)

Muscles of Hip

19 엉덩관절 근육

전면부

대퇴근막장근 넙다리근막긴장근, Tensor Fasciae Latae

기시
• 장골능(엉덩뼈능선) • 상후장골극(위뒤엉덩뼈가시)에서 상전장골극(위앞엉덩뼈가시)까지

정지
• 장경인대(엉덩정강근막띠) • 경골 외측과(정강뼈 가쪽관절융기)에서 기시하여 후외측으로 상행한다.

작용
• 보행 시 신전된 슬관절(무릎관절)이 무너지지 않도록 방지, 고관절 외전(엉덩관절 벌림) 보조·내회전(안쪽돌림)·굴곡(굽힘), 슬관절 신전(무릎관절 폄)

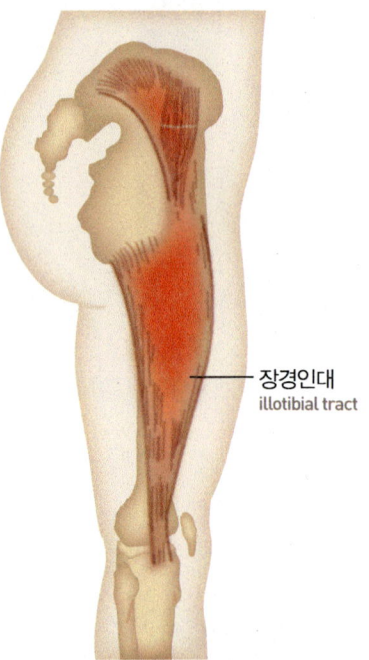

장경인대
illotibial tract

외측부 Lateral

봉공근 넙다리빗근, Sartorius

기시	정지	작용
• 상전장골극(위앞엉덩뼈가시)	• 경골(정강뼈)의 내측 상부	• 고관절(엉덩관절) 굴곡(굽힘), 외전(벌림), 외회전(가쪽돌림) 보조

전면 Anterior

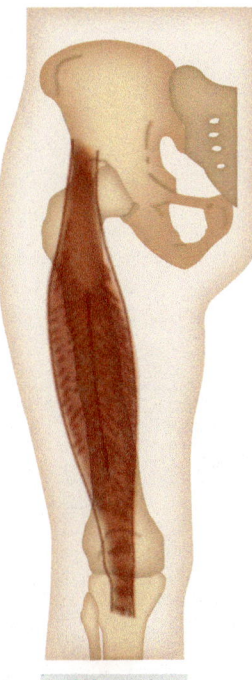

전면 Anterior

사두근군 1 네갈래근군, Quadriceps Group 1

대퇴직근 넙다리곧은근, rectus femoris

기시	정지	작용
• 하전장골극(아래앞엉덩뼈가시) • 관골구 상연(볼기뼈절구 위모서리)	• 슬개골(무릎뼈, patella), 슬개인대(무릎인대)를 경유하여 경골 조면(정강뼈 거친면)에 부착	• 슬관절 신전 • 고관절 굴곡

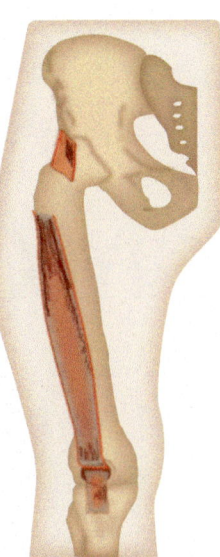

전면 Anterior

사두근군 2 네갈래근군, Quadriceps Group 2

내측광근 안쪽넓은근, vastus medialis, **외측광근** 가쪽넓은근, vastus lateralis, **중간광근** 중간넓은근, vastus intermedius

기시
- 내측광근 – 대퇴골 후면의 조선(넙다리뼈 뒷면의 거친선)
- 외측광근 – 대퇴골 후면의 조선
- 중간광근 – 대퇴골 간의 전외측면(넙다리뼈 사이의 앞가쪽면)

정지
- 슬개골(무릎뼈), 슬개인대를 경유하여 경골 조면(정강뼈 거친면)에 부착

작용
- 슬관절 신전

후면부

대둔근 큰볼기근, Gluteus Maximus

기시	정지	작용
• 천골 후면(엉치뼈 뒷면, posterior sacrum) • 장골(엉덩뼈, ilium) • 장골 상둔선(엉덩뼈 위 볼기근선)	• 둔근 조면(볼기근 거친면) • 장경인대(엉덩정강근 막띠)	• 고관절 신전(엉덩관절 폄) • 고관절 외회전(엉덩관절 가쪽돌림)

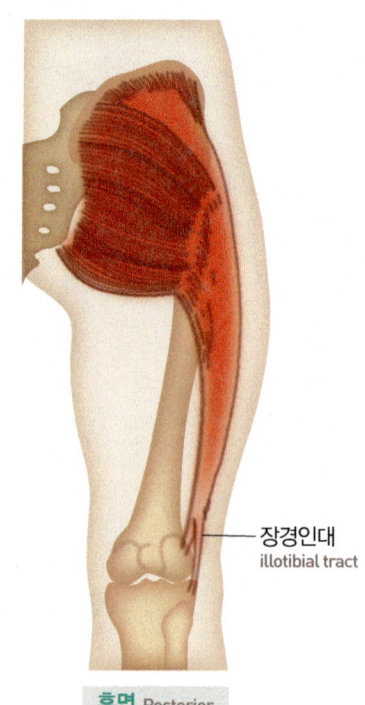

후면 Posterior

슬건근 1 넙다리뒤근, Hamstrings 1

대퇴이두근 넙다리두갈래근, biceps femoris

기시	정지	작용

• 장두 – 좌골 조면
  (궁둥뼈 거친면)
	• 비골두(종아리뼈머리)	• 장두 – 고관절 신전
		  (엉덩관절 폄)
		• 단두 – 슬관절 굴곡
		  (무릎관절 굽힘)

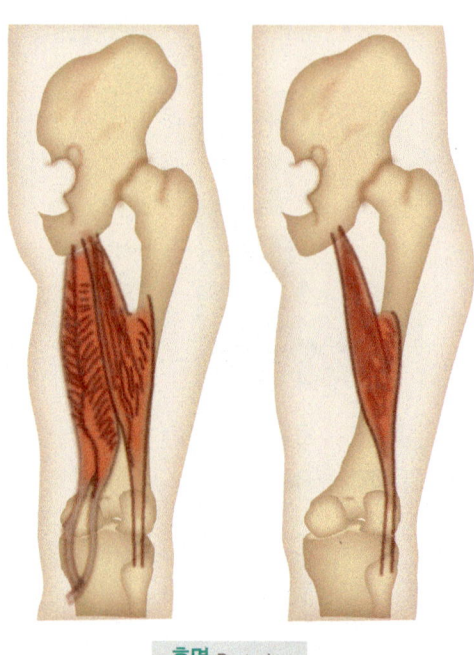

후면 Posterior

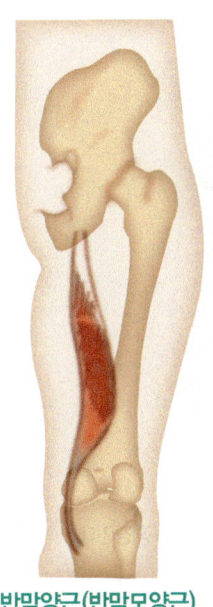

반막양근(반막모양근)
Semimembranous

반건양근(반힘줄모양근)
Semitendinosus

슬건근 2 넙다리뒤근, Hamstrings 2

반막양근 반막모양근, semimembranosus, **반건양근** 반힘줄모양근, semitendinosus

기시	정지	작용
• 좌골 조면(궁둥뼈 거친면)	• 반막양근 – 경골의 후내측면(정강뼈 뒤안쪽 관절융기) • 반건양근 – 경골의 전상부(정강뼈 위안쪽 부분)	• 고관절 신전(엉덩관절 폄) • 슬관절 굴곡(무릎관절 굽힘) • 슬관절 굴곡 상태에서 내회전

20 엉덩관절 외회전 근육
Hip external Rotators

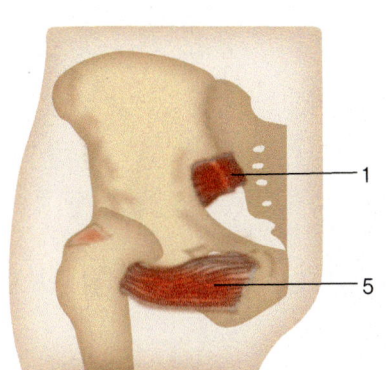

전면 Anterior

심부에 있는 6개의 고관절(엉덩관절) 외회전근(가쪽돌림근)

1. 이상근(궁둥구멍근, piriformis)
2. 상쌍자근(위쌍둥이근, gemellus superior)
3. 내폐쇄근(속폐쇄근, obturator internus)
4. 하쌍자근(아래쌍둥이근, gemellus inferior)
5. 외폐쇄근(바깥폐쇄근, obturator externus)
6. 대퇴방형근(넙다리네모근, quadratus femoris)

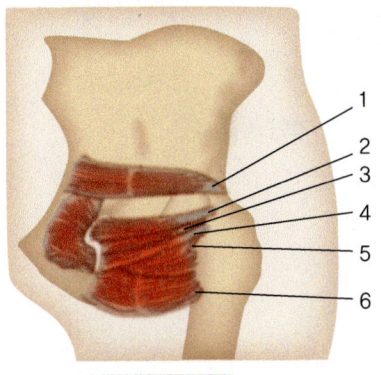

후면 Posterior

기시	정지
• 천골 전면(엉치뼈 앞면), 좌골 폐쇄공(궁둥뼈 폐쇄구멍)	• 대퇴골 대전자(넙다리뼈 큰돌기)

대둔근 큰볼기근, Gluteus Maximus

기시	정지	작용
• 천골 후면(엉치뼈 뒷면) • 장골(엉덩뼈) • 장골 상둔선(엉덩뼈 위 볼기근선)	• 둔근 조면(볼기근 거친면) • 장경인대(엉덩정강근막띠)	• 고관절 신전(엉덩관절 폄)

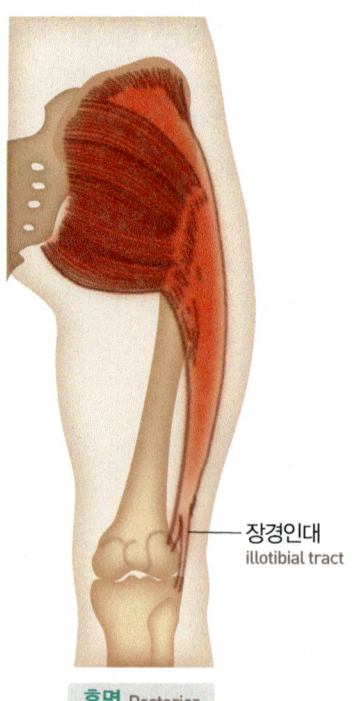

장경인대 illotibial tract

후면 Posterior

Hip internal Rotators
21 엉덩관절 내회전 근육

소둔근 작은볼기근, Gluteus Minimus

기시	정지	작용
• 장골 후부 – 중둔선(중간볼기선)과 하둔선(아래볼기선) 사이	• 대퇴골(넙다리뼈)의 대전자(큰돌기) 전면	• 고관절(엉덩관절) 외전(벌림)과 내회전(안쪽돌림)

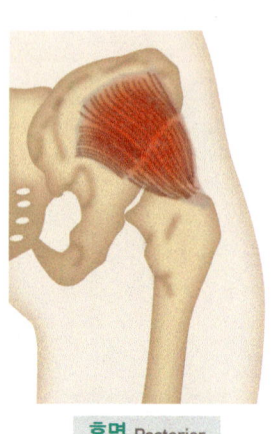

후면 Posterior

필라테스 이론 | 169

대퇴근막장근 넙다리근막장근, Tensor Fasciae Latae

기시	정지	작용
• 장골능(엉덩뼈능선)	• 장경인대(엉덩정강근막띠)	• 보행 시 신전된 슬관절(무릎관절)이 무너지지 않도록 방지 • 고관절 외전(엉덩관절 벌림) 보조 • 내회전(안쪽돌림) 굴곡(굽힘) • 슬관절 신전(무릎관절 폄)

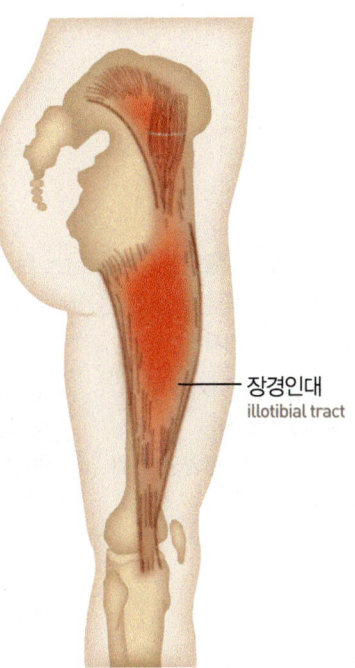

장경인대
illotibial tract

외측부 Lateral

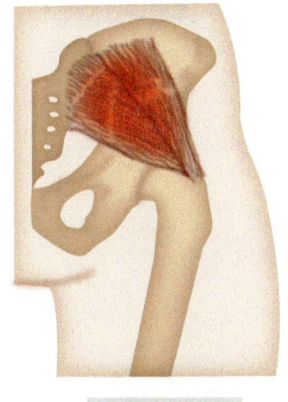

후면 Posterior

중둔근 중간볼기근, Gluteus Medius

기시	정지	작용
• 장골능(엉덩뼈능선), 장골의 상둔선(위볼기근선)과 중둔선(중간볼기근선) 사이	• 대퇴골의 대전자(큰돌기)	• 고관절 외전(엉덩관절 벌림)과 내회전(안쪽돌림)

장내전근 긴모음근, Adductor Longus 과
단내전근 짧은모음근, Adductor Brevis

기시	정지	작용
• 치골 전면	• 대퇴골 후면의 조선	• 고관절 내전 및 굴곡과 내회전 보조

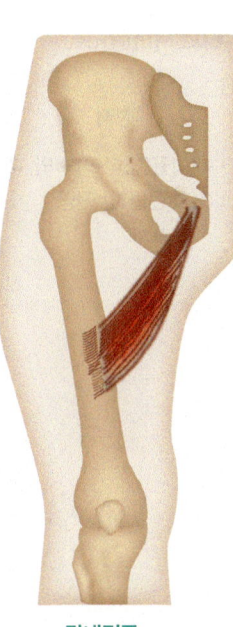

장내전근
Adductor longus

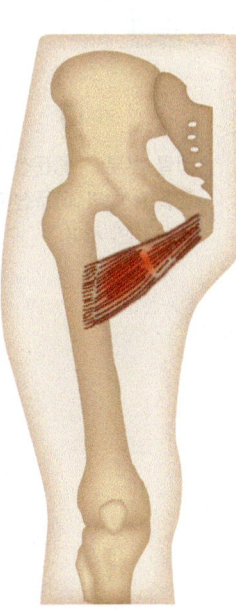

단내전근
Adductor Brevis

치골근 두덩근, Pectineus

기시	정지	작용
• 치골 전면(두덩뼈 앞면)	• 소전자(작은돌기)와 대퇴골 후면의 조선 사이	• 고관절 굴곡, 고관절 내전과 내회전 보조

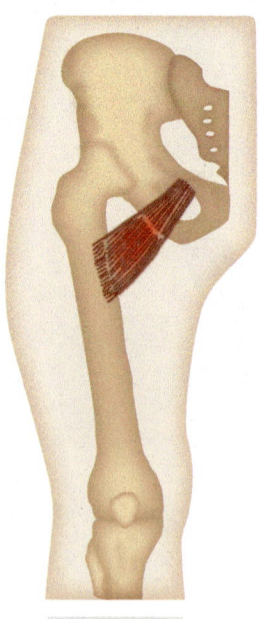

전면 Anterior

Hip Adductors

22 엉덩관절 모음 근육

대내전근 큰모음근, Adductor Magnus

기시	정지	작용
• 전부섬유 – 치골지 (두덩뼈가지) • 후부섬유 – 좌골 조면 (궁둥뼈 거친면)	• 대퇴골 후면의 조선 (linea aspera of posterior femur) • 대퇴골 내측의 내전근결절(모음근결절)	• 고관절 내전 • 전부섬유 – 고관절 굴곡 보조 • 후부섬유 – 고관절 신전 보조

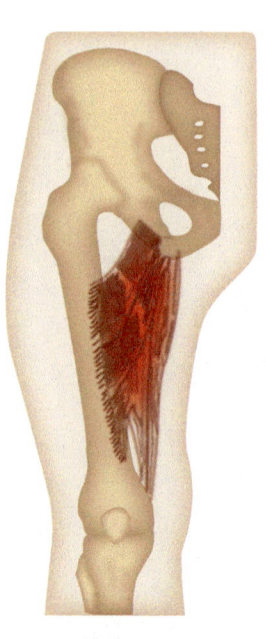

전면 Anterior

필라테스 이론 | 171

장내전근 긴모음근, Adductor Longus 과
단내전근 짧은모음근, Adductor Brevis

기시	정지	작용
• 치골 전면	• 대퇴골 후면의 조선	• 고관절 내전 및 굴곡과 내회전 보조

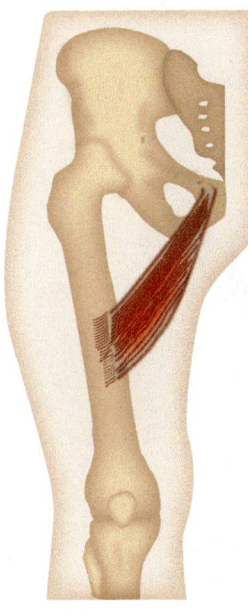

장내전근
Adductor longus

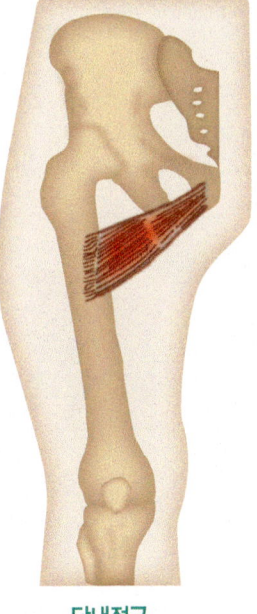

단내전근
Adductor Brevis

박근 두덩정강근, Gracilis

기시	정지	작용
• 치골지(두덩뼈가지)	• 경골 내측상부(정강뼈 안쪽의 위쪽)	• 고관절 내전(엉덩관절 모음) • 슬관절 굴곡(무릎관절 굽힘) 보조 • 슬관절 굴곡 상태에서 내회전 보조

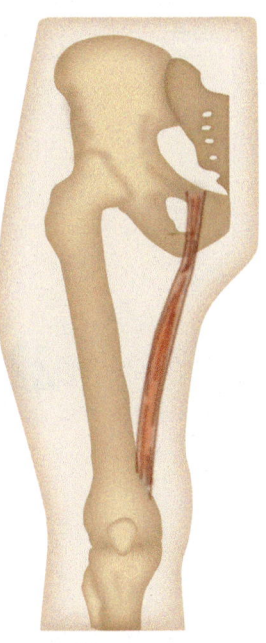

전면 Anterior

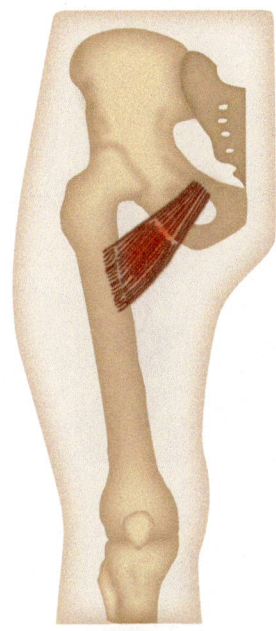

전면 Anterior

치골근 두덩근, Pectineus

기시	정지	작용
• 치골 전면(두덩뼈 앞면)	• 소전자(작은돌기)와 대퇴골 후면의 조선 사이	• 고관절 굴곡, 고관절 내전과 내회전 보조

172 | Pilates All in One

Hip Abductors

23 엉덩관절 벌림 근육

소둔근 작은볼기근, Gluteus Minimus

기시	정지	작용
• 장골 후부 – 중둔선(중간볼기선)과 하둔선(아래볼기선) 사이	• 대퇴골(넙다리뼈)의 대전자(큰돌기) 전면	• 고관절(엉덩관절) 외전(벌림)과 내회전(안쪽돌림)

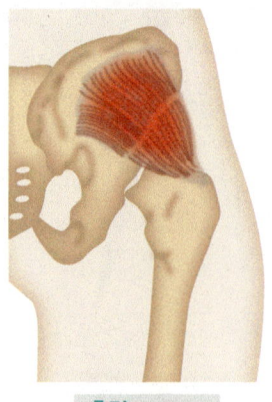

후면 Posterior

중둔근 중간볼기근, Gluteus Medius

기시	정지	작용
• 장골능(엉덩뼈능선), 장골의 상둔선(위볼기근선)과 중둔선(중간볼기근선) 사이	• 대퇴골의 대전자(큰돌기)	• 고관절 외전(엉덩관절 벌림)과 내회전(안쪽돌림)

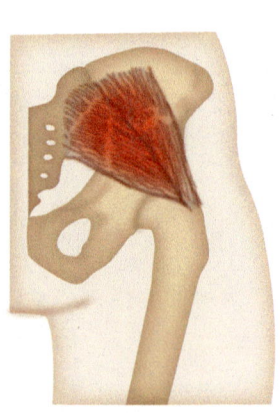

후면 Posterior

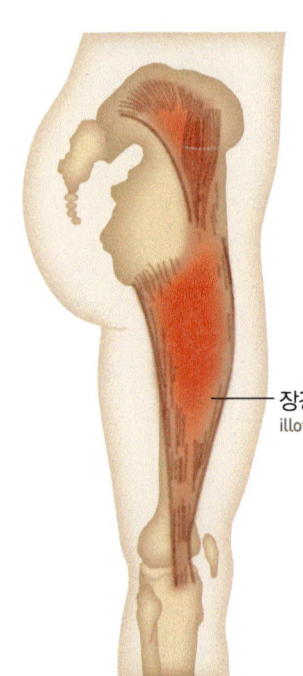

장경인대 illotibial tract

외측부 Lateral

대퇴근막장근 넙다리근막장근, Tensor Fasciae Latae

기시	작용
• 장골능(엉덩뼈능선)	• 보행 시 신전된 슬관절(무릎관절)이 무너지지 않도록 방지
정지	• 고관절 외전(엉덩관절 벌림) 보조
• 장경인대(엉덩정강근막띠)	• 내회전(안쪽돌림) 굴곡(굽힘)
	• 슬관절 신전(무릎관절 폄)

필라테스 이론 | 173

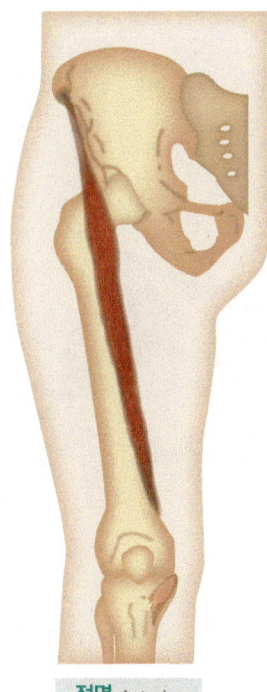

전면 Anterior

봉공근 넙다리빗근, Sartorius

기시	정지	작용
• 상전장골극(위앞엉덩뼈가시)	• 경골(정강뼈)의 내측상부	• 고관절(엉덩관절) 굴곡(굽힘) 및 외전(벌림), 외회전(가쪽돌림) 보조

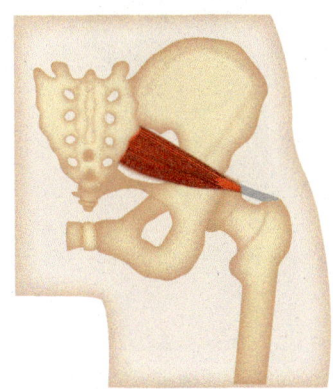

이상근 궁둥구멍근, Piriformis

기시	정지	작용
• 천골 전면(엉치뼈 앞면), 좌골 폐쇄공(궁둥뼈 폐쇄구멍)	• 대퇴골 대전자(넙다리뼈 큰돌기)	• 고관절 외회전

Knee Extensors

24 무릎관절 폄 근육

사두근군 1 네갈래근군, Quadriceps Group 1

대퇴직근 넙다리곧은근, rectus femoris

기시	정지	작용
• 하전장골극(아래앞엉덩뼈가시) • 관골구 상연(볼기뼈절구 위모서리)	• 슬개골(무릎뼈, patella), 슬개인대(무릎인대)를 경유하여 경골 조면(정강뼈 거친면)에 부착	• 슬관절 신전 • 고관절 굴곡

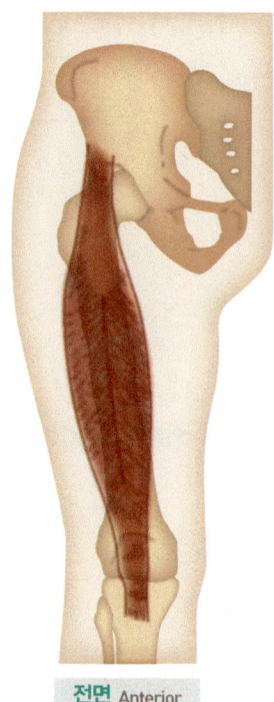
전면 Anterior

사두근군 2 네갈래근군, Quadriceps Group 2

내측광근 안쪽넓은근, vastus medialis, **외측광근** 가쪽넓은근, vastus lateralis, **중간광근** 중간넓은근, vastus intermedius

기시
• 내측광근 – 대퇴골 후면의 조선(넙다리뼈 뒷면의 거친선) • 외측광근 – 대퇴골 후면의 조선 • 중간광근 – 대퇴골 간의 전외측면(넙다리뼈 사이의 앞가쪽면)
정지
• 슬개골(무릎뼈), 슬개인대를 경유하여 경골 조면(정강뼈 거친면)에 부착
작용
• 슬관절 신전

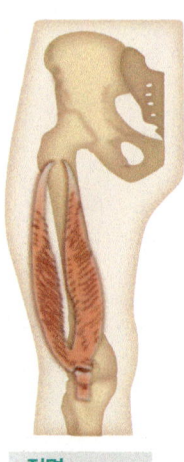
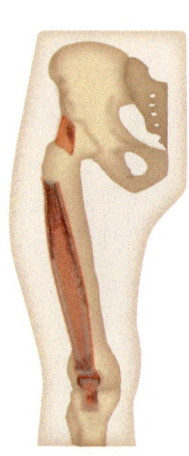
전면 Anterior 전면 Anterior

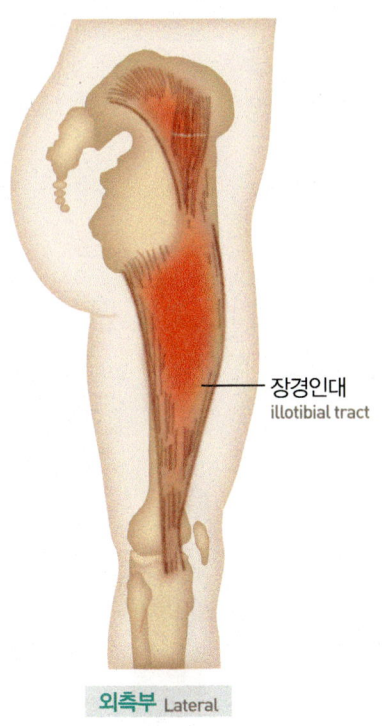

외측부 Lateral

대퇴근막장근 넙다리근막장근, Tensor Fasciae Latae

기시	작용
• 장골능(엉덩뼈능선)	• 보행 시 신전된 슬관절(무릎관절)이 무너지지 않도록 방지
정지	• 고관절 외전(엉덩관절 벌림) 보조
• 장경인대(엉덩정강근막띠)	• 내회전(안쪽돌림) 굴곡(굽힘)
	• 슬관절 신전(무릎관절 폄)

장경인대 illotibial tract

25 무릎관절 굽힘 근육
Knee Flaxors

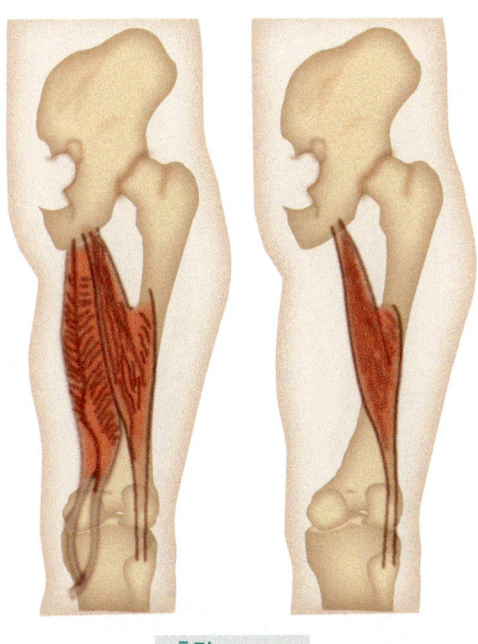

후면 Posterior

슬건근 1 넙다리뒤근, Hamstrings 1
대퇴이두근 넙다리두갈래근, biceps femoris

기시	정지	작용
• 장두 – 좌골 조면 (궁둥뼈 거친면)	• 비골두(종아리뼈머리)	• 장두 – 고관절 신전 (엉덩관절 폄)
		• 단두 – 슬관절 굴곡 (무릎관절 굽힘)

슬건근 2 넙다리뒤근, Hamstrings 2

반막양근 반막모양근, semimembranosus,
반건양근 반힘줄모양근, semitendinosus

기시	정지	작용
• 좌골 조면(궁둥뼈 거친면)	• 반막양근 – 경골의 후내측면(정강뼈 뒤안쪽 관절융기) • 반건양근 – 경골의 전상부(정강뼈 위안쪽 부분)	• 고관절 신전(엉덩관절 폄) • 슬관절 굴곡(무릎관절 굽힘) • 슬관절 굴곡 상태에서 내회전

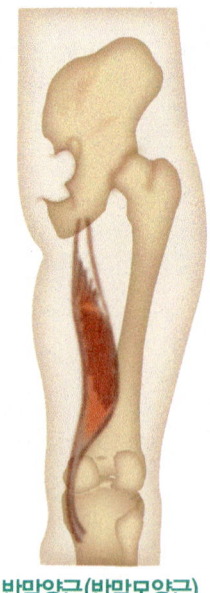
반막양근(반막모양근)
Semimembranous

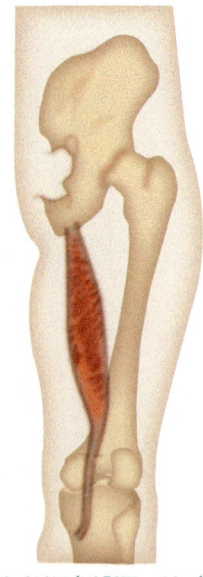
반건양근(반힘줄모양근)
Semitendinosus

비복근 장딴지근, Gastrocnemius

기시	정지	작용
• 내측두(안쪽머리) – 대퇴골 내측상과(넙다리뼈 안쪽위관절융기) • 외측두(가쪽머리) – 대퇴골 외측상과(가쪽위관절융기)	• 아킬레스건이 되어 종골에 부착	• 족관절 저측굴곡(발관절 발바닥굽힘) • 슬관절 굴곡(무릎관절 굽힘) 보조

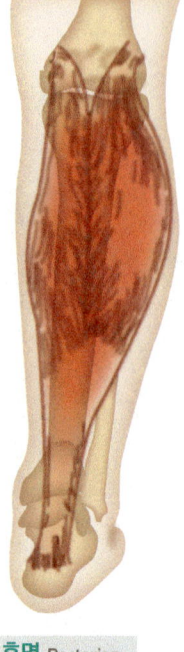
후면 Posterior

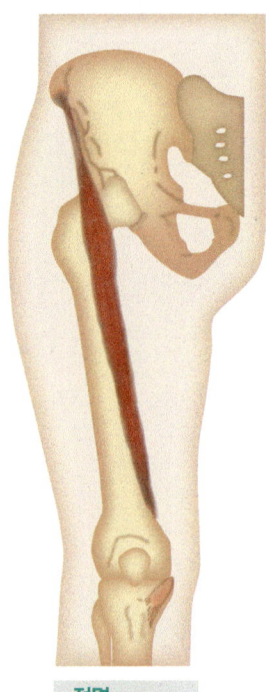
전면 Anterior

봉공근 넙다리빗근, Sartorius

기시	정지	작용
• 상전장골극(위앞엉덩뼈가시)	• 경골(정강뼈)의 내측상부	• 고관절(엉덩관절) 굴곡(굽힘) 및 외전(벌림), 외회전(가쪽돌림) 보조

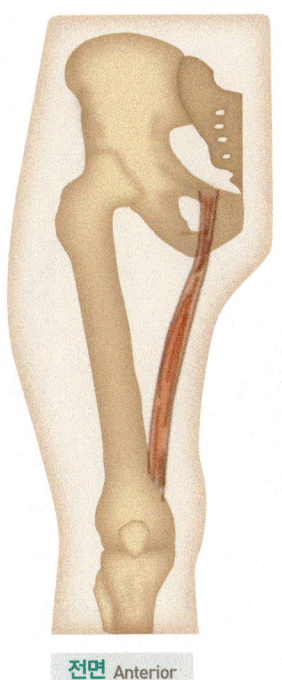

전면 Anterior

박근 두덩정강근, Gracilis

기시	정지	작용
• 치골지(두덩뼈가지)	• 경골 내측상부(정강뼈 안쪽의 위쪽)	• 고관절 내전(엉덩관절 모음) • 슬관절 굴곡(무릎관절 굽힘) 보조 • 슬관절 굴곡 상태에서 내회전 보조

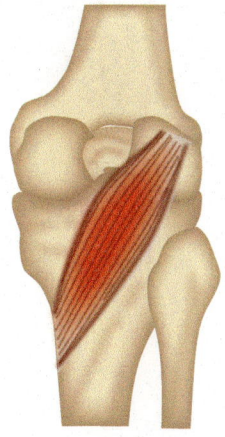

슬와근 오금근, Popliteus

기시	정지	작용
• 대퇴골의 외측과	• 경골의 후면 근위부	• 슬관절 굴곡 및 내회전

26 움직임 관련 근육

Summary of Motions

윗배 부위 Upper Quadrant

팔 굽힘 근육 flexion of the arm

- 전면 삼각근(anterior deltoid)
- 대흉근(pectoralis major)
- 오훼완근(coracobrachialis)
- 상완이두근(biceps brachii)
- 견갑하근(subscapularis)

팔 폄 근육 extension of the arm

- 후면 삼각근(poterior deltoid)
- 광배근(latissimus dorsi)
- 대원근(teres major)
- 삼두박근(triceps)

팔 벌림 근육 abduction of the arm

- 삼각근(deltoid)
- 극상근(supraspinatus)
- 극하근(infraspinatus)
- 상완이두근 장두(long head of biceps)

팔 모음 근육 adduction of the arm

- 광배근(latissmus dorsi)
- 대흉근(pectoralis major)
- 대원근(teres major)
- 소원근(teres minor)
- 상완이두근 단두(short head of biceps)
- 오훼완근(coracobrachialis)
- 후부 삼각근(posterior deltoid)

팔 외회전 근육 lateral rotation of the arm

- 극하근(infraspinatus)
- 소원근(teres minor)
- 후면 삼각근(posterior deltoid)

팔 내회전 근육 medial rotation of the arm

- 견갑하근(subscapularis)
- 광배근(latissimus dorsi)
- 대흉근(pectoralis major)
- 대원근(teres major)
- 전면 삼각근(anterior deltoid)

아랫배 부위 Lower Quadrant

엉덩관절 굽힘 근육 flexion of the hip

- 대요근(psoas)
- 장골근(iliacus)
- 대퇴직근(ructus femoris)
- 대퇴근막장근(tensor fasciae latae)
- 중둔근, 소둔근(gluteus minimus and medius)
- 봉공근(sartorius)
- 치골근(pectineus)

엉덩관절 폄 근육 extension of the hip

- 대둔근(gluteus maximus)
- 대퇴이두근(biceps femoris)
- 반막양근(semimembranosus)
- 반건양근(semitendinosus)
- 중둔근(gluteus medius)
- 대내전근(adductor magnus)

엉덩관절 벌림 근육 abduction of the hip

- 중둔근(gluteus medius)
- 소둔근(gluteus minimus)
- 대퇴근막장근(tensor fasciae latae)
- 대둔근(gluteus maximus)
- 이상근(piriformis)
- 내폐쇄근(obturators)
- 쌍자근(gemelli)
- 봉공근(satorius)

엉덩관절 모음 근육 adduction of the hip

- 대내전근(adductor magnus)
- 장내전근(adductor longus)
- 단내전근(adductor brevis)
- 치골근(pectineus)
- 박근(gracilis)
- 대요근(psoas)
- 장골근(iliacus)
- 대퇴이두근(biceps femoris)
- 대둔근(gluteus maximus)

엉덩관절 외회전 근육 lateral rotation of the hip

- 대둔근(gluteus maximus)
- 이상근(piriformis)
- 내폐쇄근(obturators)
- 쌍자근(gemelli)
- 대퇴사두근(quadratus femoris)
- 대퇴이두근(biceps femoris)
- 봉공근(satorius)

엉덩관절 내회전 근육 medial rotation of the hip

- 중둔근(gluteus medius)
- 소둔근(gluteus minimus)
- 대퇴근막장근(tensor fasciae latae)

무릎 굽힘근 flexion of the knee

- 반막양근(semitendinosus)
- 반건양근(semimembranosus)
- 대퇴이두근(biceps femoris)
- 슬와근(popliteus)
- 비복근(gastrocnemius)
- 봉공근(sartorius)
- 박근(gracilis)

무릎 폄근 extension of the knee

- 대퇴직근(rectus femoris)
- 외측광근(vastus lateralis)
- 중간광근(vastus intermedialis)
- 내측광근(vastus medialis)
- 대퇴근막장근(tensor fasciae latae)

무릎 내회전근 medial rotation of the knee

- 봉공근(satorius)
- 반건양근(semitendinosus)
- 반막양근(semimembranosus)
- 슬와근(popliteus)

무릎 외회전근 lateral rotation of the knee

- 대퇴근막장근(tensor fasciae latae)
- 대둔근(gluteus maximus)
- 대퇴이두근(biceps femoris)
- 내측광근(vastus medialis)

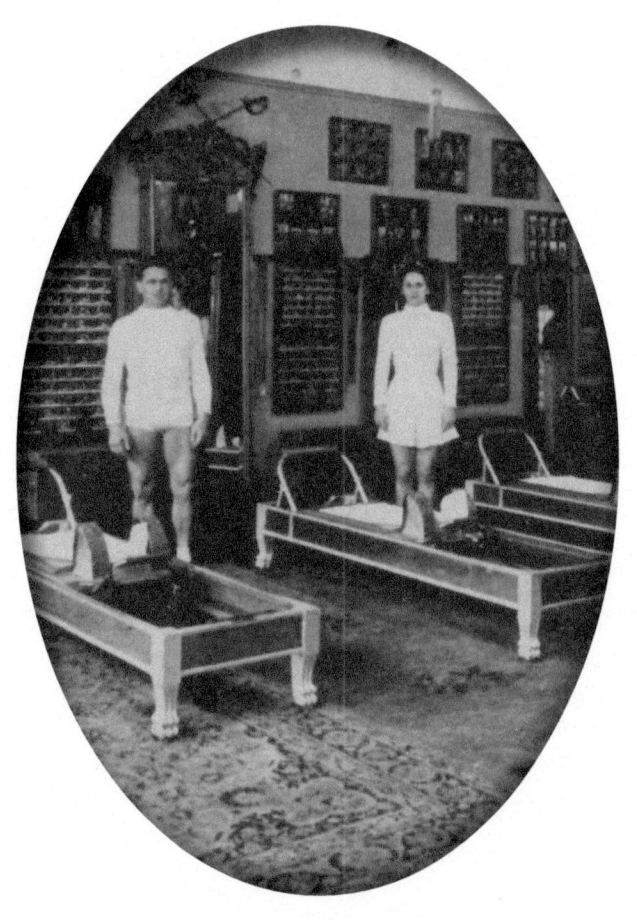

The Pilates Method of Body Conditioning is gaining the mastery of your mind over the complete control over your body.

필라테스는 마음이 신체를 완벽히 조절할 수 있도록 한다.

Pilates THEORY

부록

- 의료 설문지
- 교육 참여 합의서
- 필라테스 현장 사고 보고서
- 기계필라테스 용어
- 필라테스 자세 용어

의료 설문지 Medical Release Form

※ 필라테스 수행 전 요구되는 의료적 측면에서의 기초 설문

의료 설문지
(Medical Release Form)

이름 _____

나이 _____

성별　　□ 남　　□ 여

현재 임신 여부　　□ Yes　　□ No

출산 경험 _____

수술 경험 _____

최근 치료를 받은 경험

- □ 관절염(Arthritis)
- □ 만성피로증후군(Chronic Fatigue Syndrome)
- □ 당뇨병(Diabetes)
- □ 섬유근육통(Fibromyalgia)
- □ 심장질환(Heart Disease)
- □ 고혈압(High Blood Pressure)
- □ 위산역류(Gastric Reflux)
- □ 녹내장(Glaucoma)
- □ 다발성경화증(Multiple Sclerosis)
- □ 정형외과 관절 문제(Orthopedic/Joint Problems)
  (어깨/팔꿈치/척추/엉덩이/무릎)
  - □ 전방십자인대 손상(Anterior Cruciate Ligament Knee Injuries)
  - □ 후관절증후군(Facet Joint Syndrome)
  - □ 추간판탈출증(Herniated or Bulging Disc)
  - □ 척추전방전위증(spondylolisthesis)
  - □ 척추관협착증(Stenosis)
  - □ 인공관절전치환술(Total Hip Replacement)
- □ 골다공증(Osteoporosis)
- □ 말초신경병증(Peripheral Neuropathy)
  (마비/따끔거림/감각 저하)
- □ 류머티스관절염(Rheumatoid Arthritis)
- □ 기타 _____

부상 경험(근골격계 또는 근신경계)

- □ 오십견(Adhesive Capsulitis, frozen shoulder)
- □ 손목터널증후군(Carpal Tunnel Syndrome)
- □ 족저근막염(Plantar Fascitis)
- □ 회전근개파열(Rotator Cuff Tear)
- □ 어깨충돌증후군(Shoulder Impingement)
- □ 흉곽출구증후군(Thoracic Outlet Syndrome)
- □ 기타 _____

현재 약 복용 여부　　□ Yes　　□ No

신체활동 수준
□ 고강도　　□ 중강도　　□ 저강도

현재 운동 수행 여부　　□ Yes　　□ No
- □ 운동 _____
- □ 횟수 _____
- □ 시간 _____

이전 운동 경험(댄스, 필라테스, 요가 등)
_____

Liability Release Form 교육 참여 합의서

※ 필라테스 교육에 대한 참여자의 이해

교육 참여 합의서
(Liability Release Form)

본 단체 (　　　　　)는 필라테스 교육과정을 진행함에 있어 다음 사항을 교육생에게 알린다.

1. 교육생은 교육 활동으로 인한 상해의 위험은 영구적인 마비 및 사망의 가능성을 가지고 있으며, 규칙, 기계 사용법과 개인 훈련으로 이 위험을 줄일 수는 있지만 심각한 부상의 위험은 항상 존재함을 알고 있다.

2. 교육생은 교육 중 부주의로 인해 발생하는 상해와 사전에 미리 알려지지 않는 위험에 대한 책임은 교육생 본인에게 있음을 알고 있다.

3. 교육생은 단체의 교육 준수 규칙 안에서 성실하게 교육에 참여할 것을 알고 있다. 그러나 개인적인 사정으로 인해 교육 참여를 철회하고자 하는 경우 단체에 즉시 알린다.

본인은 합의서 내용을 충분히 이해했으며, 교육생의 실질적인 권리와 책임을 부여 받았기에 이에 서명합니다.

날　짜: _____

이　름: _____

서　명: _____

필라테스 현장 사고 보고서 Pilates incident reports

필라테스 현장 사고 보고서(Pilates incident reports)
– 교육 현장에서 발생한 사고에 대한 보고 내용

사건 날짜 _____
사건 발생 시간 _____
사건 위치 _____

사건 현장 책임자 연락처

이름 _____
전화 _____
사건에 대한 설명 _____
_____
_____

부상 여부 ☐ Yes ☐ No
부상에 대한 설명 _____
_____
_____

스튜디오 피해 항목(해당하는 경우 제조업체, 모델, 일련 번호 등)
_____
_____
_____

관련 지도자

이름 _____
주소 _____
_____
핸드폰 _____
연락처 _____

타인 피해 항목(해당하는 경우 제조업체, 모델, 일련 번호 등)
_____
_____

타인 정보

이름 _____
주소 _____

핸드폰 _____
연락처 _____

현재까지 취해진 행위
_____
_____
_____

기타 관련 정보
_____
_____
_____

요청받은 사항/권장 사항
_____
_____
_____

본 보고서 사용 목적

☐ 사건 관련자에게 연락
☐ 보고 또는 제출 용도

기계필라테스 용어

트래피즈 테이블 Trapeze Table

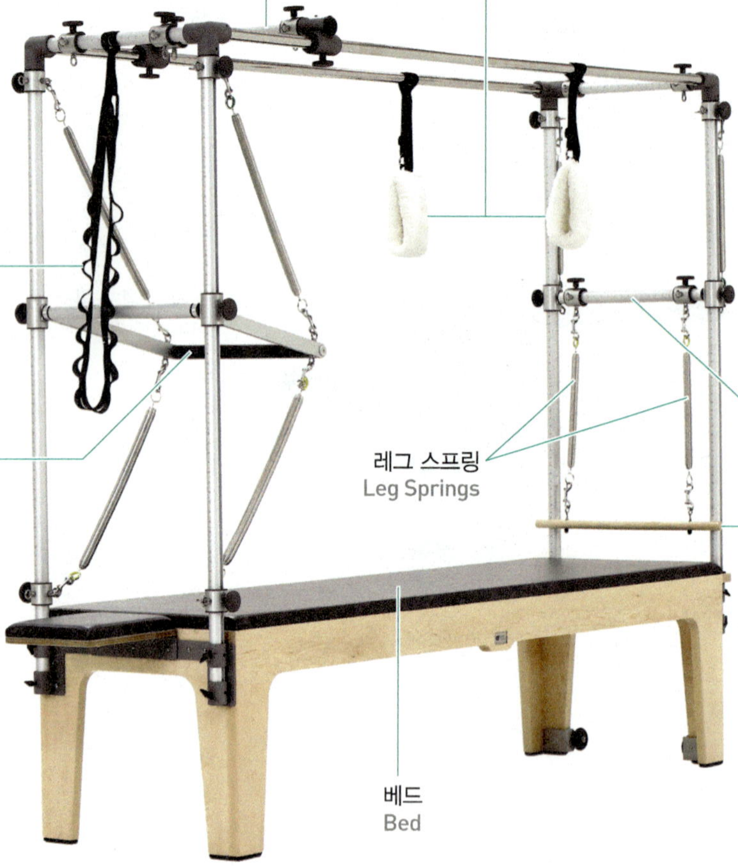

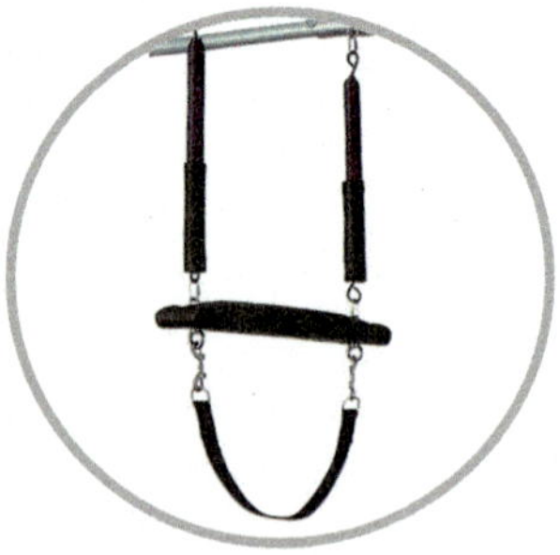

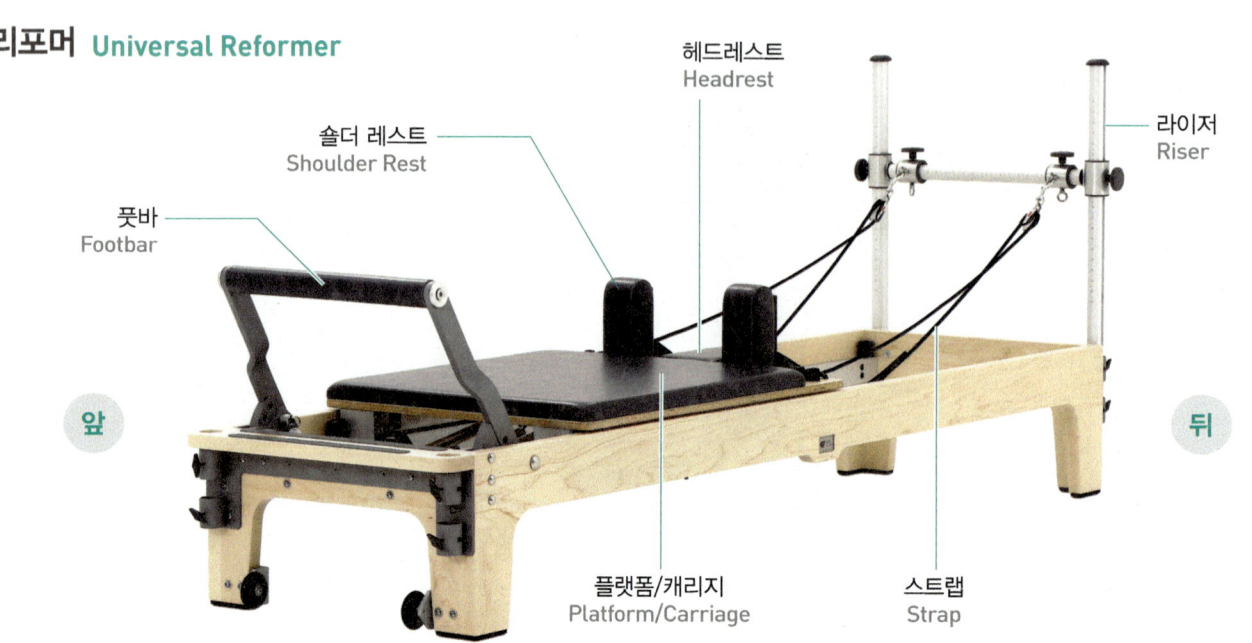

- 수평 슬라이더 Horizontal Slider
- 퍼지 Fuzzies
- 안전체인 Safety Chain
- 푸시스루 바 Push-thru Bar
- 레그 스프링 Leg Springs
- 수직 슬라이더 Vertical Slider
- 롤다운 바 Rolldown Bar
- 베드 Bed
- 트래피즈 Trapeze

리포머 Universal Reformer

- 헤드레스트 Headrest
- 숄더 레스트 Shoulder Rest
- 라이저 Riser
- 풋바 Footbar
- 플랫폼/캐리지 Platform/Carriage
- 스트랩 Strap
- 앞
- 뒤

기계필라테스 용어

콤보체어 Combo Chair

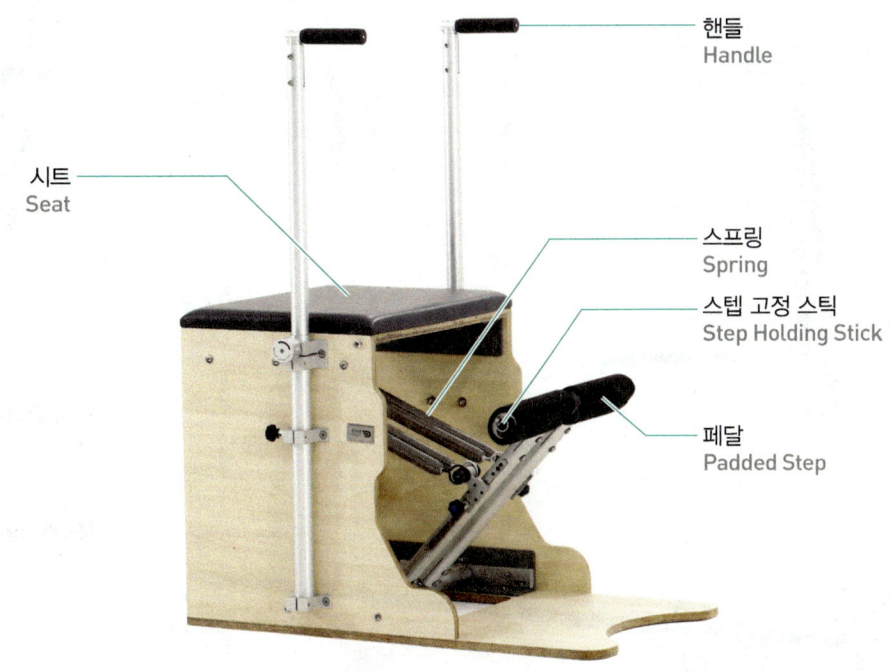

- 핸들 Handle
- 시트 Seat
- 스프링 Spring
- 스텝 고정 스틱 Step Holding Stick
- 페달 Padded Step

래더배럴 Ladder Barrel

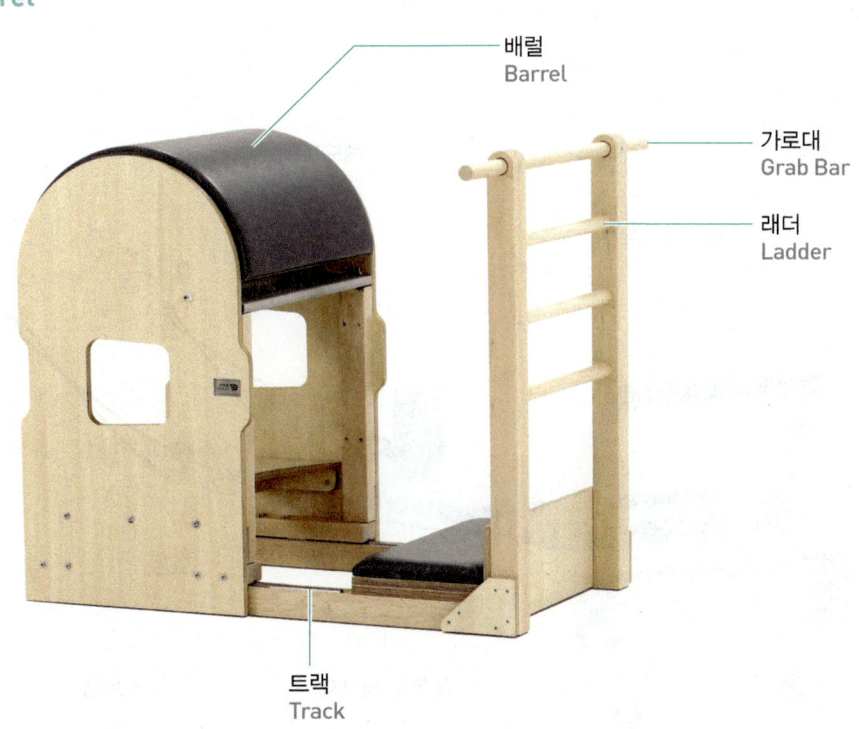

- 배럴 Barrel
- 가로대 Grab Bar
- 래더 Ladder
- 트랙 Track

기계필라테스 용어

클라라배럴 Clara Barrel

- 아크 Arc
- 스텝 Step
- 웰 Well

스프링보드 Spring Board

- 보드 Board
- 풋 스프링 Foot Spring
- 암 스프링 Arm Spring
- 롤백 바 Rollback Bar
- 스트랩 Strap
- 홀딩 바 Holding Bar

폼롤러 Foam Roller

튜빙 밴드 Tubing Band

매트 Mat

필라테스 이론 | 189

필라테스 자세 용어

Z-자세 Z-sitting position	■ 한쪽 무릎을 굽혀 몸 쪽으로 당겨 양반다리를 하고, 반대편 다리는 밖으로 접어서 앉는다. ■ 몸 쪽 다리의 고관절은 외회전되고, 반대편 고관절은 내회전된다. ■ 앉은 자세에서 좌골(궁둥뼈)이 바닥에 균등하게 닿도록 하고 척추는 중립 자세를 취한다. 리포머 머메이드　628쪽 · 캐딜락 머메이드 시리즈　690쪽
발목 자세 플랜타플렉션 plantar flexion	■ 발가락을 아래쪽으로 밀어 발등이 펴지도록 한다. 이를 저측굴곡이라고 한다. 튜빙밴드 스파인 원 레그 아크　352쪽
발목 자세 발목 중립 neutral feet	■ 플랜타플렉션 또는 돌시플렉션이 되지 않은 중립 위치를 취한다.
발목 자세 돌시플렉션 dorsi flexion	■ 발가락을 몸 쪽으로 당겨 발목을 굽힌다. 이를 배측굴곡이라고 한다. 캐딜락 시저　698쪽
플랭크 자세 plank position	■ 두 손을 지면에 두고 어깨관절 밑에 두 손이 오게 한다. ■ 두 발은 앞꿈치만 지면에 두고 엉덩이를 바닥에서 들어 올리고 무릎을 편다. ■ 머리부터 발끝까지 일직선이 되도록 하고 척추는 중립 자세를 취한다. ■ 두 손은 어깨 너비만큼 벌리고 두 다리는 골반 너비만큼 벌리거나 모은다. 매트 레그 풀 프런트　256쪽 · 아크 암 워킹　390쪽 · 리포머 컨트롤 프런트　612쪽
테이블탑 자세 table top position	■ 필라테스 기본 누운 자세에서 두 다리를 들어 올려 무릎과 종아리가 90°가 되게 한다. ■ 정강이와 바닥이 평행을 이루고 두 다리는 모으거나 골반 너비만큼 벌린다. 매트 헌드레드　198쪽 · 클라라배럴 티저　388쪽
네발기기 자세 quadruped position	■ 두 손을 지면에 두고 어깨관절 밑에 두 손이 오게 하고 무릎은 고관절 아래에 오도록 한다. ■ 발등은 바닥에 붙이고, 두 손과 두 다리는 어깨 너비와 골반 너비만큼 벌린다. ■ 척추는 중립 자세를 취한다. 스프링보드 쿼드랍패드 시리즈　520쪽 · 리포머 프리페어 다운 스트레칭　576쪽

필라테스 자세 용어

개구리 자세 frog position	■ 필라테스 기본 누운 자세에서 두 다리를 모아 천장으로 들어 올린다. ■ 두 발뒤꿈치를 붙인 상태에서 발가락을 바깥쪽으로 향해 고관절을 외회전한다. ■ 두 무릎을 바깥쪽으로 굽혀 다이아몬드 모양이 되도록 자세를 취한다. 폼롤러 힙 서클 288쪽 · 리포머 레그 무브먼트 프로그 588쪽
필라테스 기본 V 자세 pilates V position	■ 두 발뒤꿈치를 붙인 상태에서 발가락을 바깥쪽으로 향해 고관절을 외회전한 발 자세이다. ■ 두 무릎이 과도하게 신전되지 않도록 주의한다. 체어 프로그 레그 시리즈 426쪽
티저 자세 teaser position	■ 오리지널 매트 필라테스 동작 중 하나이다. ■ 필라테스 기본 누운 자세에서 두 팔을 머리 위로 뻗는다. ■ 상체를 바닥에서 말아 올림과 동시에 두 다리를 들어 올려 V자로 만든다. ■ 두 팔과 두 다리가 평행이 되도록 한다. 매트 티저 250쪽
하체 다리 자세 골반 너비 hip apart	■ 두 다리를 골반 너비로 벌려 자세를 취한다.
하체 다리 자세 어깨 너비 shoulder apart	■ 두 다리를 어깨 너비로 벌려 자세를 취한다.
하체 다리 자세 턴 인 turn in	■ 고관절을 내회전하여 두 발끝이 서로 향하도록 자세를 취한다. 리포머 풋워크 시리즈 584쪽
하체 다리 자세 턴 아웃 turn out	■ 고관절을 외회전하여 두 발끝이 서로 멀어지도록 자세를 취한다. ■ 이때 두 발뒤꿈치를 붙인 상태라면 필라테스 기본 V 자세와 같다. 리포머 레그 무브먼트 588쪽

필라테스 자세 용어

스콧 자세
sqat position

- 필라테스 기본 선 자세에서 두 팔을 앞으로 뻗는다.
- 상체를 살짝 앞으로 기울이면서 골반을 뒤쪽으로 밀면서 두 무릎을 구부린다.
- 척추는 중립 자세를 취한다. 이때 굽혀진 무릎이 발끝 앞까지 나오지 않도록 한다.

캐딜락 암 스트레이트 프레스 다운 변형동작 **659쪽**

기본 자세 선 자세
standing position

- 두 발을 골반 너비로 벌리고, 발을 11자로 평행한 상태를 취한다.
- 고관절, 무릎, 두 번째 발가락이 일직선상에 오도록 유지한다.
- 어깨를 뒤쪽으로 펴주며 옆에서 보았을 때 귀 뒤에 있는 돌출된 뼈와 엉치뼈가 일직선상에 오도록 한다.
- 필라테스 기본 선 자세가 바로 해부학적 자세이다.

기본 자세 앉은 자세
sitting position

- 상체는 해부학적 자세를 취하고, 두 다리를 앞으로 뻗어 앉는다.
- 척추를 중립으로 취하기 어렵다면, 무릎을 굽혀 척추를 세운다.
- 의자나 짐볼 위에 앉았을 때는 골반이 무릎과 같은 높이를 유지한다.

매트 힙 트위스트 위드 스트레칭 암 **252쪽**

기본 자세 누운 자세
supine position

- 바닥에 등을 대고 누워서 무릎을 굽히고 두 손은 골반 옆에 놓는다.
- 이때 고관절, 무릎, 두 번째 발가락이 일직선상에 오도록 한다.
- 턱을 가슴 쪽으로 약간 당기고 시선은 천장을 바라본다.
- 어깨가 귀와 멀어진다는 느낌으로 어깨를 편안하게 유지한다.

매트 숄더 브리지 **242쪽**

긴 컬 자세
long bow curl

- 필라테스 기본 앉은 자세에서 골반을 말아 상체를 뒤로 보낸다.
- 척추는 보트 모양의 긴 C커브 자세를 취한다.
- 척추를 길게 굴곡시켜주고, 목에 주름이 생기지 않도록 턱을 살짝 들어준다.

아크 암 시리즈-백 **413쪽**

브리지 자세
bridge position

- 바닥에 등을 대고 누워 무릎을 굽히고 두 손은 골반 옆에 놓는다.
- 이때 두 번째 발가락과 무릎, 그리고 고관절이 일직선상에 오게 한다.
- 꼬리뼈를 말면서 천천히 엉덩이를 바닥에서 들어 올려 자세를 취한다.
- 흉추에서 꼬리뼈 그리고 무릎까지 일직선이 되도록 한다.

캐딜락 브리지 시리즈 **702쪽**

필라테스 자세 용어

C커브 자세
C-curve position

- 배꼽을 뒤쪽으로 미는 느낌으로 척추를 동그랗게 말아 흉추와 요추가 C커브가 되도록 한다.
- 시선은 배꼽을 본다.
- 긴 컬 자세에 비해 상체가 골반 쪽에 좀 더 가까이 위치한다.

아크 앱도미널 블래스팅 **386쪽**

롤 오버 자세
roll over position

- 바닥에 등을 대고 누워 두 손을 골반 옆에 놓는다.
- 두 팔로 바닥을 밀어내면서 두 다리를 천장으로 들어 올린다.
- 두 다리를 머리 위로 넘겨 바닥과 수평이 되도록 자세를 취한다.

매트 콕스크루 **226쪽** • **리포머** 콕스크루 **624쪽**

스타카토 호흡
staccato breath

- 호흡 시 짧게 수회로 나누어 마시고, 짧게 수회로 나누어 내쉰다.

필라테스 올인원
PILATES
ALL IN ONE

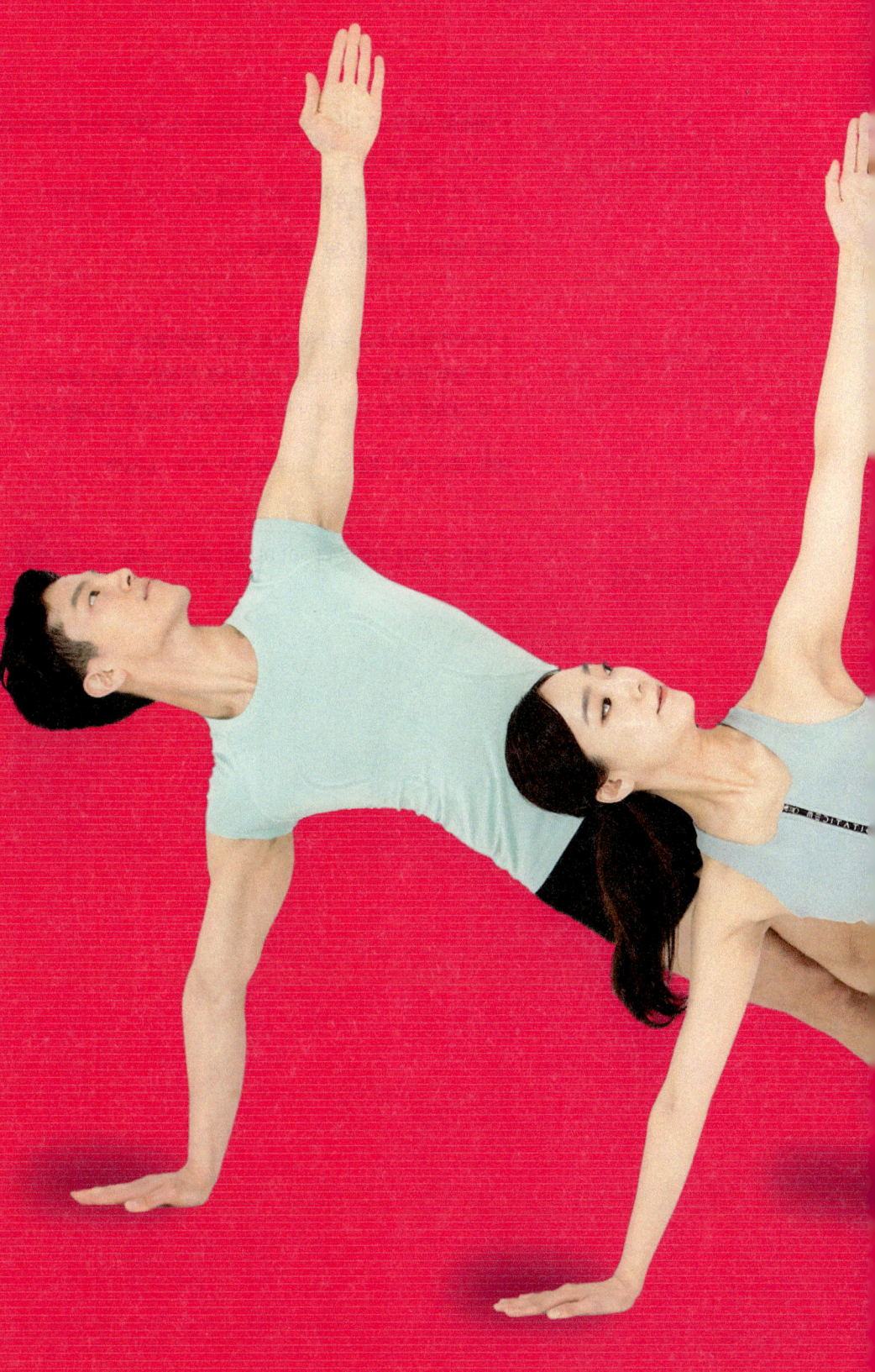

[PRACTICAL LESSON]
- 매트 MAT
- 폼롤러 FOAM ROLLER
- 튜빙밴드 TUBING BAND
- 클라라 배럴 CLARA BARREL
- 필라테스 아크 PILATES ARC
- 체어 CHAIR
- 래더배럴 LADDER BARREL
- 스프링보드 SPRING BOARD
- 리포머 REFORMER
- 캐딜락 CADILLAC

PRACTICAL LESSON
실전

실전에서는 소도구와 기구를 활용한 다양한 동작을 쉽게 따라 할 수 있도록 상세한 사진과 설명을 수록했으며, 또한 주요 동작은 동영상으로 제공하여 난이도 있는 동작을 혼자서도 익힐 수 있도록 했다.

※ 모든 필라테스 동작에서 가급적 호흡 표시에 따르면 좋지만, 여러분의 최적의 호흡을 사용하는 것도 괜찮습니다. 만약 필라테스 동작에 호흡 표시가 없다면, 호흡을 참거나 멈추지 말고 신체 움직임에 맞추어 자연스럽게 호흡하면 됩니다.

- 01. 헌드레드 Hundred
- 02. 롤 업 Roll Up
- 03. 롤 오버 위드 레그 스프레드
     Roll Over with Legs Spread(Both Way)
- 04. 더블 레그 서클 Double Leg Circle
- 05. 롤링 백 Rolling Back
- 06. 싱글 레그 스트레칭 Single Leg Stretch
- 07. 더블 레그 스트레칭 Double Leg Stretch
- 08. 싱글 스트레이트 레그 스트레칭
     Single Straight Leg Stretch
- 09. 더블 스트레이트 레그 스트레칭
     Double Straight Leg Stretch
- 10. 크리스 크로스 Criss Cross
- 11. 스파인 스트레칭 Spine Stretch
- 12. 프런트 로잉 Front Rowing
- 13. 라운드 백 Round Back
- 14. 로커 위드 오픈 레그 Rocker with Open Legs
- 15. 콕스크루 Cork-Screw
- 16. 소우 Saw
- 17. 스완 다이브 Swan Dive
- 18. 싱글 레그 킥 Single Leg Kick
- 19. 더블 레그 킥 Double Leg Kick
- 20. 넥 풀 Neck Pull
- 21. 시저 Scissors
- 22. 바이시클 Bicycle
- 23. 숄더 브리지 Shoulder Bridge
- 24. 스파인 트위스트 Spine Twist
- 25. 잭나이프 Jack-Knife
- 26. 사이드 킥 Side Kick
- 27. 티저 Teaser
- 28. 힙 트위스트 위드 스트레칭 암
     Hip Twist with Stretch Arms
- 29. 스위밍 Swimming
- 30. 레그 풀 프런트 Leg Pull Front
- 31. 레그 풀 Leg Pull
- 32. 사이드 킥 닐링 Side Kick Kneeling
- 33. 사이드 레그 서클 Side Leg Circle
- 34. 데벨로페 Developpe
- 35. 롱 드 잠 Rond De Jambe
- 36. 사이드 벤드 Side Bend
- 37. 부메랑 Boomerang
- 38. 실 Seal
- 39. 크랩 Crab
- 40. 컨트롤 밸런스 Control Balance
- 41. 찰리 채플린 Charlie Chaplin
- 42. 푸시 업 Push Up

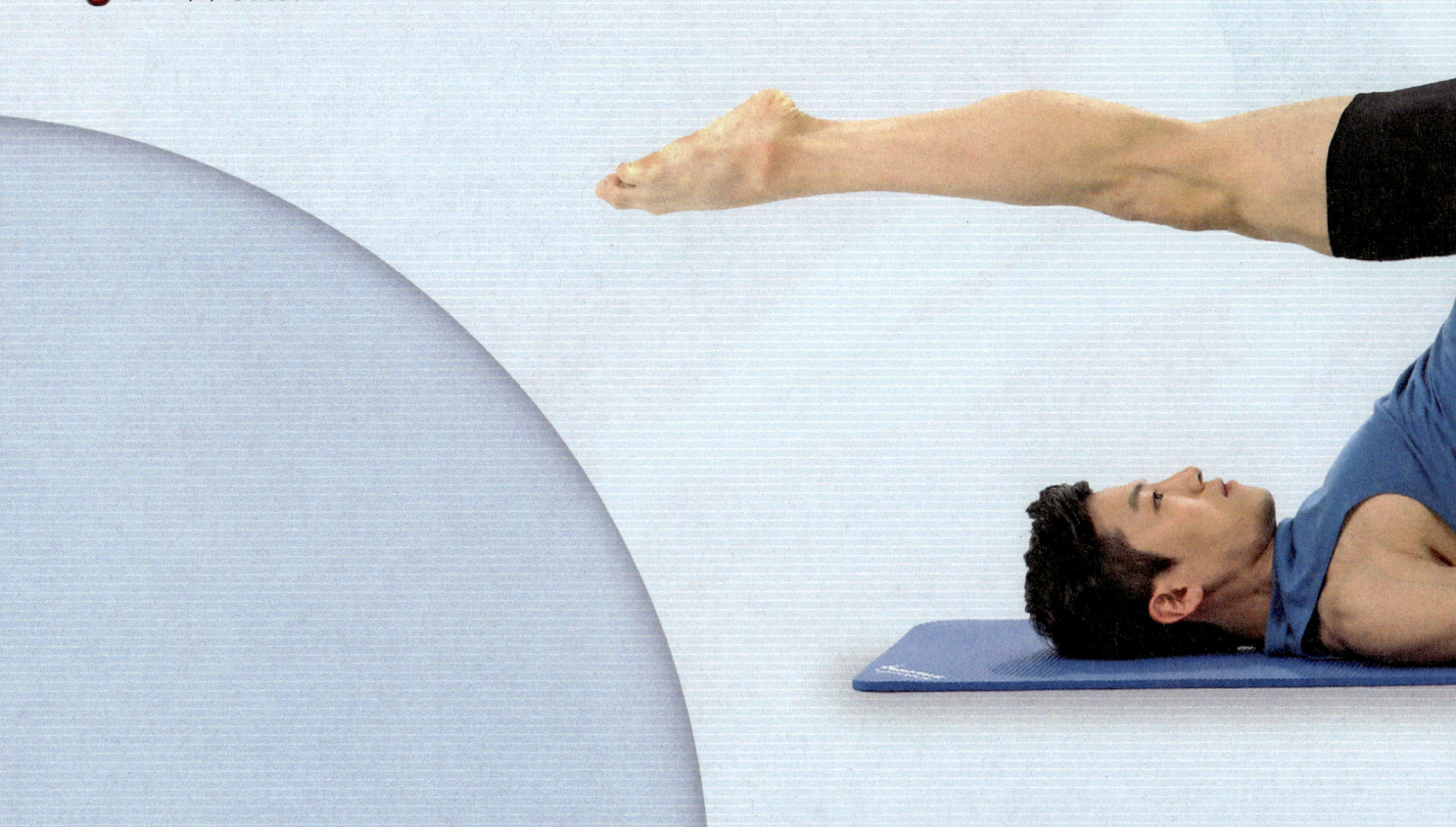

MAT
매트

매트 운동은 비교적 자유로운 공간에서
맨몸으로 할 수 있는 최적의 운동으로,
몸의 코어 근육 강화에 필요한 동작이 많아
복부 강화, 몸의 균형, 허리라인을 잡아준다.

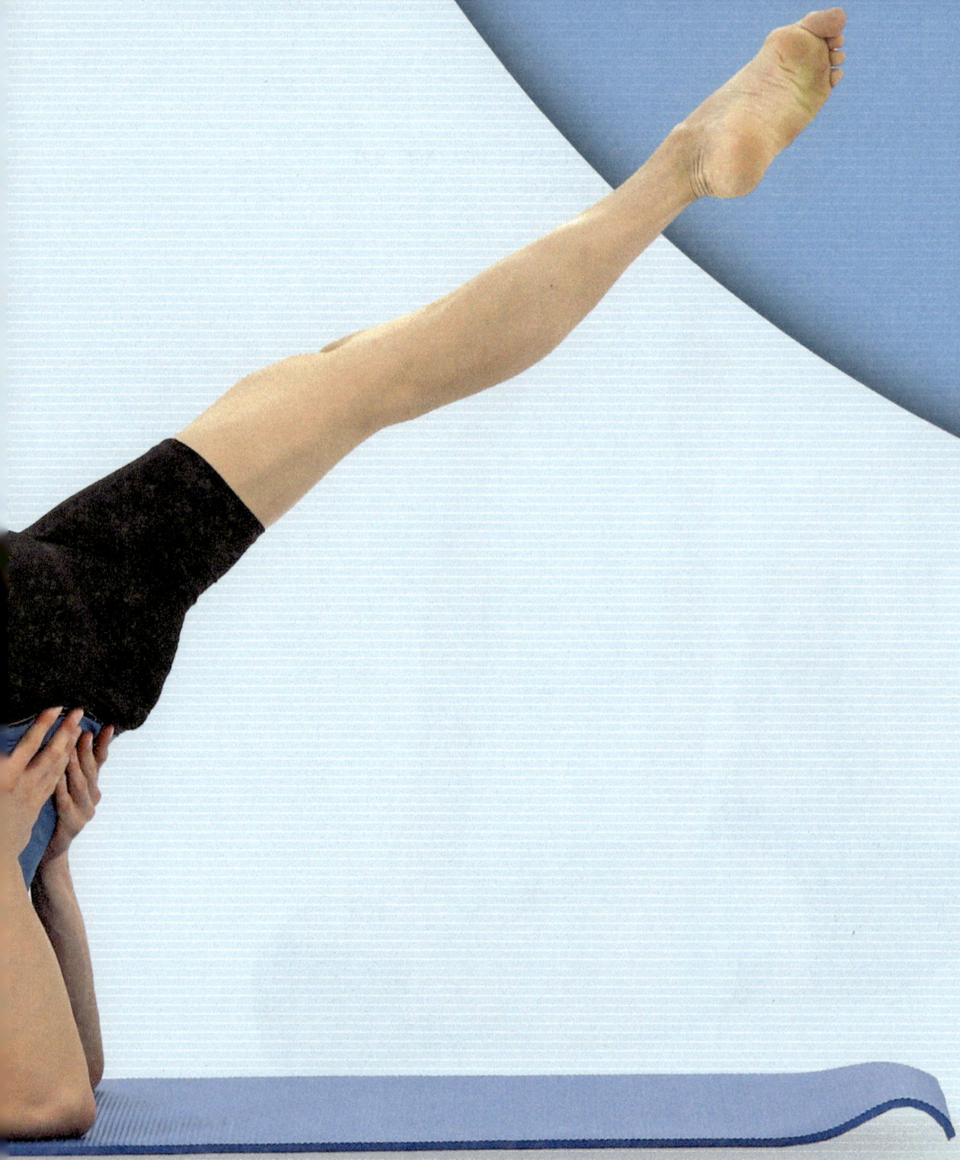

01 Hundred
헌드레드

Joseph's BASIC

| 주요 효과 | 복부 및 고관절 굴곡근 강화, 허리 안정화

매트

반복 횟수 5~10

시작 자세
- 누운 자세에서 두 다리는 테이블탑한다.
- 손등을 위로 하여 두 팔은 천장으로 뻗는다.

레슨 포인트
- 상체를 들어 올릴 때 갈비뼈를 모은다.
- 귀와 어깨가 멀어지게 한다.
- 팔을 흔들 때 팔꿈치에서 손끝까지 길게 편다.
- 팔을 흔들 때 몸통 안정성을 유지한다.

Lv.2

⚠️ 디스크질환, 골다공증이 있거나, 허리, 복부, 목이 약한 경우 주의해서 동작한다.

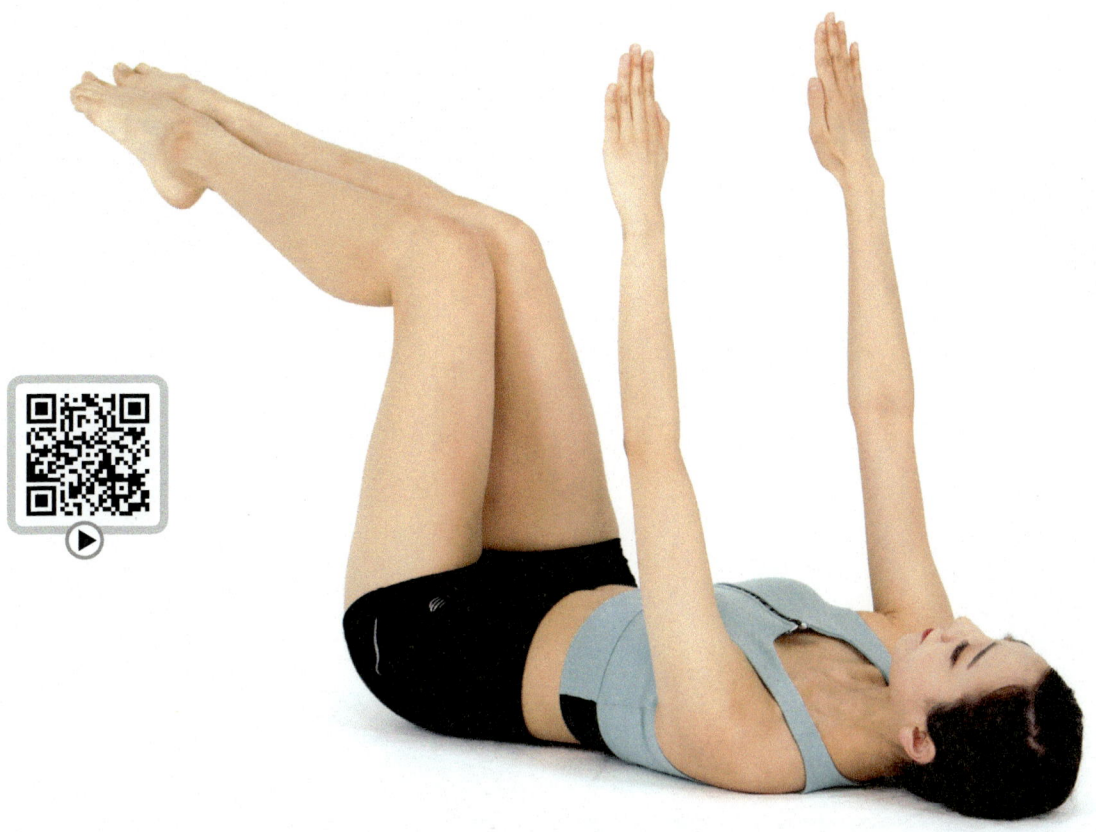

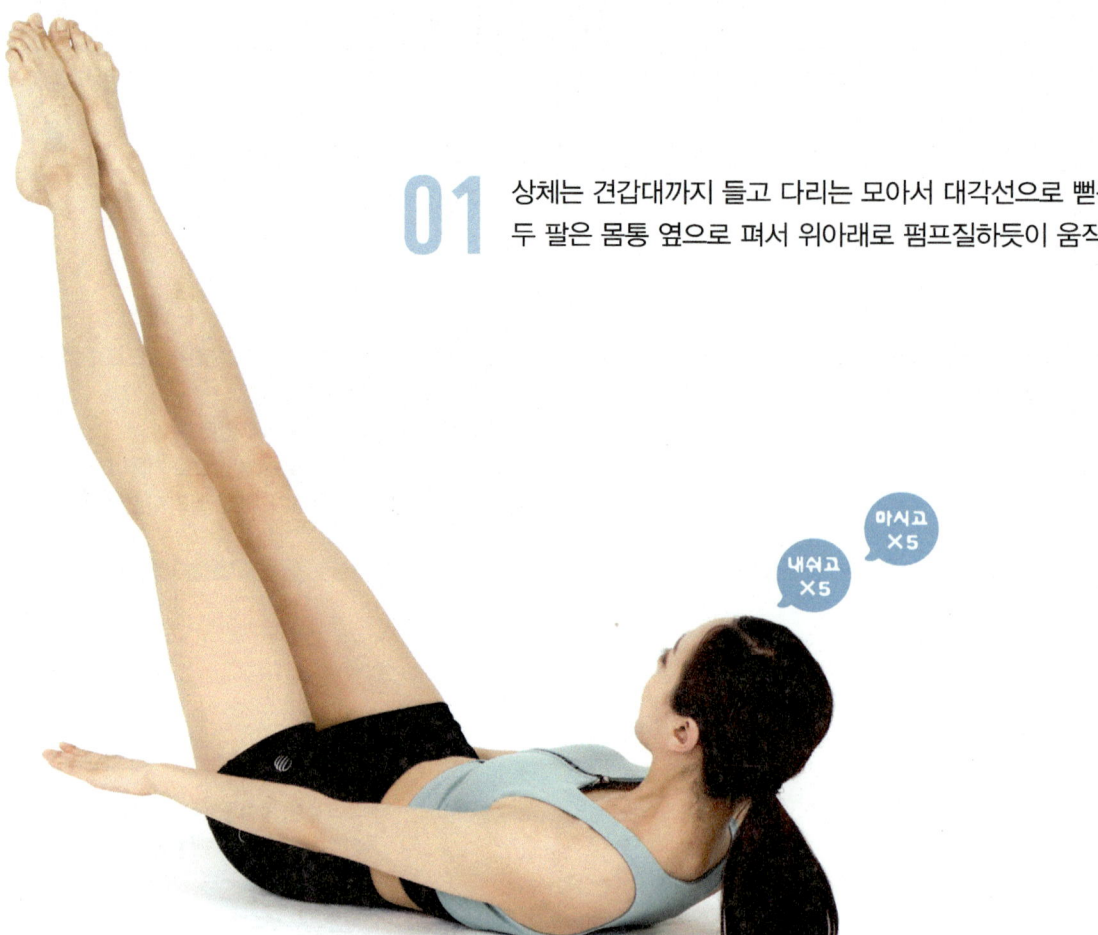

01 상체는 견갑대까지 들고 다리는 모아서 대각선으로 뻗는다.
두 팔은 몸통 옆으로 펴서 위아래로 펌프질하듯이 움직인다.

내쉬고 ×5 마시고 ×5

Transition Flow

On Mat Hundred
상체를 들지 않는다.
Advanced Hundred
다리를 매트에 가깝게 내린다.
One Hand Behind
한 손을 머리 뒤에 댄다.

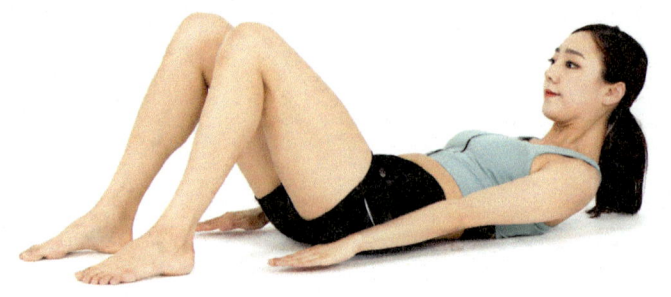

Knee Bend Hundred   무릎을 세우고 동작한다.

Joseph's BASIC

02 Roll Up
롤업

| 주요 효과 | 복부 및 둔근 강화, 척추 분절 및 유연성 향상, 햄스트링 유연성 향상, 어깨관절 강화

매트

반복 횟수 4~6

시작 자세
- 누운 자세에서 두 다리를 모아서 정렬하고, 두 팔은 머리 위로 편다.

레슨 포인트
- 고관절에 힘이 들어가지 않고 복부 힘으로 동작한다.
- 척추를 분절하며 동작한다.
- 귀와 어깨 간격을 멀어지게 한다.
- 상체를 들어 올릴 때 좌우 한 방향으로 기울어지지 않는다.
- 상체를 숙일 때 엉덩이가 뒤로 밀리지 않는다.

Lv.2

 디스크질환, 골다공증이 있거나, 허리, 복부, 목이 약한 경우 주의해서 동작한다.

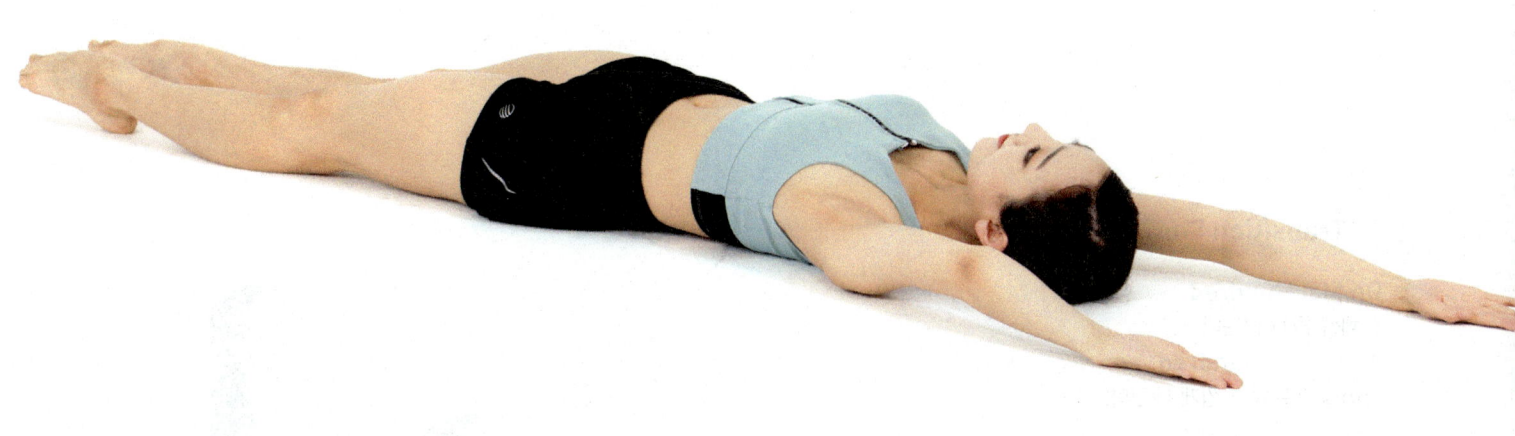

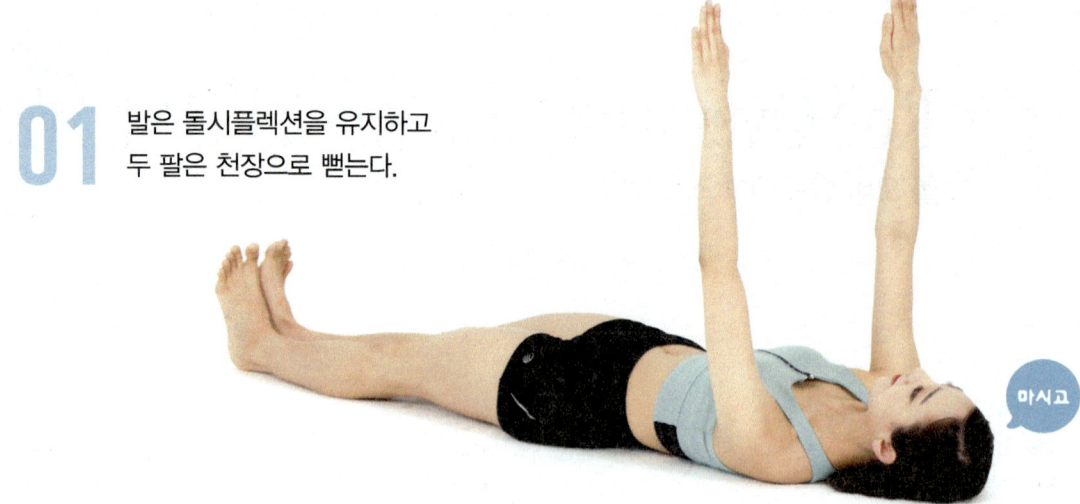

01 발은 돌시플렉션을 유지하고 두 팔은 천장으로 뻗는다.

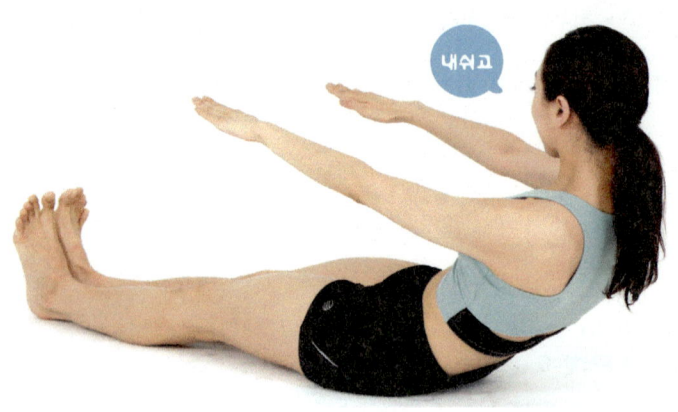

02 척추를 분절하여 상체를 들어 올린다.

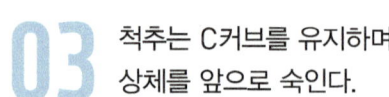

03 척추는 C커브를 유지하며 상체를 앞으로 숙인다.

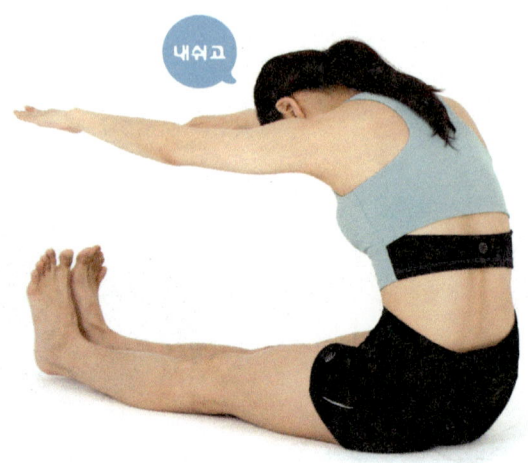

Transition Flow

Abdominal Curl 상체만 들어 올린다.
Spine Stretch 상체를 앞으로 숙인다.
Knee Bend Roll Up 무릎을 세우고 발을 매트 위에 붙인다.
Advanced Roll Up 다리를 매트에 가깝게 내린다.
Leg Close Roll Up 다리를 교차시킨다.

03 Roll Over with Legs Spread(Both Way)

Joseph's BASIC

롤 오버 위드 레그 스프레드

| 주요 효과 | 복부·고관절 강화, 척추 분절, 척추 유연성 강화, 어깨·골반 안정화

매트

반복 횟수 4~6

시작 자세
- 누운 자세에서 두 다리를 모은다. 두 팔은 펴서 몸통 옆에 놓는다.

레슨 포인트
- 다리가 머리 위로 이동할 때 반동을 주지 않는다.
- 목에 체중을 싣지 않는다.
- 상체가 좌우로 기울어지지 않는다.
- 척추를 분절한다.

Lv.2

디스크질환, 골다공증이 있거나, 허리 부상이나 복부가 약한 경우 주의해서 동작한다.

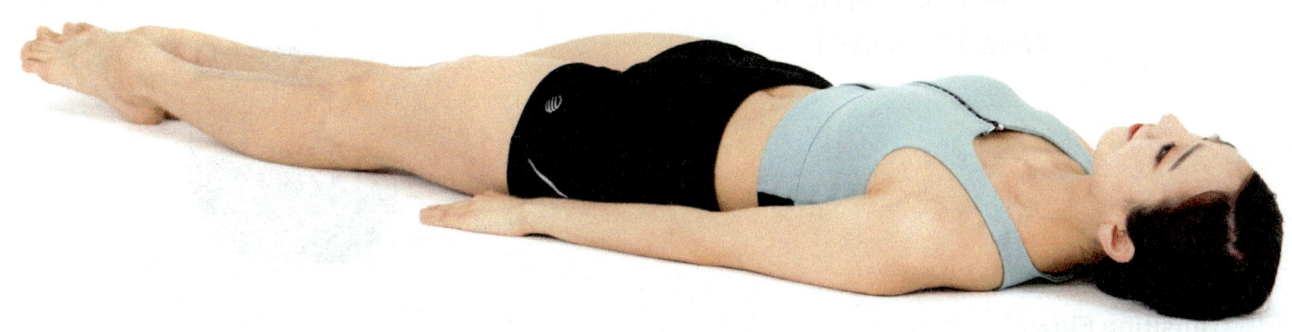

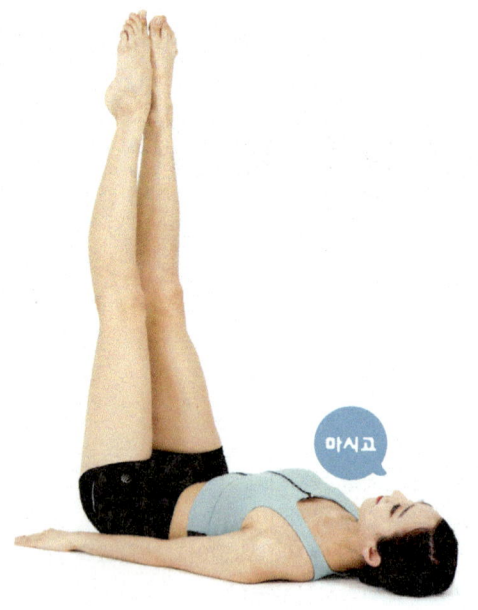

01 두 다리는 천장으로 뻗는다.

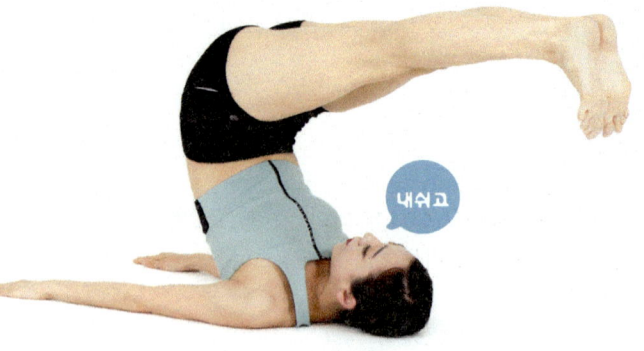

02 다리를 머리 방향으로 뻗으며, 발은 돌시플렉션한다.

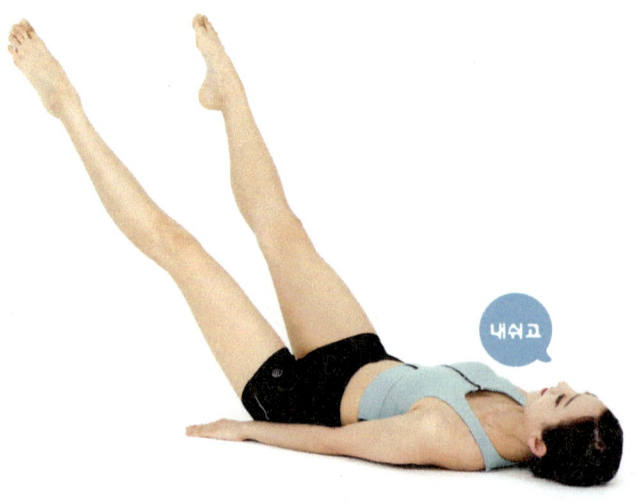

03 두 다리를 벌려서 원을 그리며 내려온다. 이때 발은 플랜타플렉션한다.

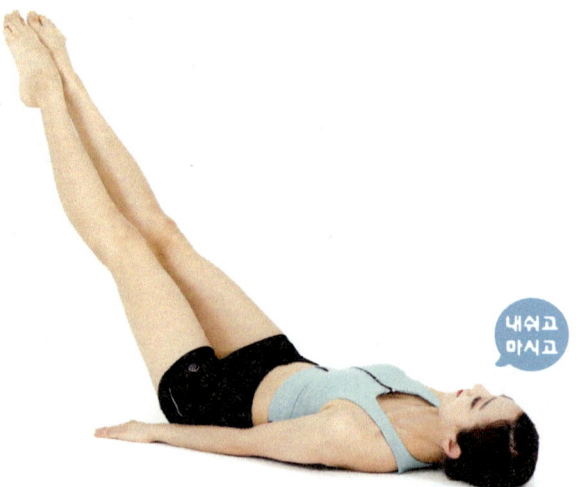

04 다리를 모아서 시작 자세로 돌아온다.

Transition Flow

Hands under the Waist　시작 전에 손을 허리 아래에 놓는다.
Knee Bend　다리를 천장 방향으로 올릴 때 무릎을 느슨하게 한다.
Double Leg Circle　두 다리만 회전한다.
Legs Only　척추를 분절하여 다리만 오르내린다.
Advanced Roll Over　다리를 매트에 가깝게 내린 상태까지 동작한다.
Open Legs　다리를 벌린 상태로 동작한다.

04 Double Leg Circle
더블 레그 서클

| 주요 효과 | 복부·고관절 굴근 강화, 몸통 안정성, 척추 유연성 향상, 골반 안정성 향상, 내·외전근 강화

매트

반복 횟수 4~8

시작 자세
- 누운 자세에서 두 다리를 천장으로 뻗는다.
- 두 팔은 펴서 몸통 옆에 놓는다.

레슨 포인트
- 골반 안정화를 유지한다.
- 팔다리를 길게 유지한다.
- 어깨와 팔이 매트 위에서 떨어지지 않도록 한다.
- 갈비뼈가 벌어지지 않는다.

Lv.2

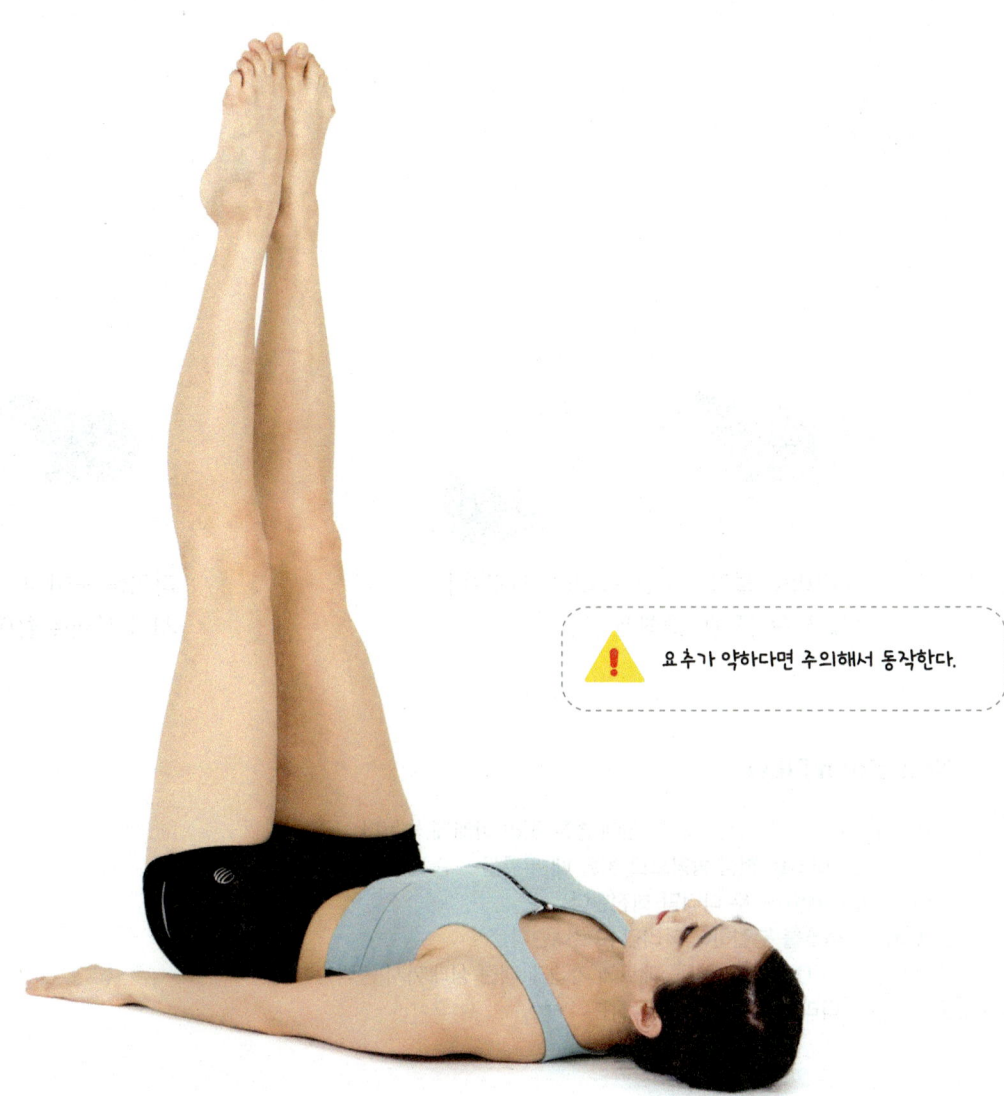

⚠️ 요추가 약하다면 주의해서 동작한다.

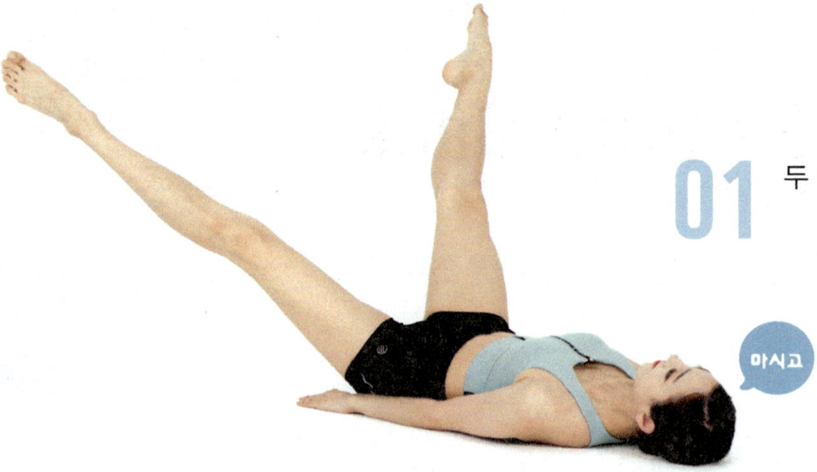

01 두 다리를 옆으로 벌린다.

마시고

02 두 다리를 벌려서 아래로 내리며 회전한다.

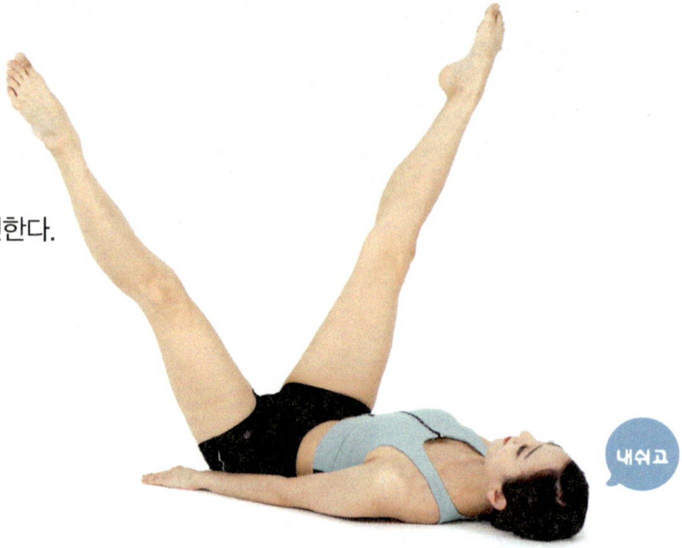

내쉬고

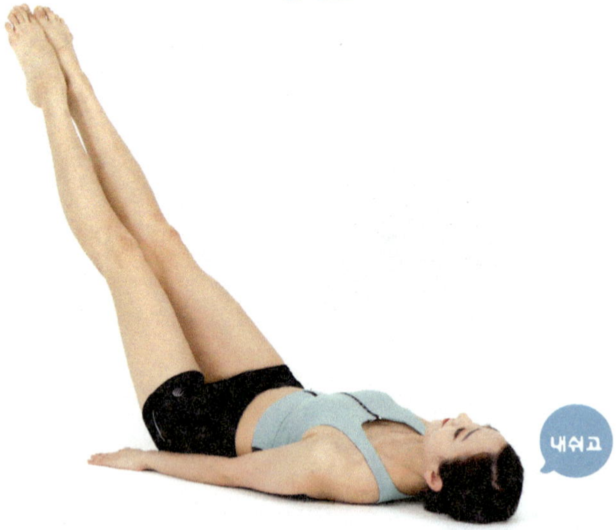

03 두 다리를 모아서 중심으로 올라온다.

내쉬고

Transition Flow

Hands Under the Waist
시작 전에 손을 허리 아래에 놓는다.

Dorsiflexion
발을 돌시플렉션하여 동작한다.

Small Circle & Large Circle
다리 회전의 크기를 다양하게 한다.

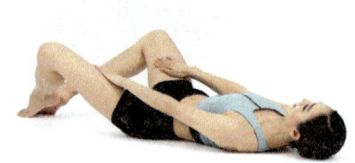

Knee Bend
무릎을 구부려서 대퇴를 회전한다.

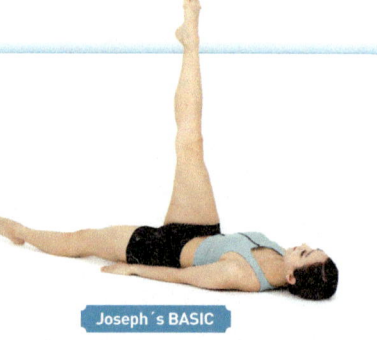

Joseph´s BASIC
Single Leg Circle
한 다리만 회전한다.

05 Rolling Back
롤링 백

Joseph´s BASIC

| 주요 효과 | 척추 분절, 중심 발달, 균형감 향상

매트

반복 횟수 4~6

시작 자세
- 앉은 자세에서 척추는 C커브를 유지하며 무릎을 구부려 두 손으로 정강이를 잡는다.
- 시선은 무릎에 고정한다.

레슨 포인트
- 어깨가 올라가지 않도록 한다.
- 뒤로 구를 때 머리가 바닥에 닿지 않는다.
- 뒤로 구를 때 한쪽 방향으로 기울어지지 않도록 한다.

Lv.2

⚠️ 디스크질환, 골다공증이 있다면 주의해서 동작한다.

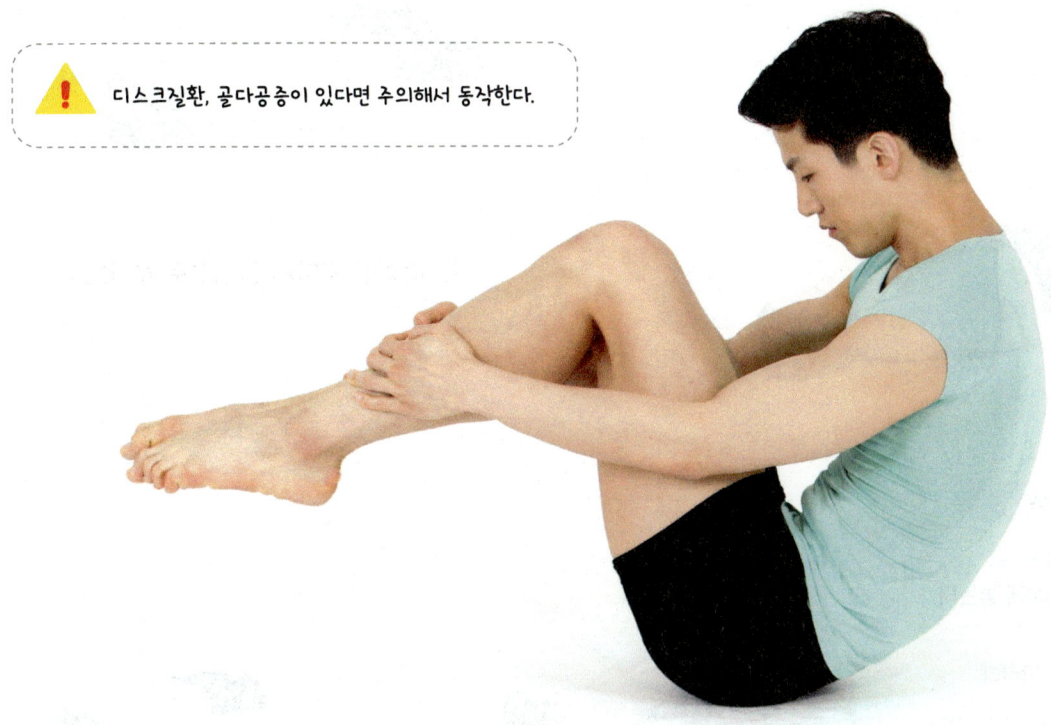

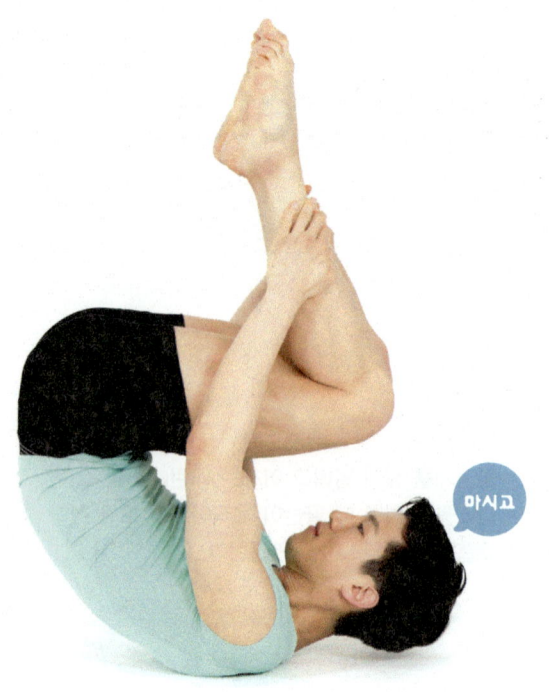

01 시선은 복부를 향하고, 척추는 C커브를 유지하며 뒤로 구른다.

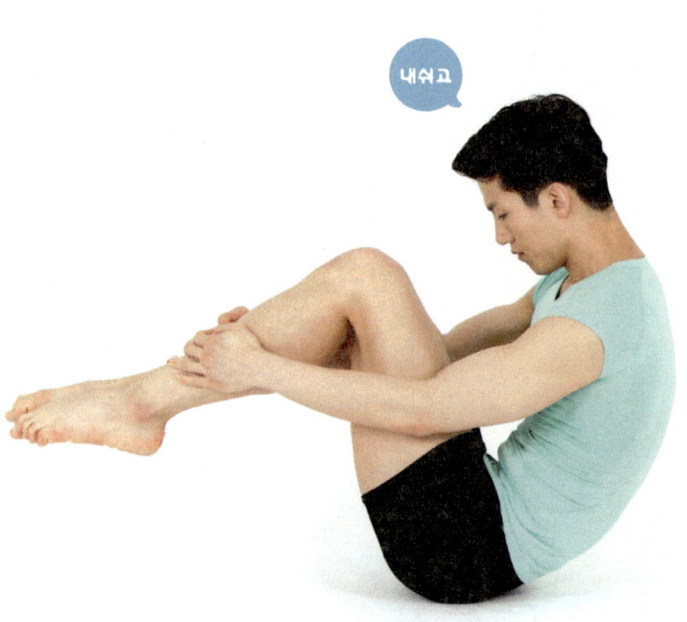

02 균형점을 찾아 시작 자세로 돌아온다.

Transition Flow

Hand on Knee 손을 무릎 또는 종아리에 위치한다.
Leg Cross 다리를 교차한다.
Hand Cross 손을 교차한다.
Hand Beside Ears 손으로 귀를 감싸고 팔꿈치는 무릎에 붙인다.

06 Single Leg Stretch
싱글 레그 스트레칭

Joseph´s BASIC

| 주요 효과 | 복부 강화, 척추·골반 안정성, 고관절 유연성 향상

매트

반복 횟수 6~8

시작 자세
- 누운 자세에서 상체를 들고 척추는 C커브를 유지한다.
- 두 무릎을 구부려 두 손으로 발목을 잡는다.

레슨 포인트
- 요추를 편 상태로 유지한다.
- 팔꿈치를 넓게 벌리고 어깨는 내린다.
- 다리를 교차할 때 골반이 움직이지 않도록 한다.
- 호흡하며 자연스럽게 연결한다.

Lv. 1

 디스크질환, 골다공증이 있다면 주의해서 동작한다.

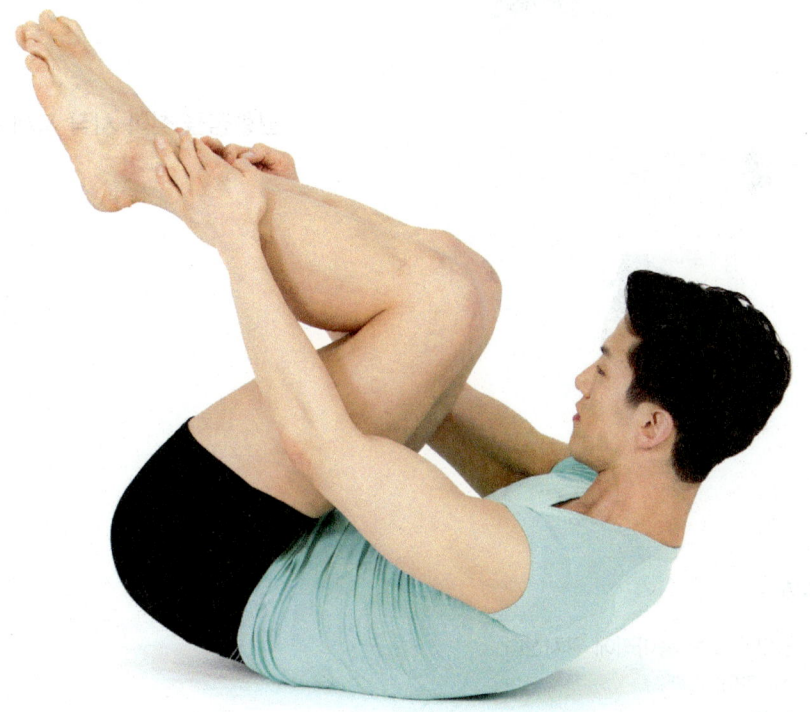

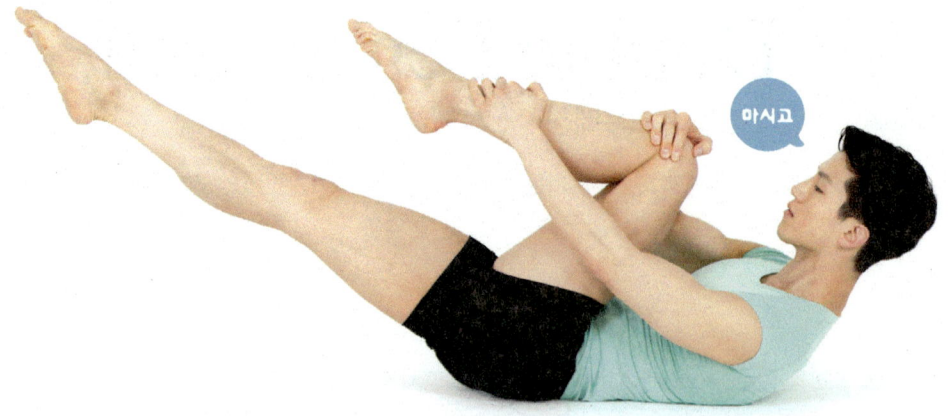

01 한 다리는 무릎을 구부려 가슴으로 당기고, 반대쪽 다리는 대각선으로 뻗는다.
가슴으로 당겨진 다리에 한 손은 발목을, 반대쪽 손은 무릎을 잡는다.

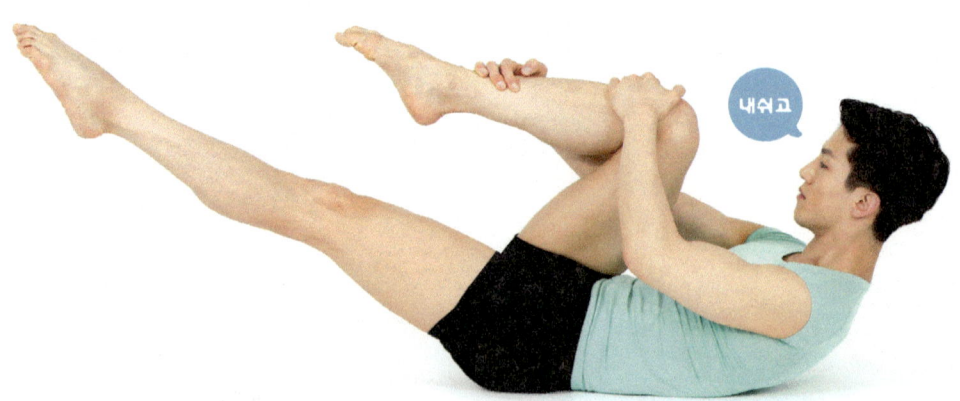

02 두 다리와 손을 반대로 교차한다.

Transition Flow

Upper Abdominal Curl　상체만 들어 올린다.
Advanced Single Leg Stretch　두 다리의 가동범위를 크게 한다.
Behind Ball　수건이나 볼을 등에 대어 상체를 지탱한다.

07 Double Leg Stretch
더블 레그 스트레칭

Joseph´s BASIC

| 주요 효과 | 복부 강화, 척추 가동성 및 유연성 향상, 골반 안정성 향상

매트

반복 횟수 4~8

시작 자세
- 누운 자세에서 상체를 들고 척추는 C커브를 유지한다.
- 무릎은 구부려 두 손으로 발목을 잡는다.

레슨 포인트
- 팔꿈치를 넓게 유지한다.
- 어깨가 올라가지 않도록 한다.
- 팔 회전 시 상체를 움직이지 않는다.
- 호흡하며 자연스럽게 연결한다.

Lv.2

 디스크질환, 골다공증이 있다면 주의해서 동작한다.

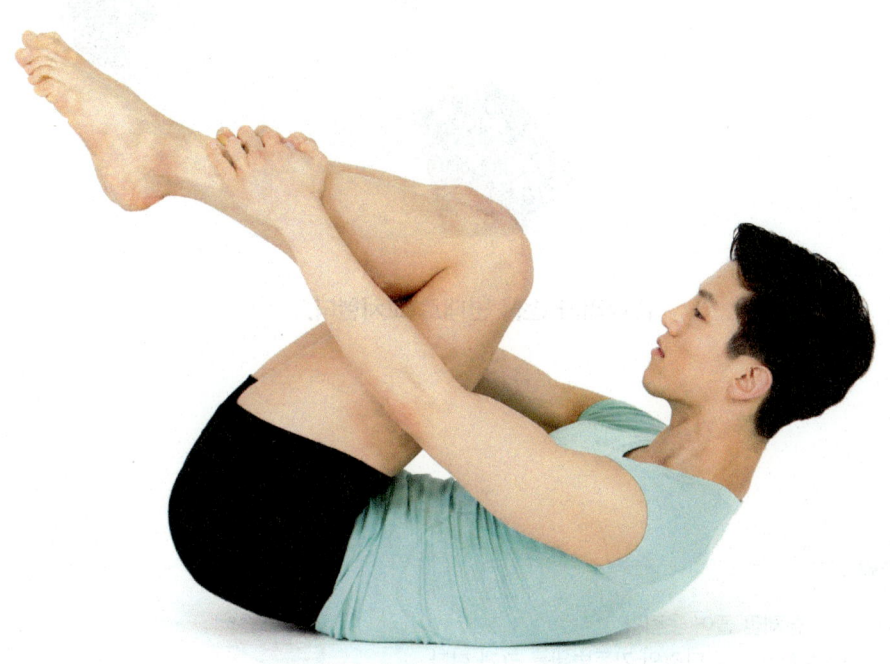

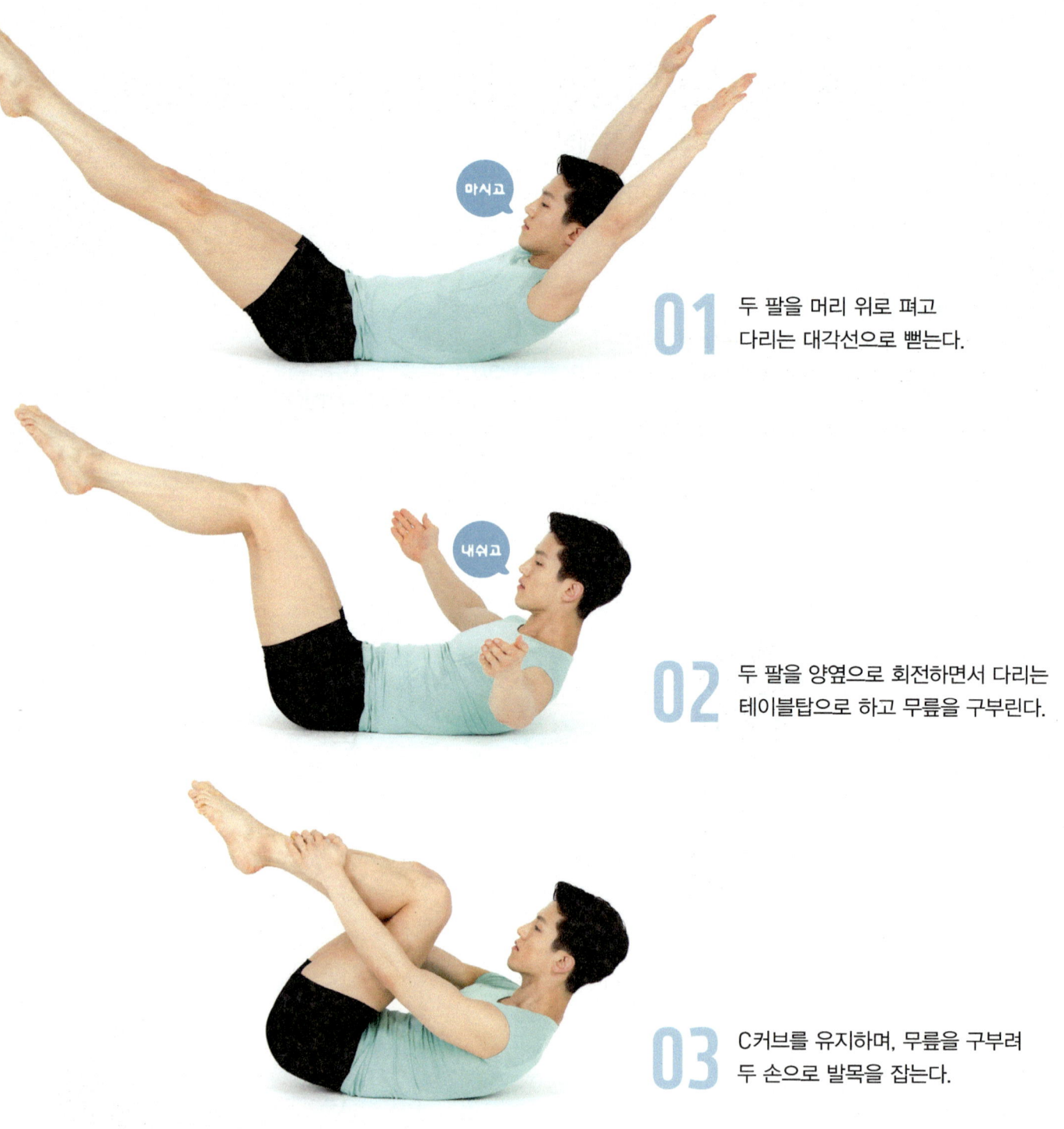

01 두 팔을 머리 위로 펴고 다리는 대각선으로 뻗는다.

02 두 팔을 양옆으로 회전하면서 다리는 테이블탑으로 하고 무릎을 구부린다.

03 C커브를 유지하며, 무릎을 구부려 두 손으로 발목을 잡는다.

Transition Flow

Back on the Mat 상체를 매트에 붙이고 동작한다.
Stretch Arms 두 팔을 가슴 앞으로 편다.
Advanced Double Stretch 상체와 하체의 가동범위를 크게 한다.
Behind Ball 수건이나 볼 등을 활용하여 상체를 지탱하고 동작한다.

08 Single Straight Leg Stretch
싱글 스트레이트 레그 스트레칭

매트

| 주요 효과 | 복부 및 고관절 굴곡근 강화, 요추 안정성 향상, 복부 강화, 고관절 및 햄스트링 유연성 향상

반복 횟수 4~6

시작 자세
- 누운 자세에서 상체를 들어 C커브를 유지한다.
- 한 다리는 천장으로 뻗고 반대쪽 다리는 아래 방향으로 뻗는다.
- 두 손은 천장으로 뻗은 다리의 최대한 위쪽을 잡는다.

레슨 포인트
- 몸통이 흔들리지 않도록 한다.
- 어깨와 가슴을 내린다.
- 목과 가슴의 간격을 유지한다.

Lv.2

⚠️
- 목과 어깨, 요추에 통증이 있다면 주의해서 동작한다.
- 골다공증이 있다면 상체를 들지 않는다.

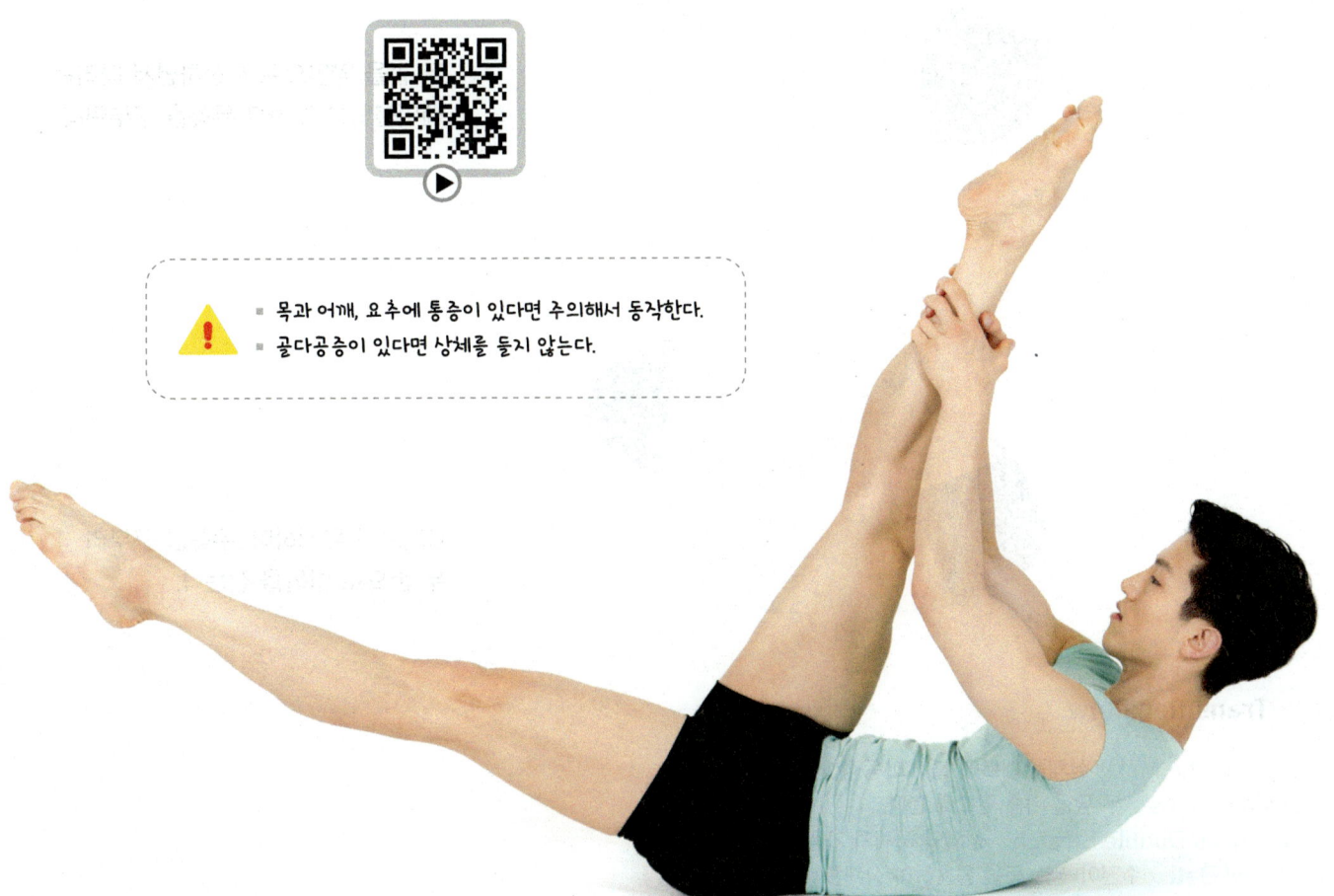

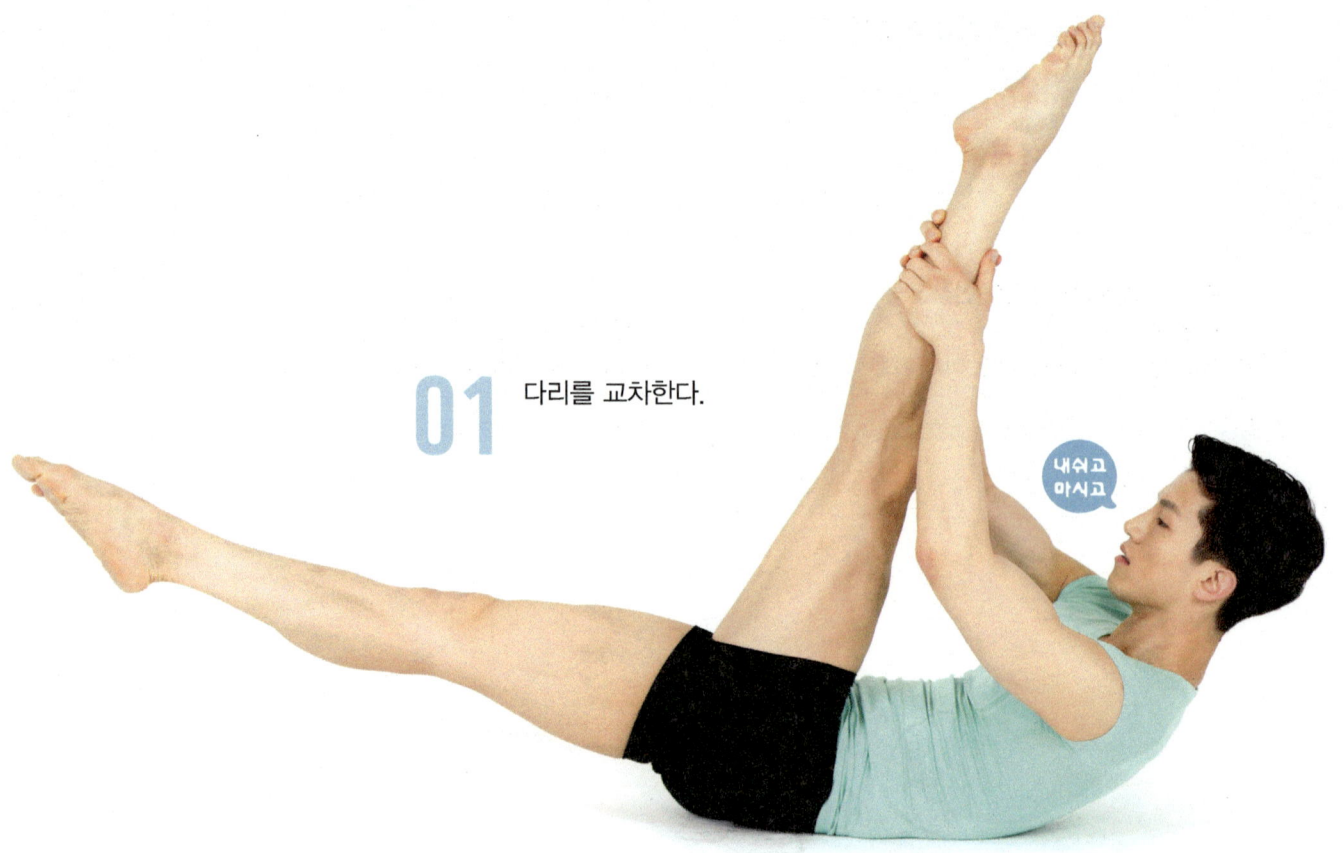

01 다리를 교차한다.

내쉬고 마시고

Transition Flow

Knee Bend
다리를 구부려 동작한다.

Back on the Mat
천장을 보고 누워 다리를 구부린다.

Hand Beside Mat
손을 몸통 옆에 내린다.

09 Double Straight Leg Stretch
더블 스트레이트 레그 스트레칭

| 주요 효과 | 골반의 안정성 향상, 복부 및 고관절 강화

매트

반복 횟수 4~6

시작 자세
- 누운 자세에서 상체를 들어 견갑골 하각을 들어 올린다.
- 다리는 천장으로 뻗는다.
- 팔꿈치는 옆을 향하고 손은 머리 뒤로 깍지낀다.

레슨 포인트
- 골반 안정성을 유지한다.
- 팔꿈치를 옆으로 유지한다.
- 목과 가슴 간격을 유지한다.

Lv.2

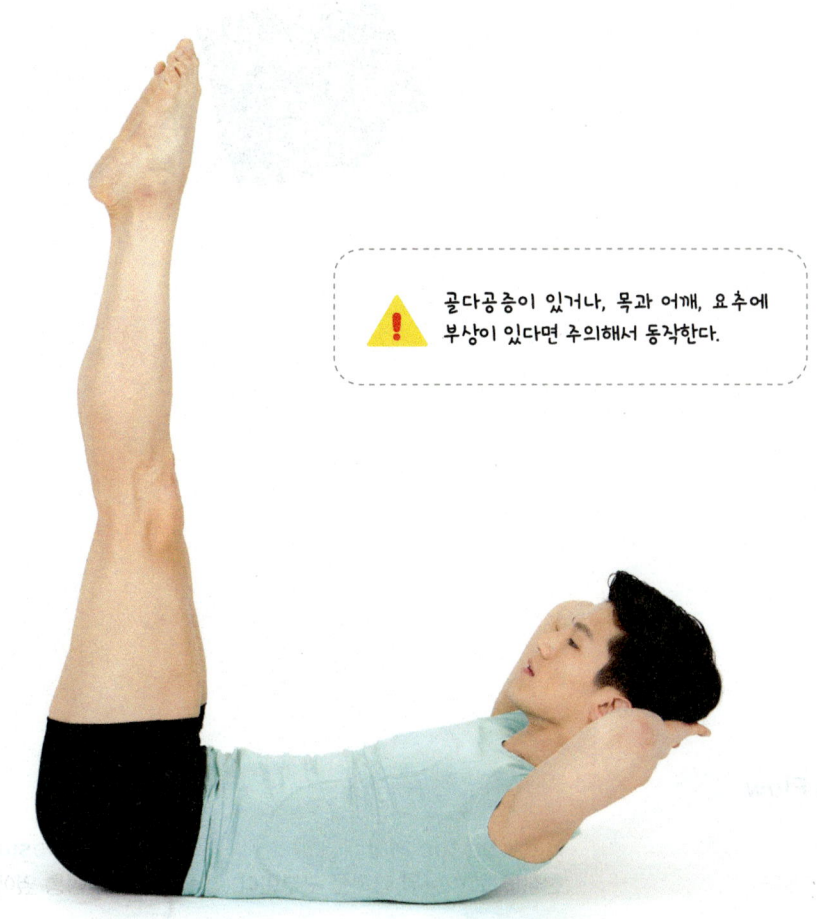

⚠️ 골다공증이 있거나, 목과 어깨, 요추에 부상이 있다면 주의해서 동작한다.

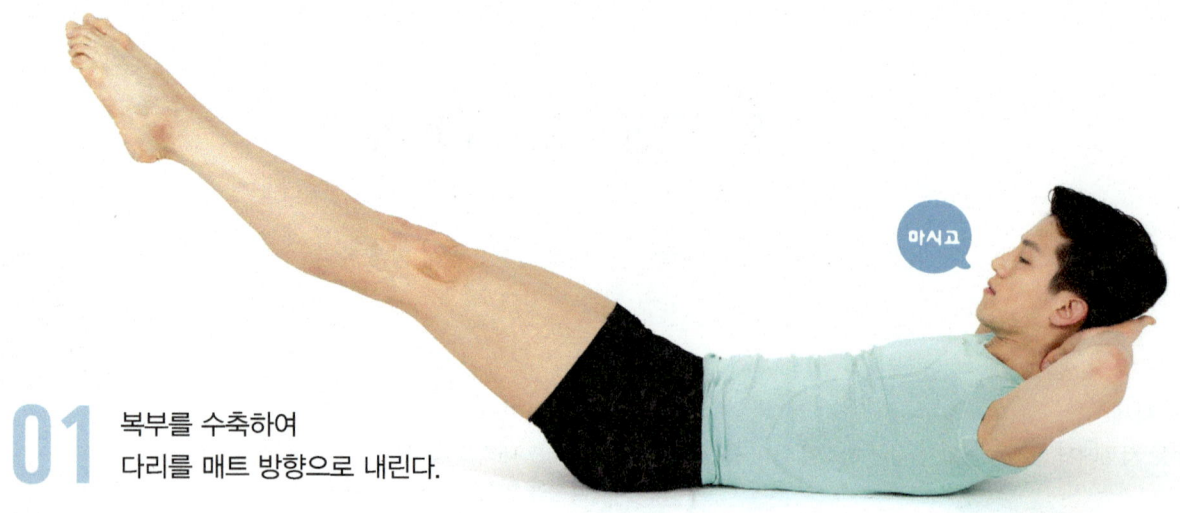

01 복부를 수축하여 다리를 매트 방향으로 내린다.

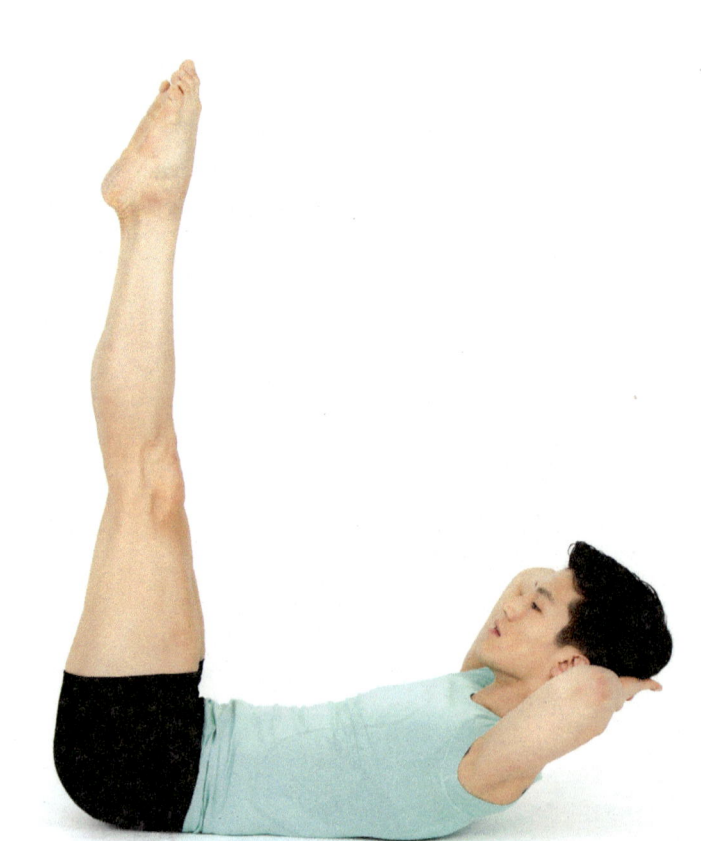

02 복부를 수축하고 다리는 시작 자세로 돌아온다.

Transition Flow

Advanced Double Straight Leg Stretch   다리의 가동범위를 작게 한다.
Knee Bend   무릎을 구부린다.
Dorsiflexion   발을 돌시플렉션한다.

10 Criss Cross
크리스 크로스

| 주요 효과 | 복부 및 외복사근 강화, 골반 안정성 향상

매트

반복 횟수 4~6

시작 자세
- 누운 자세에서 상체를 들고 견갑골 하각을 들어 올린다.

레슨 포인트
- 어깨를 내리고 팔꿈치는 넓게 유지한다.
- 몸통을 안정된 상태로 유지한다.

Lv.2

 요추 부상, 골다공증이 있거나, 목, 어깨 부상이 있다면 주의해서 동작한다.

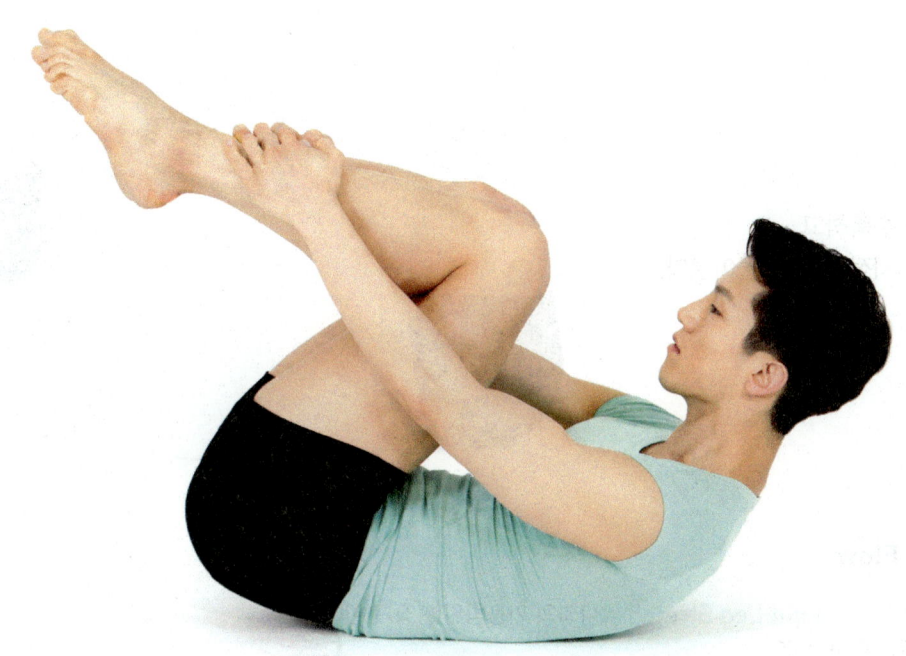

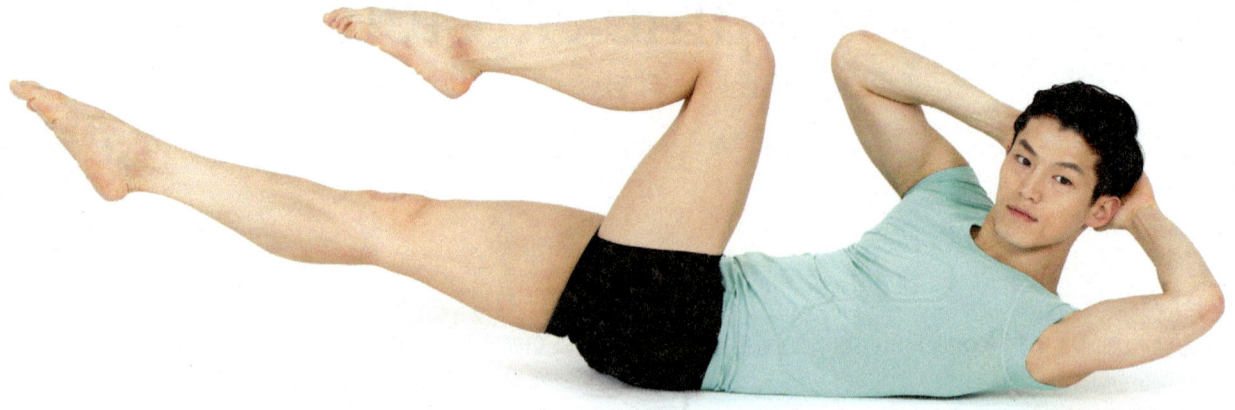

01 한 다리는 무릎을 구부려 가슴 앞으로 당기고,
반대쪽 무릎은 편다.
양 팔꿈치는 옆을 향하고, 손은 머리 뒤로 깍지낀다.

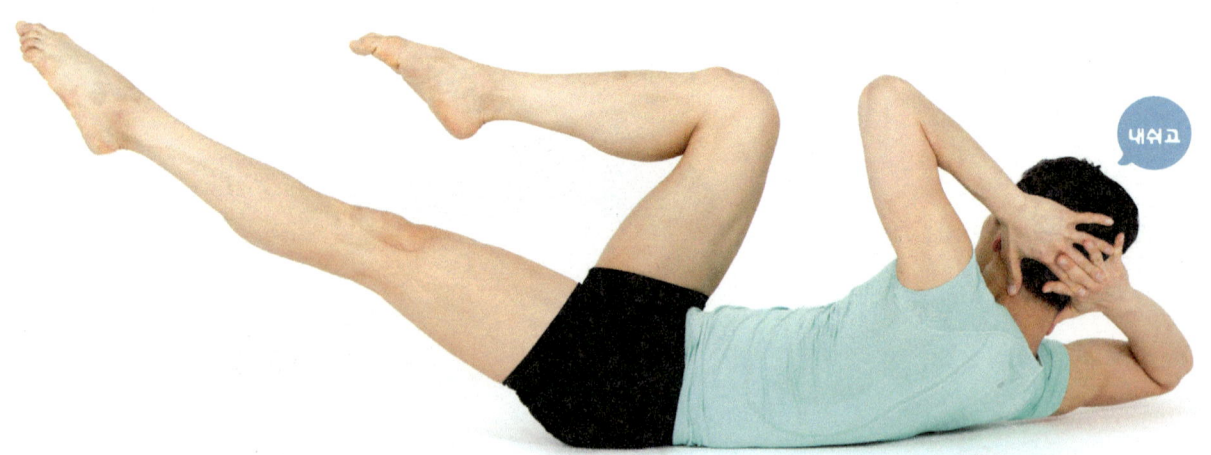

내쉬고

02 복부를 수축하여 몸통을 회전하며
다리를 교차한다.

Transition Flow

Lie on the Mat 상체를 들지 않는다.   **Advanced Criss Cross** 상체의 가동범위를 크게 한다.

Joseph's BASIC

11 Spine Stretch
스파인 스트레칭

| 주요 효과 | 척추 유연성 향상, 골반 안정화

매트

반복 횟수 **4~6**

시작 자세
- 앉은 자세에서 다리는 어깨 너비로 벌리고, 발은 돌시 플렉션한다.
- 두 팔은 펴고 손은 매트를 짚는다.

레슨 포인트
- 귀와 어깨 간격을 멀어지게 한다.
- 다리와 골반이 매트에서 떨어지지 않도록 한다.
- 견갑골 간격이 벌어지도록 한다.
- 엉덩이가 뒤로 밀리지 않는다.

Lv. 1

⚠️ 햄스트링 근육이 굳어 있을 경우, 주의해서 동작한다.

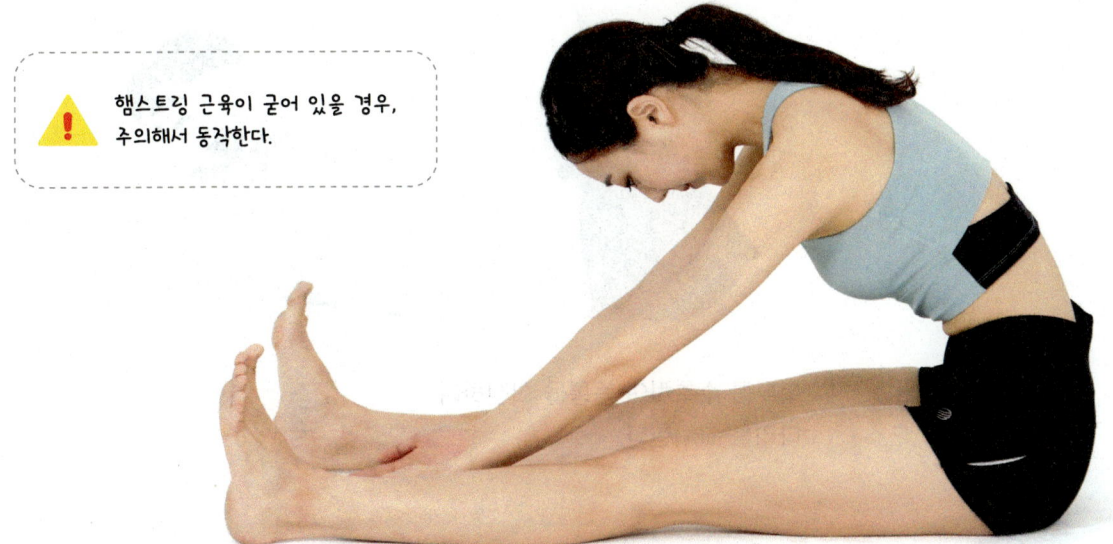

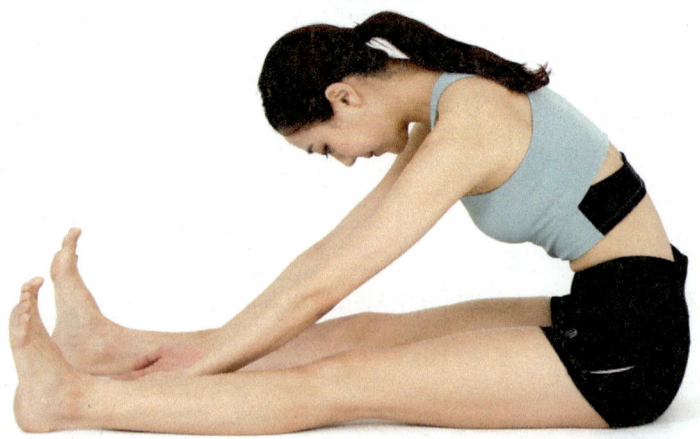

01 두 손을 다리 사이에 두고 복부를 수축한다.
두 손으로 매트를 스치며 앞으로 밀고,
복부를 수축하여 등의 곡선을 만든다.

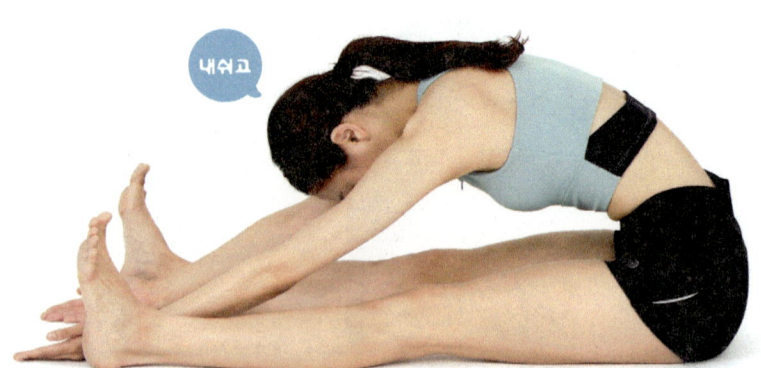

02 시선은 복부를 향하면서 상체를 숙여
C커브를 유지한다.

Transition Flow

High Up Mat
햄스트링이 짧은 경우 엉덩이쪽 매트 높이를 올려준다.

Protraction & Retraction
어깨를 앞뒤로 움직인다.

Knee Bend
무릎을 구부린 상태로 동작한다.

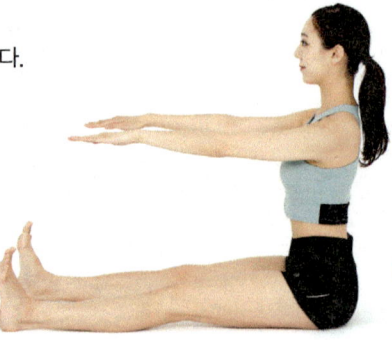

Front Arm
팔을 앞으로 뻗은 상태로 동작한다.

12 Front Rowing
프런트 로잉

| 주요 효과 | 견갑대 안정화, 회전근개 및 삼각근 강화, 복부 강화

매트

반복 횟수 **4~6**

시작 자세
- 앉은 자세에서 다리를 모아서 펴고, 발은 돌시플렉션 한다.
- 두 팔은 펴서 몸통 옆으로 내리고, 손은 매트를 짚는다.

레슨 포인트
- 견갑대의 안정화를 유지하고, 어깨와 가슴을 이완시킨다.

Lv.2

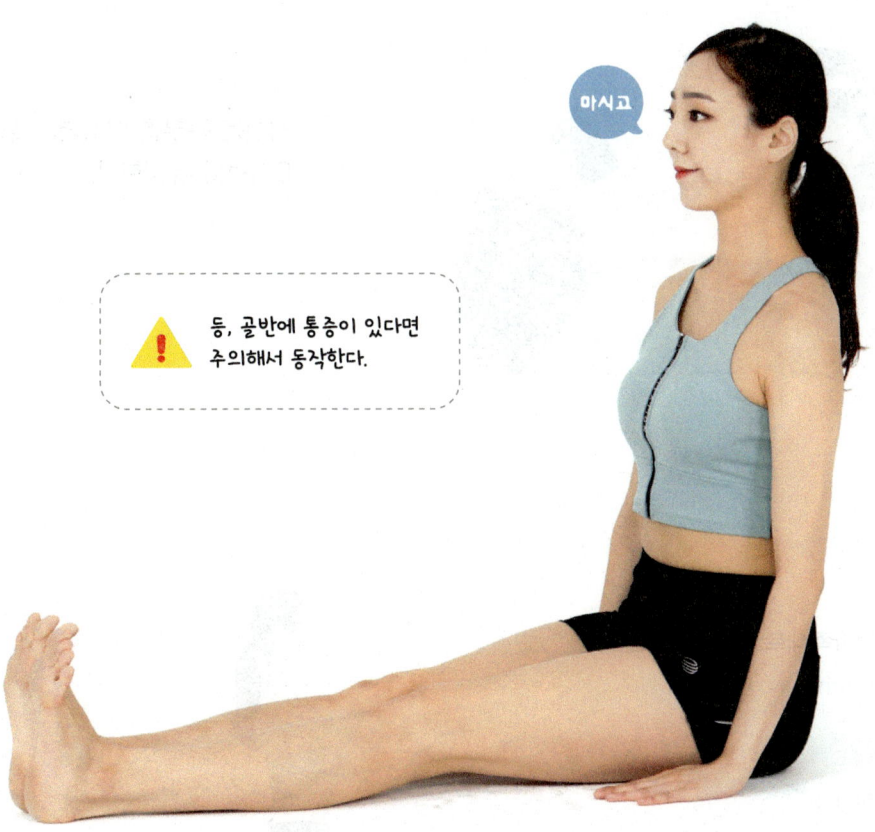

마시고

⚠️ 등, 골반에 통증이 있다면 주의해서 동작한다.

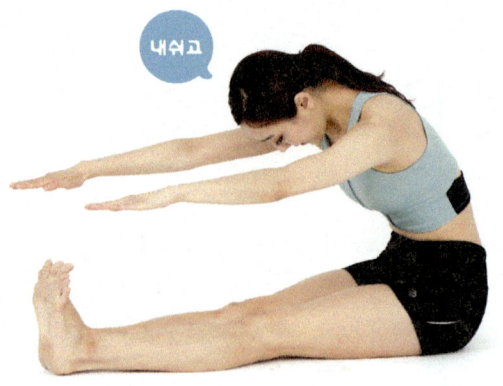

01 두 손은 매트를 스치며, 상체를 앞으로 숙인다.

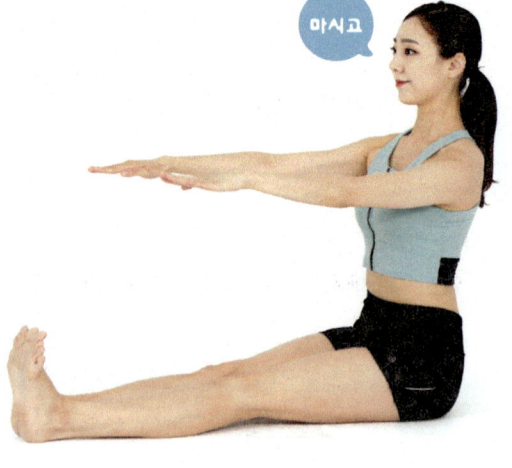

02 척추를 신장시키고 어깨는 내린다.

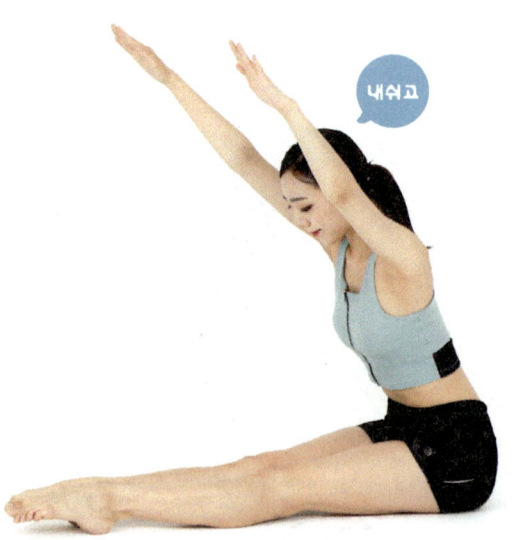

03 요추를 펴서 등을 대각선으로 기울이고, 손은 머리 위로 들어 올린다.

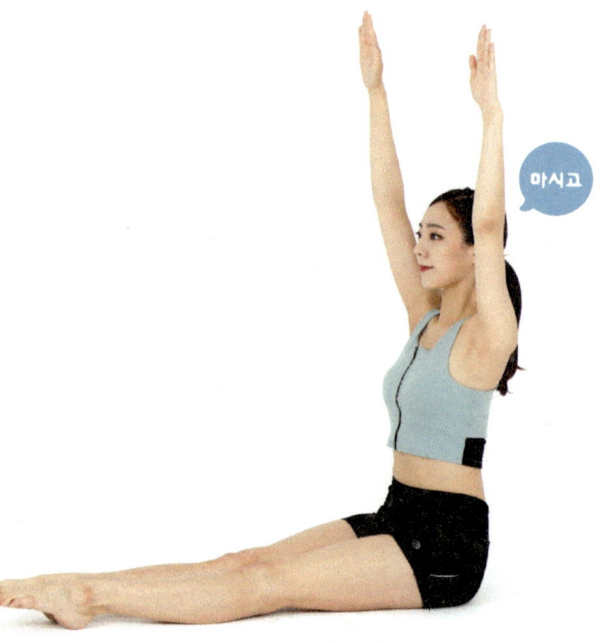

04 팔은 천장으로 올린다.

Transition Flow

Knee Bend　무릎을 구부린 상태로 동작한다.

13 Round Back
라운드 백

| 주요 효과 | 이두근·상완근·대흉근·광배근·회전근개·사각근·승모근·전거근·복부 강화

매트

반복 횟수 4~6

시작 자세
- 앉은 자세에서 다리를 모아서 펴고, 발은 돌시플렉션 한다.

레슨 포인트
- 다리를 매트에서 떨어지지 않도록 하며 길게 늘여준다.
- 어깨를 올리지 않는다.

Lv.2

⚠️ 등, 골반에 통증이 있다면 주의해서 동작한다.

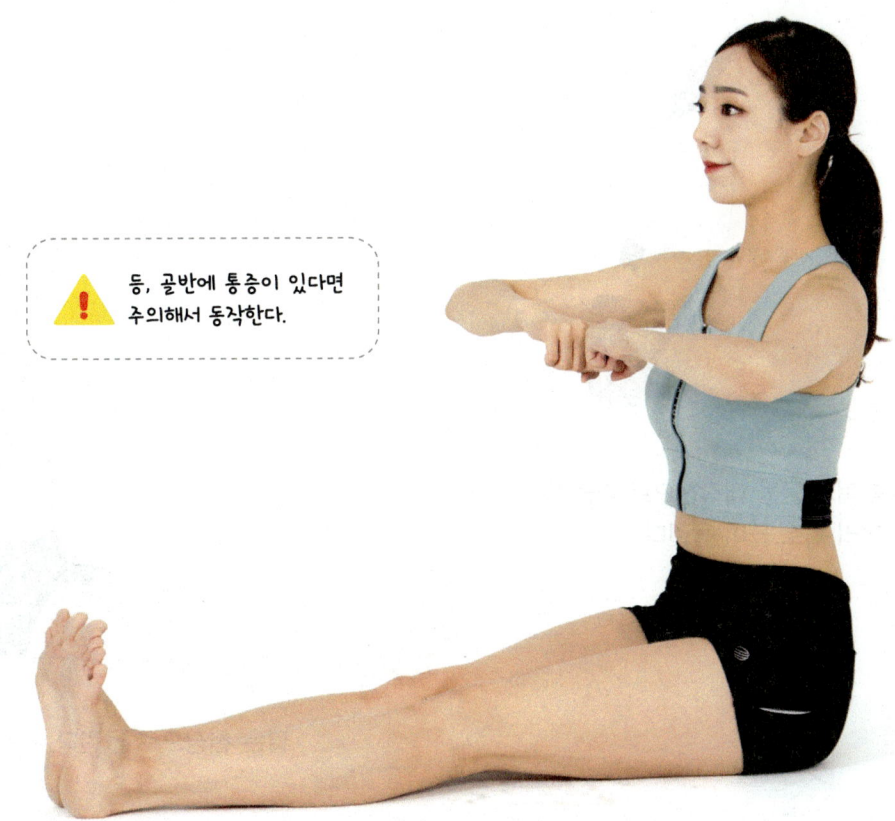

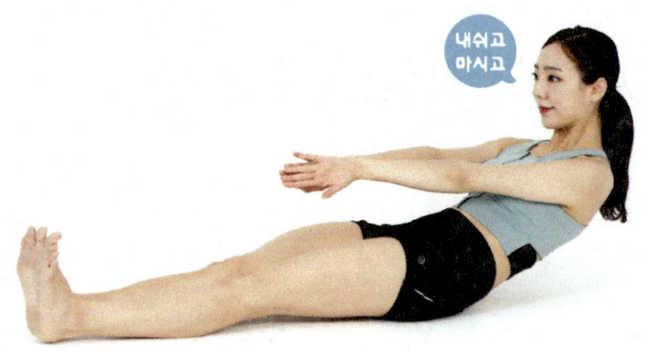

01 척추를 분절하여 뒤로 곡선을 유지하며 상체가 내려가고, 두 팔은 몸통 앞으로 편다.

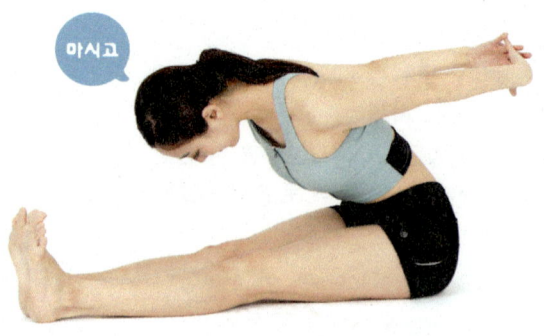

02 상체를 앞으로 숙이고, 등 뒤로 팔꿈치를 구부려 깍지낀다.

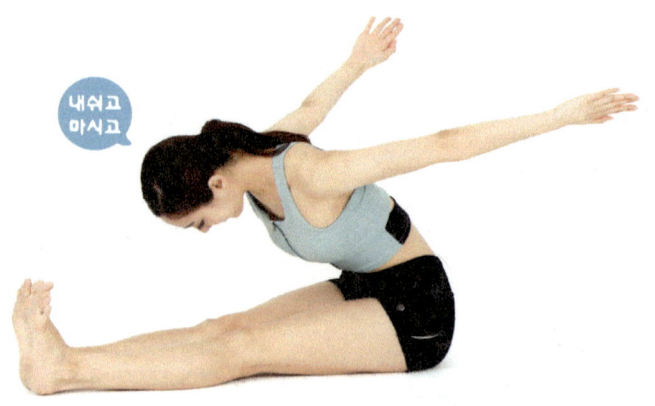

03 깍지를 풀고 두 팔을 뒤로 뻗는다.

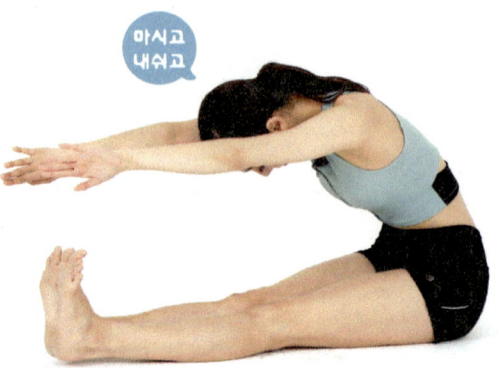

04 척추를 분절하여 상체를 세우며 시작 자세로 돌아온다.

Transition Flow

Flat Back 요추를 펴고 동작한다.

14 Rocker with Open Legs
로커 위드 오픈 레그

Joseph's BASIC

| 주요 효과 | 골반 및 코어 안정화, 균형 발달, 견갑대 안정화, 척추 분절, 햄스트링 유연성 향상

매트

반복 횟수 4~6

시작 자세
- 앉은 자세에서 요추를 편다.
- 무릎을 구부려 두 손으로 발목을 잡는다.

레슨 포인트
- 뒤로 구를 때 머리가 바닥에 닿지 않는다.
- 어깨가 올라가지 않는다.
- 뒤로 구를 때 반동을 주지 않는다.
- 상체가 한쪽으로 기울어지지 않는다.

Lv.2

 디스크질환, 골다공증이 있거나, 햄스트링 근육이 굳어 있을 경우 주의해서 동작한다.

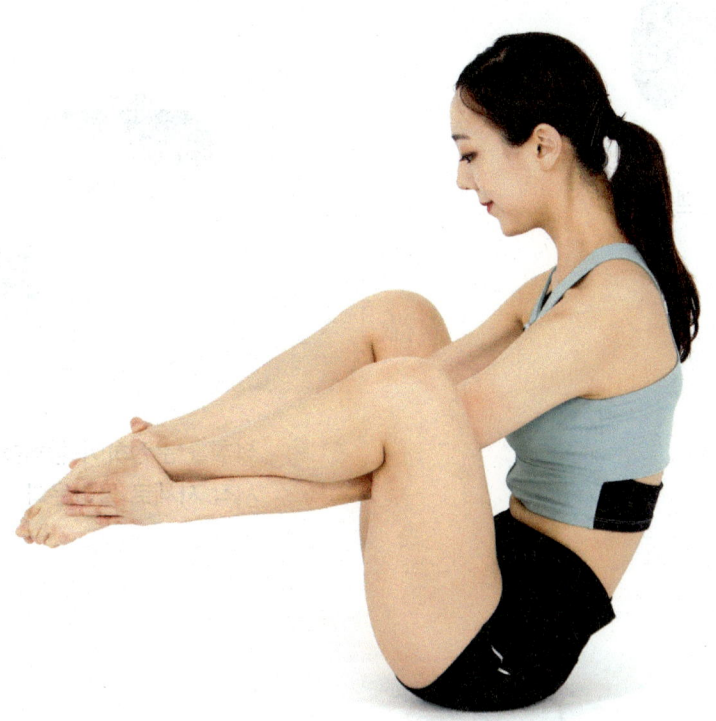

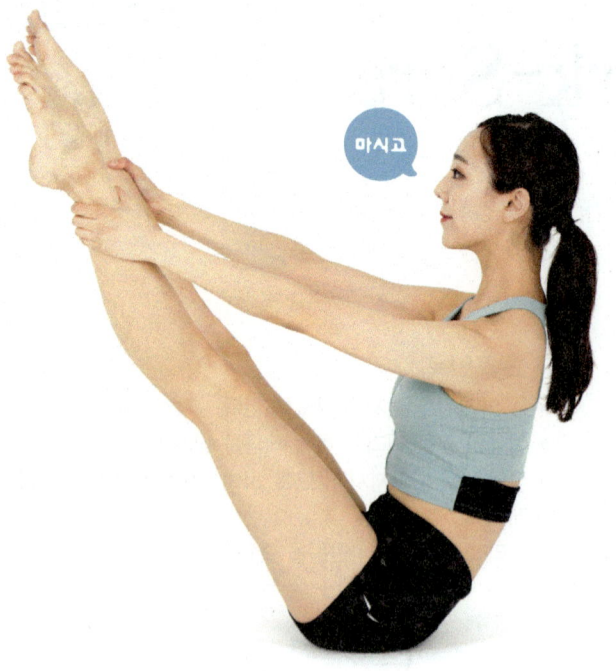

01 다리를 펴서
티저 자세를 만든다.

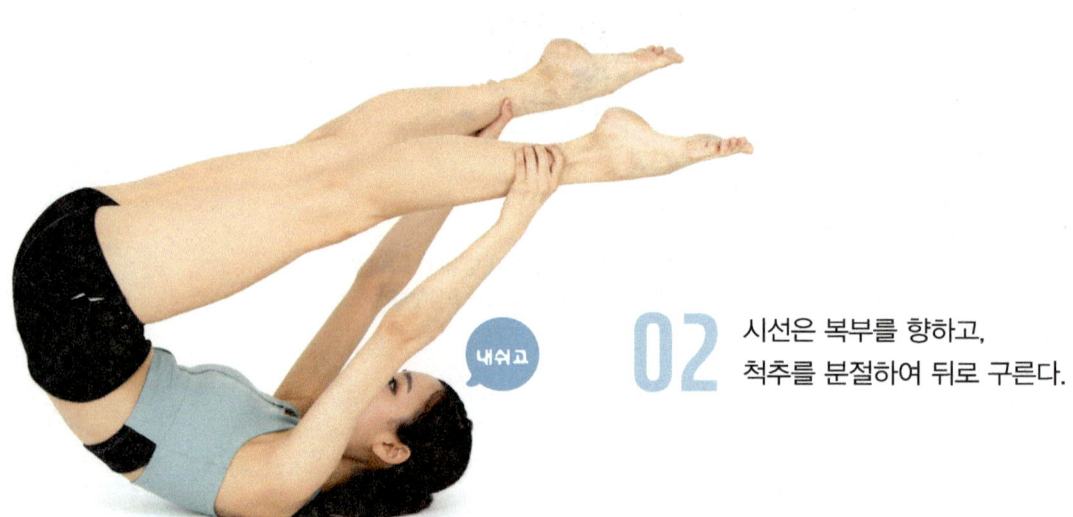

02 시선은 복부를 향하고,
척추를 분절하여 뒤로 구른다.

Transition Flow

Hands on Thigh
시작 전에 손을 허벅지에 위치한다.

Knee Bend
무릎을 구부린다.

Dorsiflexion
발을 돌시플렉션한다.

Joseph´s BASIC

15 Cork-Screw
콕스크루

| 주요 효과 | 척추 회전 증가, 중심부 강화, 등 유연성 증가

매트

반복 횟수 4~6

시작 자세
- 누운 자세에서 두 다리를 모은다.
- 두 팔은 펴서 몸통 옆에 놓는다.

레슨 포인트
- 두 다리가 떨어지지 않도록 한다.
- 어깨와 팔을 내리고 목에 체중을 싣지 않는다.
- 무릎이 구부러지지 않도록 하며 다리 회전을 부드럽게 한다.
- 다리 회전 동작 시 반동을 줄인다.

Lv.2

 디스크질환, 골다공증이 있거나, 목, 복부, 허리가 약하다면 주의해서 동작한다.

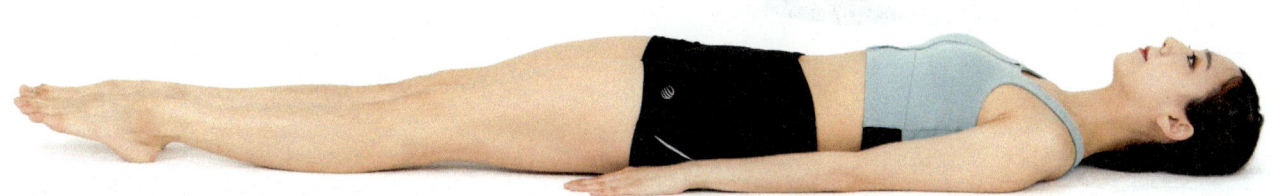

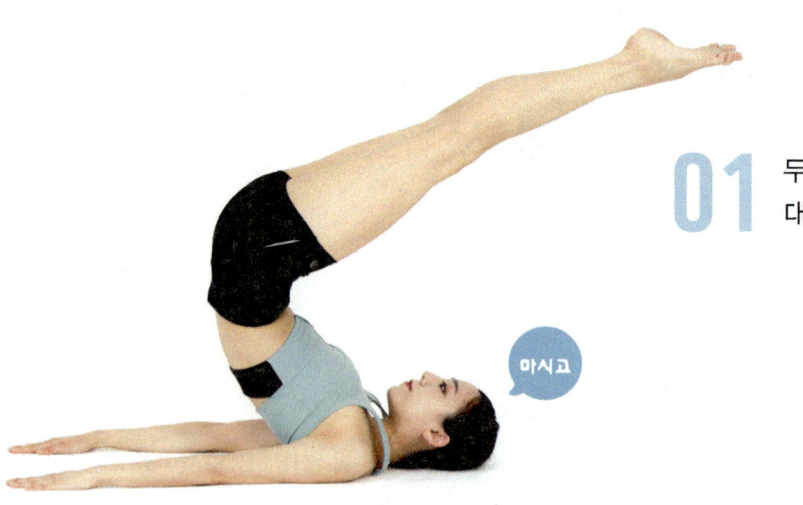

01 두 다리를 모아 다리를 머리 위 대각선으로 뻗는다.

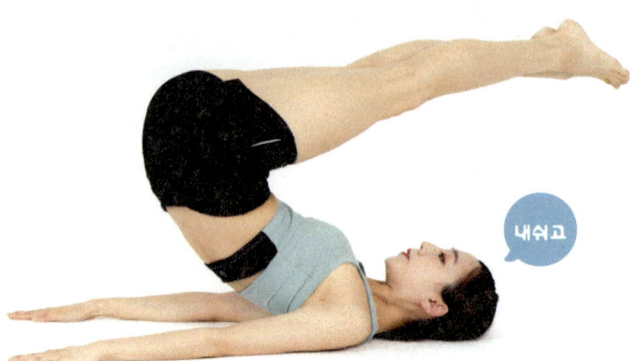

02 등의 한쪽 면으로 두 다리를 내리며 회전을 시작한다.

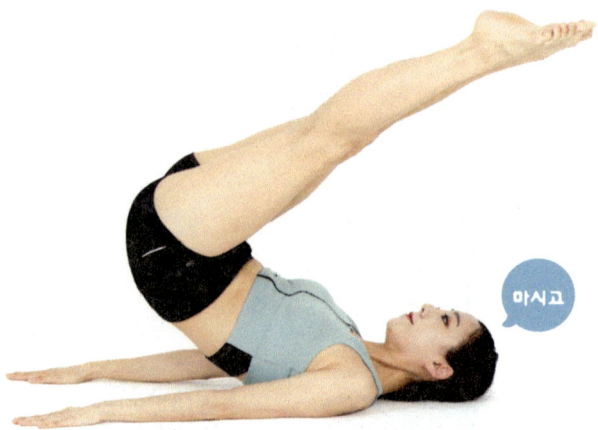

03 등의 한쪽 면으로 두 다리를 올리며 회전하여 시작 자세로 돌아온다.

Transition Flow

Hands under the Waist
시작 전에 손을 허리 아래에 위치한다.

Roll Over
롤 오버 동작만 실시한다.

Legs Tick Tock
두 다리를 모아서 좌우로 움직인다.

Small Circle
다리 회전을 작게 한다.

Knee Bend
무릎을 구부린 상태로 동작한다.

Advanced Cork-Screw
다리 회전을 크게 한다.

16 Saw
소우

Joseph´s BASIC

| 주요 효과 | 등 유연성 향상, 척추 회전 가동성 증가, 골반 안정화, 햄스트링 유연성 향상

매트

반복 횟수 4~6

시작 자세
- 앉은 자세에서 두 다리는 어깨 너비 간격으로, 발은 돌시플렉션한다.
- 두 팔은 양옆으로 벌린다.

레슨 포인트
- 어깨 회전 시 두 가슴을 열고, 어깨의 높이를 유지한다.
- 엉덩이를 붙인 상태로 유지한다.
- 골반의 위치 정렬을 유지한다.
- 복부를 수축하여 골반과 다리를 분리시킨다.

Lv.2

⚠️ 디스크질환, 골다공증이 있거나, 햄스트링 근육이 굳어 있을 경우 주의해서 동작한다.

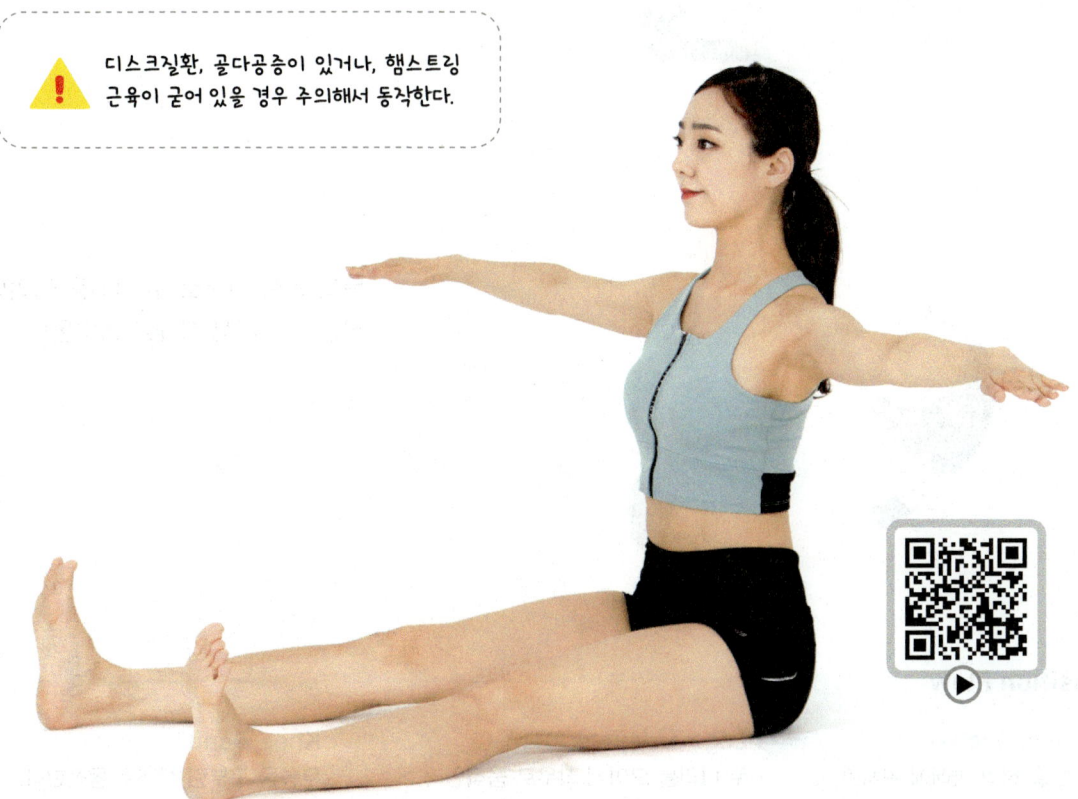

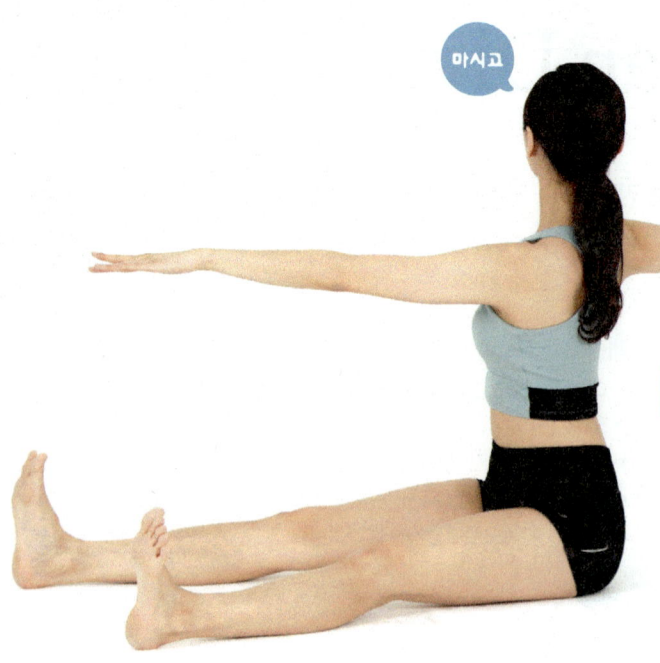

01 몸통을 한 방향으로 회전하면서 한쪽 팔은 앞으로, 반대쪽 팔은 뒤쪽 대각선으로 뻗는다.

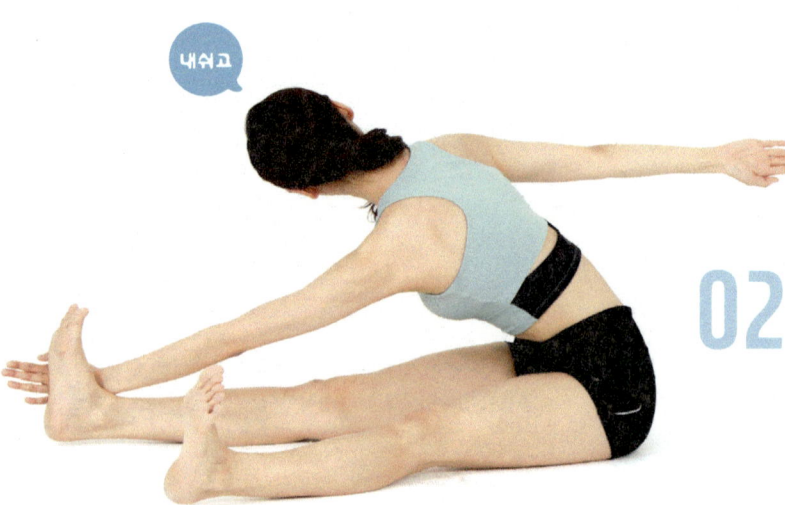

02 짧게 호흡하면서 복부를 수축하며 톱질하듯 밀어낸다.
시작 자세를 지나 반대 방향으로 동작한다.

Transition Flow

Knee Bend
무릎을 구부린다.

High Up Mat
햄스트링이 짧은 경우 매트를 높인다.

Advanced Saw
상체의 회전 가동범위를 크게 한다.

Joseph´s BASIC

17 Swan Dive
스완 다이브

| 주요 효과 | 등 신전근 및 둔근 강화, 햄스트링 강화, 가슴 및 복부 스트레칭 향상, 척추 신전

매트

반복 횟수
4~8

시작 자세
- 엎드린 자세에서 다리는 어깨 너비 간격으로 벌린다.
- 두 손으로 바닥을 누르며 상체를 세운다.

레슨 포인트
- 어깨를 내리고 간격을 넓게 유지하며, 목이 꺾이지 않도록 한다.
- 등을 신전하기 전에 팔을 먼저 편다.
- 이마가 바닥에 닿지 않는다.
- 체중이 한쪽으로 기울어지지 않는다.

Lv.2

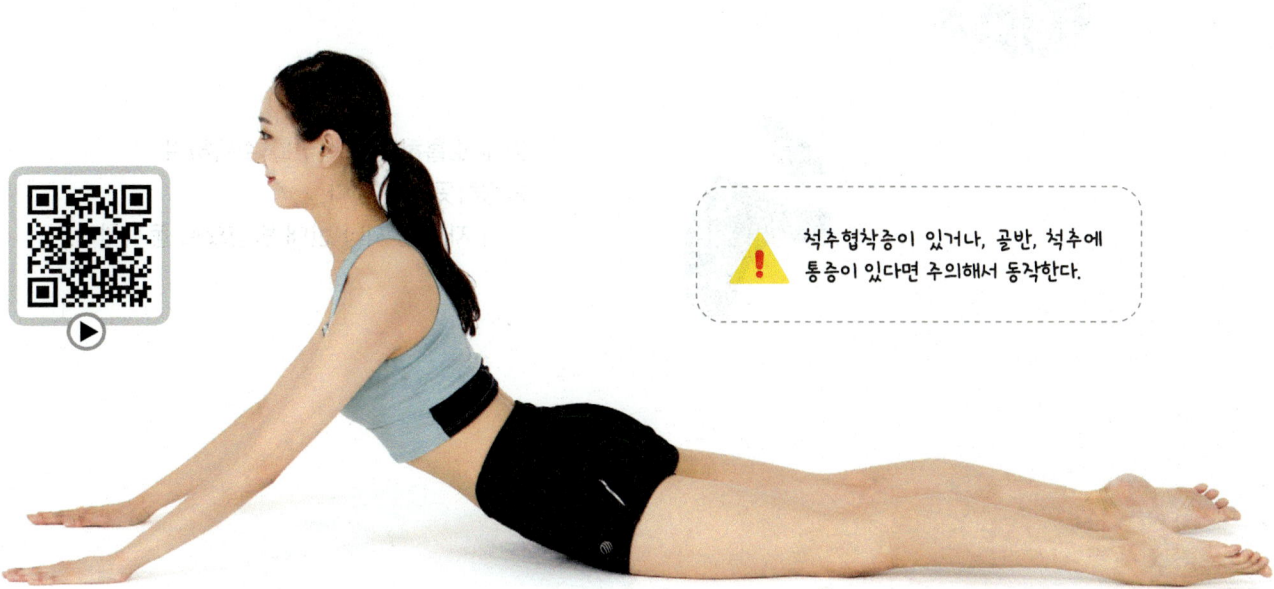

⚠️ 척추협착증이 있거나, 골반, 척추에 통증이 있다면 주의해서 동작한다.

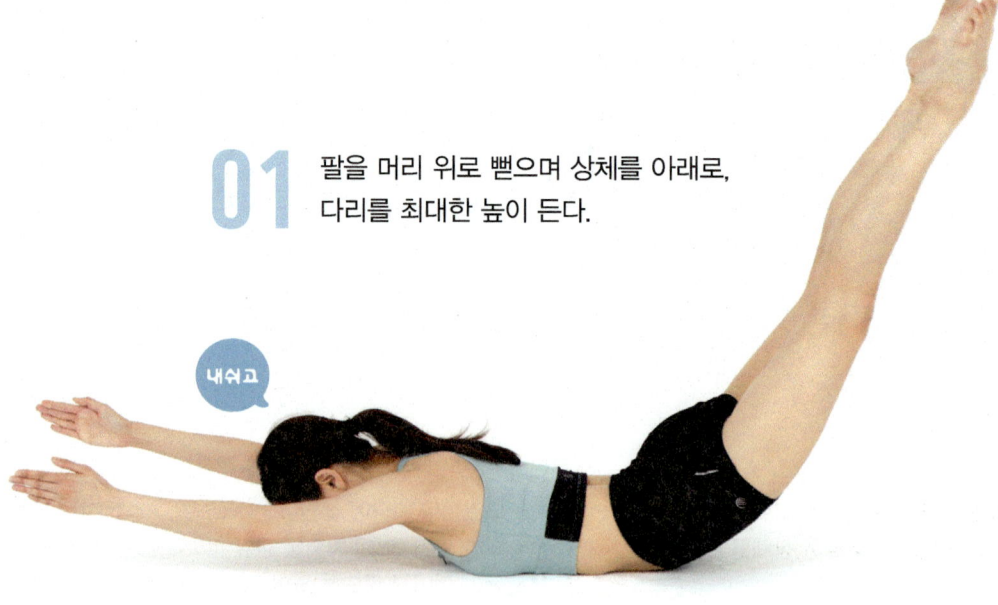

01 팔을 머리 위로 뻗으며 상체를 아래로, 다리를 최대한 높이 든다.

내쉬고

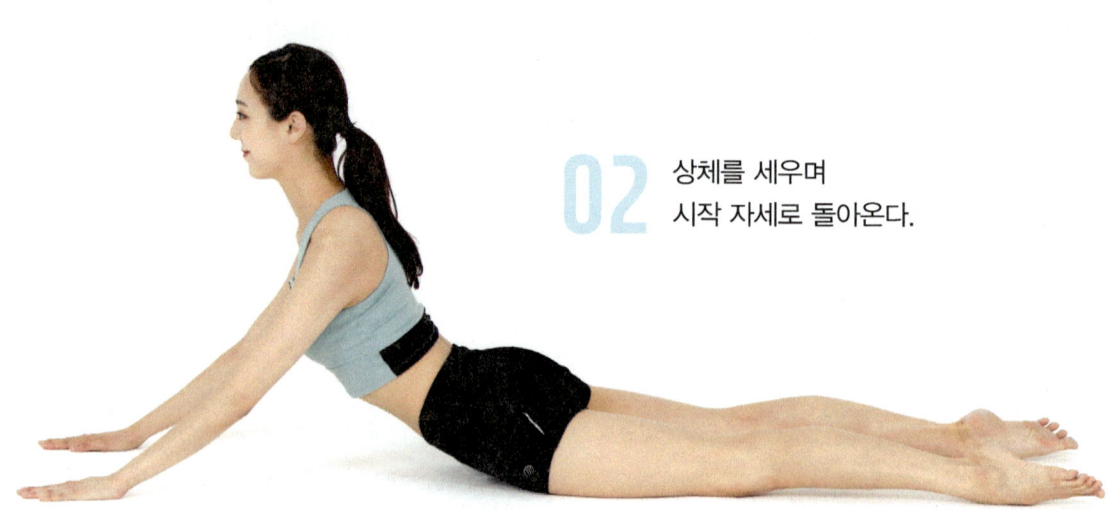

02 상체를 세우며 시작 자세로 돌아온다.

Transition Flow

Joseph's BASIC **Rocking**
복부와 엉덩이에 힘을 주고 골반으로 매트를 누르면서 가슴과 다리를 위로 올린다.
이때 팔꿈치를 펴고 가슴을 열어준다.

Only Dive
팔을 펴고 다이브 동작을 실시한다.

Swan
스완 동작을 한다.

Foam Roller
가로 방향으로 폼롤러에 손을 올리고 동작한다.

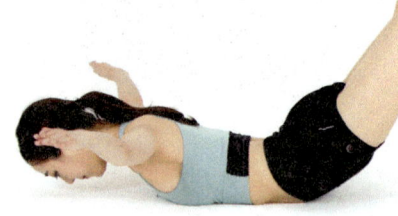

Open Arm
다이브할 때 두 팔을 옆으로 벌린다.

Joseph's BASIC

18 Single Leg Kick
싱글 레그 킥

| 주요 효과 | 어깨 안정화, 햄스트링 및 등 신전근 강화, 둔부 강화, 가슴과 복부 및 고관절 스트레칭 향상, 척추 신전

매트

반복 횟수 4~8

시작 자세
- 엎드린 자세에서 다리는 골반 너비로 벌린다.
- 팔꿈치를 구부려 매트를 누르며 상체를 세운다.

레슨 포인트
- 고관절을 바닥에 붙인다.
- 다리 차기 할 때 하지를 정렬한다.
- 목이 꺾이지 않도록 하며 길게 유지한다.
- 어깨를 내리고 귀와 어깨 간격이 멀어지게 한다.

Lv.2

⚠️ 척추협착증, 척추질환이 있거나, 골반전방경사, 척추전만증일 경우 주의해서 동작한다.

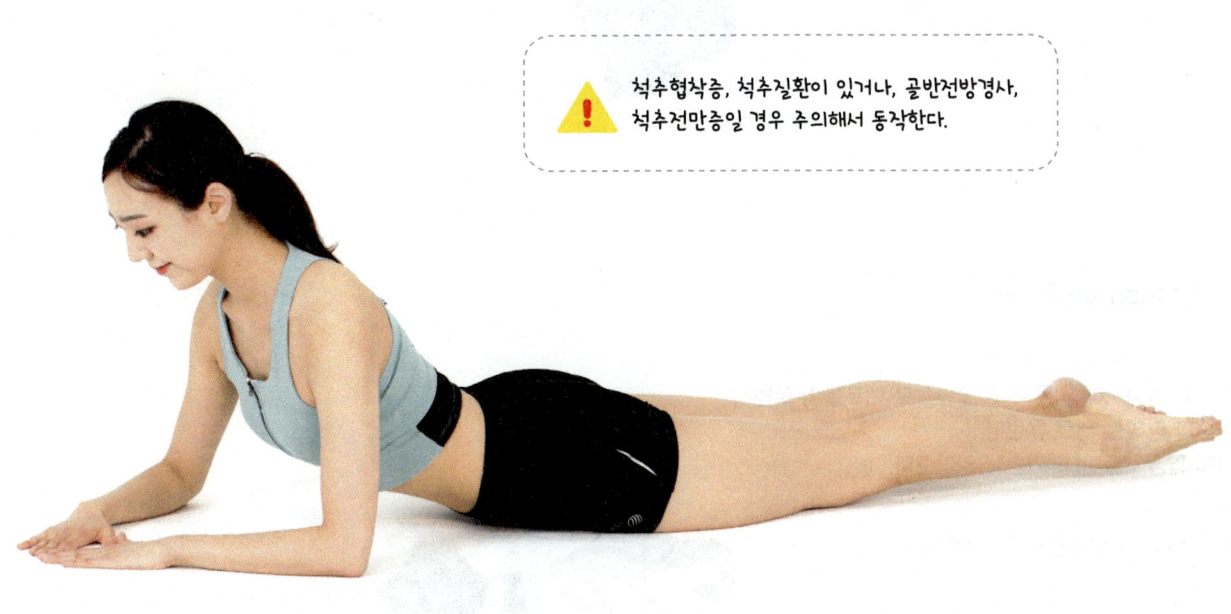

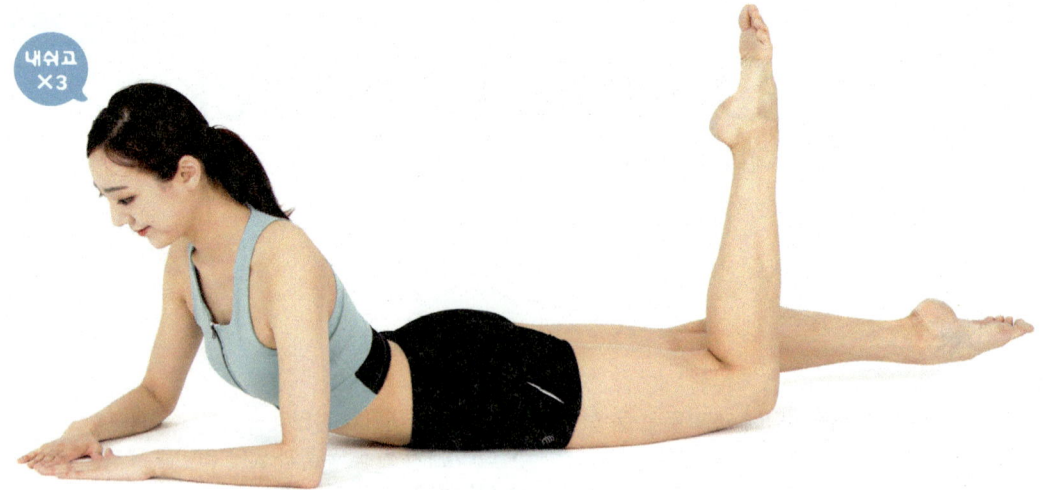

내쉬고
×3

01 한 다리는 구부리고 플랜타플렉션 상태로 세 번 찬다.

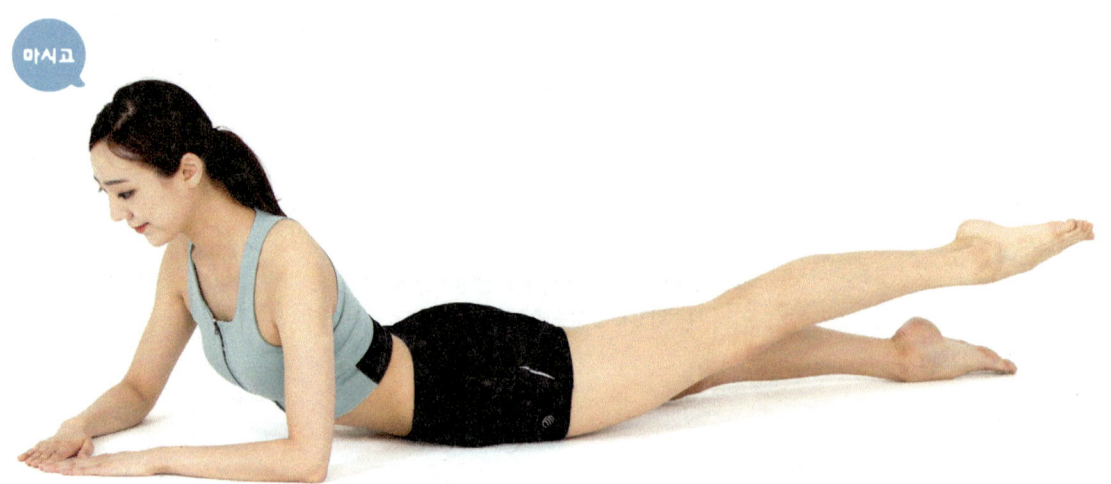

마시고

02 다리를 길게 뻗는다.

Transition Flow

Head on Hand
팔꿈치를 구부려 옆으로 벌리고 머리를 손 위에 올리고 동작한다.

Various Legs Kick
다리 차는 횟수에 변화를 준다.

Various Legs Movements
돌시플렉션 및 플랜타플렉션으로 발 모양을 바꾼다.

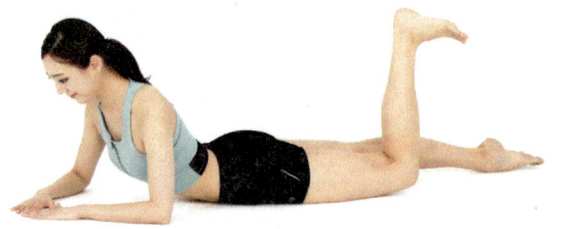

19 Double Leg Kick

더블 레그 킥

Joseph's BASIC

매트

| 주요 효과 | 견갑대 유연성 증가, 햄스트링 및 등 신전근 강화, 둔부 강화, 가슴과 복부 및 고관절 스트레칭

반복 횟수 **4~8**

시작 자세
- 엎드린 자세에서 한쪽 얼굴을 바닥에 대고 두 손은 허리 뒤로 깍지낀다.

레슨 포인트
- 고관절을 바닥에 붙인다.
- 다리 차기 할 때 무릎과 발목 라인을 유지한다.
- 목이 꺾이지 않도록 한다.
- 어깨를 내리고 귀와 어깨 간격이 멀어지게 한다.

Lv.2

 척추협착증, 척추질환이 있거나, 골반전방경사, 척추전만증일 경우 주의해서 동작한다.

마시고

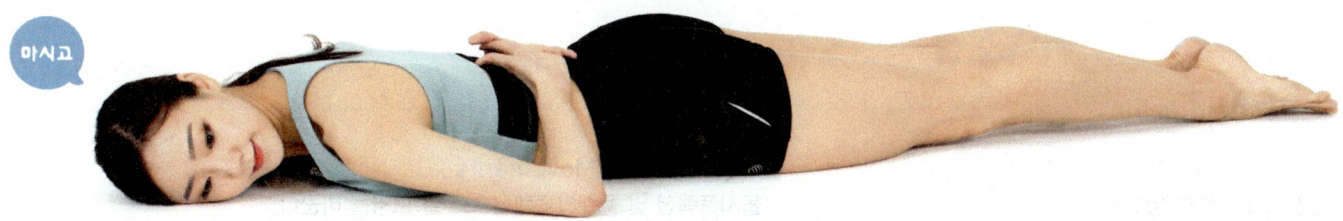

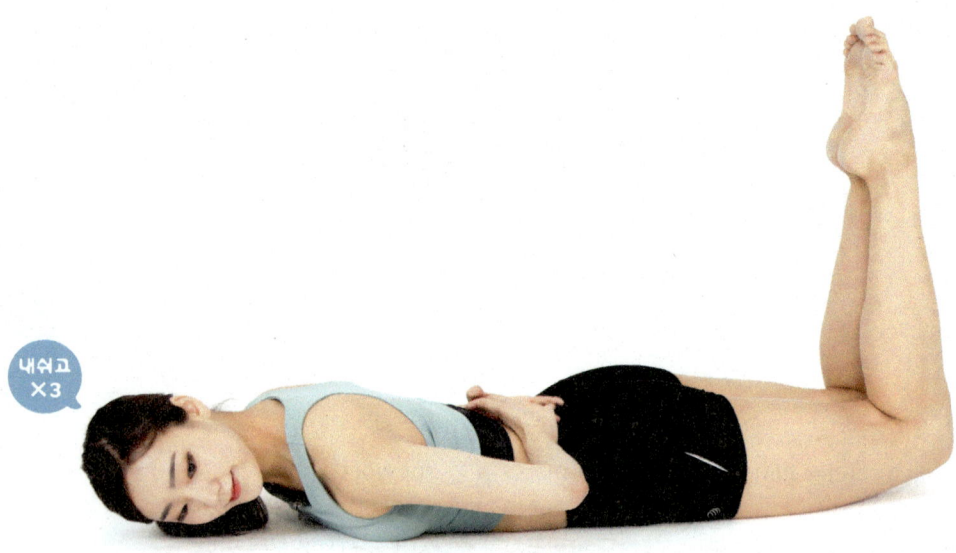

01 두 다리는 구부리고 발은 플랜타플렉션 상태로 세 번 찬다.

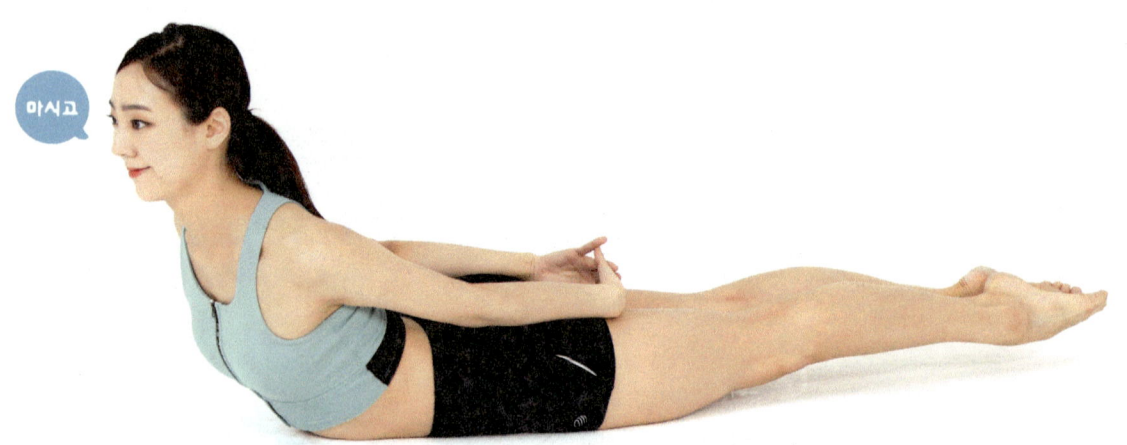

02 상체를 들며 팔을 다리 방향으로 뻗는다.
다리는 펴서 매트에서 발이 들리도록 길게 뻗는다.

Transition Flow

Head on Hand
팔꿈치를 구부려 양옆으로 벌리고, 머리를 손 위에 올리고 동작한다.

Upper Body Holding Elbow Bend
팔꿈치를 접어 바닥에 붙이고, 상체를 들어 다리 차기를 한다.

Various Double Legs Kick
다리 차는 횟수에 변화를 준다.

Various Legs Movements
돌시플렉션 및 플랜타플렉션으로 발 모양을 바꾼다.

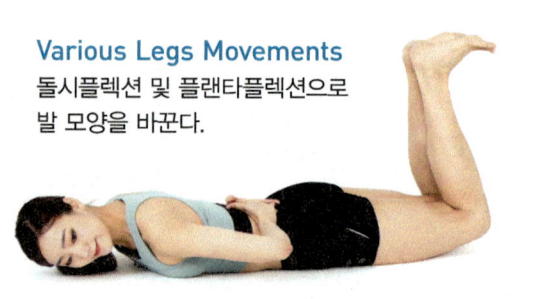

Joseph's BASIC

20 Neck Pull
넥 풀

| 주요 효과 | 고관절 강화, 척추 분절, 복부 강화

매트

반복 횟수 4~6

시작 자세
- 앉은 자세에서 척추를 세우고, 다리는 펴서 골반 너비로 벌린다.
- 두 손은 머리 뒤로 깍지낀다.

레슨 포인트
- 어깨와 귀 간격이 멀어지게 한다.
- 척추를 바닥에 내릴 때 목이 꺾이지 않도록 한다.
- 팔꿈치가 지나치게 펴지지 않도록 한다.

Lv.2

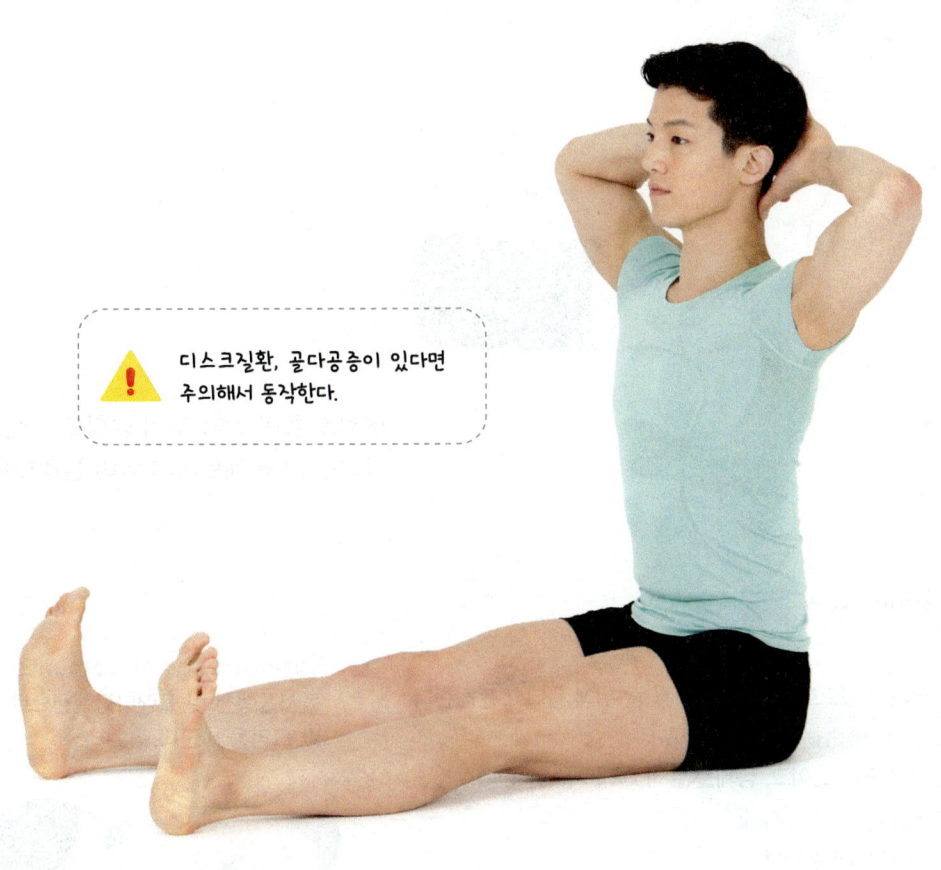

⚠️ 디스크질환, 골다공증이 있다면 주의해서 동작한다.

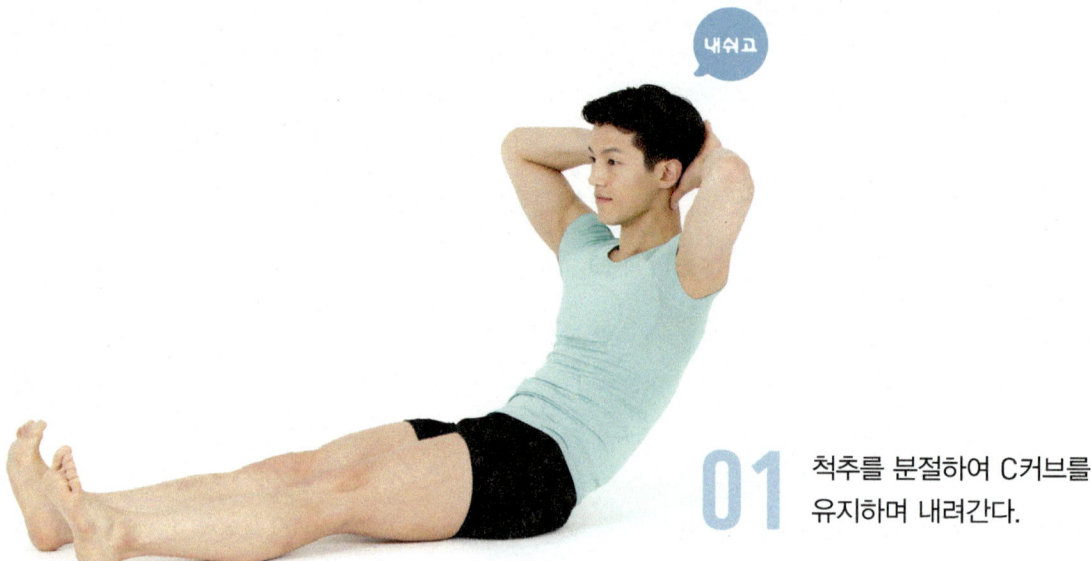

01 척추를 분절하여 C커브를 유지하며 내려간다.

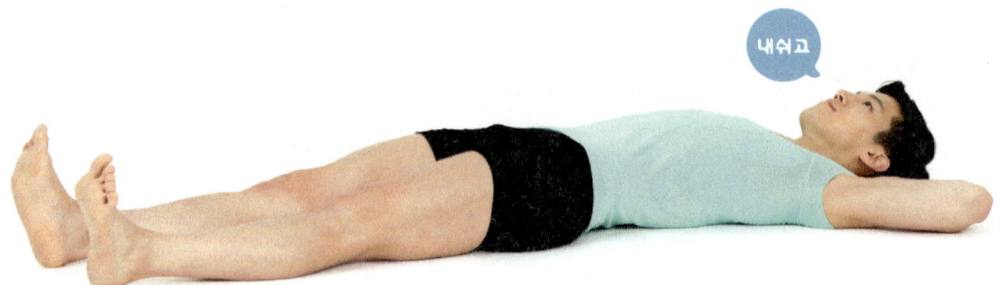

02 척추를 분절하여 상체를 매트까지 내린다.

03 상체를 다리 쪽으로 숙이고 복부를 사용하여 C커브를 만든다.

Transition Flow

Knee Bend
무릎을 구부린다.

High up Mat
햄스트링이 짧은 경우 엉덩이쪽 매트를 높인다.

Advanced Neck Pull
상체를 앞으로 많이 숙여 가동범위를 크게 한다.

Lie on the Mat
매트에 누워서 동작한다.

Cross the Legs
다리를 반대쪽 다리 위에 올려 교차한다.

Flat Back
요추를 펴고 동작한다.

Joseph's BASIC

21 Scissors
시저

| 주요 효과 | 둔근과 햄스트링 스트레칭 향상, 복부와 등 강화

매트

반복 횟수
4~8

시작 자세
- 견갑대로 지탱하고, 두 다리는 모아서 천장으로 뻗는다.
- 두 손은 허리를 잡고, 팔꿈치를 구부려 매트 위에 지탱한다.

레슨 포인트
- 손으로 지탱하며 동작하기보다 복부 힘으로 동작한다.
- 목에 체중을 싣지 않는다.
- 다리의 앞뒤 간격을 동일하게 한다.

Lv.2

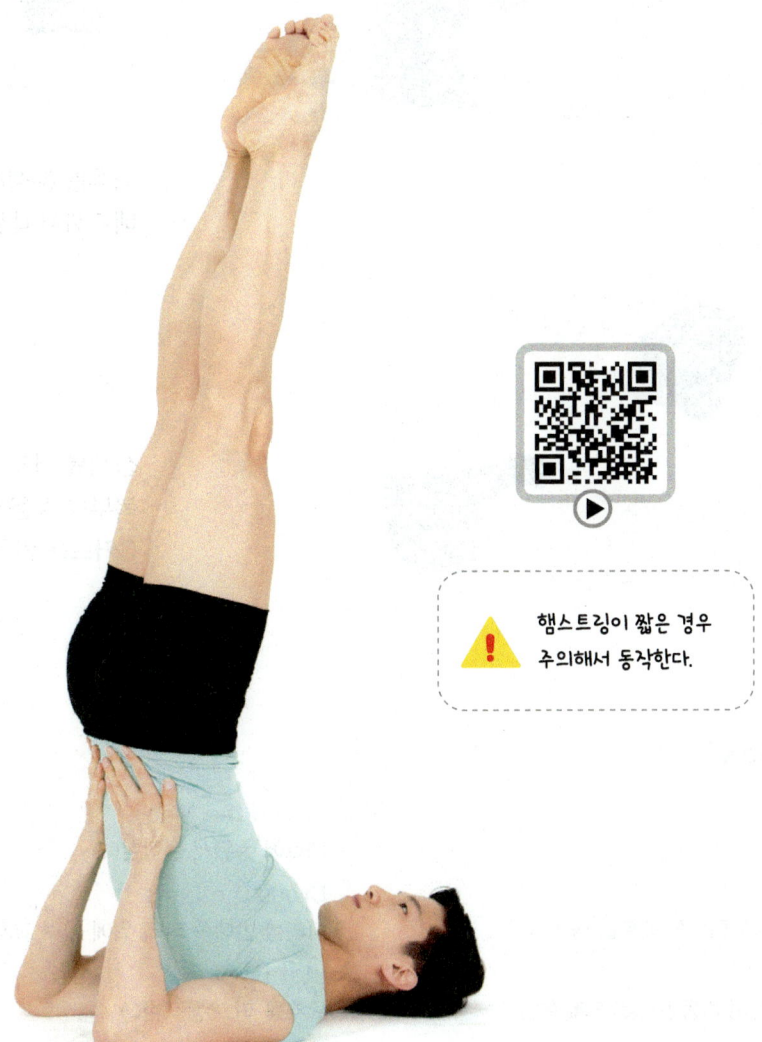

⚠️ 햄스트링이 짧은 경우 주의해서 동작한다.

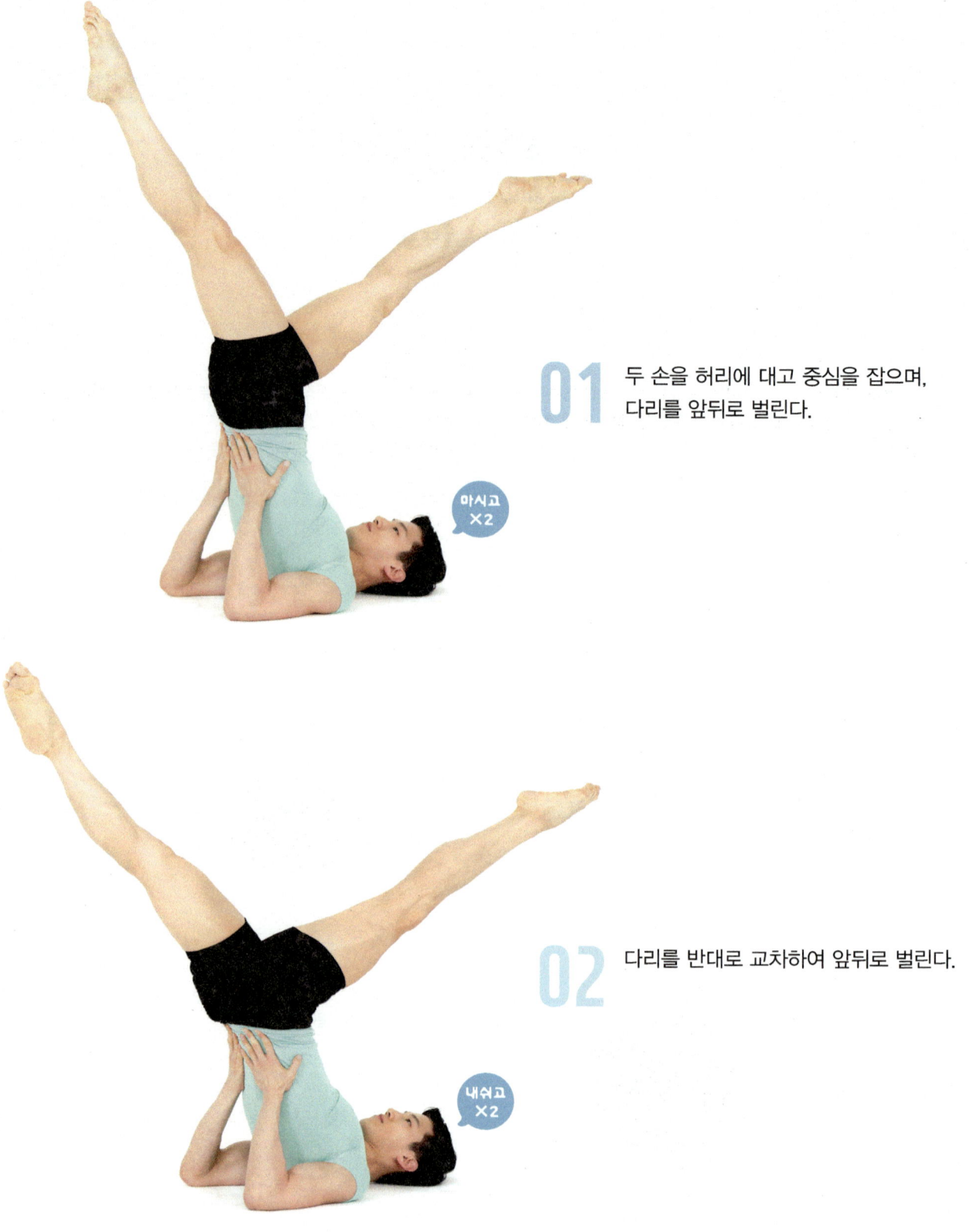

01 두 손을 허리에 대고 중심을 잡으며, 다리를 앞뒤로 벌린다.

마시고 ×2

02 다리를 반대로 교차하여 앞뒤로 벌린다.

내쉬고 ×2

Transition Flow

Lie on the Mat   등을 매트에 대고 누워서 동작한다.

22 Bicycle
바이시클

Joseph's BASIC

| 주요 효과 | 둔근과 햄스트링 스트레칭 향상, 복부와 등 강화

매트

반복 횟수
4~8

시작 자세
- 견갑대로 지탱하여 두 다리는 모아서 천장으로 뻗는다.
- 두 손은 허리를 잡고 팔꿈치를 구부려 매트 위에 지탱한다.

레슨 포인트
- 손으로 지탱하며 동작하기보다 복부 힘으로 동작한다.
- 목에 체중을 싣지 않는다.
- 다리의 앞뒤 간격을 일정하게 뻗는다.

Lv. 2

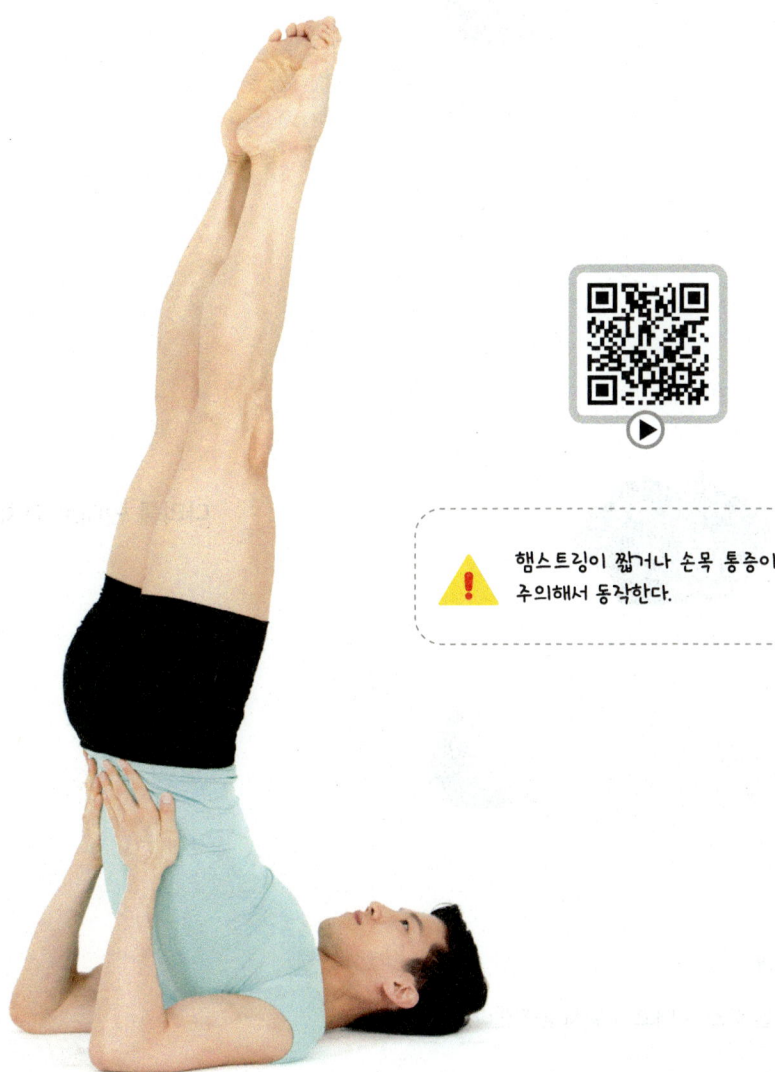

⚠️ 햄스트링이 짧거나 손목 통증이 있다면 주의해서 동작한다.

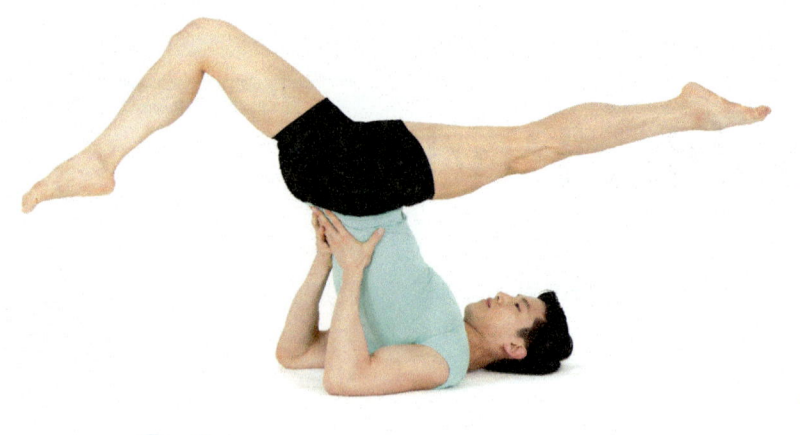

01 두 손을 허리에 대고 중심을 잡으며 뒤쪽 다리의 무릎을 구부려 두 다리를 벌린다.

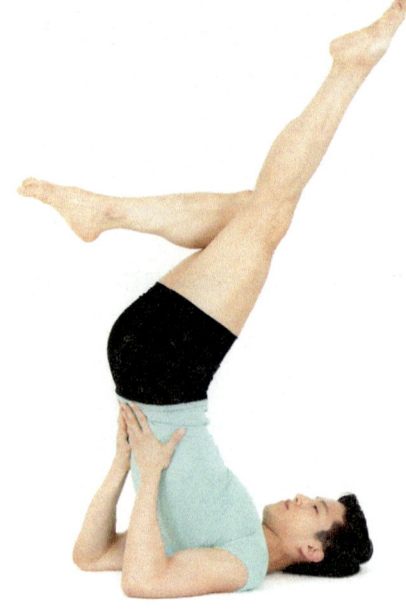

02 뒤쪽 다리를 자전거 타듯 앞쪽으로 가져와 두 다리를 모은다.

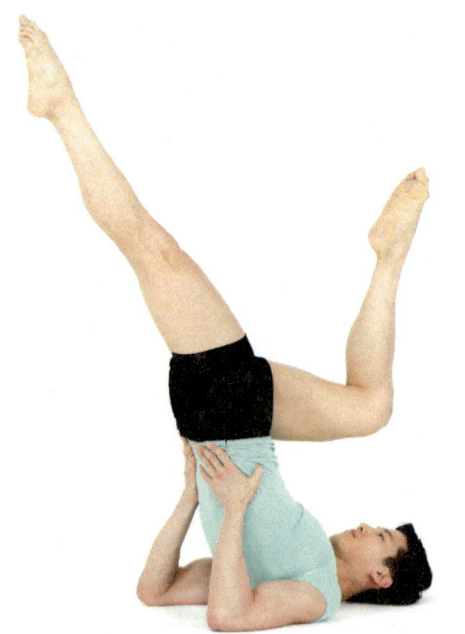

03 뒤쪽 다리를 자전거 타듯 앞쪽으로 가져와 두 다리를 벌린다.

Transition Flow

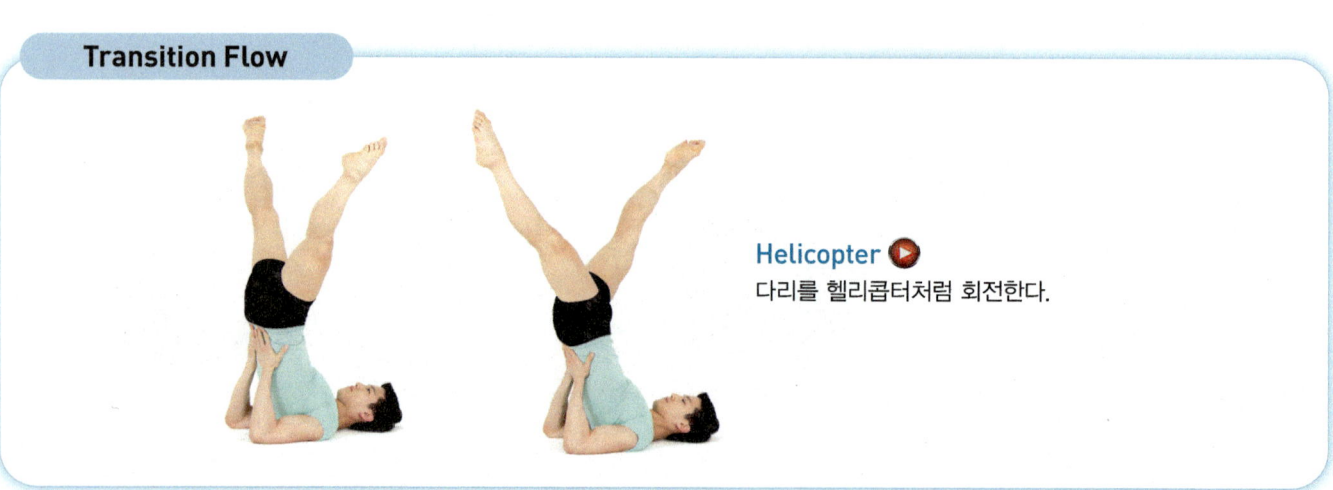

Helicopter
다리를 헬리콥터처럼 회전한다.

23 Shoulder Bridge
숄더 브리지

Joseph's BASIC

매트

| 주요 효과 | 코어 조절 능력 증진, 등의 굴곡 및 신전, 햄스트링 향상, 대둔근·기립근 강화

반복 횟수
4~6

시작 자세
- 누운 자세에서 다리를 구부려 무릎이 천장을 향하게 한다.
- 두 팔을 펴서 몸통 옆에 놓는다.

레슨 포인트
- 목과 어깨를 긴장시키지 않는다.
- 한 다리를 들 때 골반이 기울어지거나 아래로 떨어지지 않는다.
- 지지하는 다리 밖으로 벌어지지 않도록 한다.

Lv.2

 디스크질환, 골다공증이 있거나, 손목, 등, 허리가 약한 경우 주의해서 동작한다.

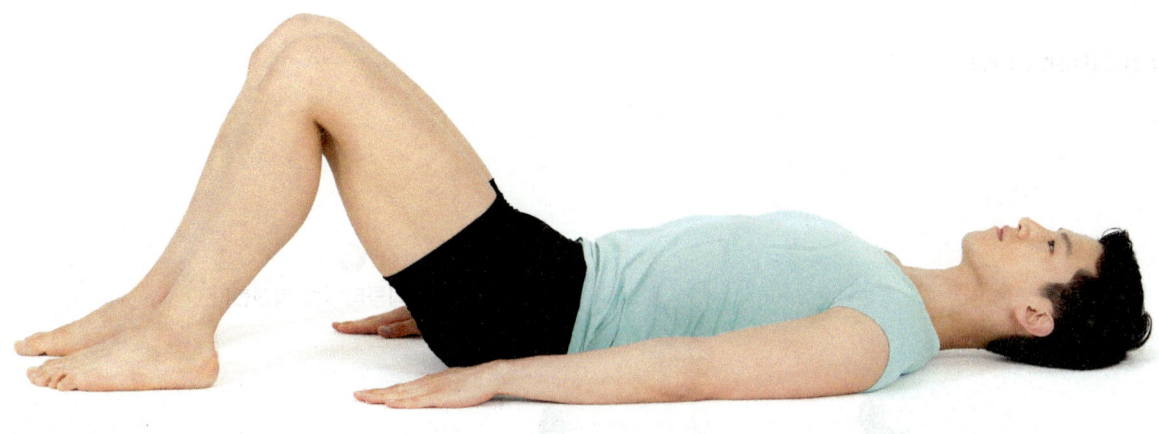

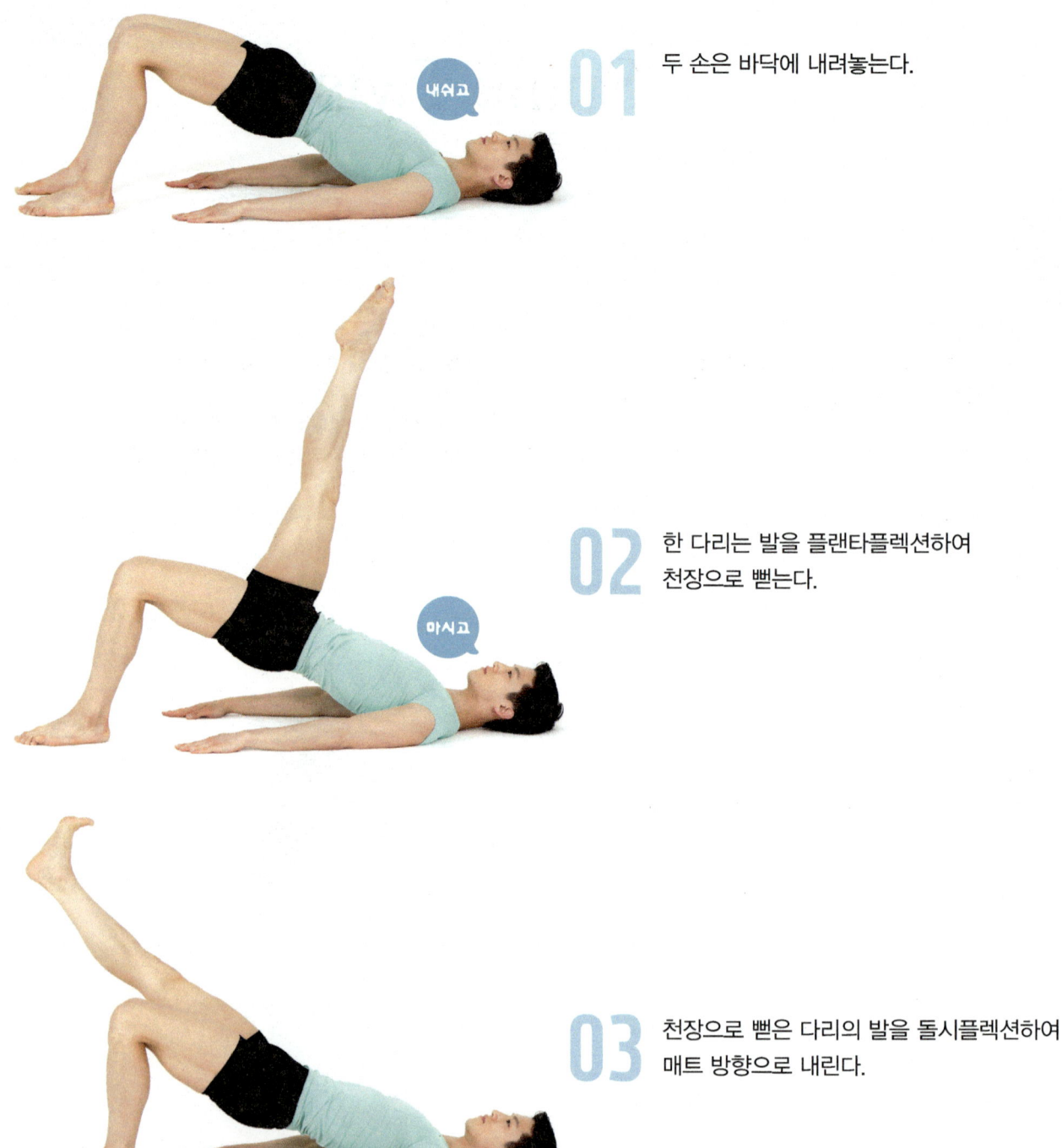

01 두 손은 바닥에 내려놓는다.

02 한 다리는 발을 플랜타플렉션하여 천장으로 뻗는다.

03 천장으로 뻗은 다리의 발을 돌시플렉션하여 매트 방향으로 내린다.

Transition Flow

Lie on the Mat   등을 매트에 대고 무릎을 구부린 상태로 동작한다.
Advanced Shoulder Bridge   들고 있는 다리 높이를 매트 가까이 내린다.
Various Legs   올리고 내리는 다리의 높이를 변형한다.

24 Spine Twist
스파인 트위스트

Joseph's BASIC

| 주요 효과 | 등 유연성 향상, 척추 회전 증가, 골반 안정화

매트

반복 횟수
4~6

시작 자세
- 앉은 자세에서 다리를 골반 너비로 벌린다.
- 두 팔은 옆으로 벌린다.

레슨 포인트
- 상체를 회전할 때 회전하는 방향의 어깨가 올라가지 않도록 한다.
- 상체를 회전할 때 반대쪽 골반이 들리지 않도록 한다.
- 엉덩이, 다리를 매트 위에 붙인 상태를 유지한다.

Lv.2

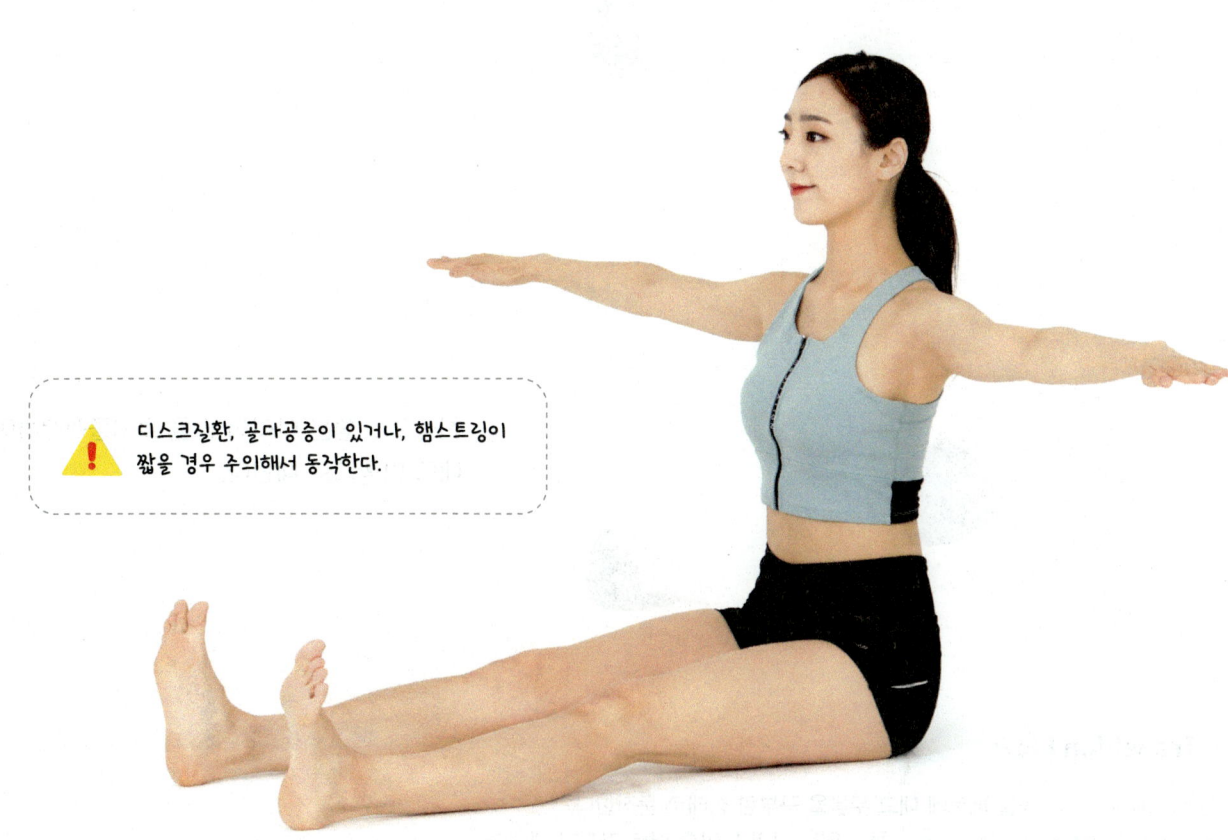

⚠️ 디스크질환, 골다공증이 있거나, 햄스트링이 짧을 경우 주의해서 동작한다.

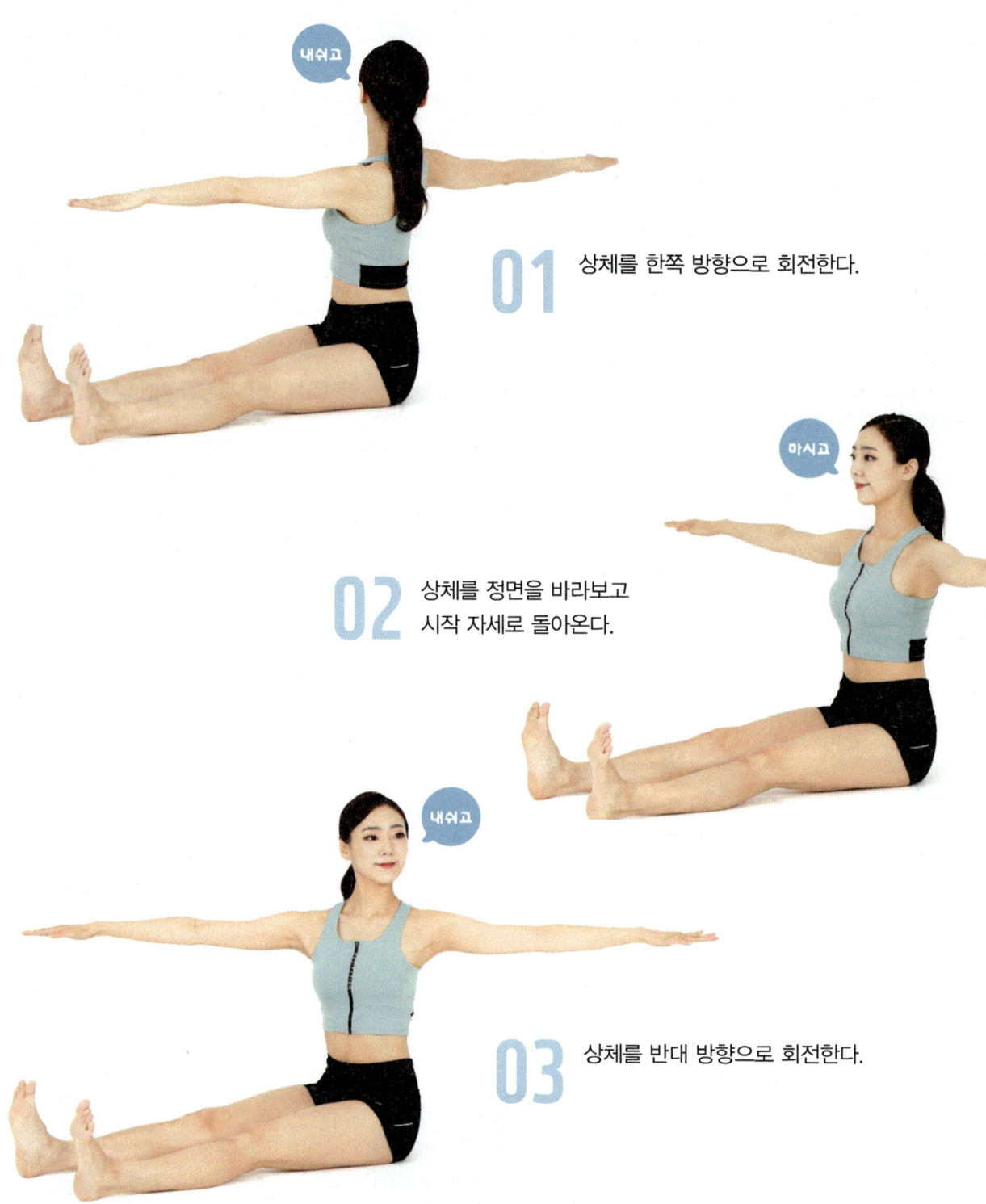

01 상체를 한쪽 방향으로 회전한다.

02 상체를 정면을 바라보고 시작 자세로 돌아온다.

03 상체를 반대 방향으로 회전한다.

Transition Flow

Knee Bend 무릎을 구부린다.
High up Mat 햄스트링이 짧은 경우 매트를 높인다.
Cross the Legs 다리를 반대쪽 다리 위에 올려 교차되도록 한다.

Joseph's BASIC

25 Jack-Knife
잭나이프

| 주요 효과 | 복부 및 고관절 강화, 척추 스트레칭, 척부 분절 향상, 중심부 강화

매트

반복 횟수
4~6

시작 자세
- 누운 자세에서 다리를 모은다.
- 두 팔은 펴서 몸통 옆에 놓는다.

레슨 포인트
- 다리를 천장으로 끌어올릴 때 목에 체중이 실리지 않도록 한다.
- 다리가 머리 뒤로 이동할 때 견갑골이 바닥에 붙은 상태까지만 넘어간다.
- 어깨와 두 팔이 바닥에서 떨어지지 않도록 한다.

Lv.2

 디스크질환, 골다공증이 있거나, 복부가 약하거나 등이 굳어 있을 경우 주의해서 동작한다.

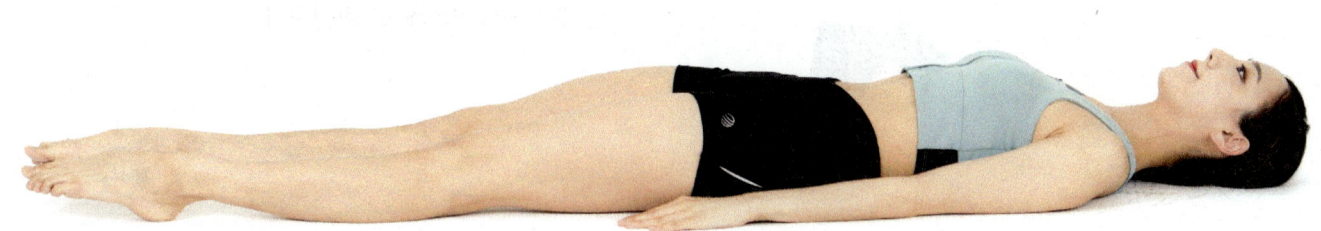

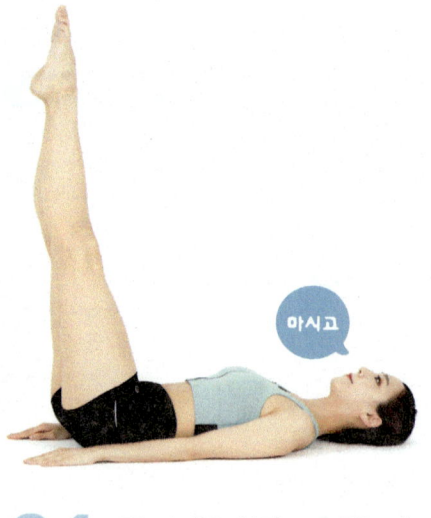

01 두 다리를 천장으로 뻗는다.

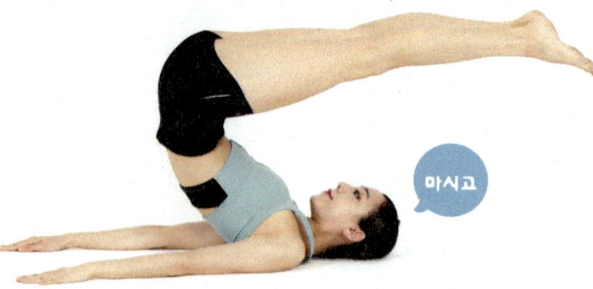

02 다리를 뒤로 뻗어 매트와 평행을 유지한다.

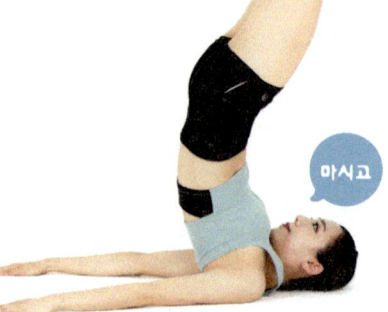

03 다리를 천장으로 들어 올린다.

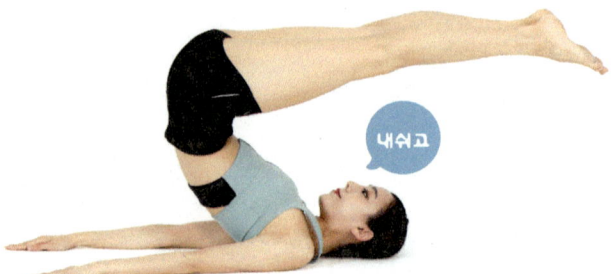

04 척추를 분절하여 내려 매트와 다리가 평행을 유지한다.

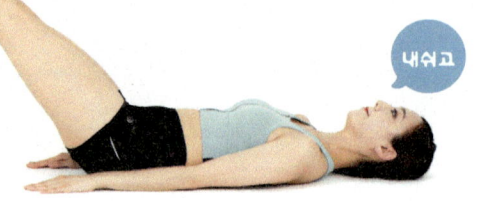

05 다리를 대각선으로 뻗는다.

Transition Flow

Knee Bend 무릎을 구부린 상태로 동작한다.
Advanced Jack-Knife 두 다리를 천장으로 높게 뻗는다.

26 Side Kick
사이드 킥

| 주요 효과 | 중둔근·대둔근·엉덩이 굴근·햄스트링 강화, 햄스트링 스트레칭, 대퇴와 골반 분리

매트

반복 횟수 2~4

시작 자세
- 옆으로 누운 자세에서 두 다리는 위아래를 겹친 상태로 편다.
- 한 손은 머리를 받치고 반대쪽 손은 매트를 짚는다.

레슨 포인트
- 어깨와 엉덩이 정렬을 유지한다.
- 골반이 흔들리지 않도록 한다.
- 차는 다리는 엉덩이 높이를 유지한다.

Lv.2

 무릎·손목 부상이 있거나 햄스트링이 굳어 있을 경우 주의해서 동작한다.

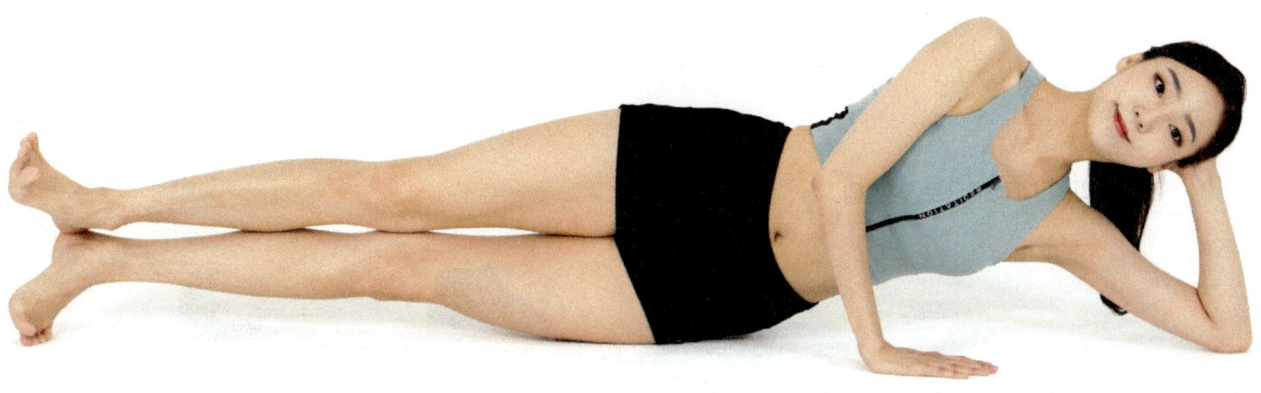

01 위쪽 발을 돌시플렉션하여 앞으로 두 번 찬다.

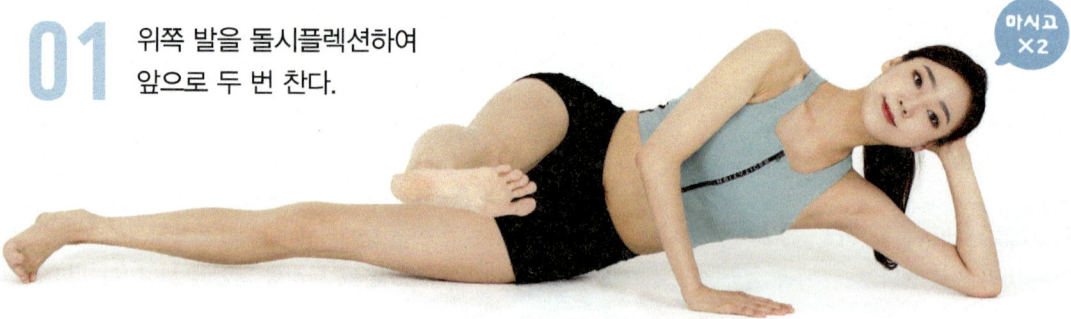

마시고
×2

02 위쪽 발을 플랜타플렉션하여 뒤로 뻗는다.

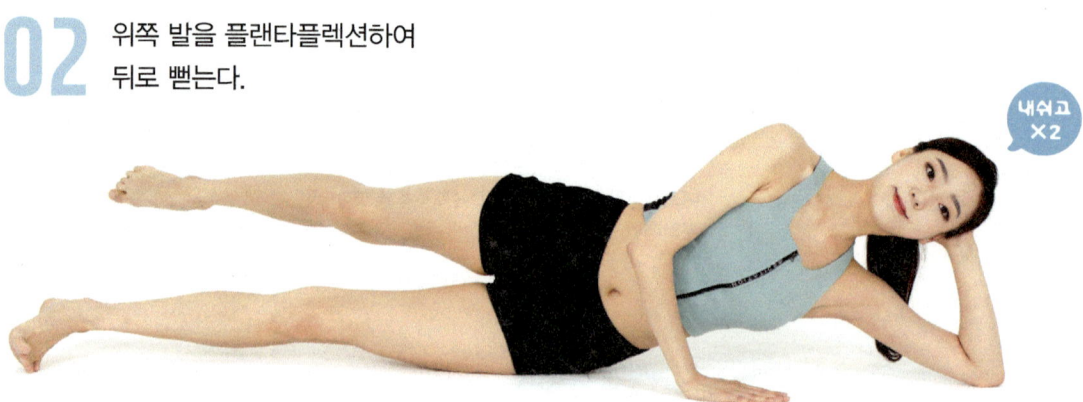

내쉬고
×2

Transition Flow

Lie on the Mat 등을 매트에 대고 무릎을 구부린 상태로 동작한다.
Two Hands Head 두 손을 머리 뒤에서 깍지끼고 동작한다.
Knee Bend 무릎을 구부린다.

27 Teaser
티저

Joseph's BASIC

| 주요 효과 | 복부 및 고관절 강화, 균형감 향상

매트

반복 횟수
4~6

시작 자세
- 누운 자세에서 다리를 모은다.
- 두 팔은 머리 위로 편다.

레슨 포인트
- 다리 길이를 유지하고, 척추를 분절하여 내린다.
- 다리를 올렸을 때 다리를 골반에 끼워 넣는다고 생각한다.
- 귀와 어깨가 멀어지게 한다.

Lv.2

 디스크질환, 골다공증이 있거나, 복부가 약하다면 주의해서 동작한다.

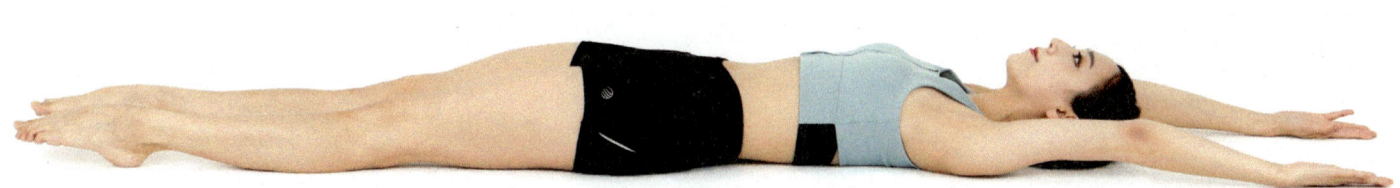

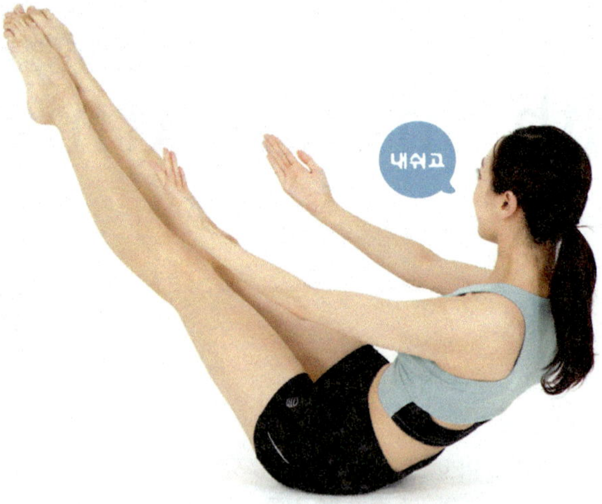

01 다리와 팔을 대각선 위 방향으로 뻗는다.

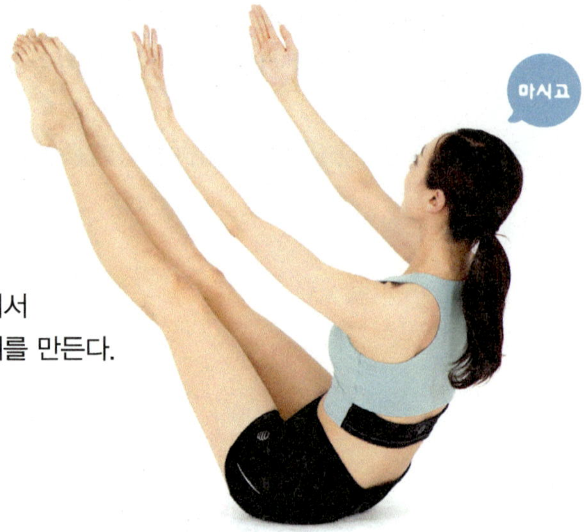

02 요추를 펴서 티저 자세를 만든다.

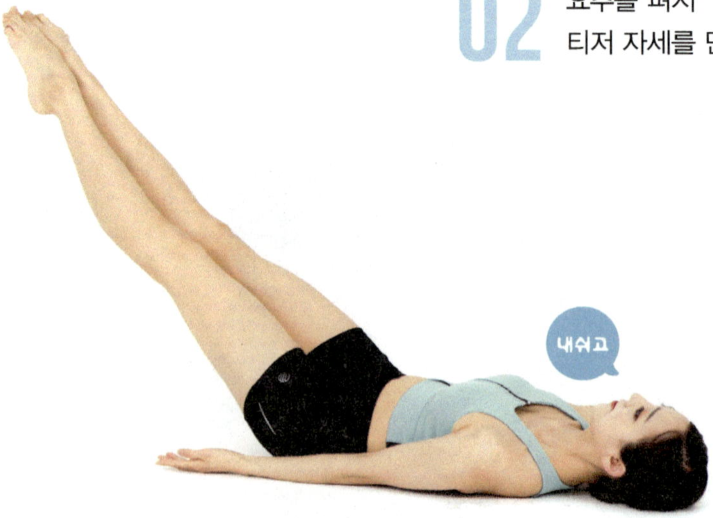

03 척추를 내리면서 시작 자세로 돌아온다.

Transition Flow

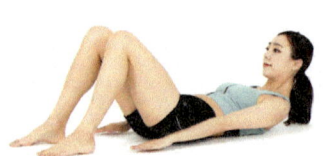

Upper Abdominal Curl
상복부 컬을 한다.

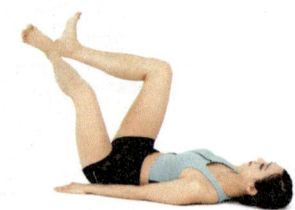

Only Upper
다리를 들고 있는 상태로 상체만 오르내린다.

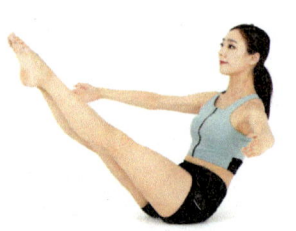

Open & Close Arms
두 팔을 양옆으로 벌렸다가 모은다.

28 Hip Twist with Stretch Arms
힙 트위스트 위드 스트레칭 암

Joseph's BASIC

| 주요 효과 | 하복부 강화, 어깨 안정화

매트

반복 횟수
4~6

시작 자세
- 앉은 자세에서 다리는 모아서 편다.
- 두 팔은 몸통 뒤로 펴서 매트 위에 손을 짚는다.

레슨 포인트
- 어깨 힘이 아닌 복부에 힘을 유지한다.
- 엉덩이를 트위스트할 때 양쪽 어깨 높이를 유지한다.
- 갈비뼈를 모은다.

Lv.2

⚠️ 디스크질환, 골다공증이 있거나, 햄스트링이 짧을 경우 주의해서 동작한다.

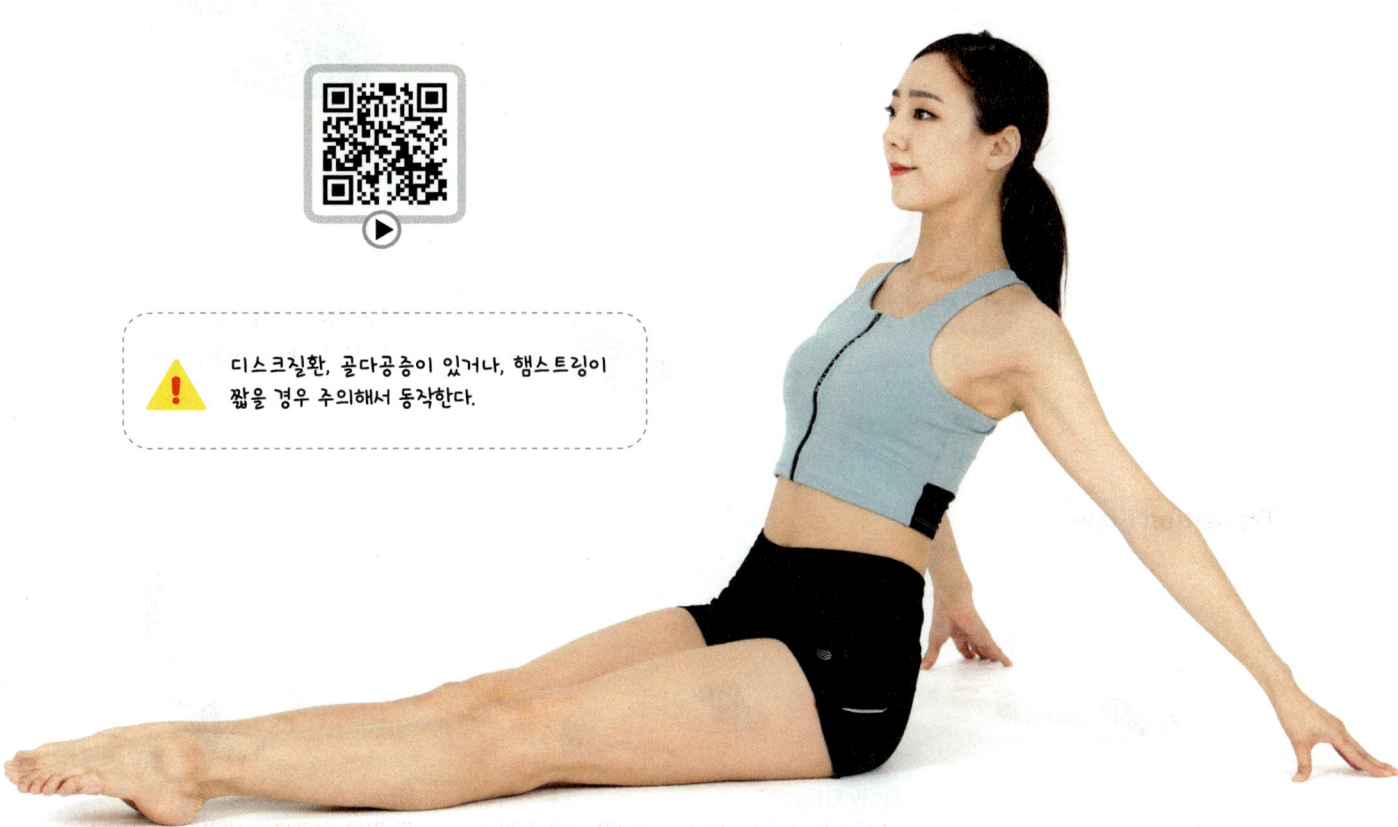

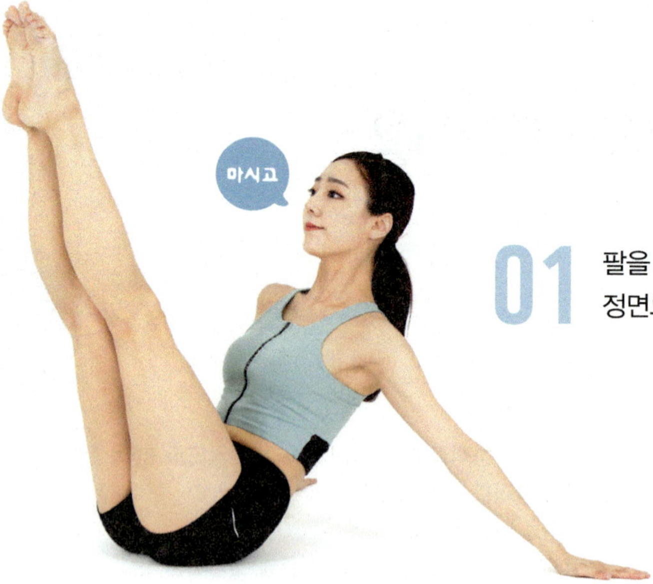

01 팔을 편 상태로 다리를 모아서 정면으로 든다.

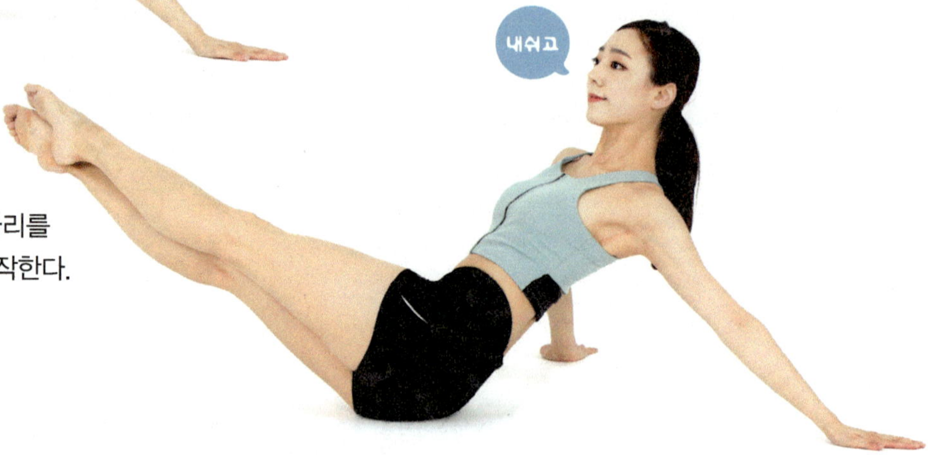

02 팔을 편 상태로 다리를 모아서 회전을 시작한다.

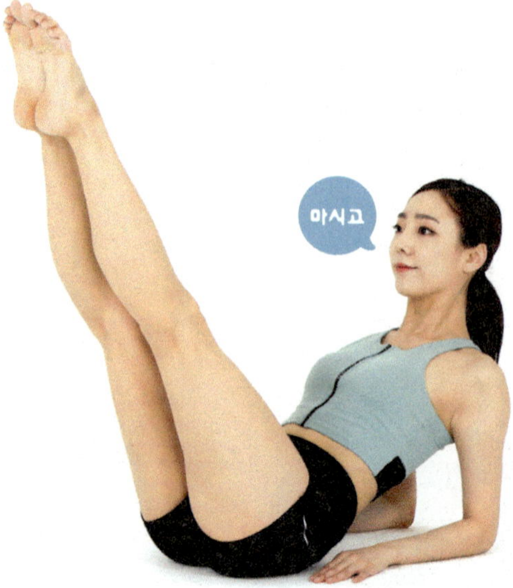

03 다리를 모아서 회전하여 다리가 정면까지 돌아온다.

Transition Flow

Advanced Hip Twist   다리의 가동범위를 크게 한다.
Lie on the Mat   등을 매트에 대고 무릎을 구부린 상태로 동작한다.
Cross the Legs   두 다리를 교차시킨 상태로 동작한다.

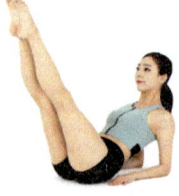

Ellbow Bend
팔꿈치를 구부려 매트에 대고 동작한다.

Joseph´s BASIC

29 Swimming
스위밍

| 주요 효과 | 등·고관절 강화, 골반 안정화, 견갑골 안정화

매트

반복 횟수
5~10

시작 자세
- 엎드린 자세로 다리는 골반 너비로 벌린다.
- 시선은 매트를 보고 두 팔을 머리 위로 뻗는다.

레슨 포인트
- 팔다리를 움직일 때 몸통이 흔들리지 않도록 한다.
- 팔과 다리를 길게 뻗는다.
- 치골을 바닥에 붙인다.
- 어깨와 귀 간격을 멀리하고 척추를 신장시킨다.

`Lv.1`

 척추협착증, 추간관절에 문제가 있거나, 흉근, 광배근이 굳어 있거나, 척추후만증일 경우 주의해서 동작한다.

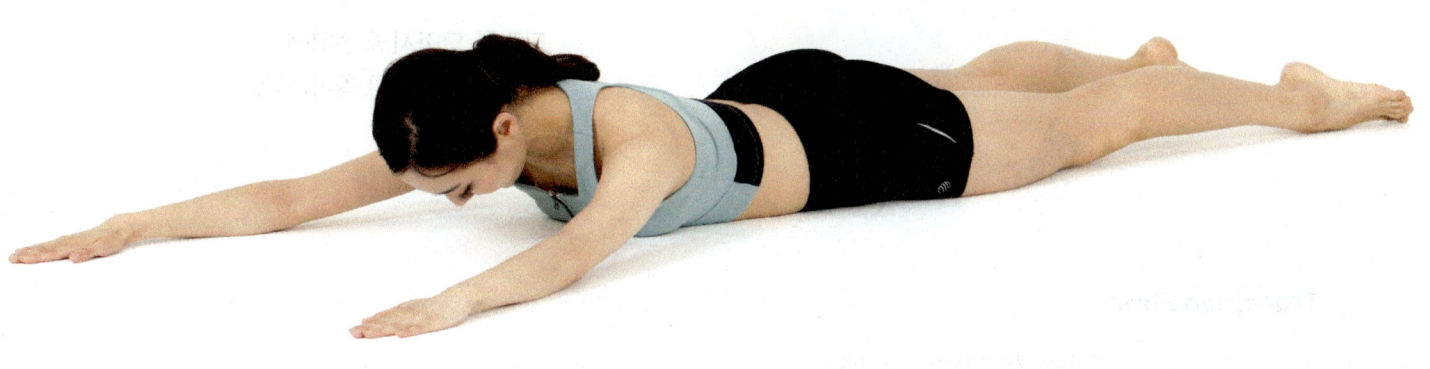

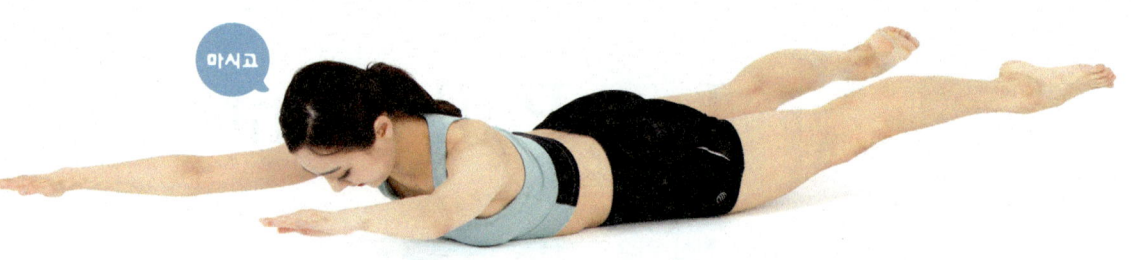

01 두 팔과 다리를 들어 올렸다 내린다.

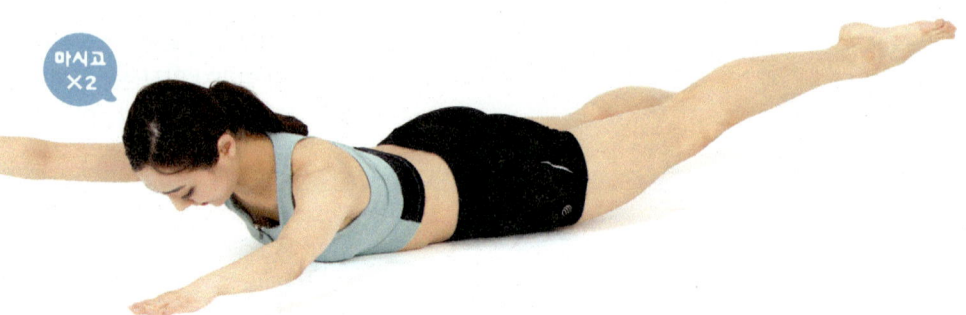

02 한쪽 팔과 다리를 들어 올린다.

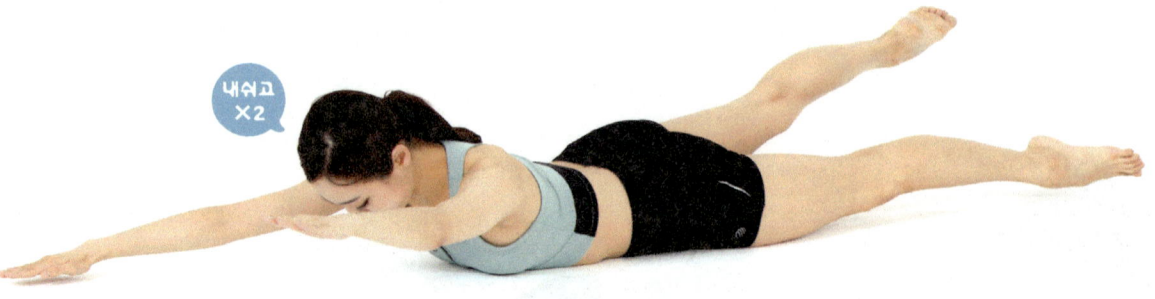

03 반대쪽 팔과 다리를 들어 올린다.

Transition Flow

Arm and Leg　팔과 다리를 각각 따로 동작한다.
Head on Hand　팔꿈치를 구부려 양옆으로 벌리고, 머리를 손 위에 올리고 동작한다.
Advanced Swimming　다리의 가동범위를 크게 한다.
Fast Moving　동작을 빠르게 한다.

30 Leg Pull Front

레그 풀 프런트

Joseph's BASIC

| 주요 효과 | 전신·가슴·어깨 향상, 햄스트링 및 엉덩이 강화

매트

반복 횟수 4~6

시작 자세
- 플랭크 자세에서 머리부터 발끝까지 일직선을 유지한다.

레슨 포인트
- 플랭크 자세에서 골반이 떨어지거나 엉덩이가 올라가지 않는다.
- 어깨 아래에서 손목까지 일직선을 유지한다.
- 머리부터 발까지 일직선을 유지한다.
- 엉덩이가 뒤로 밀리지 않는다.

Lv.2

 손목 부상이 있다면 주의해서 동작한다.

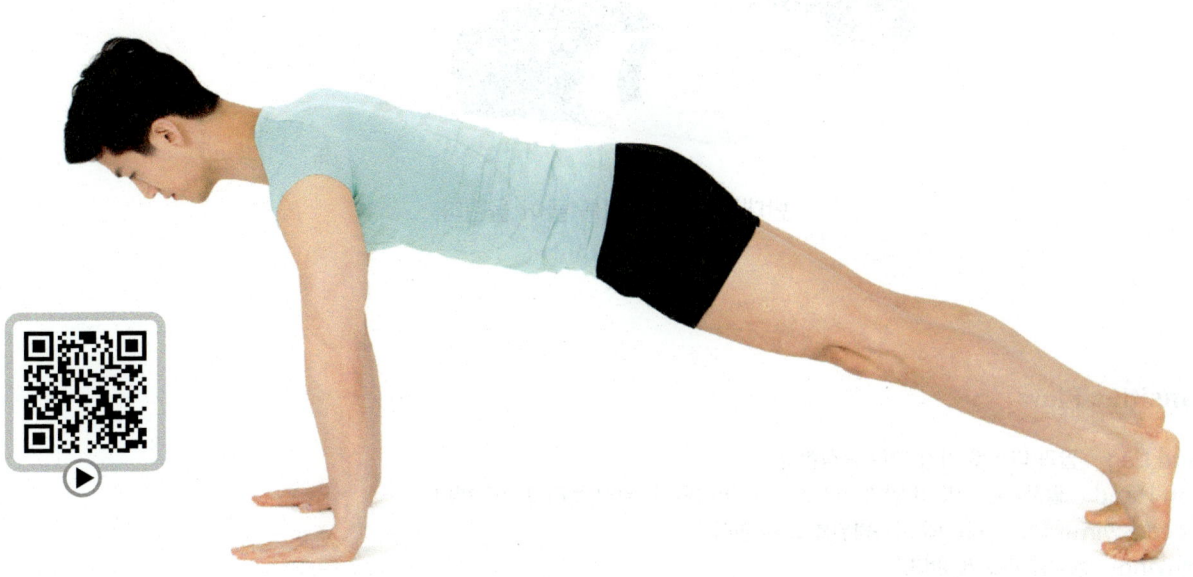

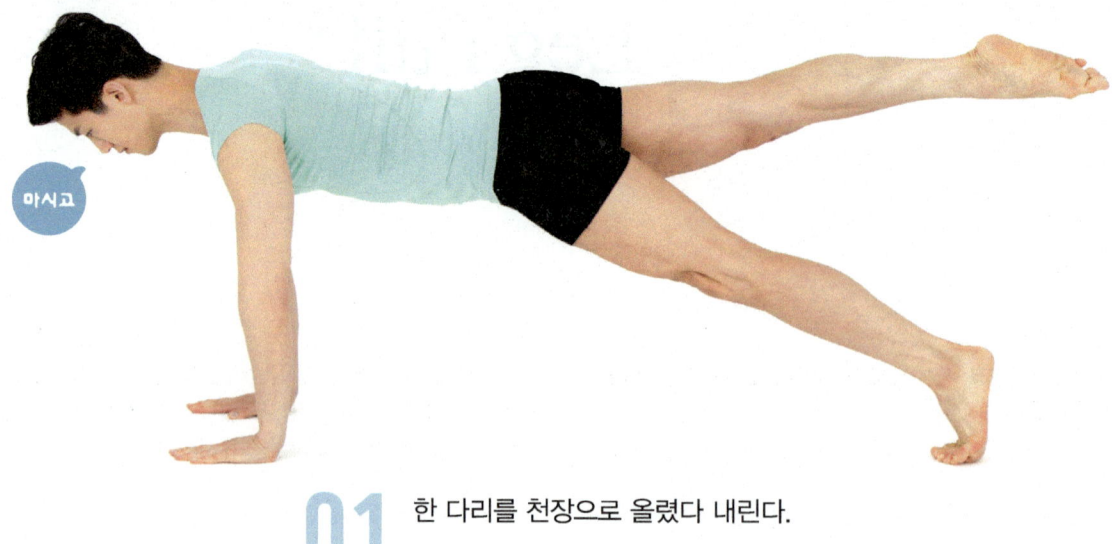

01 한 다리를 천장으로 올렸다 내린다.

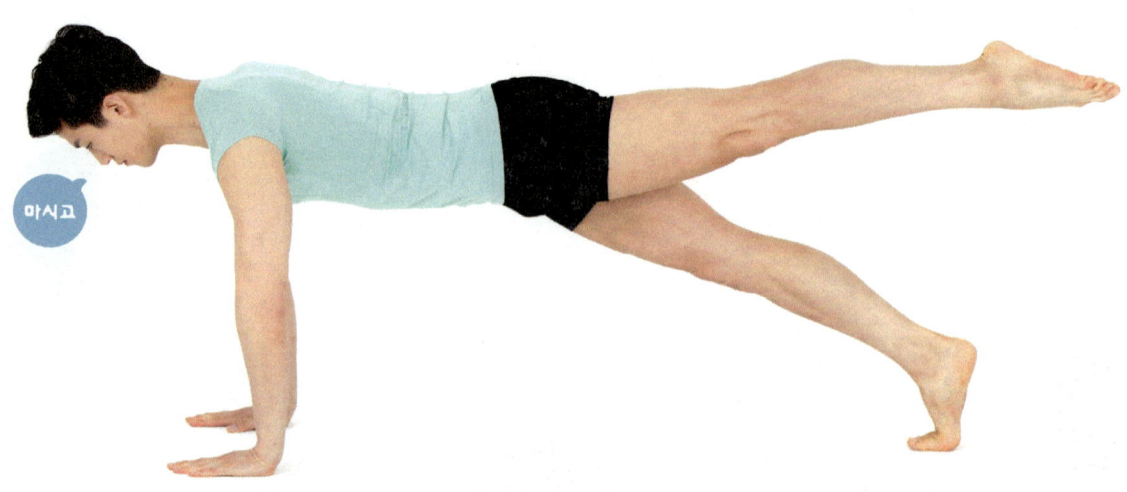

02 반대쪽 다리를 천장으로 올렸다 내린다.

> **Transition Flow**
>
> **Quadruped Position**   네발기기 자세에서 동작한다.
> **High up Mat**   매트 앞부분을 높인다.
> **Ellbow Bend**   팔꿈치를 구부려 매트에 대고 동작한다.
> **Advanced Leg Pull Front**   다리의 가동범위를 크게 한다.

31 Leg Pull
레그 풀

Joseph's BASIC

| 주요 효과 | 전신·가슴 및 어깨 향상, 햄스트링 및 고관절 강화

매트

반복 횟수
4~6

시작 자세
- 뒤 방향 플랭크 자세에서 어깨에서 손목까지 일직선을 유지한다.

레슨 포인트
- 한 다리를 들어 올릴 때 골반이 떨어지지 않도록 한다.
- 어깨 아래에서 손목까지 일직선을 유지한다.
- 머리부터 발끝까지 일직선을 유지한다.

Lv.2

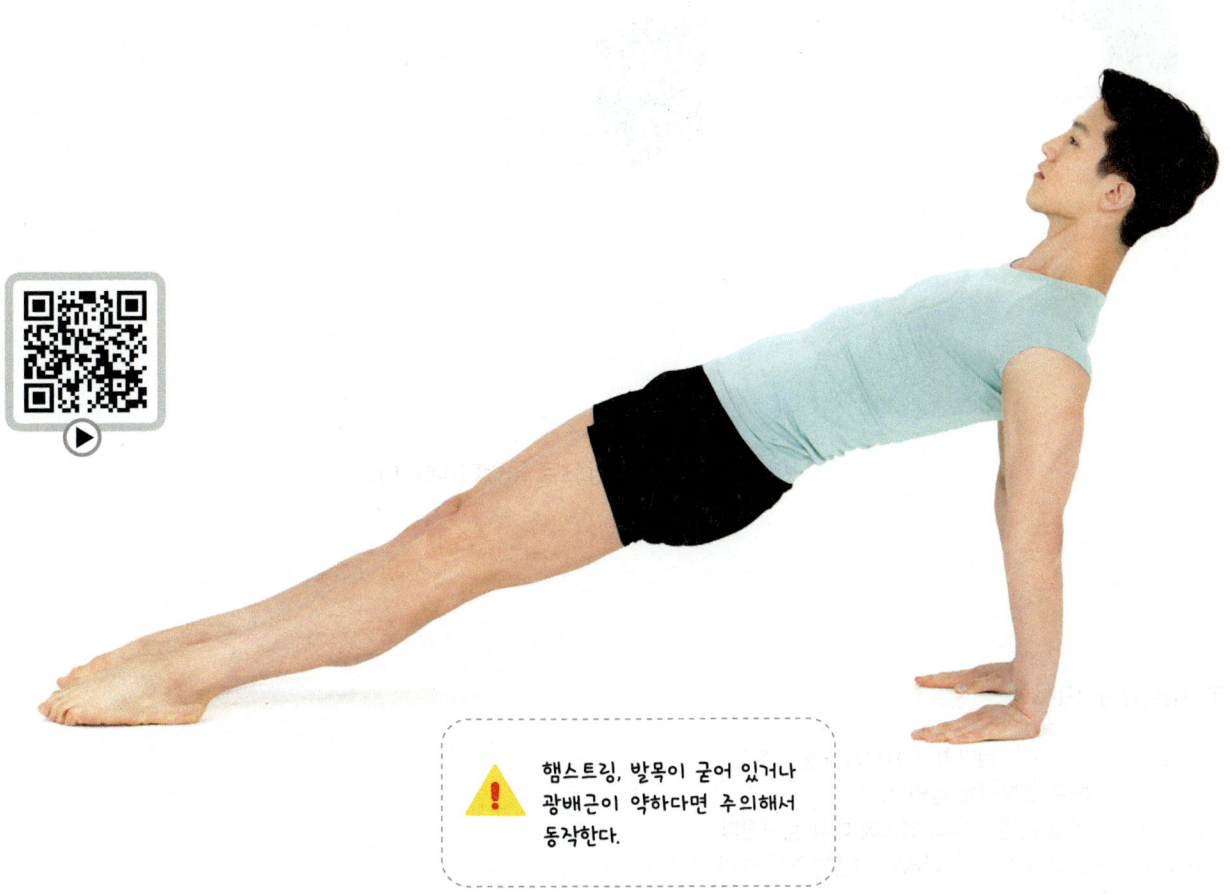

⚠️ 햄스트링, 발목이 굳어 있거나 광배근이 약하다면 주의해서 동작한다.

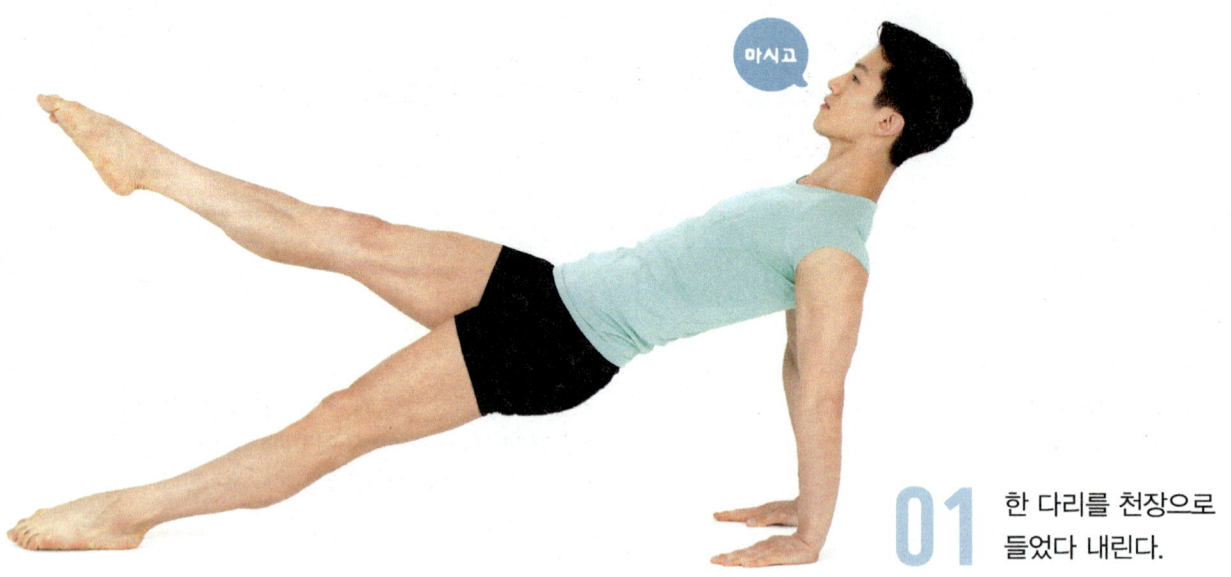

01 한 다리를 천장으로 들었다 내린다.

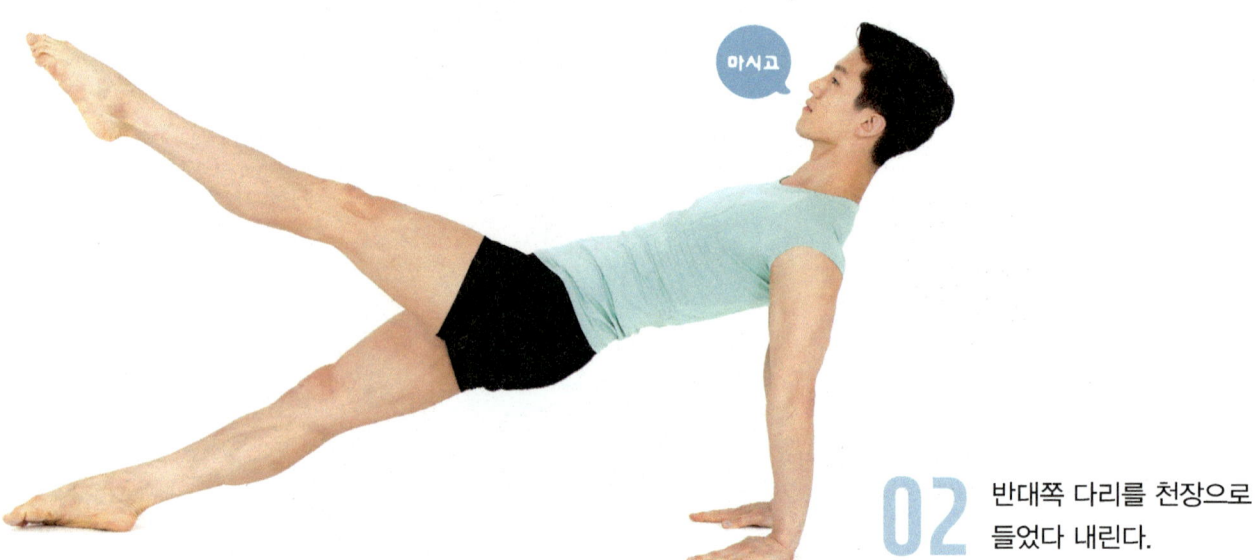

02 반대쪽 다리를 천장으로 들었다 내린다.

Transition Flow

High Up Mat
매트 앞부분을 높인다.

Advanced Leg Pull
다리의 가동범위를 크게 한다.

Sit on the Mat
엉덩이를 매트에 대고 앉아서 동작한다.

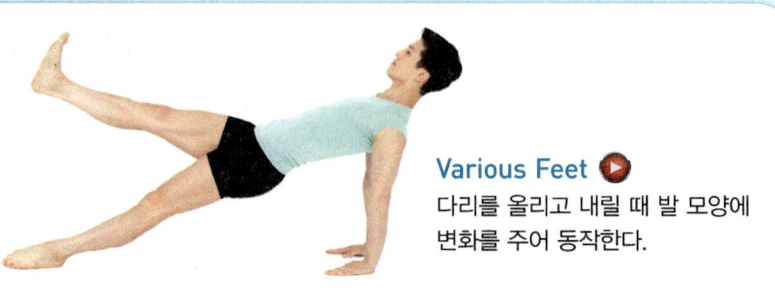

Various Feet ▶
다리를 올리고 내릴 때 발 모양에 변화를 주어 동작한다.

32 Side Kick Kneeling
사이드 킥 닐링

Joseph's BASIC

| 주요 효과 | 전신·가슴 및 어깨 향상, 햄스트링 및 고관절 강화, 중둔근 및 대둔근 강화

매트

반복 횟수
4~6

시작 자세
- 골반 너비로 벌려 닐링 자세를 취한다.
- 팔은 몸통 옆으로 내린다.

레슨 포인트
- 한 다리를 들어 올릴 때 골반이 떨어지지 않도록 한다.
- 어깨 아래에서 손목까지 일직선을 유지한다.
- 지탱하는 다리와 골반은 일직선을 유지한다.

Lv.2

 무릎 및 손목 부상이거나 햄스트링이 굳어 있다면 주의해서 동작한다.

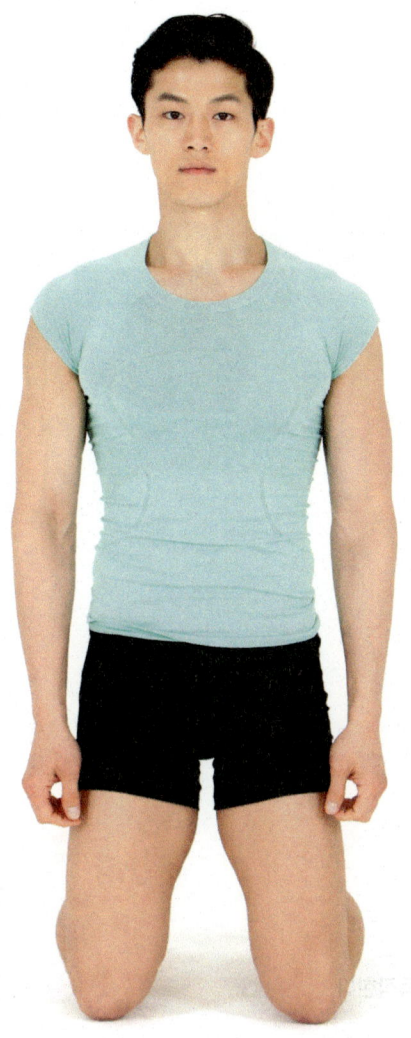

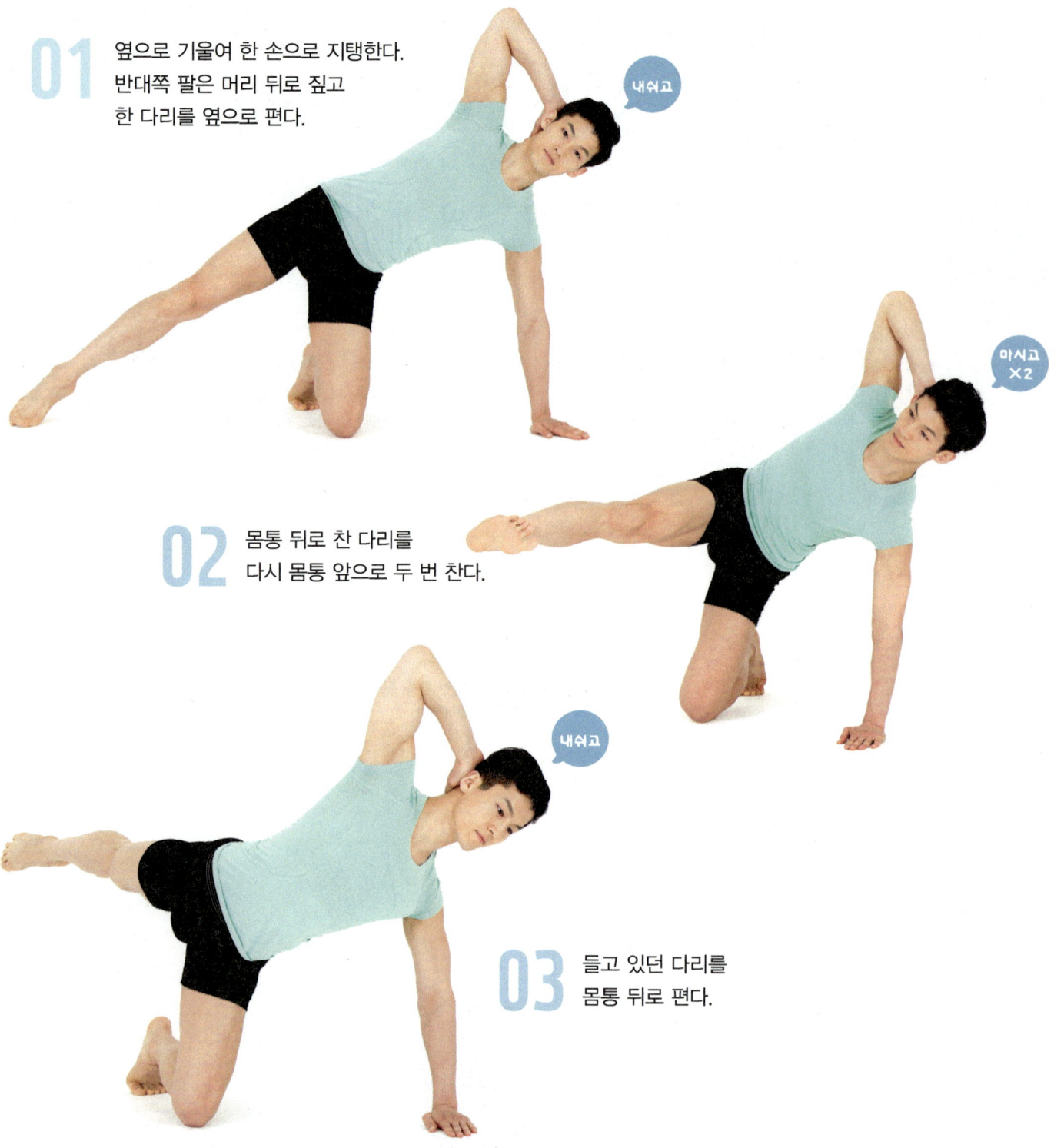

01 옆으로 기울여 한 손으로 지탱한다.
반대쪽 팔은 머리 뒤로 짚고
한 다리를 옆으로 편다.

02 몸통 뒤로 찬 다리를
다시 몸통 앞으로 두 번 찬다.

03 들고 있던 다리를
몸통 뒤로 편다.

Transition Flow

High Up Mat 매트 앞부분을 높인다.
One Hand Waist 손을 허리에 두고 동작한다.
Lie on One's Side 매트 옆으로 누워서 동작한다.
Advanced Side Kick Kneeling 다리의 가동범위를 크게 한다.

33 Side Leg Circle
사이드 레그 서클

| 주요 효과 | 중둔근·대둔근·상체 안정화

매트

반복 횟수 **4~6**

시작 자세
- 옆으로 누운 자세에서 두 다리는 위아래가 겹쳐진 상태로 편다.
- 아래쪽 다리는 발끝으로 매트를 지탱한다. 한 손은 머리를 받치고 반대쪽 손은 매트를 짚는다.

레슨 포인트
- 뒤로 원을 그릴 때 둔근을 이용하여 동작한다.
- 골반을 안정화시키며 하지를 정렬한다.
- 다리를 엉덩이 높이로 유지한다.
- 상체가 지나치게 흔들리지 않도록 한다.

Lv. 1

 고관절에 문제가 있다면 반복 횟수를 줄이거나 주의해서 동작한다.

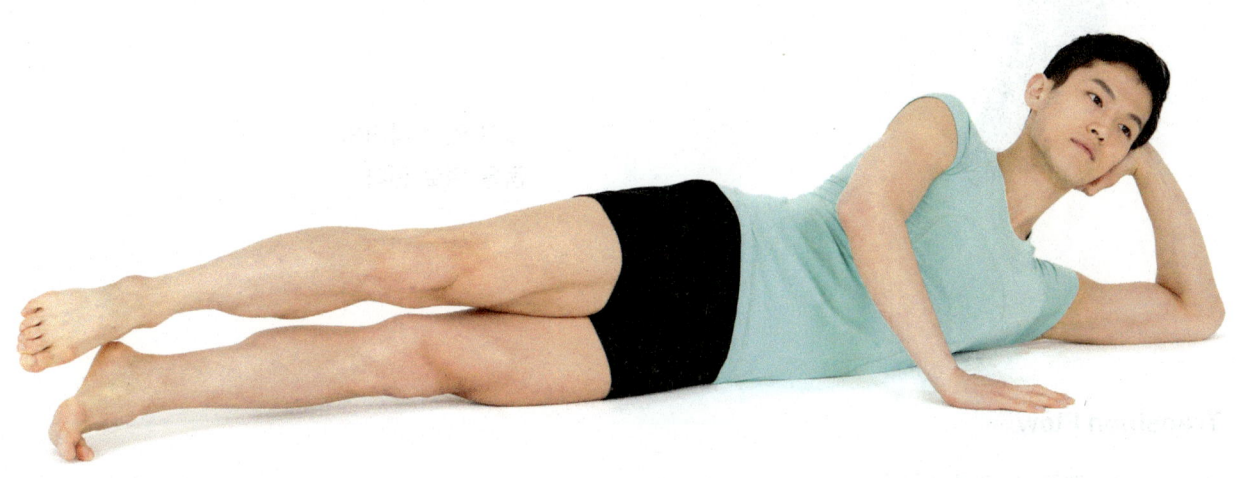

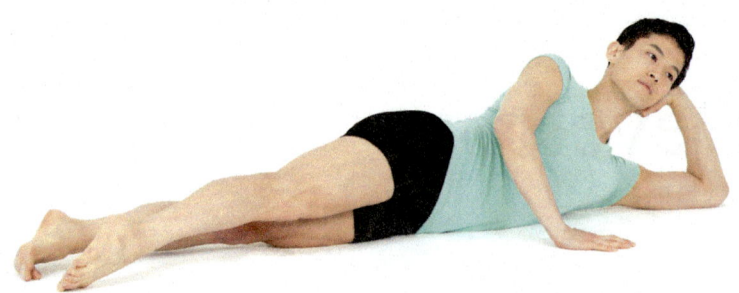

01 위쪽 다리를 앞으로 회전하여 엄지 발끝이 매트 위에 닿는다.

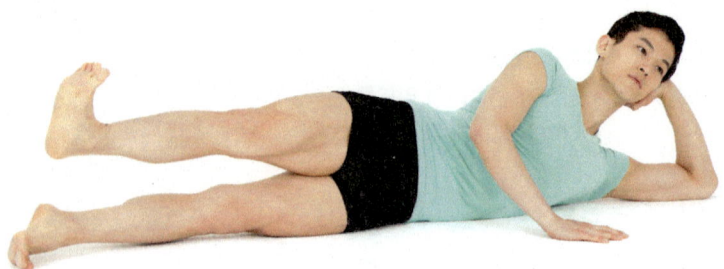

02 위쪽 다리를 옆으로 벌리면서 발끝이 천장을 향한다.

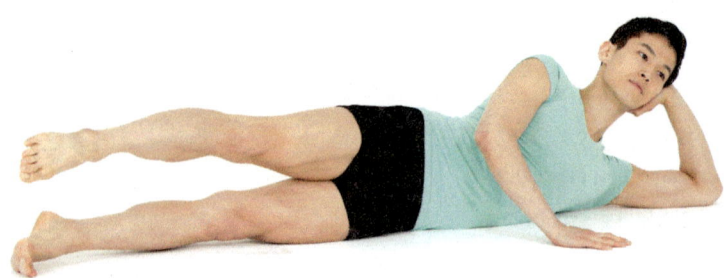

03 위쪽 다리를 회전하여 발등이 정면을 향한다.

Transition Flow

Clam 무릎을 구부린 상태로 발을 붙이고 무릎만 벌린다.

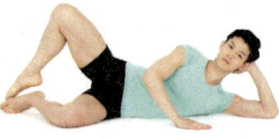

Scissor 다리를 펴서 앞뒤로 벌린다.

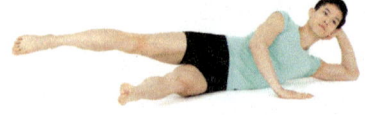 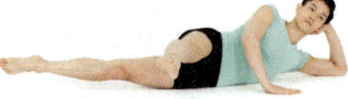

Bicycle 자전거를 타듯 한 발을 움직인다.

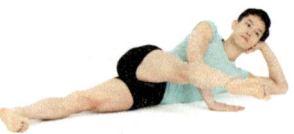 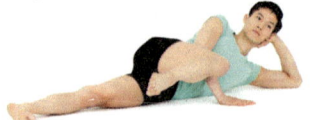 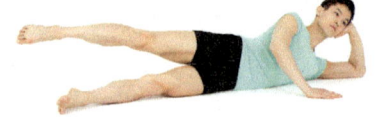

34 Developpe
데벨로페

| 주요 효과 | 중둔근 · 대둔근 · 엉덩이 굴근 · 내전근 · 회전근 강화

매트

반복 횟수
4~6

시작 자세
- 옆으로 누운 자세에서 두 다리는 위아래가 겹쳐진 상태로 편다.
- 아래쪽 다리의 발끝으로 매트를 지탱한다.
- 한 손은 머리를 받치고 반대쪽 손은 매트를 짚는다.

레슨 포인트
- 상체가 흔들리지 않도록 한다.
- 다리를 급하게 들어 올리지 않는다.

Lv.1

 고관절 통증이 있다면 반복 횟수를 줄이거나 가동범위를 줄인다.

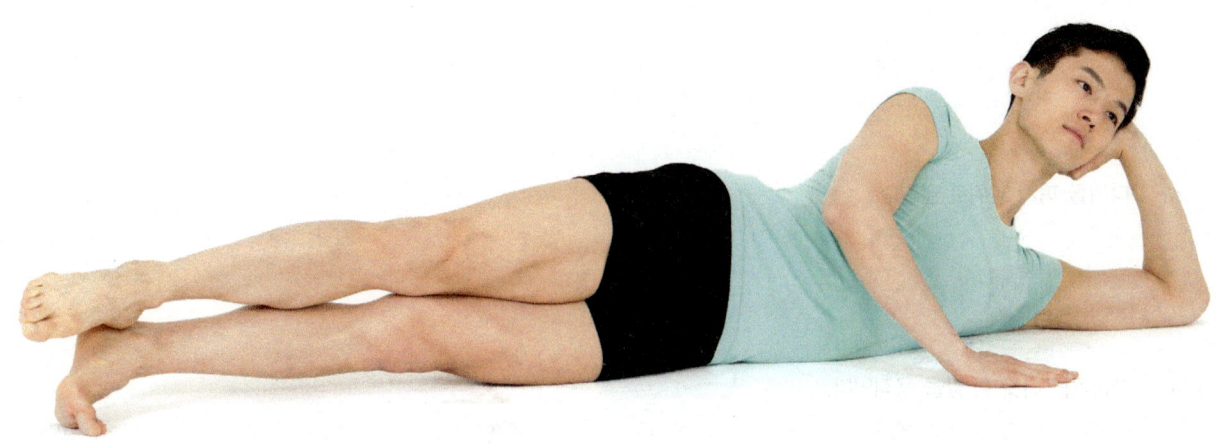

01 위쪽으로 편 다리의 발가락으로 다리를 스치며 무릎을 구부려 허벅지 안쪽까지 끌어당긴다.

02 위쪽 다리를 펴서 천장으로 뻗는다.

03 위쪽 다리의 발목을 구부린 상태로 다리를 내린다.

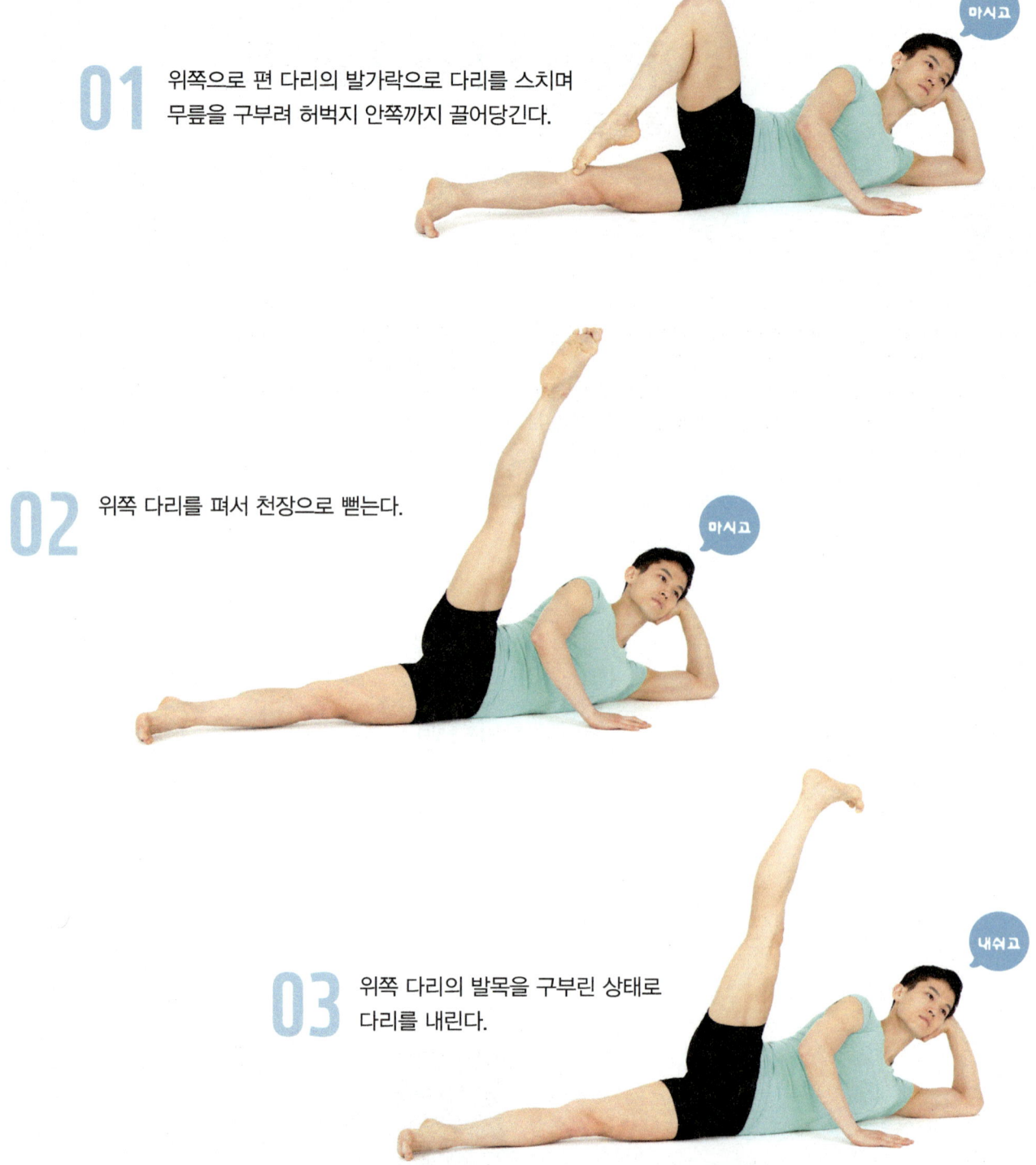

Transition Flow

Advanced Developpe 다리의 가동범위를 크게 한다.
Lie On One's Side 매트 옆으로 누워서 동작한다.
Knee Bend 들어 올리는 다리의 무릎을 느슨하게 한다.
Turn Out & Turn In 발을 벌리고 모은다.
Parallel Legs 다리를 11자로 정렬하여 동작한다.

35 Rond De Jambe
롱드잠

| 주요 효과 | 중둔근·대둔근·엉덩이 굴근·내전근·회전근 강화

매트

반복 횟수 2~3

시작 자세
- 옆으로 누운 자세에서 두 다리는 위아래가 겹쳐진 상태로 편다.
- 아래쪽 다리의 발끝으로 매트를 지탱한다. 한 손은 머리를 받치고, 반대쪽 손은 몸통 앞으로 매트를 짚는다.

레슨 포인트
- 상체가 흔들리지 않도록 한다.
- 다리를 급하게 들어 올리지 않는다.
- 다리를 들어 올릴 때 엉덩이가 들리지 않도록 한다.

Lv.2

 고관절 통증이 있다면 반복 횟수를 줄이거나 가동범위를 줄인다.

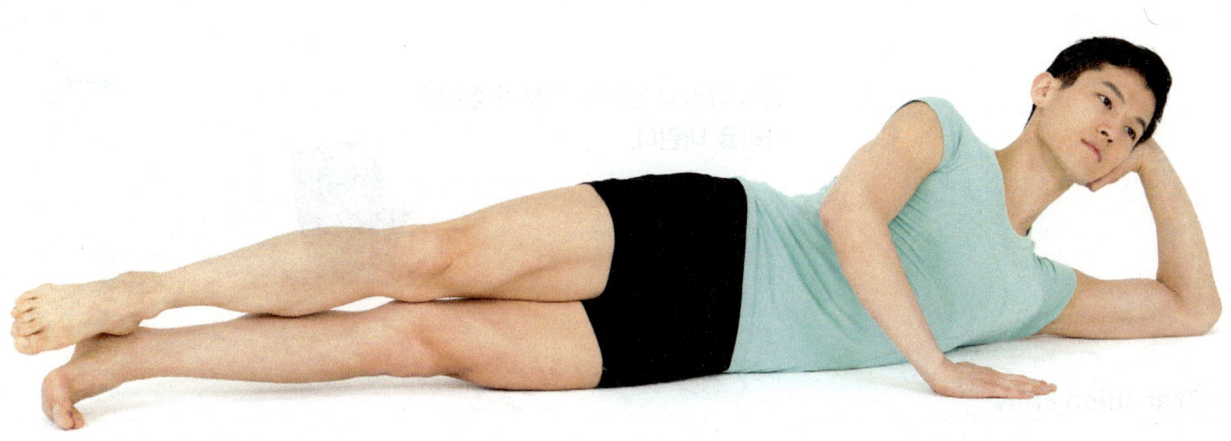

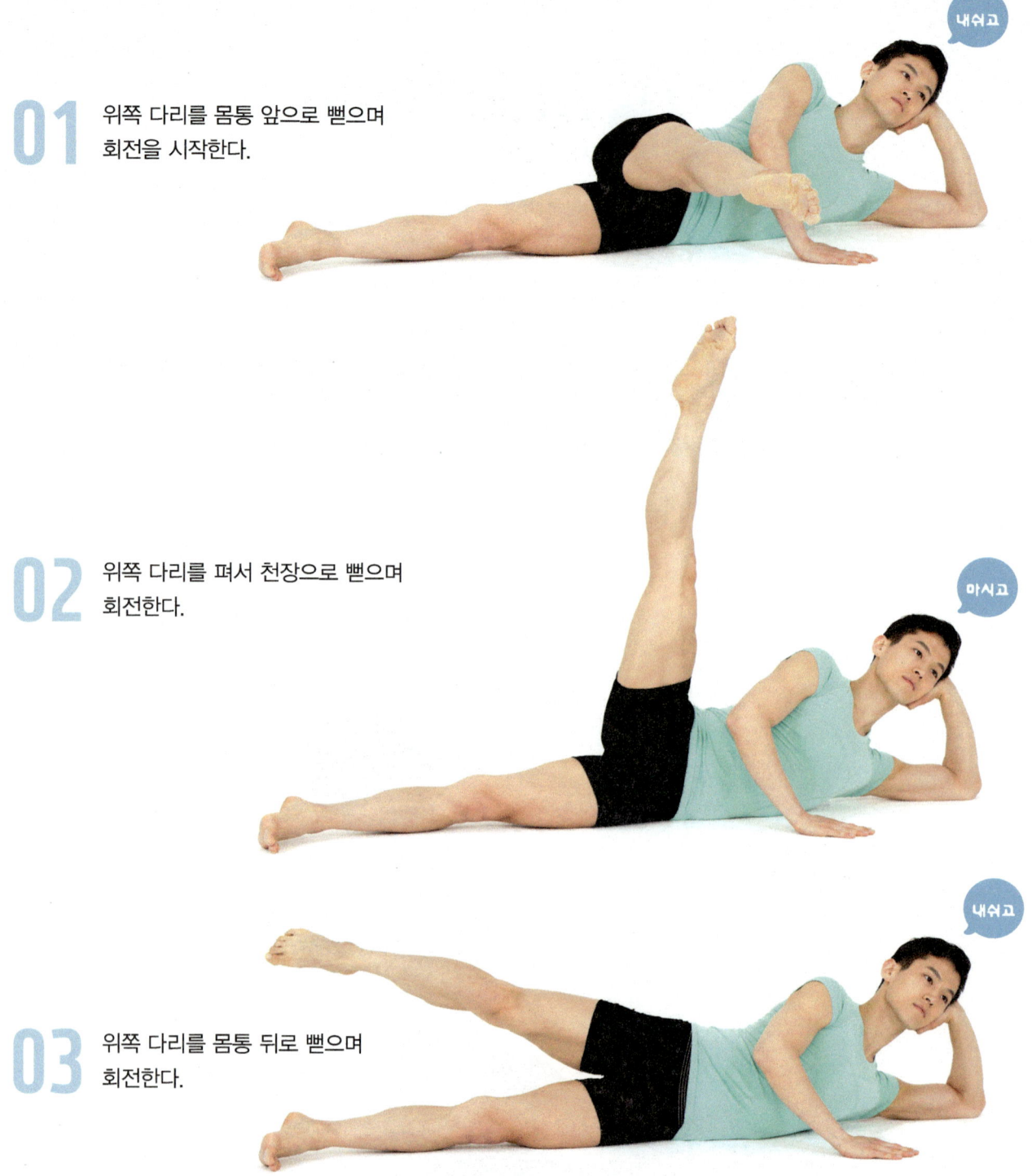

01 위쪽 다리를 몸통 앞으로 뻗으며 회전을 시작한다.

02 위쪽 다리를 펴서 천장으로 뻗으며 회전한다.

03 위쪽 다리를 몸통 뒤로 뻗으며 회전한다.

Transition Flow

Lie on One's Side 매트 옆으로 누워서 동작한다.
Advanced Rond de Jambe 다리의 가동범위를 크게 한다.
Knee Bend 무릎을 구부린다.

Joseph's BASIC

36 Side Bend
사이드 벤드

| 주요 효과 | 광배근·요방형근·복부 강화, 어깨 회전근 및 전거근 강화

매트

반복 횟수 4~6

시작 자세
- 엉덩이 한쪽 측면을 매트에 대고 인어 자세로 앉는다.
- 한 손은 매트를 짚고, 반대쪽 손은 무릎 위에 올린다.

레슨 포인트
- 한 다리를 들어 올릴 때 골반이 떨어지지 않도록 한다.
- 어깨 아래에서 손목까지 일직선을 유지한다.

Lv.2

⚠️ 손목, 어깨에 부상이 있다면 주의해서 동작한다.

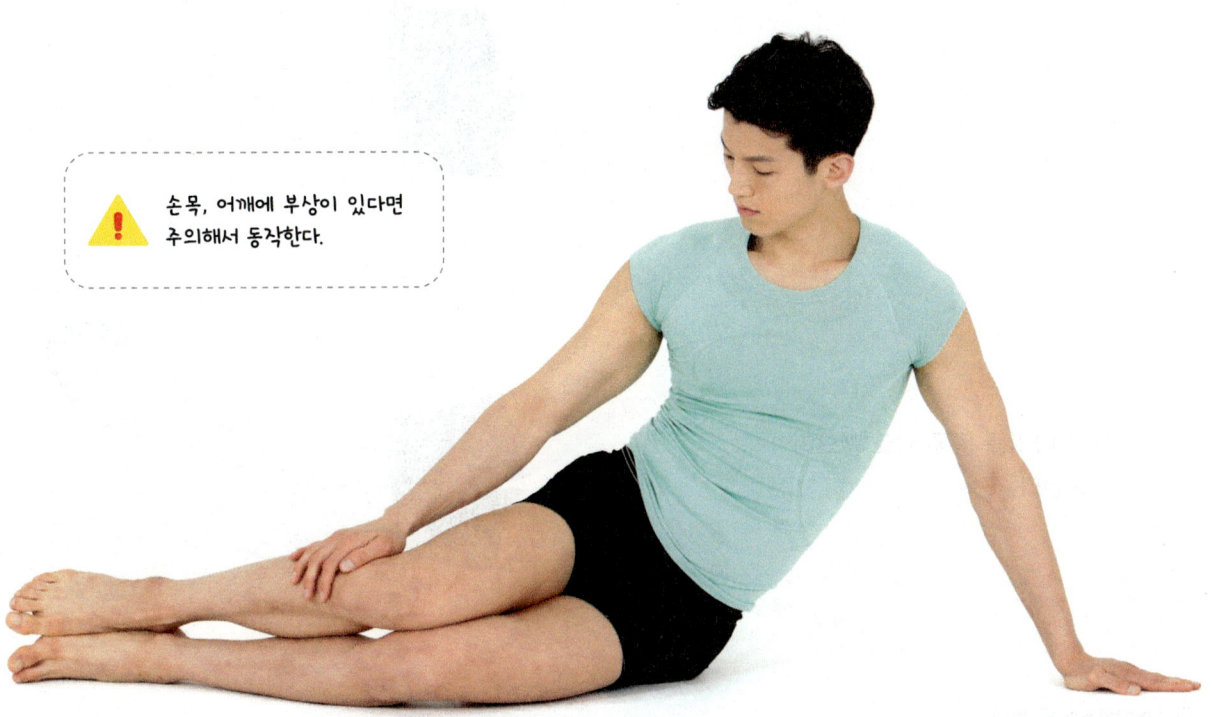

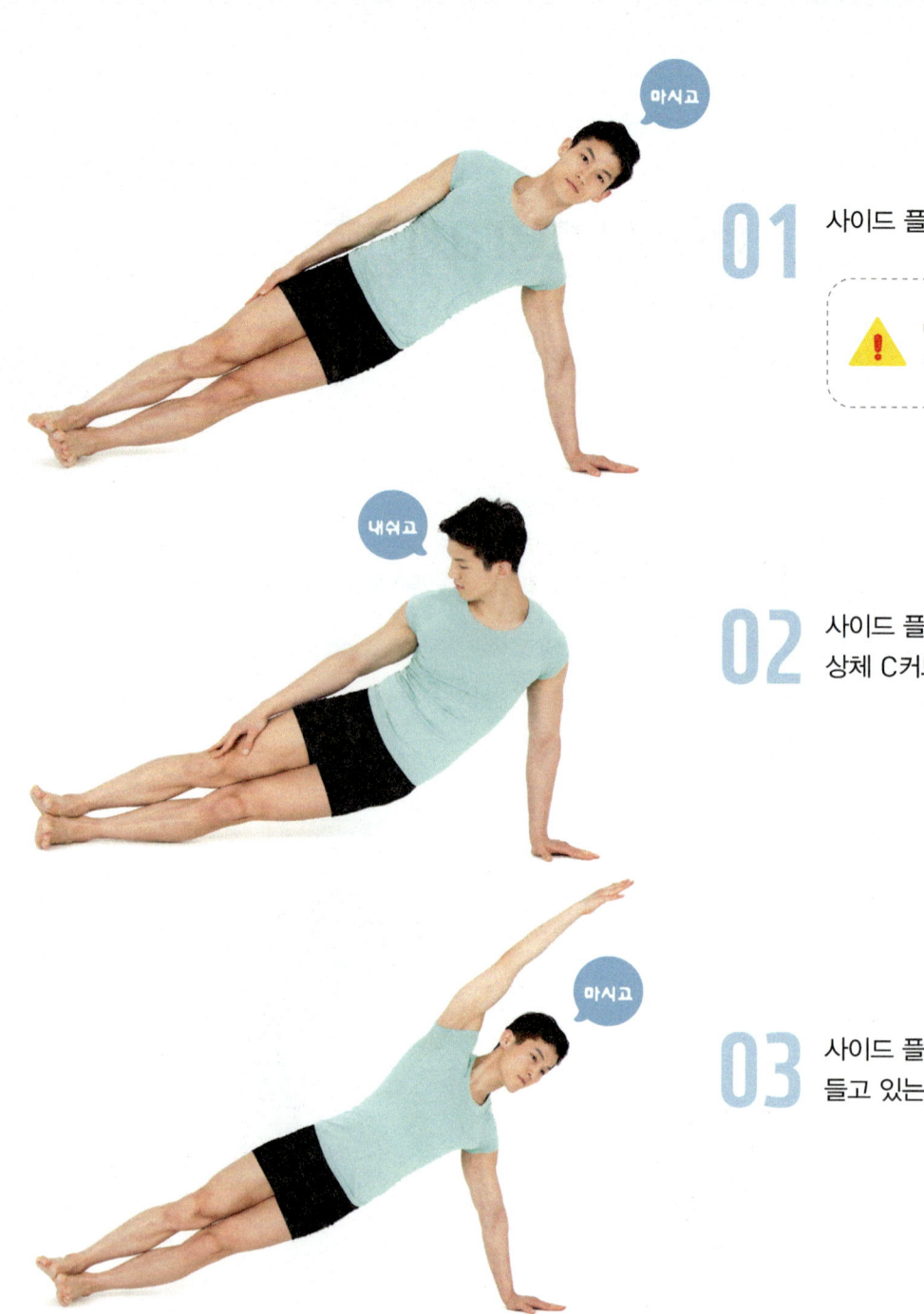

01 사이드 플랭크 자세를 취한다.

⚠️ 머리부터 발까지 일직선을 유지한다.

02 사이드 플랭크 자세에서 옆으로 상체 C커브를 만든다.

03 사이드 플랭크 자세에서 몸통 옆으로 들고 있는 팔을 머리 위로 올린다.

Transition Flow

Side Bend Twist
사이드 벤드에서 트위스트한다.

High Up Mat
매트 앞부분을 높인다.

Cross the Legs
지지하는 다리를 교차한다.

Star
스타 동작을 진행한다.

37 Boomerang
부메랑

Joseph's BASIC

매트 | 반복 횟수 **3~6**

| 주요 효과 | 어깨 안정화, 복부·고관절·회전근개 강화, 척추와 햄스트링 이완

시작 자세
- 앉은 자세에서 두 다리를 겹쳐서 편다.
- 두 팔은 몸통 옆으로 내려 매트를 짚는다.

레슨 포인트
- 목에 무리가 가지 않도록 한다.
- 팔을 벌리는 동작에서 모아지지 않도록 한다.

Lv.2

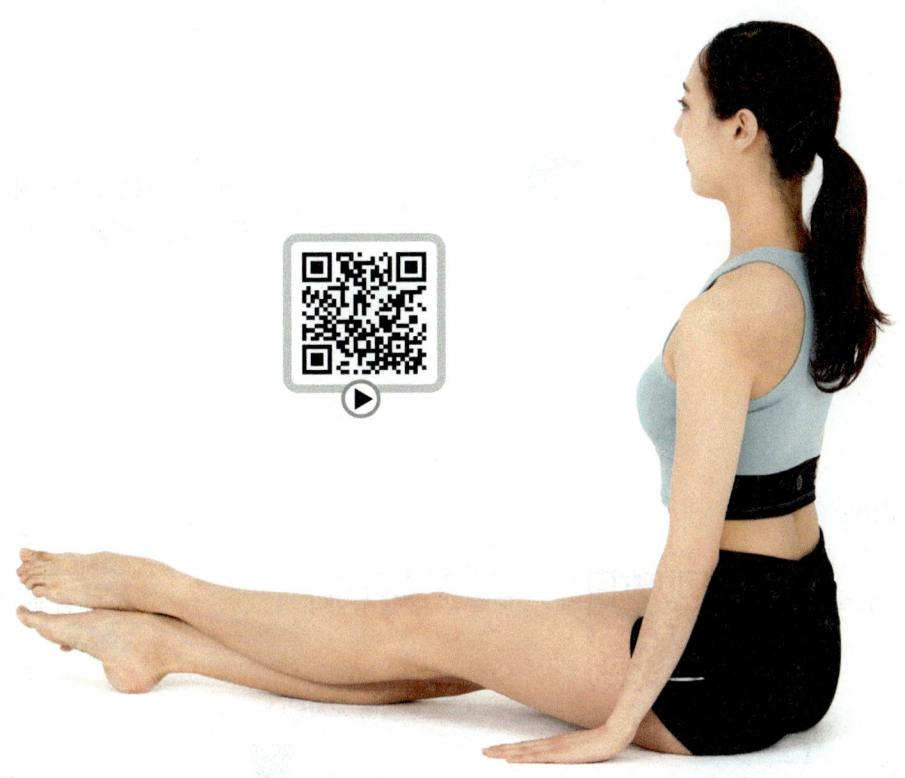

 디스크질환, 골다공증이 있다면 주의해서 동작한다.

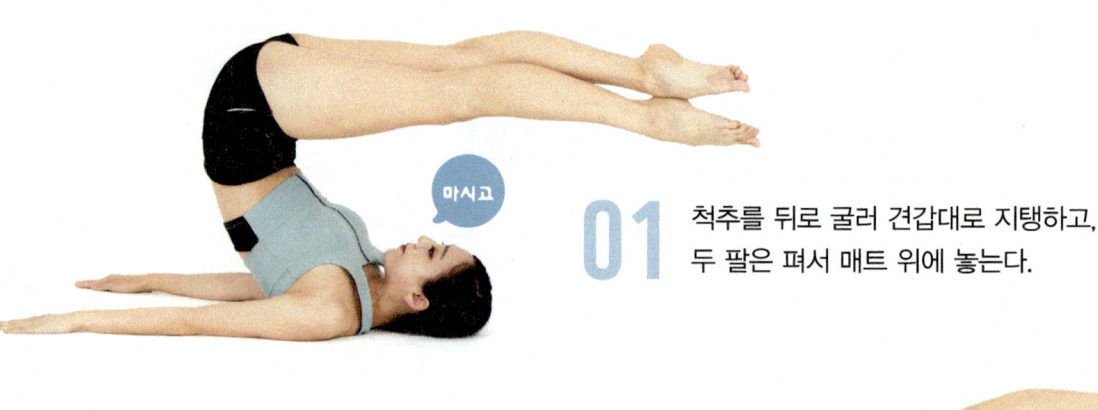

01 척추를 뒤로 굴러 견갑대로 지탱하고, 두 팔은 펴서 매트 위에 놓는다.

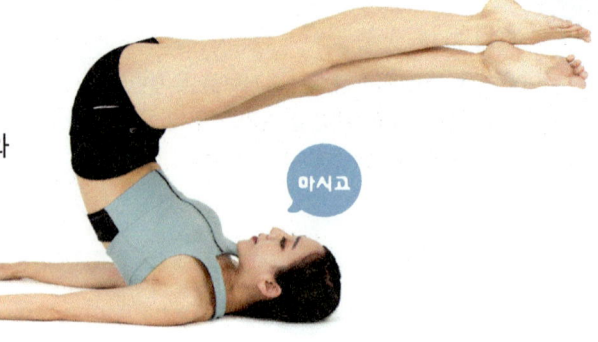

02 두 다리를 교차하여 매트와 평행을 유지한다.

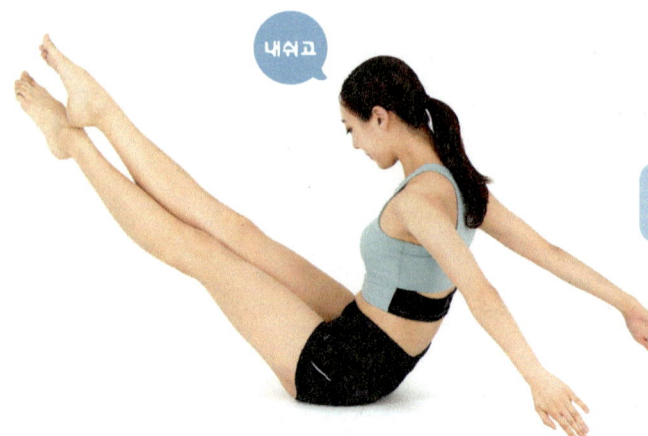

03 티저 자세로 올라와 두 다리를 대각선으로 뻗는다. 팔은 몸통 뒤로 편다.

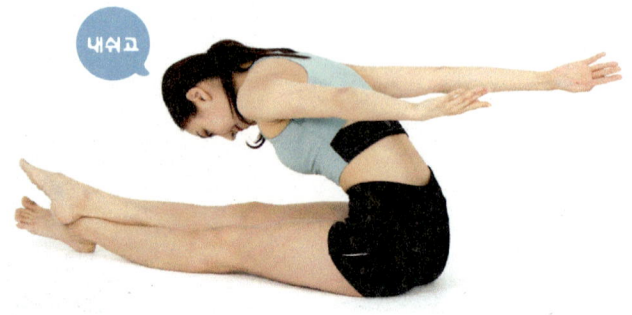

04 상체는 다리 앞으로 숙이고, 다리는 겹친 상태로 매트 위에 뻗는다. 팔은 몸통 뒤로 편다.

Transition Flow

Knee Bend 무릎을 느슨하게 한다.
Advanced Boomerang 다리의 가동범위를 크게 한다.
Various Arms 올리는 팔의 모양에 변화를 준다.

Joseph's BASIC

38 Seal
실

| 주요 효과 | 척추 분절 및 척추 스트레칭, 골반 및 코어 조절, 햄스트링 유연성 향상

매트

반복 횟수
3~6

시작 자세
- 앉은 자세에서 상체는 C커브를 유지한다.
- 다리는 구부려 무릎을 벌리고 두 발을 붙인다.
- 두 손은 발목을 잡는다.

레슨 포인트
- 균형점을 찾도록 중심을 유지한다.
- 다리가 머리 뒤로 이동할 때 목에 체중을 싣지 않는다.
- 무게중심이 한쪽으로 기울어지지 않도록 한다.
- 척추 분절을 한다.

Lv.2

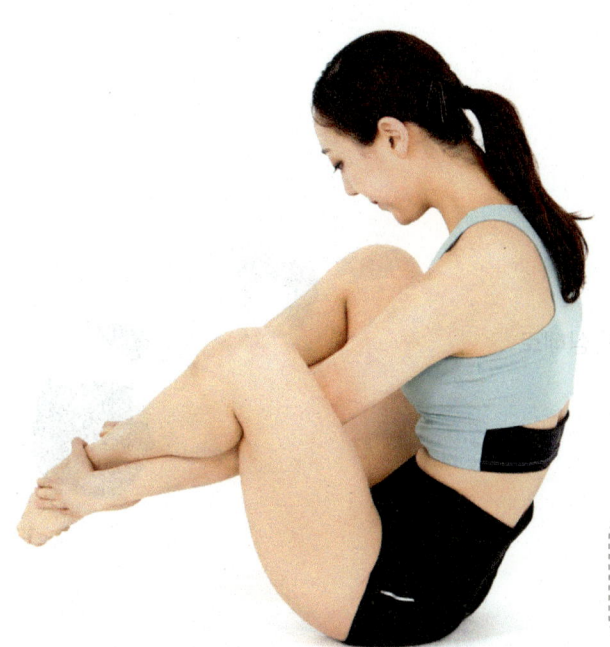

 디스크질환, 골다공증이 있다면 주의해서 동작한다.

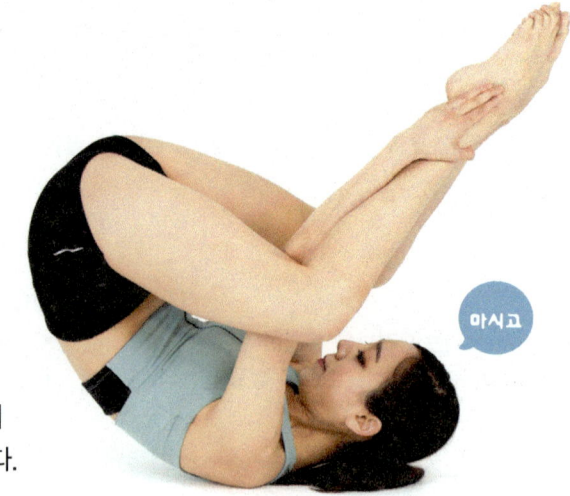

01 상체를 뒤로 구르며 발박수를 세 번 친다.

마시고

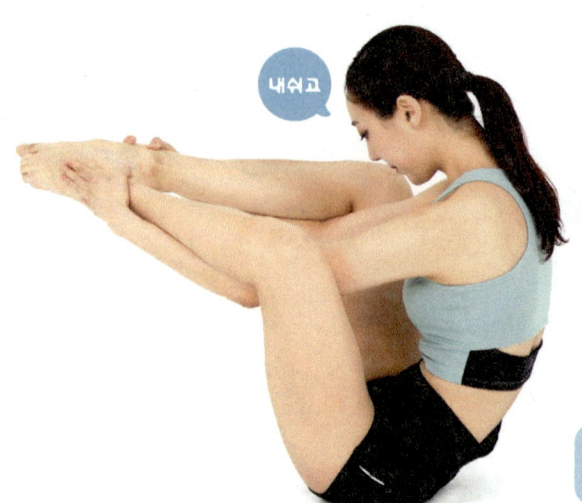

내쉬고

02 상체는 C커브를 유지하여 시작 자세로 돌아온다.

Transition Flow

Joseph's BASIC   **Rolling Like a Ball**
다리의 교차 동작 없이 진행한다.

Various Clap   발로 치는 박수 횟수에 변화를 준다.
Various Arm   팔의 모양에 변화를 준다.

39 Crab
크랩

Joseph's BASIC

| 주요 효과 | 척추 분절, 척추 스트레칭, 골반 및 코어 조절, 햄스트링 유연성 향상

매트

반복 횟수
3~6

시작 자세
- 앉은 자세에서 상체는 C커브를 유지한다.
- 다리는 교차하여 구부리고 두 손으로 발을 잡는다.

레슨 포인트
- 목에 무게중심이 실리지 않도록 한다.
- 뒤로 구를 때 머리가 매트에 닿지 않는다.
- 무게중심이 한쪽으로 기울어지지 않는다.
- 척추 분절을 한다.

Lv.2

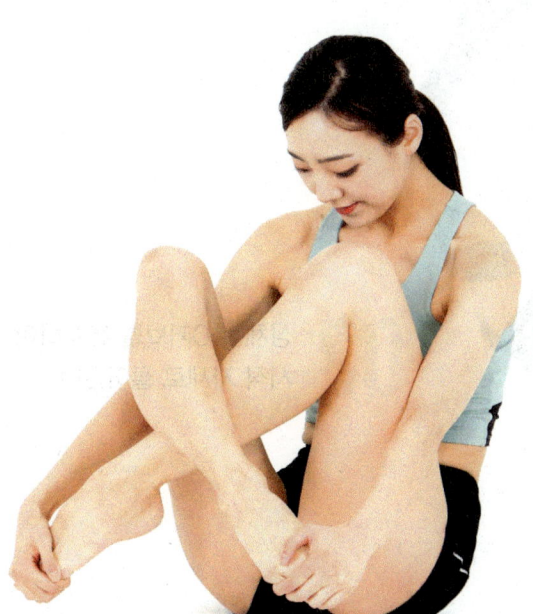

 디스크질환, 골다공증이 있다면 주의해서 동작한다.

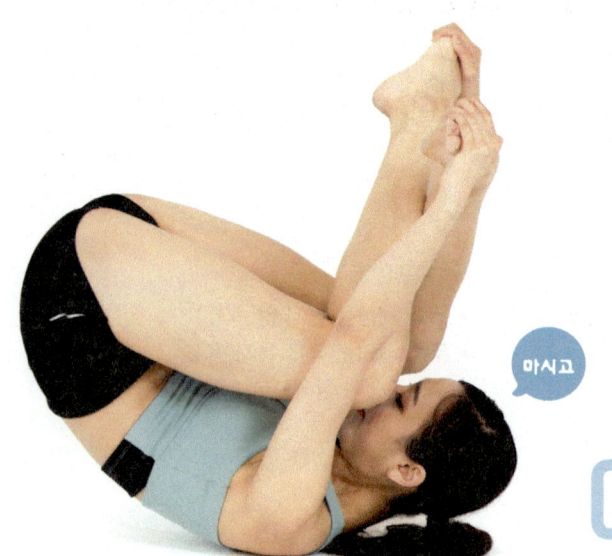

01 뒤로 구르며 다리를 교차한다.

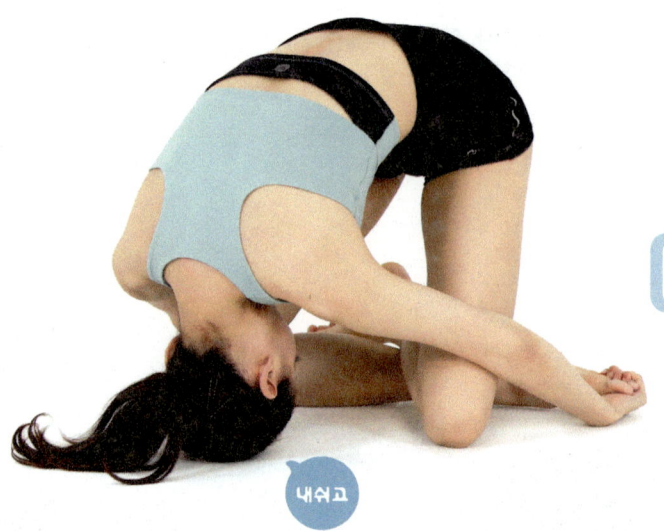

02 앞으로 구르며 머리를 매트에 대고 머리에서 요추까지 곡선을 유지한다.

Transition Flow

Various Feet 발을 부딪치는 횟수를 다양하게 한다.

Various Arm 팔의 모양에 변화를 준다.

Joseph's BASIC

40 Control Balance
컨트롤 밸런스

| 주요 효과 | 복부 강화, 척추 스트레칭, 균형성 발달

매트

반복 횟수
4~6

시작 자세
- 누운 자세에서 두 다리는 펴고 두 팔은 펴서 몸통 옆에 놓는다.

레슨 포인트
- 목에 체중을 싣지 않는다.
- 두 다리의 간격을 유지한다.
- 무게중심이 한쪽으로 기울어지지 않는다.

Lv.2

 디스크질환, 골다공증이 있거나, 흉추, 햄스트링이 굳어 있다면 주의해서 동작한다.

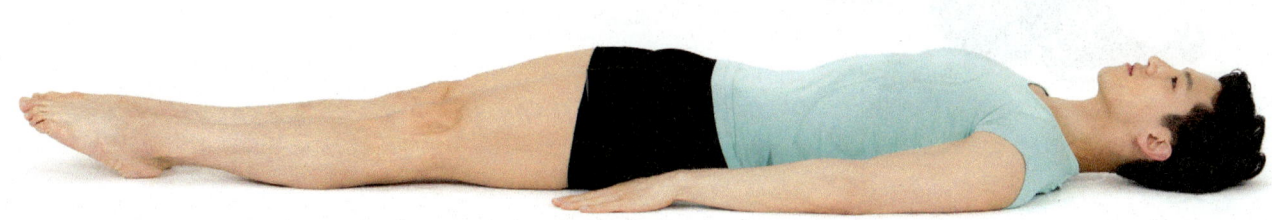

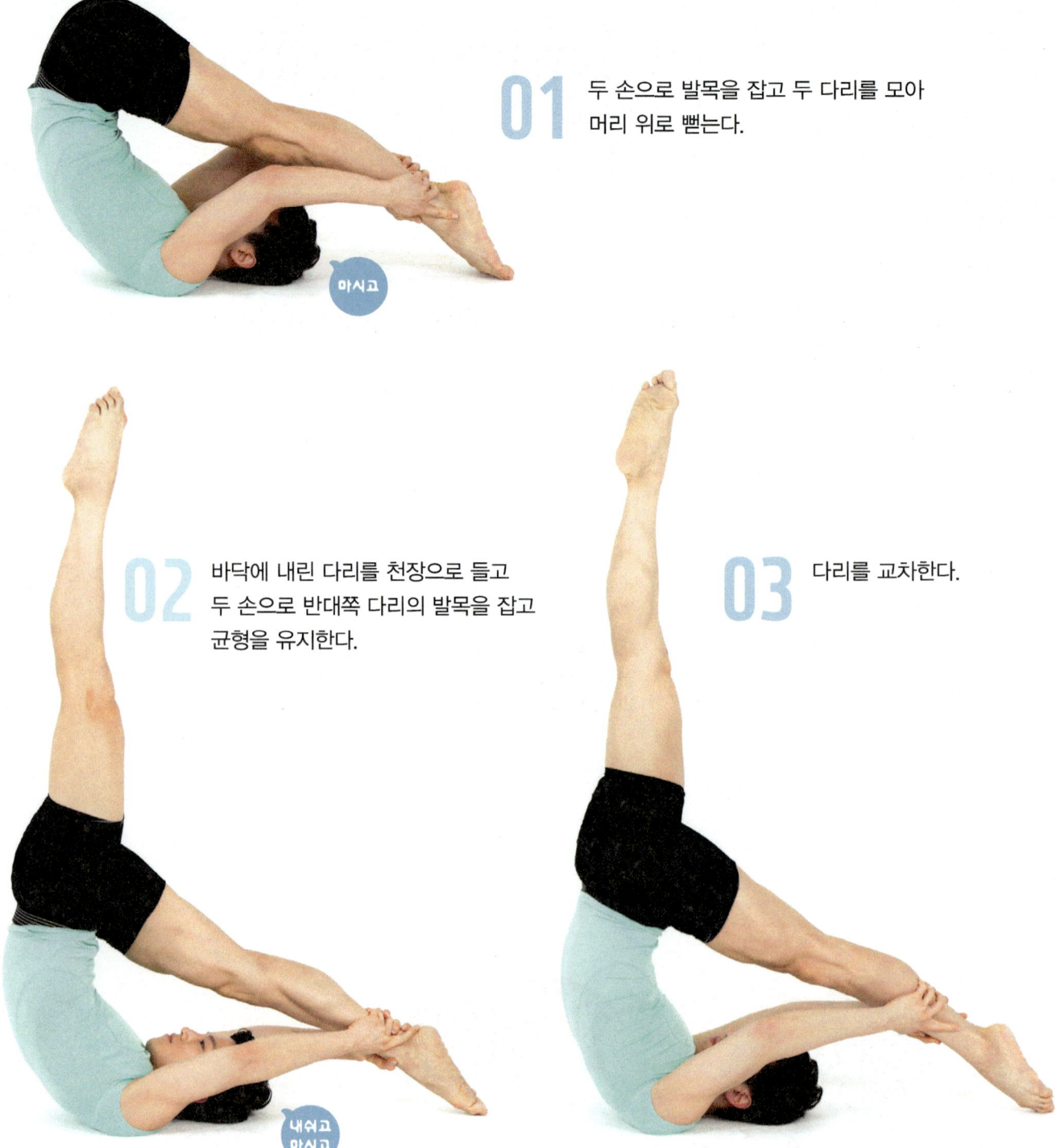

01 두 손으로 발목을 잡고 두 다리를 모아 머리 위로 뻗는다.

02 바닥에 내린 다리를 천장으로 들고 두 손으로 반대쪽 다리의 발목을 잡고 균형을 유지한다.

03 다리를 교차한다.

Transition Flow

Knee Bend　무릎을 구부리고 동작한다.
Advanced Control Balance　다리의 가동범위를 크게 한다.

41 Charlie Chaplin
찰리 채플린

| 주요 효과 | 대둔근·햄스트링·엉덩이 내전근·외회전근 강화

매트

반복 횟수 5~10

시작 자세
- 엎드린 자세에서 손등에 이마를 댄다.
- 다리는 엉덩이만큼 벌려 편다.

레슨 포인트
- 복부를 끌어올려 허리를 길게 늘인다.

Lv.1

 척추협착증, 추간관절에 문제가 있거나, 엉덩이 굴근이 굳어 있거나 골반전방경사, 척추전만증이 있다면 주의해서 동작한다.

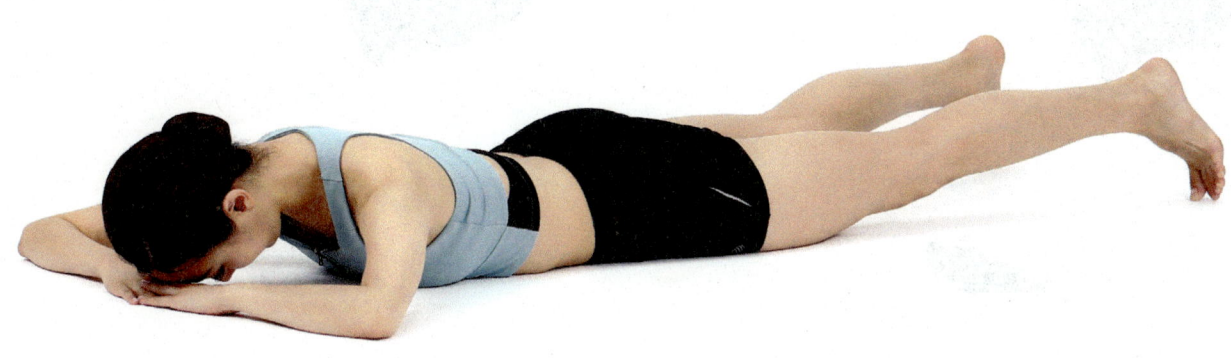

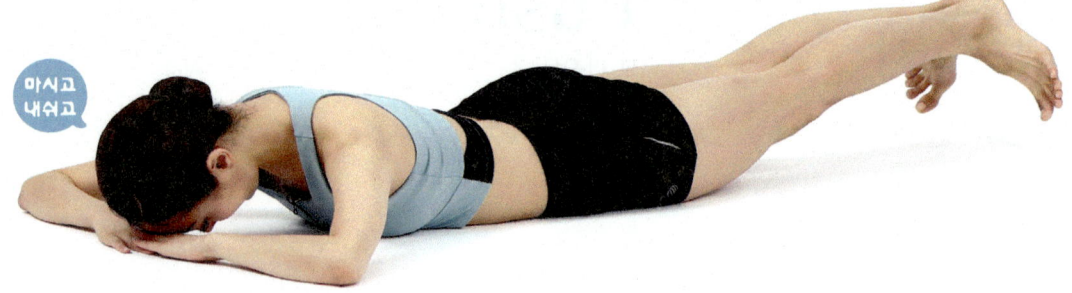

01 다리를 편 상태로 두 다리를 부딪치듯 모은다.

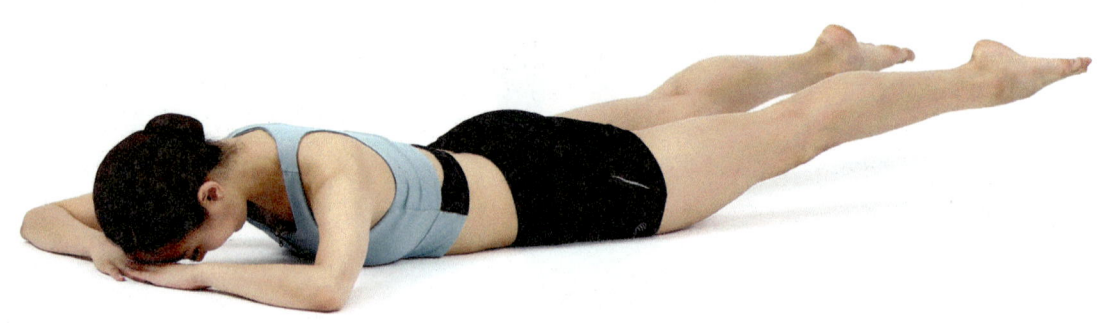

02 다리를 편 상태로 두 다리를 벌린다.

Transition Flow

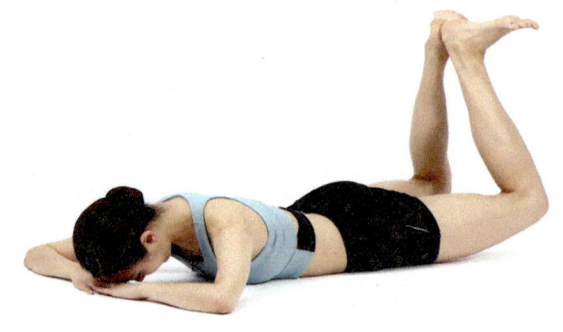

Heel Squeeze
엎드려 다리를 구부린 상태로 들어 올린다.

Cross the Feet
발이 모아지도록 겹친다.

42 Push Up
푸시 업

| 주요 효과 | 전신 및 가슴·어깨·이두근 향상

매트

반복 횟수 **2~3**

Joseph´s BASIC

시작 자세
- 매트 위에 서서 두 팔을 천장으로 뻗는다.

레슨 포인트
- 상체를 숙일 때 척추 분절을 한다.
- 플랭크 자세에서 골반이 떨어지거나 엉덩이가 올라가지 않는다.
- 어깨 아래에서 손목까지 일직선을 유지한다.

Lv.1

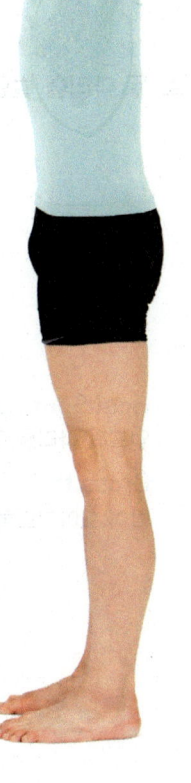

⚠️ 디스크질환, 골다공증이 있다면 주의해서 동작한다.

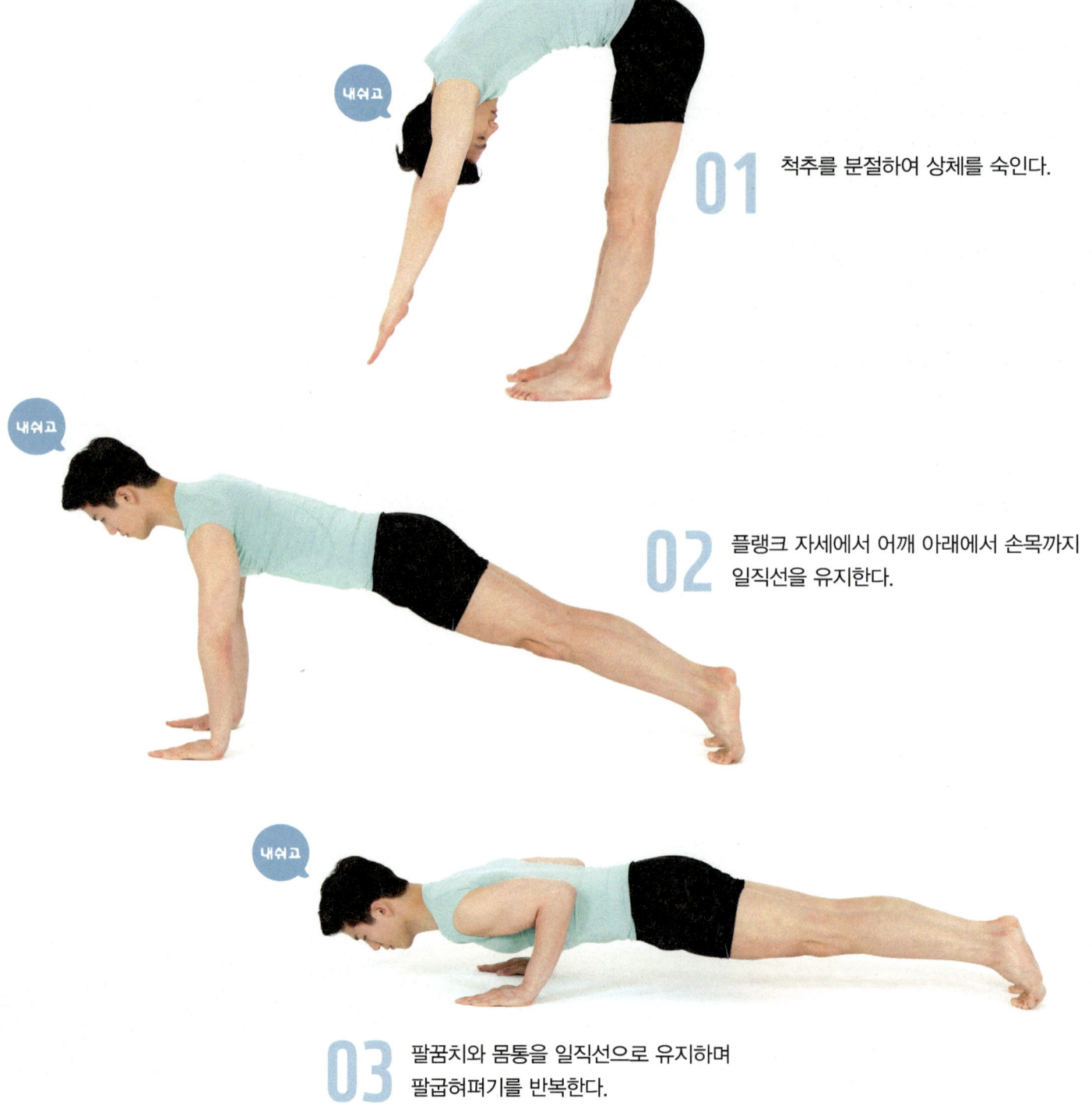

01 척추를 분절하여 상체를 숙인다.

02 플랭크 자세에서 어깨 아래에서 손목까지 일직선을 유지한다.

03 팔꿈치와 몸통을 일직선으로 유지하며 팔굽혀펴기를 반복한다.

Transition Flow

High Up Mat   매트 앞부분을 높인다.
Knee Bend Push Up   푸시업 동작을 할 때 무릎을 구부려 매트에 짚는다.

- 01. 넥 릴리즈 Neck Release
- 02. 암 서클 Arm Circle
- 03. 힙 서클 Hip Circle
- 04. 쿼드리셉스 마사지 Quadriceps Massage
- 05. 투 레그 사이드 스트레칭 Two Leg Side Stretch
- 06. 헌드레드 Hundred
- 07. 힙 풀 Hip Pull
- 08. 브리지 포지션 Bridge Position
- 09. 힐 앤 토 Hill & Toe
- 10. 바이시클 Bicycle
- 11. 롤 업 앤 다운 Roll Up & Down
- 12. 사이드 스트레칭 Side Strech
- 13. 익스텐드 원 레그 Extend One Leg
- 14. 사이드 킥 Side Kick
- 15. 밸런스 Balance

FOAM ROLLER
폼롤러

폼롤러는 신체를 마사지해줌으로써 긴장을 풀어주고,
근육 통증을 줄여주며, 혈액순환을 향상시키고,
전신의 유연성을 기르는 데 효과적이다.

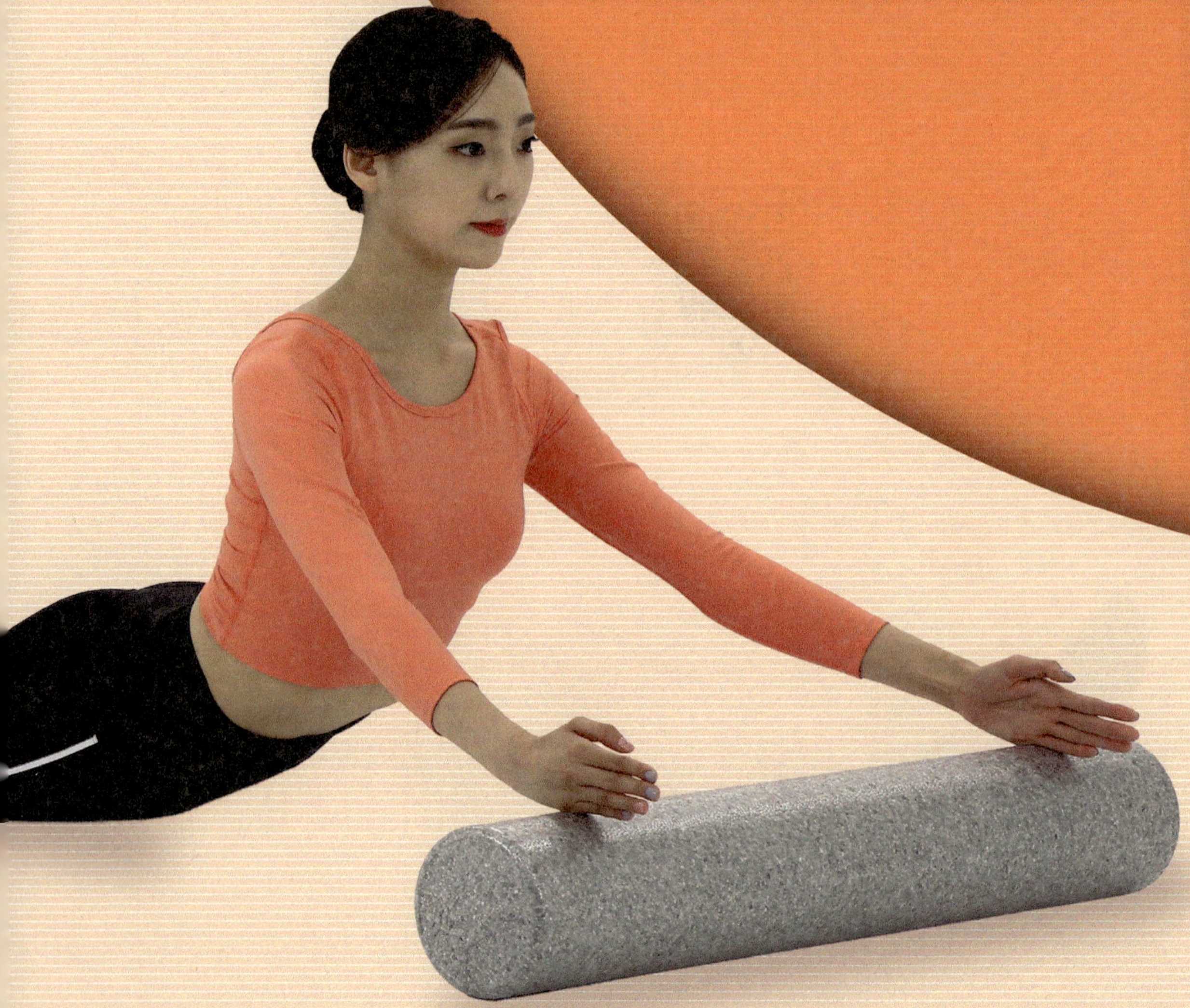

01 Neck Release
넥 릴리즈

| 주요 효과 | 목 및 등 상부 스트레칭

폼롤러

반복 횟수 6~10

시작 자세
- 척추 중립을 유지하고, 두 다리는 무릎을 구부려 골반 너비로 정렬한다.
- 두 손은 가볍게 폼롤러 양쪽을 잡는다.

레슨 포인트
- 목을 천천히 움직인다.
- 두 손으로 폼롤러를 고정시킨다.

Lv.1

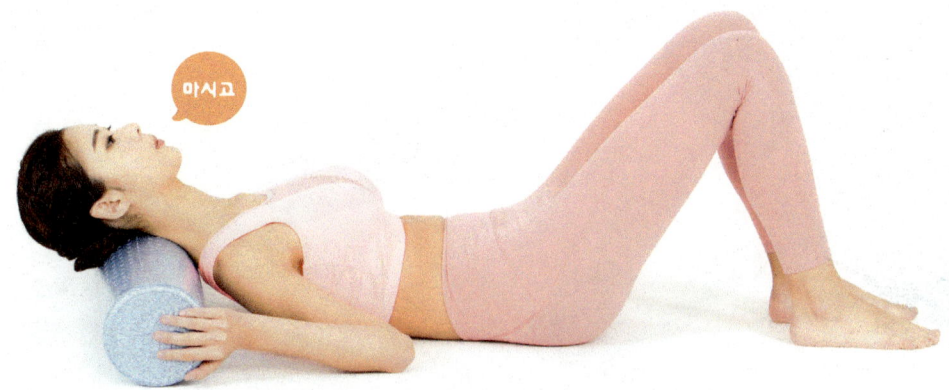

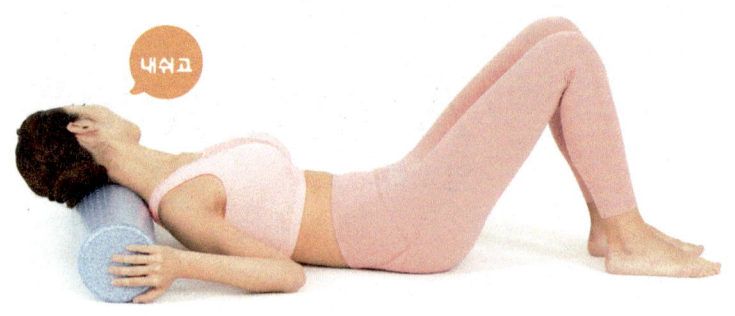

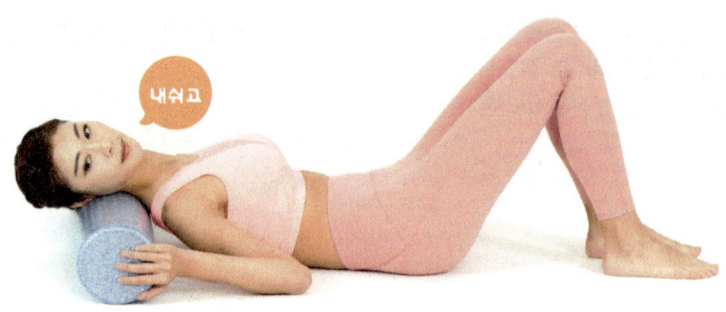

01 머리를 좌우로 천천히 움직인다.
호흡을 반복하면서 자연스럽게 동작한다.

Transition Flow

Pec Stretch
상체를 뒤로 넘긴다.
머리부터 상체를 올린다.

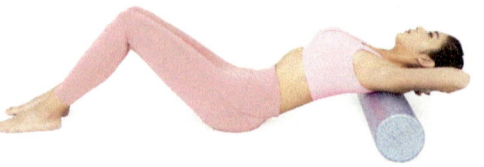

Latissimus Stretch
폼롤러를 광배근에 대고
좌우로 움직여준다.

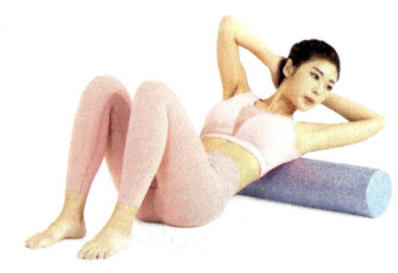

Thoracic Spine Stretch
폼롤러를 대고 위아래로 등을
전체적으로 부드럽게 마사지한다.

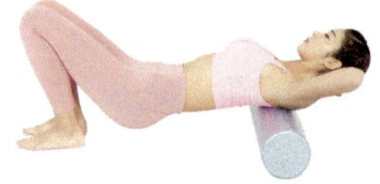

Lumbar Massage
두 무릎을 좌우로 넘기면서 다리의 무게를 느낀다.

Trapezius Stretch
옆으로 누워 승모근 위쪽에 폼롤러를 위치하고, 팔과 머리를 바깥으로 돌린다.

02 Arm Circle
암 서클

| 주요 효과 | 어깨 안정화, 견갑골 가동성

폼롤러

반복 횟수 6~10

시작 자세
- 척추 중립을 유지하고, 폼롤러 위에 등을 대고 눕는다.
- 두 다리는 무릎을 구부려 골반 너비로 정렬한다.
- 두 팔은 천장으로 뻗고 시선은 천장을 바라본다.

레슨 포인트
- 어깨가 상승하지 않도록 한다.

Lv. 1

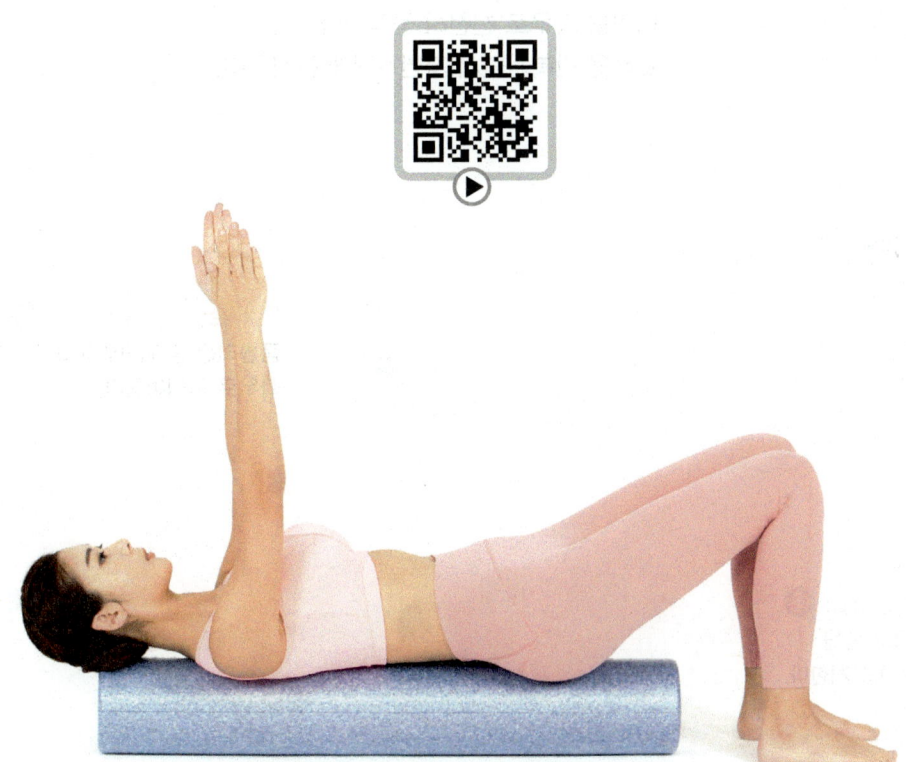

 회전근개 파열이 있다면 주의해서 동작한다.

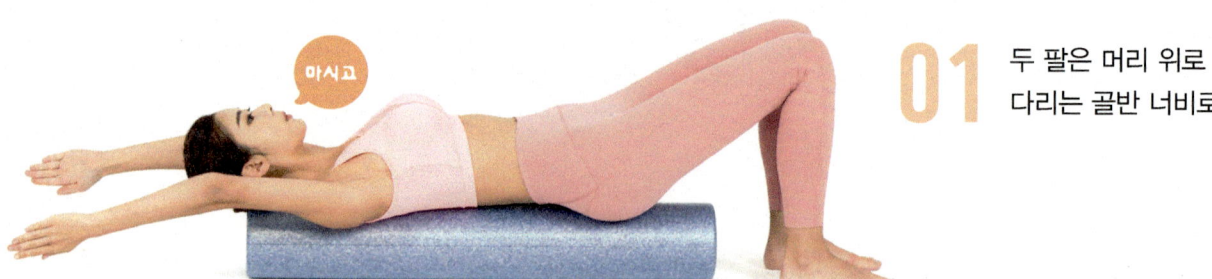

01 두 팔은 머리 위로 보내고, 다리는 골반 너비로 벌린다.

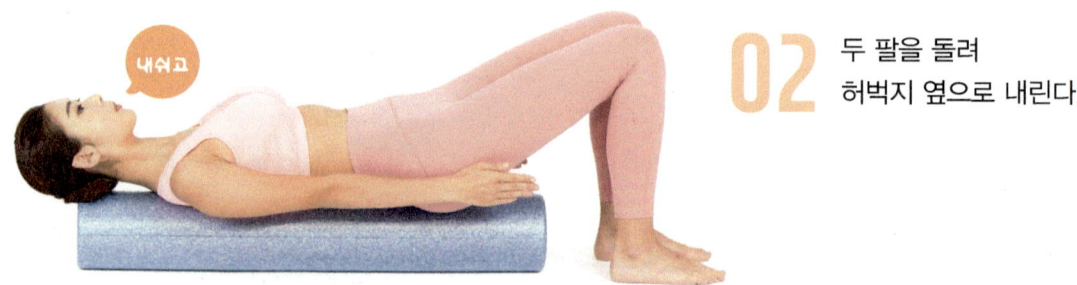

02 두 팔을 돌려 허벅지 옆으로 내린다.

Transition Flow

Pulling Elbows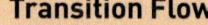
두 팔꿈치를 옆구리 쪽으로 끌어당긴다.

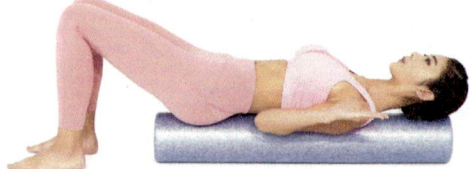

Chest Stretch
두 팔꿈치는 손과 직각을 이루고 바닥으로 끌어내려 자연스럽게 호흡한다.

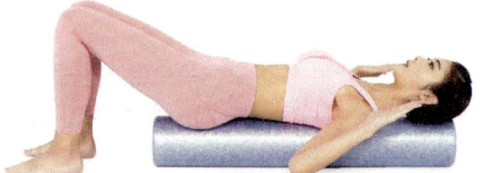

03 Hip Circle
힙 서클

| 주요 효과 | 고관절 통증 완화, 무릎 통증 예방

폼롤러

반복 횟수 6~10

시작 자세
- 척추 중립을 유지하고, 폼롤러를 천골 부위에 대고 눕는다.
- 두 다리는 붙이고 테이블탑 자세를 취한다.
- 발끝은 플랜타플렉션한다.

레슨 포인트
- 두 손은 폼롤러 양쪽을 잡고 고정시킨다.
- 목에 주름이 잡히지 않도록 한다.
- 어깨가 상승하지 않도록 한다.

Lv.1

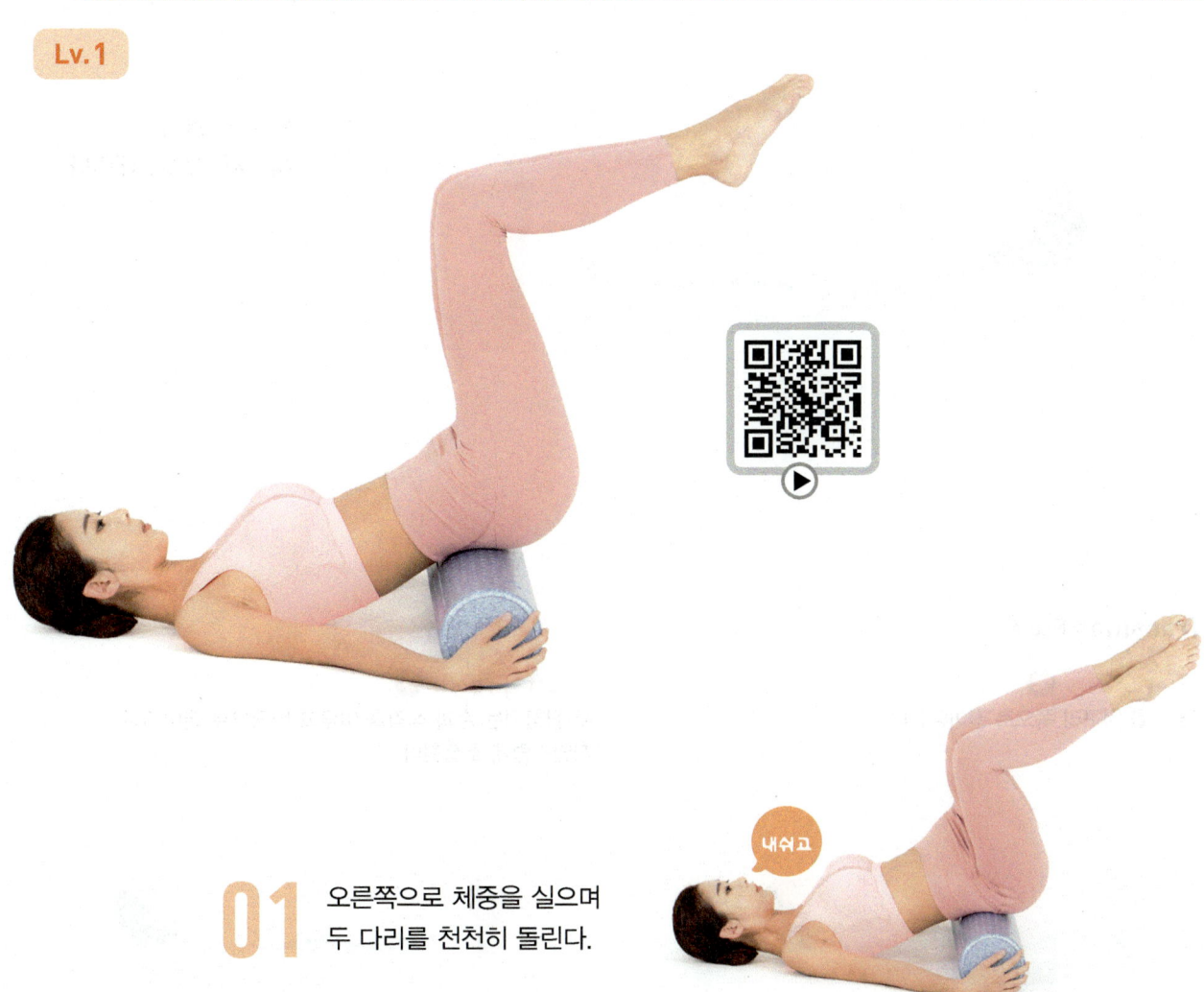

01 오른쪽으로 체중을 실으며 두 다리를 천천히 돌린다.

내쉬고

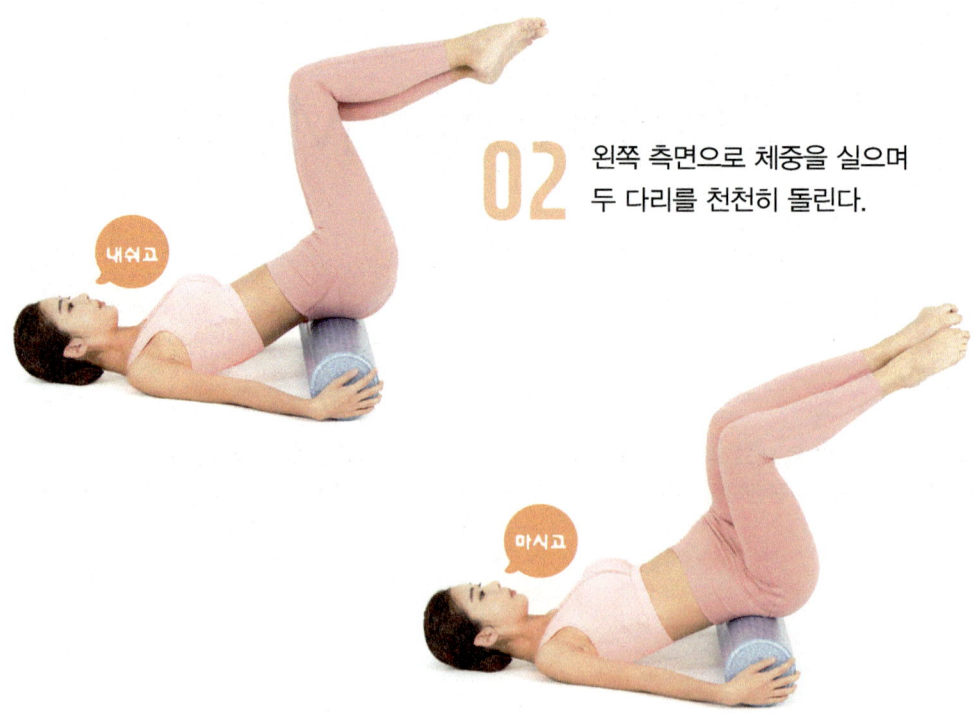

02 왼쪽 측면으로 체중을 실으며
두 다리를 천천히 돌린다.

내쉬고

마시고

Transition Flow

Iliopsoas Musculus Stretch ▶
한쪽 다리는 무릎을 세워
가슴 쪽으로 당기고,
반대쪽 아래로 뻗어
장요근을 늘여준다.

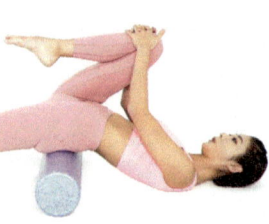

Scissor ▶
한쪽 다리는 가슴 쪽으로,
다른 한쪽 다리는 매트 바닥 쪽을
향한다.

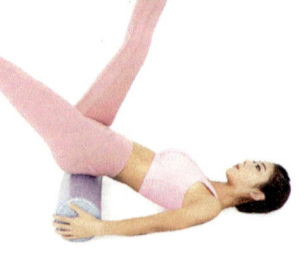

Frog ▶
두 무릎을 천천히 구부리며
골반 가까이 가져왔다가
천장으로 천천히 뻗어준다.

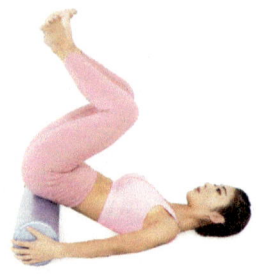

Hip Joint Circles ▶
두 무릎을 옆으로 벌리고
두 다리를 쭉 편다.

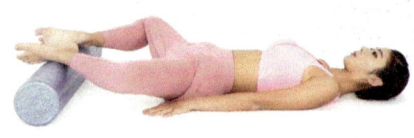

Bridge ▶
꼬리뼈부터 척추 하나하나를
위로 들어 올렸다가
매트에 내려놓는다.

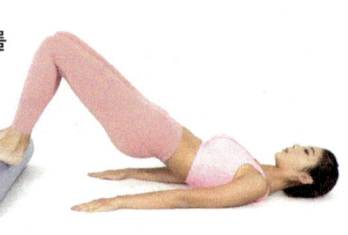

Roll Like a Ball ▶
몸을 앞뒤로 구르면서
등을 마사지한다.

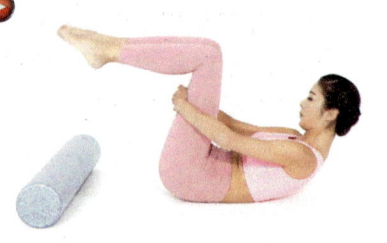

04 Quadriceps Massage
쿼드리셉스 마사지

| 주요 효과 | 하체 순환, 부종 예방

폼롤러

반복 횟수 6~10

시작 자세
- 폼롤러 위에 허벅지 앞면을 대고 플랭크 자세를 취한다.
- 두 다리는 모으고, 발끝은 플랜타플렉션한다.

레슨 포인트
- 손목에 체중을 모두 싣지 않는다.
- 손목이 약한 경우 두 손을 깍지끼고 삼각대를 만든다.
- 허리가 아래로 내려가지 않도록 한다.

Lv.2

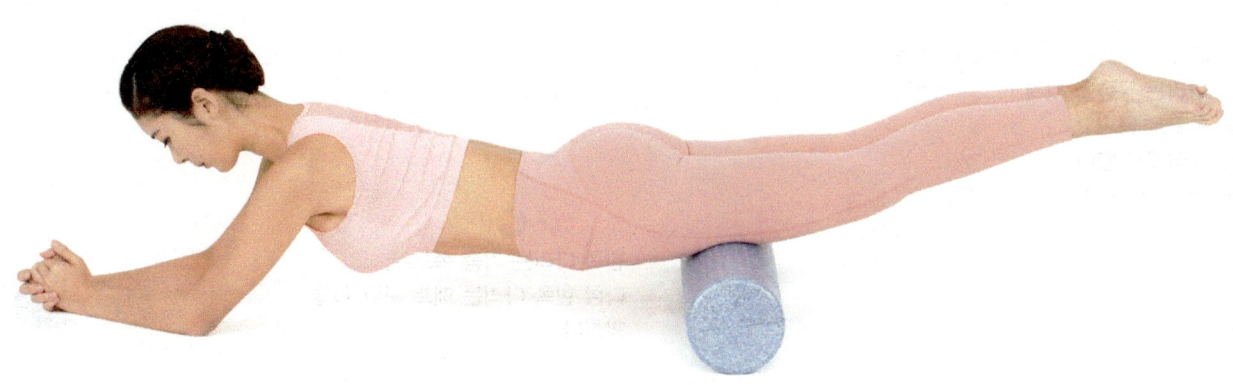

01 천천히 몸을 앞으로 밀면서 허벅지 앞면을 위아래로 움직여 부드럽게 마사지한다.

내쉬고

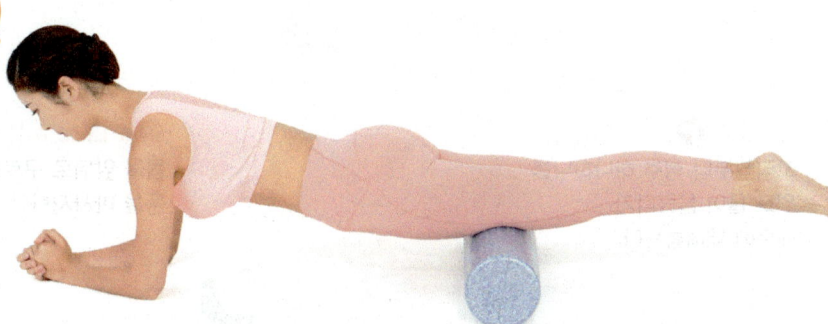

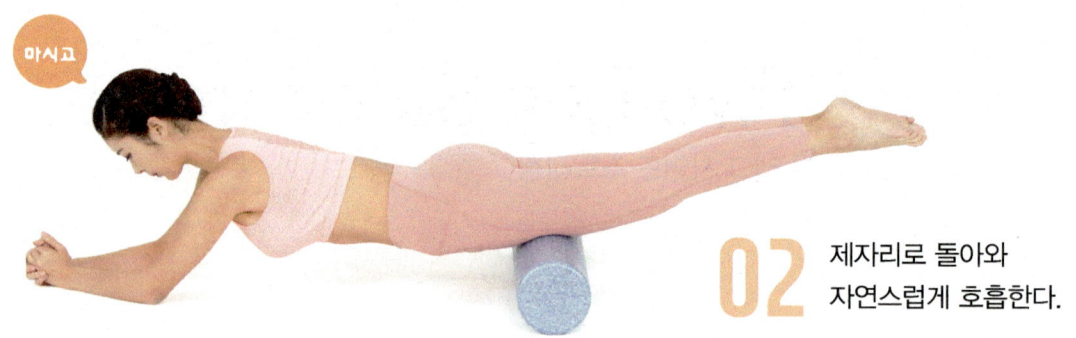

02 제자리로 돌아와 자연스럽게 호흡한다.

마시고

Transition Flow

Calf Massage ▶
폼롤러 위에 두 다리를 올리고 종아리를 좌우로 움직이면서 마사지한다.

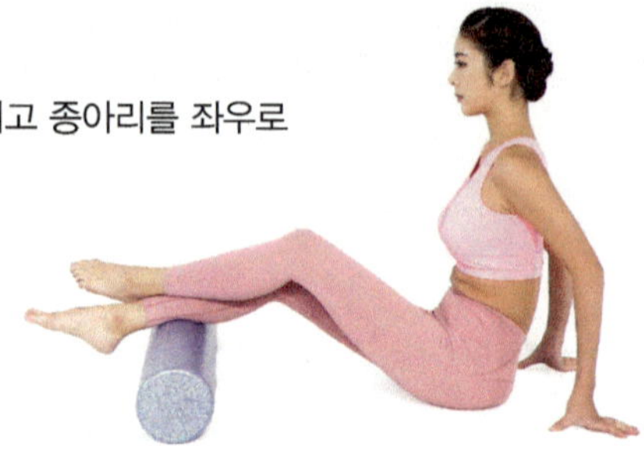

Hamstring Massage ▶
폼롤러에 엉덩이를 걸치고 위아래로 마사지한다.

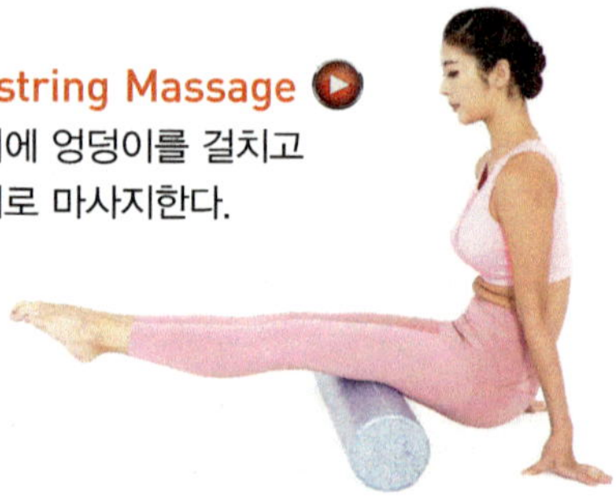

Side Thigh Massage ▶
넙다리 측면 부분을 위아래로 마사지한다.

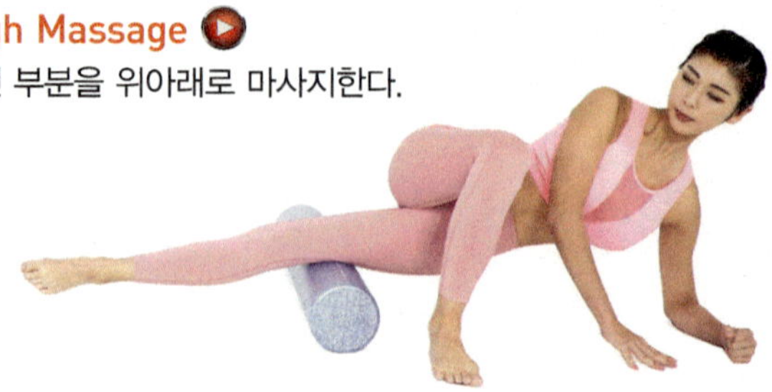

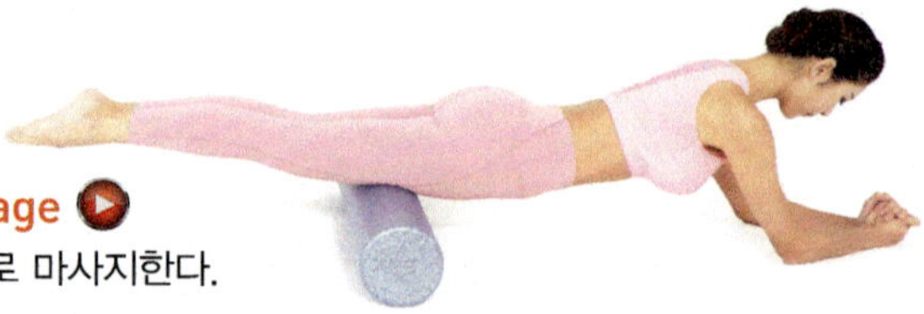

Quadriceps Massage ▶
체중을 이용해 위아래로 마사지한다.

Tibia Massage ▶
폼롤러에 정강이 앞쪽을 대고 위아래로 마사지한다.

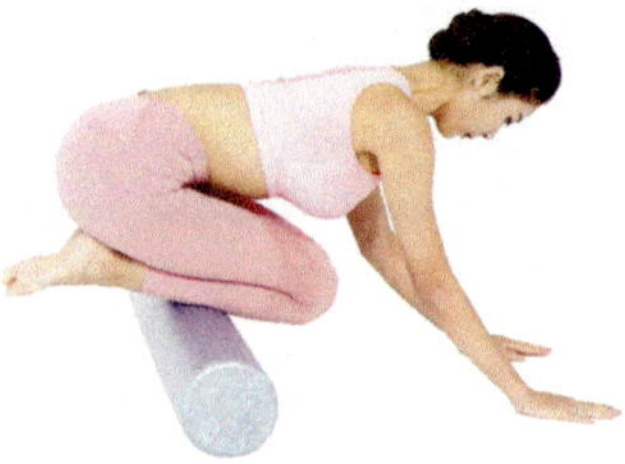

05 Two Leg Side Stretch
투 레그 사이드 스트레칭

| 주요 효과 | 척추·골반 교정, 다리 부종 개선, 혈액순환 개선

폼롤러

반복 횟수 6~10

시작 자세
- 두 다리를 옆으로 벌리고, 무릎은 세우고, 발은 돌시플렉션한다.
- 가슴 앞에 폼롤러를 놓고 두 손은 폼롤러 위에 위치한다.

레슨 포인트
- 어깨에 힘을 주지 않는다.
- 척추가 굽지 않도록 한다.

Lv.2

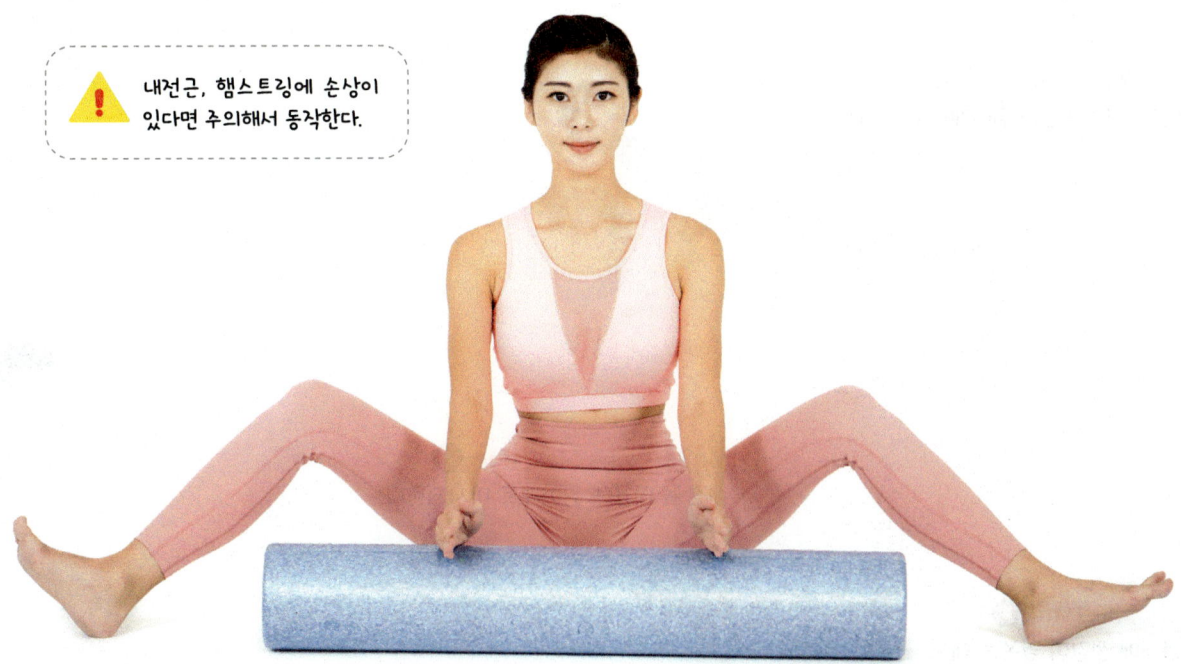

⚠️ 내전근, 햄스트링에 손상이 있다면 주의해서 동작한다.

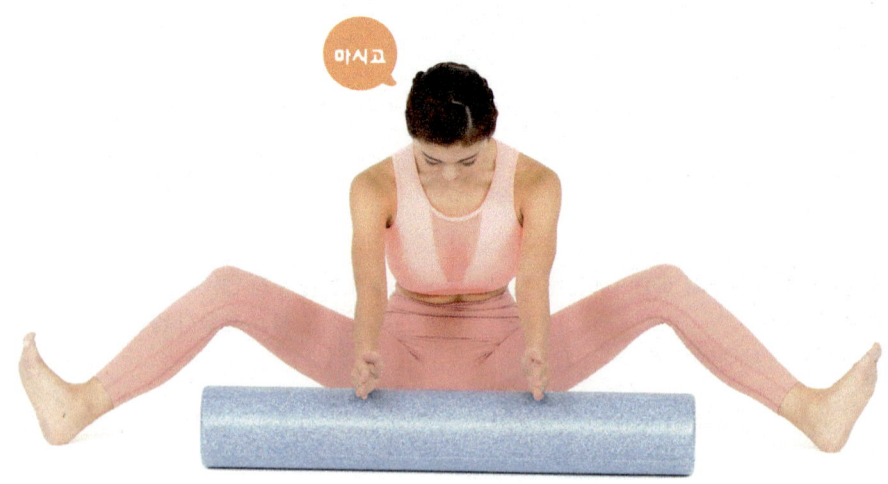

01 시선은 복부를 바라보면서 척추를 둥글게 하여 천천히 앞으로 내려간다.

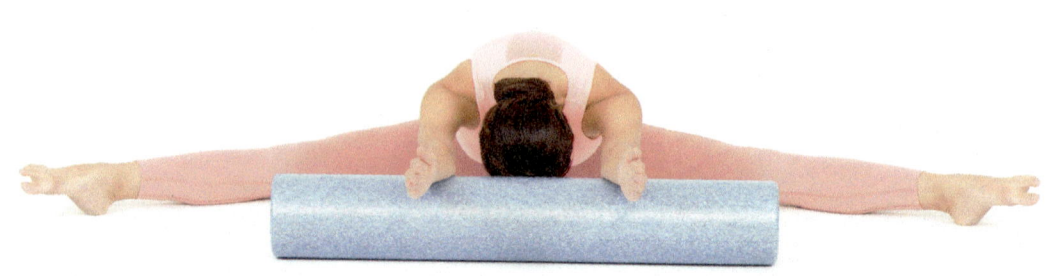

02 두 다리는 펴고, 발은 플랜타플렉션하고 폼롤러를 밀면서 상체를 바닥에 붙인다.

06 Hundred
헌드레드

| 주요 효과 | 복부 근육 강화, 심폐 강화

폼롤러

반복 횟수 10

시작 자세
- 누워서 두 다리는 무릎을 구부려 골반 너비만큼 벌리고 폼롤러 위에 정렬한다.
- 두 팔을 가지런히 매트에 내려놓는다.

레슨 포인트
- 어깨에 힘을 주지 않는다.
- 손목에 힘을 풀고 흔들지 않는다.

Lv.1~2

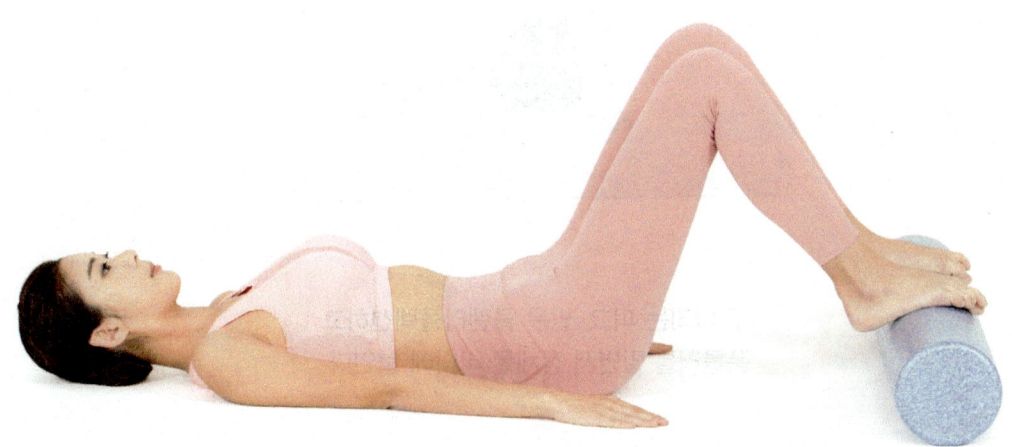

복부가 약한 경우 머리를 매트 위에 두고 동작한다.

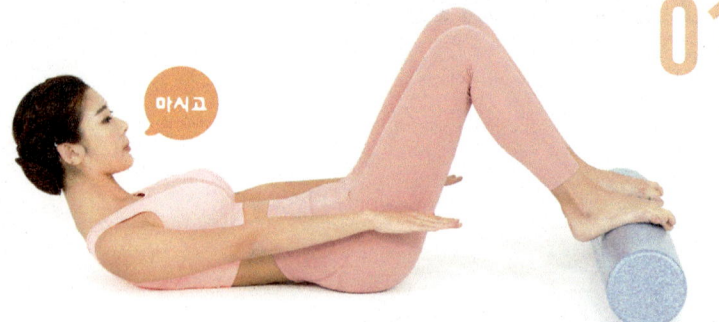

01 시선은 배꼽을 바라본다. 두 팔을 허벅지 옆에 두고 위아래로 움직이면서 자연스럽게 호흡한다.

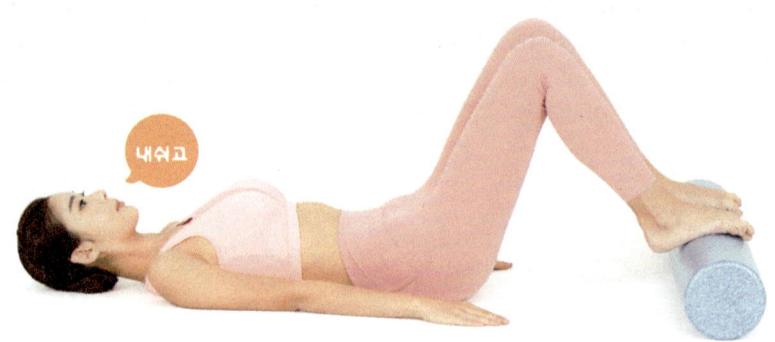

Transition Flow

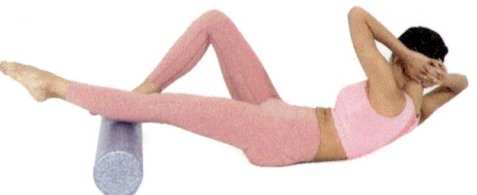

Single Leg Crunch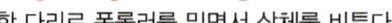
한 다리로 폼롤러를 밀면서 상체를 비튼다.

Double Leg Stretch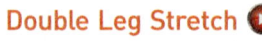
머리 위의 두 팔을 허벅지 옆으로 내리면서
다리는 폼롤러를 밀고 당기면서 가지고 온다.

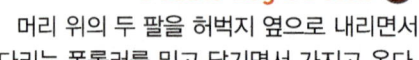
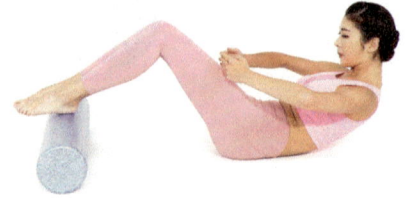

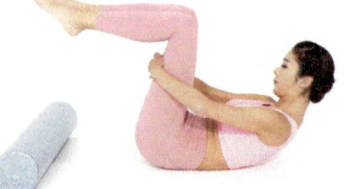

Roll Like a Ball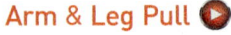
몸을 앞뒤로 구르면서
등을 마사지한다.

Arm & Leg Pull
앉은 자세로 폼롤러를 잡은 두 팔과 두 다리는 천장으로 뻗은 뒤,
무릎을 구부리면서 팔을 내려 정강이 위에 위치한다.

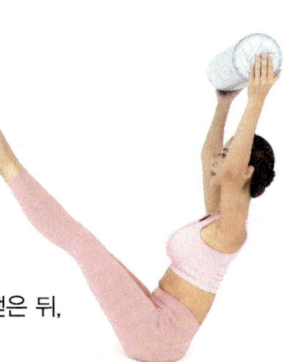
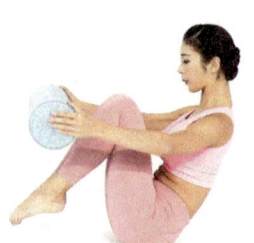

07 Hip Pull
힙 풀

| 주요 효과 | 골반 안정화, 힙 업, 코어 강화

폼롤러

반복 횟수
6~10

시작 자세
- 앉은 자세에서 두 다리는 무릎을 구부리고 골반 너비로 벌려 발바닥을 폼롤러 위에 정렬한다.
- 두 손으로 바닥을 짚는다.

레슨 포인트
- 어깨가 올라가지 않는다.
- 척추가 과신전되게 들어 올리지 않는다.
- 손목에 무리가 가지 않도록 한다.

Lv.2

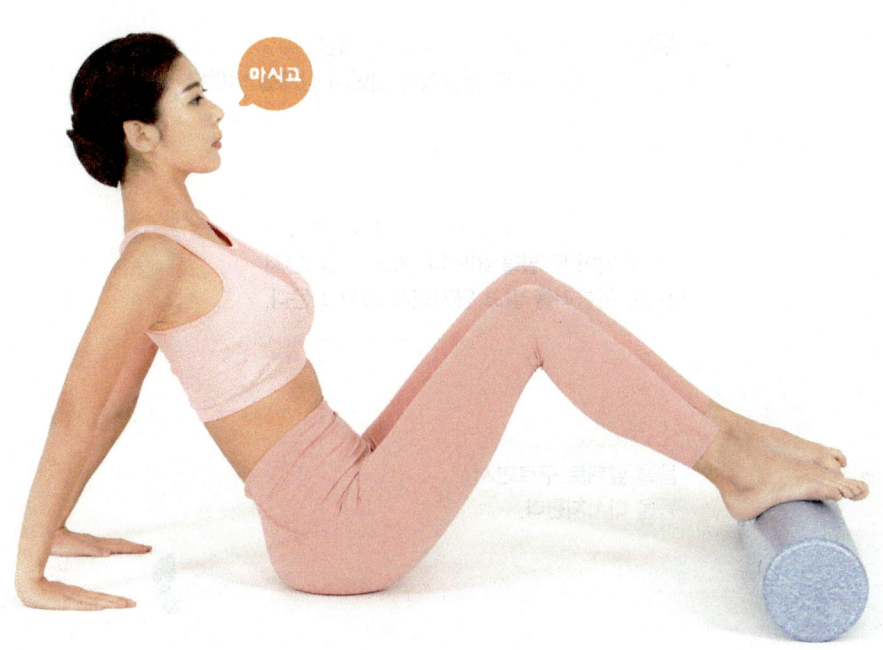

마시고

01 시선은 배꼽 쪽을 향하고
엉덩이를 천천히 들어 올린다.

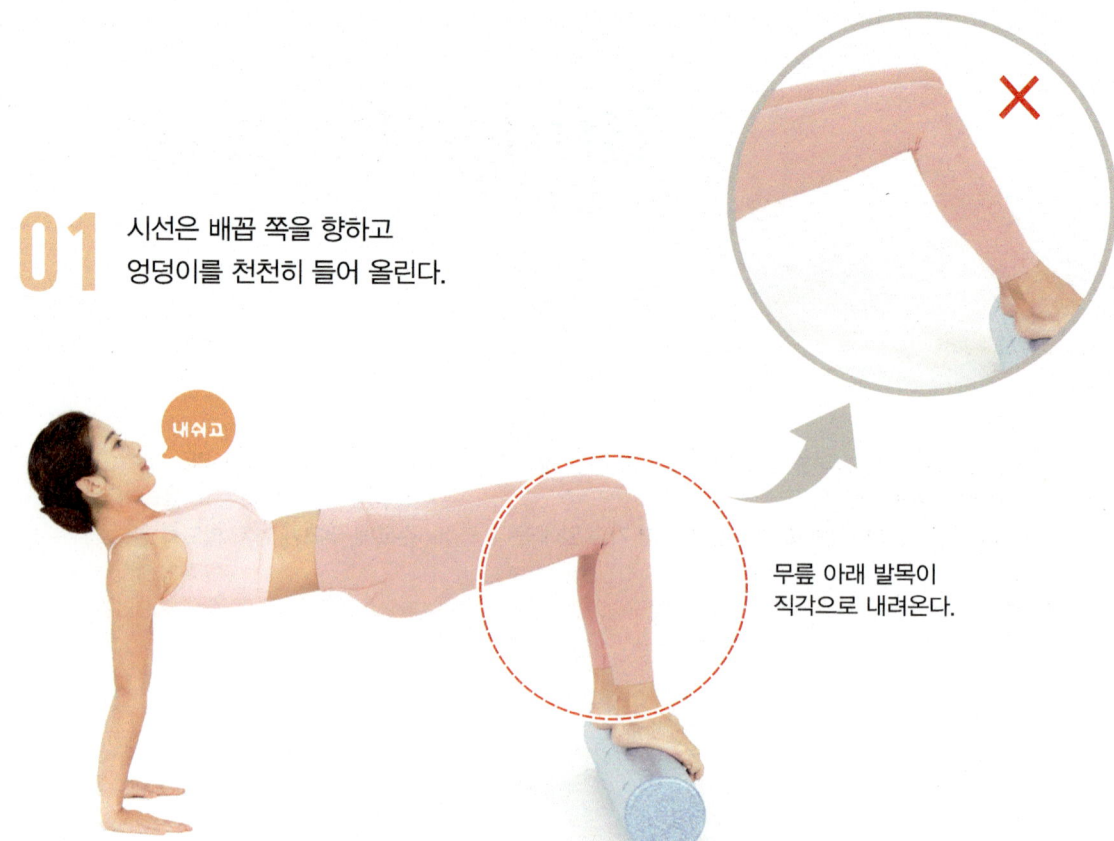

무릎 아래 발목이
직각으로 내려온다.

02 시작 자세로 돌아온다.

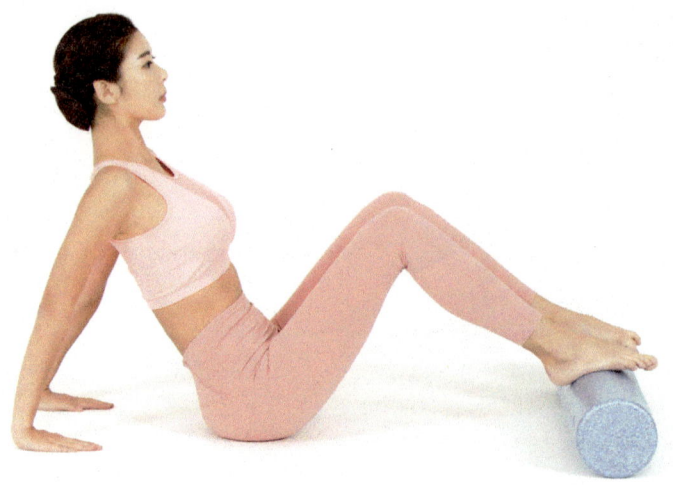

08 Bridge Position
브리지 포지션

| 주요 효과 | 골반 안정화, 힙 업, 코어 강화

폼롤러

반복 횟수
6~10

시작 자세
- 앉은 자세로 등 상부를 폼롤러에 대고, 다리는 골반 너비만큼 벌려 정렬한다.
- 시선은 정면을 바라보고, 두 손은 포개어 가슴 앞에 둔다.

레슨 포인트
- 어깨가 올라가지 않는다.
- 척추가 과신전되게 들어 올리지 않는다.
- 손목에 무리가 가지 않도록 한다.

Lv.2

 디스크 질환이 있다면 주의해서 동작한다.

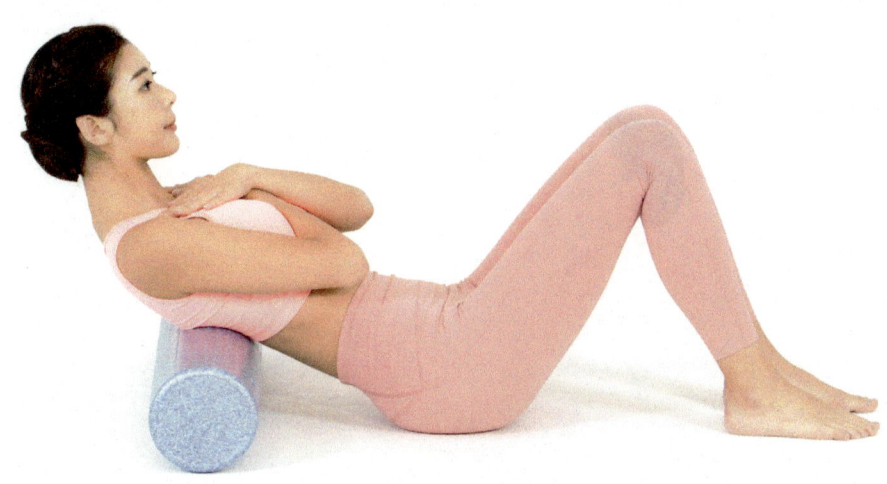

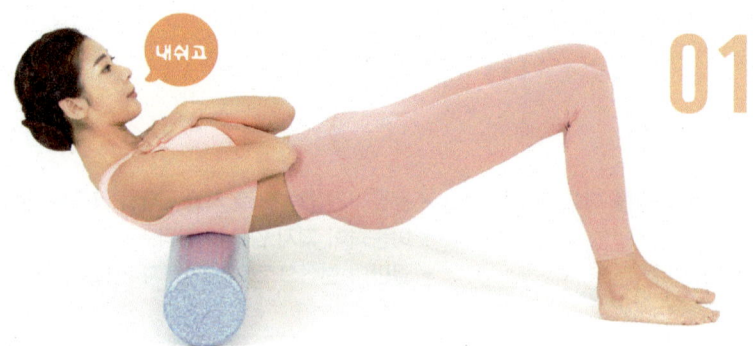

01 척추 중립을 유지하고, 엉덩이를 천천히 들어 올린다. 시선은 정면을 바라보고, 두 손은 가슴 앞에 그대로 유지한다.

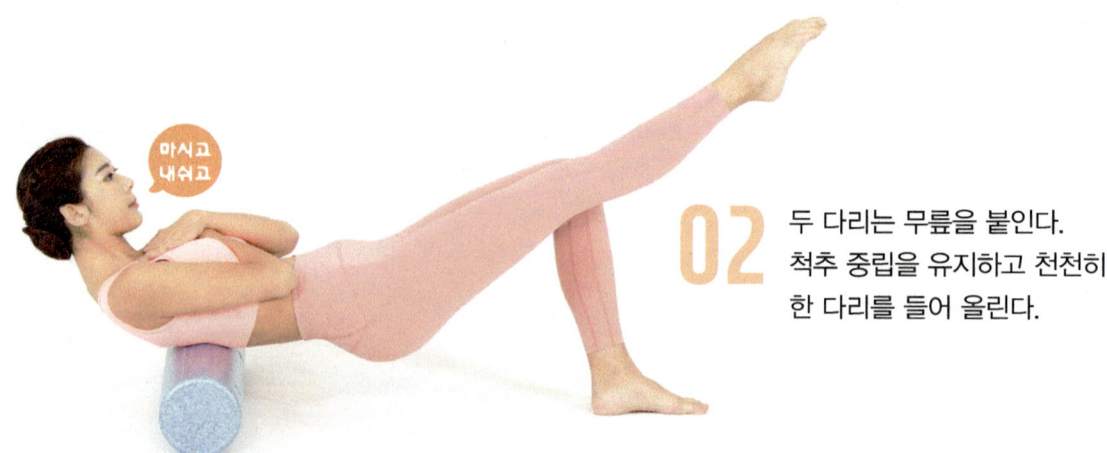

02 두 다리는 무릎을 붙인다. 척추 중립을 유지하고 천천히 한 다리를 들어 올린다.

09 Heel & Toe
힐앤토

| 주요 효과 | 복근 강화, 밸런스 향상, 코어 안정화

폼롤러

반복 횟수 6~10

시작 자세
- 척추 중립을 유지하고, 폼롤러 위에 등을 대고 두 다리는 테이블탑 자세를 취한다.
- 두 팔을 매트에 가지런히 내려놓는다.

레슨 포인트
- 폼롤러가 한쪽으로 기울어지지 않도록 한다.
- 이중턱이 되지 않도록 한다.
- 골반이 한쪽으로 기울어지지 않도록 한다.

Lv.2

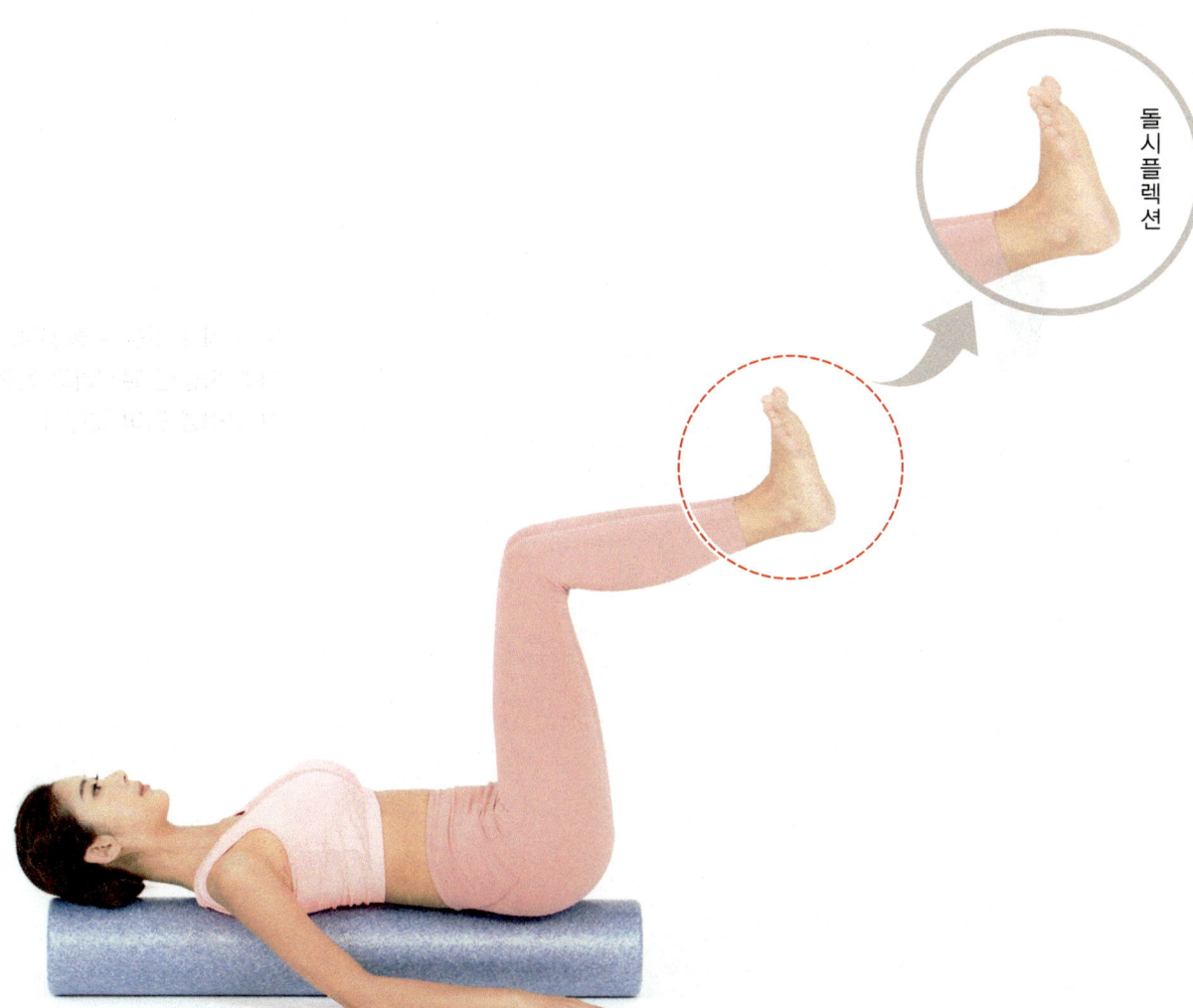

돌시플렉션

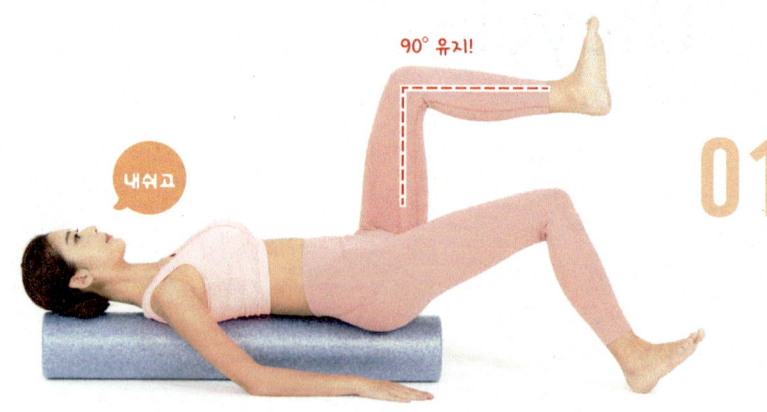

01 발끝은 돌시플렉션과 플랜타플렉션을 번갈아 가면서 한 다리씩 바닥에 내렸다가 올라온다.
이때 발의 길이는 변하지 않는다.

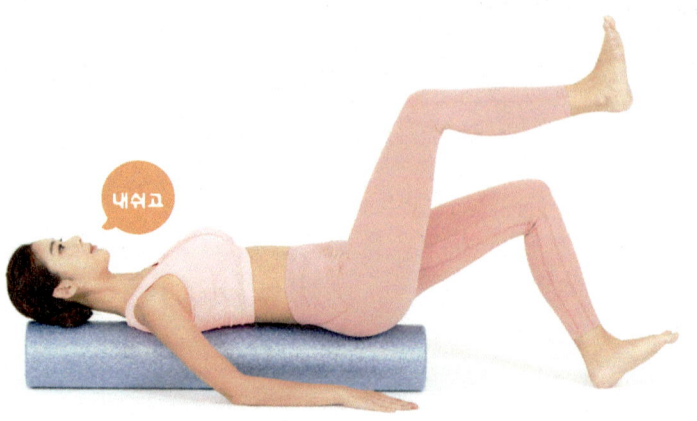

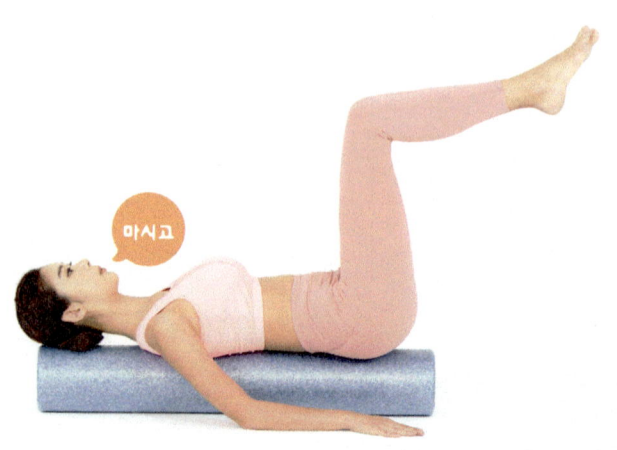

02 시작 자세로 돌아온다.

10 Bicycle
바이시클

| 주요 효과 | 복근 강화, 밸런스 향상, 코어 안정화

폼롤러

반복 횟수 6~10

시작 자세
- 척추 중립을 유지하고, 폼롤러 위에 등을 대고 두 다리는 테이블탑 자세를 취한다.
- 발끝은 돌시플렉션한다.
- 두 팔을 매트에 가지런히 내려놓는다.

레슨 포인트
- 폼롤러가 한쪽으로 기울지 않도록 한다.
- 목에 주름이 생기지 않도록 한다.
- 골반이 한쪽으로 기울어지지 않도록 한다.

Lv.2

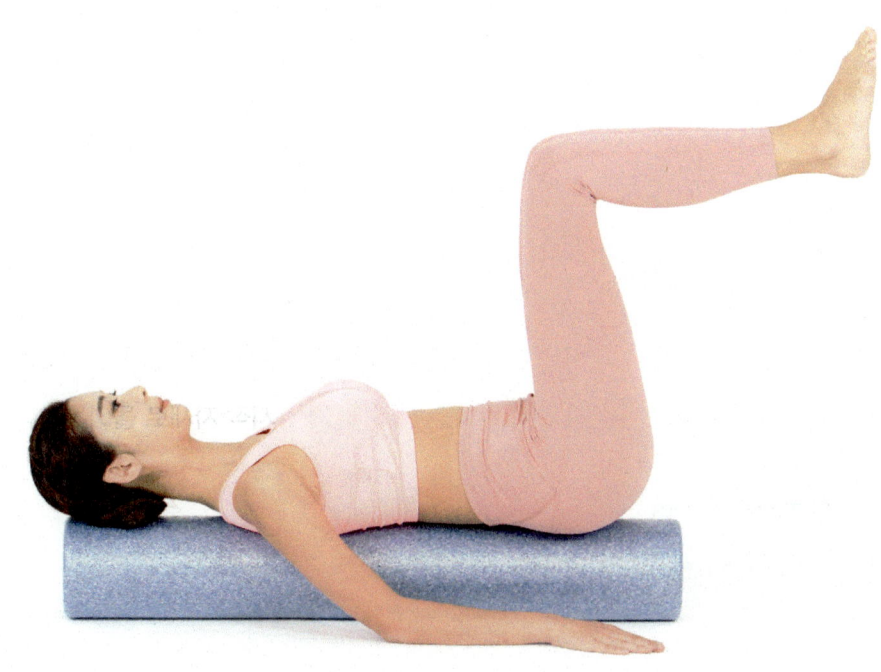

01 한 다리는 펴서 플랜타플렉션하고, 반대쪽 다리는 굽히면서 돌시플렉션 자세를 취한다. 두 다리를 번갈아 가면서 동작한다.

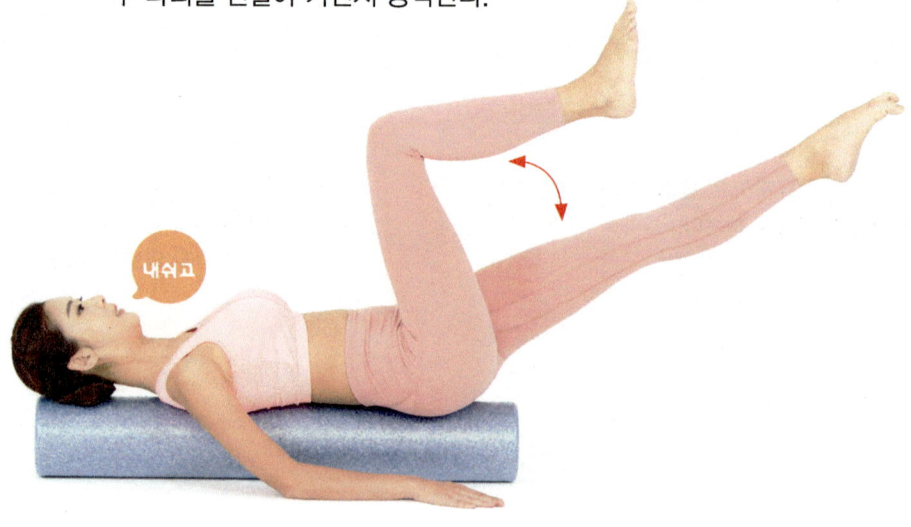

내쉬고

02 시작 자세로 돌아온다.

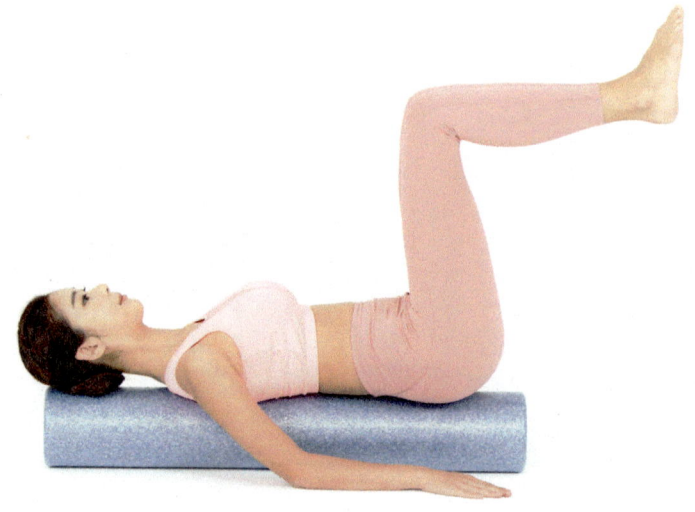

11 Roll Up & Down
롤 업 앤 다운

폼롤러

| 주요 효과 | 코어 컨트롤과 강화

반복 횟수 4

시작 자세
- 척추 중립을 유지하고, 폼롤러 위에 눕는다.
- 두 팔은 천장으로 뻗는다.

레슨 포인트
- 몸이 한쪽으로 기울지 않도록 한다.
- 척추를 분절해서 올라온다.
- 어깨가 올라가지 않도록 한다.

Lv.2

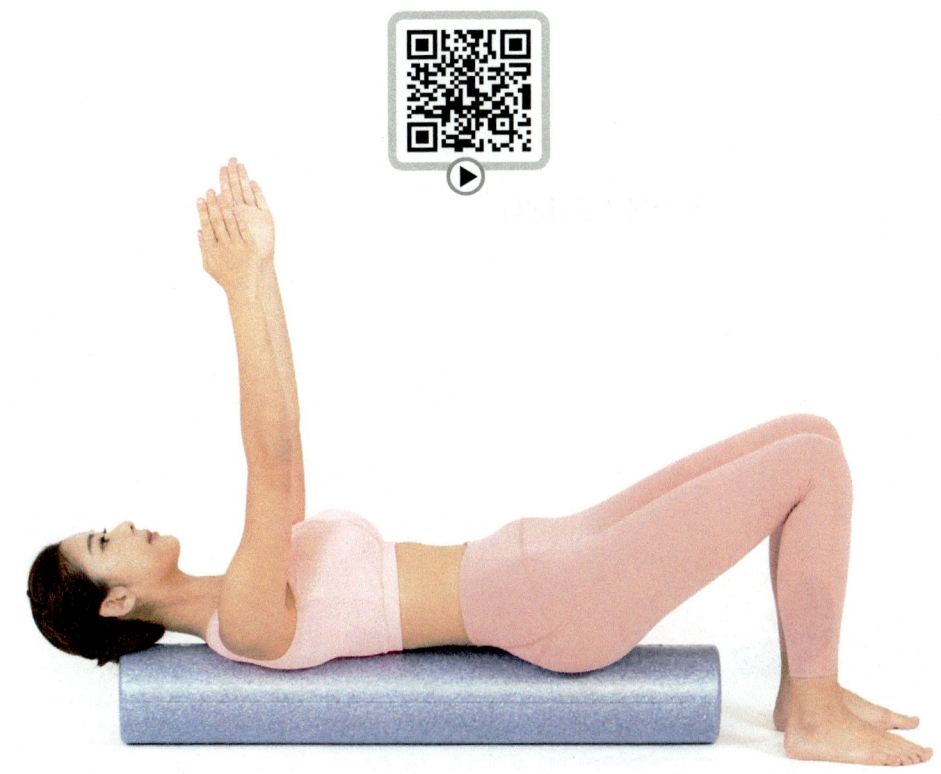

01 척추를 분절해서 시선은 복부를 바라보며 시작 자세로 올라온다.

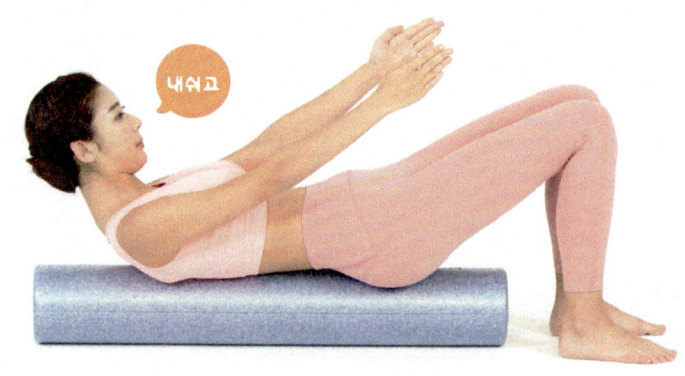

내쉬고

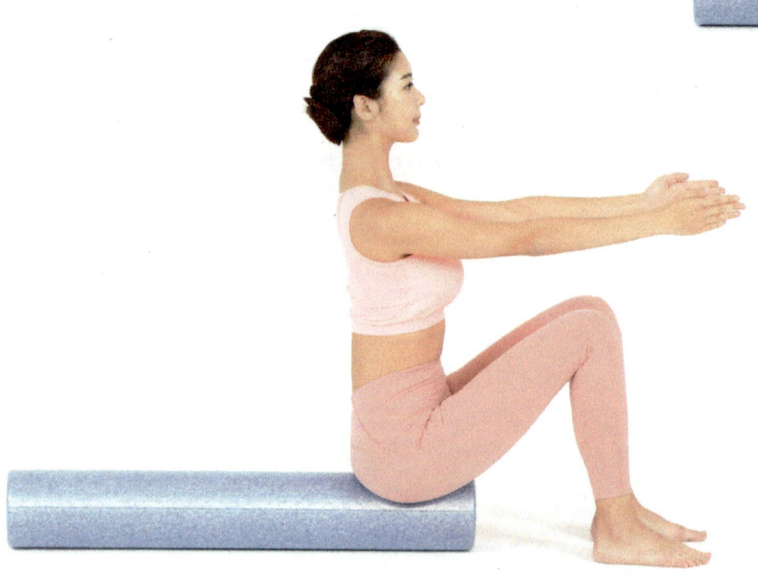

Transition Flow

Spine Stretch Forward ▶
상체를 구부려 폼롤러를 밀었다가 다시 제자리로 돌아온다.

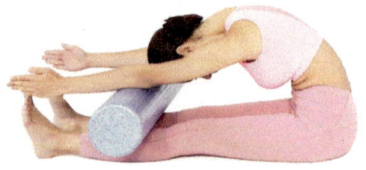

Spine Twist ▶
폼롤러를 왼쪽, 오른쪽으로 회전한다.
다리 길이가 변하지 않는다.

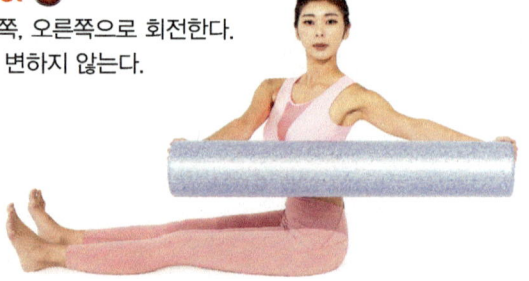

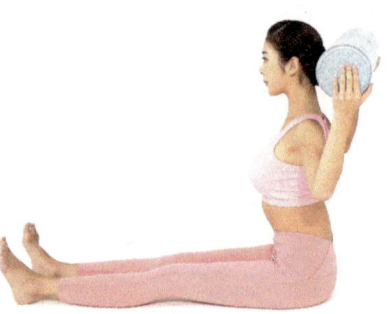

Lats Pull ▶
폼롤러를 머리 뒤쪽으로 내린다.

12 Side Strech
사이드 스트레칭

| 주요 효과 | 옆구리 스트레칭, 내전근 강화

폼롤러

반복 횟수 6~10

시작 자세
- 한 다리는 폼롤러 위에, 반대쪽 다리는 매트 위에 위치하고 무릎은 구부린다.
- 두 손을 모아 천장으로 뻗는다.

레슨 포인트
- 골반이 틀어지지 않도록 한다.
- 상체가 앞으로 기울어지지 않도록 한다.

Lv.1

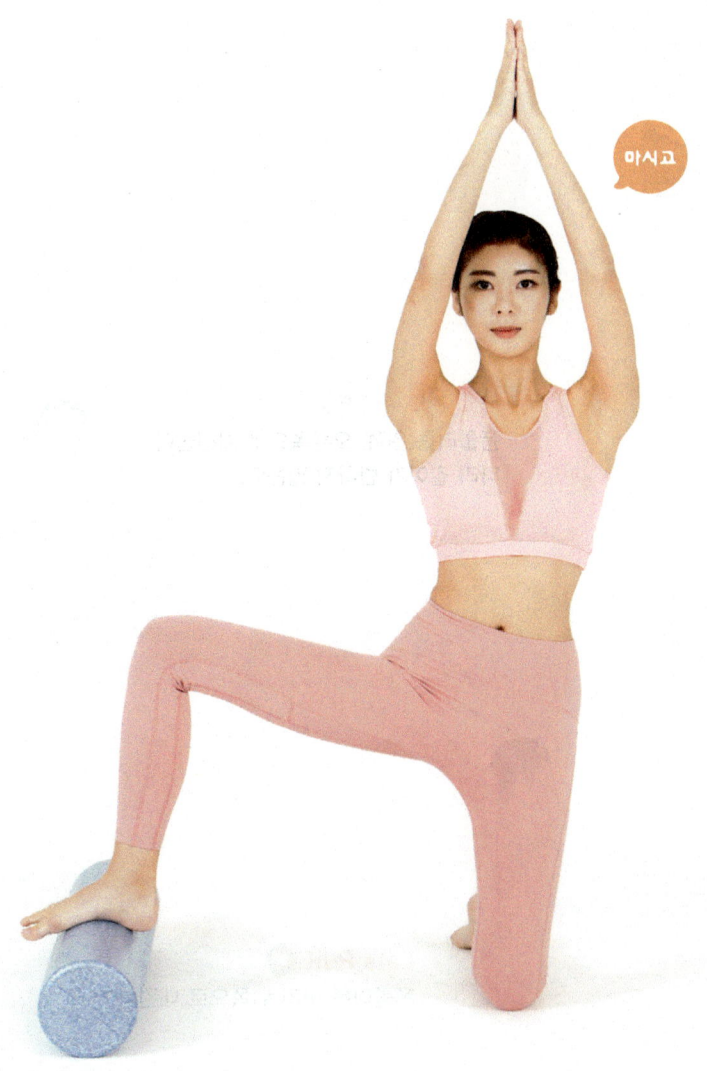

마시고

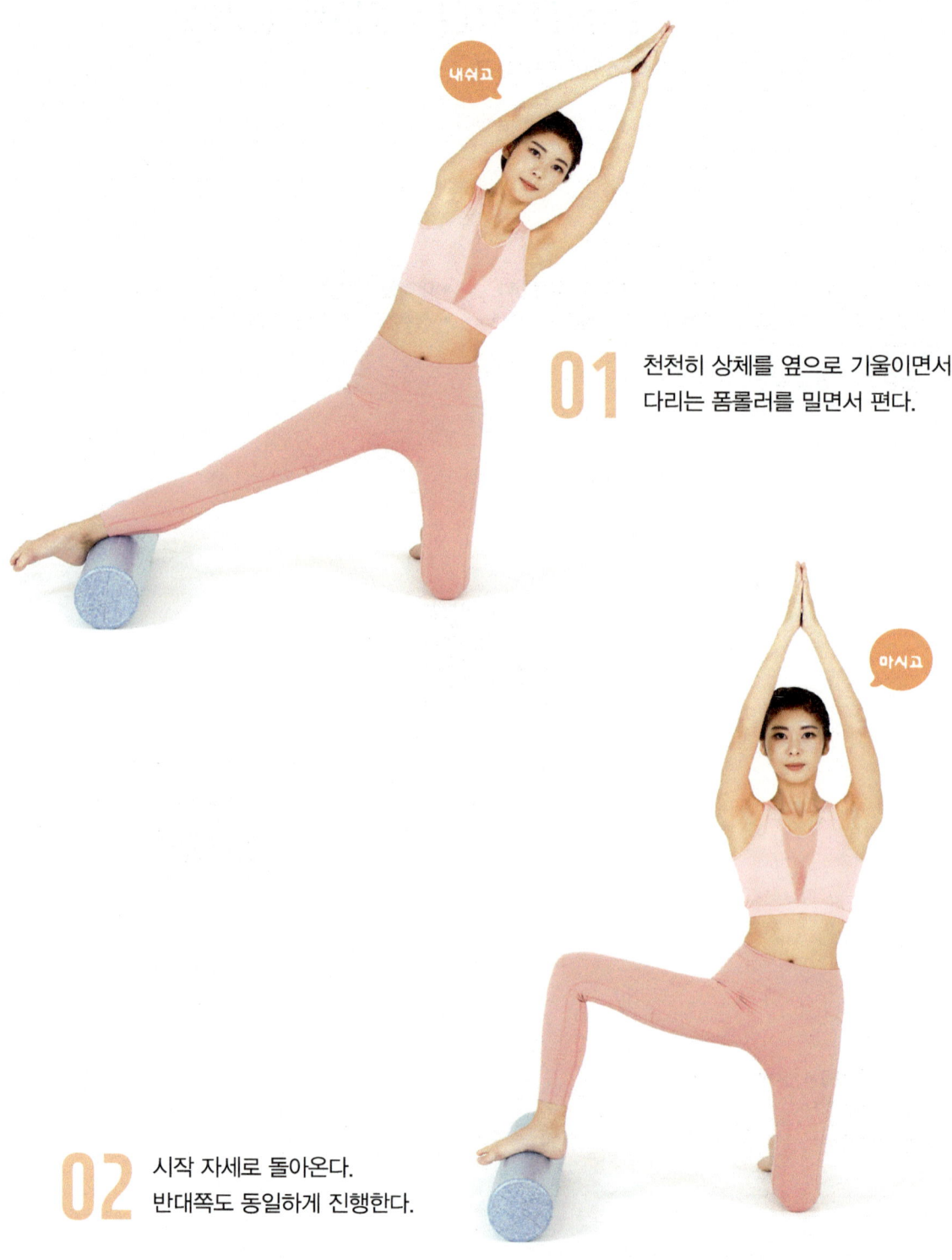

01 천천히 상체를 옆으로 기울이면서 다리는 폼롤러를 밀면서 편다.

02 시작 자세로 돌아온다. 반대쪽도 동일하게 진행한다.

13 Extend One Leg
익스텐드 원 레그

| 주요 효과 | 어깨 안정화, 혈액순환 개선, 전신 탄력성 증진

폼롤러

반복 횟수 6~10

시작 자세
- 척추 중립을 유지하고, 두 다리는 골반 너비로 정렬한다.
- 두 손은 가지런히 폼롤러 위에 올리고, 네발기기 자세를 취한다.
- 시선은 매트 끝을 향한다.

레슨 포인트
- 머리를 어깨보다 아래로 내리지 않는다.
- 척추가 아래로 내려가지 않는다.

Lv.2

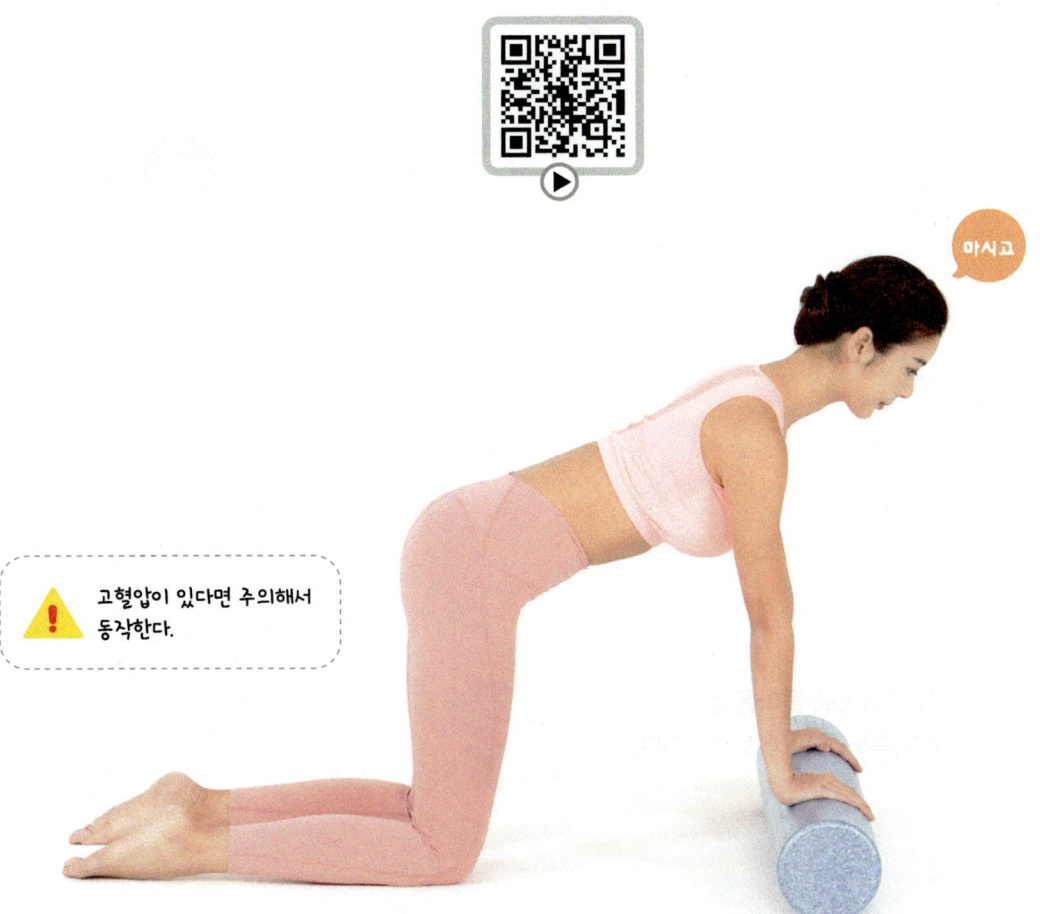

마시고

⚠️ 고혈압이 있다면 주의해서 동작한다.

01 두 다리는 골반 너비만큼 벌려 정렬하고,
엉덩이는 천장을 향한다.
두 손은 가지런히 폼롤러 위에 올려놓고,
시선은 바닥을 바라본다.

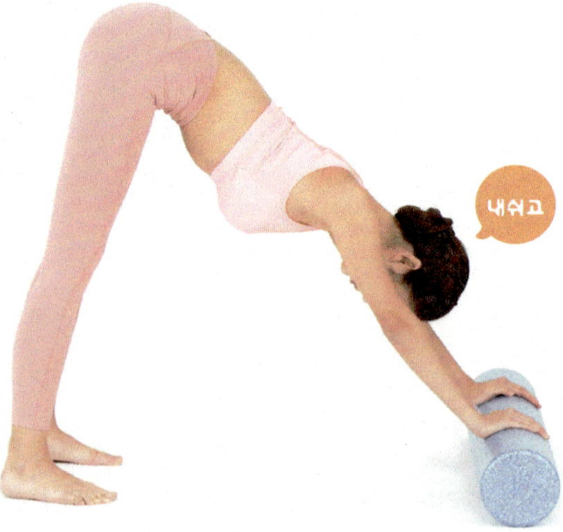

내쉬고

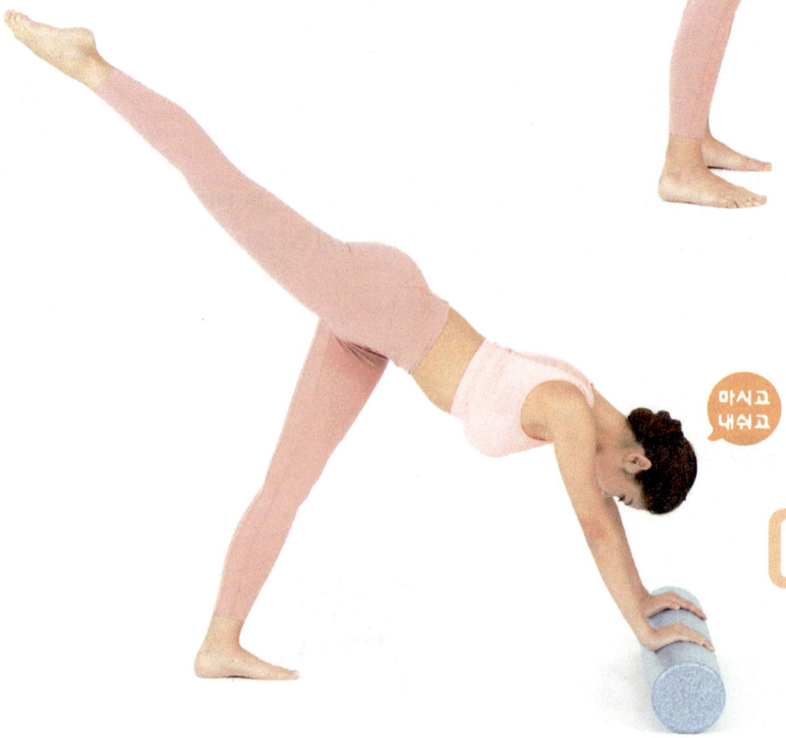

마시고 내쉬고

02 한 다리를 천천히 천장으로 뻗고,
발끝은 플랜타플렉션한다.

Transition Flow

Shoulder Movements ▶
폼롤러 위에 손목을 일직선으로 놓고
귀와 어깨를 내린다.

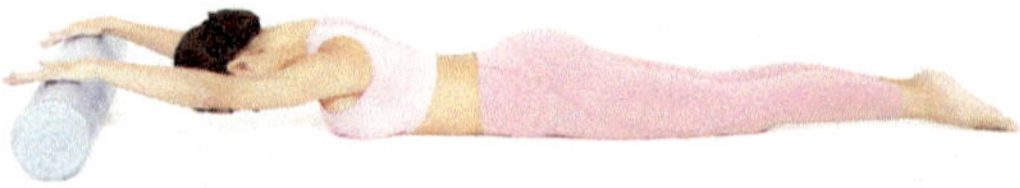

Swan ▶
팔꿈치를 굽히면서 폼롤러를
가슴 쪽으로 가져온다.

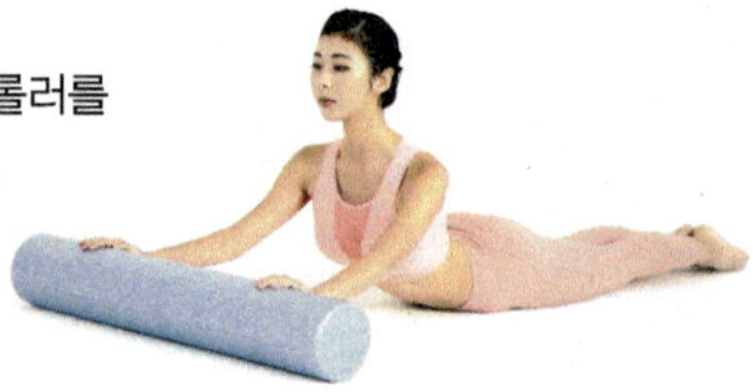

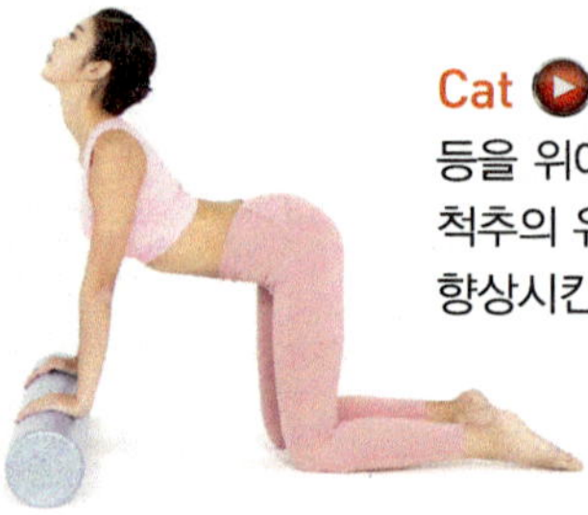

Cat ▶
등을 위아래로 내려
척추의 유연성을
향상시킨다.

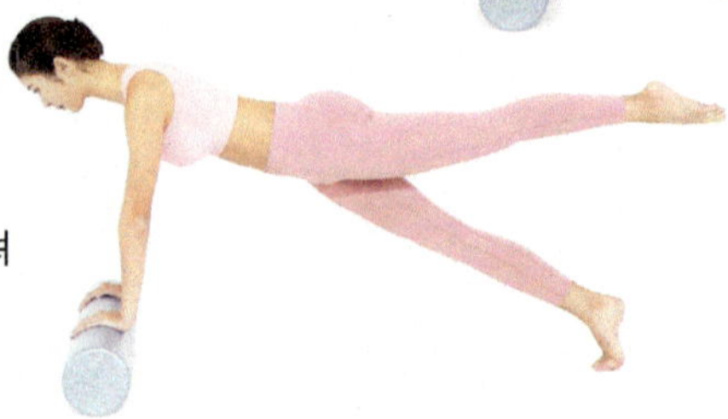

Lift One Leg ▶
두 팔을 가지런히 폼롤러 위에 올려
플랭크 자세를 취하고,
한쪽 다리는 45°로 들어 올린다.

FOAM ROLLER

14 Side Kick
사이드 킥

| 주요 효과 | 고관절·외전근 강화

폼롤러

반복 횟수 6~10

시작 자세
- 두 다리를 붙이고 매트 위에 서 있는 자세를 취한다.
- 한 팔은 허리를 짚고, 반대쪽 팔은 폼롤러를 짚는다.

레슨 포인트
- 다리가 과도하게 들리지 않도록 한다.
- 엉덩이를 위아래로 들지 않는다.

Lv.2

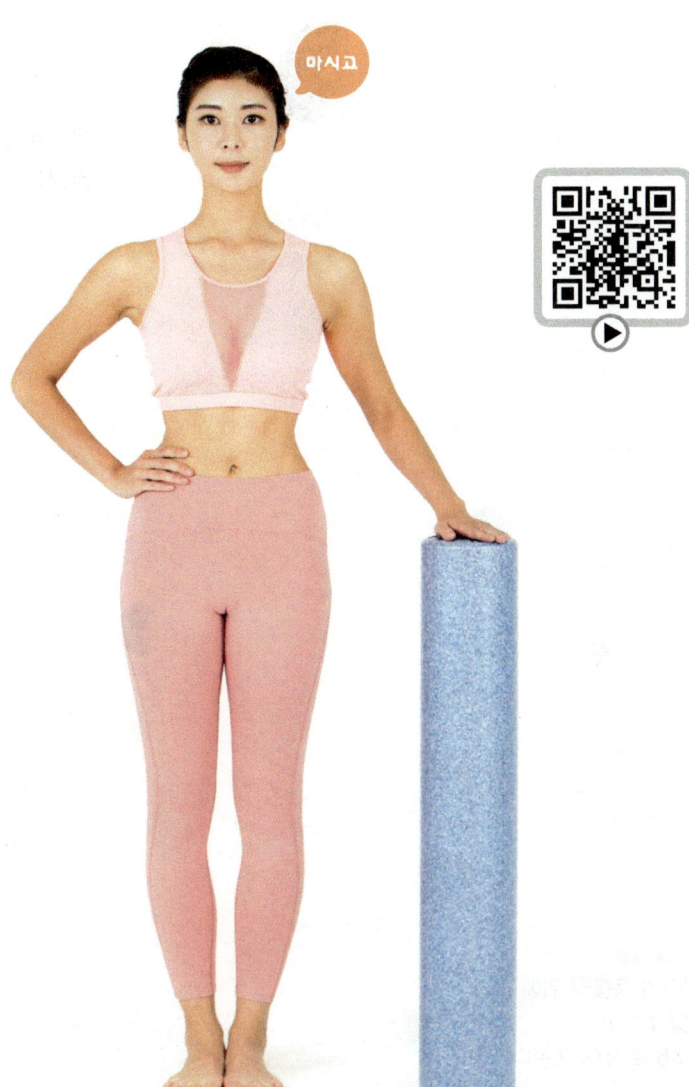

마시고

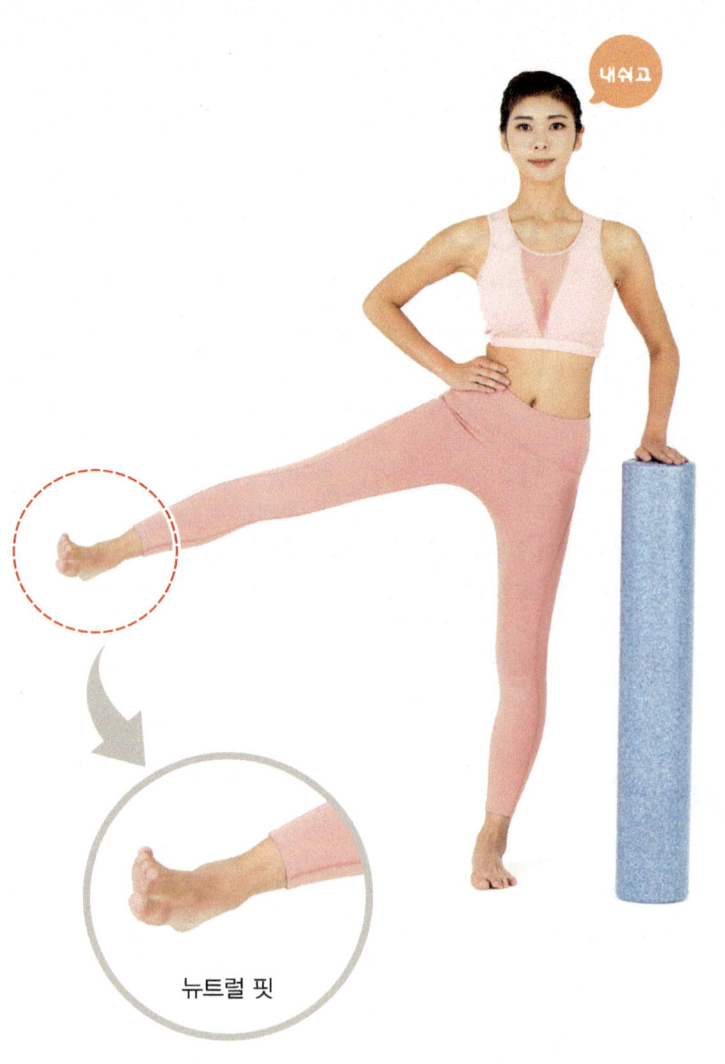

01 천천히 한 다리는 옆으로 들고, 발끝은 앞으로 뉴트럴 핏한다. 반대쪽 다리는 자연스럽게 매트 위에 내려놓는다.

뉴트럴 핏

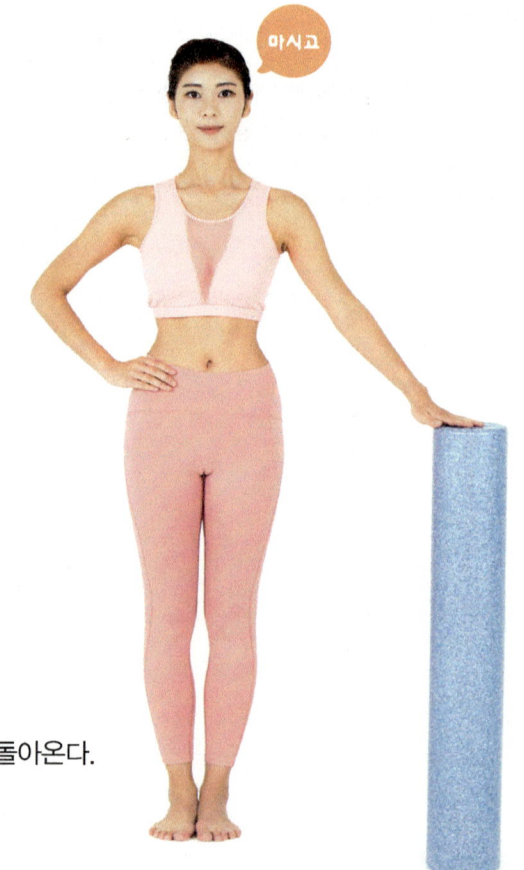

02 시작 자세로 돌아온다.

Transition Flow

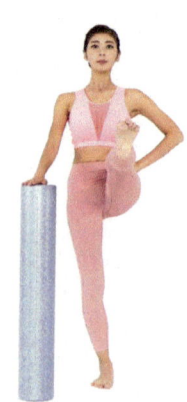

Leg Raising
천천히 한 다리를 무릎까지 올리고, 발끝은 플랜타플렉션한다.

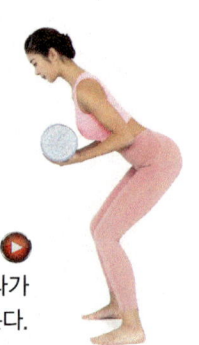

Arm Exercise
상체를 숙이며 두 팔은 앞으로 뻗었다가 다시 가슴으로 가지고 온다.

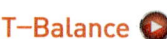

T-Balance
두 팔을 앞으로 하고 나란히 상체를 숙인다. 등을 펴며 다리를 올린다.

15 Balance
밸런스

| 주요 효과 | 코어 강화, 균형감각 향상

폼롤러

반복 횟수 1~2

시작 자세
- 두 다리는 폼롤러 위에 올려놓는다.
- 두 손은 허리 옆에 올려놓는다.

레슨 포인트
- 폼롤러가 앞뒤로 움직이지 않도록 한다.
- 균형을 잡는 시간을 측정한다.

Lv.2

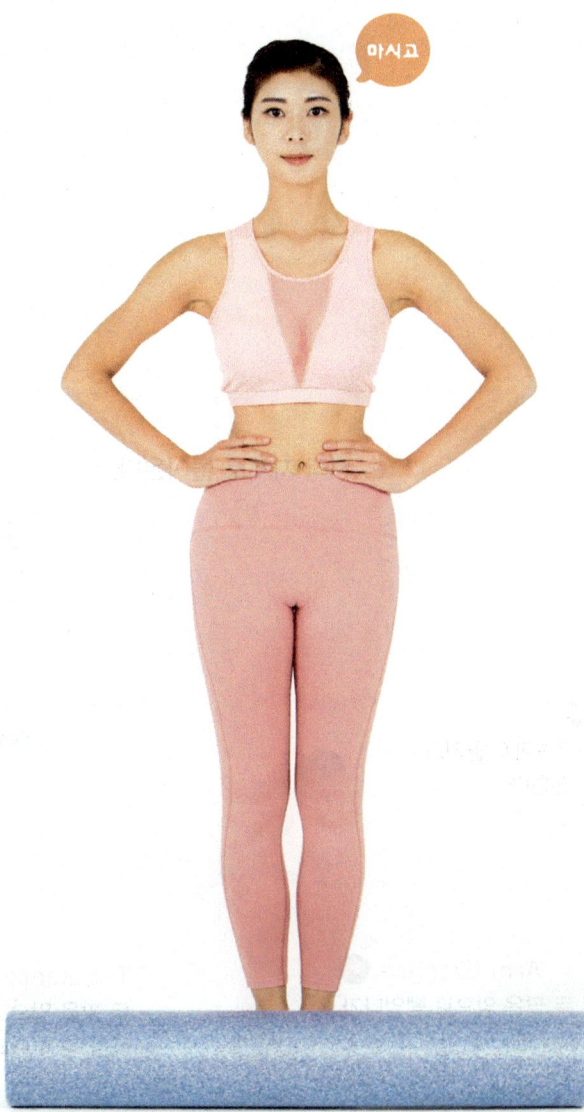

마시고

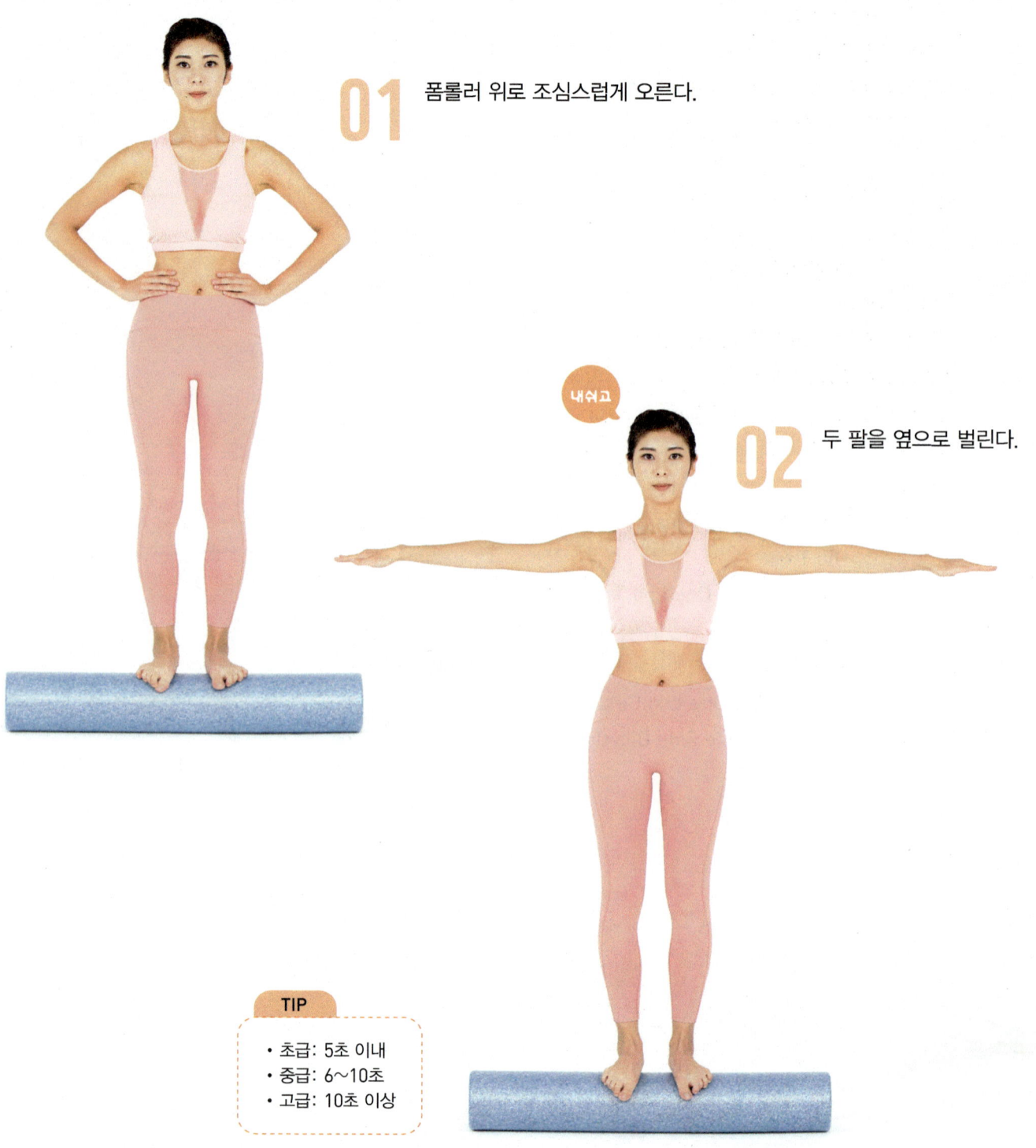

01 폼롤러 위로 조심스럽게 오른다.

02 두 팔을 옆으로 벌린다.

내쉬고

TIP
- 초급: 5초 이내
- 중급: 6~10초
- 고급: 10초 이상

01. 롤 다운 앤 업 Roll Down & Up
02. 숄더 엘리베이션 Shoulder Elevation
03. 암 서클 Arm Circles
04. 티저 애로윙 Teaser Arrowing
05. 롤링 라이크 어 볼 Rolling Like A Ball
06. 애로윙 트위스트 Arrowing Twist
07. 스파인 익스텐션 Spine Extension
08. 스완 스위밍 Swan Swimming
09. 그래스호퍼 Grasshopper
10. 워킹 리자드 Walking Lizard
11. 사이드 시저 Side Scissor
12. 레그 풀 프런트 Leg Pull Front
13. 스완 다이브 Swan Dive
14. 리버스 튜빙 시저 Reverse Tubing Scissor
15. 풀링 프로그 Pulling Frog
16. 크리스 크로스 Criss Cross
17. 시팅 레그 프레스 Sitting Leg Press
18. 힙 트위스트 Hip Twist
19. 스파인 원 레그 아크 Supine One Leg Arc
20. 시저 Scissor
21. 프로그 레그 Frog Leg
22. 더블 원 레그 서클 Double One Leg Circles
23. 더블 사이드 바이시클 Double Side Bicycles

TUBING BAND
튜빙밴드

튜빙밴드는 휴대성이 뛰어나며 어디서든 쉽게 운동할 수 있는 필라테스 소도구다. 특히 하지 근육을 강화시키고 어깨, 골반 등의 움직임을 조절하는 데 매우 효과적이다.

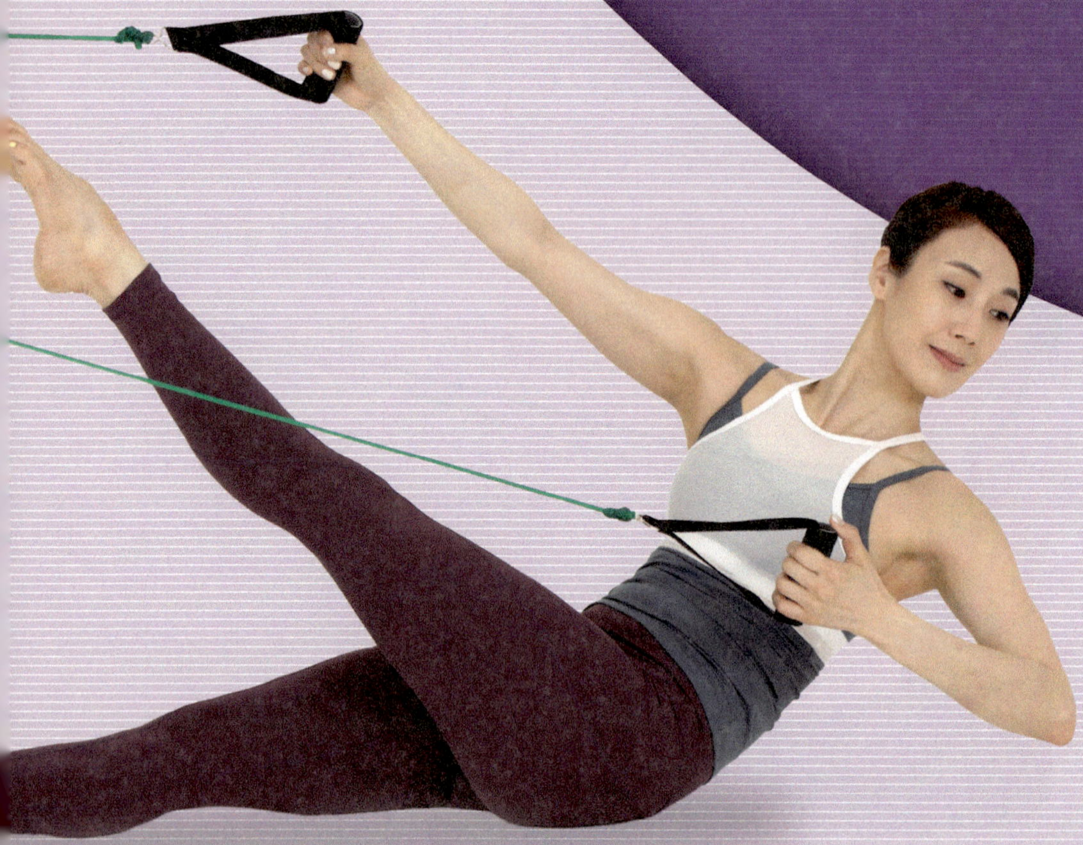

01 Roll Down & Up
롤 다운 앤 업

| 주요 효과 | 척추 유연성 향상, 코어 강화, 하지 근육 강화

튜빙밴드

반복 횟수 4~6

세팅
- sitting
- DIRECTION 축
- STRAP 손

※ 튜빙 고리를 바(bar) 또는 문틈에 고정한다.

시작 자세
- 척추 중립을 유지하고 앉는다.
- 두 다리를 모아 뻗는다.
- 튜빙을 잡은 두 손을 가슴 앞에 둔다.

레슨 포인트
- 척추의 움직임을 물 흐르듯 자연스럽게 한다.
- 어깨가 올라가지 않도록 한다.
- 다리가 매트에서 떨어지지 않도록 한다.

Lv. 1

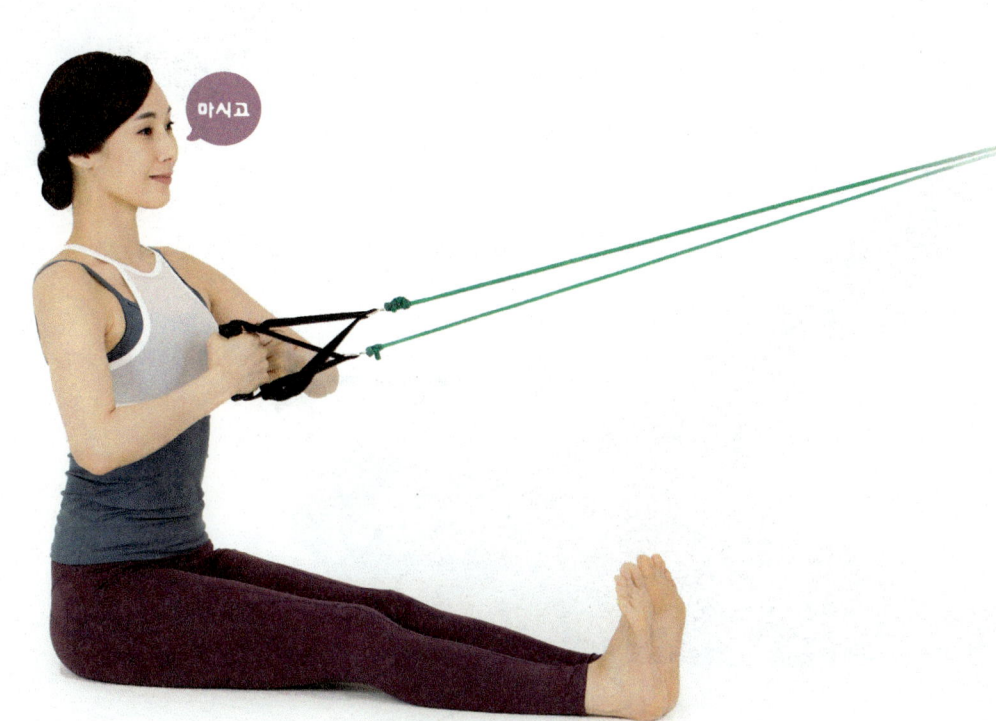

마시고

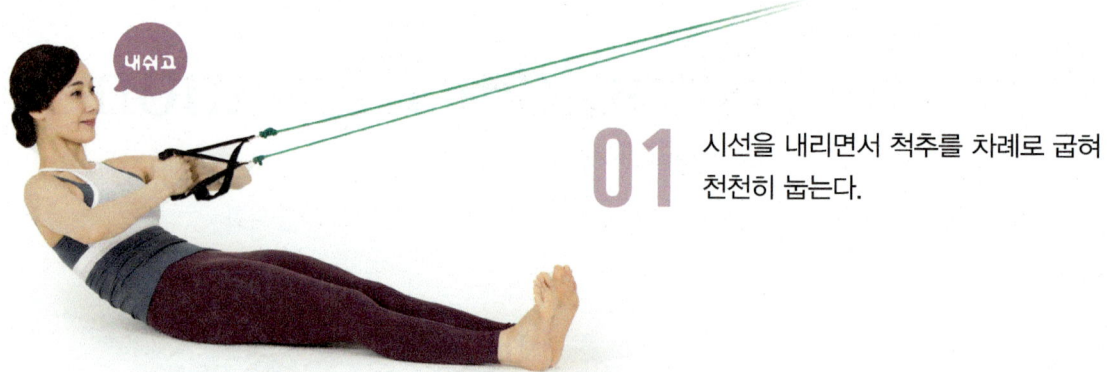

01 시선을 내리면서 척추를 차례로 굽혀 천천히 눕는다.

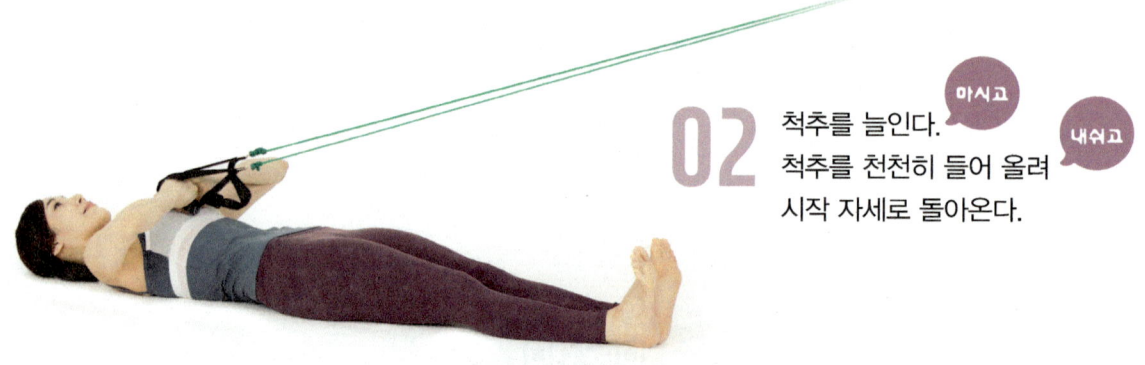

02 척추를 늘인다.
척추를 천천히 들어 올려 시작 자세로 돌아온다.

Transition Flow

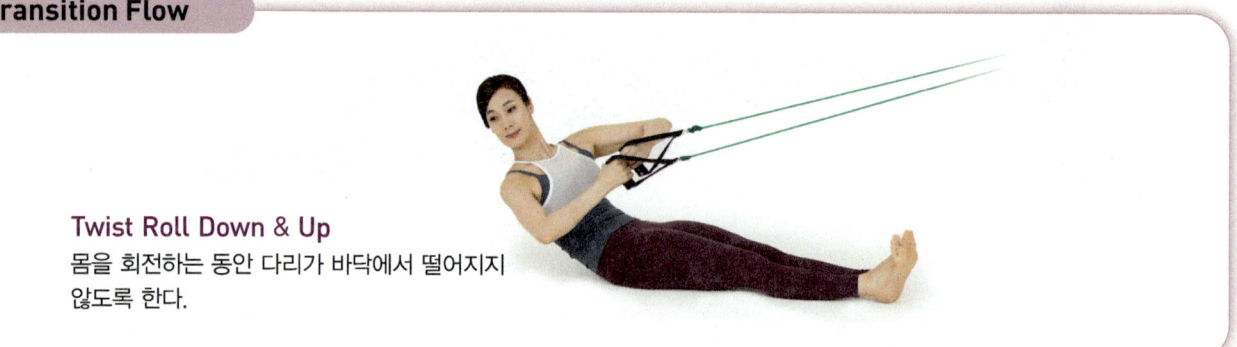

Twist Roll Down & Up
몸을 회전하는 동안 다리가 바닥에서 떨어지지 않도록 한다.

02 Shoulder Elevation
숄더 엘리베이션

| 주요 효과 | 어깨 안정화 향상, 목 주변 근육 긴장 완화

튜빙밴드

반복 횟수 4~6

세팅
- supine
- DIRECTION　축 반대
- STRAP　　　손

※ 튜빙 고리를 바(bar) 또는 문틈에 고정한다.

시작 자세
- 튜빙을 잡고 눕는다.
- 두 손은 골반 옆에 두고 두 다리를 모아 뻗는다.

레슨 포인트
- 양쪽 어깨가 동시에 올라가고 내려가도록 한다.
- 한쪽 어깨가 과도하게 틀어지지 않도록 한다.
- 다리가 벌어지지 않도록 한다.

Lv. 1

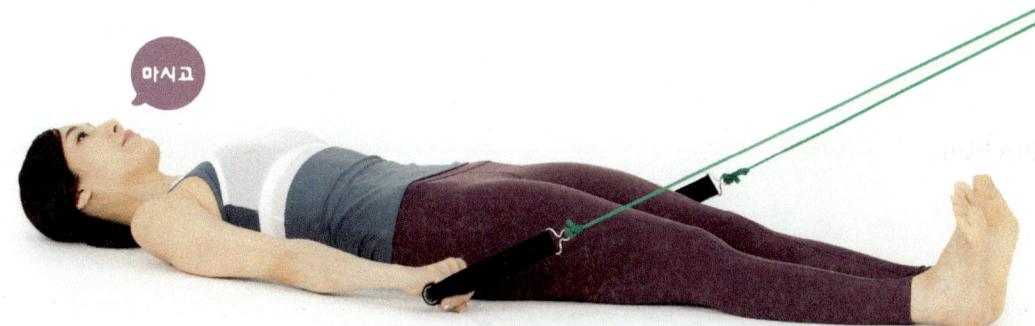

마시고

01 어깨를 귀까지 끌어 올린다.

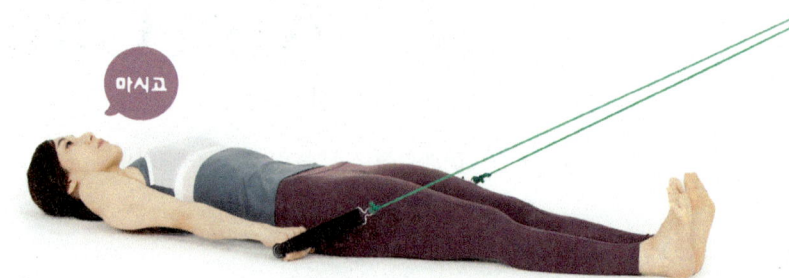

02 어깨를 내려 시작 자세로 돌아온다.

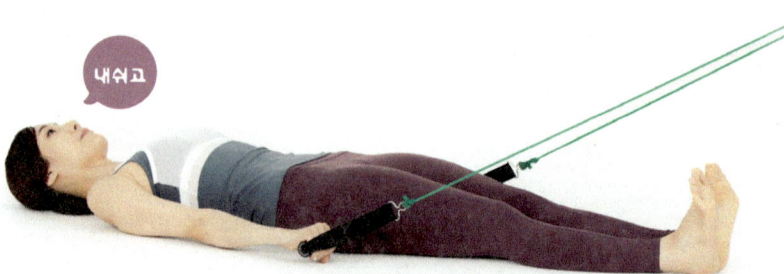

Transition Flow

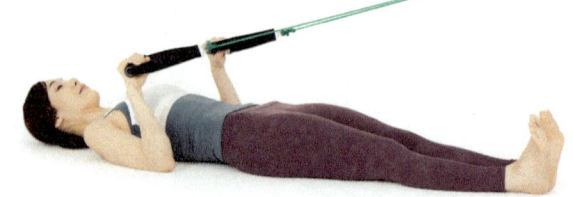

Elbow Movement
팔꿈치를 굽힐 때 어깨가 과도하게 앞으로 쏠리지 않도록 동작한다.

Shoulder External Rotation
두 손을 옆으로 벌릴 때, 갈비뼈가 벌어지지 않도록 동작한다.

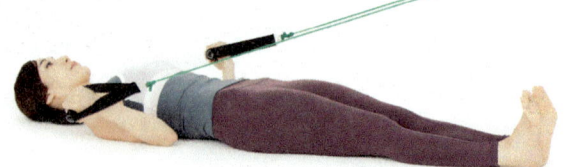

03 Arm Circles
암 서클

| 주요 효과 | 어깨관절 조절 능력 향상, 어깨와 가슴 근육 이완, 어깨 안정성 향상

튜빙밴드

반복 횟수 4

세팅
- supine
- DIRECTION　축 반대
- STRAP　　　손

※ 튜빙 고리를 바(bar) 또는 문틈에 고정한다.

시작 자세
- 튜빙을 잡고 눕는다.
- 두 다리를 모아 뻗는다.

레슨 포인트
- 두 팔의 움직임에서 원의 크기를 동일하게 한다.
- 다리가 벌어지지 않도록 한다.
- 갈비뼈가 벌어지지 않도록 한다.
- 손목을 꺾지 않는다.

Lv.2

마시고

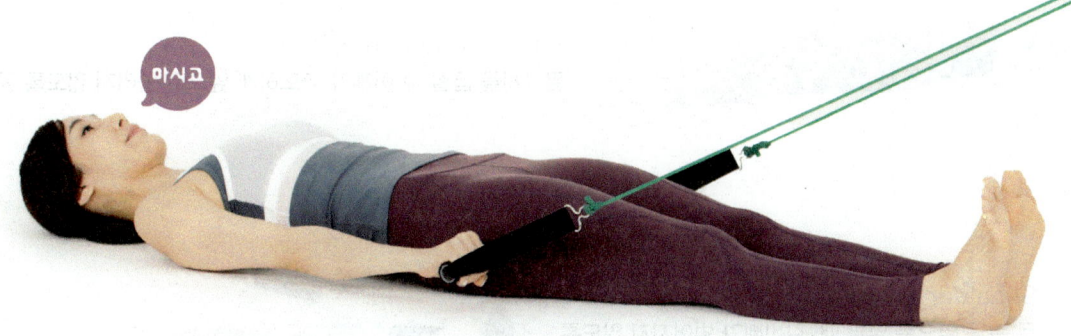

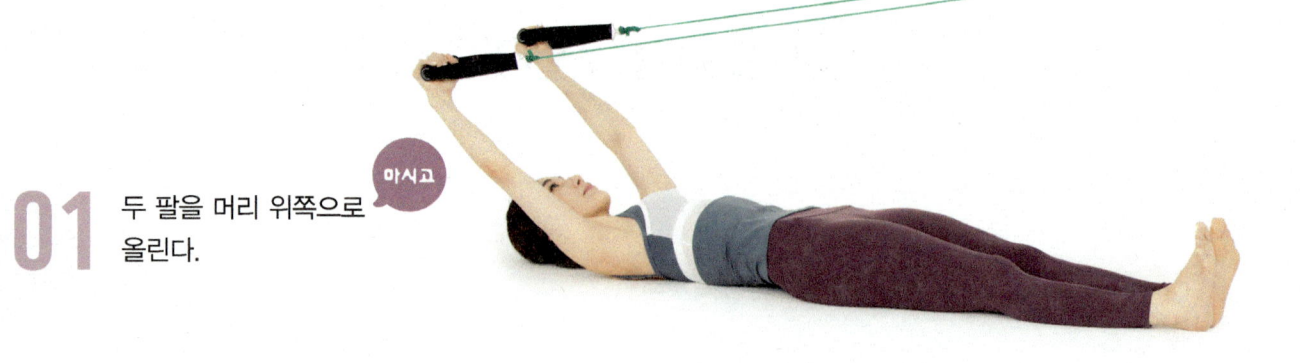

01 두 팔을 머리 위쪽으로 올린다.

마시고

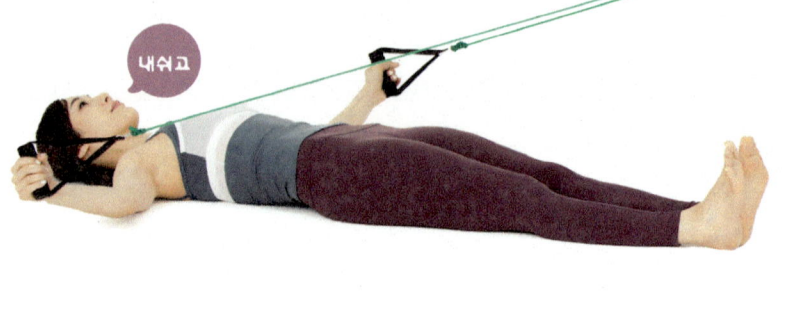

02 두 팔을 옆으로 천천히 내려 시작 자세로 돌아온다.

내쉬고

Transition Flow

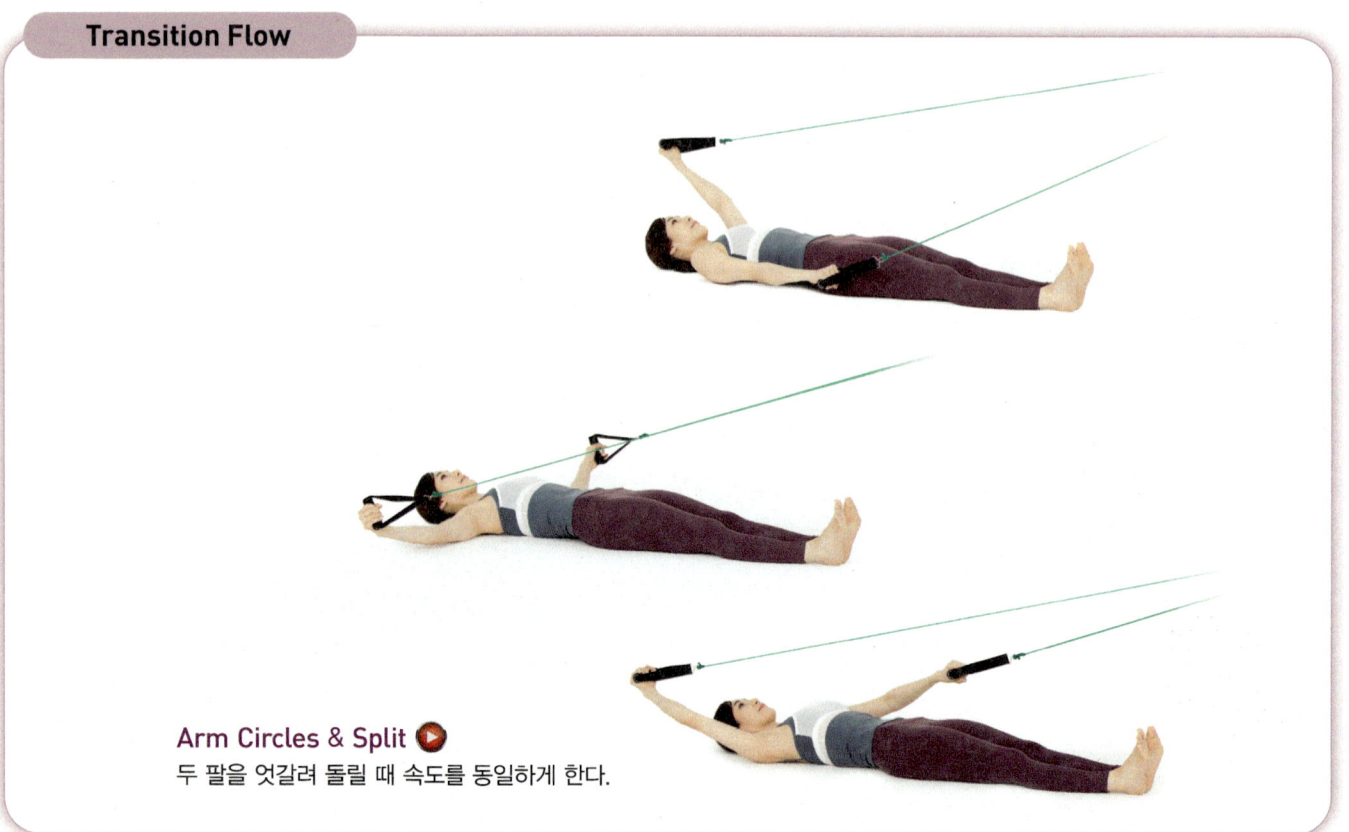

Arm Circles & Split
두 팔을 엇갈려 돌릴 때 속도를 동일하게 한다.

04 Teaser Arrowing
티저 애로윙

| 주요 효과 | 코어 강화, 몸통 안정성 향상, 균형감 향상, 척추 유연성 향상, 척추 신전 근육 강화

튜빙밴드

반복 횟수 4

세팅
- supine
- DIRECTION 축 반대
- STRAP 손

※ 튜빙 고리를 바(bar) 또는 문틈에 고정한다.

시작 자세
- 튜빙을 잡고 등을 대고 눕는다.
- 두 다리를 모아 뻗고 발목은 돌시 플렉션한다.
- 두 팔을 머리 위로 올린다.

레슨 포인트
- 갈비뼈가 벌어지지 않도록 한다.
- 몸통을 회전할 때 골반이 틀어지지 않도록 한다.
- 어깨가 올라가지 않도록 한다.

Lv.2

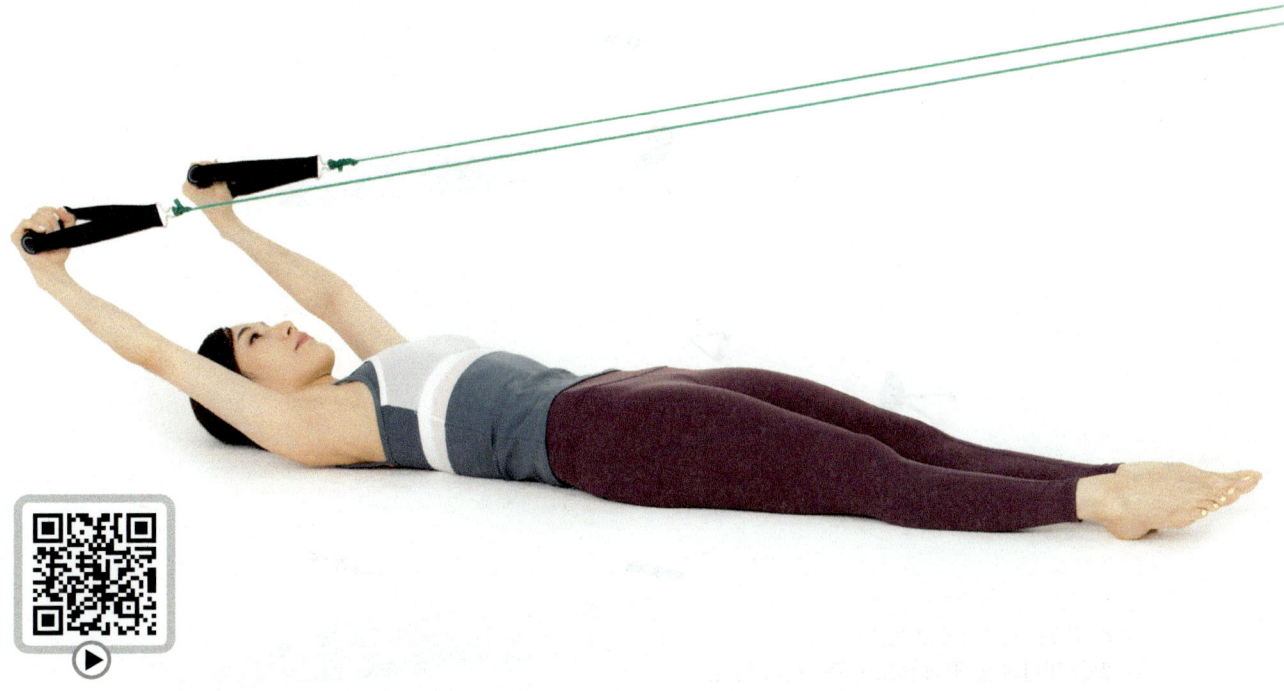

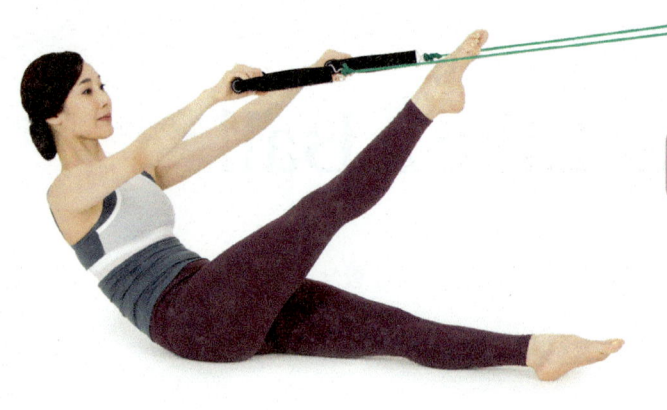

01 두 팔과 오른쪽 다리를 동시에 들어 올린다.
척추를 늘인다.

내쉬고 / 마시고

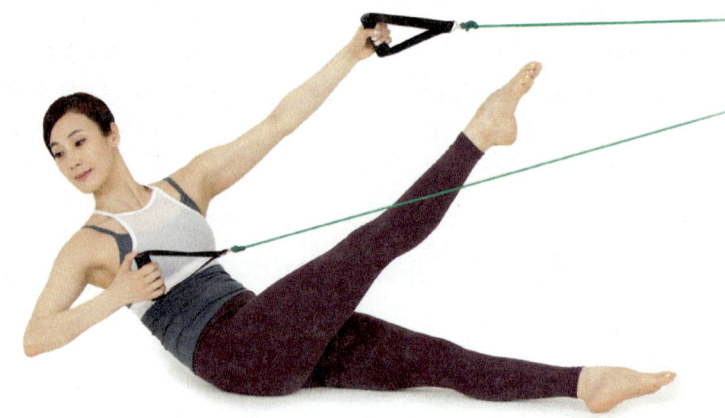

02 몸통을 오른쪽으로 회전하고, 오른쪽 팔꿈치를 구부려 튜빙을 당긴다.

내쉬고

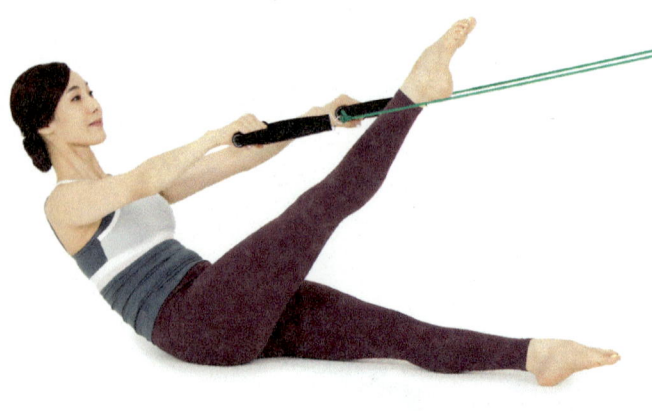

03 몸통을 정면으로 향한다.

마시고

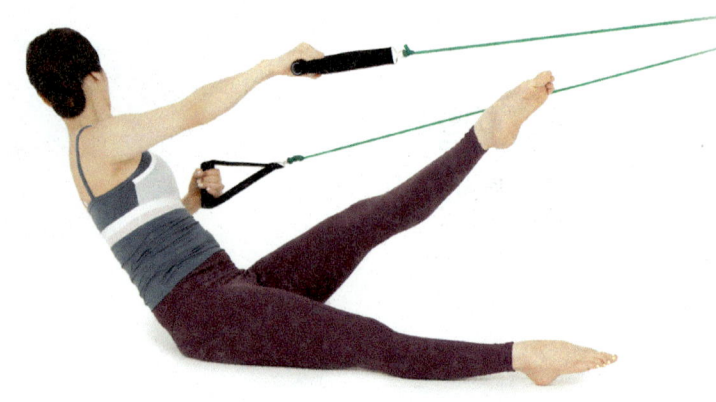

04 몸통을 반대 방향으로 비틀고 팔꿈치를 구부려 튜빙을 당긴다.
다리를 바꿔 들어 올린다.

내쉬고

05 Rolling Like a Ball
롤링 라이크 어 볼

| 주요 효과 | 몸통 안정성 향상, 목과 허리 주변 근육 이완, 균형성 향상, 코어 강화

튜빙밴드

반복 횟수 4

세팅
- sitting
- DIRECTION 축
- STRAP 손

※튜빙 고리를 바(bar) 또는 문틈에 고정한다.

시작 자세
- 두 다리를 가슴 쪽으로 모아 앉는다.
- 몸통을 공처럼 둥글게 하고 무릎을 구부려 바닥에서 들어 올린다.
- 두 팔을 옆으로 벌린다.

레슨 포인트
- 뒤로 구를 때 머리를 뒤로 넘기지 않는다.
- 어깨가 올라가지 않도록 한다.
- 동작을 하는 동안 두 팔을 구부리지 않는다.

Lv.2

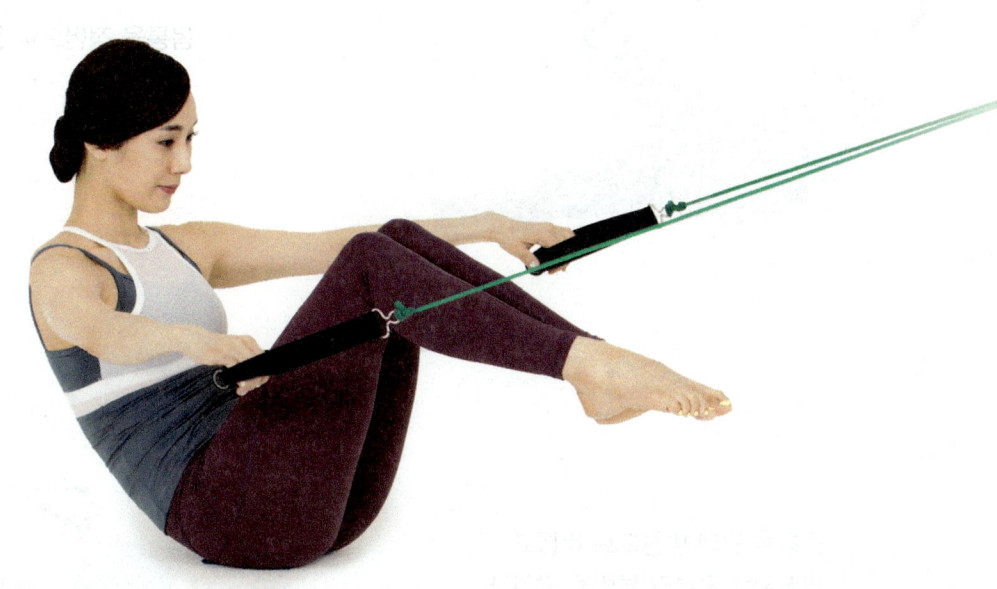

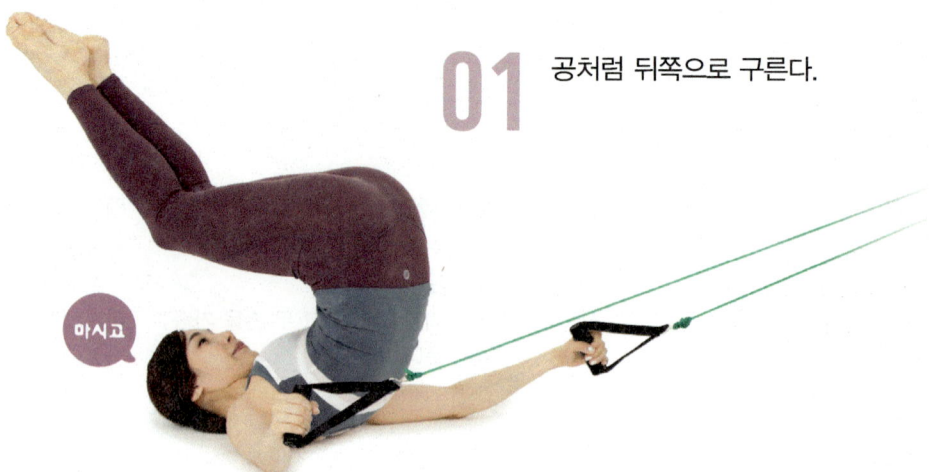

01 공처럼 뒤쪽으로 구른다.

마시고

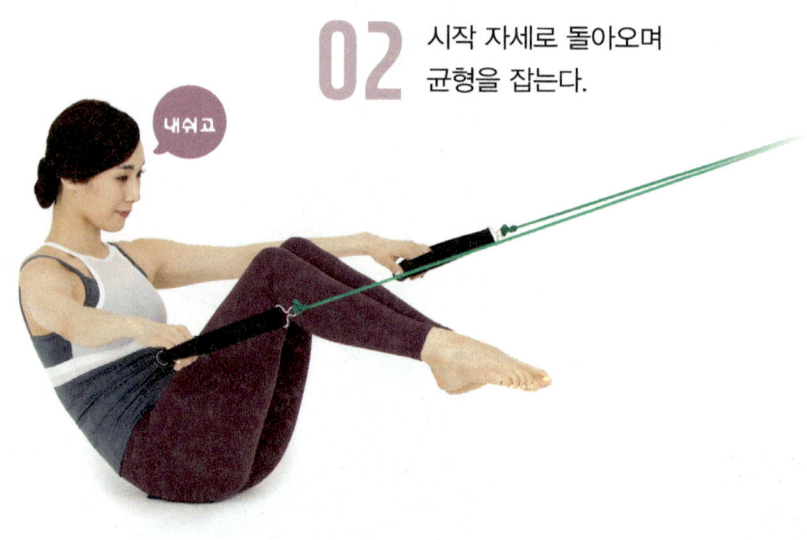

02 시작 자세로 돌아오며 균형을 잡는다.

내쉬고

06 Arrowing Twist
애로윙 트위스트

| 주요 효과 | 복부 내·외전근 강화, 척추 신전근 강화, 척추 유연성과 몸통 안정성 향상

튜빙밴드

반복 횟수 4

세팅
- sitting
- DIRECTION 축
- STRAP 손

※ 튜빙 고리를 바(bar) 또는 문틈에 고정한다.

시작 자세
- 튜빙을 잡고 축을 향해 몸통을 세워 앉는다.
- 두 다리를 모아 뻗고 두 손을 가슴 앞에 둔다.

레슨 포인트
- 몸을 회전하는 동안 골반이 틀어지지 않도록 한다.
- 어깨가 올라가지 않도록 한다.

Lv.2

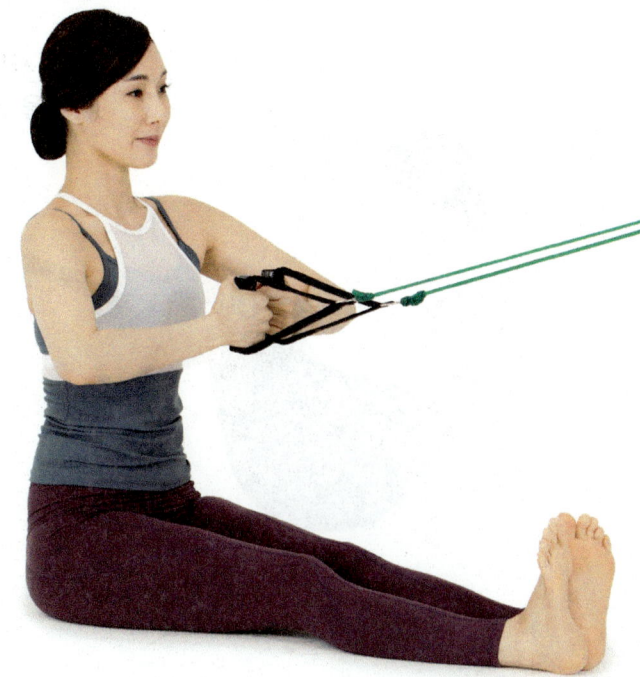

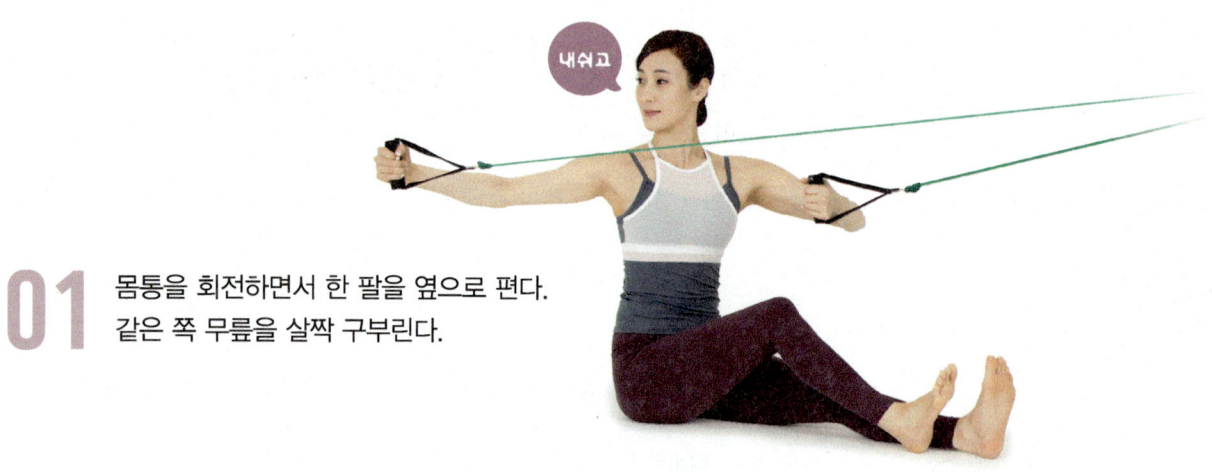

01 몸통을 회전하면서 한 팔을 옆으로 편다.
같은 쪽 무릎을 살짝 구부린다.

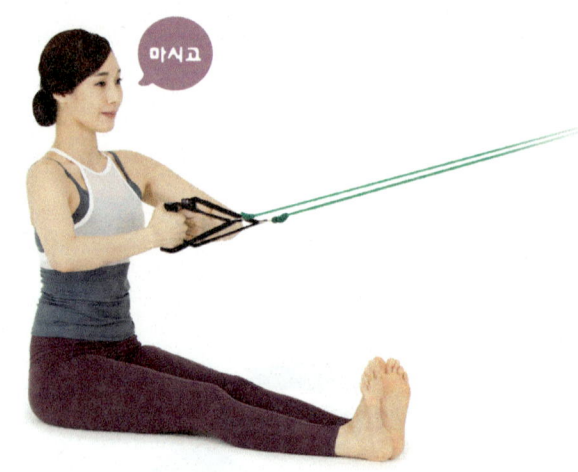

02 시작 자세로 돌아온다.

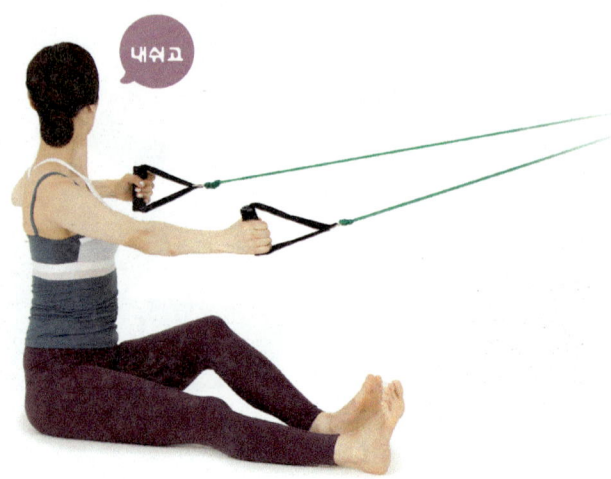

03 반대쪽으로 동작한다.

07 Spine Extension
스파인 익스텐션

| 주요 효과 | 척추 신전근 강화, 코어 활성화, 어깨 조절 능력 향상, 몸통 전면 스트레칭

튜빙밴드

반복 횟수 4~6

세팅
- sitting
- DIRECTION 축 반대
- STRAP 손

※튜빙 고리를 바(bar) 또는 문틈에 고정한다.

시작 자세
- 축의 반대 방향으로 돌아앉아 한쪽 무릎은 구부리고, 두 팔은 어깨 너비로 하여 천장으로 든다.
- 뒤쪽 다리는 길게 편다.

레슨 포인트
- 동작을 하는 동안 몸통이 옆으로 쏠리지 않게 유지한다.
- 척추를 길게 늘인다.

Lv.1

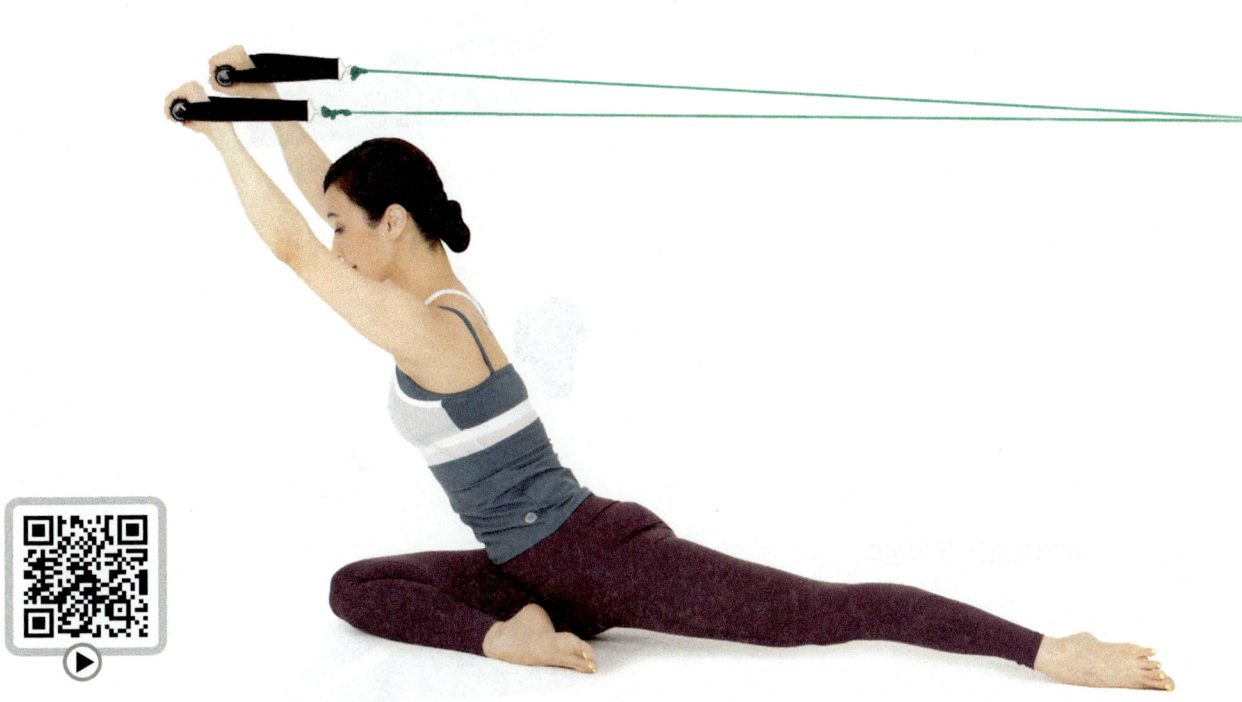

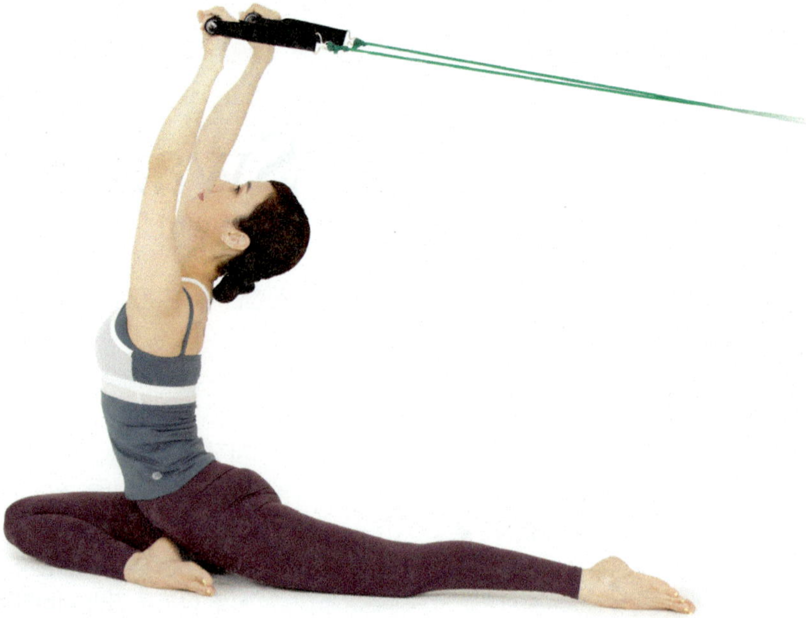

01 척추를 신전한다. 마시고

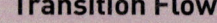

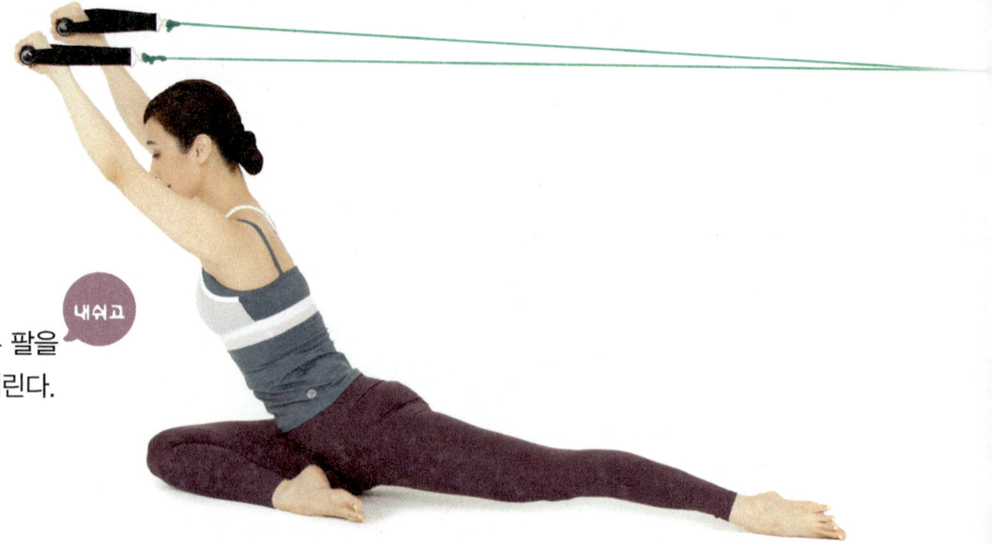

02 상체를 구부리며 두 팔을 대각선 방향으로 내린다. 내쉬고

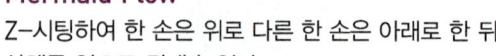

Transition Flow

Mermaid Flow

Z-시팅하여 한 손은 위로 다른 한 손은 아래로 한 뒤, 상체를 옆으로 길게 늘인다.

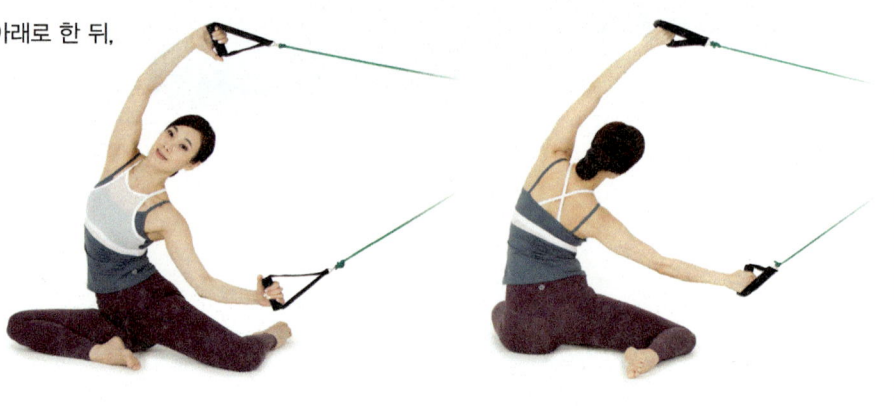

08 Swan Swimming
스완 스위밍

| 주요 효과 | 척추 신전근 강화, 몸통 안정성 향상, 고관절 신전과 굴곡 근육 강화

튜빙밴드

반복 횟수 4

세팅
- prone
- DIRECTION 축
- STRAP 발

※ 튜빙 고리를 바(bar) 또는 문틈에 고정한다.

시작 자세
- 두 발에 튜빙을 걸고, 머리는 축을 향해 엎드린다.
- 두 팔은 옆으로 벌린다.
- 두 다리를 골반 너비만큼 벌린다.

레슨 포인트
- 동작을 하는 동안 몸통이 흔들리지 않도록 한다.
- 어깨가 올라가지 않도록 한다.
- 허리를 과신전하지 않는다.

Lv.2

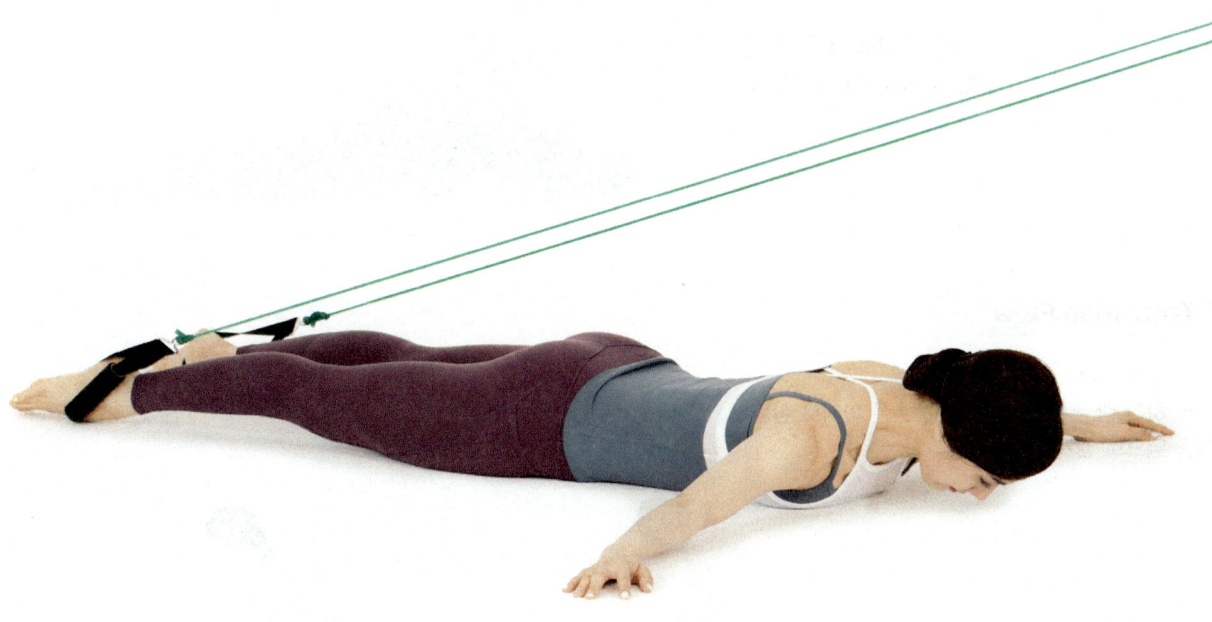

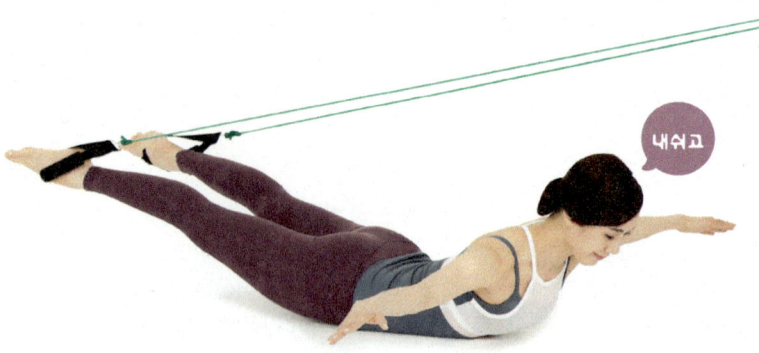

01 상체를 들어 올리고 두 팔과 두 다리를 바닥에서 들어 올린다.

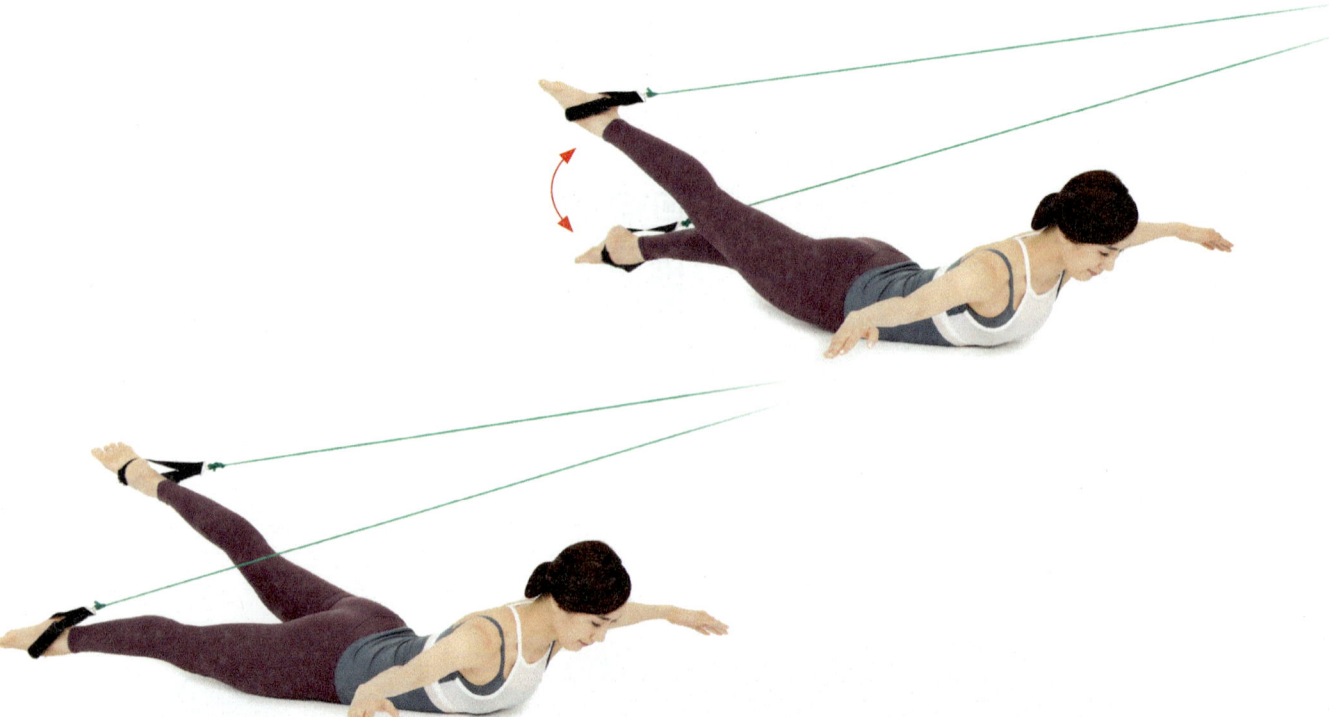

02 호흡을 하면서 두 다리를 번갈아 찬다(발차기 8회). 이때 팔은 움직이지 않는다.

09 Grasshopper
그래스호퍼

| 주요 효과 | 척추 신전 근육 강화, 하지 조절 능력 향상, 몸통 전면 스트레칭

튜빙밴드

반복 횟수 4~6

세팅
- prone
- DIRECTION 축
- STRAP 발

※튜빙 고리를 바(bar) 또는 문틈에 고정한다.

시작 자세
- 두 발에 튜빙을 걸고, 머리는 축을 향해 배를 대고 엎드린다.
- 두 손을 모아 이마 밑에 두고, 두 다리를 골반 너비만큼 벌린다.
- 발목은 플랜타플렉션한다.

레슨 포인트
- 다리가 올라갈 때, 다리와 척추 그리고 머리가 일직선을 이룬다.
- 어깨와 목이 긴장되지 않도록 한다.

Lv.1

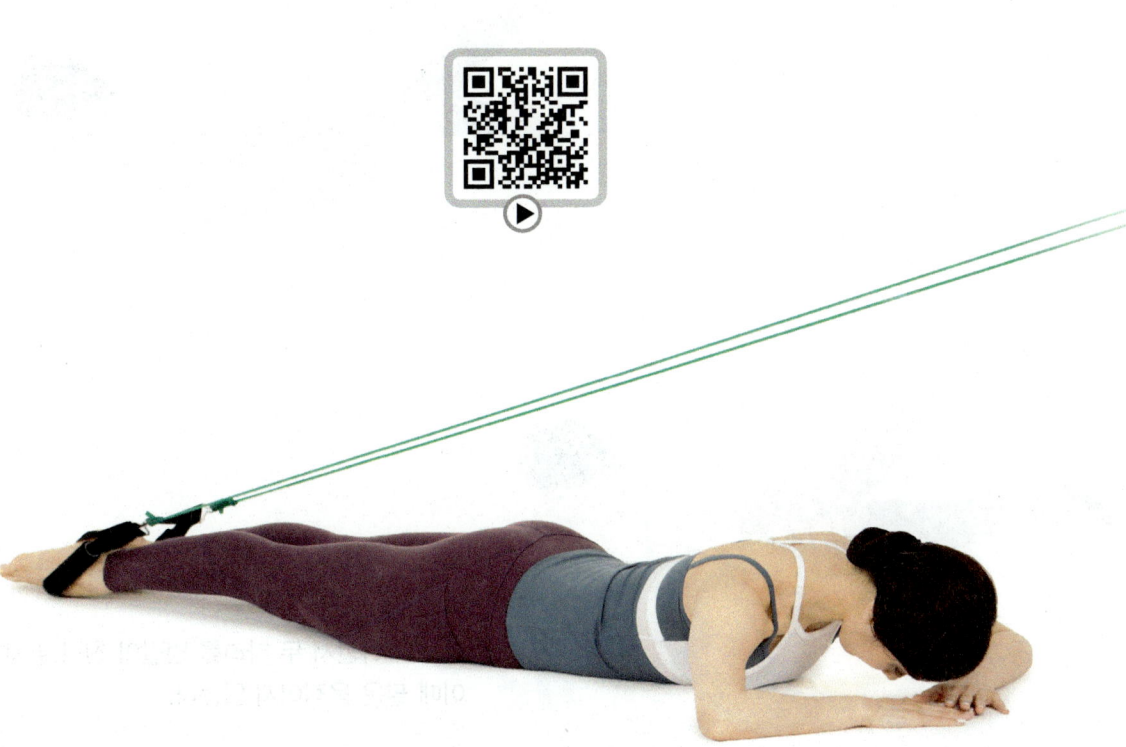

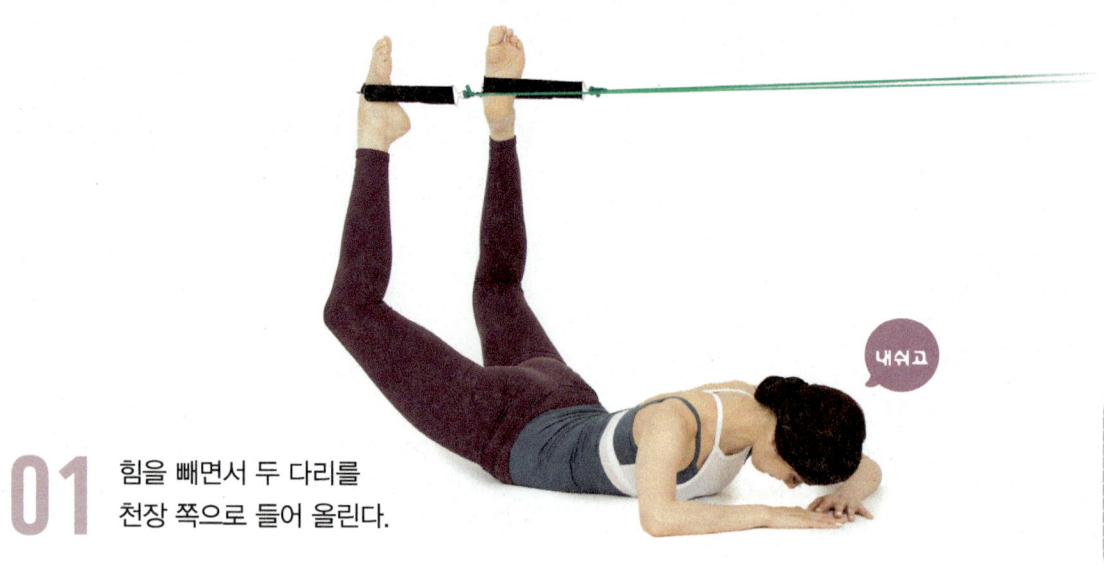

01 힘을 빼면서 두 다리를 천장 쪽으로 들어 올린다.

내쉬고

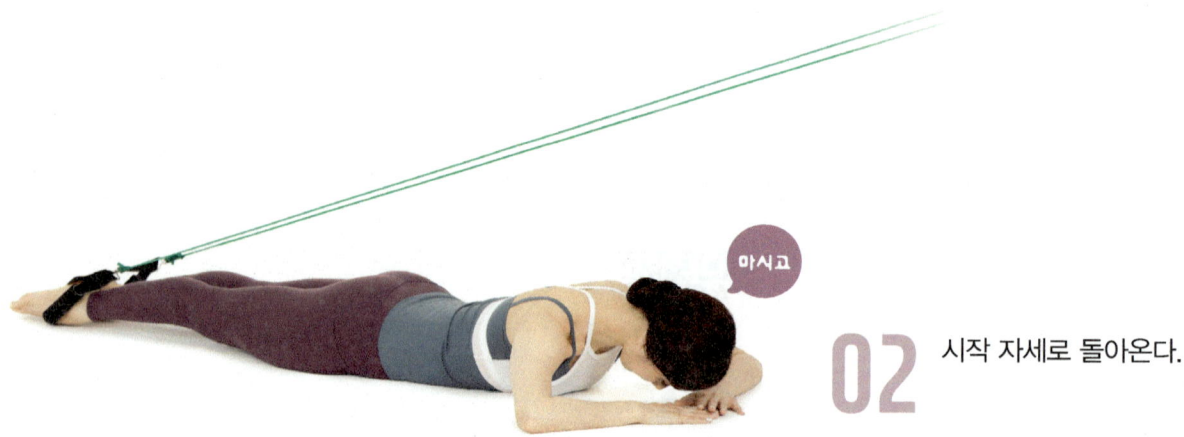

마시고

02 시작 자세로 돌아온다.

Transition Flow

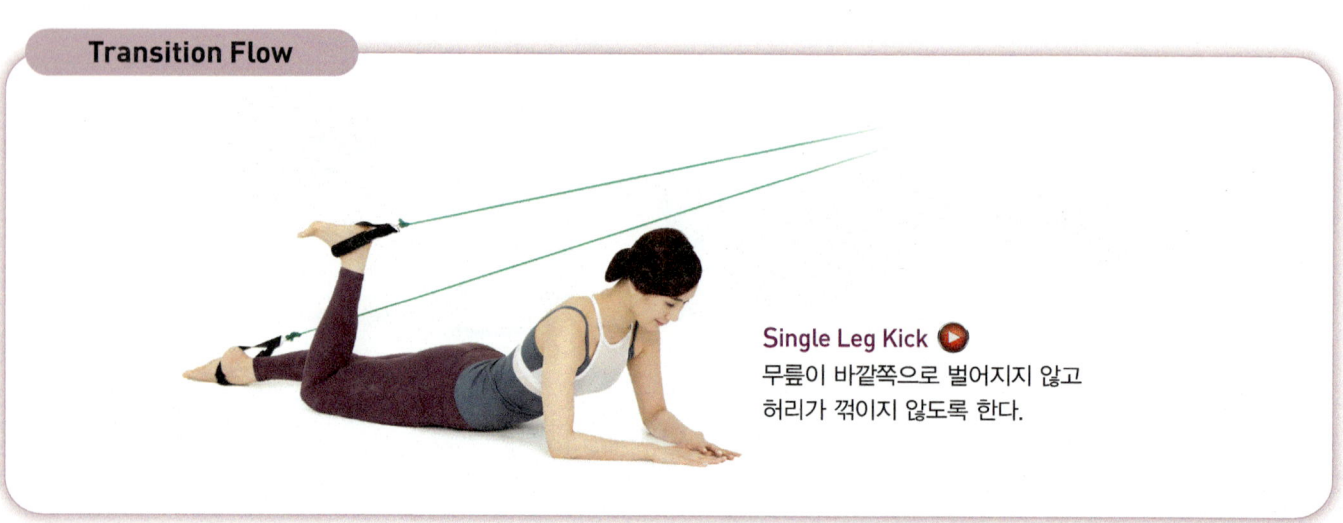

Single Leg Kick ▶
무릎이 바깥쪽으로 벌어지지 않고 허리가 꺾이지 않도록 한다.

10 Walking Lizard
워킹 리자드

| 주요 효과 | 코어 강화, 상체 근력 강화, 척추 유연성 향상, 하복부 근육 강화

튜빙밴드

반복 횟수 4

세팅
- prone
- DIRECTION 축
- STRAP 발

※ 튜빙 고리를 바(bar) 또는 문틈에 고정한다.

시작 자세
- 두 발에 튜빙을 걸고, 머리는 축을 향해 배를 대고 엎드린다.
- 두 손을 가슴 옆에 둔다.

레슨 포인트
- 어깨가 올라가지 않도록 한다.
- 지지하는 다리가 바깥으로 밀리지 않는다.
- 목을 과신전하지 않는다.

Lv.2

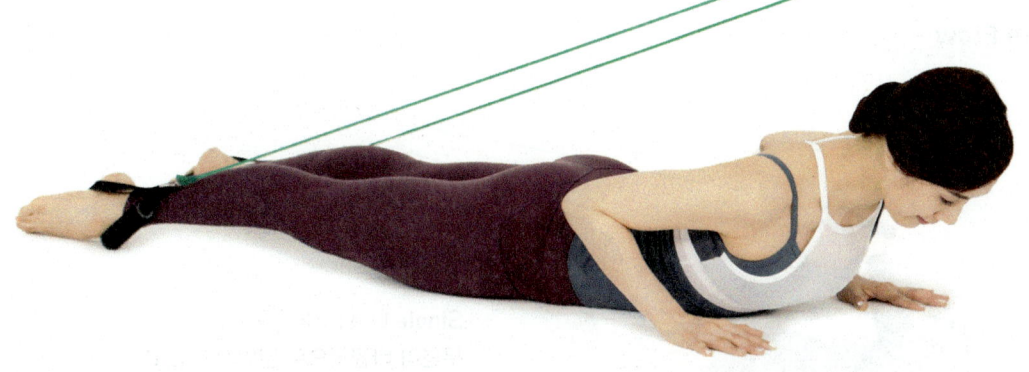

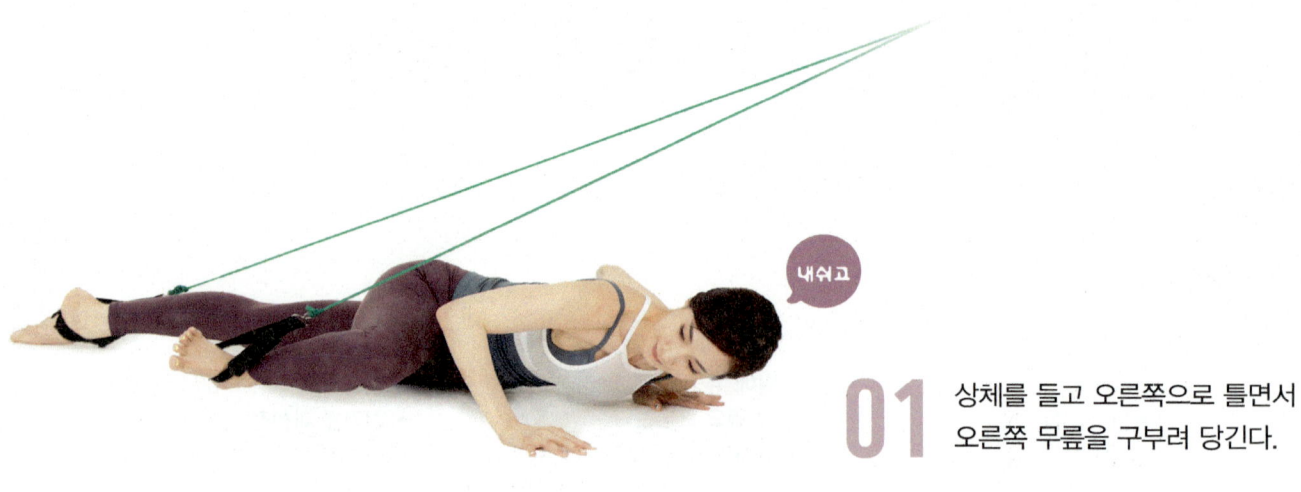

01 상체를 들고 오른쪽으로 틀면서 오른쪽 무릎을 구부려 당긴다.

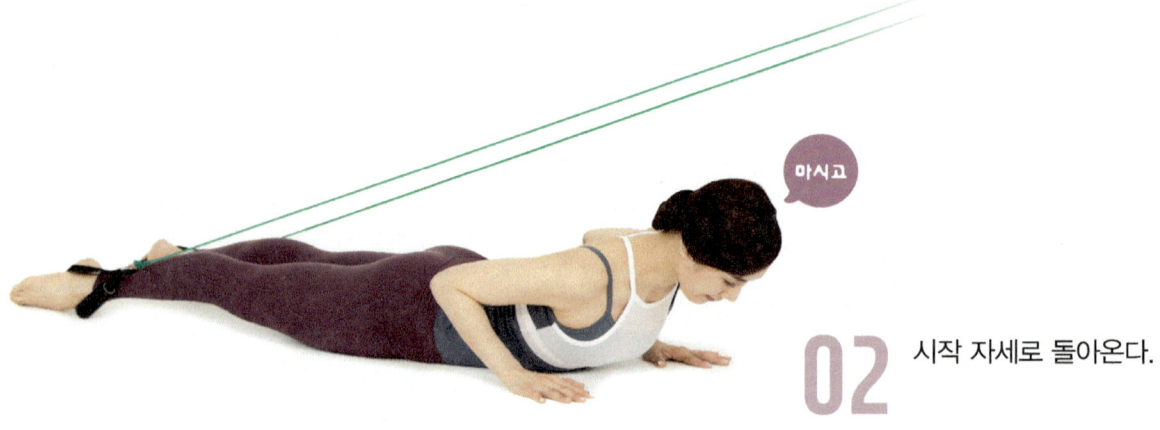

02 시작 자세로 돌아온다.

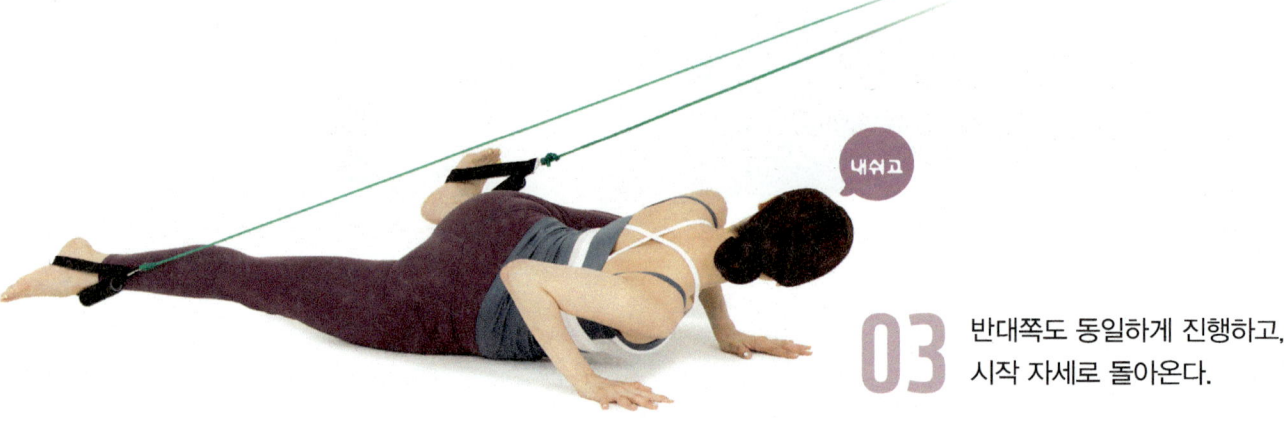

03 반대쪽도 동일하게 진행하고, 시작 자세로 돌아온다.

11 Side Scissor
사이드 시저

| 주요 효과 | 몸통 안정성 향상, 고관절 조절 능력 향상, 고관절 유연성 향상, 코어 강화

튜빙밴드

반복 횟수 4

세팅
- side lying
- DIRECTION 축
- STRAP 발

※ 튜빙 고리를 바(bar) 또는 문틈에 고정한다.

시작 자세
- 발에 튜빙을 걸고, 머리는 축을 향해 옆으로 눕는다.
- 아래쪽 팔은 귀 아래에 두고, 위쪽 손은 가슴 앞에 두어 자세를 유지한다.

레슨 포인트
- 어깨가 올라가지 않도록 한다.
- 허리를 과신전하지 않는다.
- 골반이 한쪽으로 기울어지지 않는다.

Lv.2

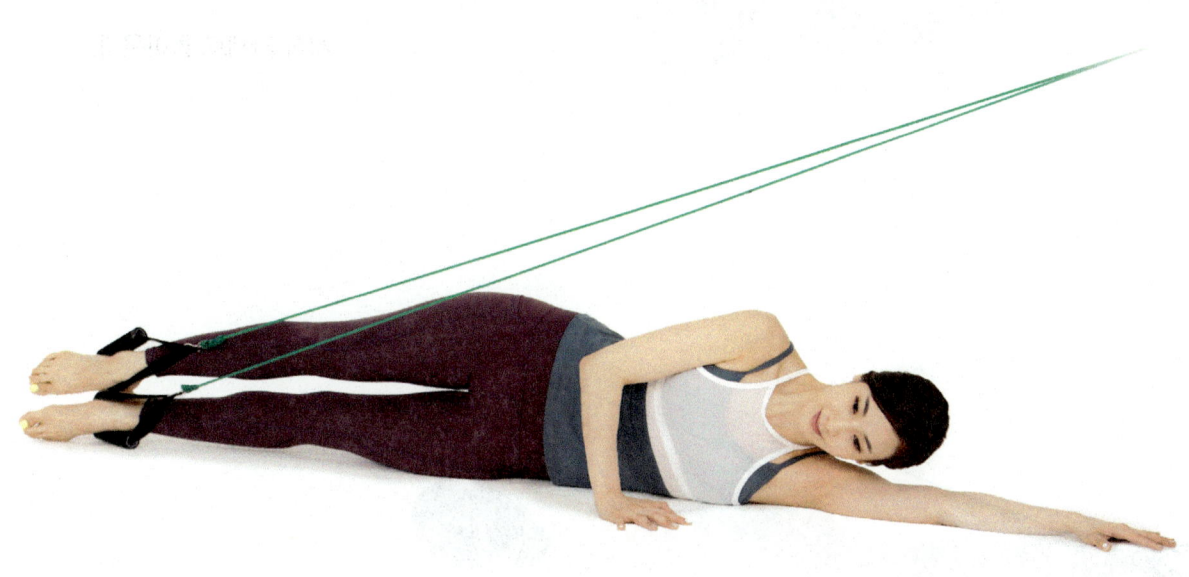

01 아래쪽에 있는 발을 먼저 앞으로 차고, 위쪽 발은 뒤로 찬다.

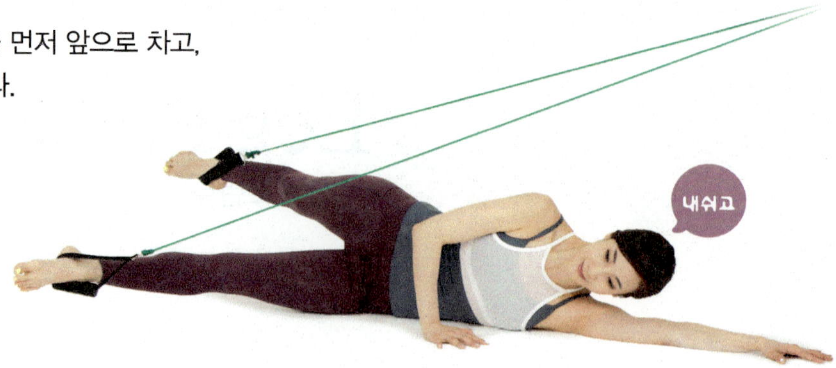

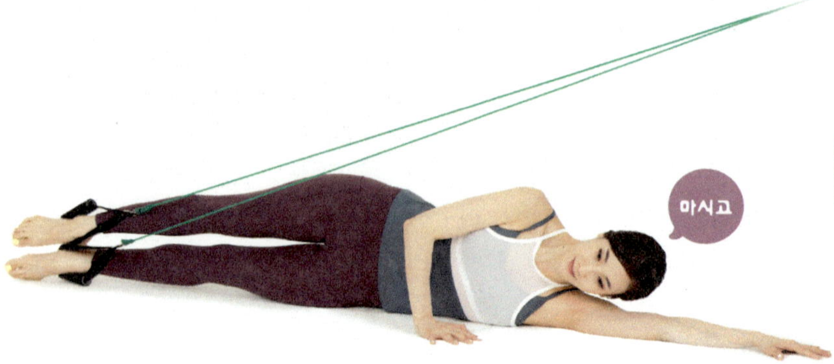

02 시작 자세로 돌아온다.

03 위쪽 발은 앞으로 차고, 아래쪽 발은 뒤로 찬다.

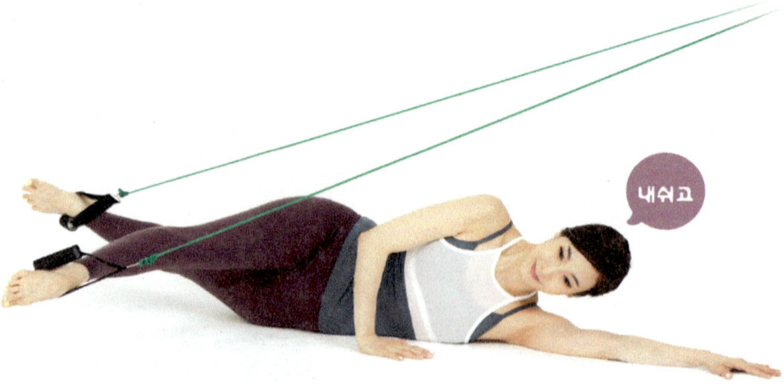

Transition Flow

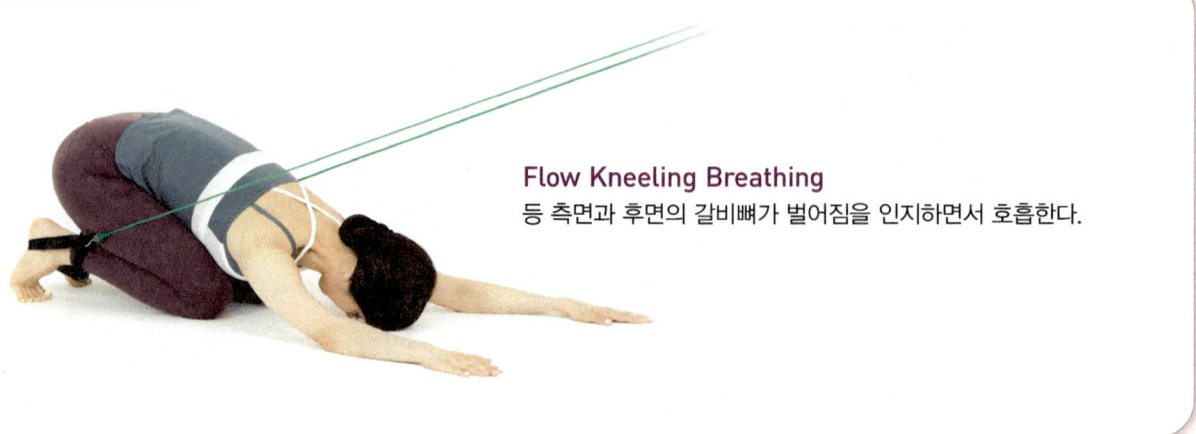

Flow Kneeling Breathing
등 측면과 후면의 갈비뼈가 벌어짐을 인지하면서 호흡한다.

12 Leg Pull Front
레그 풀 프런트

| 주요 효과 | 어깨 근육 강화, 고관절 조절 능력 향상 및 강화, 몸통 안정성 향상, 코어 강화

튜빙밴드

반복 횟수 6

세팅
- plank
- DIRECTION 축
- STRAP 발

※튜빙 고리를 바(bar) 또는 문틈에 고정한다.

시작 자세
- 발에 튜빙을 걸고, 머리는 축을 향해 플랭크 자세를 취한다.

레슨 포인트
- 엉덩이를 과하게 들어 올리지 않는다.
- 날개뼈가 튀어나오지 않도록 한다.
- 다리를 들 때 허리가 과도하게 꺾이지 않는다.

Lv.2

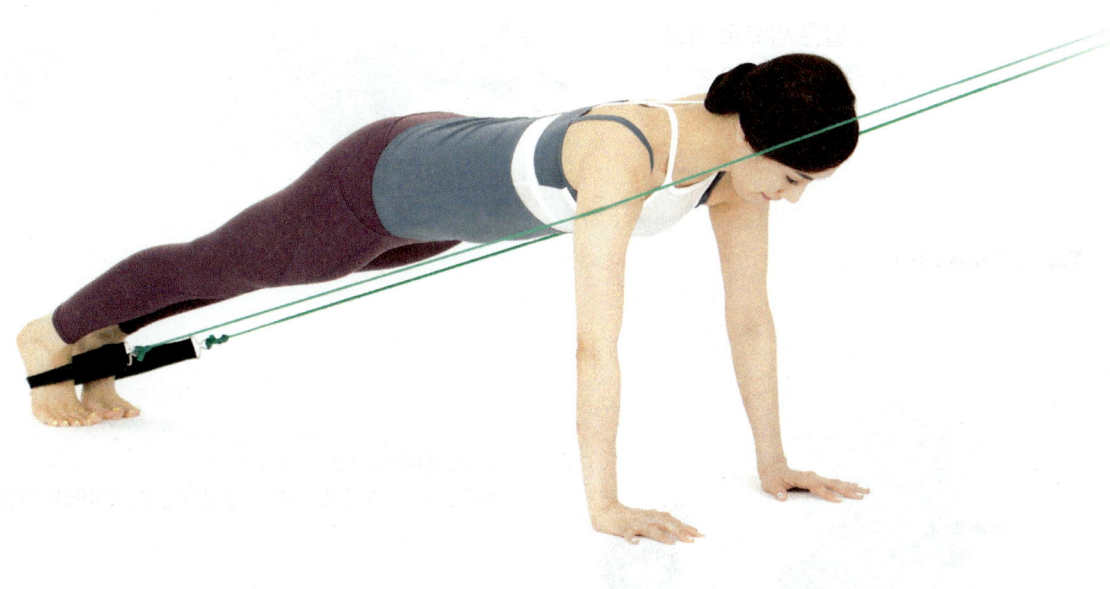

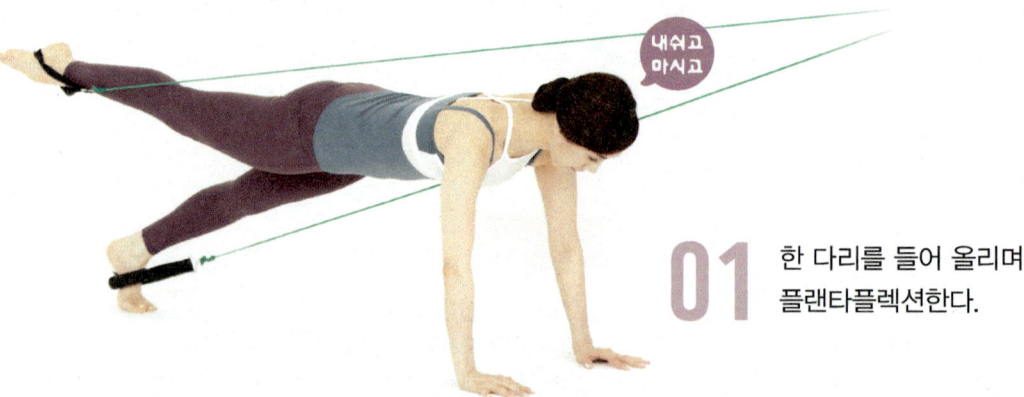

01 한 다리를 들어 올리며 플랜타플렉션한다.

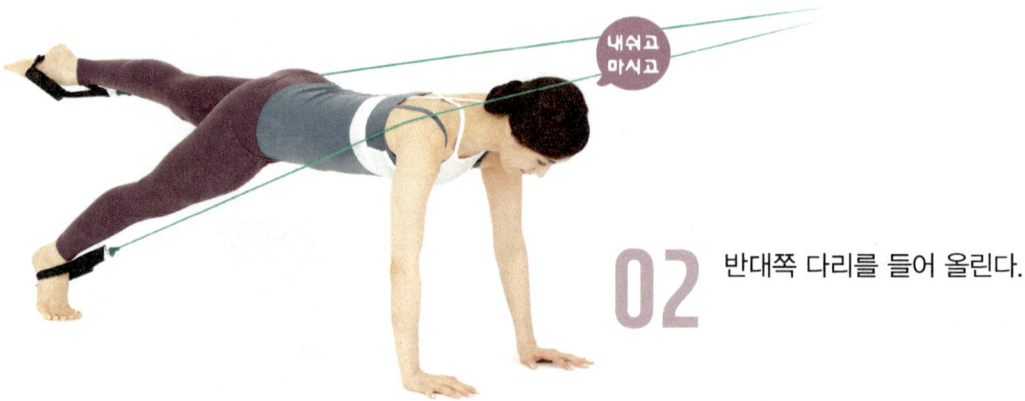

02 반대쪽 다리를 들어 올린다.

Transition Flow

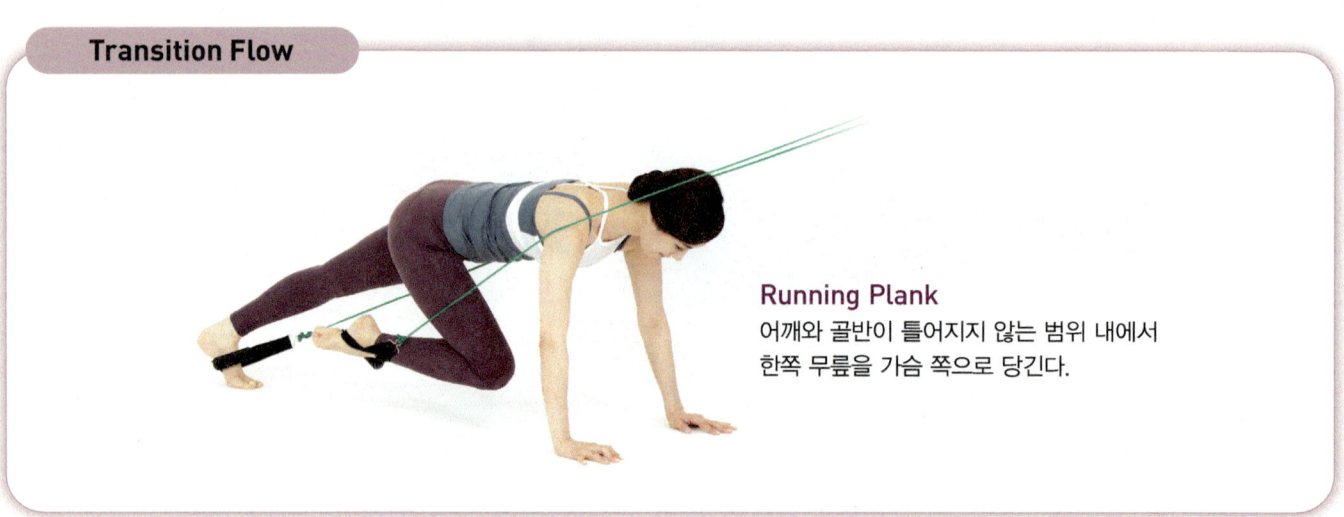

Running Plank
어깨와 골반이 틀어지지 않는 범위 내에서 한쪽 무릎을 가슴 쪽으로 당긴다.

13 Swan Dive
스완 다이브

| 주요 효과 | 균형성 향상, 척추와 고관절 신전 근육 강화, 코어 활성화

튜빙밴드

반복 횟수 6

세팅
- plank
- DIRECTION 축
- STRAP 발

※ 튜빙 고리를 바(bar) 또는 문틈에 고정한다.

시작 자세
- 두 발에 튜빙을 걸고, 머리는 축을 향해 플랭크 자세를 취한다.
- 엉덩이를 아래로 내리고, 발목은 플랜타플렉션한다.

레슨 포인트
- 앞으로 구를 때 한쪽 방향으로 치우치지 않는다.
- 허리를 과신전하지 않는다.
- 어깨가 올라가지 않도록 한다.

Lv.2

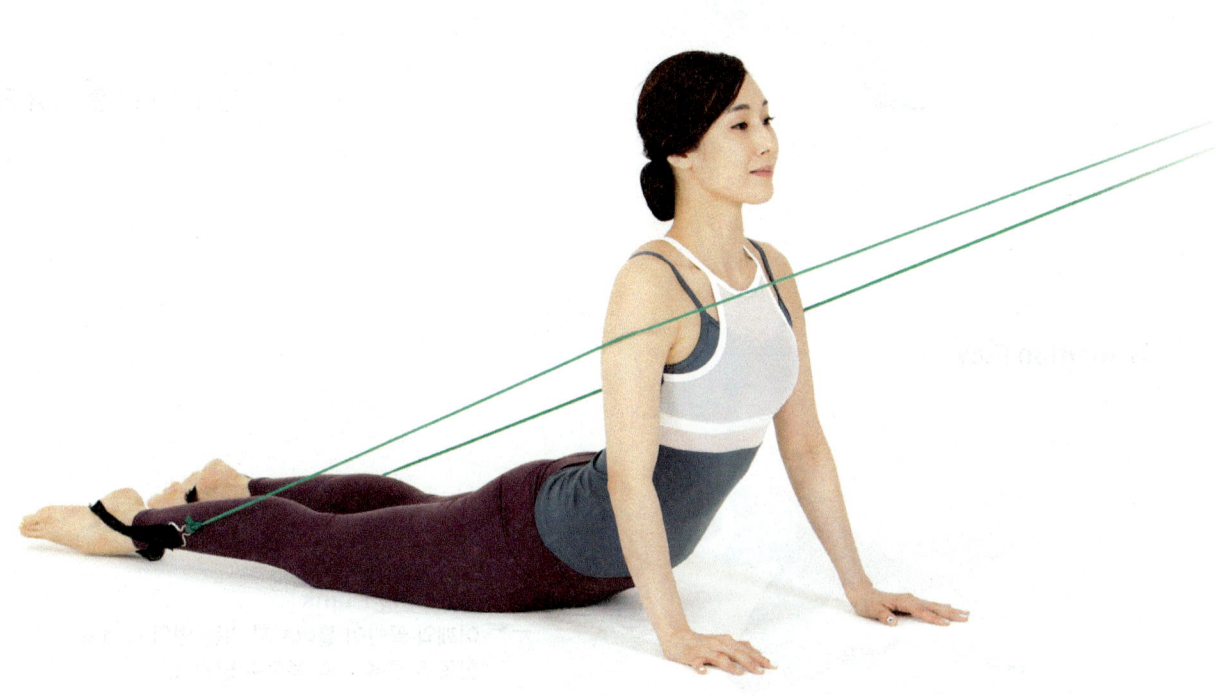

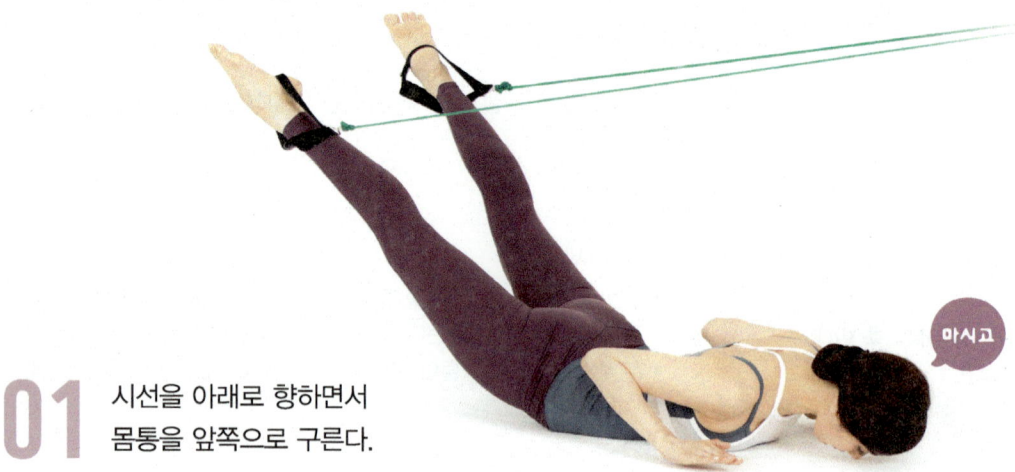

01 시선을 아래로 향하면서 몸통을 앞쪽으로 구른다.

마시고

Transition Flow

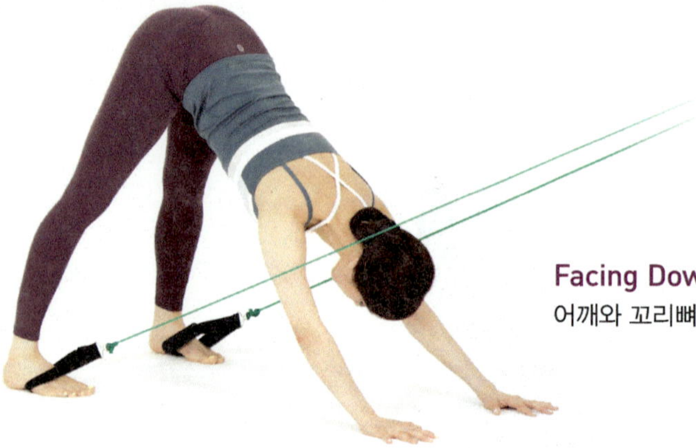

Facing Down Dog
어깨와 꼬리뼈가 일직선을 이루도록 한다.

Kneeling Breathing
등 측면과 후면의 갈비뼈가 벌어짐을
인지하면서 호흡한다.

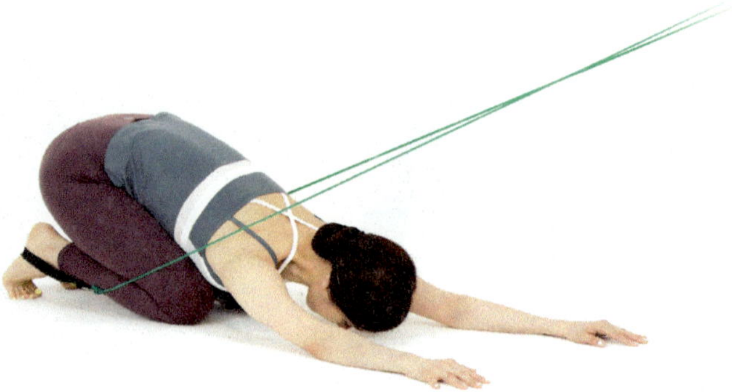

14 Reverse Tubing Scissor
리버스 튜빙 시저

| 주요 효과 | 고관절 유연성 향상, 고관절 조절 능력 향상, 골반 안정성 향상, 하체 근육 강화

튜빙밴드

반복 횟수 4~6

세팅
- supine
- DIRECTION 축 반대
- STRAP 발

※ 튜빙 고리를 바(bar) 또는 문틈에 고정한다.

시작 자세
- 튜빙을 발에 걸고, 축을 등진 채 등을 바닥에 대고 눕는다.
- 두 발을 모아 위로 들어 올린다.

레슨 포인트
- 동작을 크지 않게 한다.
- 튜빙이 빠지지 않도록 한다.
- 어깨가 올라가지 않도록 한다.

Lv.2

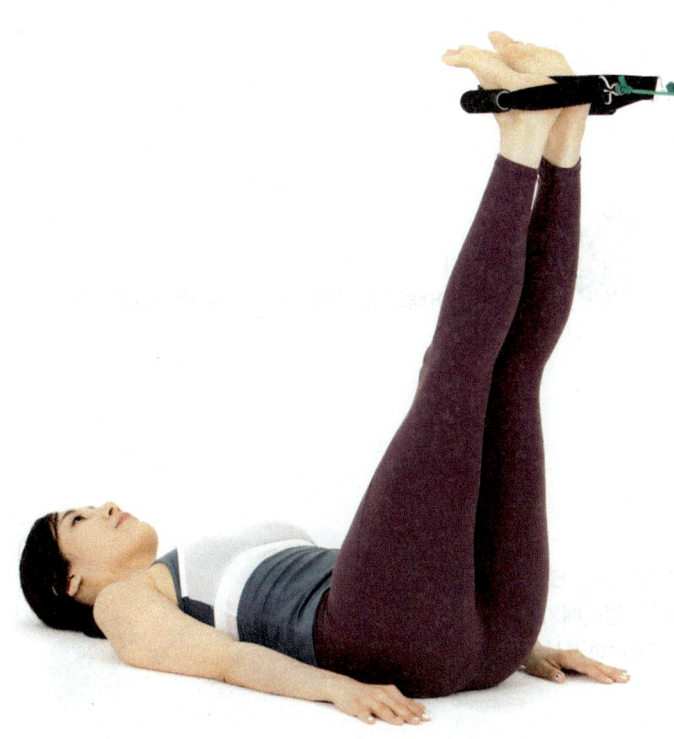

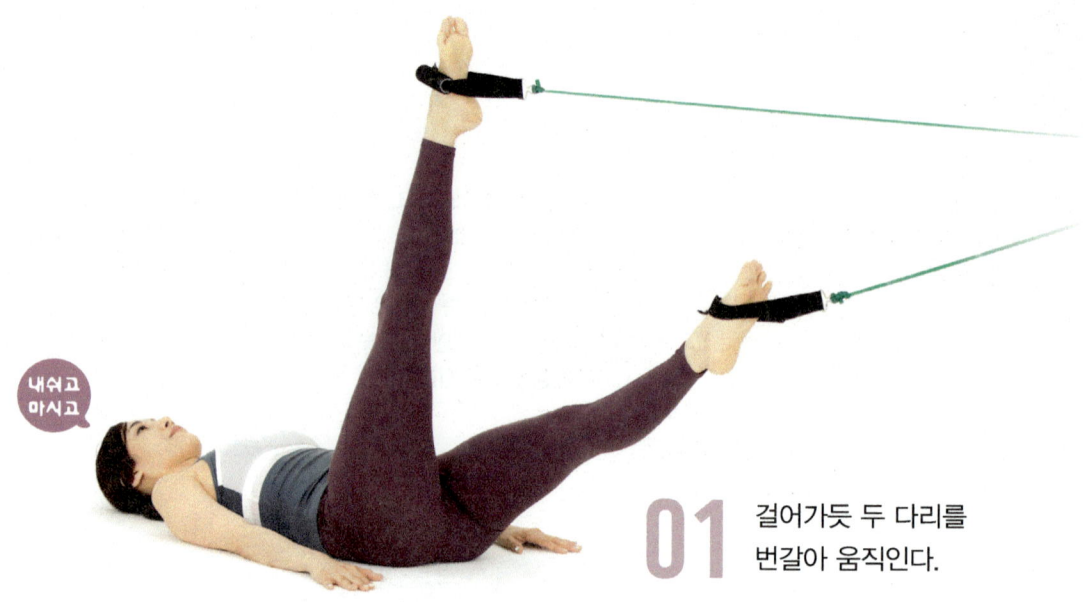

01 걸어가듯 두 다리를 번갈아 움직인다.

> 내쉬고
> 마시고

Transition Flow

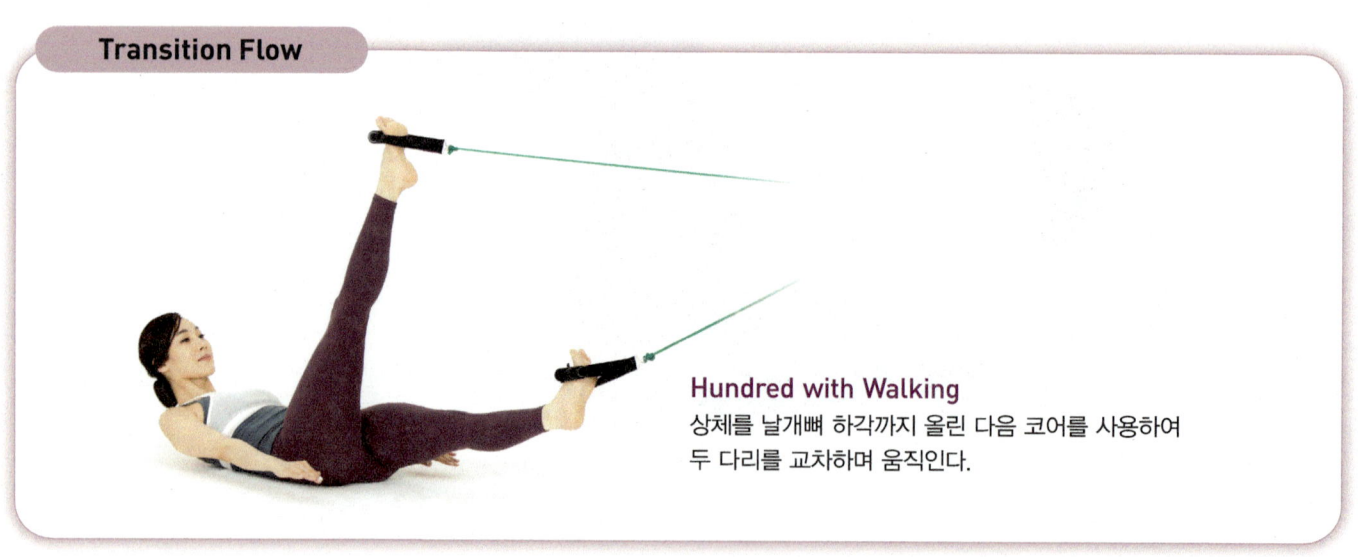

Hundred with Walking
상체를 날개뼈 하각까지 올린 다음 코어를 사용하여 두 다리를 교차하며 움직인다.

15 Pulling Frog
풀링 프로그

| 주요 효과 | 코어 강화, 척추 유연성 향상

튜빙밴드

반복 횟수 6

세팅
- supine
- DIRECTION   축 반대
- STRAP   발

※ 튜빙 고리를 바(bar) 또는 문틈에 고정한다.

시작 자세
- 튜빙을 두 발에 걸고, 축을 등진 채 등을 대고 눕는다.
- 두 발을 모아 위로 들어 올리고, 무릎을 구부려 가슴 쪽으로 당긴다.
- 동작을 하는 동안 머리부터 척추까지 정렬을 유지한다.

레슨 포인트
- 척추를 C커브로 할 때, 견갑골 하각까지 바닥에서 들어 올린다.
- 허리를 과신전하지 않는다.

Lv.2

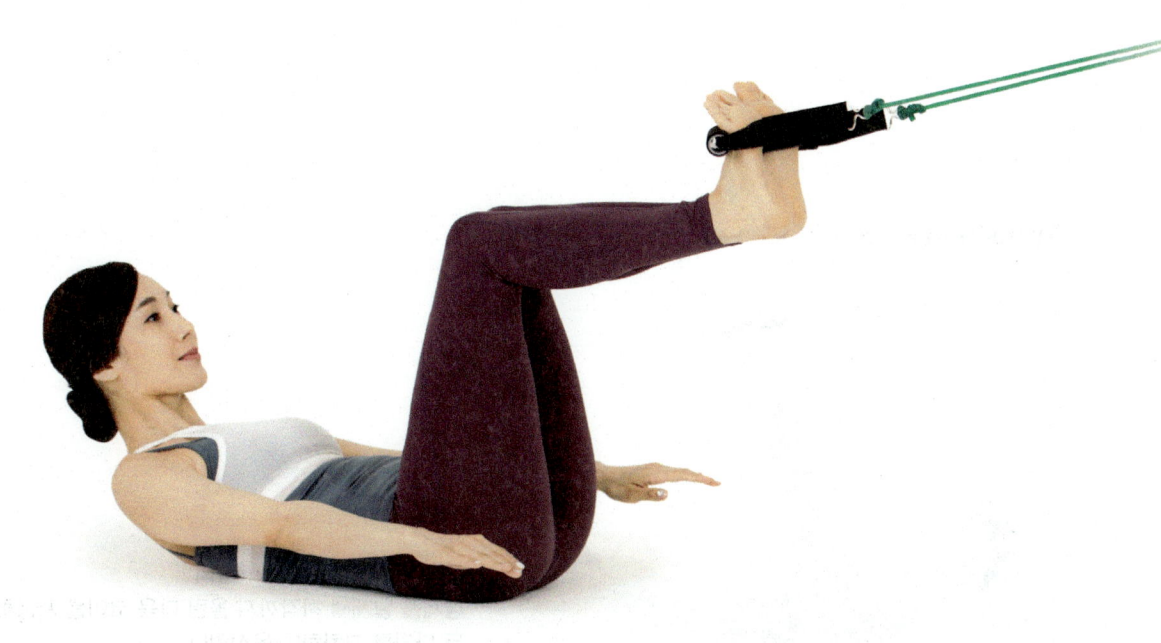

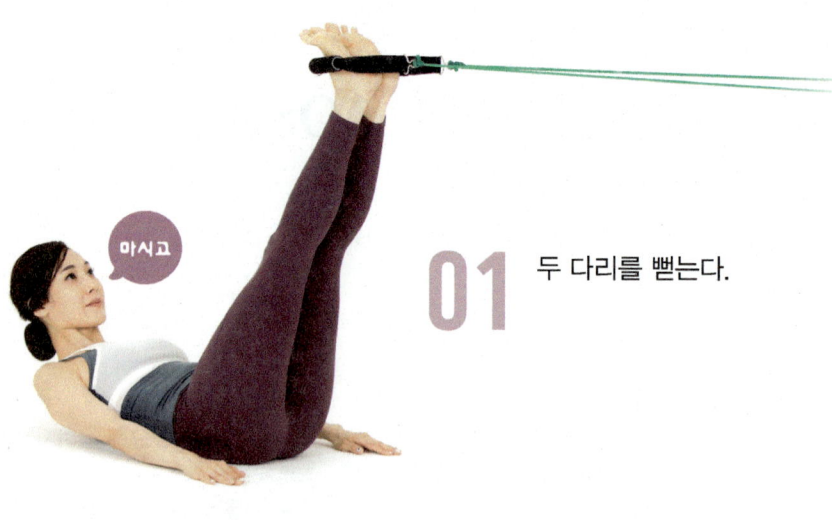

01 두 다리를 뻗는다.

02 두 무릎을 구부려 가슴 쪽으로 당기며 시작 자세로 돌아온다.

Transition Flow

100's with Pulling Legs
무릎을 구부려 가슴 쪽으로 당긴다.
호흡과 함께 두 팔을 펌핑하듯이 짧고 빠르게
위아래로 움직인다.

Pulling Monkey
어깨를 올리지 않은 상태에서
균형을 잡아 자세를 유지한다.

16 Criss Cross
크리스 크로스

| 주요 효과 | 코어 강화, 척추 유연성 향상, 신체 조절 능력 향상

튜빙밴드

반복 세트 3

세팅
- supine
- DIRECTION 축 반대
- STRAP 손

※ 튜빙 고리를 바(bar) 또는 문틈에 고정한다.

시작 자세
- 튜빙을 손목에 걸고, 두 손을 머리 뒤로 하여 축을 등진 채 등을 대고 눕는다.
- 몸통을 들고 두 다리를 모아 들어 올린다.
- 몸통을 회전하며 회전한 방향의 무릎을 구부린다.

레슨 포인트
- 몸통이 측면으로 굽혀지지 않도록 한다.
- 무릎을 굽힐 때, 골반이 틀어지지 않도록 한다.

Lv.2

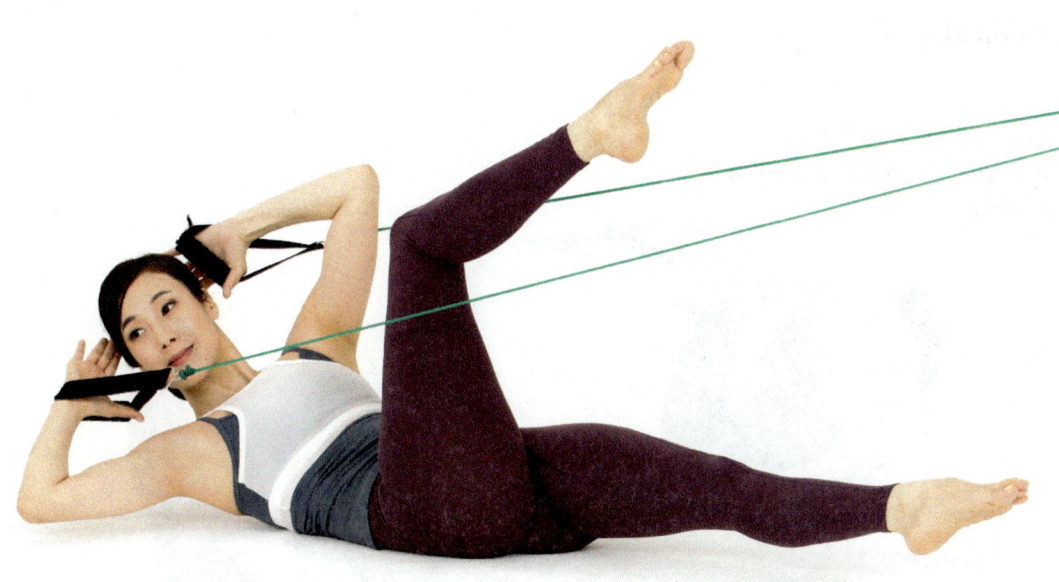

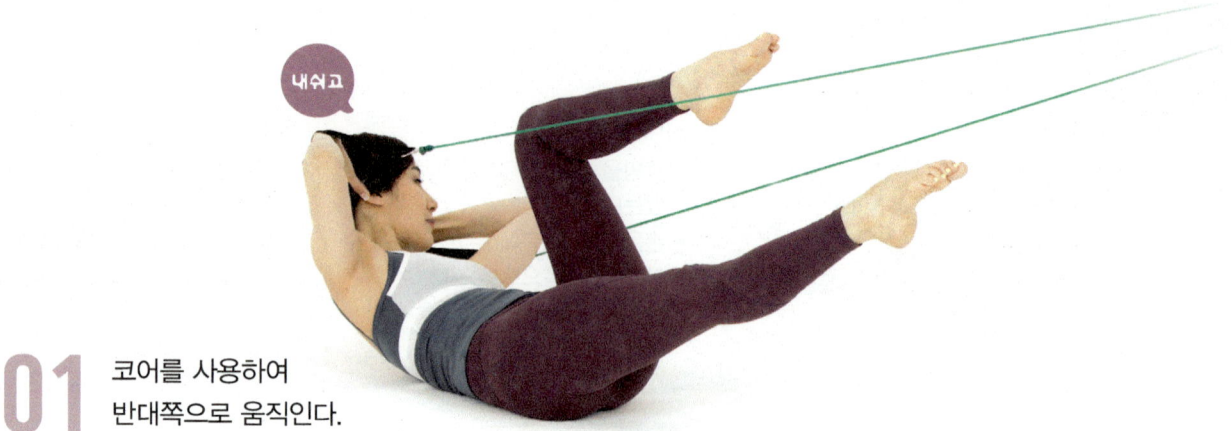

내쉬고

01 코어를 사용하여 반대쪽으로 움직인다.

Transition Flow

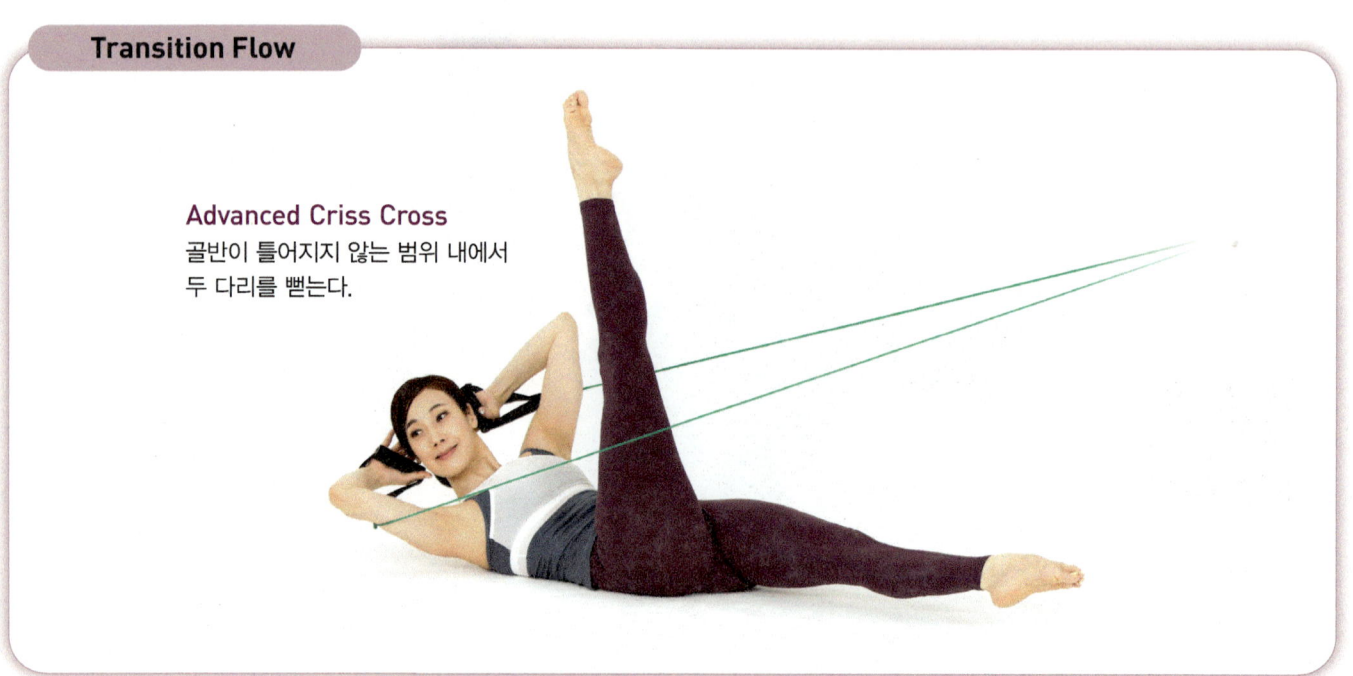

Advanced Criss Cross
골반이 틀어지지 않는 범위 내에서 두 다리를 뻗는다.

17 Sitting Leg Press

시팅 레그 프레스

| 주요 효과 | 고관절 내전 근육 강화, 골반과 어깨 안정성 향상

튜빙밴드

반복 횟수 4~6

세팅
- supine
- DIRECTION 축 반대
- STRAP 발

※ 튜빙 고리를 바(bar) 또는 문틈에 고정한다.

시작 자세
- 튜빙을 두 발에 걸고, 축을 등지고 앉는다.
- 손은 골반 뒤쪽에 두고, 무릎을 구부려 가슴 쪽으로 당긴다.
- 다리가 동시에 움직이도록 한다.

레슨 포인트
- 동작을 하는 동안 골반이 틀어지지 않도록 한다.
- 어깨가 올라가지 않도록 한다.
- 다리를 동시에 움직이도록 한다.

Lv. 1

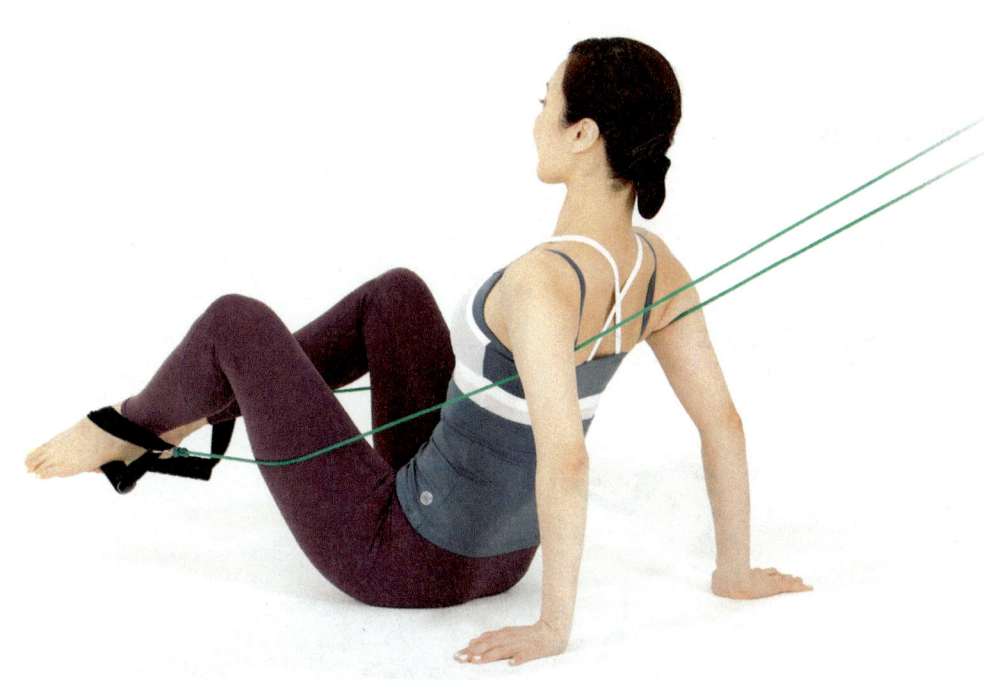

01 발뒤꿈치를 붙이고 발바닥으로 밀듯이 무릎을 쭉 편다.

02 무릎을 구부리며 시작 자세로 돌아온다.

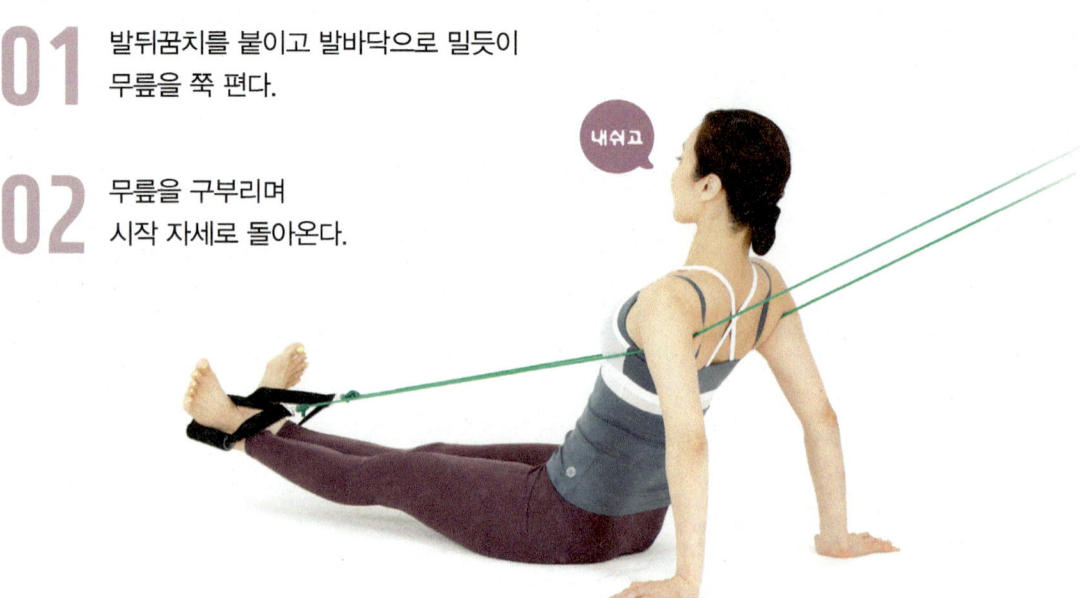

Transition Flow

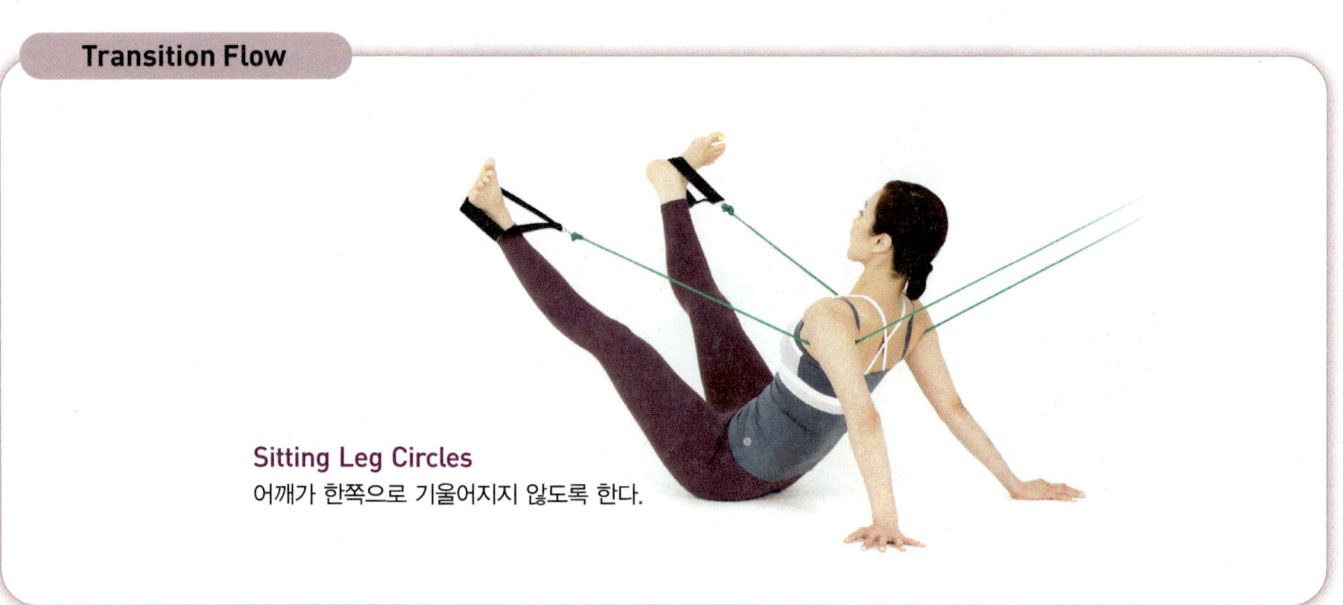

Sitting Leg Circles
어깨가 한쪽으로 기울어지지 않도록 한다.

18 Hip Twist
힙 트위스트

| 주요 효과 | 복부 내·외전근 강화, 몸통 안정성 향상, 척추 유연성 향상

튜빙밴드

반복 횟수 4

세팅
- sitting
- DIRECTION 축 반대
- STRAP 발

※ 튜빙 고리를 바(bar) 또는 문틈에 고정한다.

시작 자세
- 튜빙을 발에 걸고, 축을 등지고 앉는다.
- 손은 뒤쪽에 두고, 발목은 플랜타 플렉션하여 두 다리를 모아 들어 올린다.

레슨 포인트
- 두 발이 서로 벌어지지 않도록 한다.
- 어깨가 올라가지 않도록 한다.
- 허리를 과신전하지 않도록 한다.

Lv.2

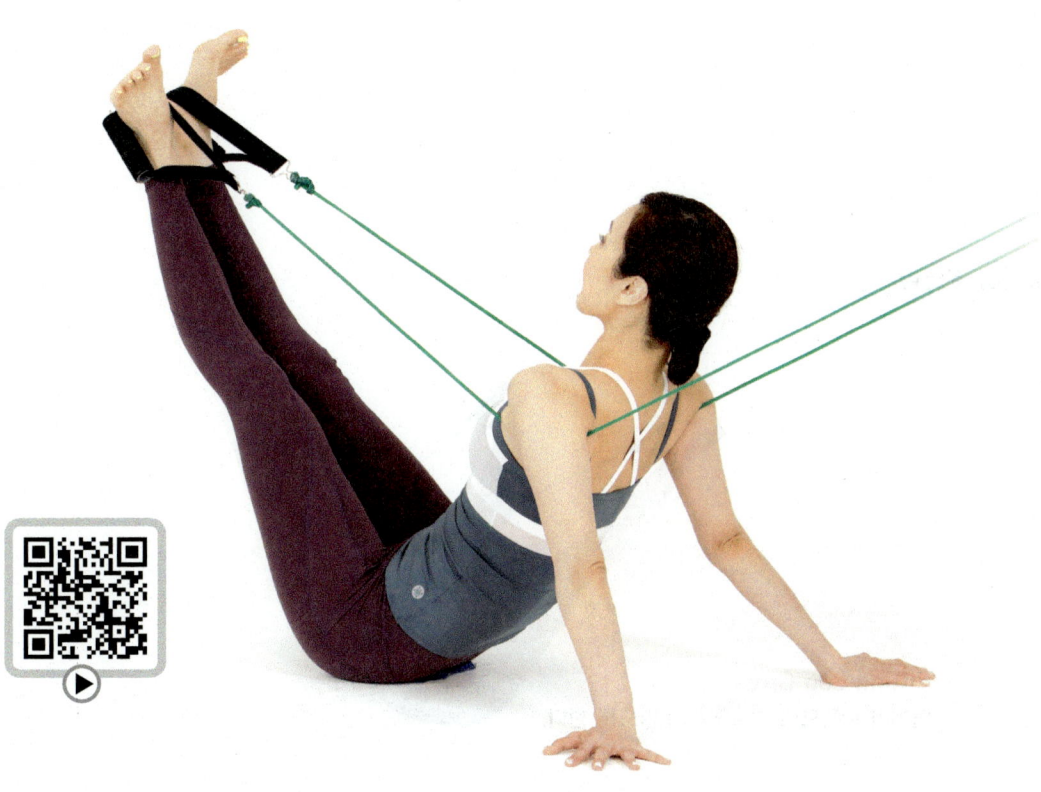

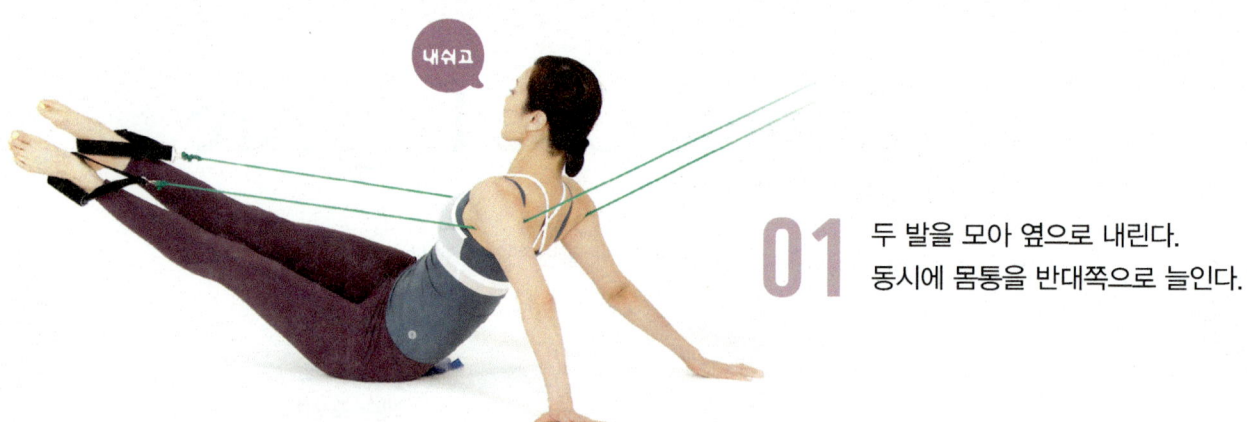

01 두 발을 모아 옆으로 내린다.
동시에 몸통을 반대쪽으로 늘인다.

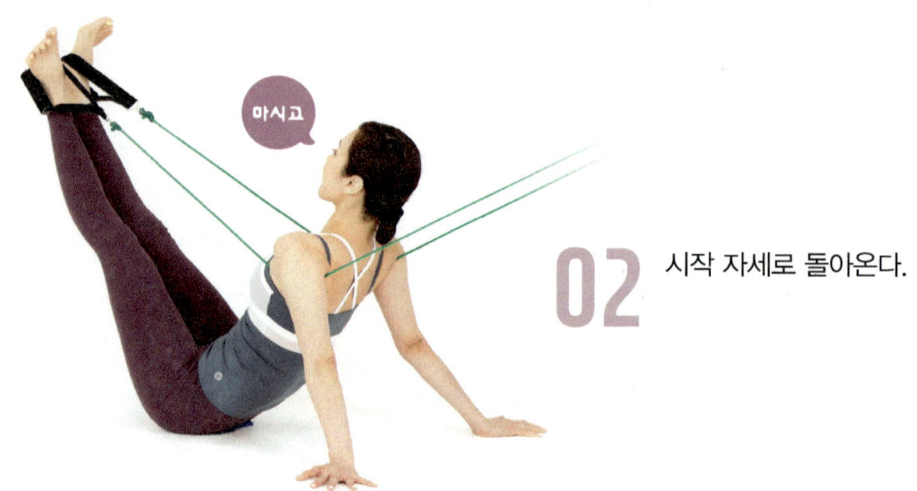

02 시작 자세로 돌아온다.

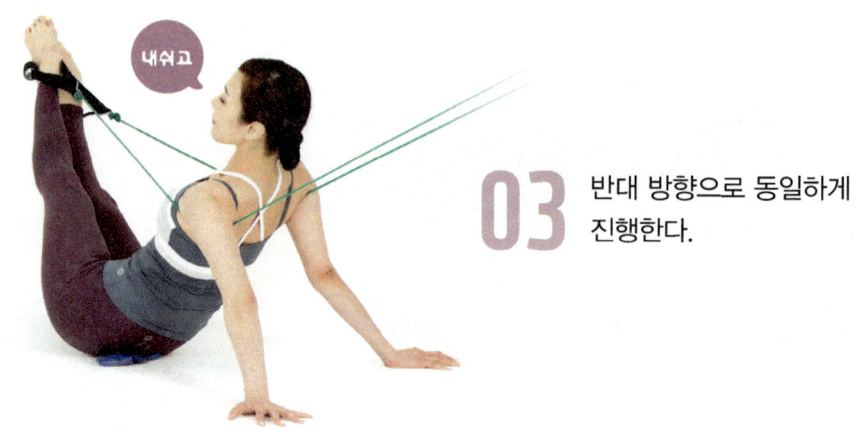

03 반대 방향으로 동일하게
진행한다.

19 Supine One Leg Arc
스파인 원 레그 아크

| 주요 효과 | 다리 근육 강화, 고관절 분리 향상, 골반 안정성 향상, 고관절 인지 능력 향상

튜빙밴드

반복 횟수 4~6

세팅
- supine
- DIRECTION 축
- STRAP 발

※ 튜빙 고리를 바(bar) 또는 문틈에 고정한다.

시작 자세
- 튜빙을 두 발에 걸고, 머리는 축을 향해 등을 대고 눕는다.
- 발목은 플랜타플렉션한다.
- 동작을 하는 동안 튜빙의 저항을 유지한다.

레슨 포인트
- 골반이 틀어지지 않도록 한다.

Lv. 1

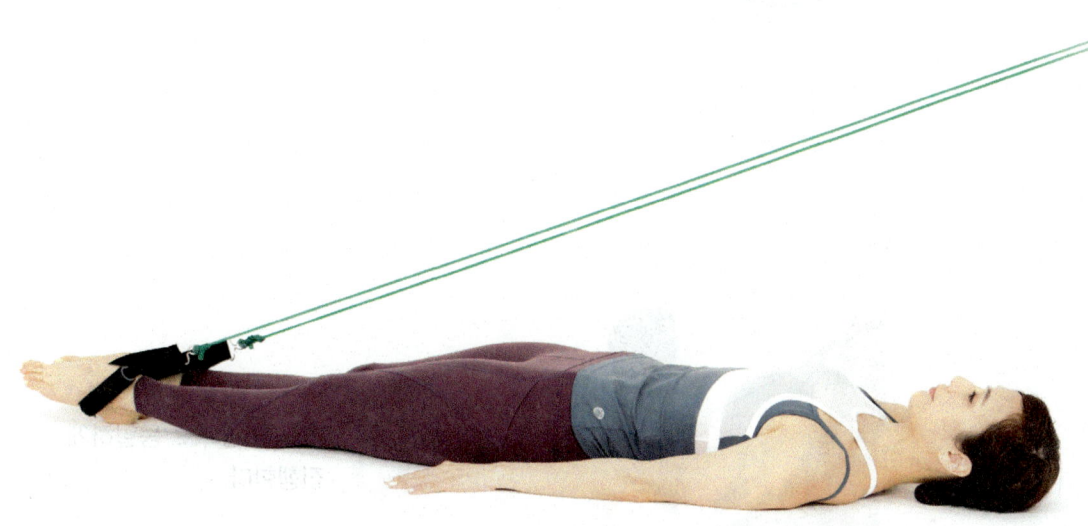

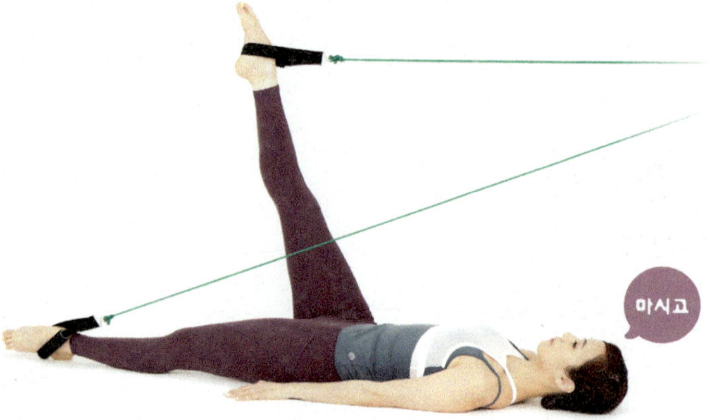

01 한 다리를 올린다.

마시고

02 시작 자세로 돌아온다.

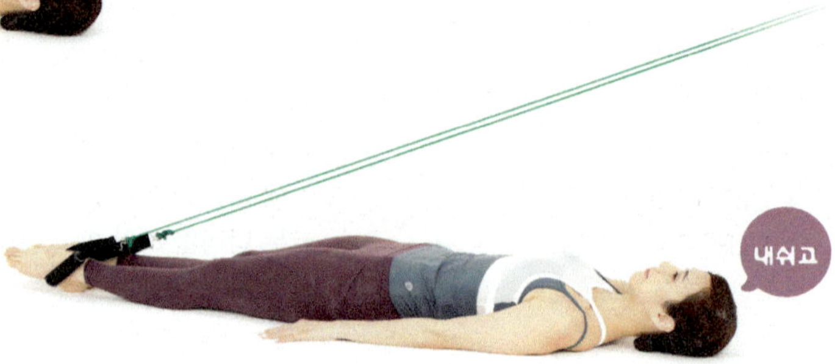

내쉬고

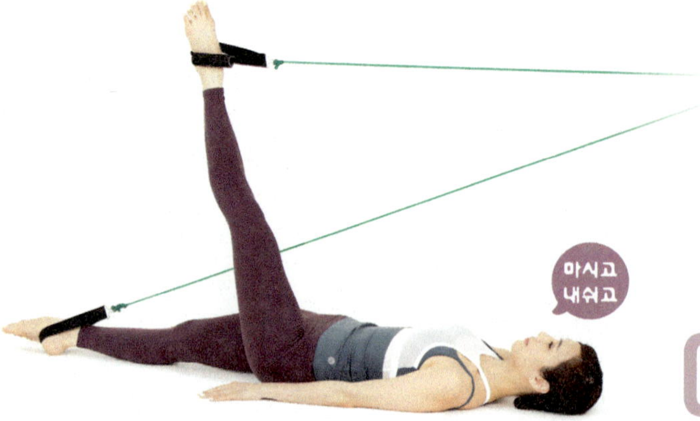

마시고
내쉬고

03 반대쪽 다리도 동일하게 동작한다.

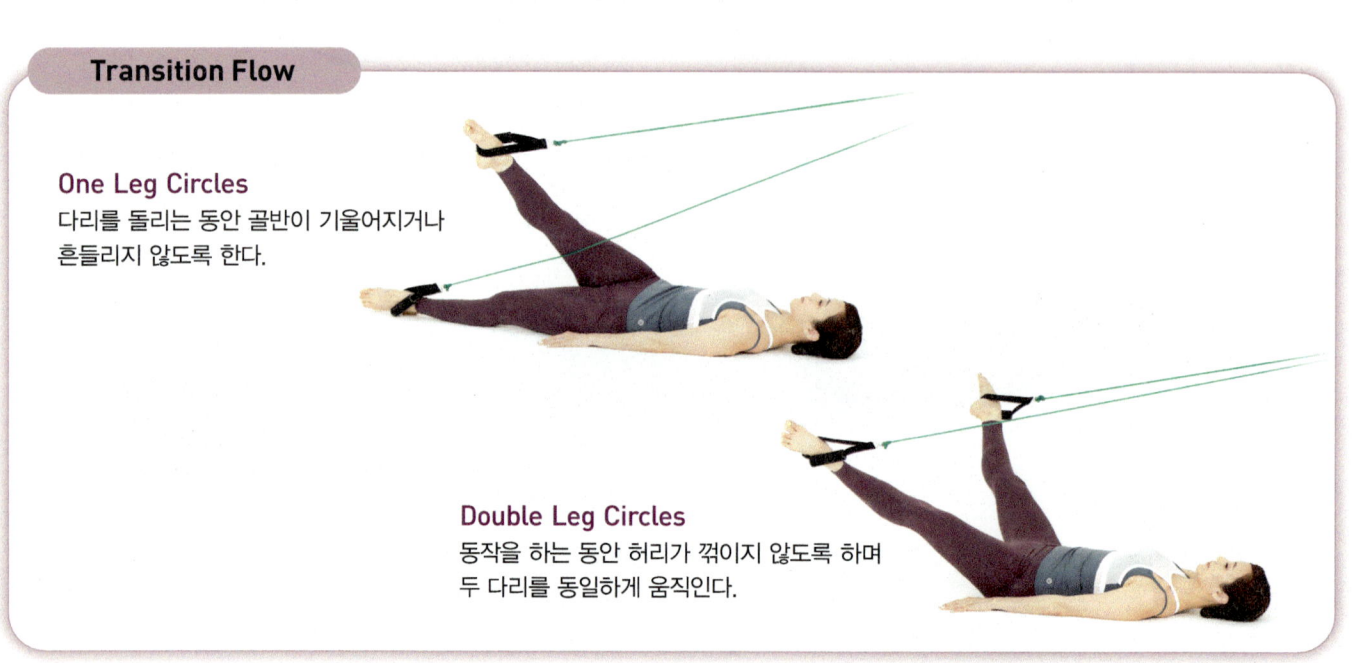

Transition Flow

One Leg Circles
다리를 돌리는 동안 골반이 기울어지거나 흔들리지 않도록 한다.

Double Leg Circles
동작을 하는 동안 허리가 꺾이지 않도록 하며 두 다리를 동일하게 움직인다.

튜빙밴드 | 353

20 Scissor
시저

| 주요 효과 | 고관절 유연성 향상, 코어 강화, 고관절 근육 강화

튜빙밴드

반복 횟수 4~6

세팅
- supine
- DIRECTION 축
- STRAP 발

※ 튜빙 고리를 바(bar) 또는 문틈에 고정한다.

시작 자세
- 튜빙을 발에 걸고, 머리는 축을 향해 등을 대고 눕는다.
- 두 다리를 모아 뻗고, 발목은 플랜타플렉션한다.

레슨 포인트
- 어깨가 올라가지 않도록 한다.
- 허리가 바닥으로부터 과도하게 들리지 않도록 한다.

Lv.1

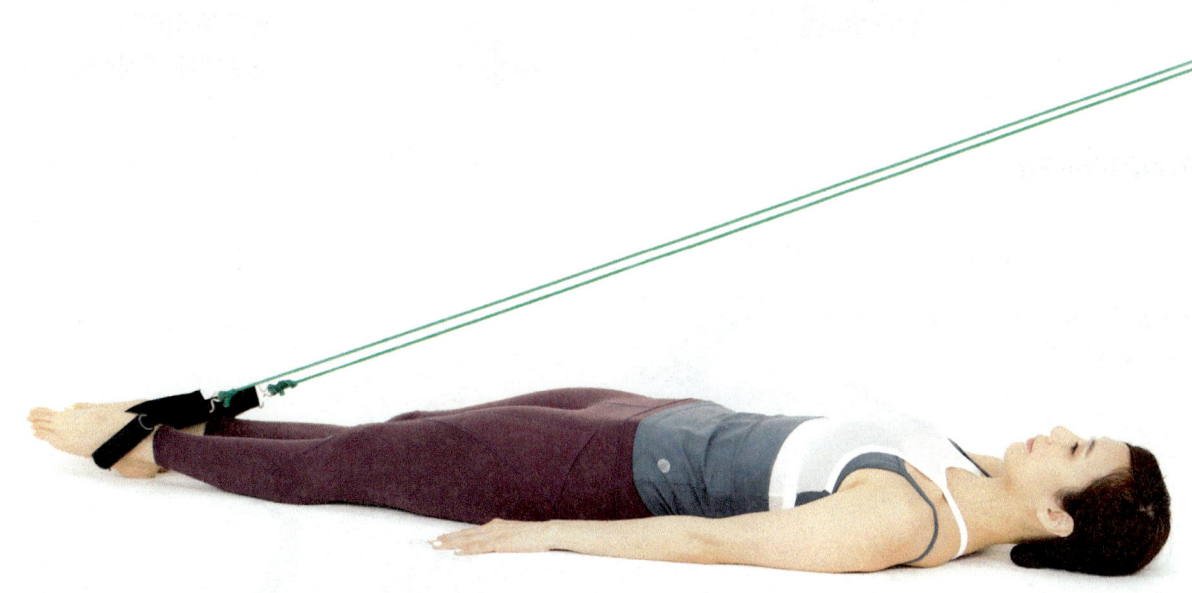

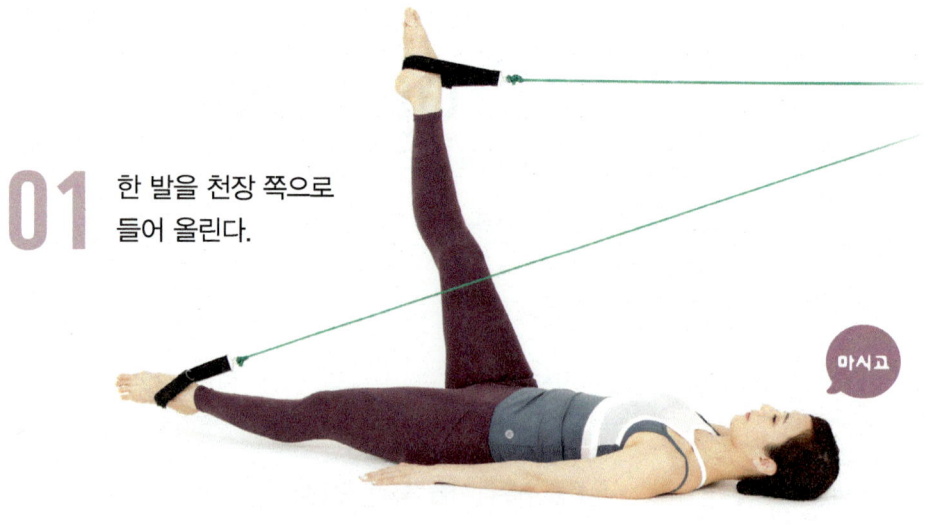

01 한 발을 천장 쪽으로 들어 올린다.

마시고

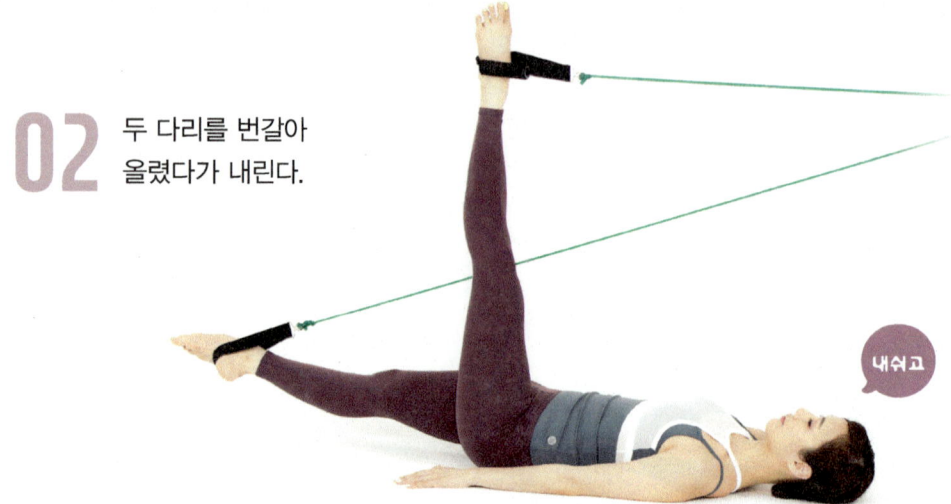

02 두 다리를 번갈아 올렸다가 내린다.

내쉬고

Transition Flow

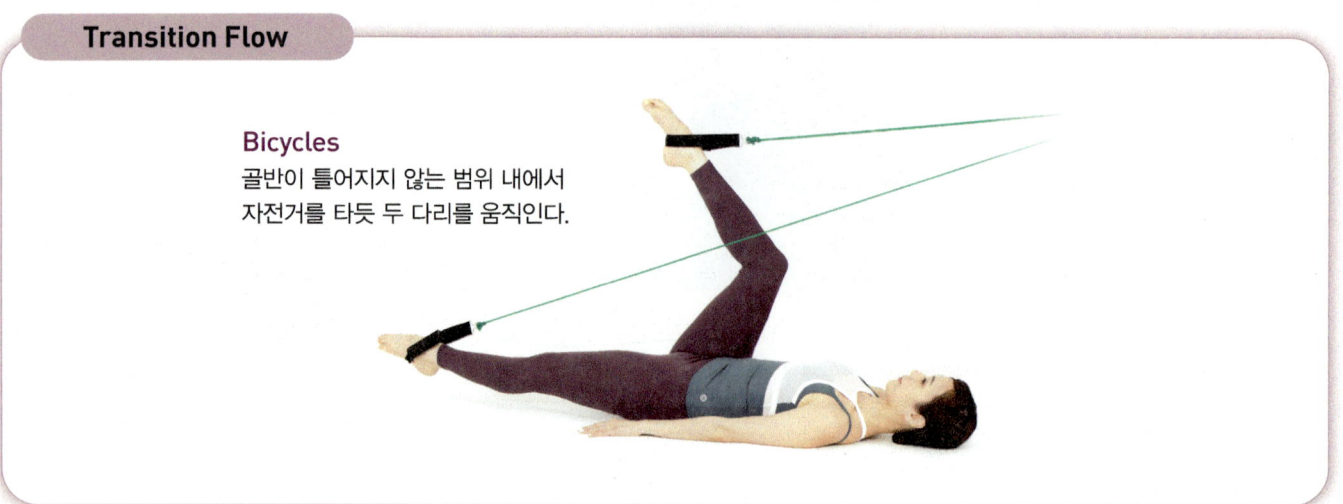

Bicycles
골반이 틀어지지 않는 범위 내에서 자전거를 타듯 두 다리를 움직인다.

21 Frog Leg
프로그 레그

| 주요 효과 | 고관절 내전 근육 강화, 골반 안정성 향상, 코어 강화

튜빙밴드

반복 횟수 4~6

세팅
- supine
- DIRECTION 축
- STRAP 발

※ 튜빙 고리를 바(bar) 또는 문틈에 고정한다.

시작 자세
- 튜빙을 발에 걸고, 머리는 축을 향해 등을 대고 눕는다.
- 무릎을 구부려 가슴 쪽으로 당긴다.

레슨 포인트
- 동작을 하는 동안 골반이 흔들리지 않도록 한다.
- 꼬리뼈가 들리지 않도록 한다.
- 발뒤꿈치를 붙여 떨어지지 않도록 한다.

Lv.1

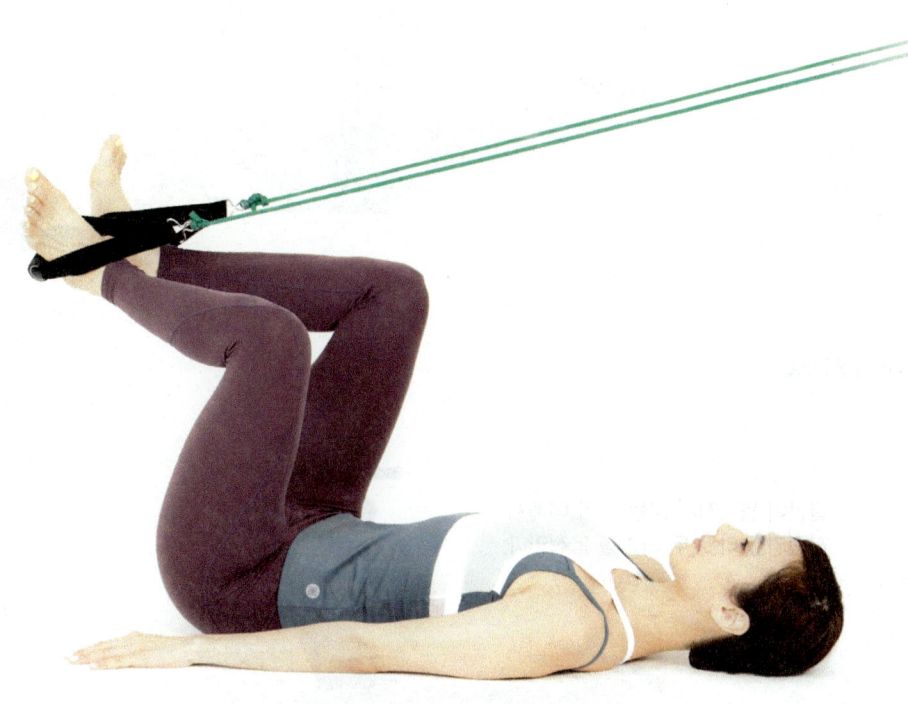

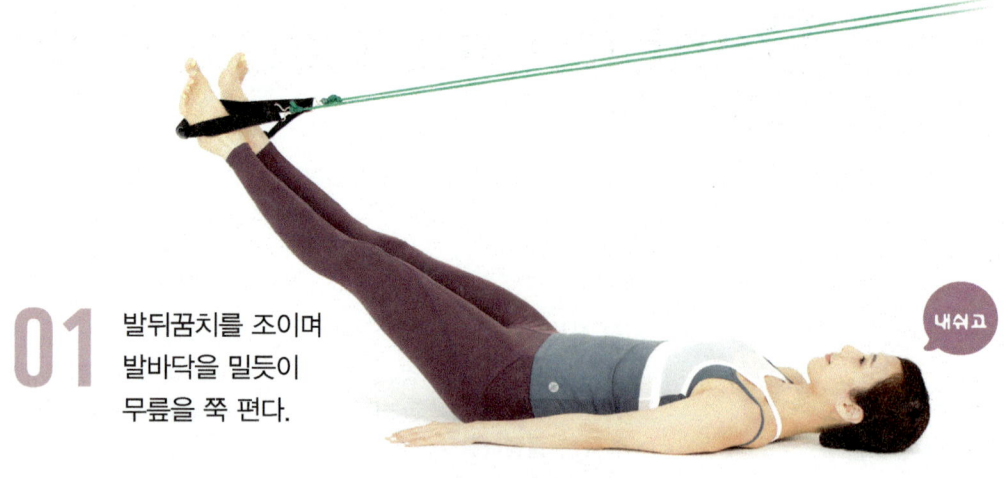

01 발뒤꿈치를 조이며 발바닥을 밀듯이 무릎을 쭉 편다.

내쉬고

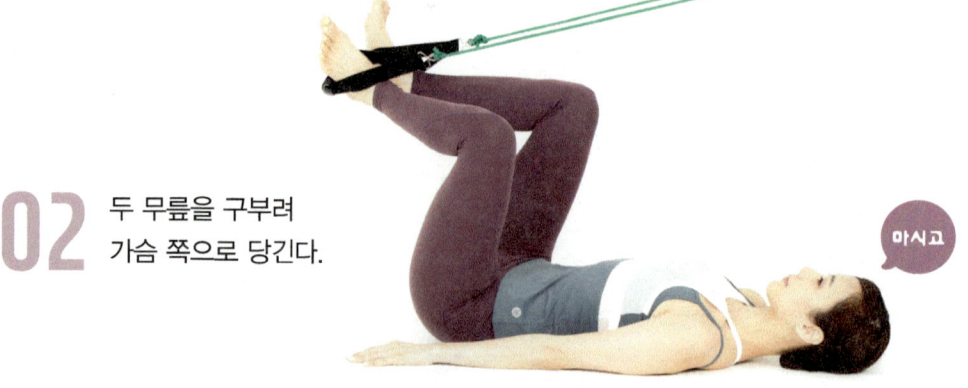

02 두 무릎을 구부려 가슴 쪽으로 당긴다.

마시고

Transition Flow

Frog Leg Circles
옆에서 보았을 때 원을 그리듯 두 다리를 동일하게 움직인다.

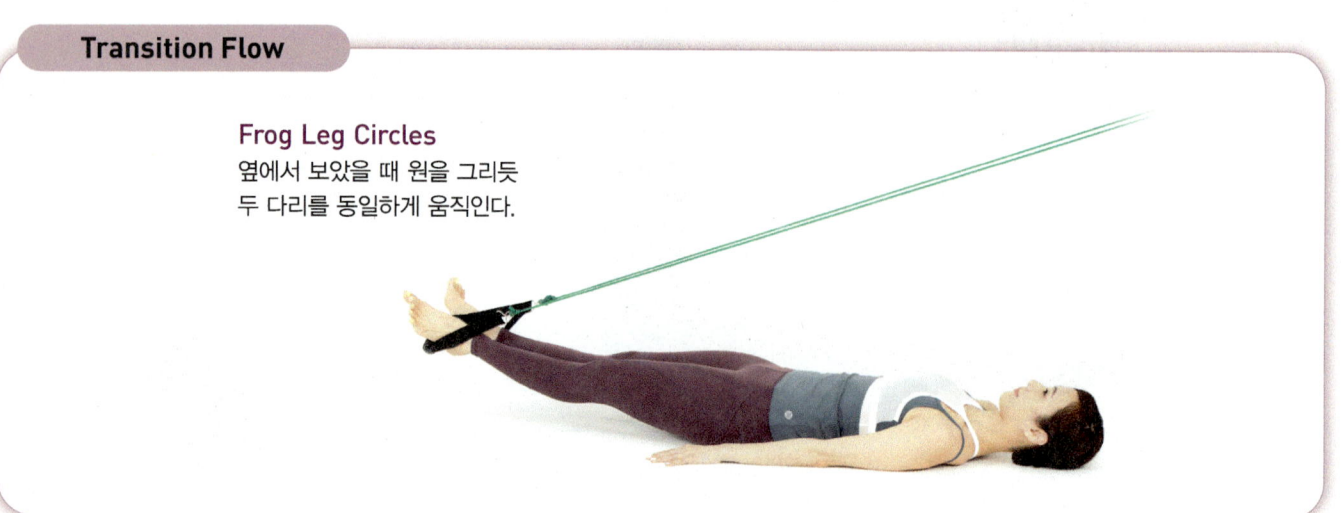

22 Double One Leg Circles
더블 원 레그 서클

| 주요 효과 | 골반 안정성 향상, 고관절 유연성 향상, 코어 강화, 고관절 근육 강화

튜빙밴드

반복 횟수 **4~6**

세팅
- supine
- DIRECTION 축
- STRAP 한 발

※ 튜빙 고리를 바(bar) 또는 문틈에 고정한다.

시작 자세
- 튜빙을 한 발에 모두 걸고, 머리는 축을 향해 등을 대고 눕는다.
- 발목은 플랜타플렉션하고, 한 발을 들어 올린다.

레슨 포인트
- 목과 어깨가 긴장하지 않는다.
- 동작을 하는 동안 골반을 중립으로 유지한다.
- 한 다리를 물이 흐르듯 천천히 움직인다.

Lv. 1

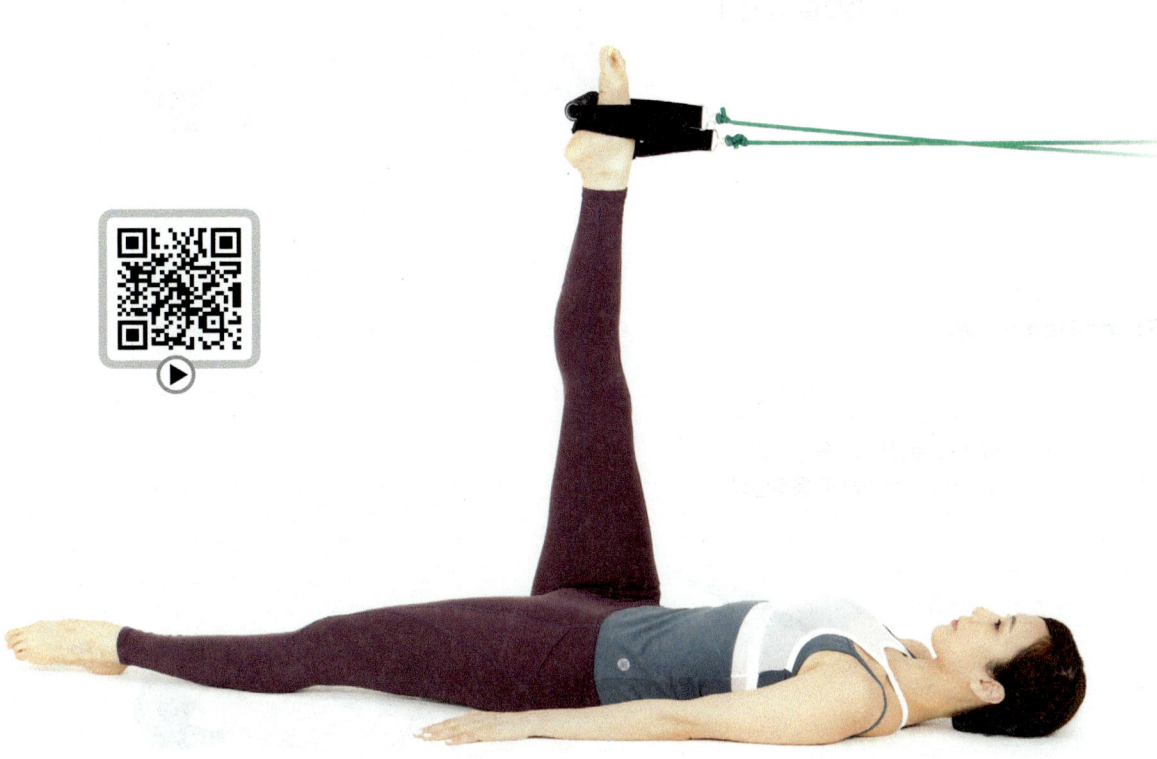

01 올린 다리를 옆으로 천천히 내린다.

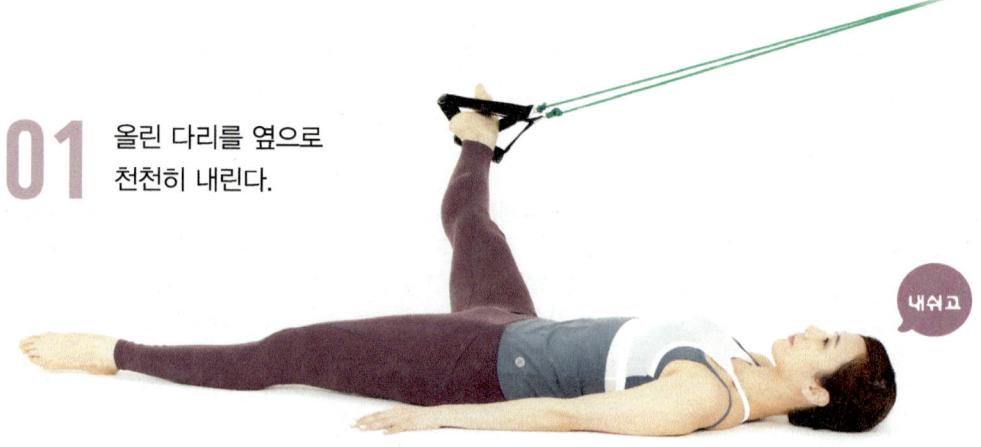

내쉬고

02 아래쪽으로 원을 그리듯 다리를 내린다. 반대 방향으로 원을 그린다.

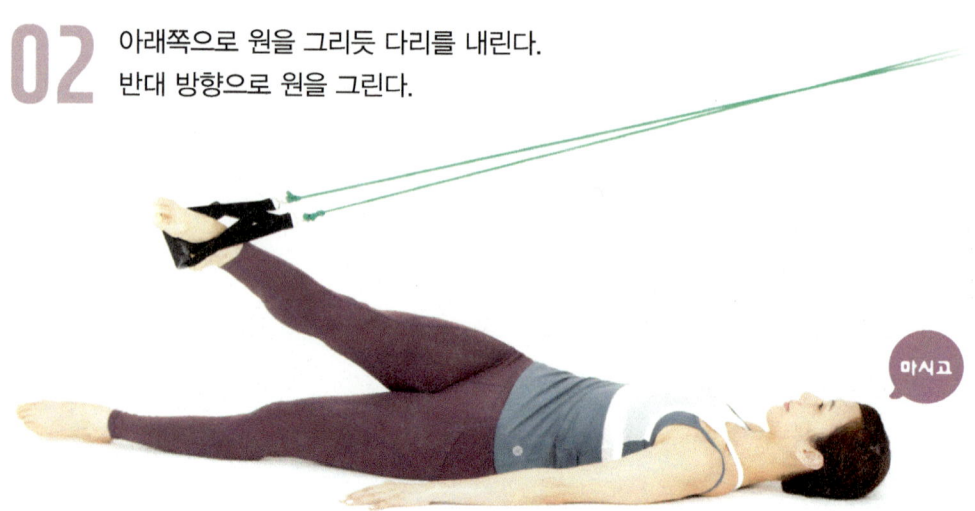

마시고

23 Double Side Bicycles
더블 사이드 바이시클

| 주요 효과 | 고관절 유연성 향상, 코어 강화, 고관절 내·외전근 강화, 몸통 안정성 향상

튜빙밴드

반복 횟수 4~6

세팅
- side lying
- DIRECTION 축
- STRAP 한 발

※ 튜빙 고리를 바(bar) 또는 문틈에 고정한다.

시작 자세
- 한 발에 튜빙을 모두 걸고, 머리는 축을 향해 옆으로 눕는다.
- 아래쪽 팔을 귀 아래에 두고, 위쪽 손을 가슴 앞에 두어 자세를 유지한다.

레슨 포인트
- 물이 흐르듯 자연스럽게 움직인다.
- 허리를 과신전하지 않는다.
- 몸통이 앞 또는 뒤로 기울어지지 않도록 한다.

Lv.2

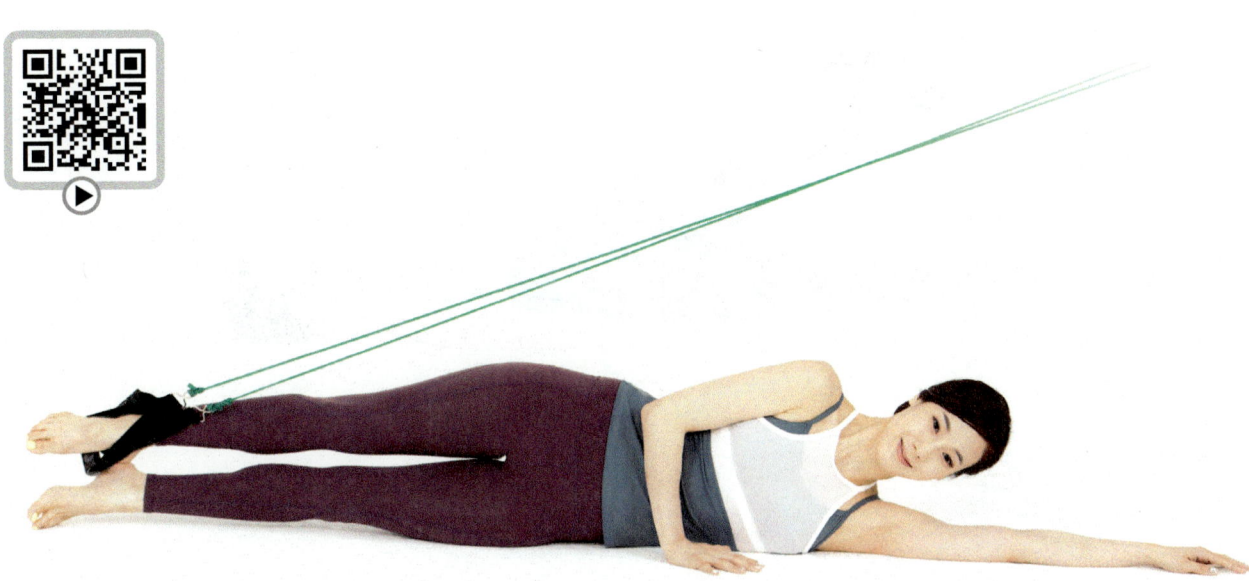

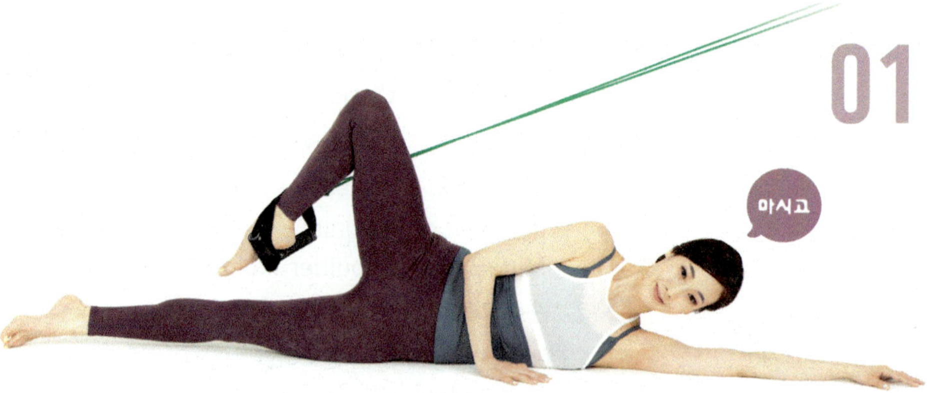

01 윗무릎을 천천히 구부리고, 천장 쪽으로 다리를 편다.

마시고

02 다리를 아래로 천천히 내린다. 반복한 후 반대쪽도 동일하게 동작한다.

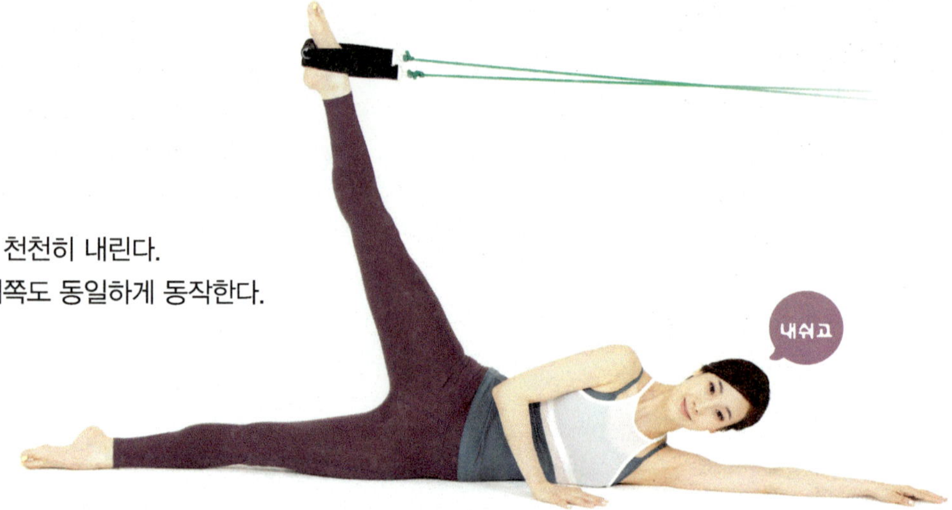

내쉬고

Transition Flow

Whole Body Stretch ▶
위쪽 다리를 앞으로 뒤로 차고, 상체를 바닥 쪽으로 돌리면서 전신을 스트레칭한다. 허리를 과신전하지 않는다.

Side Lateral Flexion ▶
두 발을 바닥에서 들어 올릴 때 중심이 앞으로 또는 뒤로 기울어지지 않도록 한다.

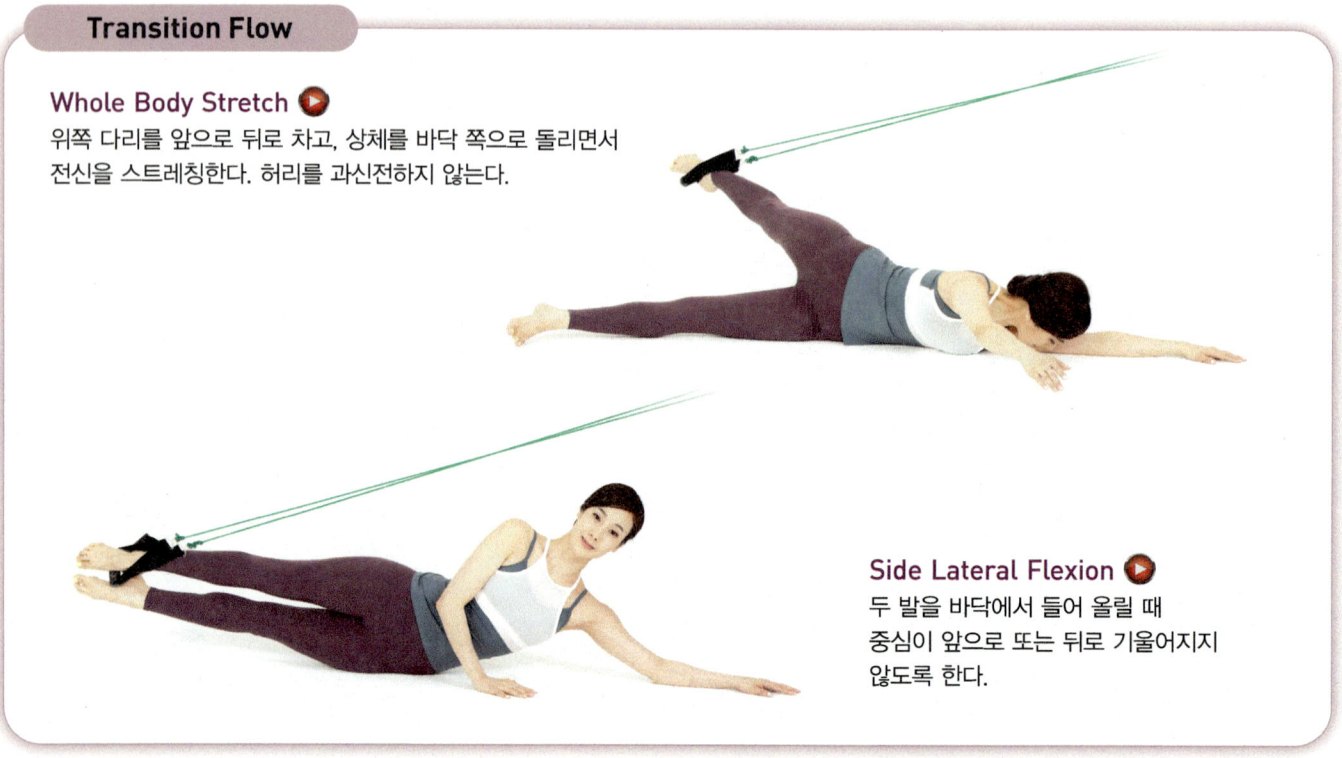

01. 리치 앤 롤다운 Reach & Rolldown
02. 헌드레드 Hundred
03. 사이드 벤드 Side Bend
04. 머메이드 Mermaid
05. 스완 Swan
06. 스위밍 Swimming
07. 로킹 Rocking
08. 브리지 Bridge
09. 헬리콥터 Helicopter
10. 롤오버 시리즈 Rollover Series
11. 힙 서클 Hip Circle
12. 앱도미널 블래스팅 Abdominal Blasting
13. 티저 Teaser
14. 암 워킹 Arm Walking
15. 레그 풀 Leg Pull
16. 푸시업 앤 레그 풀 프런트
    Push Up & Leg Pull Front
17. 컬 업 Curl Up
18. 암 서클 Arm Circle
19. 스완 다이브 Swan Dive
20. 밸런스 챌린지 Balance Challenge
21. 미드백 앤 숄더 모빌리티
    Mid-Back & Shoulder Mobility
22. 풋워크 시리즈 Footwork Series
23. 스파인 모빌리티 앤 앱도미널 컨트롤
    Spine Mobility & Abdominal Control
24. 암 시리즈-백 Arm Series-Back
25. 리버스 풀업 Reverse Pull Up
26. 아크 콤비네이션 위드 캐딜락 1
    Arc Combination with Cadillac 1
27. 아크 콤비네이션 위드 캐딜락 2
    Arc Combination with Cadillac 2

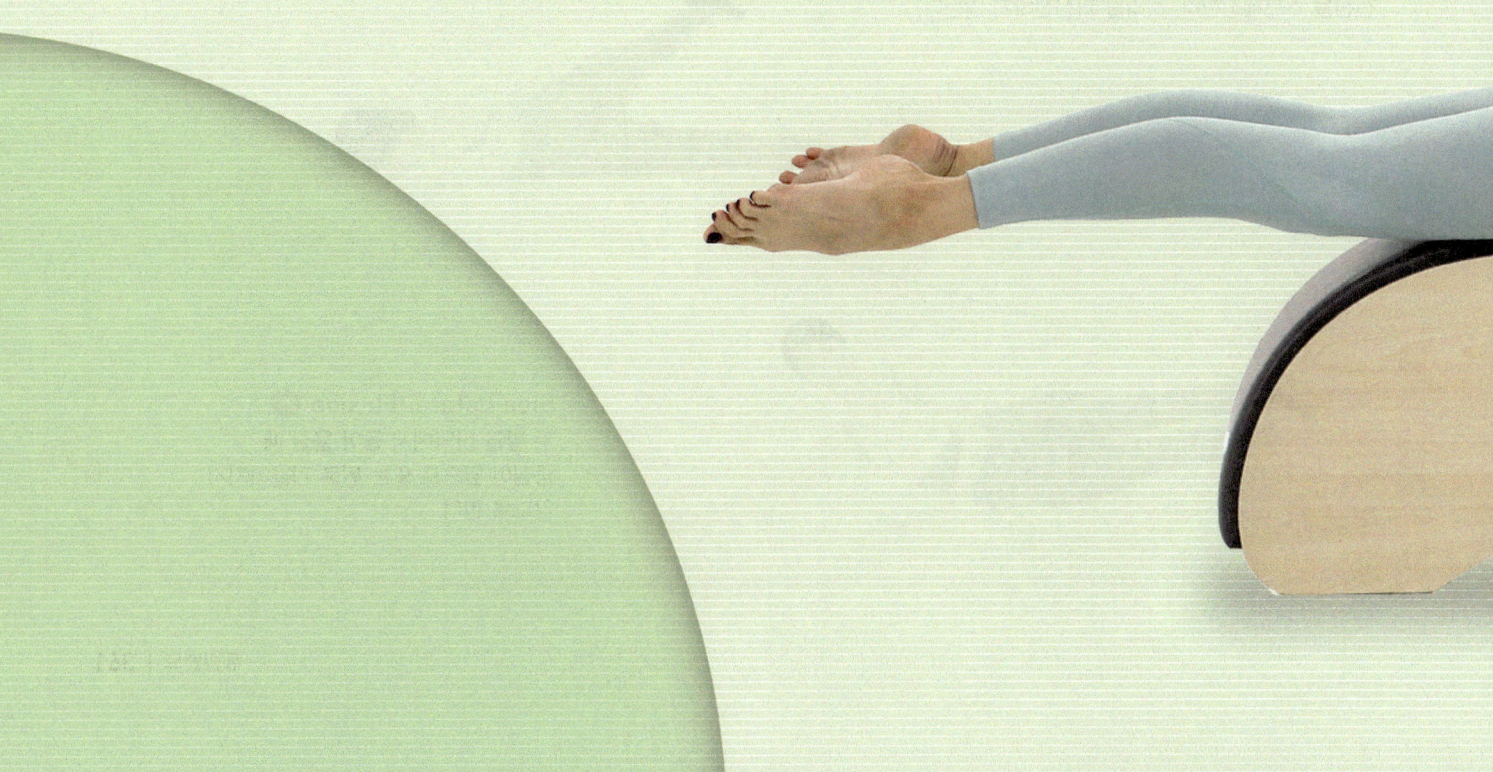

CLARA BARREL / PILATES ARC
클라라배럴 / 필라테스 아크

클라라배럴은 척추 신전과 옆구리 강화에 좋은 소도구이다. 아크는 클라라배럴을 바탕으로 만들어진 소도구로 가볍고 이동이 편리하다. 다른 기구와 함께 사용이 가능하며 척추의 아치 모양을 받쳐서 동작할 수 있도록 도움을 준다.

01 Reach & Rolldown
리치 앤 롤다운

| 주요 효과 | 척추 분절, 복부 강화, 척추 주변 심부 근육 강화

클라라 배럴

반복 횟수 4~8

시작 자세
- 웰에 앉아 다리를 골반 너비로 벌리고 무릎을 구부린다.
- 두 팔은 어깨 높이로 들고, 척추는 바로 세운다.

레슨 포인트
- 등이나 머리부터 움직이지 않는다.

Lv.1

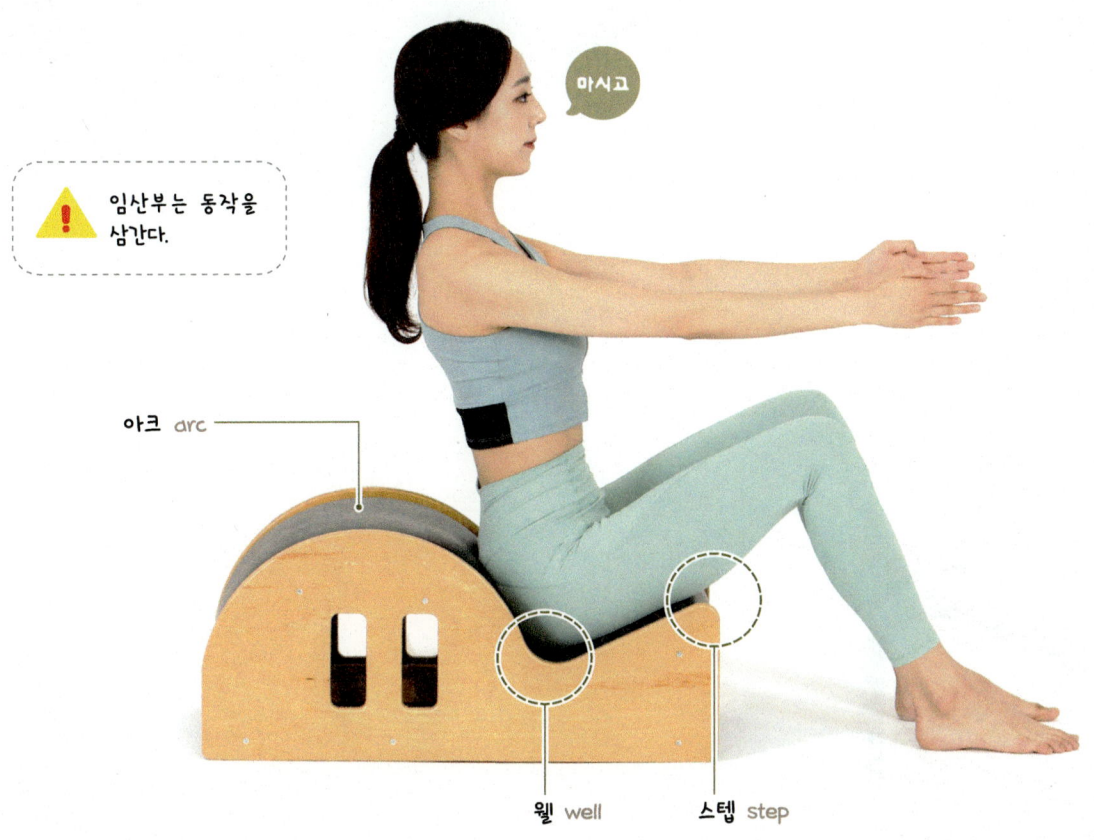

마시고

⚠️ 임산부는 동작을 삼간다.

아크 arc
웰 well
스텝 step

01 꼬리뼈부터 척추를 차례로 내려놓는다.
팔은 앞으로 나란히 한 상태로 둔다.

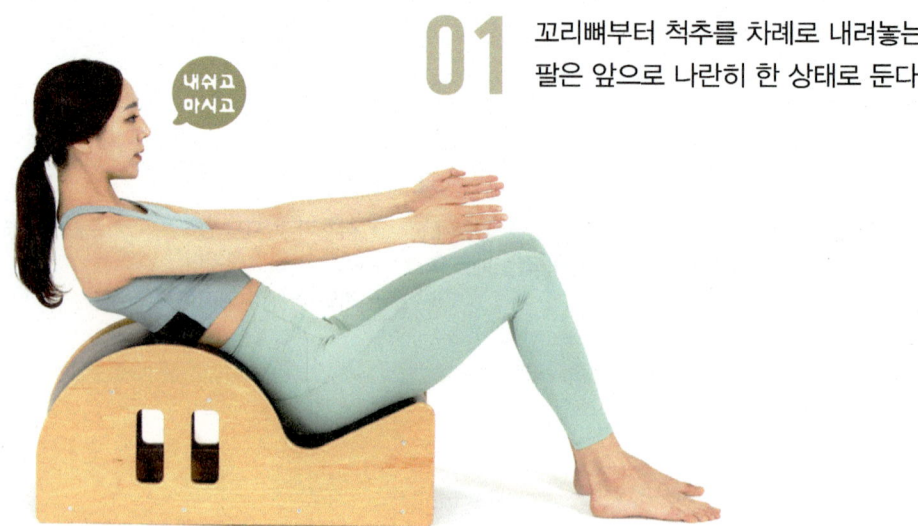

02 머리를 늘어뜨리고 귀 옆쪽에 내려놓는다.
두 팔을 양옆으로 원을 그리면서 척추를 분절하여
시작 자세로 돌아온다.

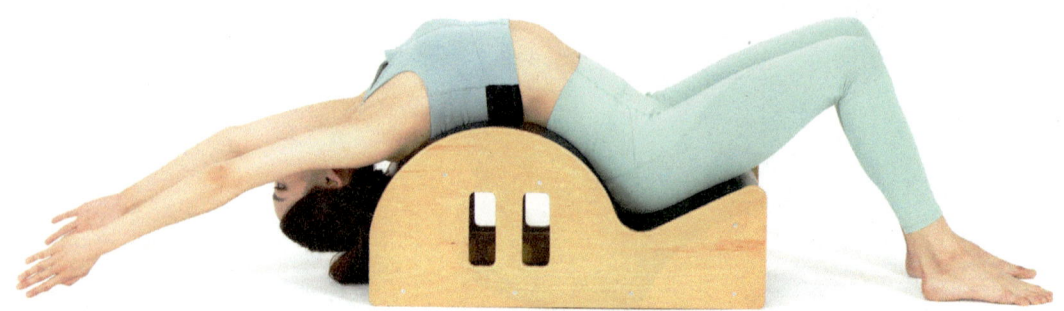

02 Hundred
헌드레드

| 주요 효과 | 심복부 강화

클라라 배럴

반복 횟수 10

시작 자세
- 웰에 앉아 C커브를 유지하며, 다리는 테이블탑을 한다.
- 두 팔은 어깨와 수평이 되도록 들고, 손바닥은 매트를 향한다.

레슨 포인트
- 척추가 펴지지 않도록 C커브를 유지하고, 손끝은 골반 쪽으로 끌어내린다.
- 귀와 어깨가 멀어지도록 한다.

Lv.2

 천장관절증후군 환자나 임산부는 주의해서 동작한다.

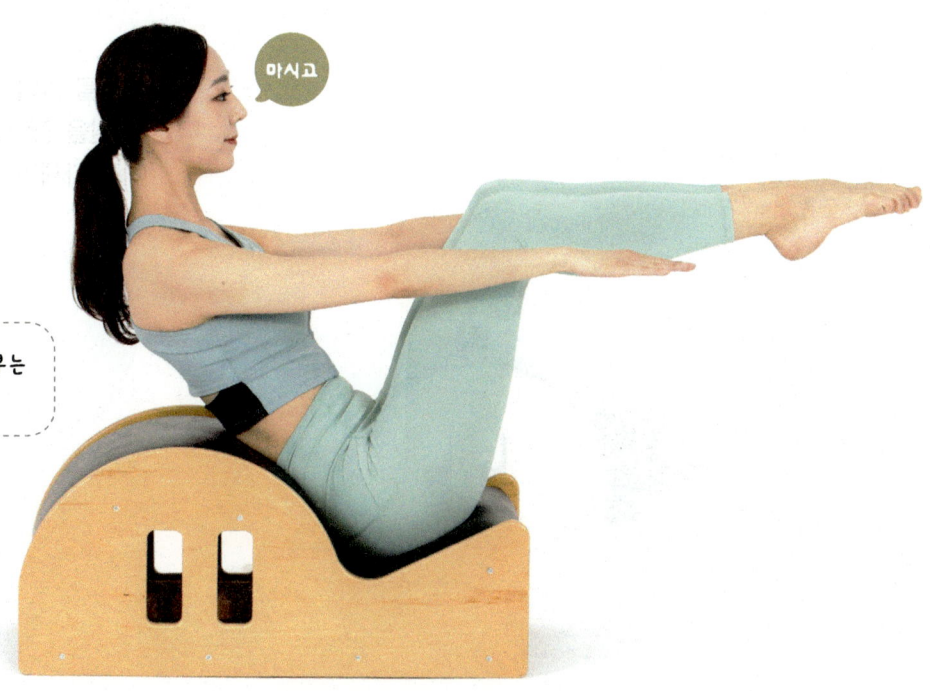

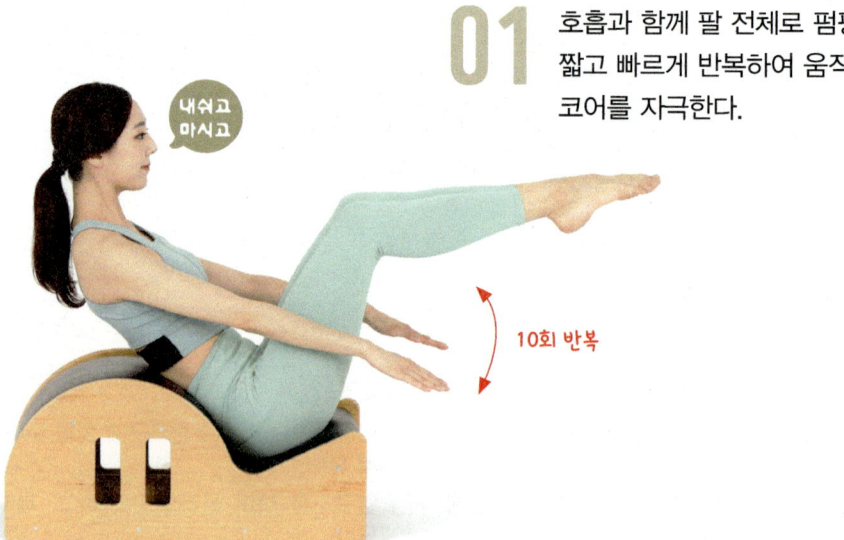

01
호흡과 함께 팔 전체로 펌핑하듯이 짧고 빠르게 반복하여 움직이며, 코어를 자극한다.

10회 반복

Transition Flow

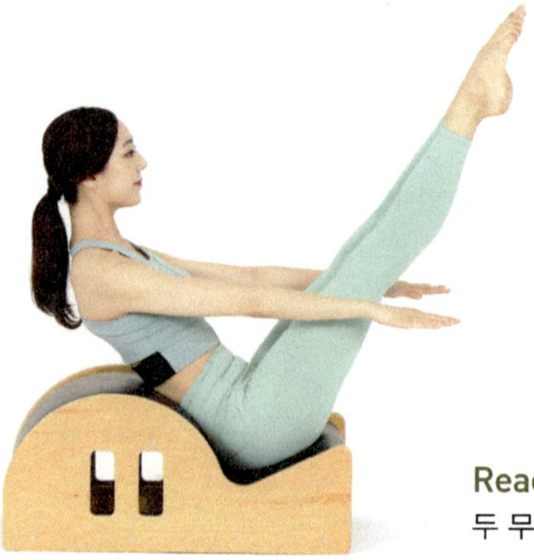

Reaching Leg
두 무릎을 펴서 동일하게 동작한다.

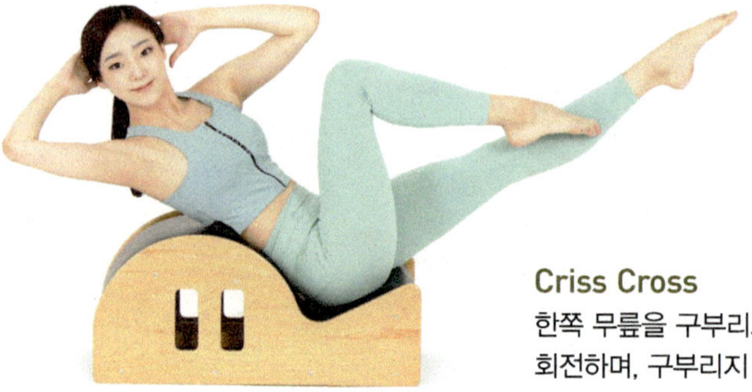

Criss Cross
한쪽 무릎을 구부리고 반대쪽 팔꿈치가 만나도록 몸통을 회전하며, 구부리지 않은 반대쪽 다리는 길게 뻗는다.

03 Side Bend
사이드 벤드

| 주요 효과 | 내·외 복사근 강화, 흉추 유연성

클라라 배럴

반복 횟수 10~15

시작 자세
- 웰에 옆으로 앉아 척추는 아크 옆면에 내려놓고, 두 손은 머리 뒤로 깍지낀다.
- 아래쪽 다리는 무릎을 구부리고, 반대쪽 다리는 길게 편다.

레슨 포인트
- 반동을 이용하거나 승모근에 힘을 주어 올라오지 않도록 유의한다.
- 옆구리를 펴며 올라오도록 하고, 복부를 내밀지 않는다.

Lv.2

⚠️ 척추측만증, 골다공증이 있다면 주의해서 동작한다.

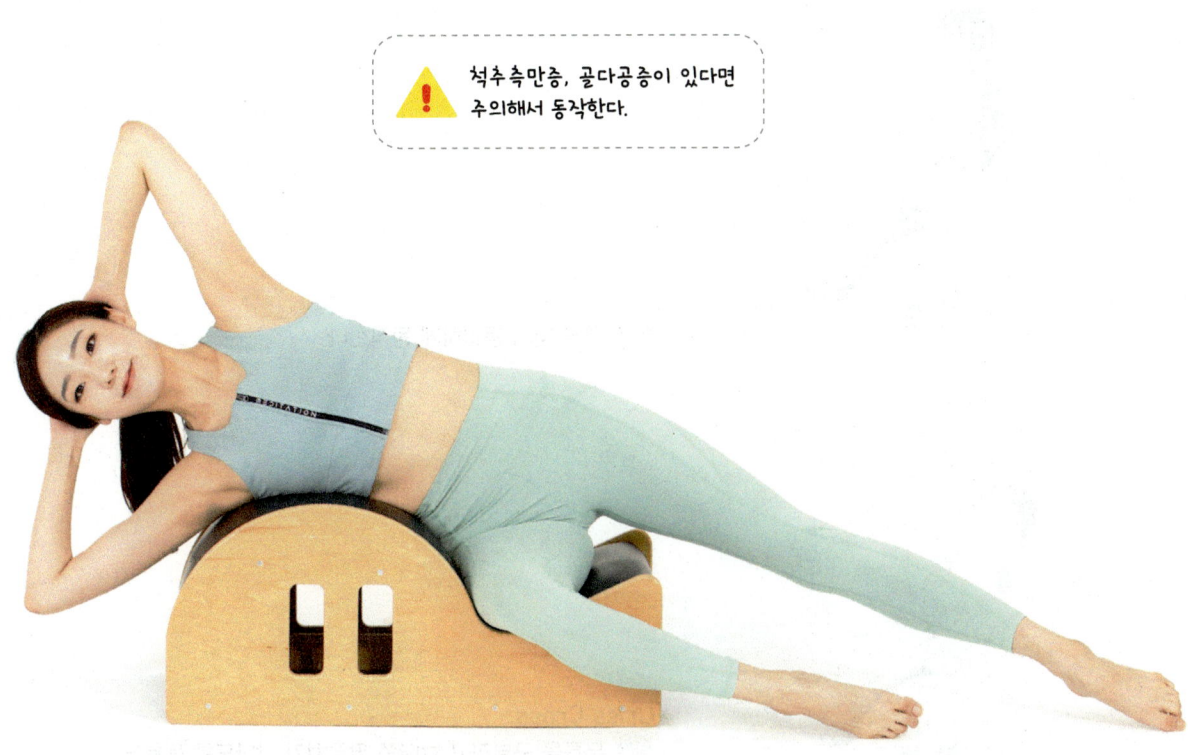

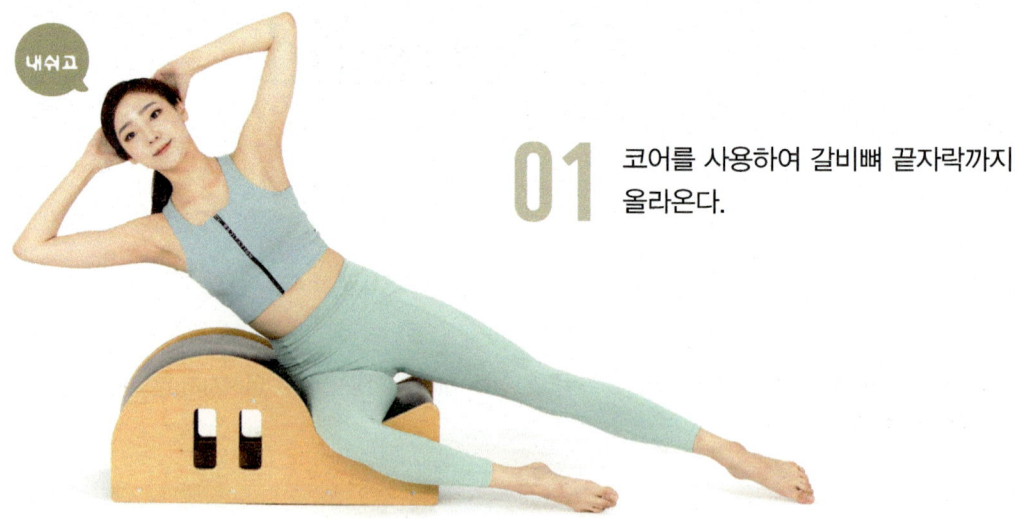

01 코어를 사용하여 갈비뼈 끝자락까지 올라온다.

02 아크 반대쪽 옆구리가 아치를 이룰 때까지 올라온다.

Transition Flow

Open Arm
팔을 옆으로 밀어내며 동작한다.

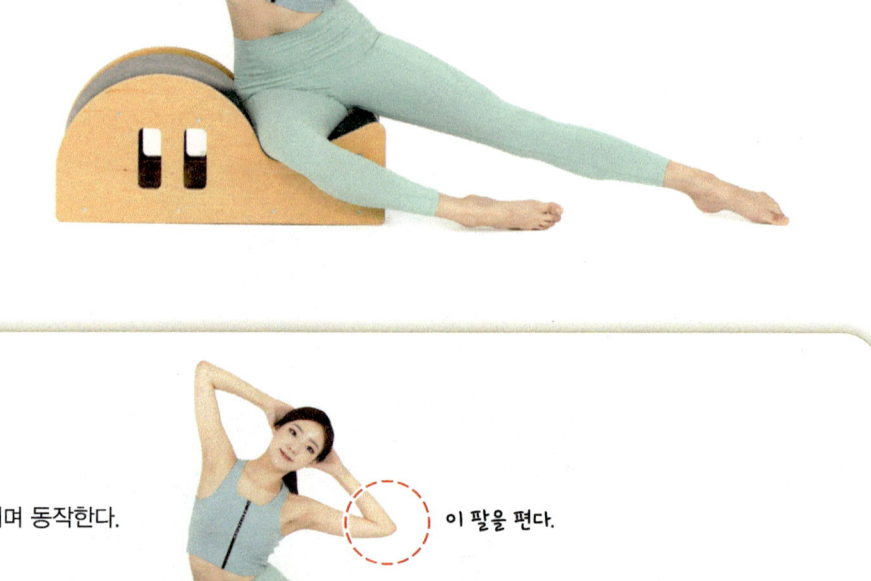

이 팔을 편다.

04 Mermaid
머메이드

| 주요 효과 | 내·외 복사근 강화, 흉추 유연성 향상

클라라 배럴

반복 횟수 4~8

시작 자세
- 웰에 옆으로 Z-시팅 한다. 한 팔은 아크에 두고, 반대쪽 팔은 옆으로 올린다.

레슨 포인트
- 허리나 가슴이 뒤로 굽혀지지 않도록 유의한다.

`Lv. 1`

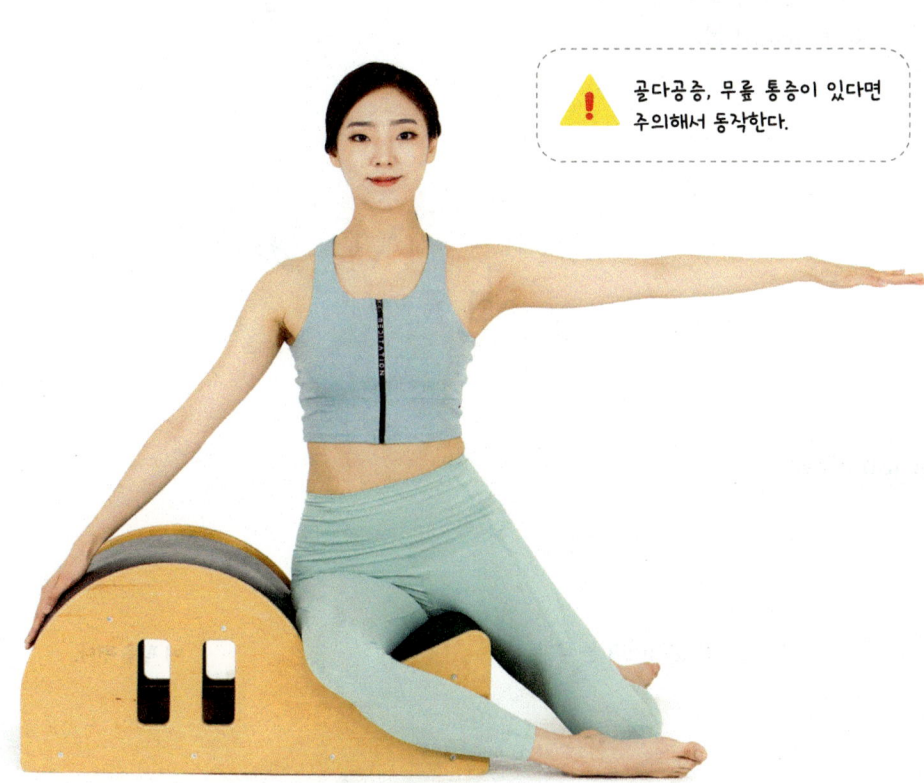

⚠️ 골다공증, 무릎 통증이 있다면 주의해서 동작한다.

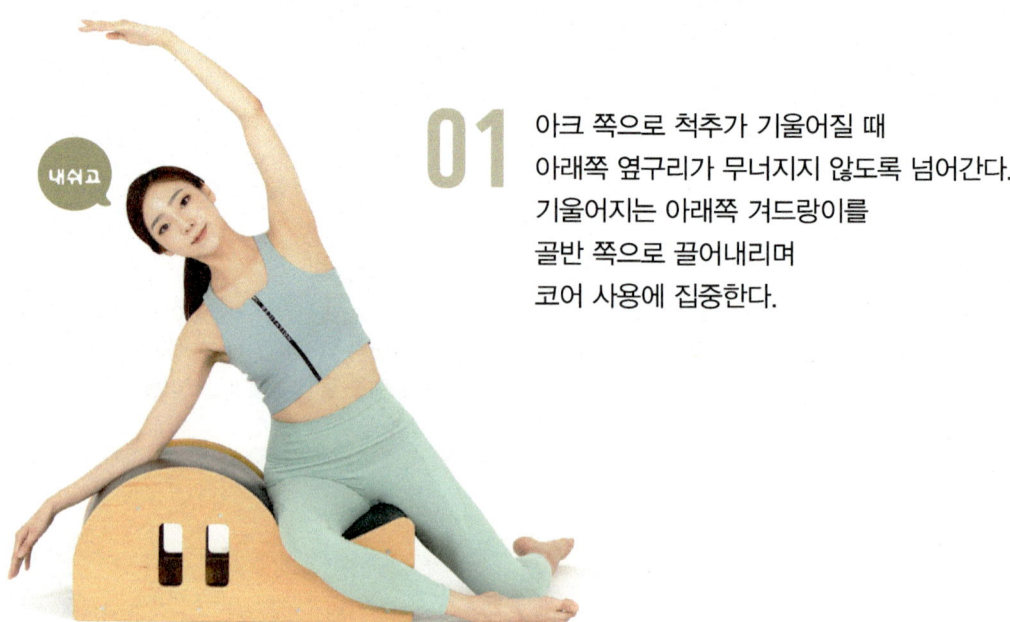

01 아크 쪽으로 척추가 기울어질 때 아래쪽 옆구리가 무너지지 않도록 넘어간다. 기울어지는 아래쪽 겨드랑이를 골반 쪽으로 끌어내리며 코어 사용에 집중한다.

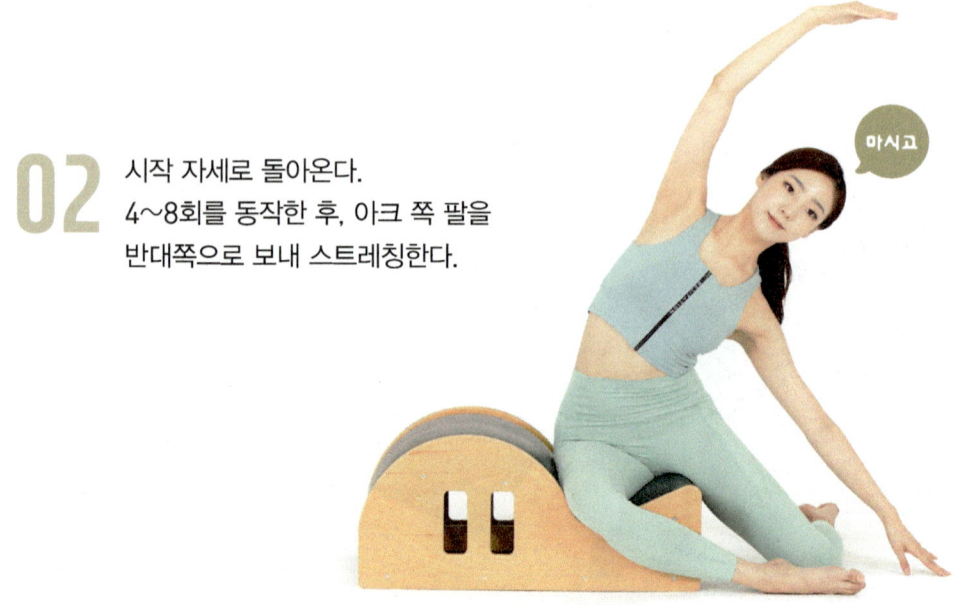

02 시작 자세로 돌아온다. 4~8회를 동작한 후, 아크 쪽 팔을 반대쪽으로 보내 스트레칭한다.

05 Swan
스완

| 주요 효과 | 척추 신전, 근육 강화, 어깨 안정성 향상

클라라 배럴

반복 횟수 4~8

시작 자세
- 아크에 골반을 대고 엎드려 척추의 중립을 유지한다.
- 팔은 구부리고 다리는 편다.

레슨 포인트
- 허리가 과신전되거나 꺾이지 않도록 유의한다.
- 코어가 약하다면 한 다리씩 동작한다.
- 상체를 들어 올릴 때, 코어를 사용한다.

Lv.1

 팔꿈치 통증 환자, 임산부는 동작을 삼간다.

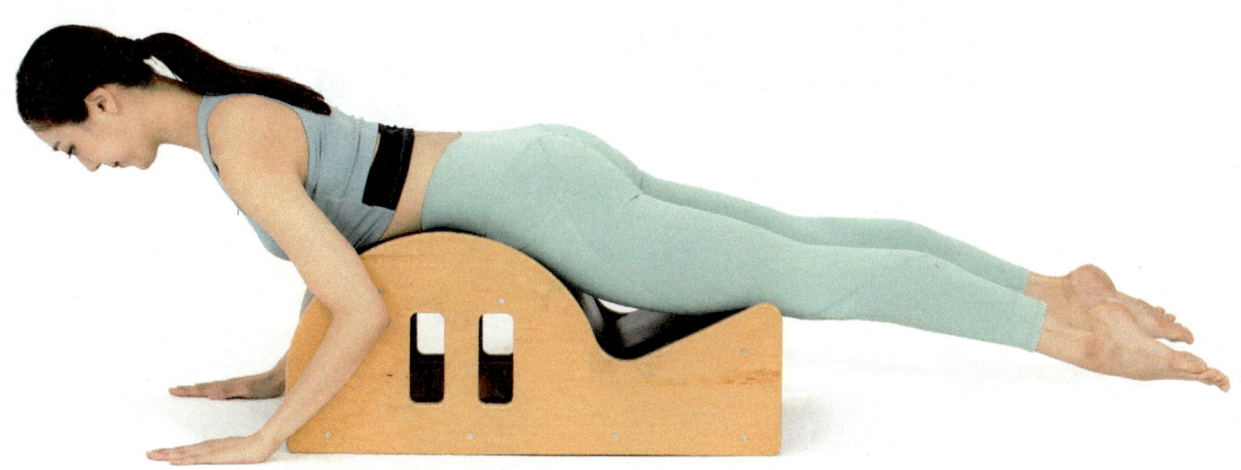

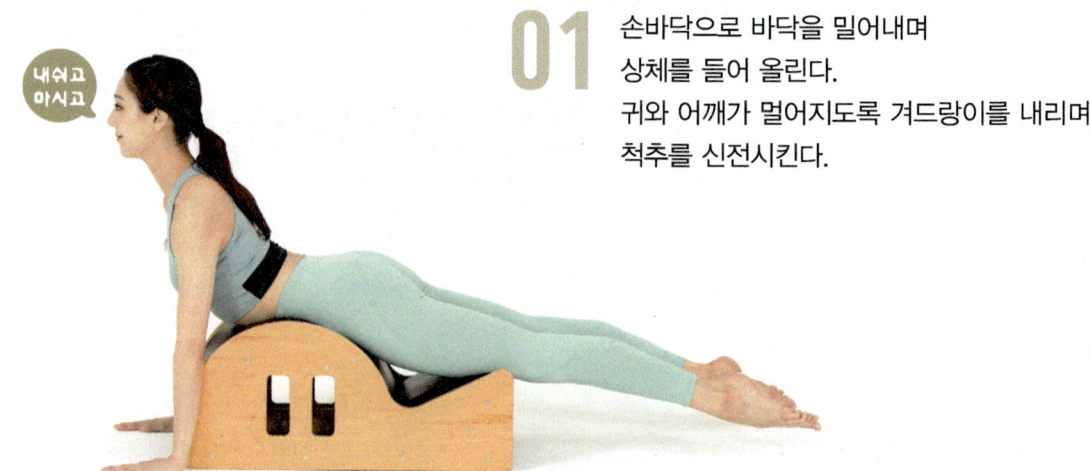

01 손바닥으로 바닥을 밀어내며 상체를 들어 올린다.
귀와 어깨가 멀어지도록 겨드랑이를 내리며 척추를 신전시킨다.

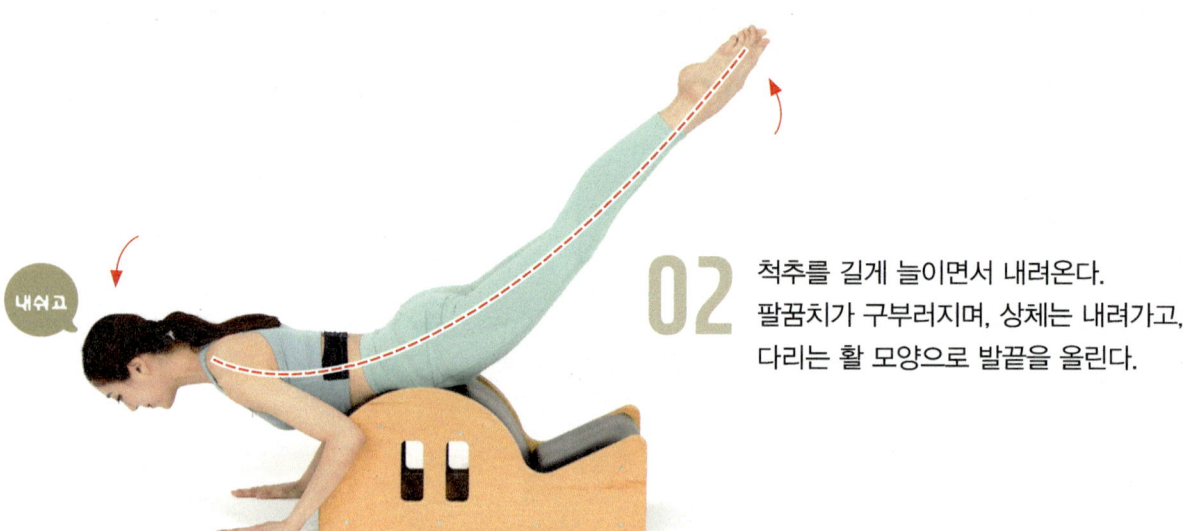

02 척추를 길게 늘이면서 내려온다.
팔꿈치가 구부러지며, 상체는 내려가고, 다리는 활 모양으로 발끝을 올린다.

Transition Flow

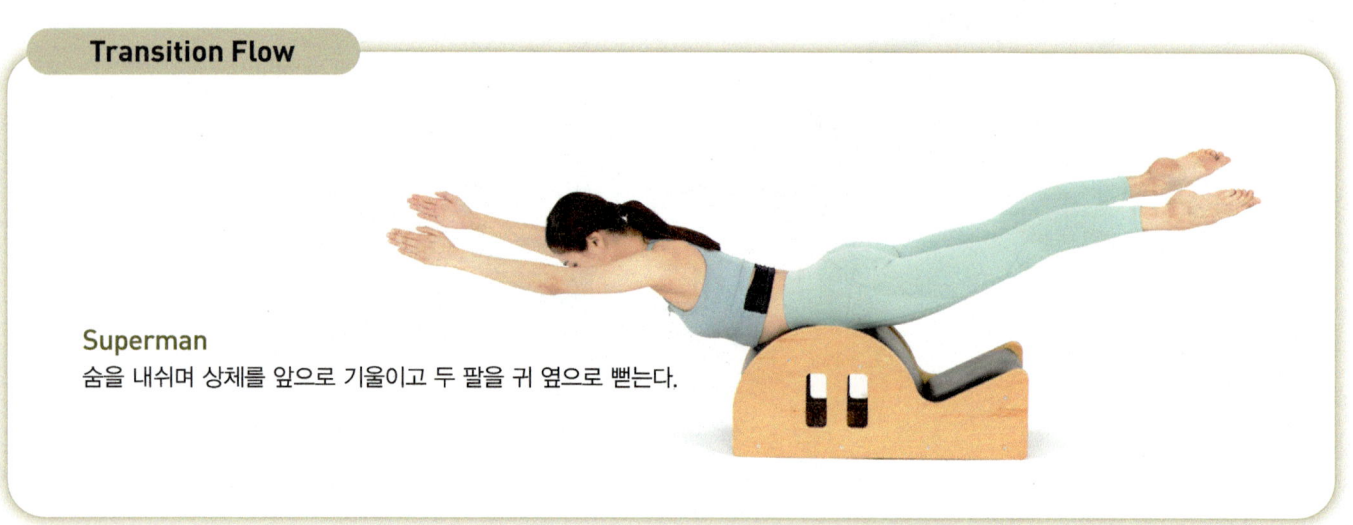

Superman
숨을 내쉬며 상체를 앞으로 기울이고 두 팔을 귀 옆으로 뻗는다.

06 Swimming
스위밍

| 주요 효과 | 척추기립근 강화, 몸통 안정성 향상

클라라 배럴

반복 횟수 30~50

시작 자세
- 아크에 복부 아랫부분을 대고 엎드린다.
- 팔과 다리는 편다.

레슨 포인트
- 허리가 과신전되지 않도록 배꼽을 허리 쪽으로 끌어당긴다.
- 몸통 전체가 옆으로 흔들리지 않도록 유지한다.

`Lv. 1`

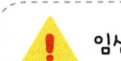 임산부는 동작을 삼간다.

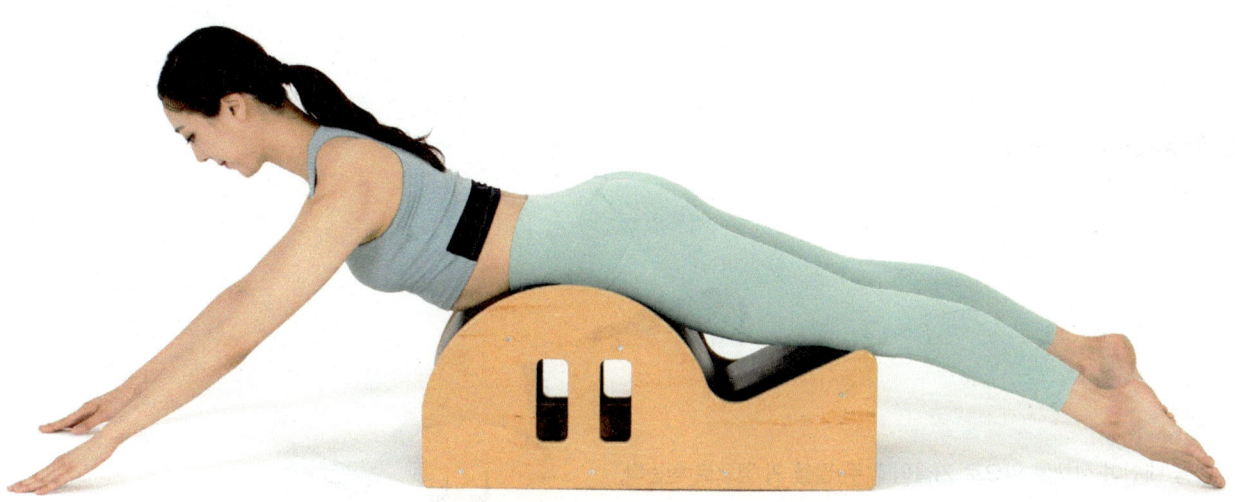

01 팔과 다리를 들어 올린다.

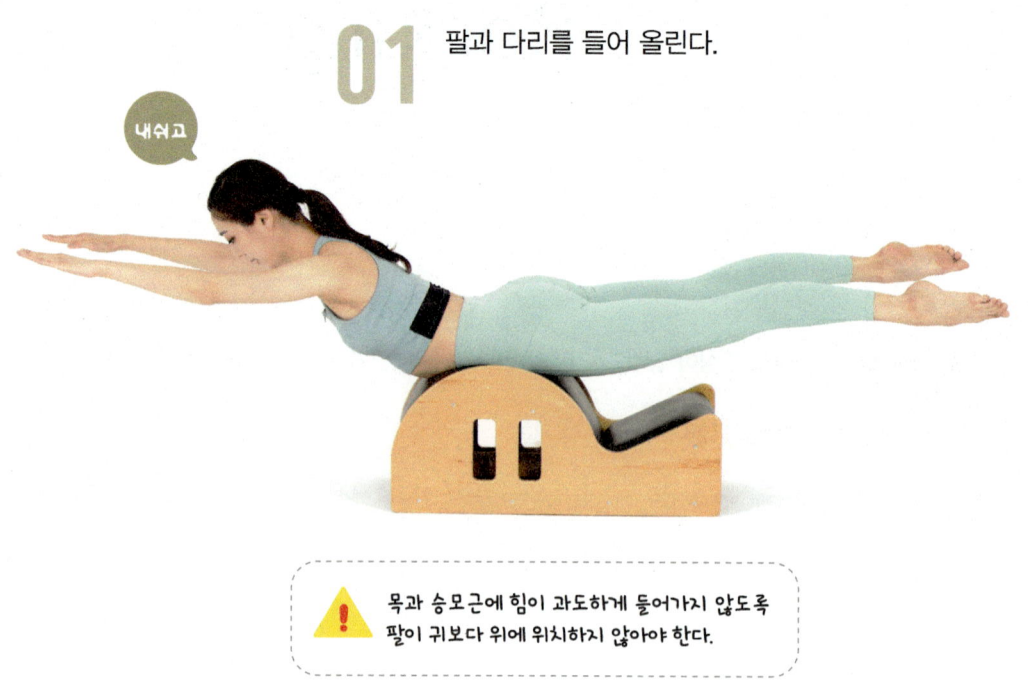

⚠️ 목과 승모근에 힘이 과도하게 들어가지 않도록 팔이 귀보다 위에 위치하지 않아야 한다.

02 자연스럽게 호흡하며 팔과 다리를 물장구치듯 위아래로 움직인다.

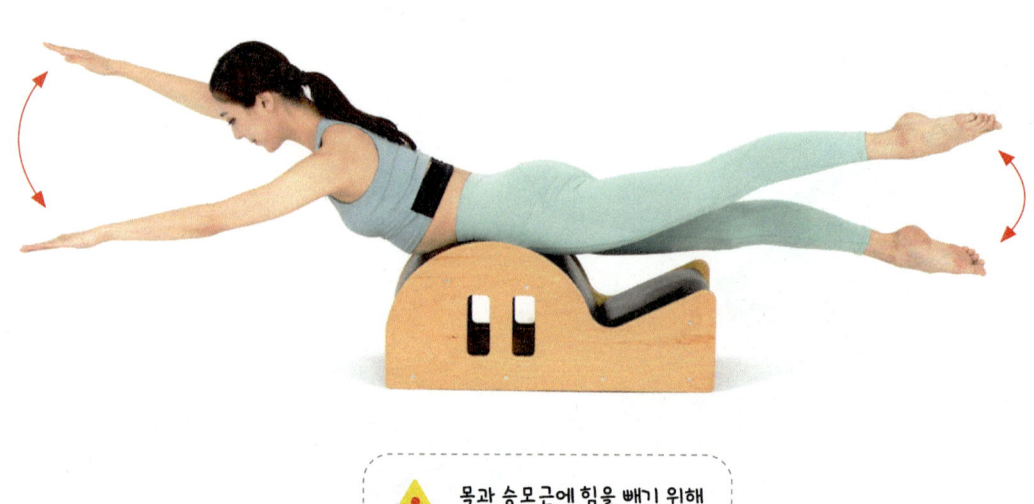

⚠️ 목과 승모근에 힘을 빼기 위해 팔꿈치를 조금 구부려도 좋다.

07 Rocking
로킹

| 주요 효과 | 전신 밸런스, 전신 신전

클라라 배럴

반복 횟수 6~8

시작 자세
- 팔과 다리를 바닥에서 떼더라도 중심이 잡히도록 아크 위에 골반을 위치한다.
- 팔로 바닥을 짚고, 시선은 매트를 향한다.

레슨 포인트
- 배를 내밀거나 경추를 과신전하지 않는다.

Lv.1

⚠️ 어깨 통증이 있거나 임산부는 동작을 삼간다.

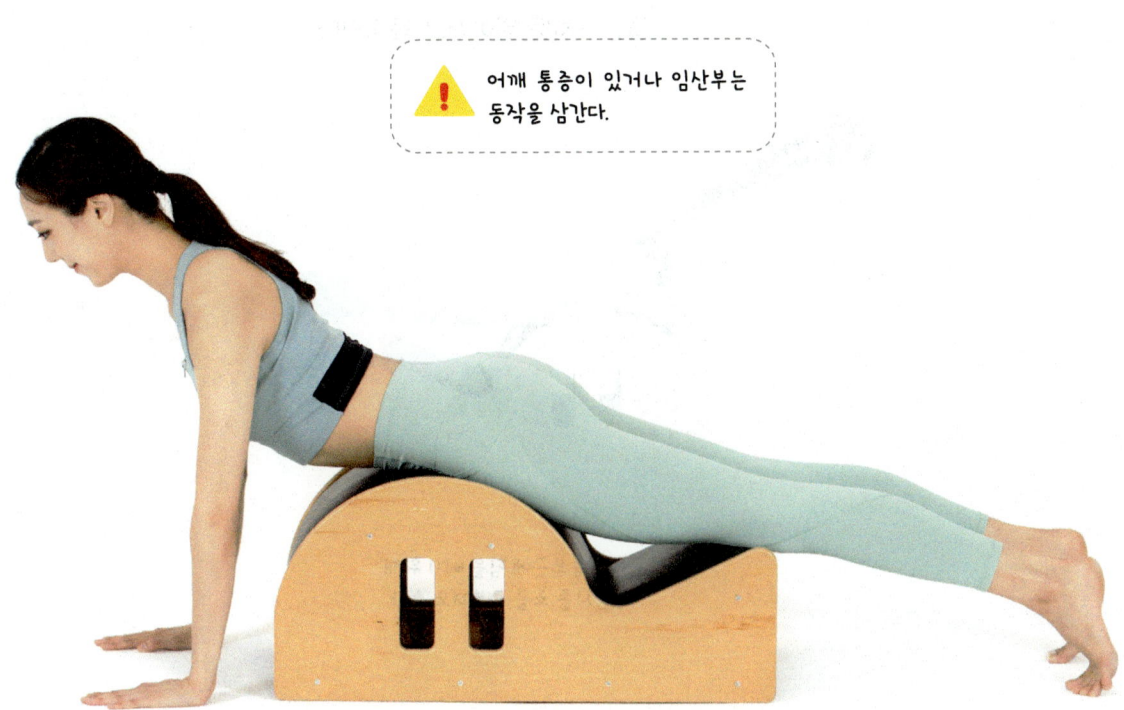

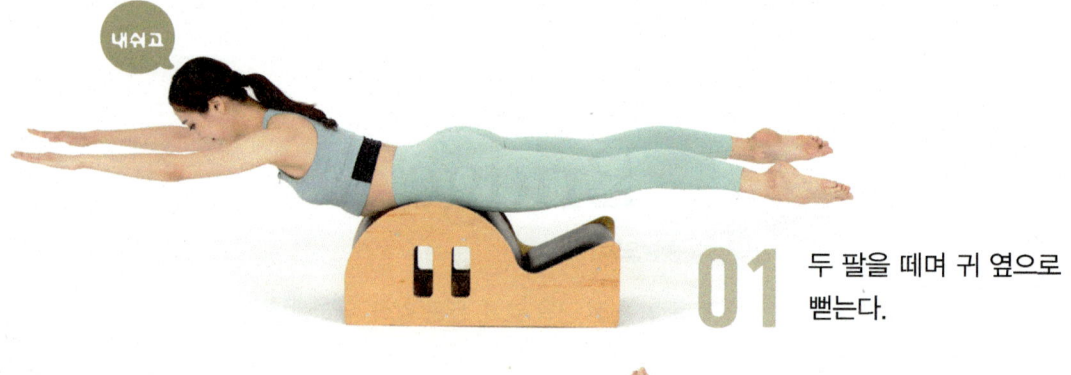

01 두 팔을 떼며 귀 옆으로 뻗는다.

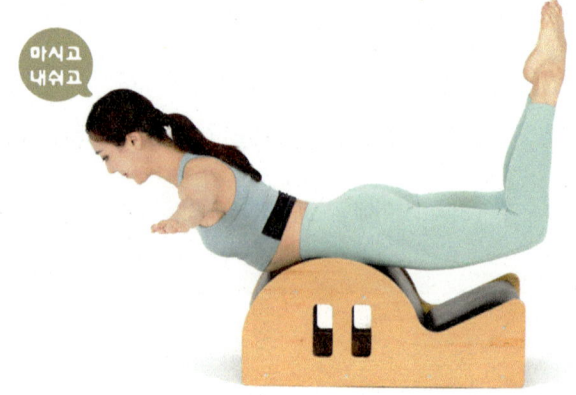

02 두 팔을 옆으로 돌려 발 쪽으로 보내면서 발을 잡는다.

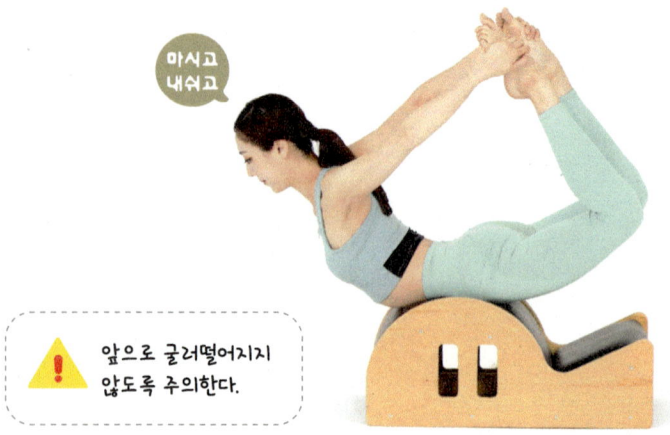

⚠️ 앞으로 굴러떨어지지 않도록 주의한다.

03 복부를 집어넣으며 무게중심을 살짝 앞쪽으로 이동한다. 호흡과 함께 균형을 유지하며 무게중심을 앞뒤로 이동시킨다.

Transition Flow

Grasshopper
두 무릎을 뻗은 상태로 무게중심을 앞으로 옮긴다.
이때 팔꿈치는 구부린다.

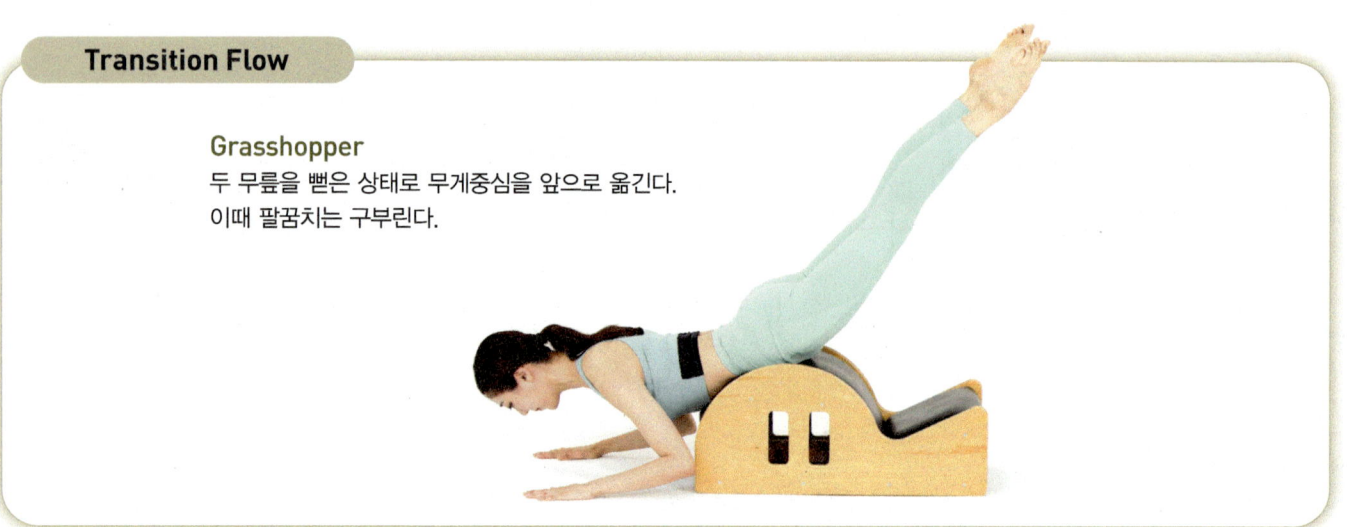

08 Bridge
브리지

| 주요 효과 | 척추 굴곡 근육 및 신전 근육 강화, 둔근 강화, 유연성 향상

클라라 배럴

반복 횟수 4~8

시작 자세
- 아크 위에 두 다리를 올려놓고, 등을 대고 눕는다.
- 두 팔은 몸통 옆에 두고 손바닥은 매트에 닿게 한다.

레슨 포인트
- 가슴을 과도하게 들어 올려 척추가 과신전되지 않도록 한다.
- 척추 사이에 공간이 있다는 것을 느끼며 움직인다.

Lv.1

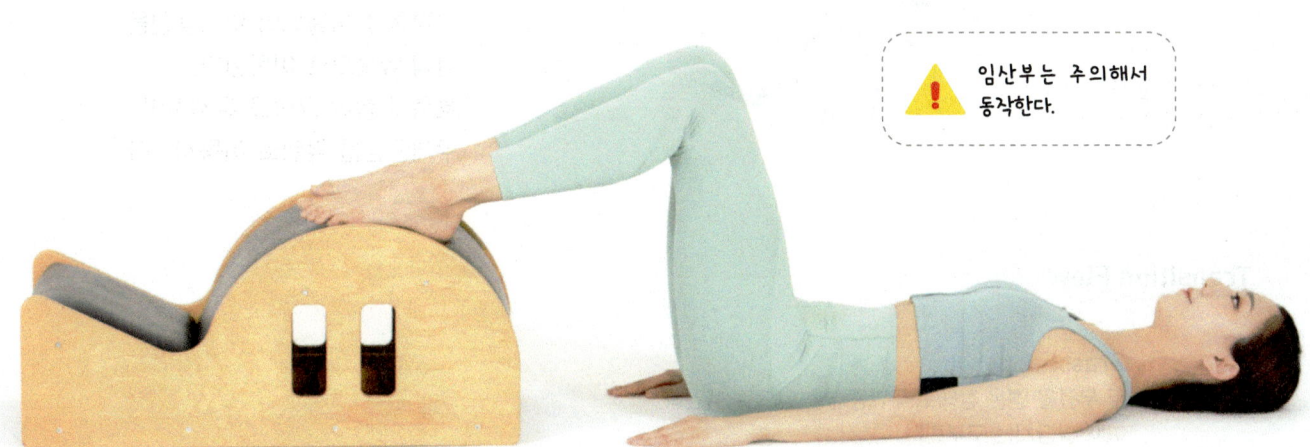

⚠️ 임산부는 주의해서 동작한다.

01
골반이 얼굴 쪽으로 기울어지며
척추를 하나씩 들어 올리고,
상부 견갑대까지 들어 올린다.

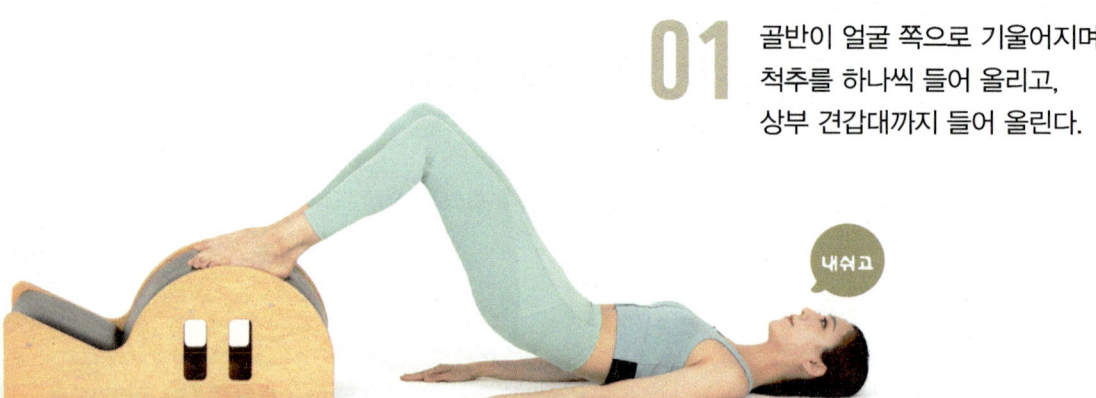

내쉬고

02
올린 상태를 유지하며 숨을 들이마신다.
내쉬며 흉추부터 부드럽게 하나씩
척추를 내려놓는다.

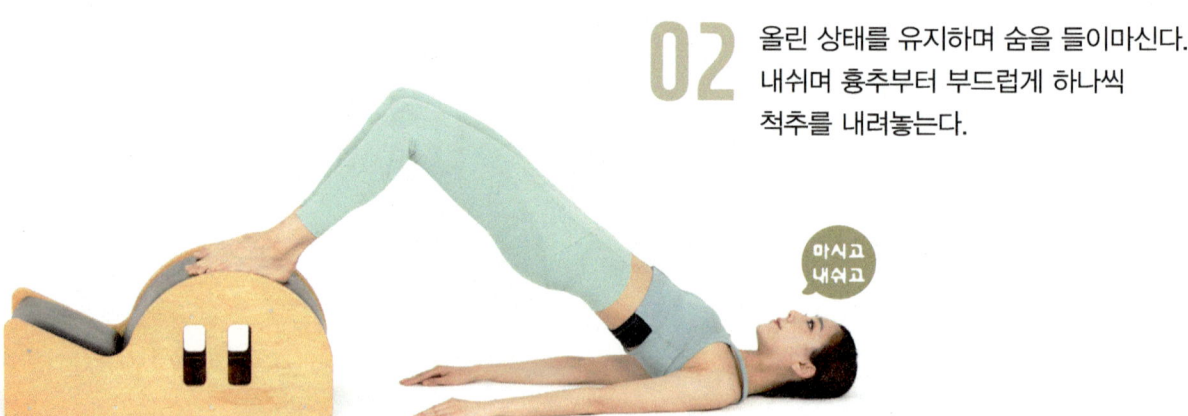

마시고
내쉬고

Transition Flow

Low Bridge
두 손으로 홈을 잡는다.
발을 스텝에 두고 아크의 도움을 받아 골반을 든다.
한쪽 다리씩 들어 올려 브리지 자세를 인지한다.

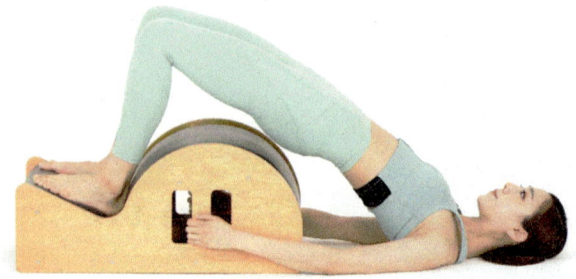

High Bridge
머리 위로 두 팔을 서로 잡은 채로 중심을 잡으며
브리지 동작을 한다.

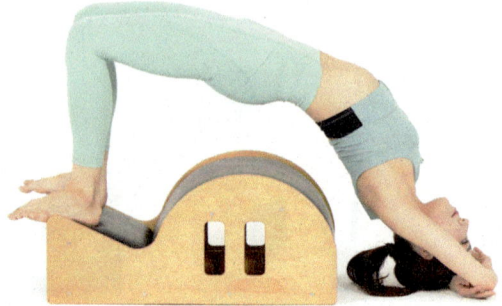

09 Helicopter
헬리콥터

| 주요 효과 | 고관절 가동범위 및 유연성 향상, 코어 활성화, 신체 조절 능력 향상

클라라 배럴

반복 횟수 8~10

시작 자세
- 아크 위에 누워 다리는 천장으로 길게 뻗는다.
- 두 손으로 옆면의 홈을 잡는다.

레슨 포인트
- 골반이 흔들리지 않도록 하고 대퇴 골두만 돌아가도록 한다.

Lv.1

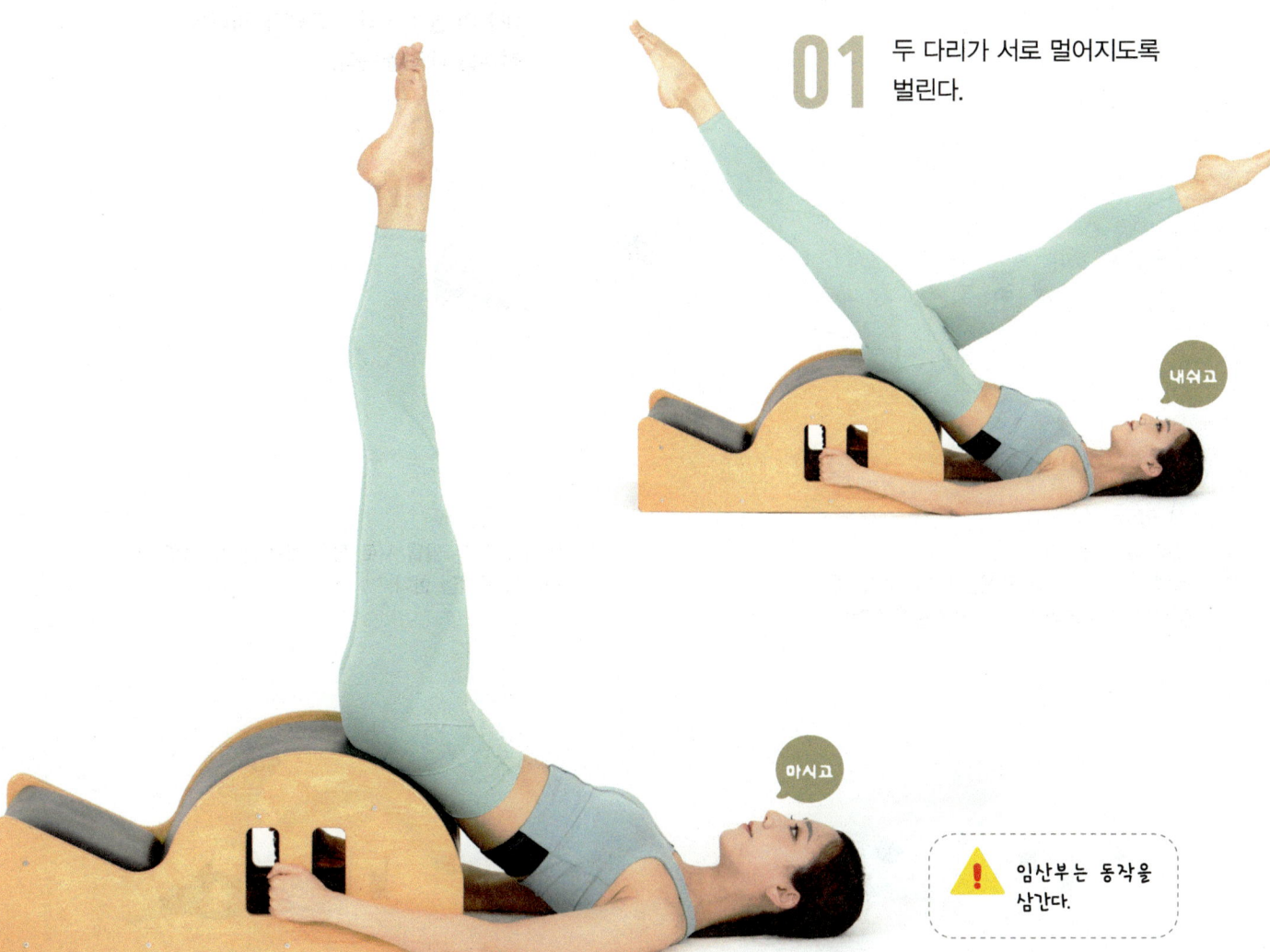

01 두 다리가 서로 멀어지도록 벌린다.

내쉬고

마시고

⚠ 임산부는 동작을 삼간다.

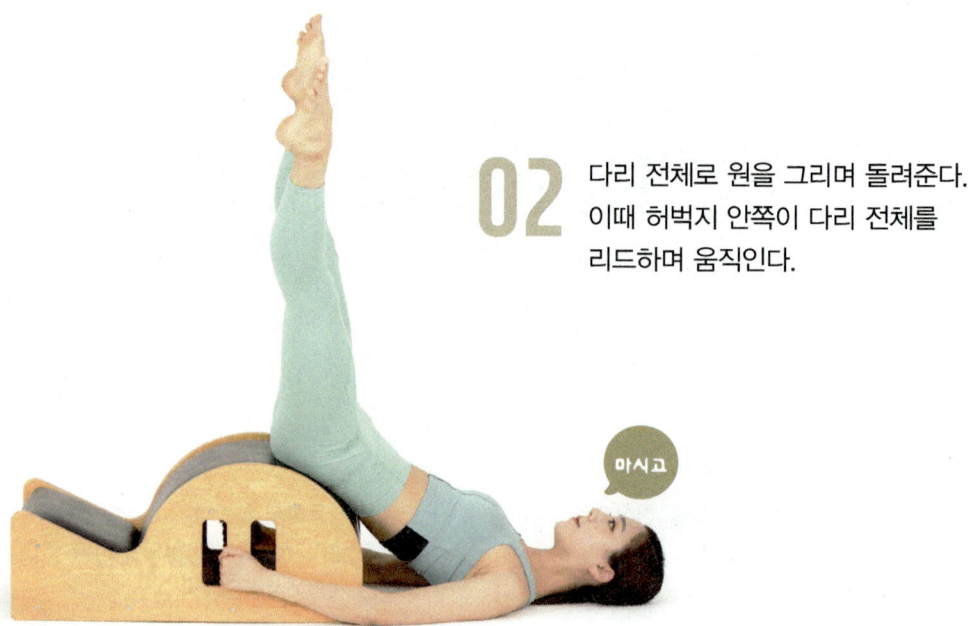

02
다리 전체로 원을 그리며 돌려준다.
이때 허벅지 안쪽이 다리 전체를 리드하며 움직인다.

마시고

Transition Flow

Scissors
서로 멀어져 있는 두 다리를 가위질하듯 2회 교차한다.

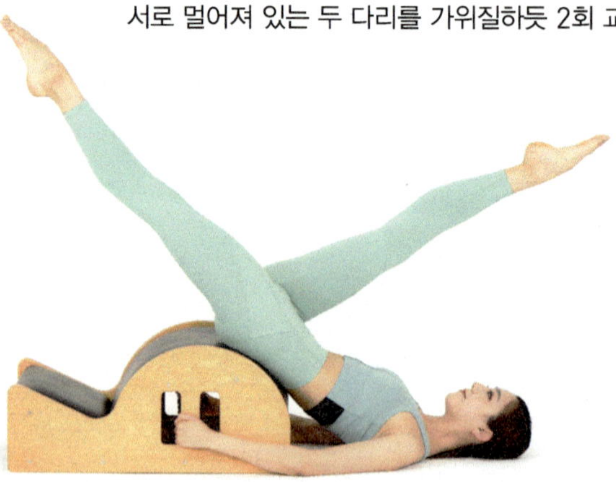

Bicycle
한 다리는 얼굴 방향으로 무릎을 구부리고 반대쪽 다리는 대각선으로 길게 뻗는다.

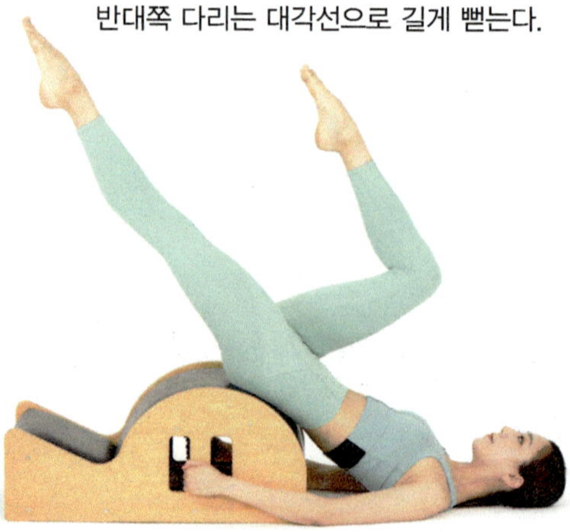

Walking
두 다리를 번갈아가며 앞뒤로 움직여 45°까지 내렸다가 90°로 올리는 동작을 반복한다.

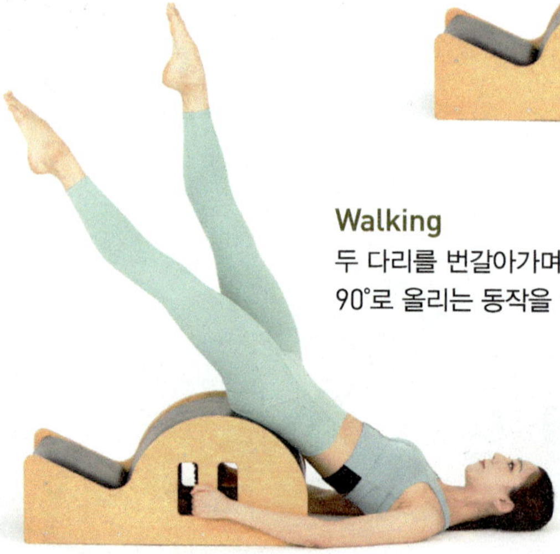

10 Rollover Series
롤오버 시리즈

| 주요 효과 | 척추 분절, 척추 주변 근육 강화, 어깨 안정성 향상

클라라 배럴

반복 횟수 4~8

시작 자세
- 아크 위에 골반을 대고 누워 다리를 천장으로 길게 뻗는다.
- 두 손으로 옆면의 홈을 잡는다.

레슨 포인트
- 반동을 사용하지 않는다.
- 어깨가 말리거나 들리지 않도록 한다.
- 코어를 계속해서 사용한다.

Lv.1

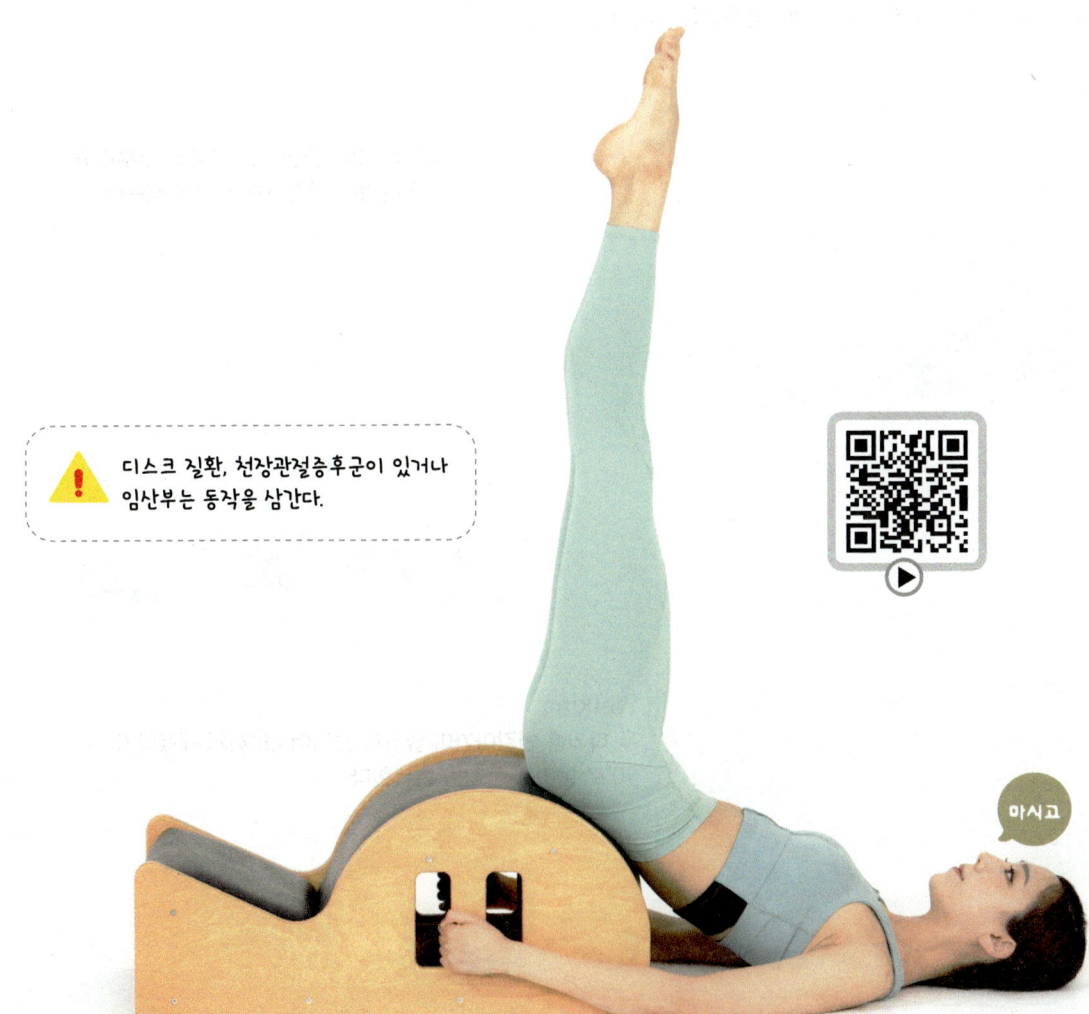

⚠️ 디스크 질환, 천장관절증후군이 있거나 임산부는 동작을 삼간다.

마시고

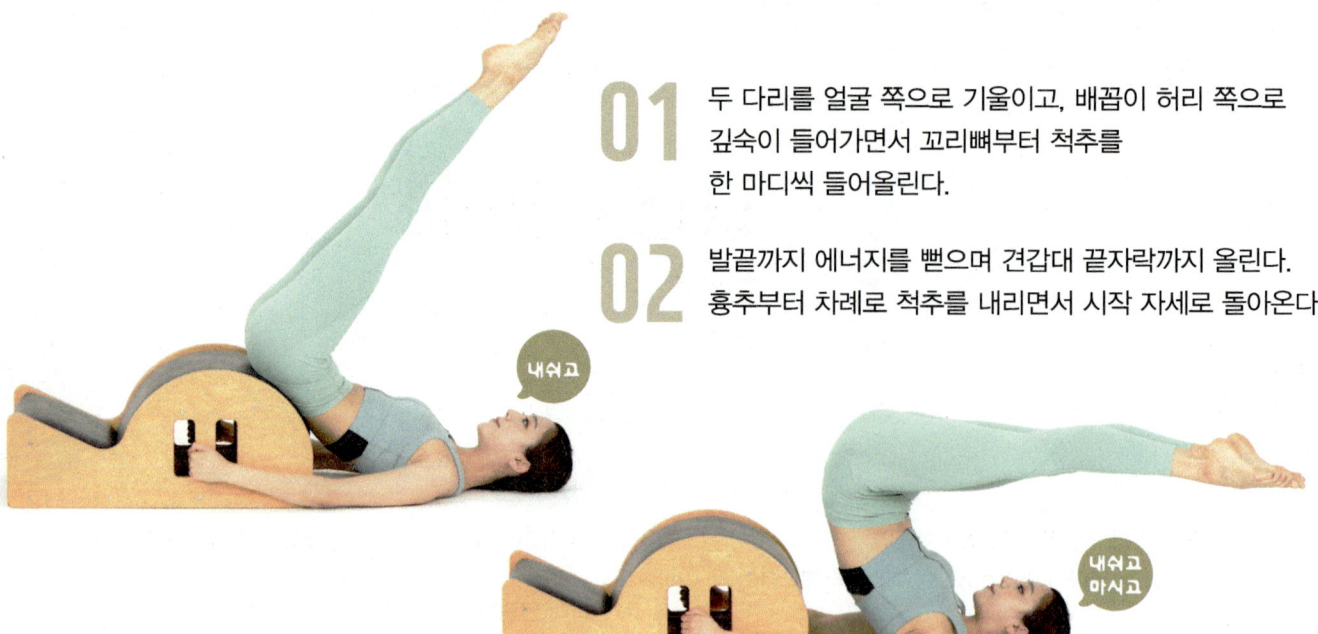

01 두 다리를 얼굴 쪽으로 기울이고, 배꼽이 허리 쪽으로 깊숙이 들어가면서 꼬리뼈부터 척추를 한 마디씩 들어올린다.

02 발끝까지 에너지를 뻗으며 견갑대 끝자락까지 올린다. 흉추부터 차례로 척추를 내리면서 시작 자세로 돌아온다.

Transition Flow

Corkscrew ▶
두 발끝으로 크게 원을 그린다.

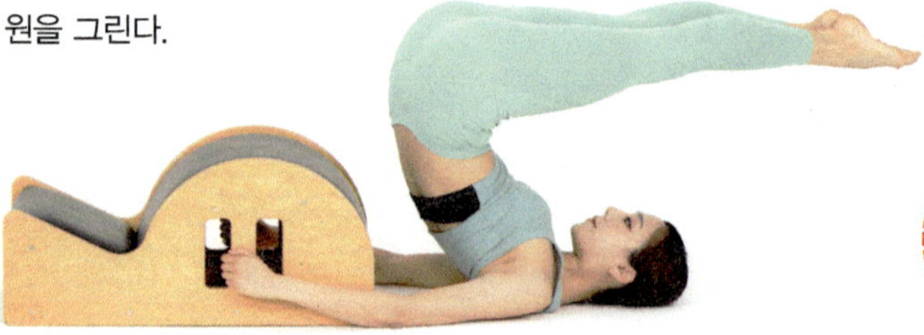

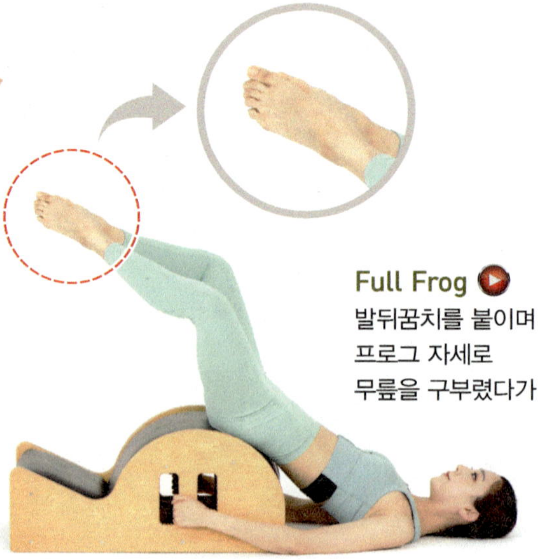

Full Frog ▶
발뒤꿈치를 붙이며 프로그 자세로 무릎을 구부렸다가 편다.

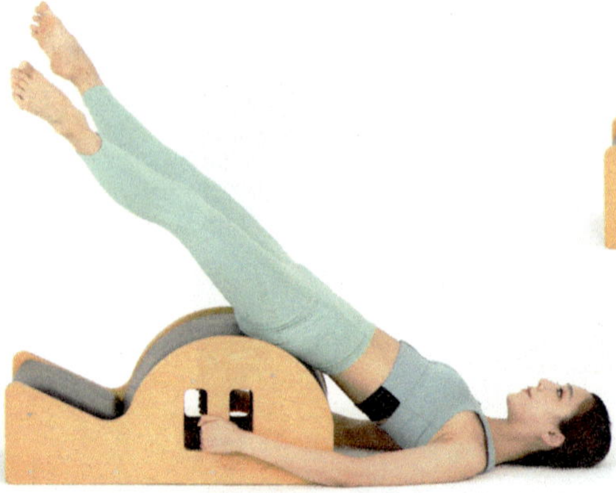

Back Arch and Bridge ▶
두 다리로 크게 원을 그린다.

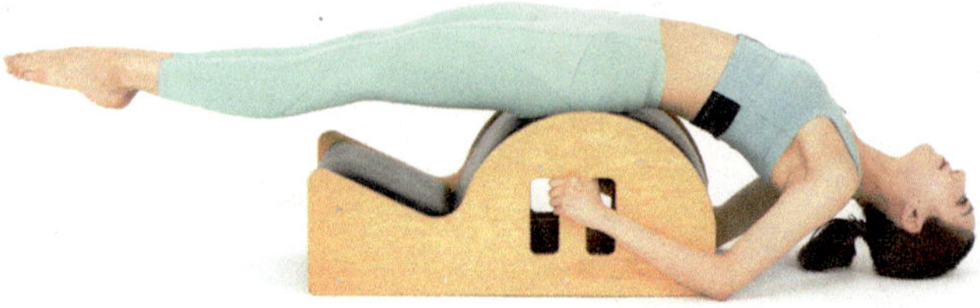

하체를 내리는 동시에 어깨와 가슴을 열어주며, 상체가 아치가 되도록 한다.

11 Hip Circle
힙 서클

| 주요 효과 | 복부 강화, 힙 플렉서 강화, 광배근·전거근 강화

클라라 배럴

반복 횟수 4~8

시작 자세
- 웰에 엉덩이를 두고 아크에 기댄다.
- 코어를 사용하여 두 다리를 대각선으로 뻗는다.

레슨 포인트
- 허리가 과신전되어 골반이 앞으로 기울어지지 않도록 한다.
- 견갑대 안정화를 유지한다.

Lv.2

 요통, 어깨 및 팔꿈치 통증, 천장관절증후군이 있다면 주의해서 동작한다.

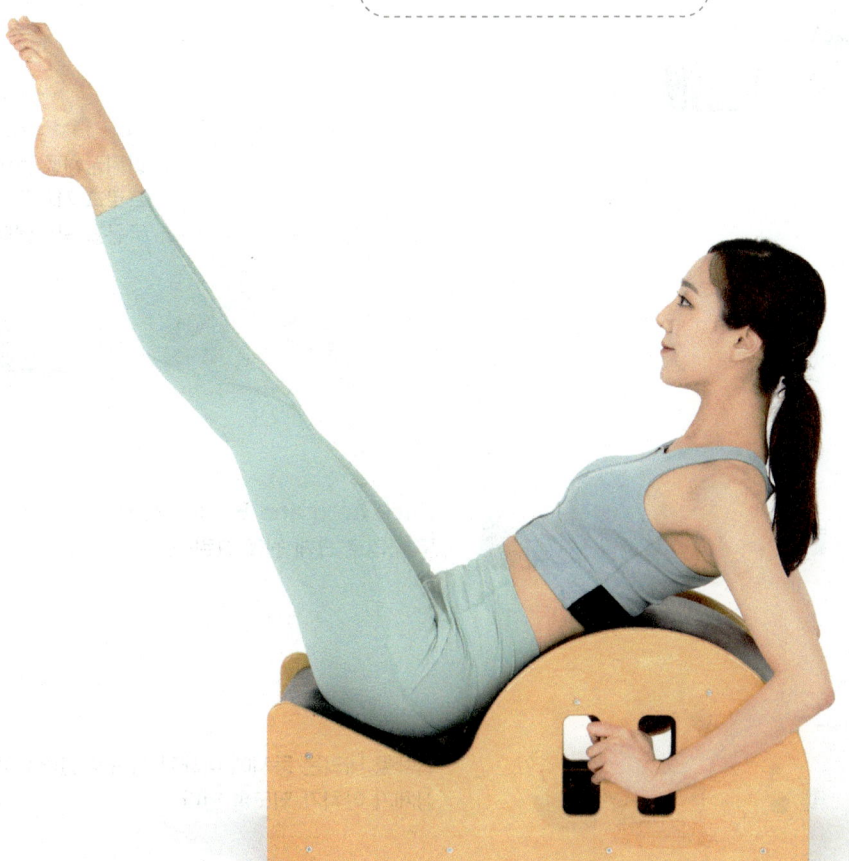

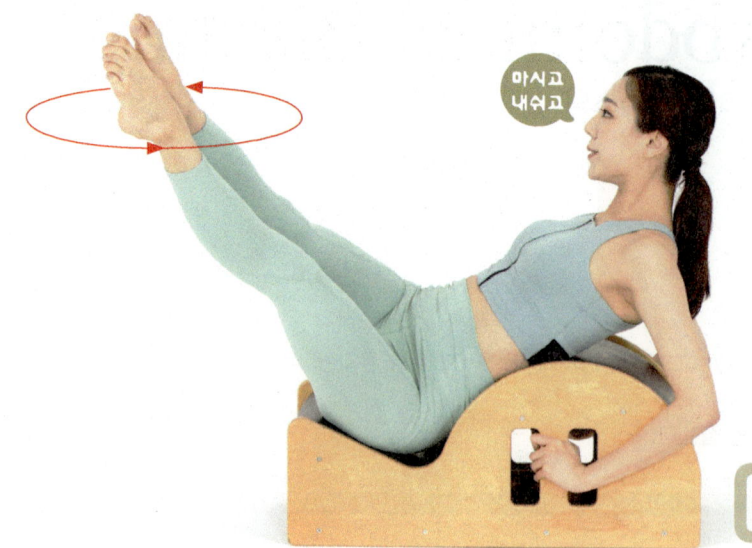

01 두 다리로 원을 그린다.

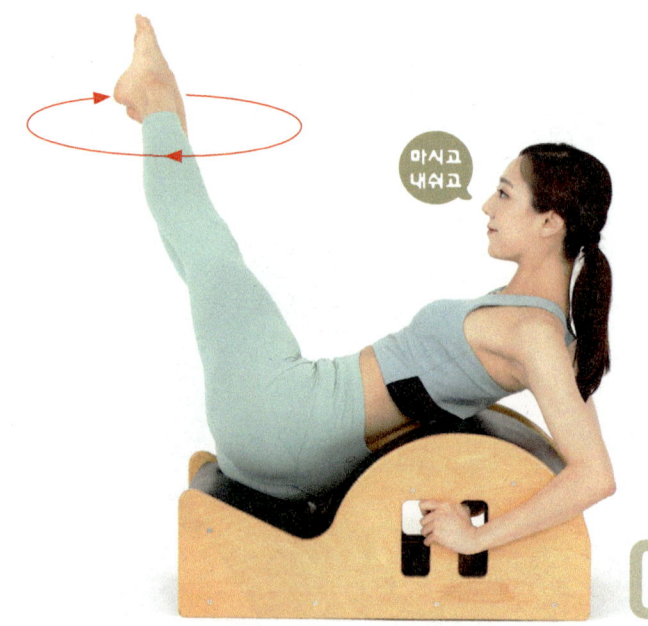

02 반대쪽으로 원을 그린다.

Transition Flow

Bent Knee 무릎을 구부려서 동작한다.

12 Abdominal Blasting
앱도미널 블래스팅

| 주요 효과 | 복부 강화, 다리 정렬

클라라 배럴

반복 횟수 4~8

시작 자세
- 웰에 엉덩이를 두고 아크에 허리를 대고 기울어지게 앉는다.
- 무릎을 구부려 손으로 정강이 옆을 잡는다.

레슨 포인트
- C커브를 유지한다.

Lv.2

 허리 통증, 천장관절증후군이 있거나 임산부는 동작을 삼간다.

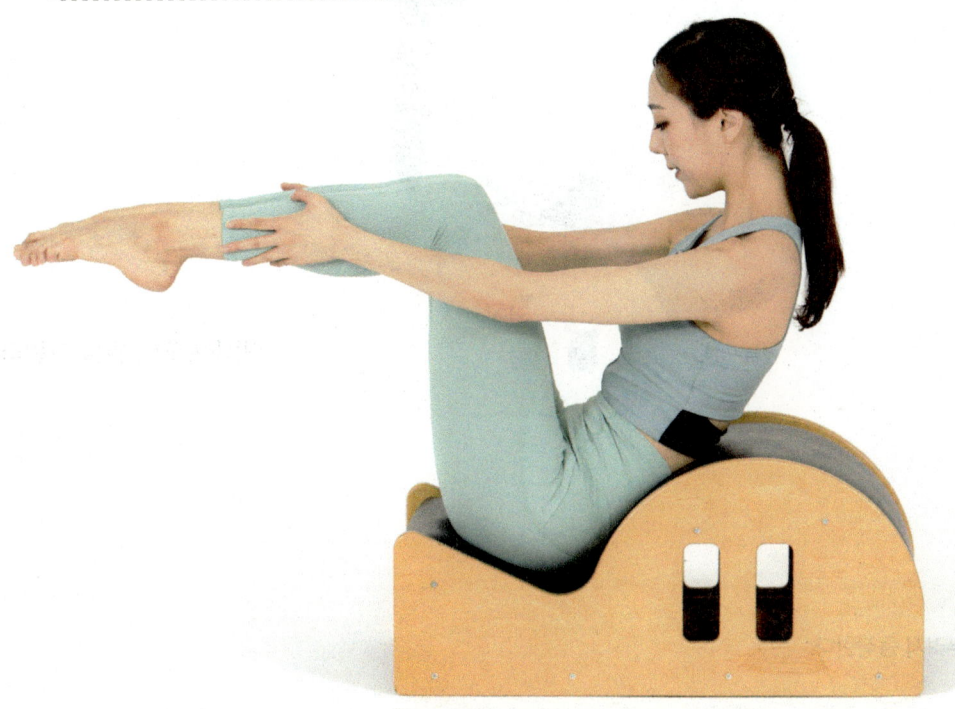

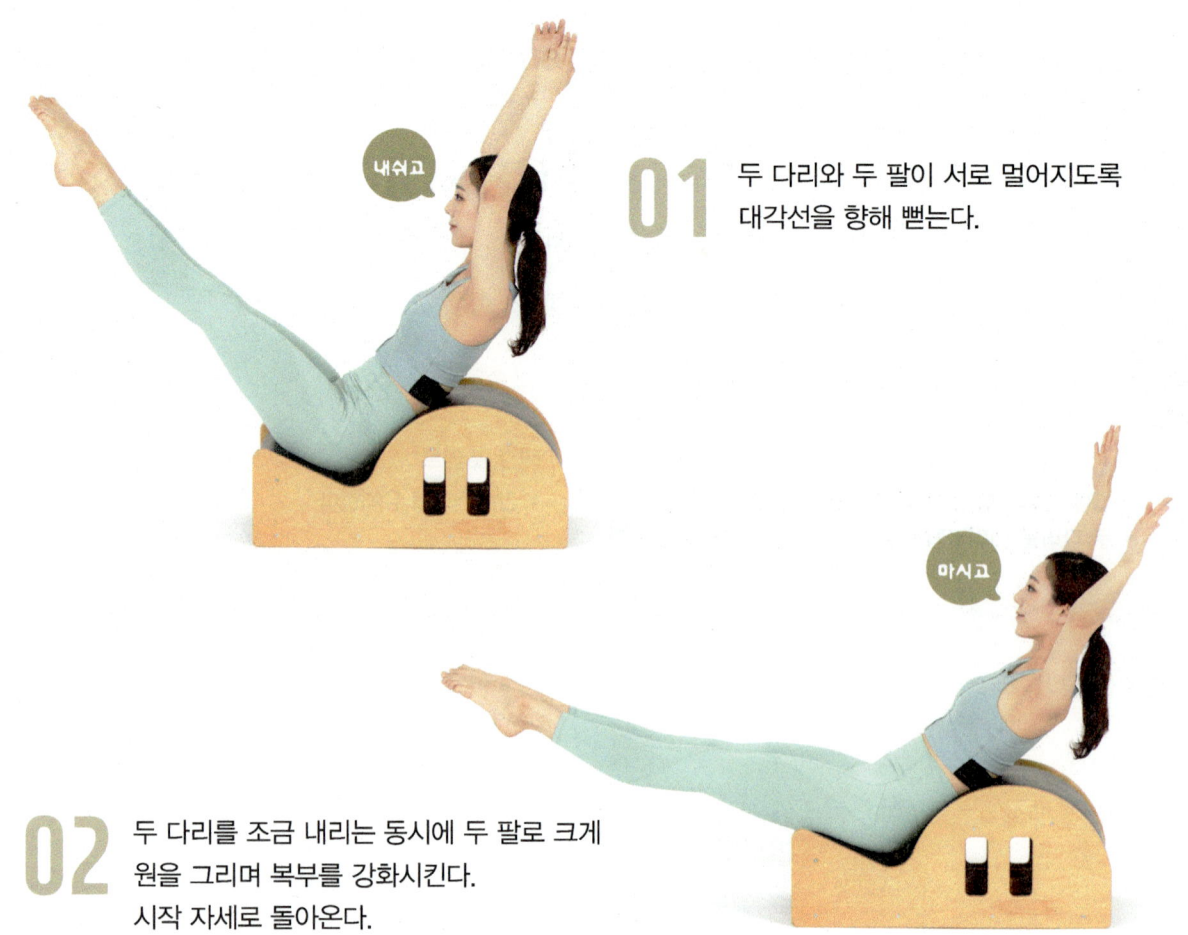

01 두 다리와 두 팔이 서로 멀어지도록 대각선을 향해 뻗는다.

02 두 다리를 조금 내리는 동시에 두 팔로 크게 원을 그리며 복부를 강화시킨다. 시작 자세로 돌아온다.

Transition Flow

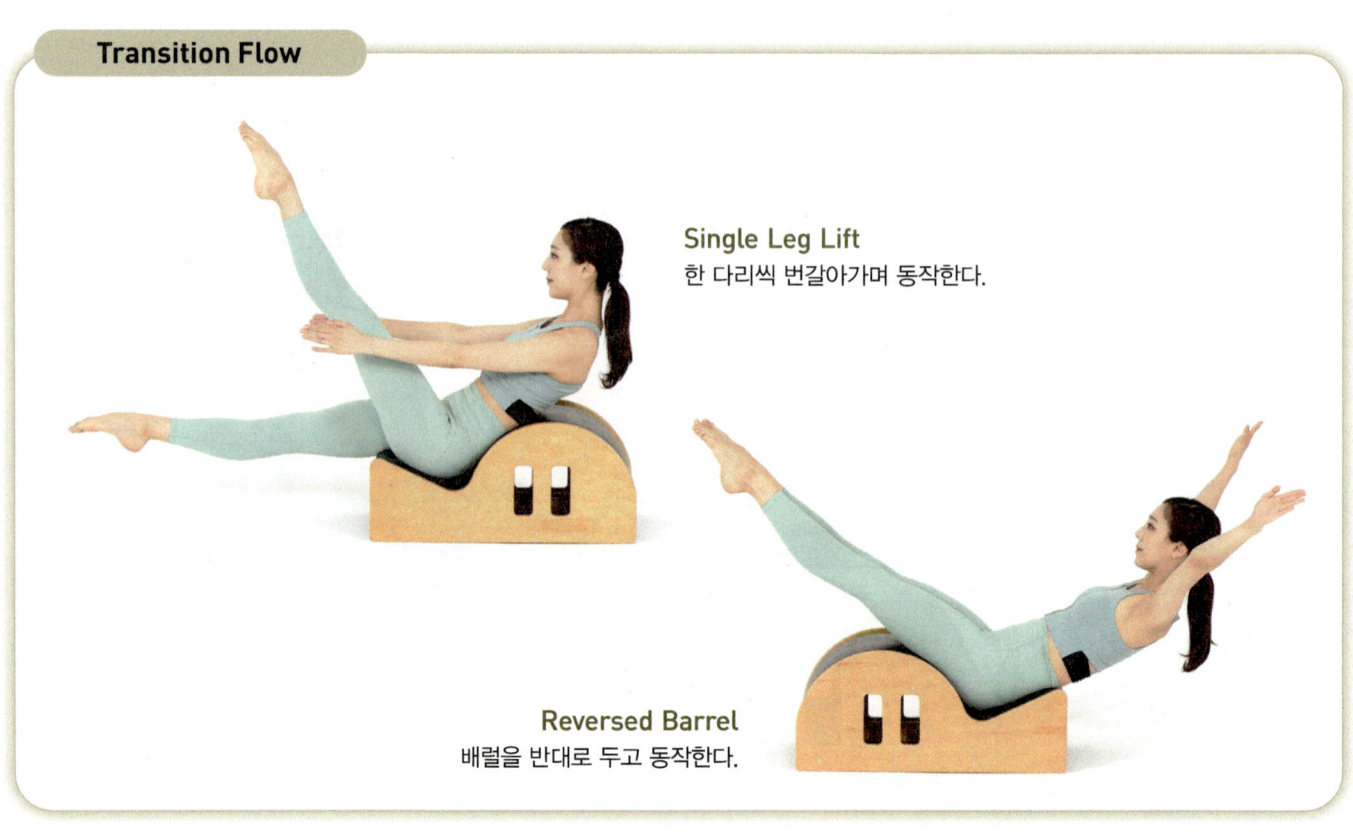

Single Leg Lift
한 다리씩 번갈아가며 동작한다.

Reversed Barrel
배럴을 반대로 두고 동작한다.

13 Teaser
티저

| 주요 효과 | 복부 컨트롤, 전신 밸런스 향상, 전신 강화 및 컨트롤

클라라 배럴

반복 횟수 6~8

시작 자세
- 웰에 엉덩이를 대고 아크 방향으로 앉는다.
- 두 다리를 테이블탑으로 올려 두 손을 앞으로 뻗는다.

레슨 포인트
- 긴 C커브를 유지한다.

Lv.2

 임산부나 디스크 질환이 있다면 동작을 삼간다.

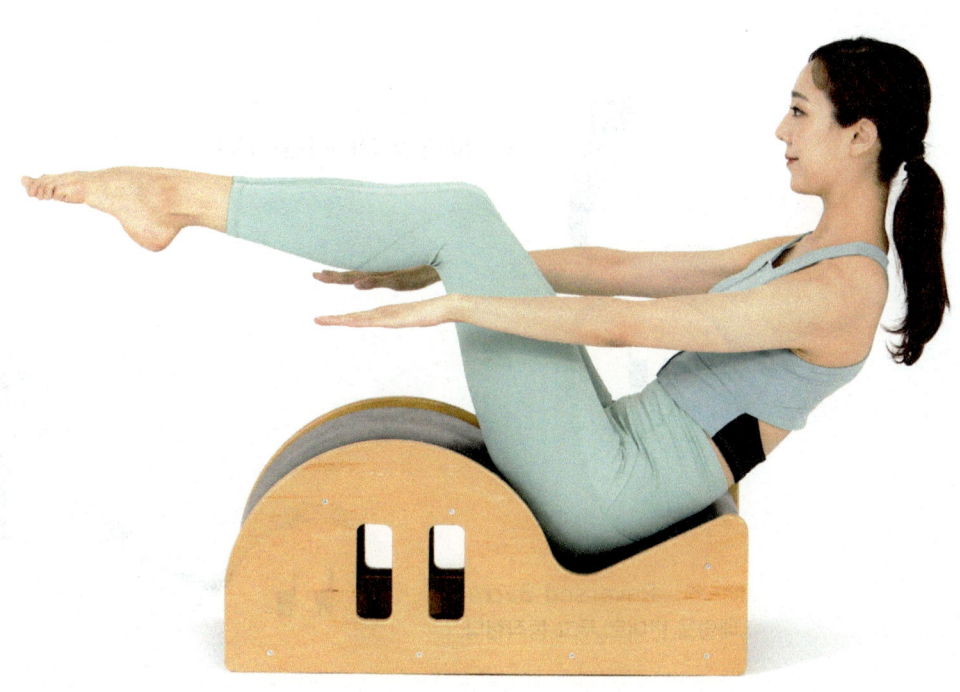

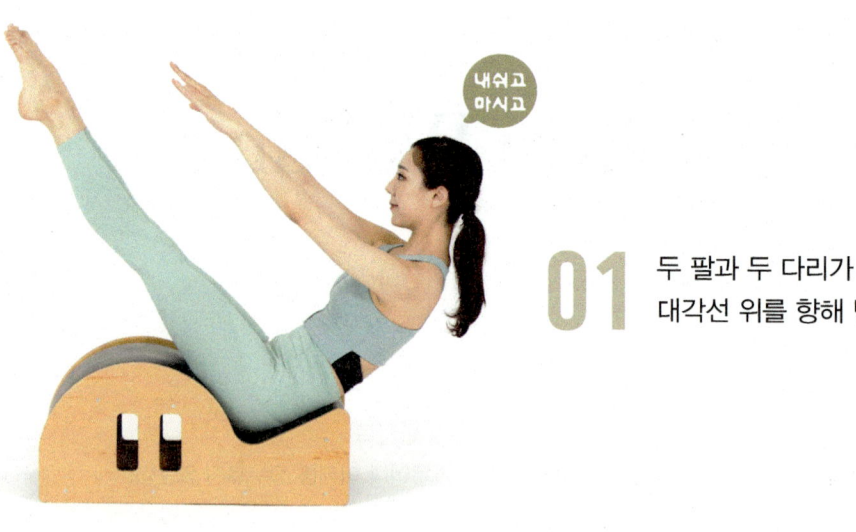

01 두 팔과 두 다리가 서로 평행을 이루도록 대각선 위를 향해 뻗는다.

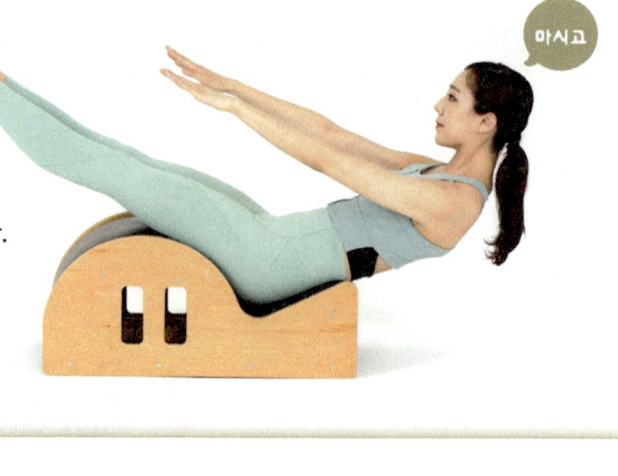

02 곧게 뻗은 다리와 팔을 유지한 채로 상체를 아래로 내렸다가 복부의 힘으로 올라오는 동작을 반복한다.

Transition Flow

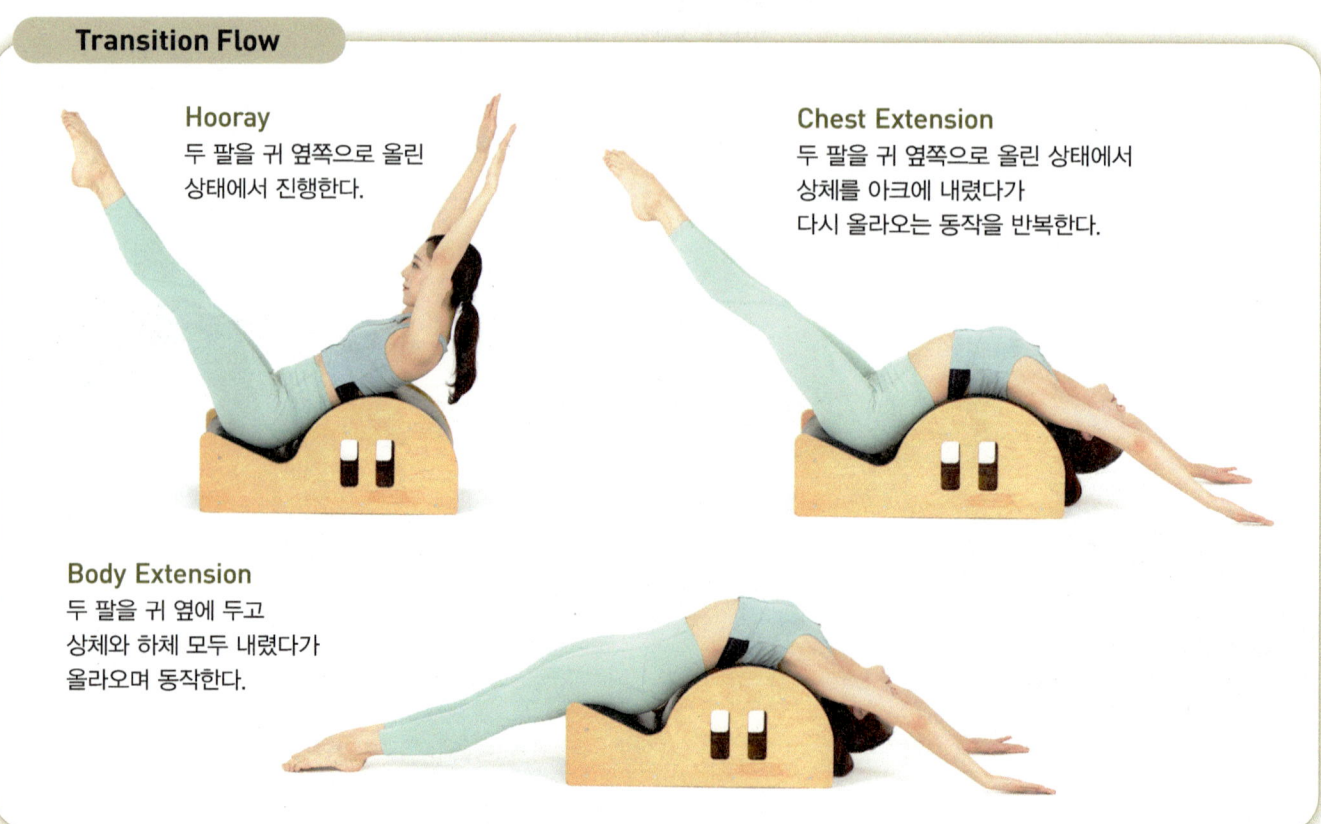

Hooray
두 팔을 귀 옆쪽으로 올린 상태에서 진행한다.

Chest Extension
두 팔을 귀 옆쪽으로 올린 상태에서 상체를 아크에 내렸다가 다시 올라오는 동작을 반복한다.

Body Extension
두 팔을 귀 옆에 두고 상체와 하체 모두 내렸다가 올라오며 동작한다.

14 Arm Walking
암 워킹

| 주요 효과 | 전신 강화

클라라 배럴

반복 횟수 8

시작 자세
- 아크의 가장 윗부분에 발가락을 세워 플랭크 자세를 취한다.

레슨 포인트
- 손목이나 어깨를 짓누르지 않는다.

Lv.2

 손목, 어깨, 팔꿈치 통증이 있거나 천장관절증후군, 디스크 질환자, 임산부는 동작을 삼간다.

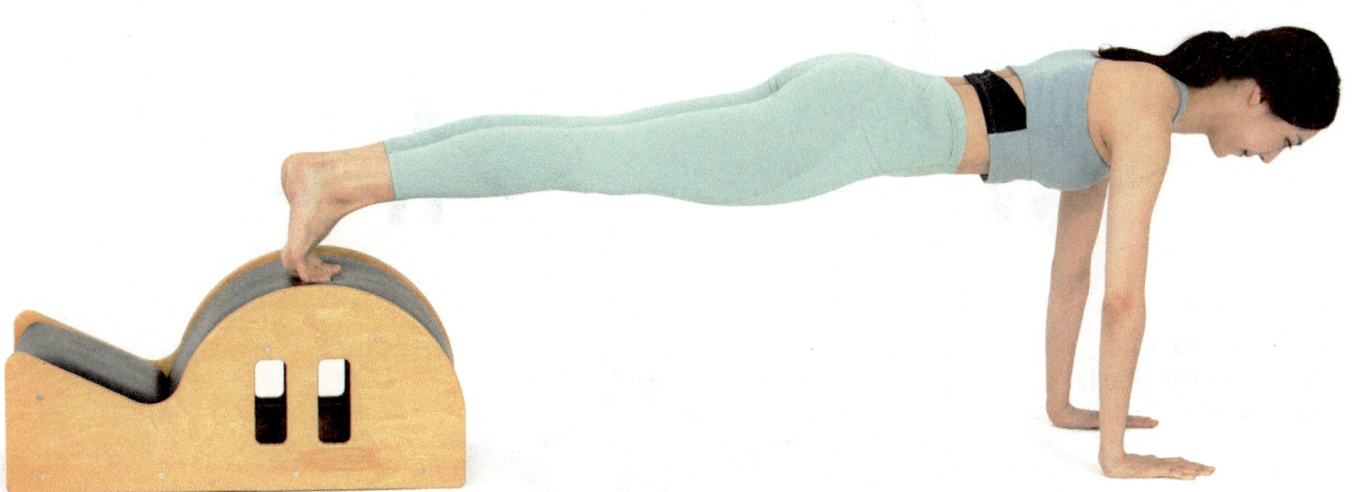

01 뒤꿈치를 올리며 허리를 최대한 편다.
골반을 들고 손으로 엉금엉금 짚으며
발쪽으로 걸어간다.

02 손을 필라테스 아크에 가깝게 짚는다.
호흡과 함께 코어에 힘을 가하며
다리 쪽으로 이마를 넣어준다.
다시 시작 자세로 돌아온다.

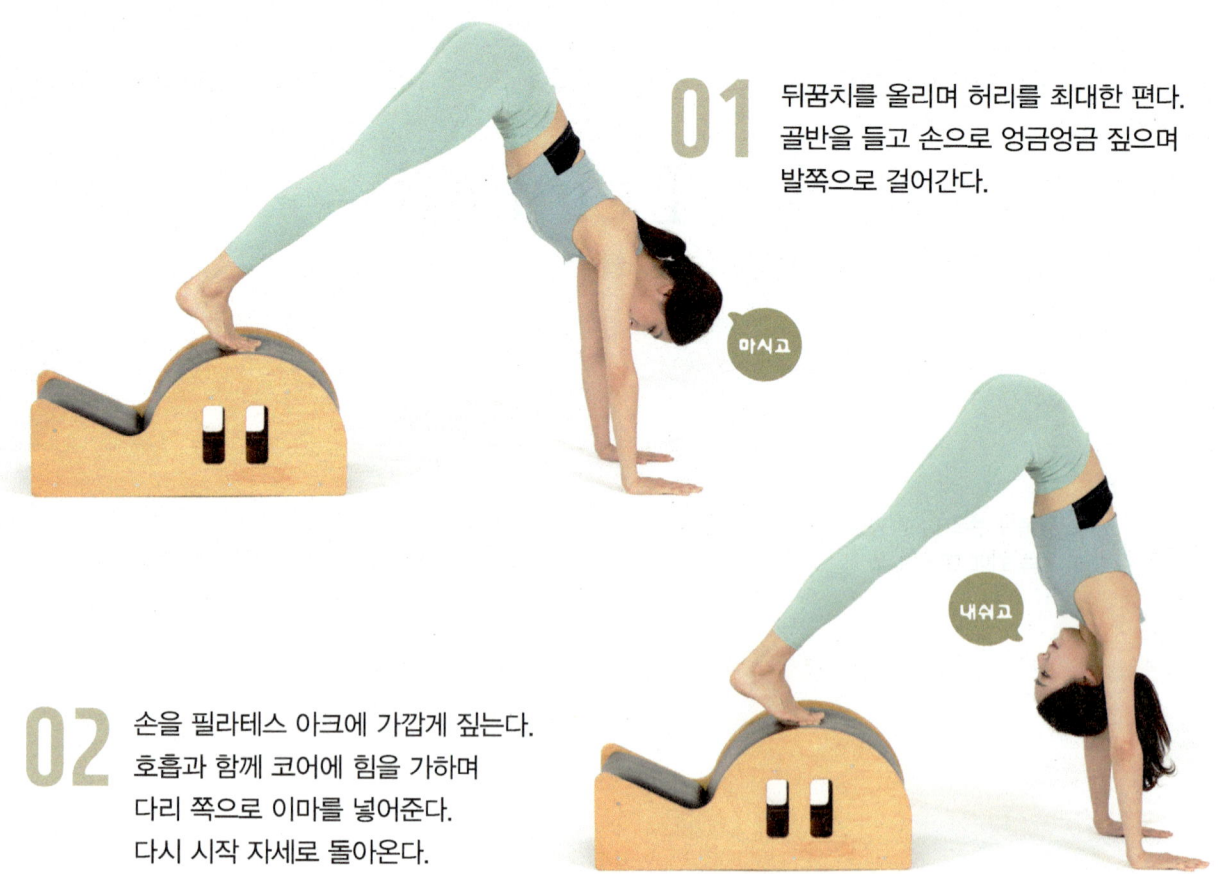

마시고

내쉬고

Transition Flow

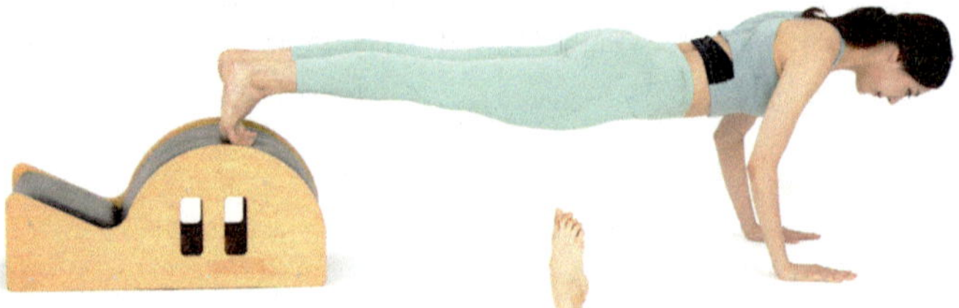

Push Up
푸시업을 하고 손으로 엉금엉금 앞으로 걸어가서
플랭크 자세를 만든다.

Leg Lift
한 다리를 위로 들어 올린 상태로
본동작과 동일하게 동작한다.

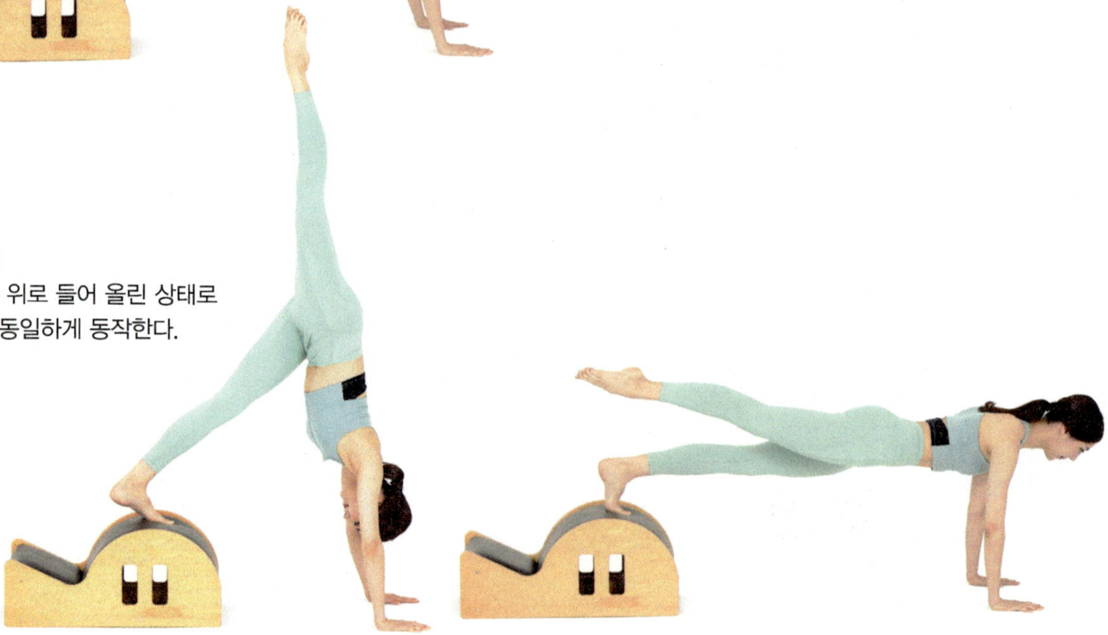

15 Leg Pull
레그 풀

| 주요 효과 | 전신 강화

클라라 배럴

반복 횟수 10

시작 자세
- 아크 가장 위쪽에 손끝이 몸통을 향하도록 손을 짚고, 두 다리는 매트 위에 뻗는다.

레슨 포인트
- 팔이나 어깨에 기대지 않는다.
- 다리를 들어 올릴 때 골반이 아래로 떨어지지 않도록 한다.

Lv.2

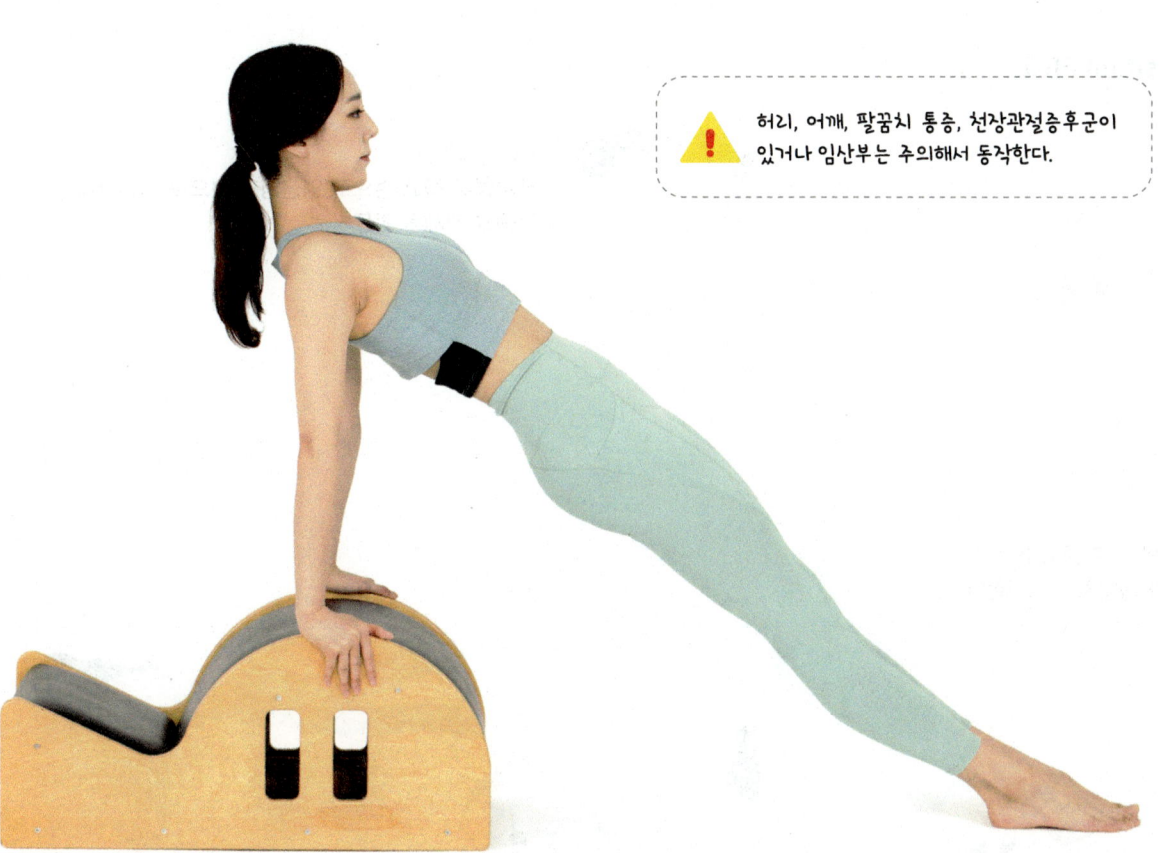

⚠️ 허리, 어깨, 팔꿈치 통증, 천장관절증후군이 있거나 임산부는 주의해서 동작한다.

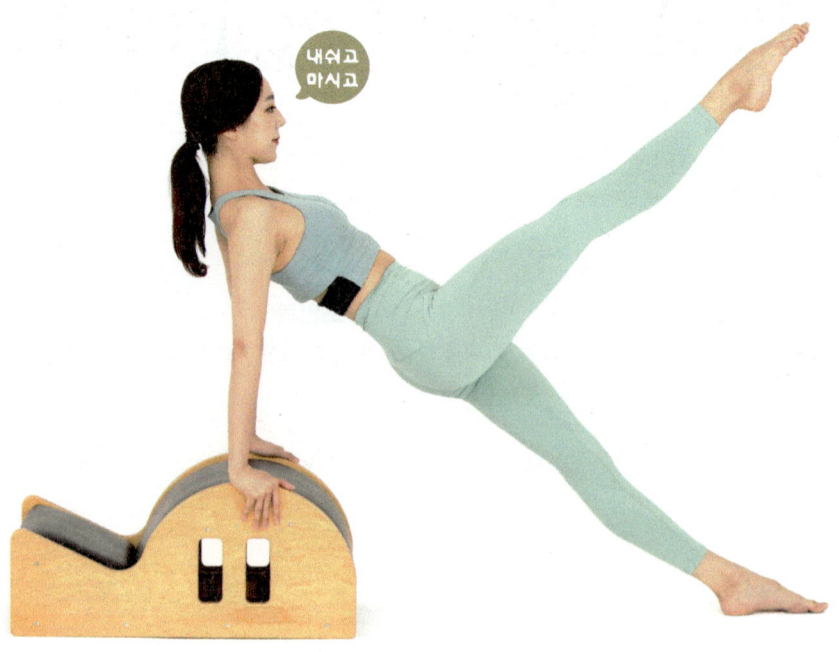

01 한 다리를 들어 올렸다가 제자리에 내려놓는다.
번갈아가며 동작한다.

Transition Flow

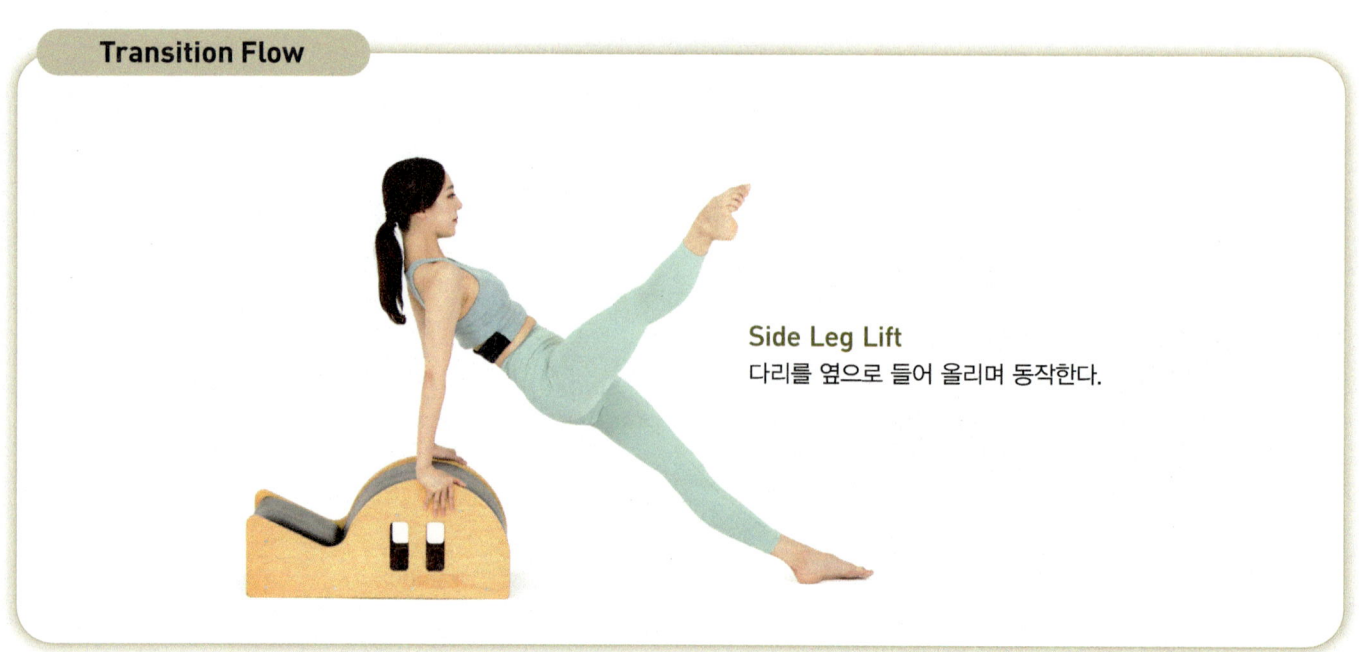

Side Leg Lift
다리를 옆으로 들어 올리며 동작한다.

16 Push Up & Leg Pull Front
푸시업 앤 레그 풀 프런트

| 주요 효과 | 전신 강화, 상체 신전, 상·하지 연결, 몸통 뒷부분 강화

클라라 배럴

반복 횟수 10

시작 자세
- 아크의 가장 윗부분에서 두 손을 대고 플랭크 자세를 취한다.

레슨 포인트
- 팔과 어깨에 기대지 않고 척추 중립을 유지한다.

Lv.2

⚠️ 허리, 어깨, 팔꿈치 통증, 천장관절증후군이 있거나 임산부는 동작을 삼간다.

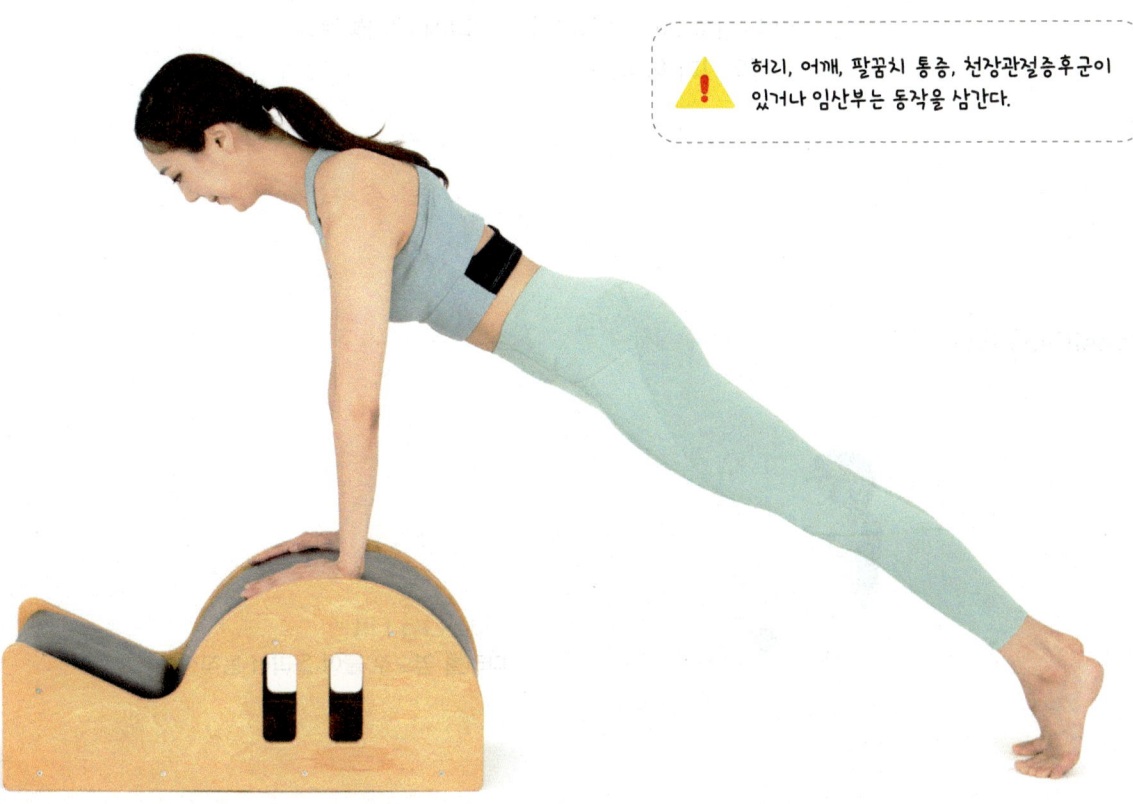

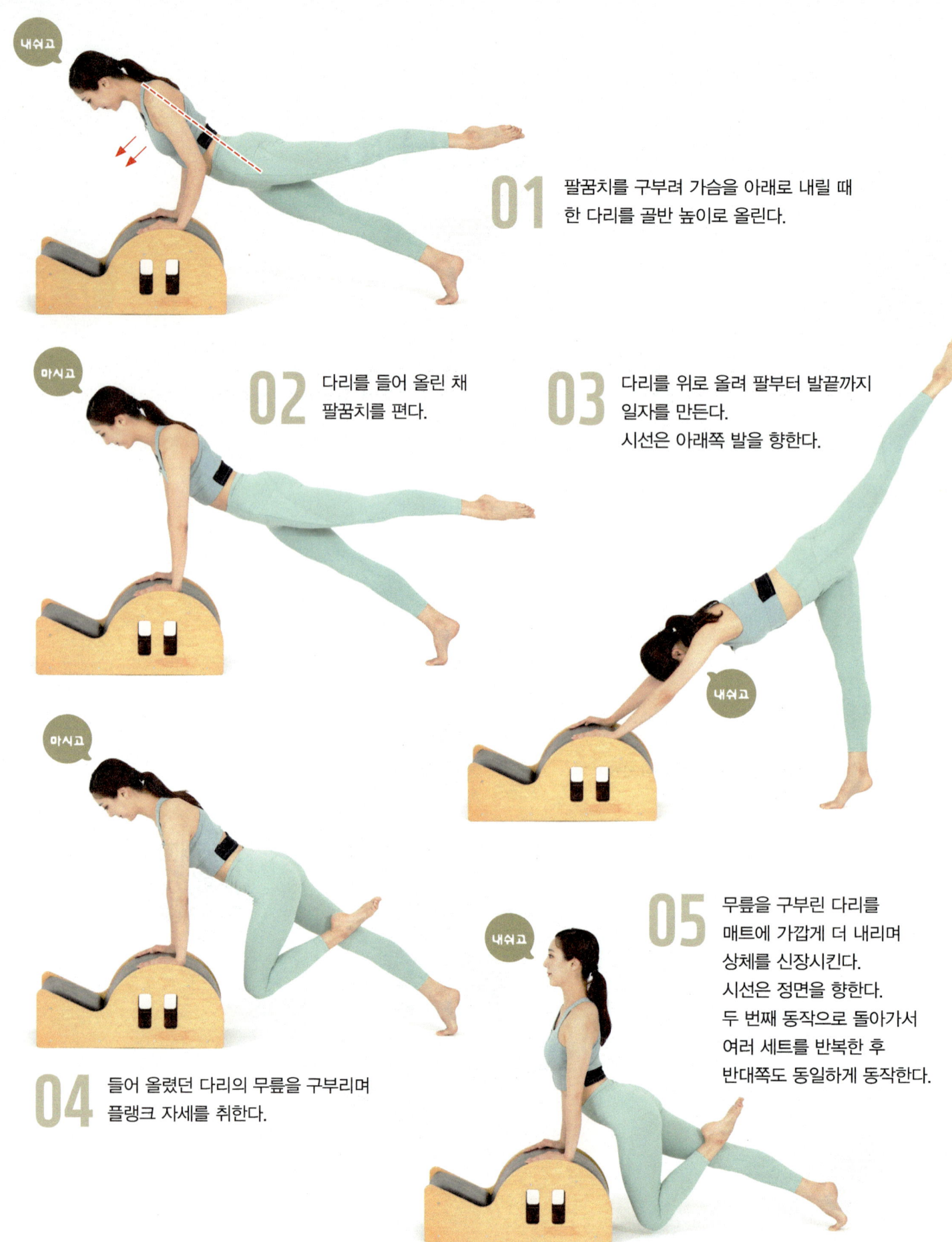

01 팔꿈치를 구부려 가슴을 아래로 내릴 때 한 다리를 골반 높이로 올린다.

02 다리를 들어 올린 채 팔꿈치를 편다.

03 다리를 위로 올려 팔부터 발끝까지 일자를 만든다.
시선은 아래쪽 발을 향한다.

04 들어 올렸던 다리의 무릎을 구부리며 플랭크 자세를 취한다.

05 무릎을 구부린 다리를 매트에 가깝게 더 내리며 상체를 신장시킨다.
시선은 정면을 향한다.
두 번째 동작으로 돌아가서 여러 세트를 반복한 후 반대쪽도 동일하게 동작한다.

17 Curl Up
컬 업

| 주요 효과 | 코어 강화, 척추 유연성 향상

클라라 배럴

반복 횟수 12~15

시작 자세
- 허리에 힘을 빼고 웰에 앉아 아크에 살짝 기댄다.
- 반대쪽 팔꿈치를 두 손으로 잡는다.

레슨 포인트
- 허리를 과신전하지 않는다.
- 어깨가 올라가지 않도록 어깨 힘을 뺀다.

Lv.2

⚠️ 디스크 질환, 천장관절증후군이 있거나 임산부는 주의해서 동작한다.

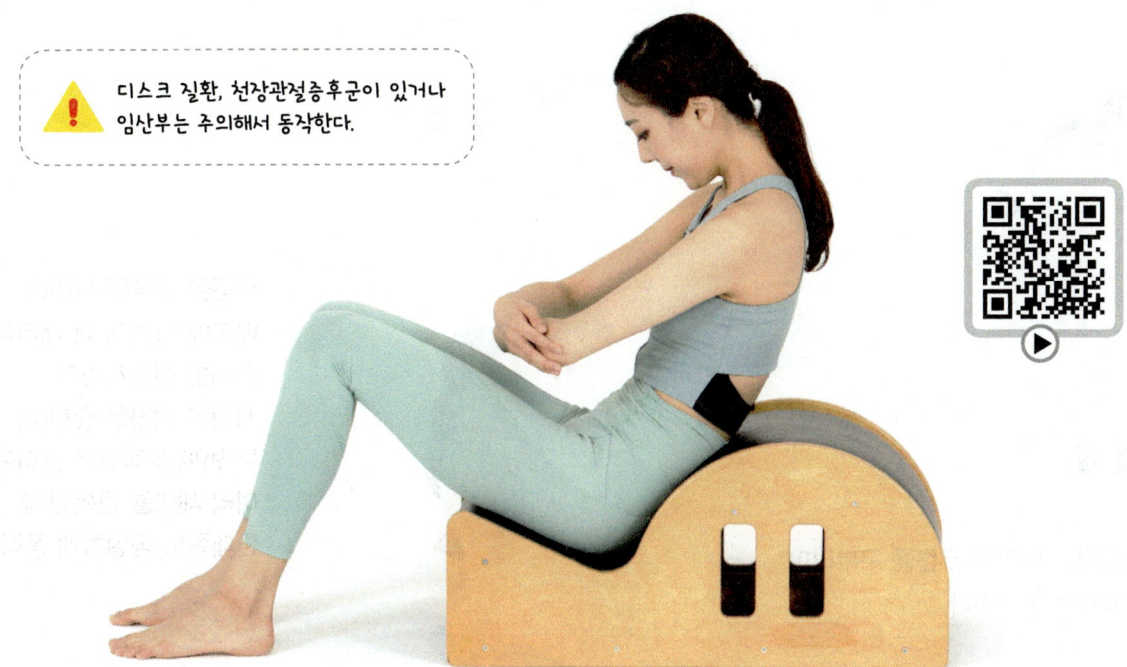

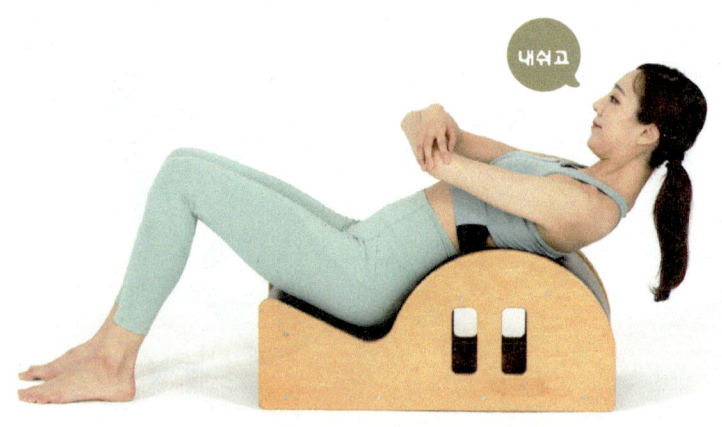

01 척추의 C커브를 유지하면서, 허리부터 아크를 감싸듯이 상체를 내린다.

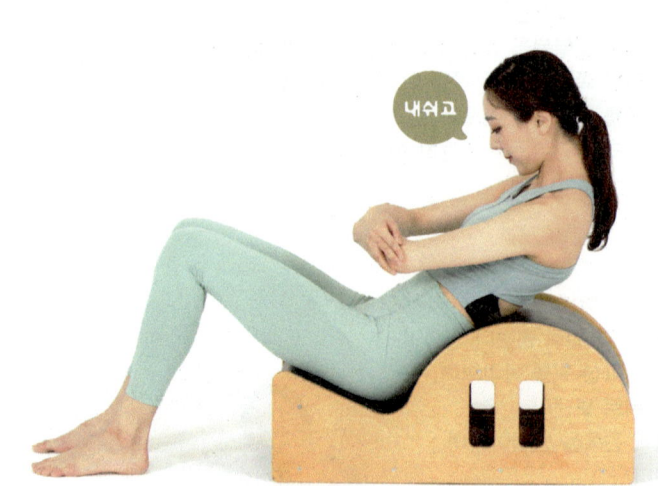

02 심복부를 자극하며, 상체를 올려 C커브를 만들어 상체를 시작 자세로 돌아온다.

> **Transition Flow**

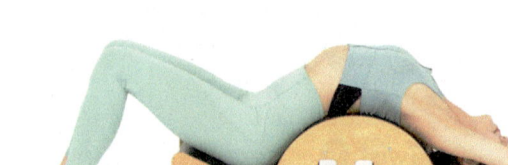

Chest Extension
본동작과 동일하게 상체를 내린 후 머리를 매트 쪽으로 내리고, 팔을 머리 위쪽으로 보낸다.
숨을 내쉬며 팔을 가슴 앞쪽으로 모은 후 C커브를 유지하여 천천히 올라온다.

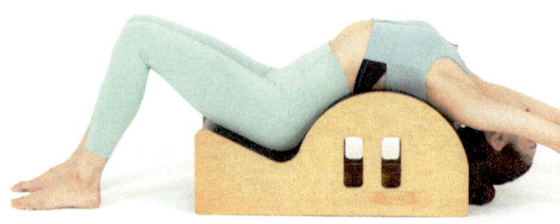

Hooray
Chest Extension 동작과 같이 머리를 내리고 팔을 머리 위로 올린다.
호흡하며 두 팔을 더 길게 뻗고 척추를 길게 늘여준다.
동작을 반대 순서로 진행하여 시작 자세로 돌아온다.

클라라 배럴

Transition Flow

Flat Back Hinge
복부를 사용하여
허리를 편 채로
상체를 내린다.

Climb A Tree
한쪽 허벅지 뒷부분을 잡고 무릎만 굽혔다 폈다를 반복한다.
손으로 잡은 쪽 다리의 무릎을 펴고 발목을 잡는다.
잡은 다리를 기둥삼아 손으로 잡고 상체를 내린다.
척추는 아크를 감싸듯이 분절하여 내린다.

Hip Hip Hooray
두 팔을 머리 위로 뻗는다.
시선은 대각선 위를 바라보며,
상체를 뒤로 보낸다.
오른쪽과 왼쪽을 번갈아가며
동작한다.

Body Circle
본동작의 시작 자세에서
두 팔을 천장으로 올린다.
허리는 편 상태를 유지하며
몸통으로 원을 그린다.

Twist
Hip Hip Hooray와 같이 상체를 뒤로 보낸다.
이때 몸통의 열린 쪽 팔을 대각선 아래로
뻗어주었다가 천장으로 두 팔을 뻗으며
시작 자세로 돌아온다.

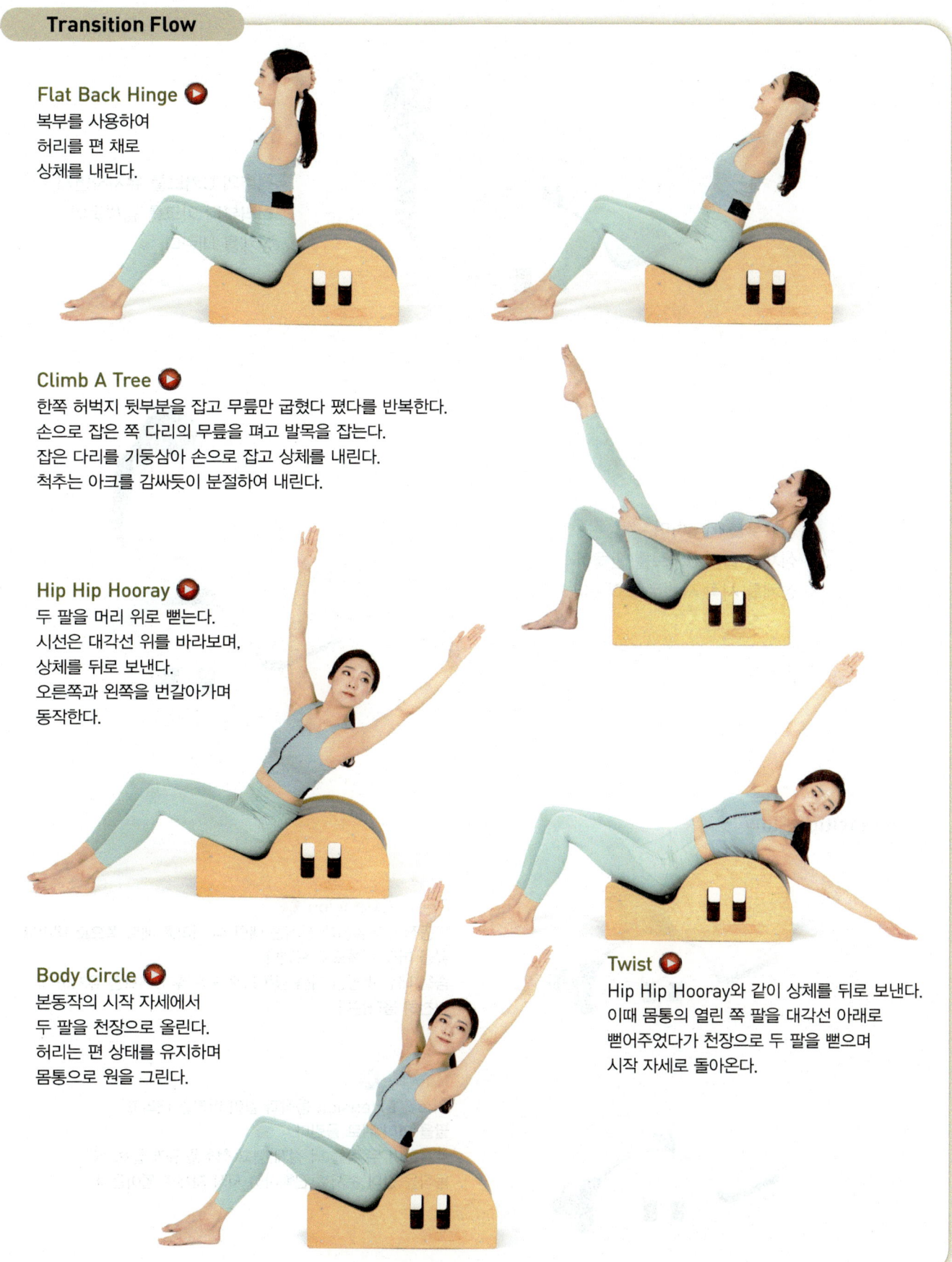

18 Arm Circle
암 서클

| 주요 효과 | 광배근·견갑골 주변 근육 이완, 어깨 회전근개 및 흉근 이완

클라라 배럴

반복 횟수 4~6

시작 자세
- 엉덩이를 대고 옆구리로 아크를 감싸듯 눕는다.
- 두 무릎을 구부려 Z-시팅 한다.

레슨 포인트
- 팔을 머리 위로 올렸을 때 갈비뼈를 과도하게 벌리지 않는다.

Lv.2

 어깨 통증이 있거나 임산부는 주의해서 동작한다.

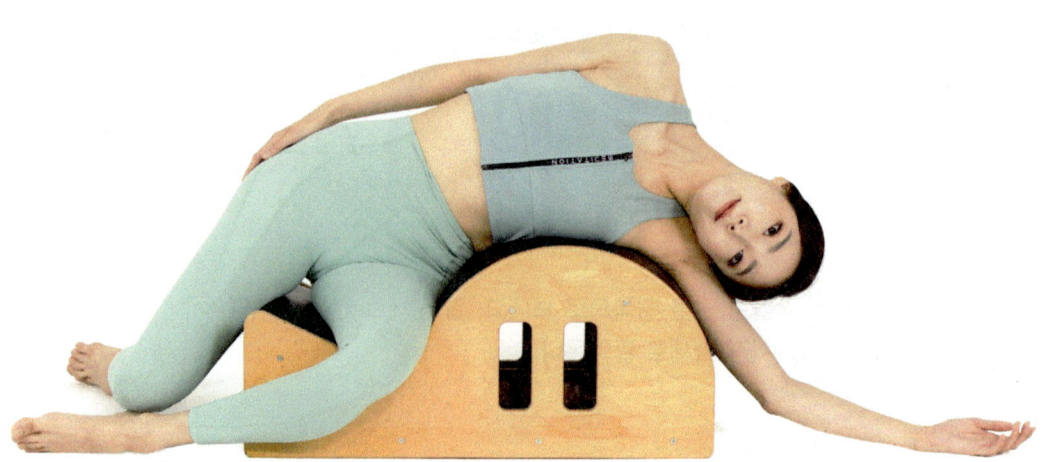

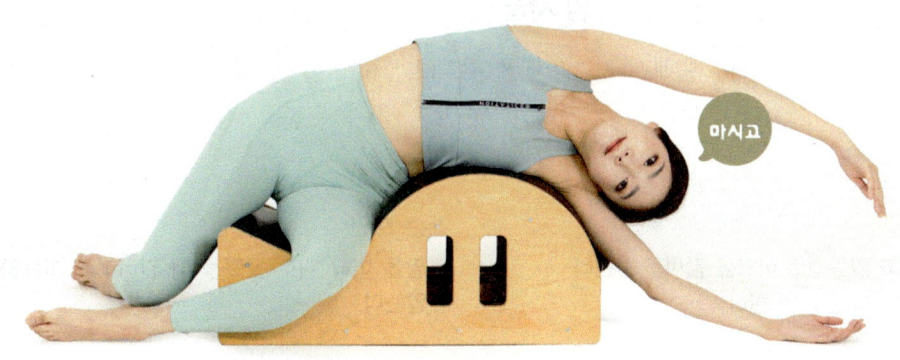

01 위팔을 머리 위로 뻗는다.

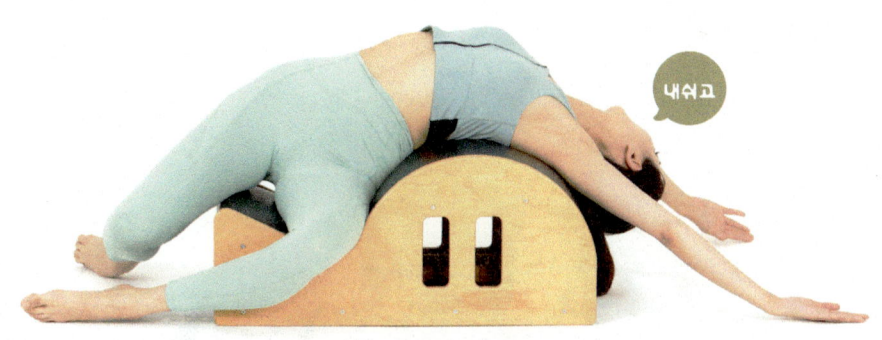

02 올린 팔을 뒤쪽으로 보내고, 팔 전체로 원을 그리며 시작 자세로 돌아온다.

Transition Flow

Side Extension

웰에 옆으로 앉아 한쪽 옆구리를 길게 아크에 내려놓는다.
아랫다리는 앞으로 구부리고, 윗다리는 옆으로 편다.
두 팔은 머리 위로 들어 아래쪽 손으로 위쪽 손목을 잡는다.
숨을 들이마시며 아래쪽 손으로 위쪽 손을 잡아당겨주며 옆구리를 늘여 스트레칭한다.
숨을 내쉬며 상체를 앞으로 기울여 갈비뼈 뒤쪽을 이완시킨다.

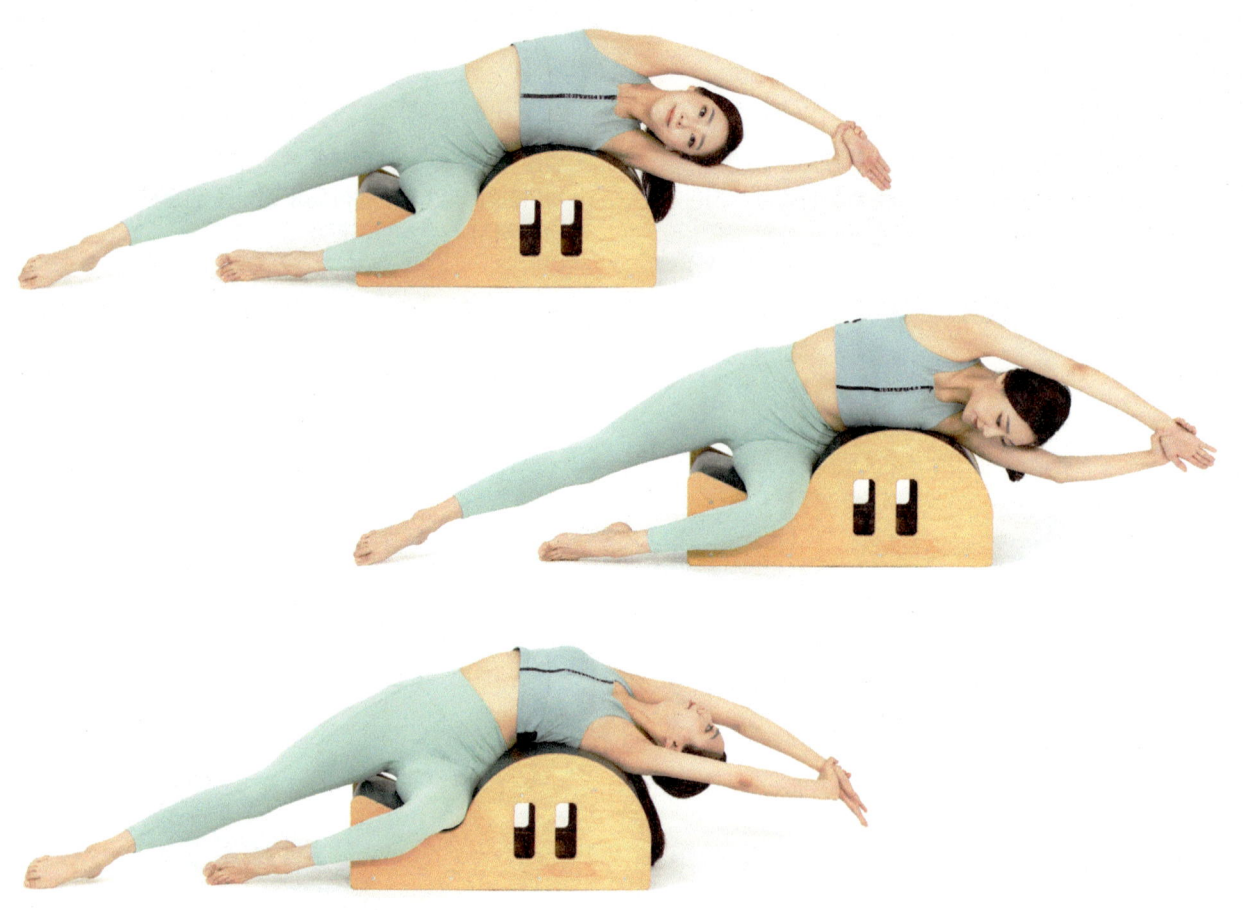

Thoracic Extension

웰에 앉아 아크에 척추를 길게 늘이며 눕고, 팔은 머리 위로 뻗어 올린다.
숨을 들이마시며 두 팔을 머리 위로 올리고, 가슴을 확장시키고 내쉬면서 원을 그려 내린다.

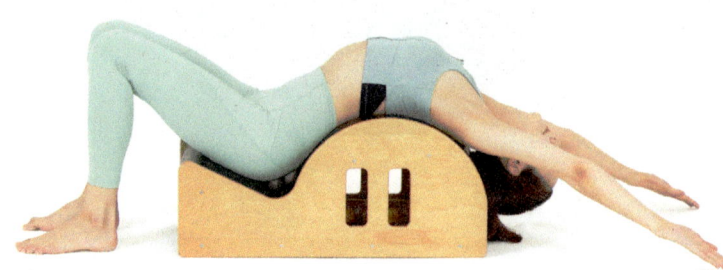

19 Swan Dive
스완 다이브

| 주요 효과 | 전신 밸런스 유지, 척추기립근 강화

필라테스 아크

반복 횟수 8~10

시작 자세
- 스텝을 분리한 필라테스 아크를 뒤짚는다.
- 복부 아랫부분을 대고 엎드려 척추 중립을 유지한다.
- 팔과 다리는 편다.

레슨 포인트
- 얼굴이 매트에 닿지 않도록 유의한다.
- 바이킹이 되었다고 상상하며 전신을 연결시켜 시작부터 끝까지 자세를 유지한다.

Lv.1

 허리·어깨·팔꿈치 통증이 있거나 임산부는 동작을 삼간다.

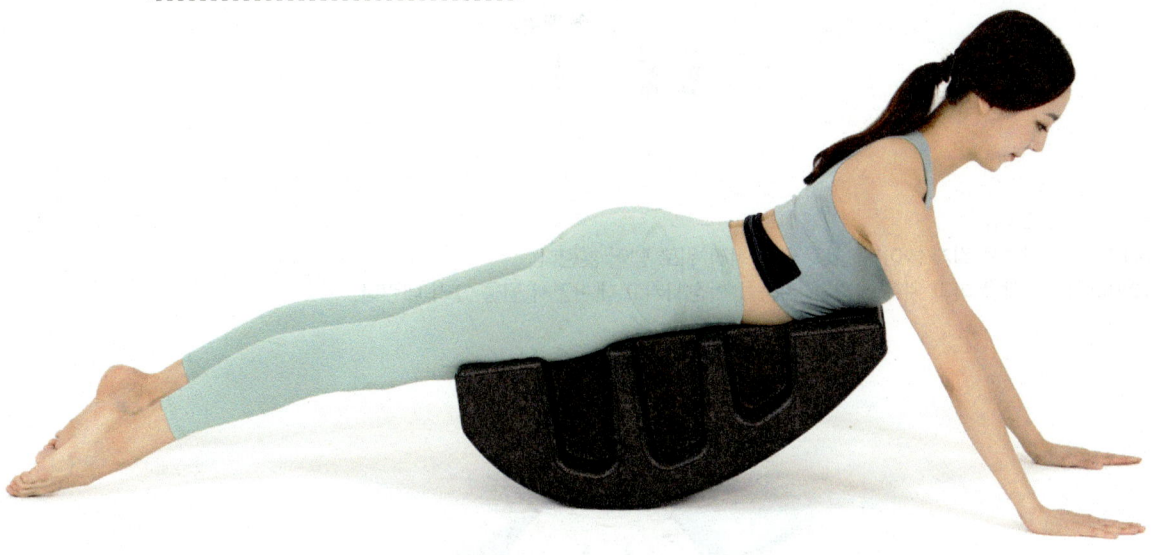

01 아크가 앞으로 기울어지며 팔꿈치를 구부리고, 두 다리는 위로 올린다.

내쉬고

마시고

02 무게중심을 발 쪽으로 이동하며 시작 자세로 돌아온다.

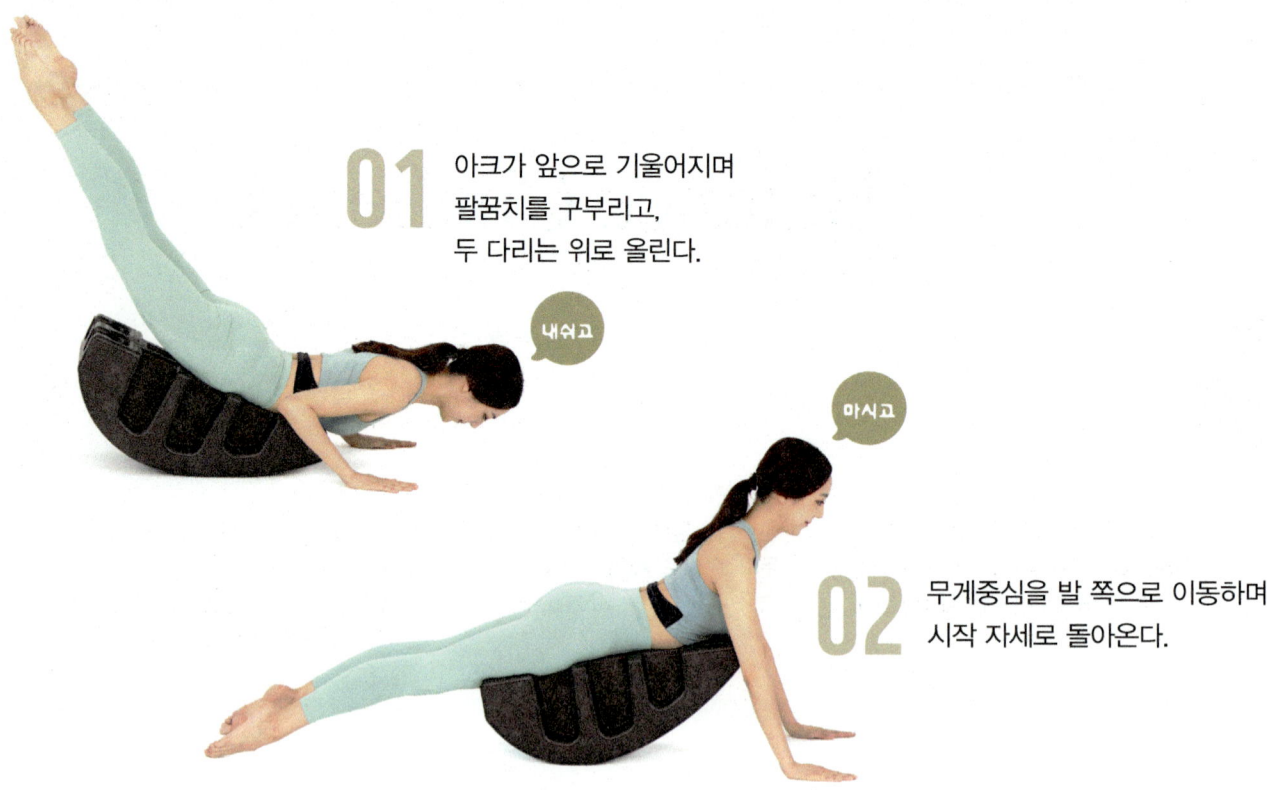

Transition Flow

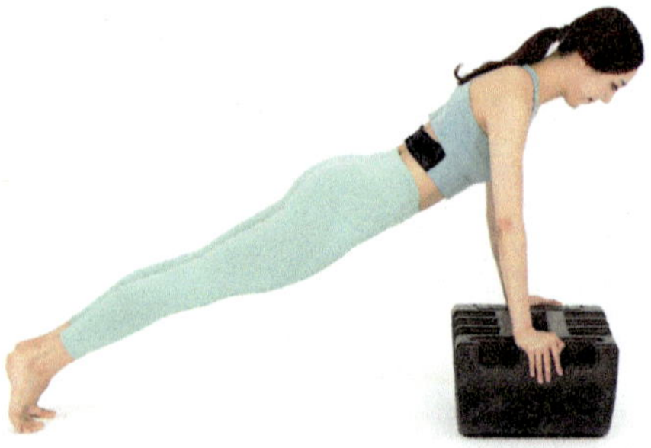

Push Up
아크를 분리하여 뒤집어 가로로 둔다.
평평한 부분에 어깨 너비로 손바닥을 두고 플랭크 자세를 취한다.
숨을 들이마시며 팔을 구부려 내려갔다가 내쉬며 팔을 펴고 올라온다.

Balance Leg Lift
숨을 내쉬며 한 다리씩 위로 번갈아가며 올린다.

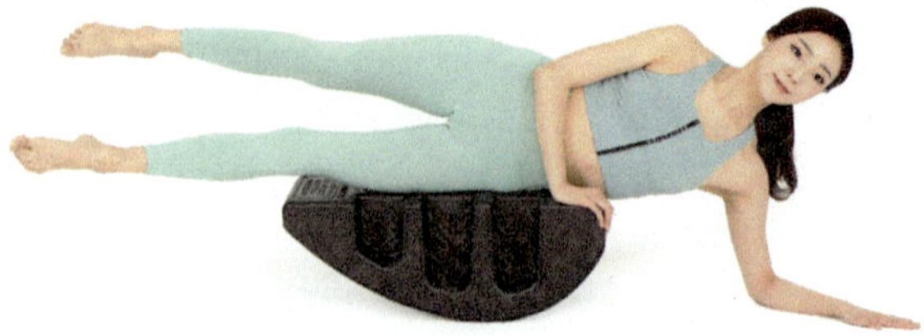

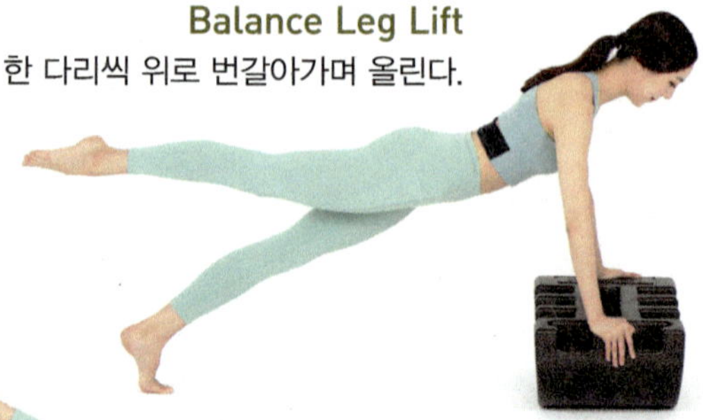

Side Laying Front & Back
아래쪽 손은 팔꿈치를 구부려 바닥에 두고, 반대쪽 손으로 아크의 모서리 부분을 잡는다.
두 다리를 앞뒤로 교차한다.

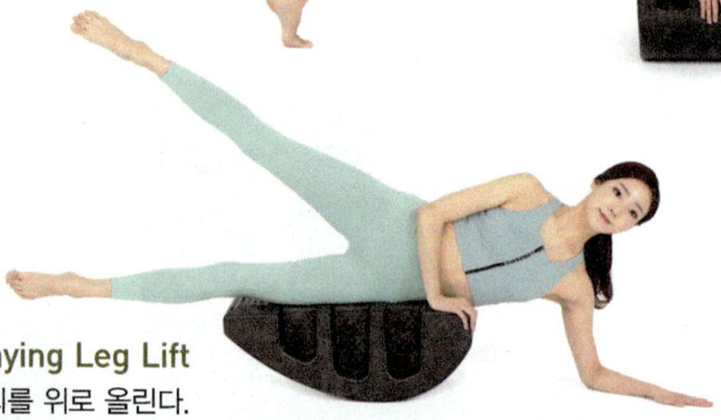

Side Laying Leg Lift
Side Laying과 동일한 시작 자세에서 윗다리를 위로 올린다.
숨을 들이마시며 시작 자세로 돌아온다.

20 Balance Challenge
밸런스 챌린지

| 주요 효과 | 전신 밸런스, 코어 컨트롤, 전신 통합

필라테스 아크

반복 횟수 10~12

세팅
- 필라테스 아크와 체어 콤비네이션
- 체어의 핸들 쪽 아래에 스텝을 분리한 필라테스 아크를 뒤집어둔다.

시작 자세
- 한 발은 앞에, 반대쪽 발은 뒤에 두고 손으로 체어의 손잡이를 잡는다.

레슨 포인트
- 손잡이를 너무 세게 잡아 팔로 중심을 잡지 않는다.
- 밸런스를 잡기 어렵다면 손잡이를 잡고 동작한다.

Lv.2

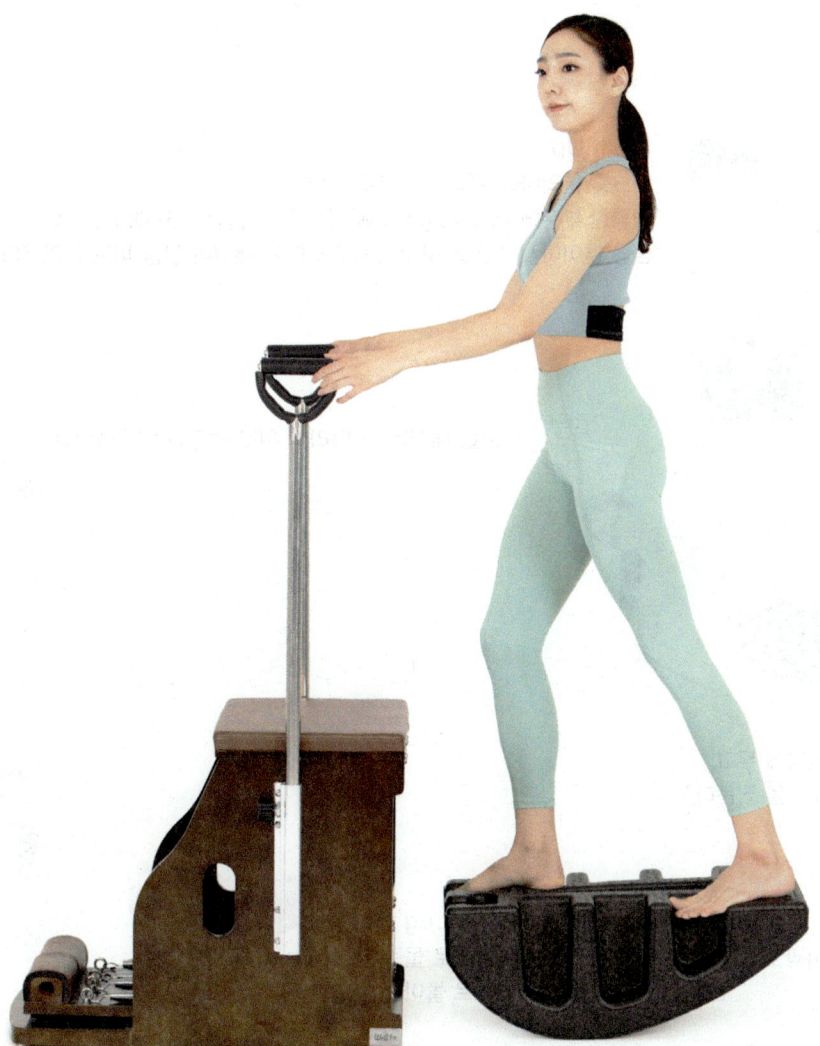

01

무게중심을 뒷발로 옮겼다가 앞발로 옮기기를 반복한다. 발의 위치를 바꾸어 동일하게 동작한다.

내쉬고

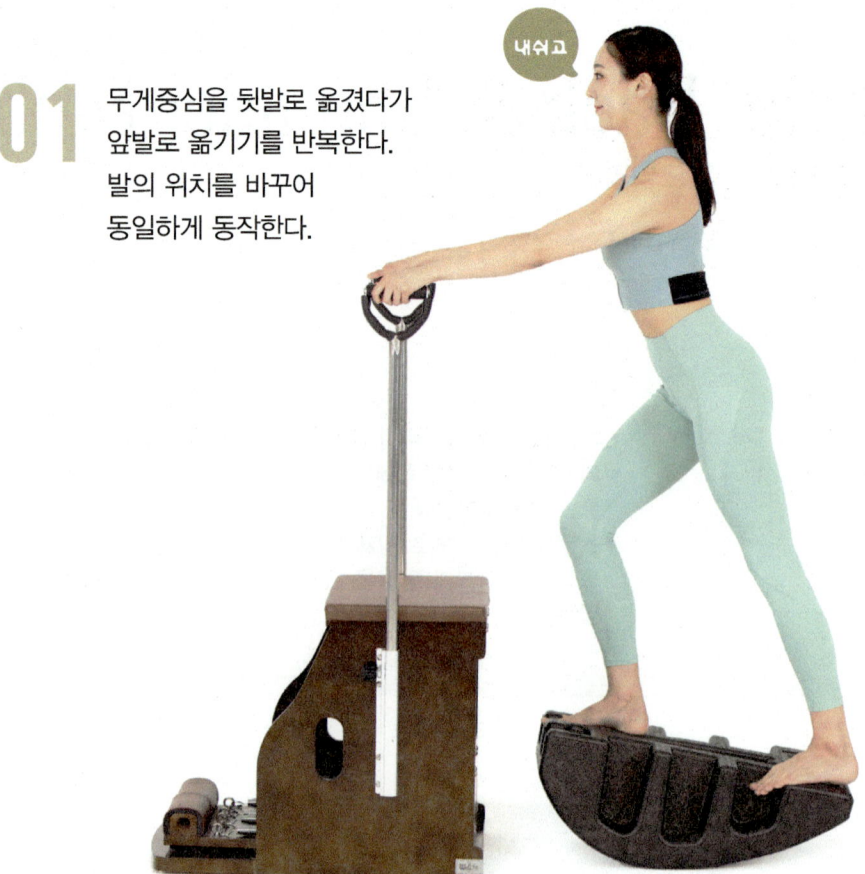

Transition Flow

Balance Challenge
두 손을 떼고 균형을 잡으며 앞뒤로 무게중심을 이동시킨다.

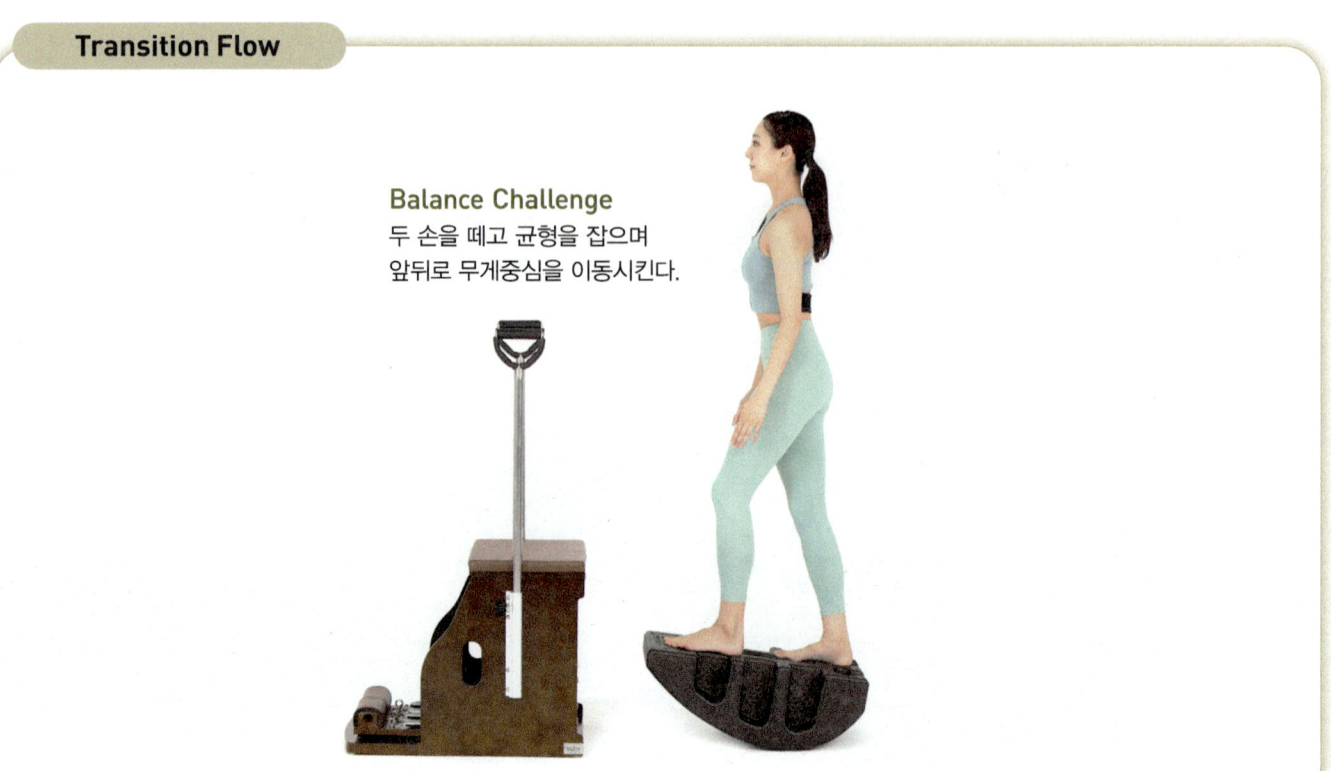

21 Mid-Back & Shoulder Mobility
미드백 앤 숄더 모빌리티

| 주요 효과 | 어깨 가동성 향상, 햄스트링 스트레칭, 비복근 스트레칭

필라테스 아크

반복 횟수 8~10

세팅
- 필라테스 아크와 리포머 콤비네이션
- REFORMER   blue 1

시작 자세
- 스텝을 분리하여 캐리지 위에 둔다.
- 리포머를 바라보는 쪽에 서서 발은 골반 너비로 벌린다.
- 스탠딩 롤다운으로 상체를 숙여 필라테스 아크의 양끝을 손으로 잡는다.

레슨 포인트
- 필라테스 아크를 잡은 팔에 기대지 않도록 한다.

Lv.1

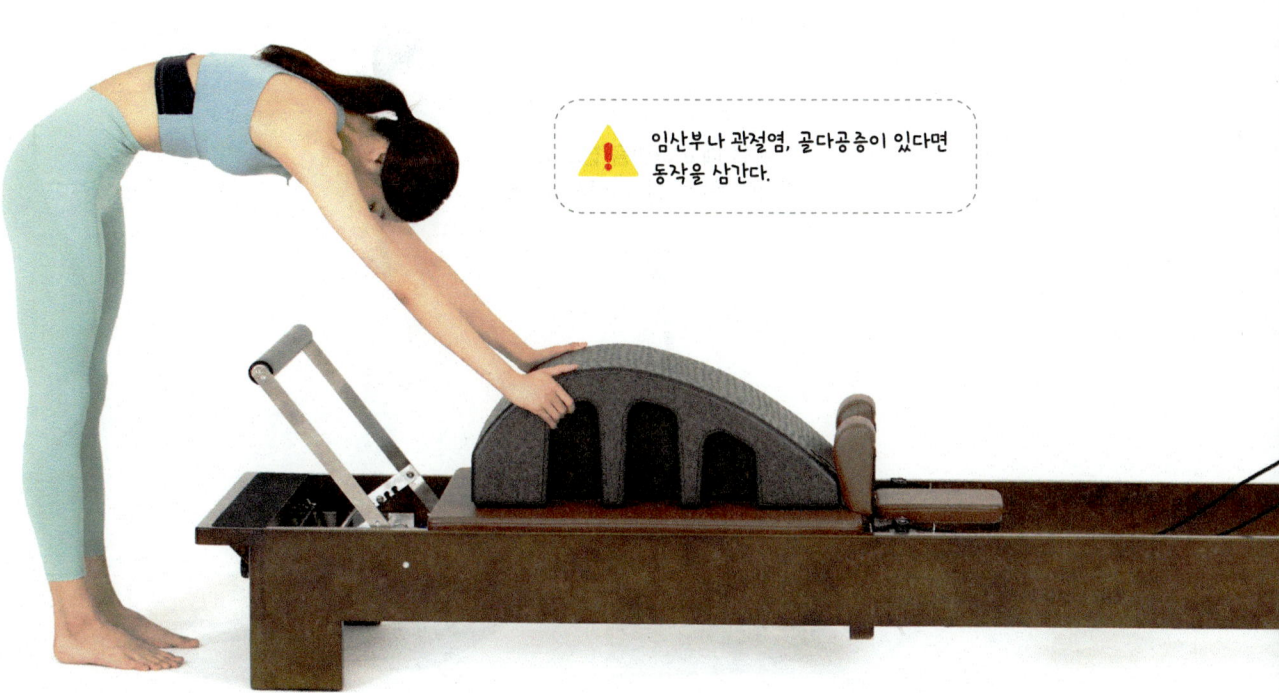

⚠️ 임산부나 관절염, 골다공증이 있다면 동작을 삼간다.

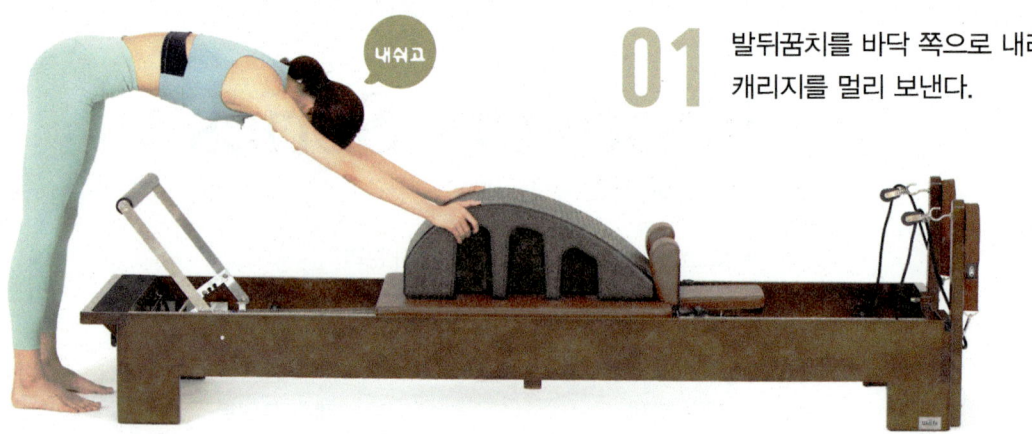

01 발뒤꿈치를 바닥 쪽으로 내리고 힘을 주며 캐리지를 멀리 보낸다.

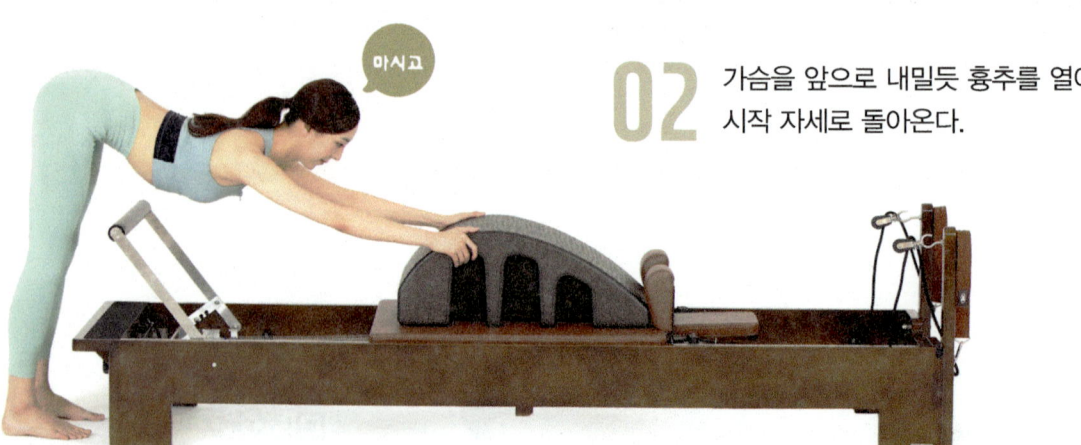

02 가슴을 앞으로 내밀듯 흉추를 열어준다. 시작 자세로 돌아온다.

Transition Flow

Gastrocnemius Stretch: 1 Blue-1 Red
분리한 스텝의 높은 쪽을 리포머 방향에 두고 본동작과 동일하게 동작한다.

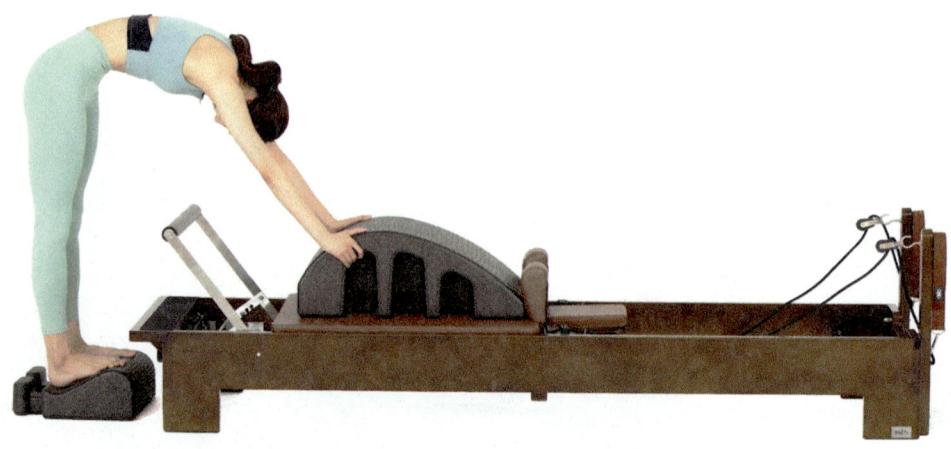

22 Footwork Series
풋워크 시리즈

| 주요 효과 | 하지 강화, 골반과 하지 분리

필라테스 아크

반복 횟수 8~10

세팅
- 필라테스 아크와 리포머 콤비네이션
- REFORMER red 2
- 필라테스 아크를 캐리지에 올린다.

시작 자세
- 스텝을 분리하여 리포머에 고정시킨다.
- 다리를 턴아웃하여 풋바 양끝에 발을 놓는다.
- 아크에 자연스럽게 등을 기대고, 손은 머리 뒤에서 깍지낀다.

레슨 포인트
- 상체를 올릴 때 턱을 짓누르지 않도록 한다.

Lv. 1

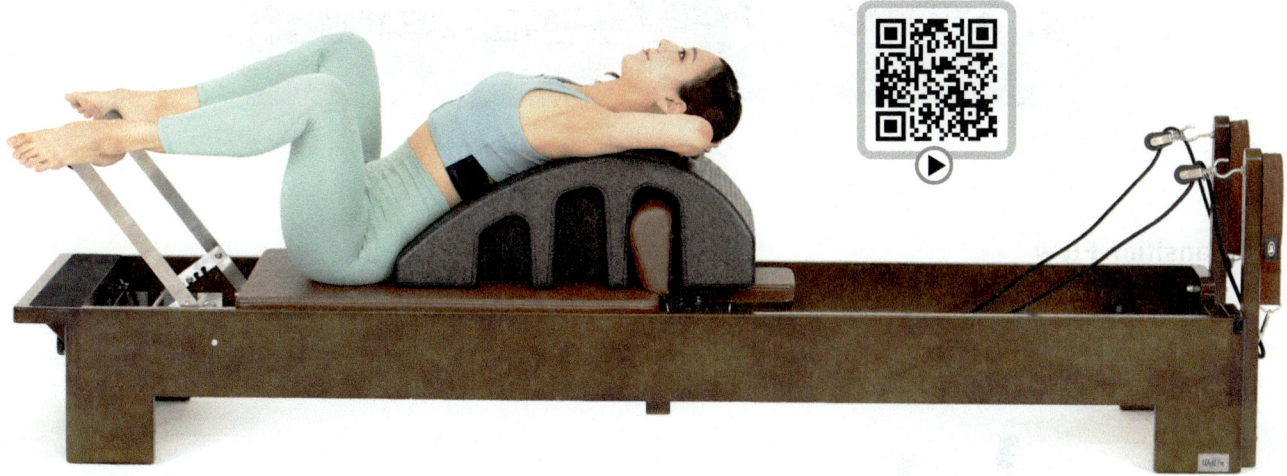

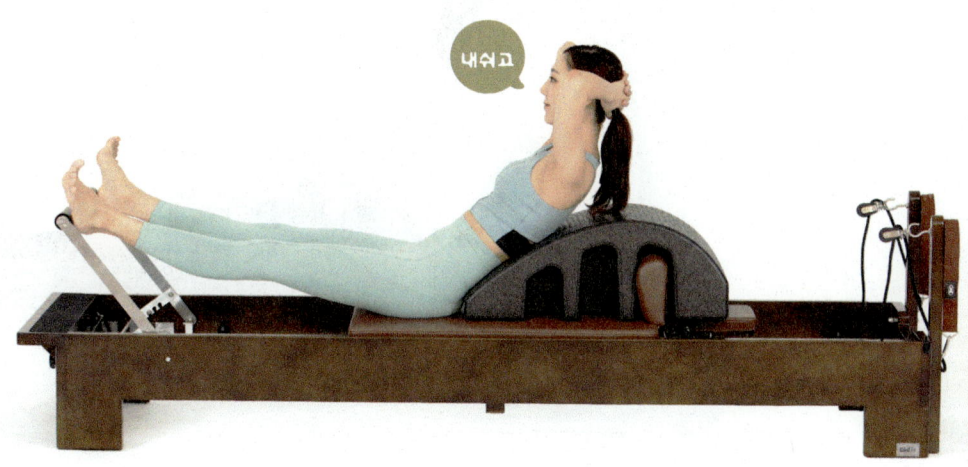

내쉬고

01 발로 밀어 캐리지를 뒤로 보낸다.

02 시작 자세로 돌아온다.

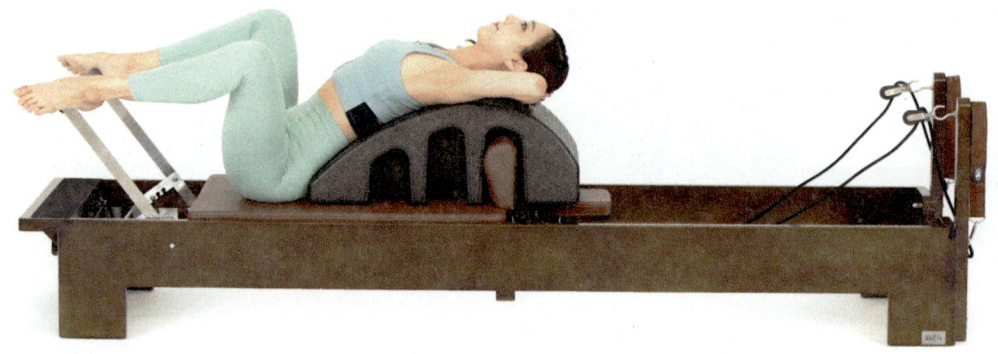

※스텝이 끼워진 상태의 아크를 사용한다. 이때 엉덩이가 웰에 들어가도록 위치한다.

> **Transition Flow**

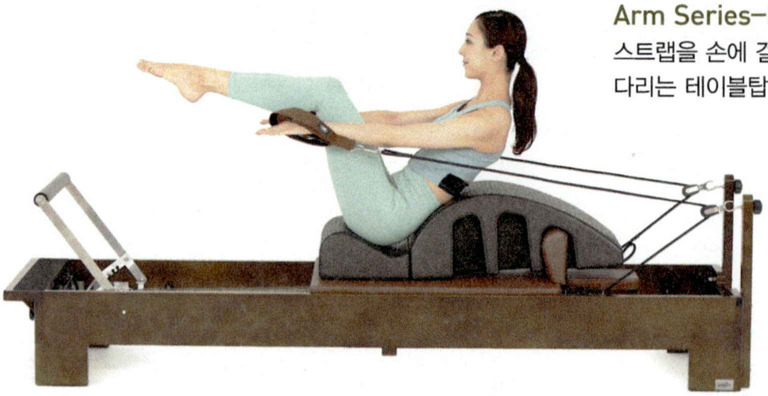

Arm Series-Front ▶
스트랩을 손에 걸어 웰에 엉덩이를 대고 풋바 방향으로 앉는다.
다리는 테이블탑하여 팔꿈치를 구부렸다 편다.

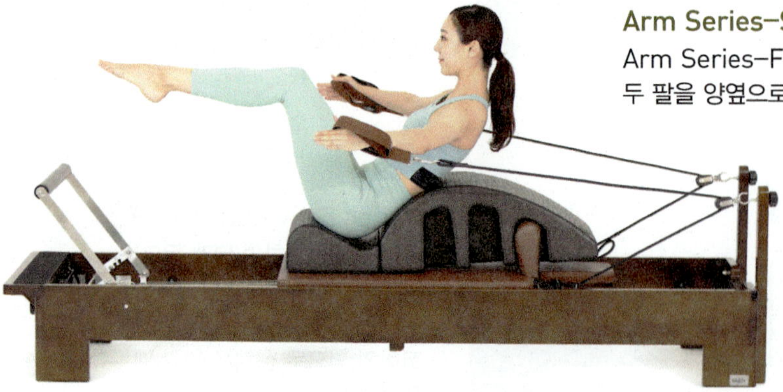

Arm Series-Side, Circle ▶
Arm Series-Front와 동일한 자세에서
두 팔을 양옆으로 열었다가 모은다.

Transition Flow

※ 스텝이 끼워진 상태의 아크를 사용한다. 이때 엉덩이가 웰에 들어가도록 위치한다.

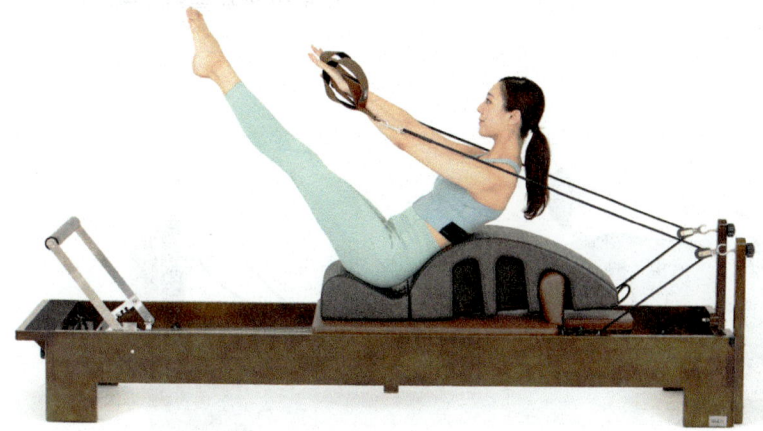

Teaser ▶
스트랩을 손에 걸어 웰에 엉덩이를 대고
풋바 방향으로 앉는다.
두 무릎은 펴며 다리를 대각선으로 뻗을 때
두 팔도 대각선을 향한다.

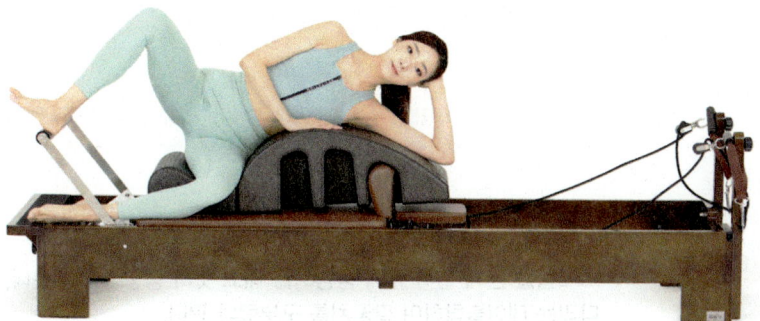

Side Lying ▶
아크의 웰에 옆으로 앉아 위쪽 발을
풋바에 올린다.
골반이 흔들리지 않도록 손으로
아크 위를 잡는다.
내쉬는 숨에 윗다리의 무릎을 펴며
몸 전체를 신장시킨다.

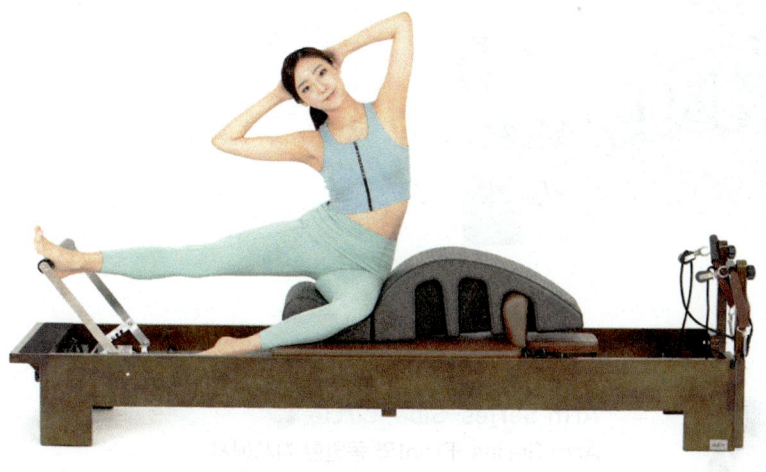

Side Lying & Side Sit Up ▶
웰의 홈에 옆으로 앉아 위쪽 발을
풋바에 올린다.
두 손을 머리 뒤에 대고 위쪽 무릎을 펴며
상체를 옆으로 들어 올린다.

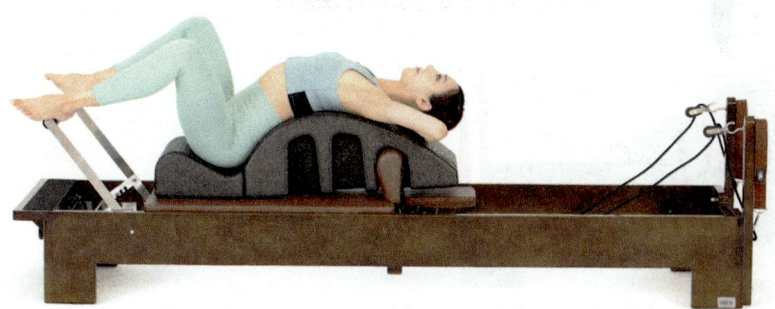

Upper Body Extension ▶
풋바에 턴아웃하여 넓게 두고
아크에 기대어 누우며
두 손은 머리 뒤에 댄다.
코어의 힘으로 상체를 올릴 때
두 무릎을 편다.

23 Spine Mobility & Abdominal Control
스파인 모빌리티 앤 앱도미널 컨트롤

| 주요 효과 | 상체 신장, 심복부 강화

필라테스 아크

반복 횟수 4~6

세팅
- 필라테스 아크와 리포머 콤비네이션
- REFORMER yellow 1~blue 1

시작 자세
- 두 손으로 짧은 스트랩을 잡고, 휠에 엉덩이를 대고 기울어지게 앉는다.
- 발은 헤드레스트에 두고 팔꿈치는 구부린다.

레슨 포인트
- 상체가 내려가고 올라올 때 C커브를 유지한다.

Lv.1

 임산부나 골다공증, 관절염이 있다면 주의해서 동작한다.

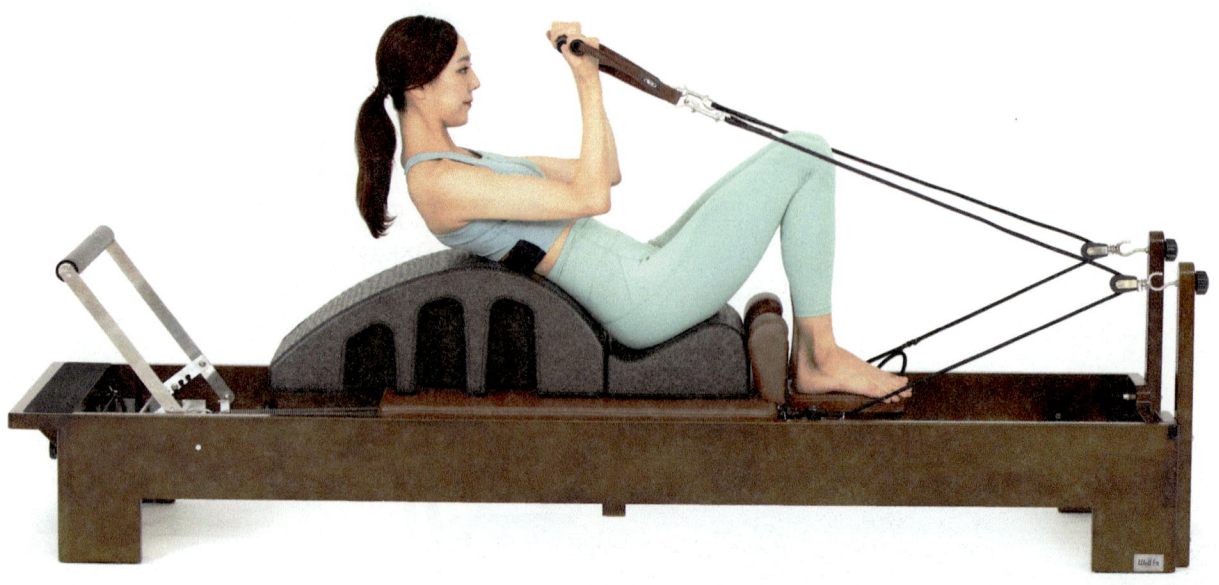

01 스트랩을 잡은 채로 아래쪽 척추부터 머리까지 차례대로 아크에 내려둔다.

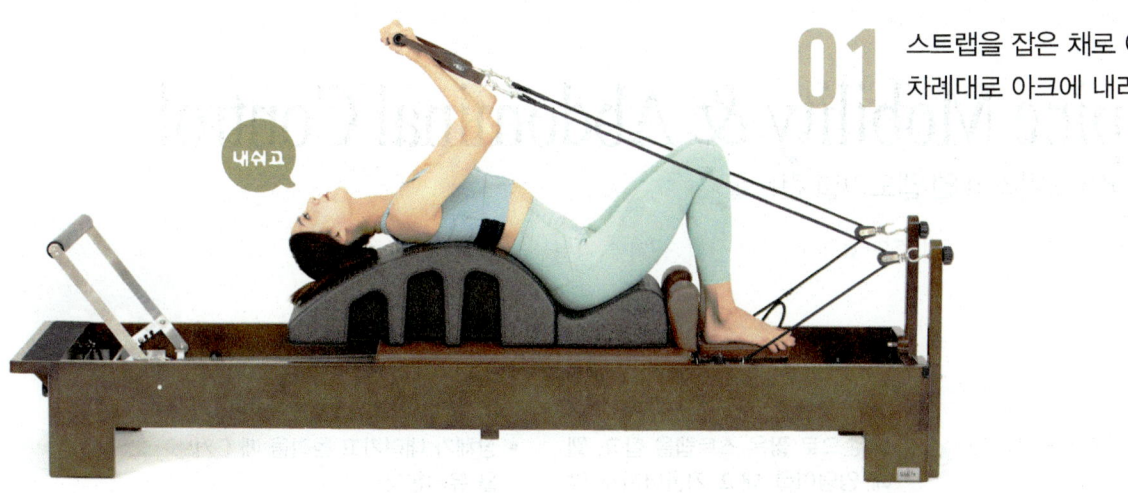

02 두 팔을 머리 위쪽으로 뻗는다.

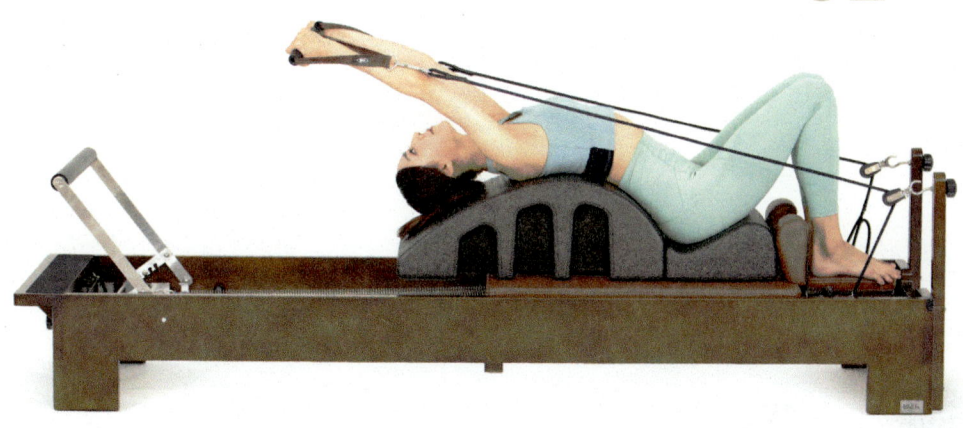

03 두 팔로 원을 그리고 상체를 일으키며 시작 자세로 돌아온다.

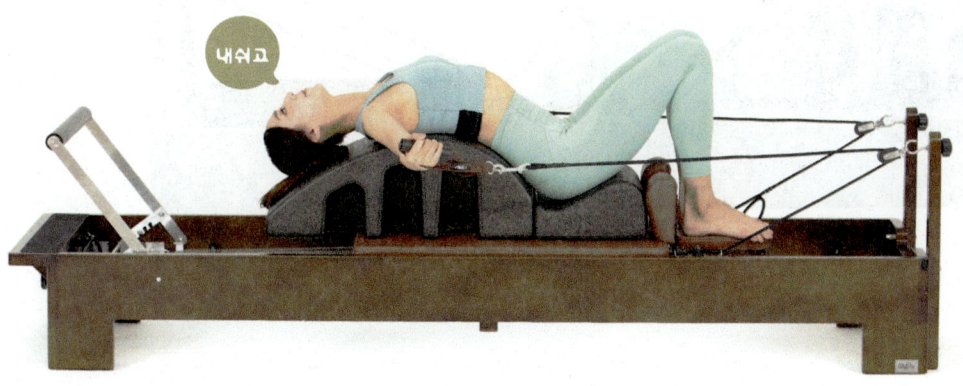

24 Arm Series-Back
암 시리즈-백

| 주요 효과 | 상체 신장, 심복부 강화

필라테스 아크

반복 횟수 8~10

세팅
- 필라테스 아크와 리포머 콤비네이션
- REFORMER yellow 1~blue 1

시작 자세
- 아크가 라이저 방향에 오도록 위치시켜 캐리지 위에 올린다.
- 라이저를 보고 웰에 앉아 스트랩을 잡는다.

레슨 포인트
- 어깨가 올라가거나 승모근이 과긴장되지 않도록 한다.

Lv.1

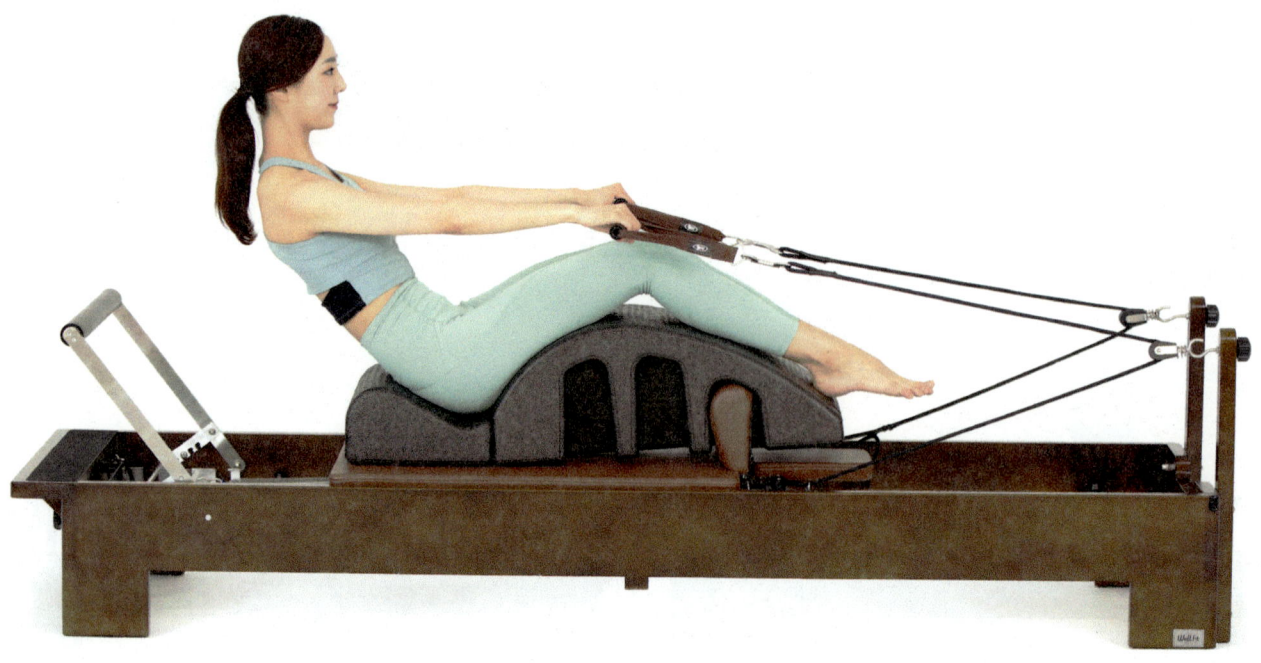

내쉬고

01
긴 컬을 유지하며,
팔이 길어지는 느낌으로
팔을 골반 뒤로 보낸다.

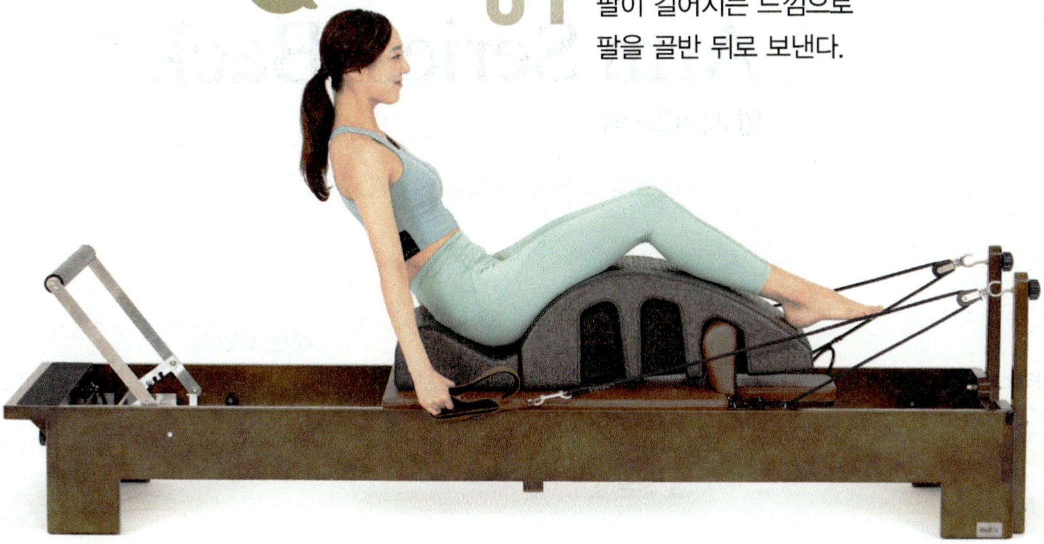

Transition Flow

Side ▶
척추는 긴 컬을 유지하며,
두 팔을 양옆으로 벌린다.

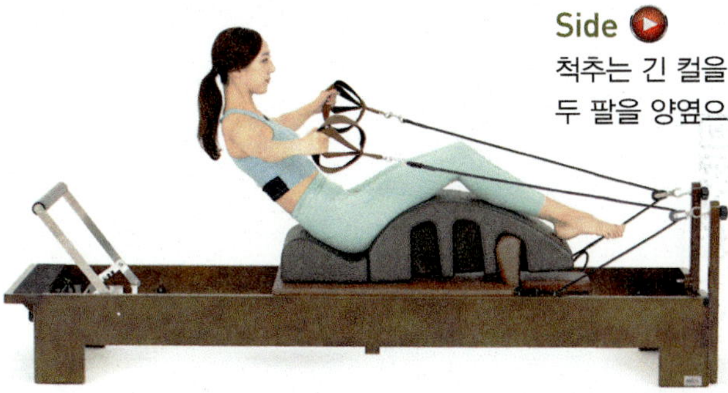

Up & Circle ▶
척추는 긴 컬을 유지하며,
두 팔을 위로 올렸다가 내린다.
그리고 팔 전체로 원을 그린다.

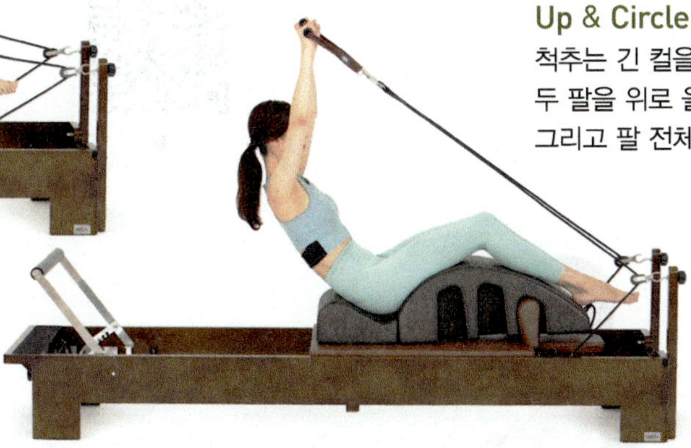

Upper Body ▶
한쪽 팔은 풋바를 짚고 반대쪽 팔은 가슴 앞으로 뻗는다. 풋바를 잡은 팔로 캐리지를 밀어주고 반대쪽 팔은 머리 위로 올린다.
허리는 긴 컬을 유지하고 가슴은 대각선 위를 향해 연다.

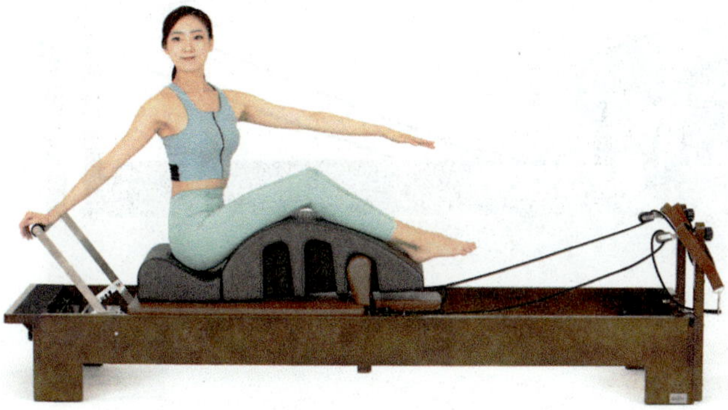

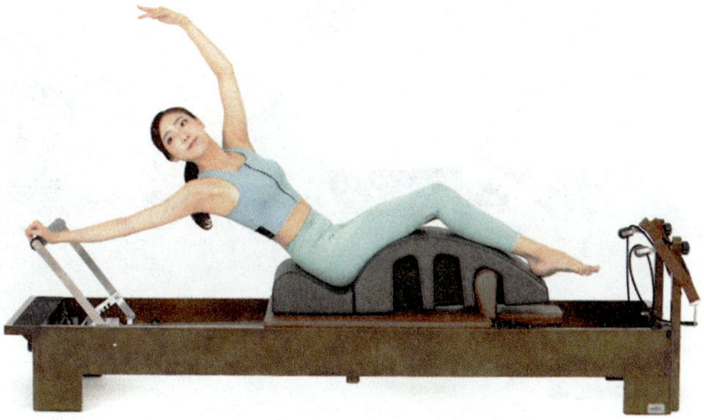

25 Reverse Pull Up
리버스 풀업

| 주요 효과 | 전거근 및 광배근 강화, 삼두근 강화

필라테스 아크

반복 횟수 8~10

세팅
- 필라테스 아크와 캐딜락 콤비네이션
- long spring yellow 2개를 슬라이딩 바에 건다. 슬라이딩 바는 자신의 상체 길이와 팔 길이를 더한 정도에 위치시킨다.
- 스텝을 분리하여 아크가 캐딜락의 끝부분에 닿도록 위치시킨다.

시작 자세
- 아크에 골반과 하복부가 닿도록 하여 상체를 올리고 팔을 뻗어 바에 손을 건다.
- 이때 발뒤꿈치는 자연스럽게 살짝 떨어질 수 있다.

레슨 포인트
- 스트랩에 매달리지 않도록 한다.

Lv.1

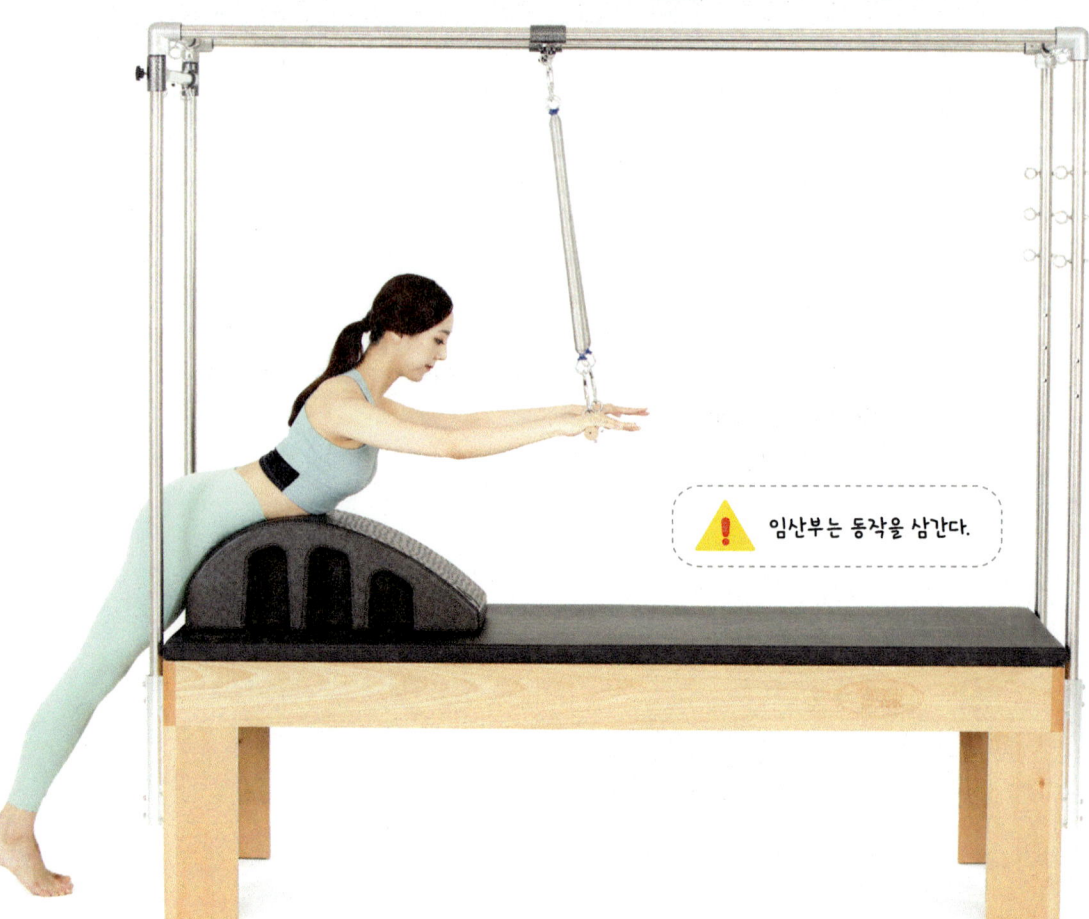

⚠️ 임산부는 동작을 삼간다.

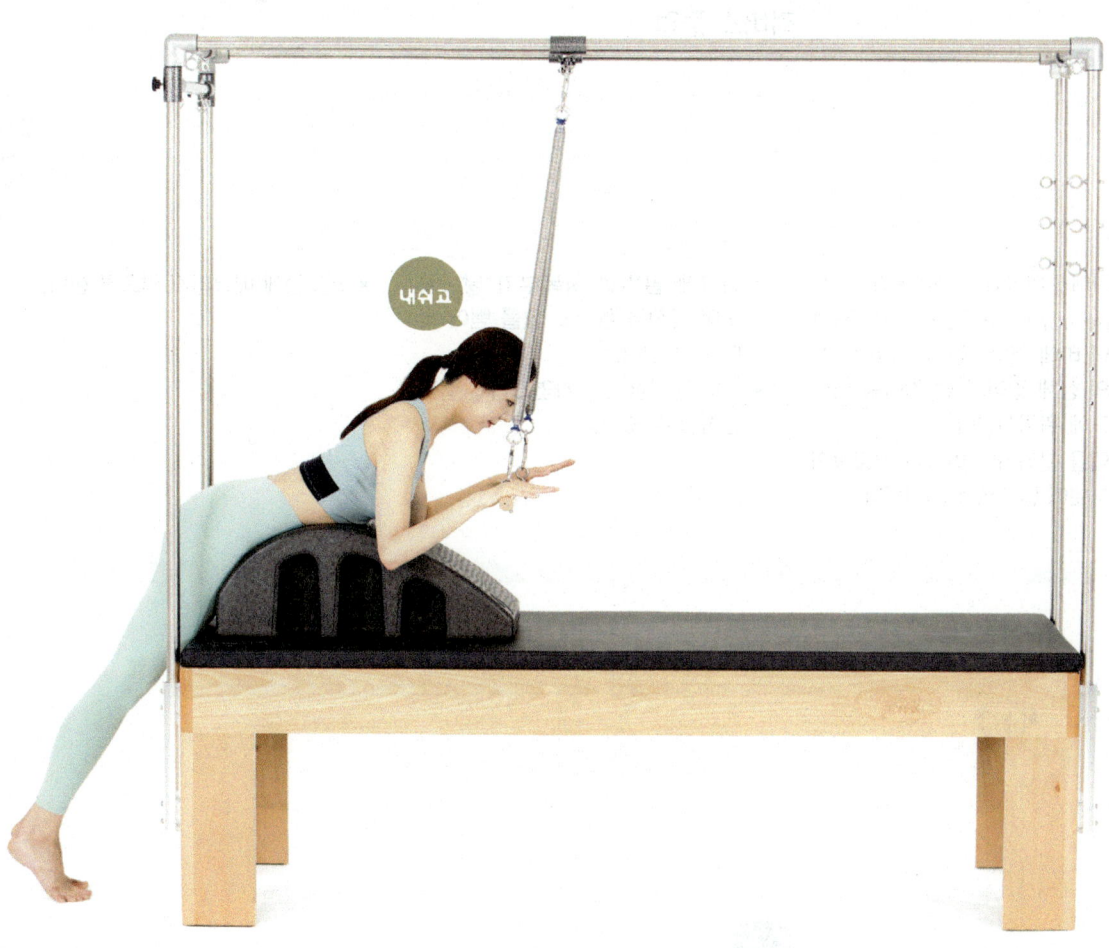

01 전거근과 겨드랑이를 조이면 팔꿈치가 허벅지 쪽으로 이동한다.
다시 시작 자세로 돌아온다.

26 Arc Combination with Cadillac 1
아크 콤비네이션 위드 캐딜락 1

| 주요 효과 | 팔과 어깨 강화, 심복부 강화

필라테스 아크

반복 횟수 8~10

세팅
- 필라테스 아크와 캐딜락 콤비네이션
- 바(bar)에 long spring yellow 2를 걸고 스트랩(롤다운 바)을 끼운다.

시작 자세
- 필라테스 아크를 롤다운 바 쪽에 두고 웰에 엉덩이를 위치시켜 앉는다.
- 두 팔을 뻗어 스트랩을 잡는다.

Lv.1

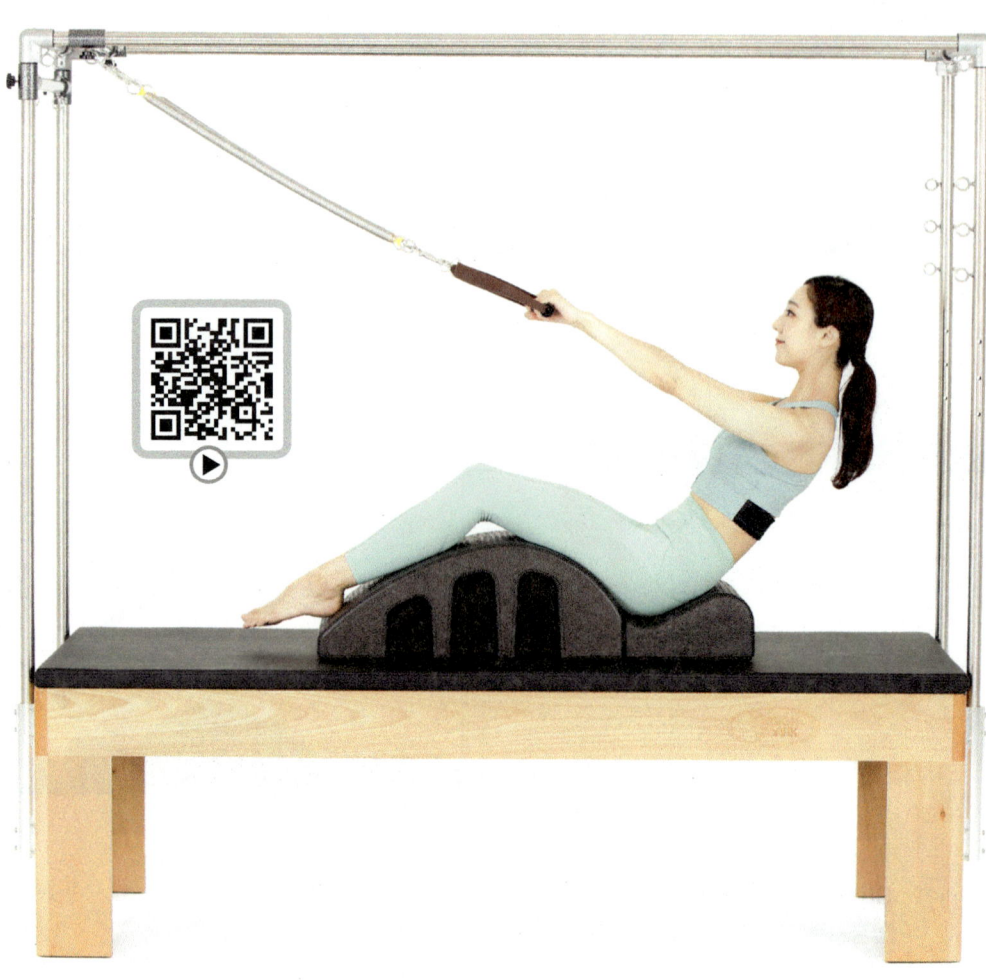

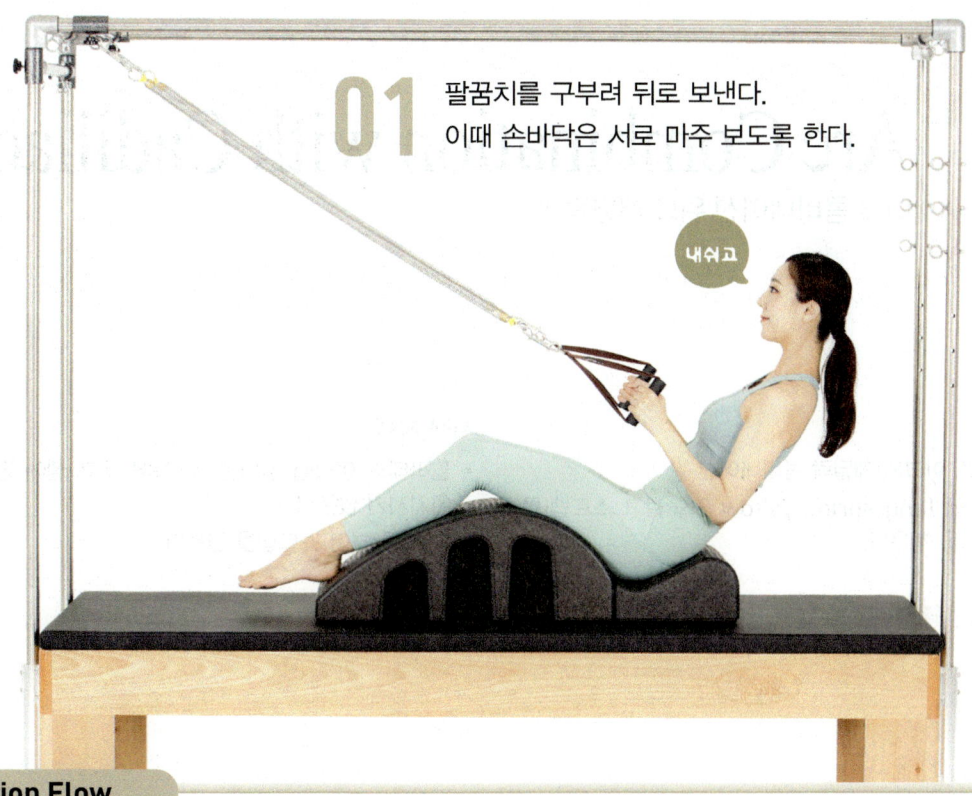

01 팔꿈치를 구부려 뒤로 보낸다.
이때 손바닥은 서로 마주 보도록 한다.

내쉬고

Transition Flow

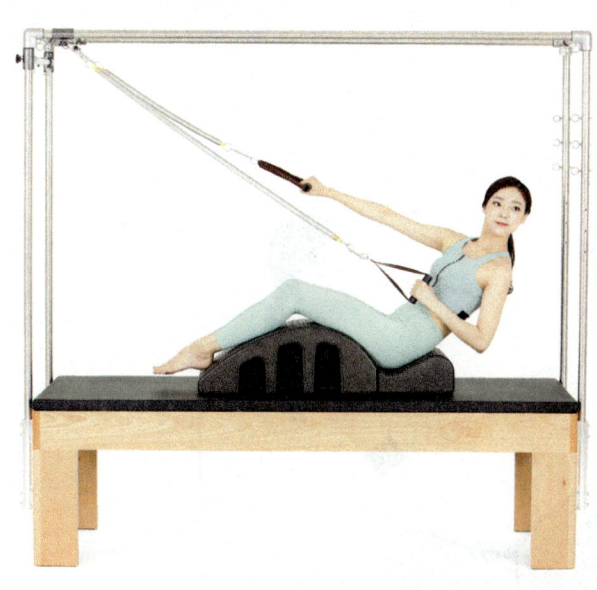

Alternation ▶
숨을 내쉬며 한 팔꿈치씩 몸통 뒤로 보낸다.

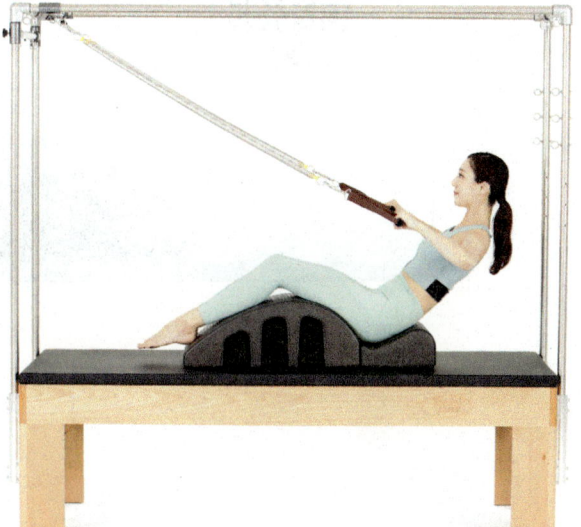

Chest Opening ▶
팔꿈치를 옆으로 열며 몸통 뒤로 보낸다.

27 Arc Combination with Cadillac 2
아크 콤비네이션 위드 캐딜락 2

| 주요 효과 | 팔과 어깨 강화, 심복부 강화

필라테스 아크

반복 횟수 8~10

세팅
- 필라테스 아크와 캐딜락 콤비네이션
- long spring yellow 2를 걸고 롤다운 바를 끼운다.

시작 자세
- 무릎을 구부려 다리 아래에 롤다운 바를 두고, 두 손으로 양끝을 잡는다.
- 짧은 호흡을 하며 빠르게 롤다운 바를 아래위로 움직여준다.

Lv.2

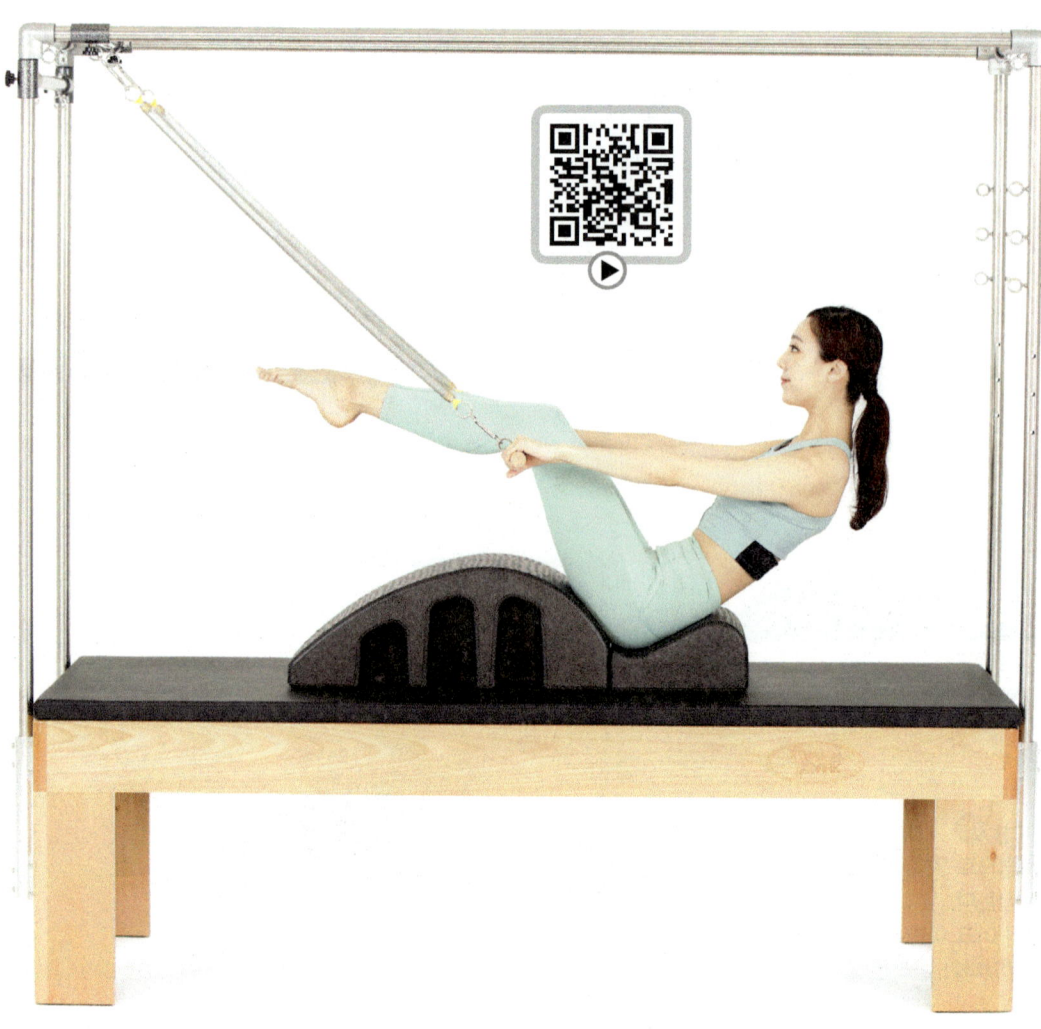

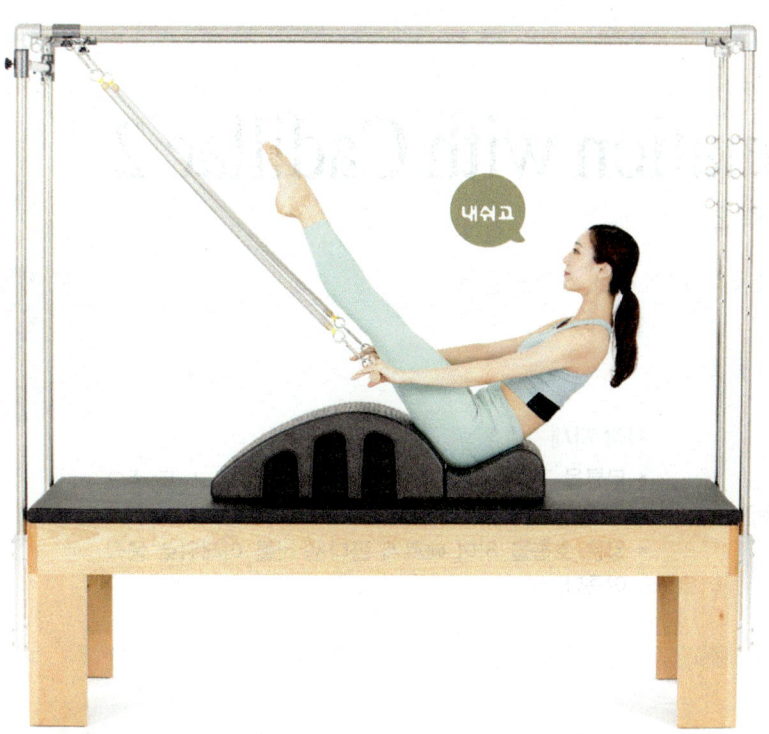

01
무릎을 펴서 대각선 방향으로 다리를 뻗는다.
짧은 호흡을 하며 빠르게 롤다운 바를 아래위로 움직인다.

내쉬고

Transition Flow

Roll Down ▶
숨을 내쉬며 척추의 가장 아랫부분부터 차례대로 아크에 내린다.

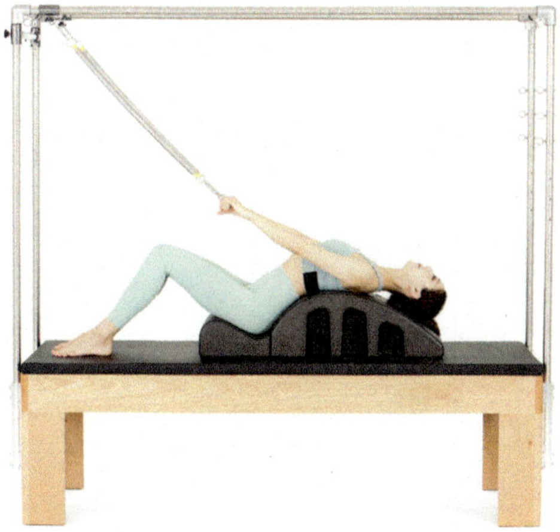

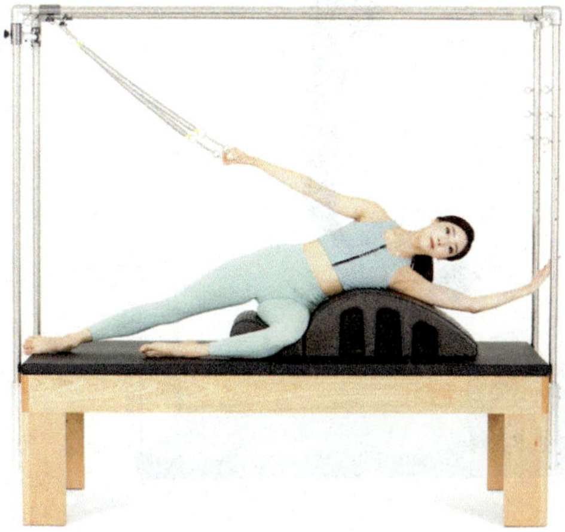

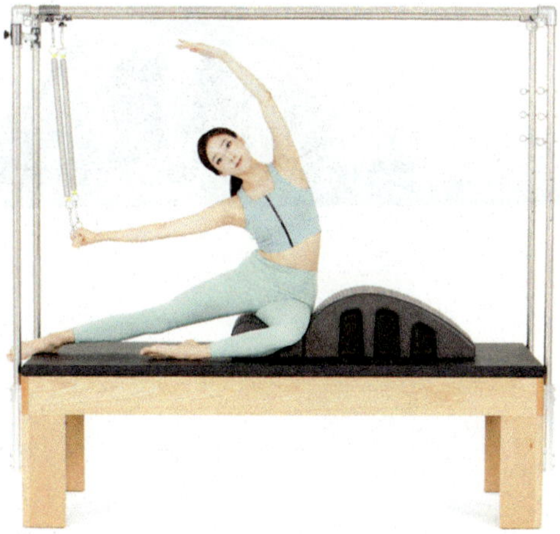

Side Lying ▶
웰에 Z-시팅으로 앉아 롤다운 바를 한 손으로 잡는다.
몸통 옆면이 아크 아래부터 차례대로 닿았다가 올라온다.

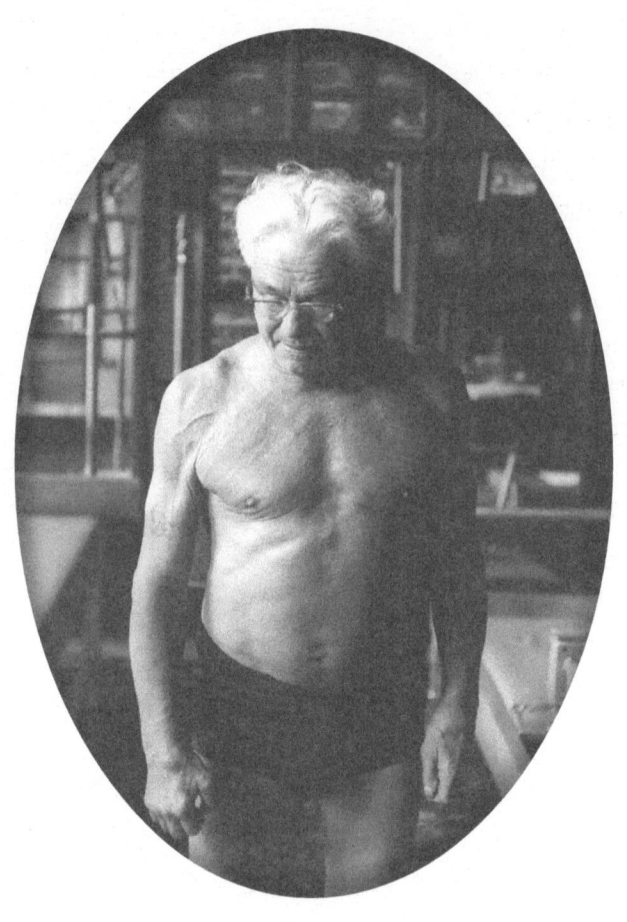

The Pilates Method of Body Conditioning develops the body uniformly, corrects posture, restores vitality, invigorates the mind and elevates the spirit.

필라테스는 신체를 균형있게 단련시켜
자세를 바르게 하고, 심신의 활력을 끌어 올려
정신과 마음의 건강을 증진한다.

01. 시티드 레그 프레스 시리즈
Seated Leg Press Series
02. 프로그 레그 시리즈-프런트
Frog Legs Series-Front
03. 프로그 레그 시리즈-백 Frog Legs Series-Back
04. 트라이셉스 위드 시팅 Triceps with Sitting
05. 프레스 페달 위드 암 Press Pedal with Arms
06. 사이드 벤딩 온 시트 1 Side Bending on Seat 1
07. 트위스트 린 Twist Lean
08. 롤 백 위드 박스 Roll Back with Box
09. 풋워크 위드 스탠딩 온 플로어
Footwork with Standing on Floor
▶ **10.** 앵클 스트레칭 Ankle Stretch
▶ **11.** 스텝 업 밸런스-포워드
Step Up Balance-Forward
12. 스텝 업 밸런스-사이드
Step Up Balance-Side
13. 스캐풀러 무브먼트 위드 스탠딩
Scapula Movement with Standing
14. 니 레이즈 Knee Raise
15. 사이드 레그 익스텐션 Side Leg Extension
16. 캣 스트레칭 스탠딩-프런트
Cat Stretch Standing-Front
▶ **17.** 암 워킹 Arm Walking
▶ **18.** 스파인 스트레칭 Spine Stretch
19. 레그 어덕션 Leg Adduction
▶ **20.** 사이드 벤딩 온 시트 2 Side Bending on Seat 2
21. 잭나이프 Jackknife

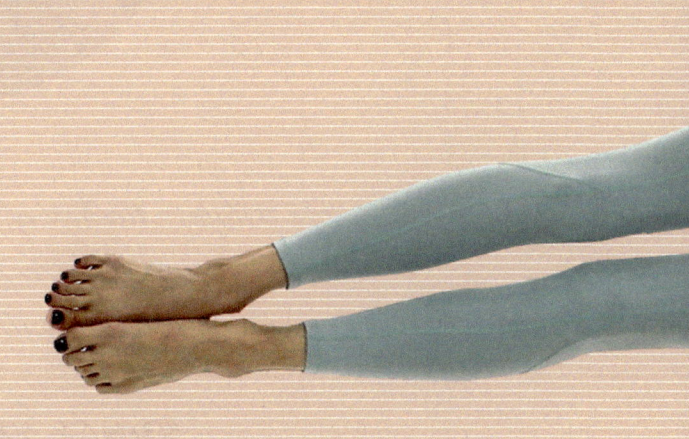

CHAIR
체어

체어는 풋바와 스프링을 이용한 상하체 운동이 모두 가능하다.
특히 코어를 강화하고 상체와 하체의 유연성 및 안정성
그리고 균형감각을 키우는 데 탁월하다.

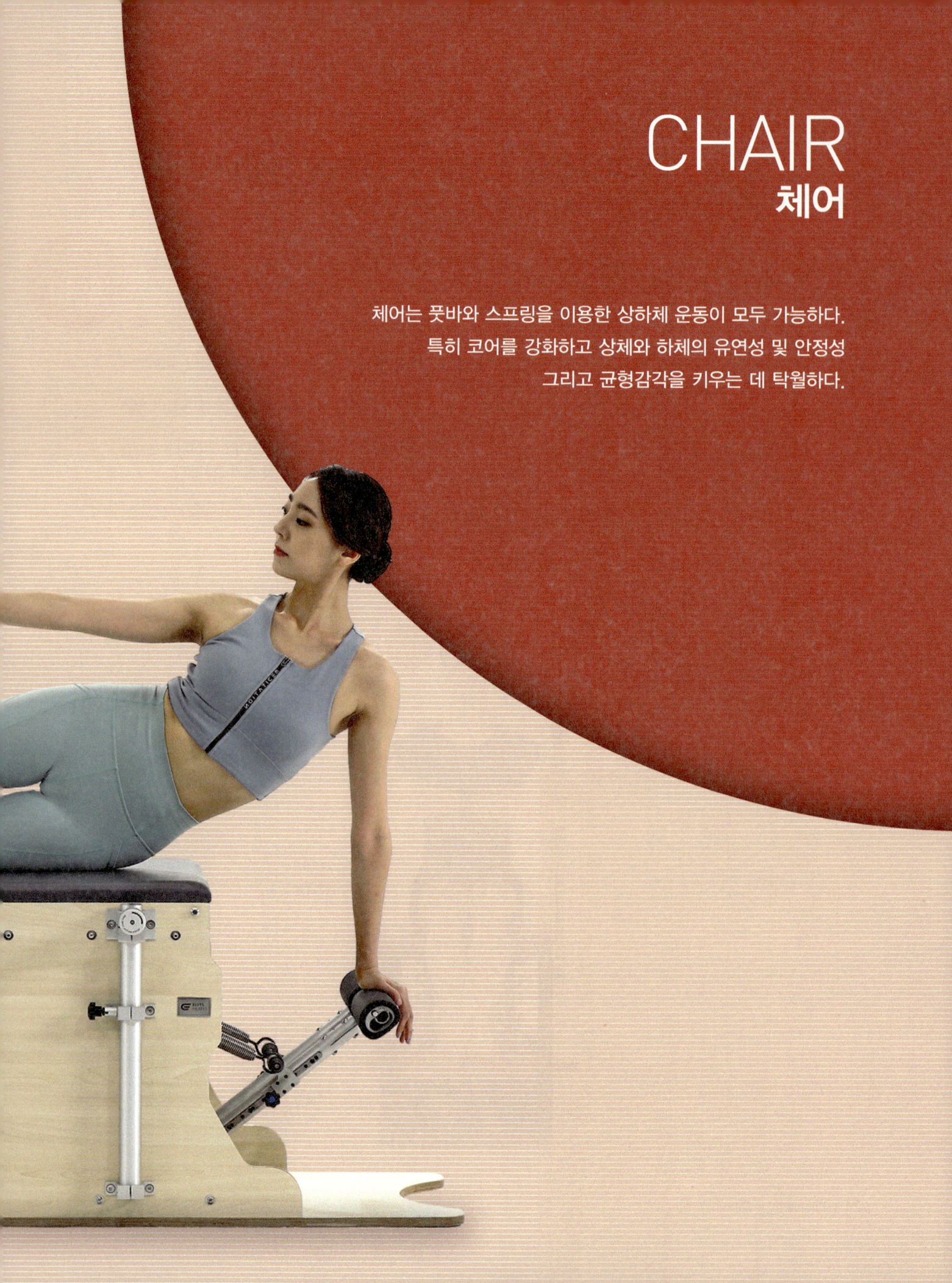

01 Seated Leg Press Series
시티드 레그 프레스 시리즈

| 주요 효과 | 고관절 분리, 하지 정렬, 발목·코어 강화

체어

반복 횟수 8~10

세팅
- SPRING　2 heavy low
　　　　　 2 light high

시작 자세
- 엉덩이를 체어 시트 앞부분에 두고 척추 중립 자세로 앉는다.

레슨 포인트
- 하체를 움직이는 동안 몸통 안정화 상태로 동작한다.
- 좌골로 체어 시트를 누르며 척추를 늘인다.
- 상체 안정화가 이루어지면 스프링의 강도를 올려 동작한다.

Lv.1

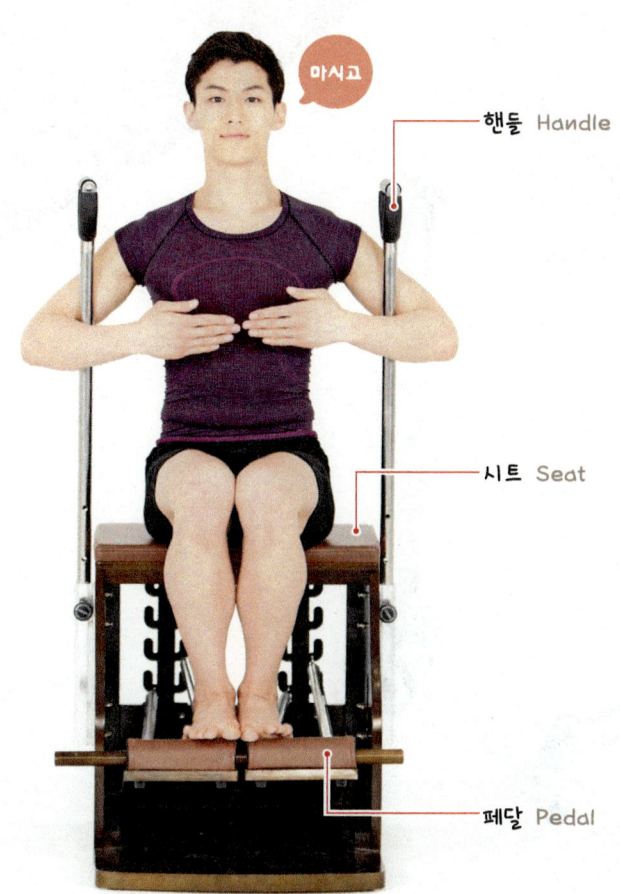

마시고

핸들 Handle
시트 Seat
페달 Pedal

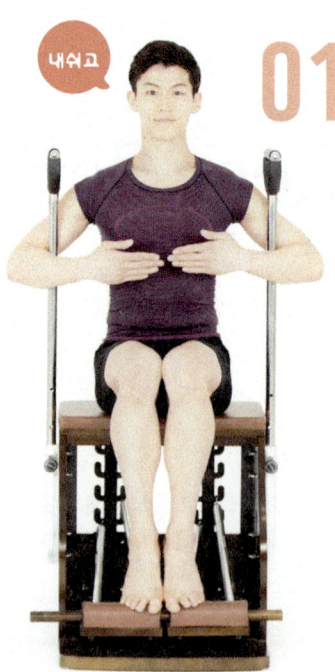

01 상체를 고정시키고, 고관절의 움직임을 인지하며, 두 발로 페달을 누른다.

내쉬고

Transition Flow

Wrap Toes / Heels / Ankles Flexion

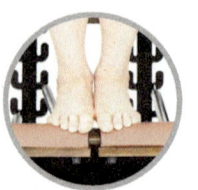
Wrap Toes

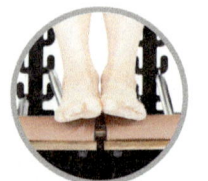
Heels

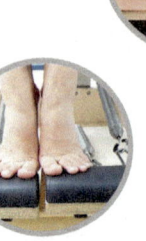
Ankles Flexion

Open Arms
손을 체어 시트 앞에 두거나 두 팔을 옆으로 벌려 진행한다.

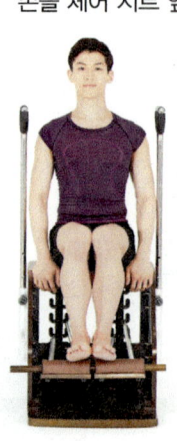
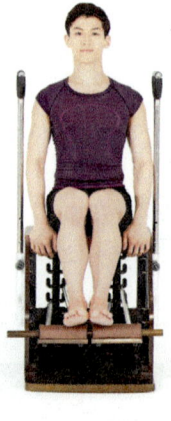

Lateral Rotation / Medial Rotation
고관절을 내회전, 외회전한다.

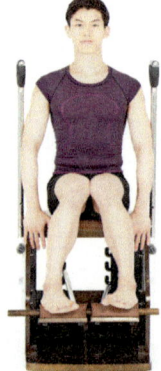
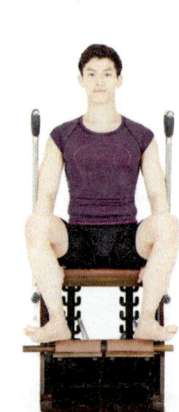

Single Heel & Toe
한 발을 힐이나 토로 유지하고, 한 다리는 뻗어서 코어 안정화에 집중한다.

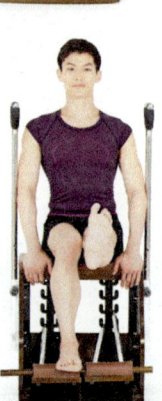
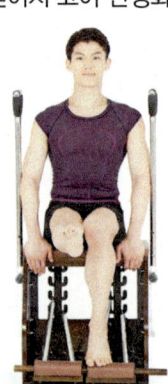

02 Frog Legs Series-Front
프로그 레그 시리즈-프런트

| 주요 효과 | 고관절 외회전근 및 견갑대와 어깨 안정화

체어

반복 횟수 8~10

세팅
- SPRING   2 heavy middle
- No Handle

시작 자세
- 두 손은 체어 시트 끝부분에 두고, 고관절을 외회전하여 두 발로 페달을 누른다.

레슨 포인트
- 동작을 할 때 몸통을 안정화시킨다.

Lv.2

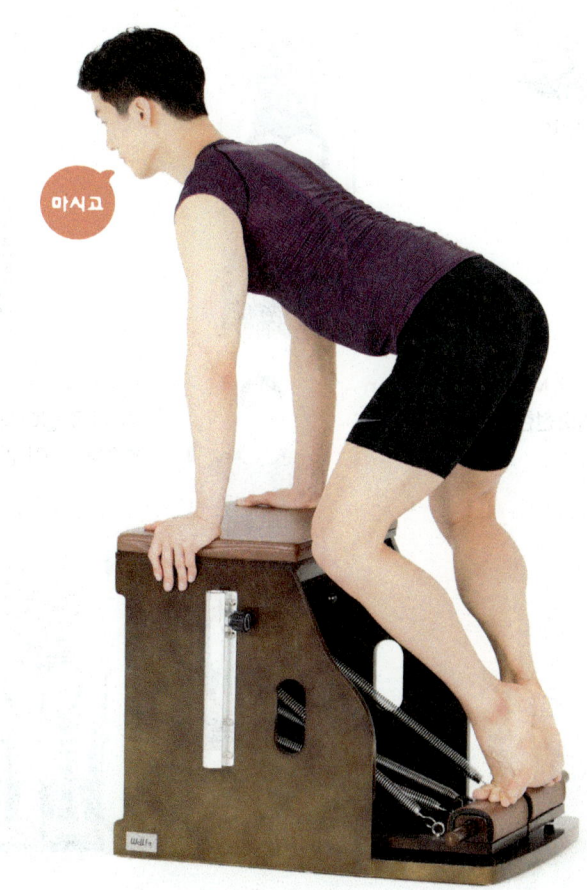

마시고

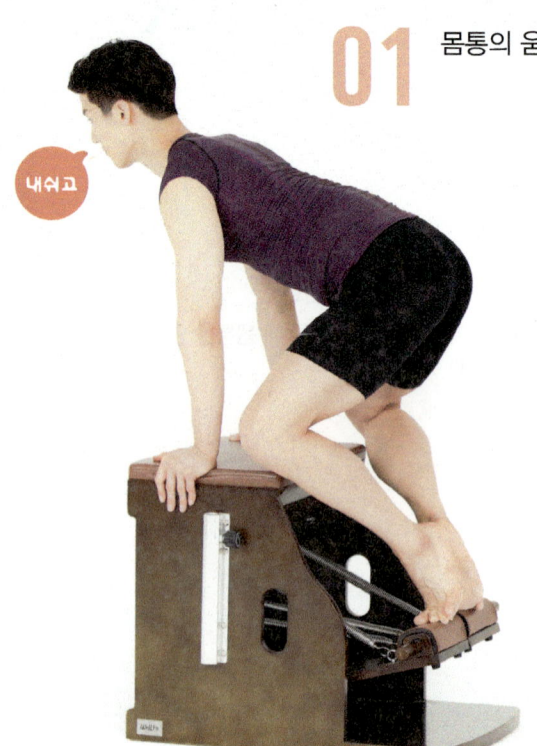

01 몸통의 움직임 없이 두 무릎을 구부린다.

내쉬고

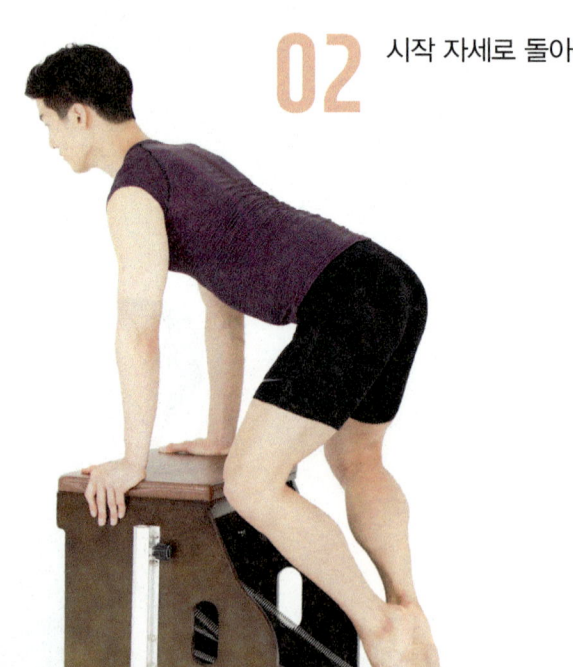

02 시작 자세로 돌아온다.

Transition Flow

Crossing
한 다리씩 누르거나 두 다리를 교차하여 누른다.

3 Times
페달을 세 번으로 나누어 누르고, 세 번으로 나누어 올린다.

03 Frog Legs Series-Back
프로그 레그 시리즈-백

| 주요 효과 | 고관절 외회전근 및 견갑대와 어깨 안정화

체어

반복 횟수 **8~10**

세팅
- SPRING   2 heavy middle
- No Handle

시작 자세
- 두 손은 체어 시트 끝부분에 두고, 고관절을 외회전하여 두 발로 페달을 누른다.

레슨 포인트
- 동작을 할 때 몸통을 안정화시킨다.

Lv.2

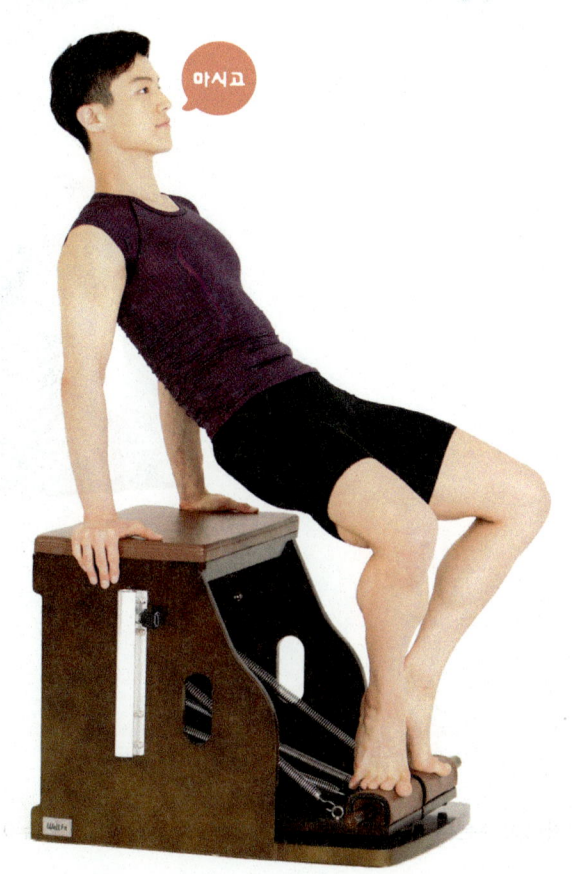

마시고

내쉬고

01 몸통의 움직임 없이 두 무릎을 구부린다.

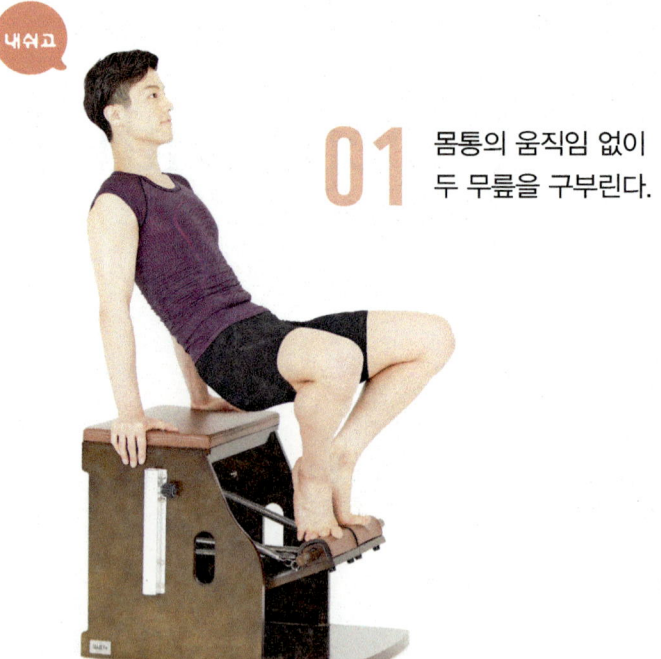

Transition Flow

Hip Up(2 Heavy Low, 2 Light High)
몸통 안정성을 유지하고 두 다리로 페달을 누르면서 골반을 들어 올린다.

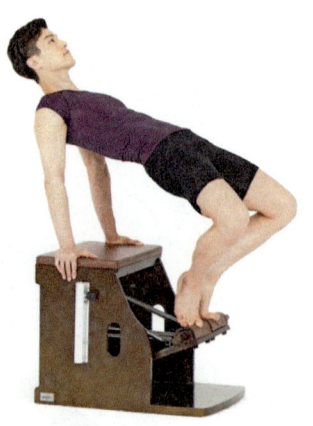 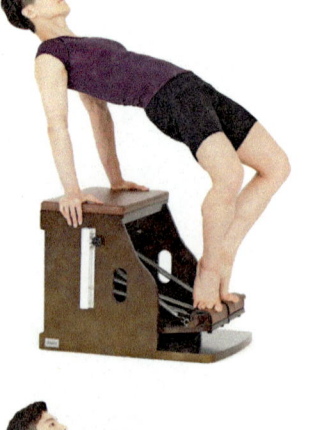

Crossing
한 다리씩 누르거나
두 다리로 교차하여 누른다.

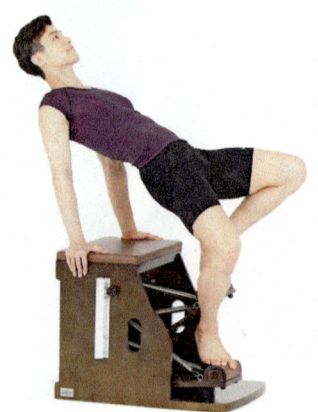 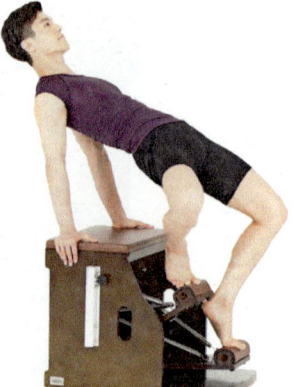

3 Times
페달을 세 번으로 나누어 누르고, 세 번으로 나누어 올린다.

04 Triceps with Sitting
트라이셉스 위드 시팅

| 주요 효과 | 팔꿈치 굴곡과 신전

체어

반복 횟수 **8~10**

세팅
- SPRING　1 heavy low
　　　　　2 light high
- No Handle

시작 자세
- 바닥에 앉아 두 손으로 페달 끝부분을 잡고 살짝 누른다.

레슨 포인트
- 동작을 할 때 몸통을 안정화시킨다.
- One Arm Press를 할 때 상체 안정화에 더 집중한다.
- 어깨가 올라가지 않도록 한다.

Lv. 1

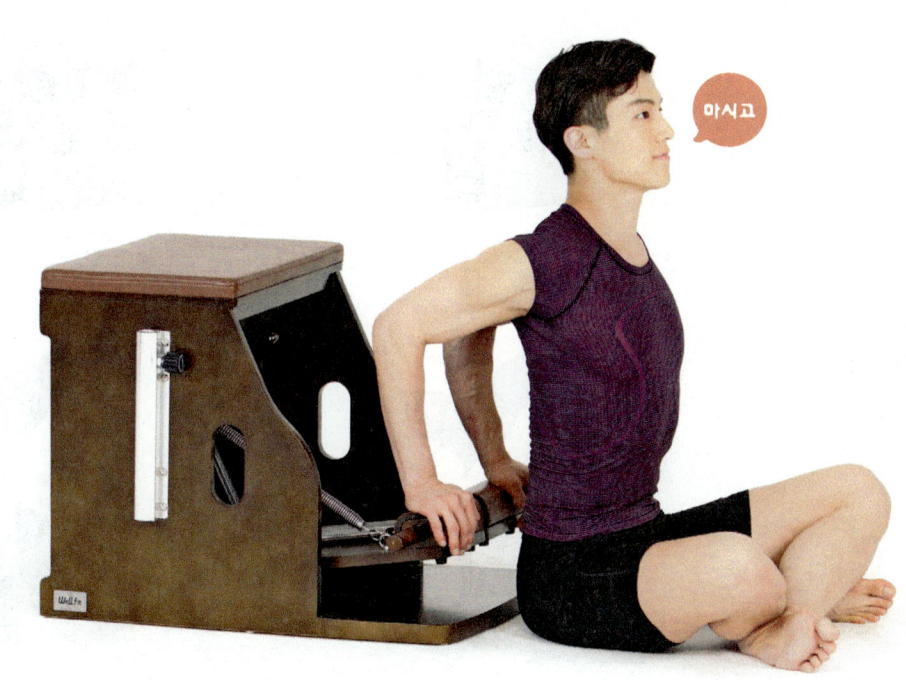

마시고

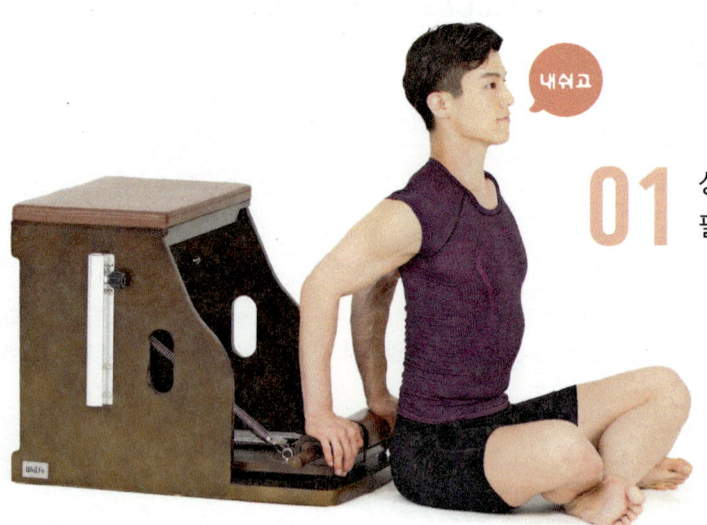

내쉬고

01 상체의 움직임 없이 팔꿈치를 편다.

CHAIR

Transition Flow

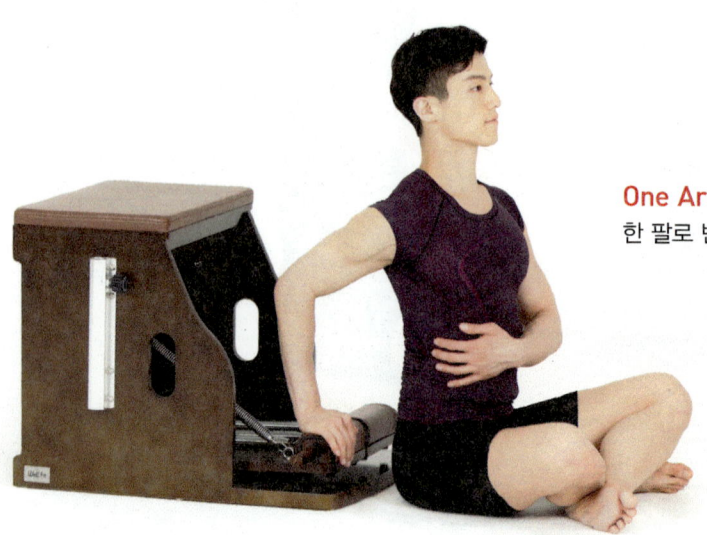

One Arm Press(2 Heavy Middle)
한 팔로 반대쪽 흉곽을 감싸고 동작한다.

Switch Arms
스틱을 빼고 2 heavy middle로 동작한다.

Foam Roller
바닥에 폼롤러나 박스를 두고 동작한다.

05 Press Pedal with Arms

프레스 페달 위드 암

| 주요 효과 | 어깨 가동성 향상, 복부 강화

체어

반복 횟수 **8~10**

세팅
- SPRING   2 light high
- No Handle

시작 자세
- 두 손은 페달 끝부분에 두고, 두 다리는 체어 양옆에 두고 앉는다.

레슨 포인트
- 동작을 할 때 몸통을 안정화시킨다.
- 어깨가 올라가지 않도록 한다.

Lv.1

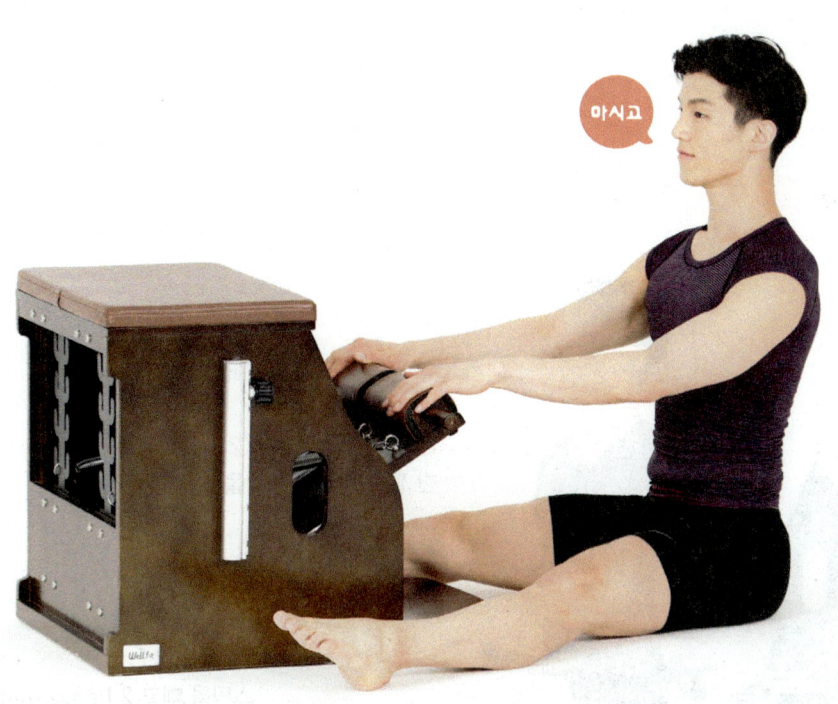

마시고

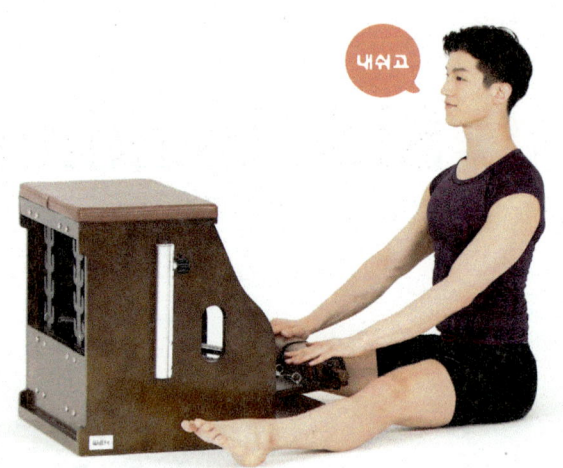

01 앉은키가 커지듯 페달을 누른다.

Transition Flow

Abdominal Work Upper
두 발끝을 시트 끝에 올리고, 상복부를 수축시키며 하복부를 고정하여 동작한다.

Abdominal Work Lower
두 발끝을 시트 끝에 올리고, 상복부를 고정시키며 하복부를 수축하여 동작한다.

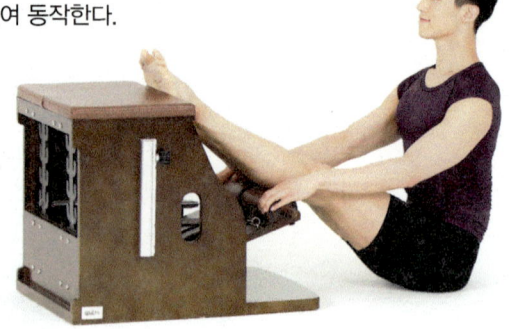

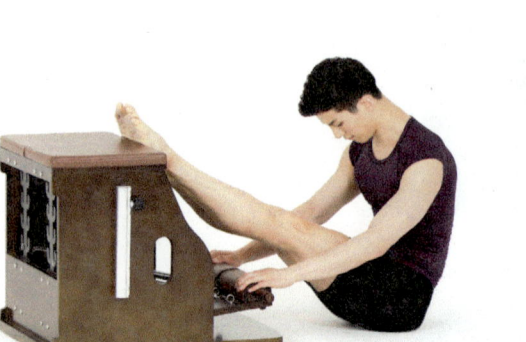

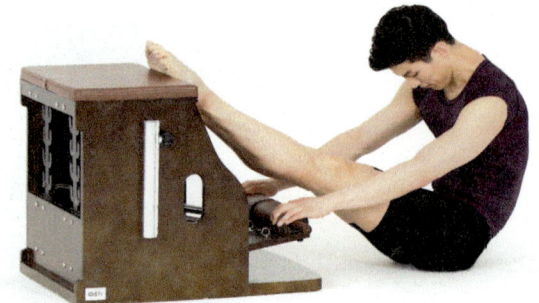

 햄스트링이 짧은 경우, 엉덩이 밑에 브릭을 두고 진행한다.

06 Side Bending on Seat 1
사이드 벤딩 온 시트 1

| 주요 효과 | 척추 외측굴곡, 견갑대의 안정화

체어

반복 횟수 3~5

세팅
- SPRING   1 heavy low
            1 light high
- No Handle

시작 자세
- 체어 시트에 앉아 두 다리를 모아 뻗는다.

레슨 포인트
- 엉덩이가 떨어지지 않도록 한다.
- 어깨가 올라가지 않도록 한다.
- 몸통이 회전하지 않도록 한다.

Lv. 1

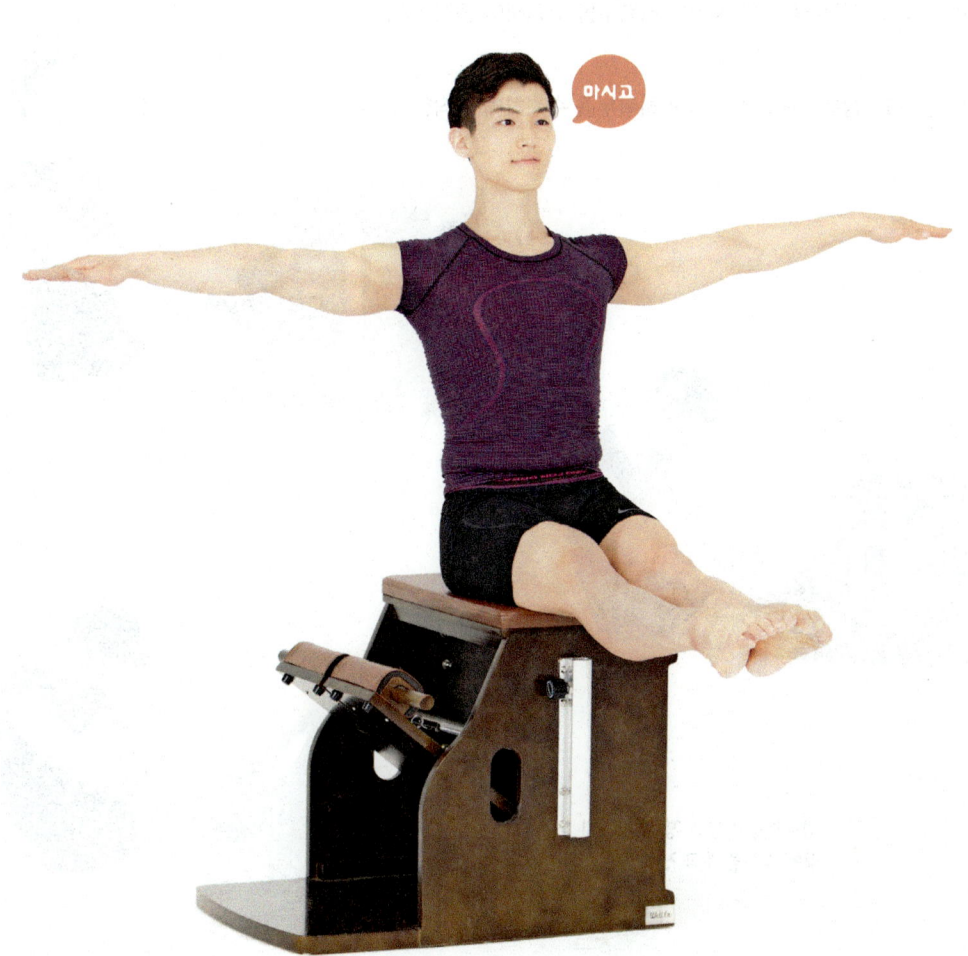

마시고

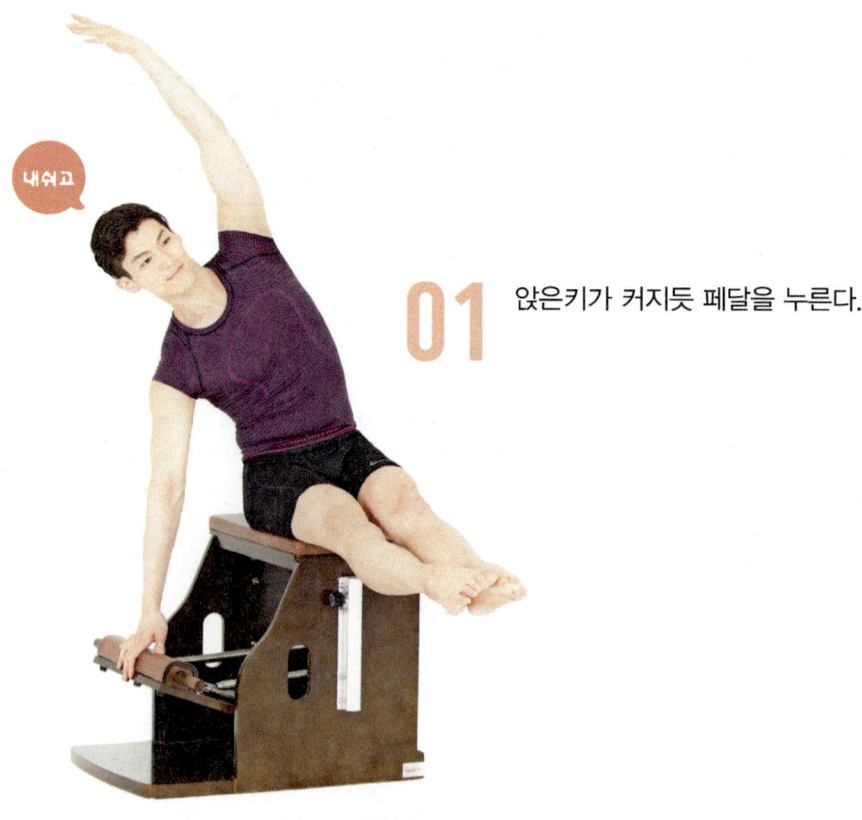

내쉬고

01 앉은키가 커지듯 페달을 누른다.

Transition Flow

Lateral Flexion with Long Box
롱박스 위에서 동작한다.

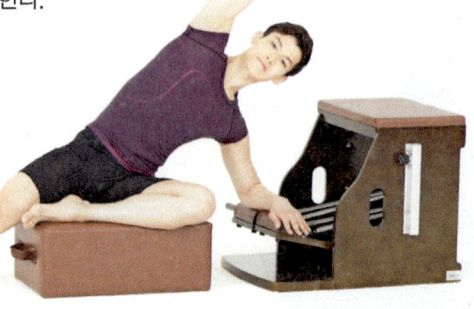

Reaching One Arm and One Leg
박스 위에서 한 팔과 한 다리를 뻗어 동작한다.

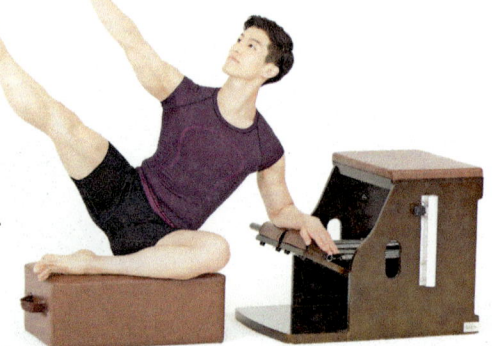

Feet On Ball
두 발 아래 짐볼을 두고 동작한다.

CHAIR

체어 | 435

07 Twist Lean
트위스트 린

| 주요 효과 | 척추 회전력 향상, 복부 강화

체어

반복 횟수
3~5

세팅
- SPRING　1 heavy low
　　　　　1 light high
- No Handle

시작 자세
- 체어 시트 뒤쪽에서 무릎을 구부리고 앉아 두 팔을 양옆으로 벌린다.

레슨 포인트
- 척추를 신장시킨다.
- 척추를 회전시킬 때 골반이 한쪽으로 기울어지지 않도록 한다.
- 어깨가 올라가지 않도록 한다.

Lv. 1

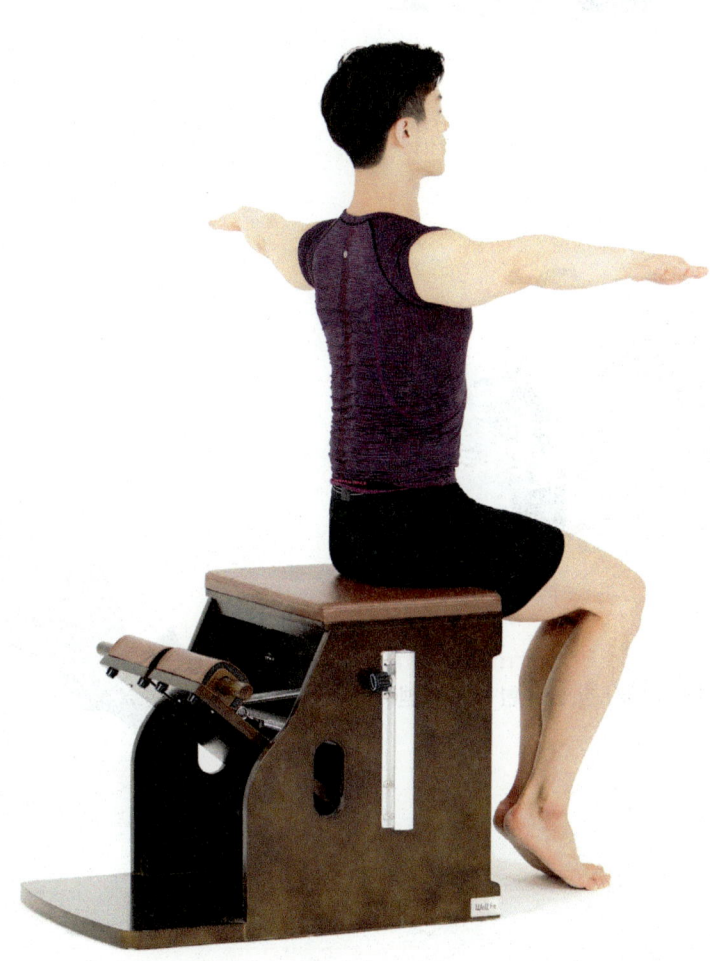

436 | Pilates All in One

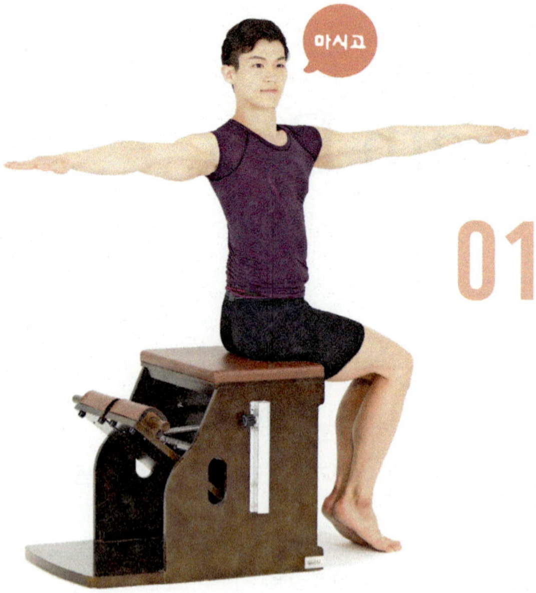

01 몸통 길이를 유지하면서 회전한다.

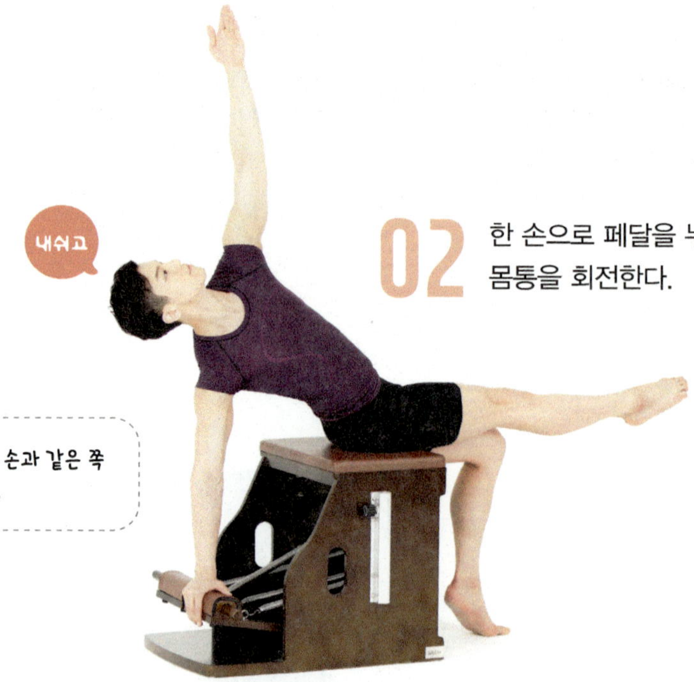

마시고

02 한 손으로 페달을 누르면서 몸통을 회전한다.

내쉬고

⚠️ 페달을 누르는 손과 같은 쪽 다리를 뻗는다.

Transition Flow

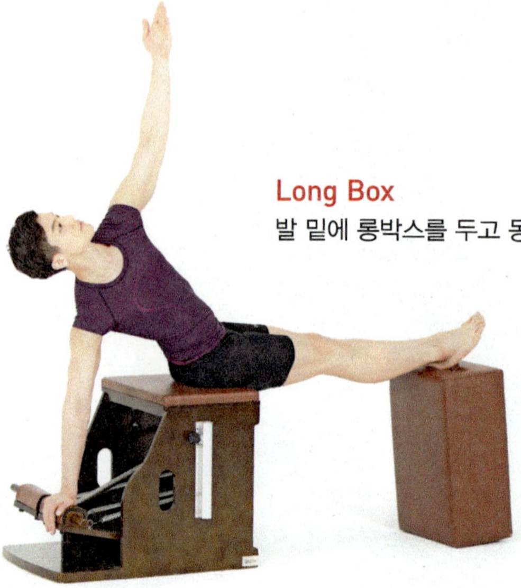

Long Box
발 밑에 롱박스를 두고 동작한다.

08 Roll Back with Box
롤 백 위드 박스

| 주요 효과 | 척추 유연성 향상, 복부 강화

체어

반복 횟수 **5~8**

세팅
- SPRING 1 heavy low
  1 light high
- No Handle

시작 자세
- 체어 시트 뒤쪽에서 척추 중립 자세로 앉아 두 손을 뒤로 한다.

레슨 포인트
- 어깨가 아닌 복부 수축으로 동작한다.
- 골반이 한쪽으로 기울어지지 않도록 한다.
- 손목에 무리가 가지 않도록 한다.

Lv. 1

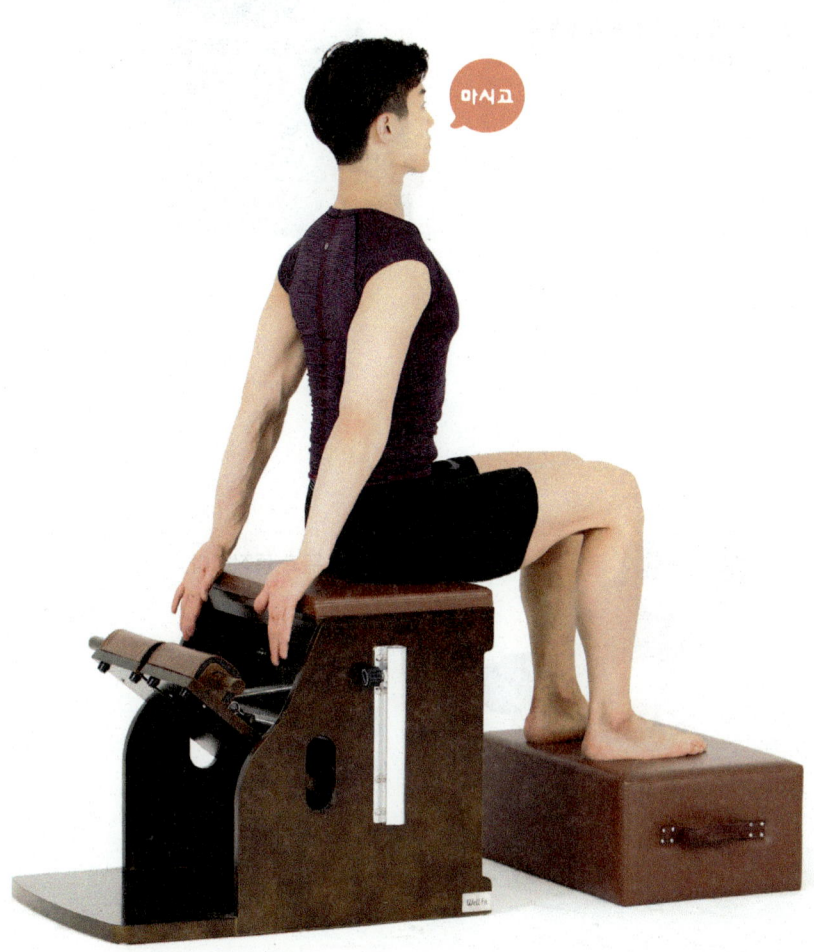

마시고

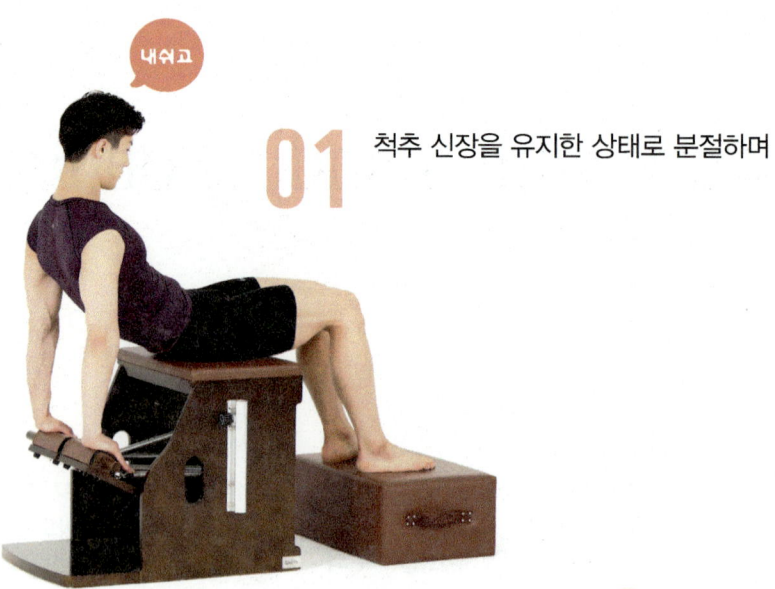

01 척추 신장을 유지한 상태로 분절하며

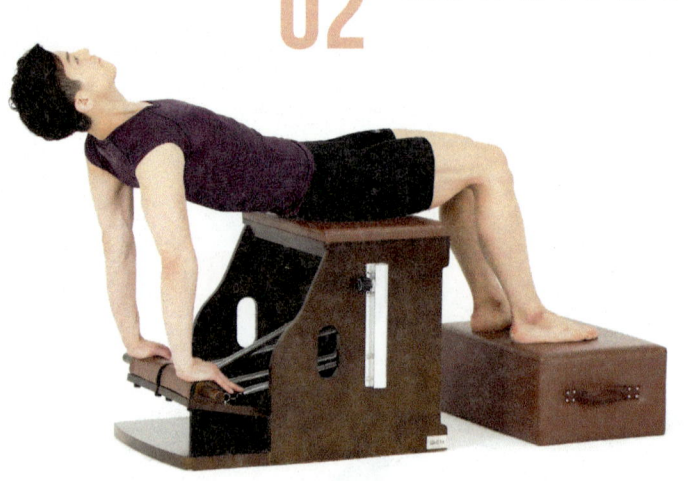

02 페달을 누르면서 내려간다.

Transition Flow

Torso Press Sitting with Reaching Legs   두 다리를 뻗어 동작한다.

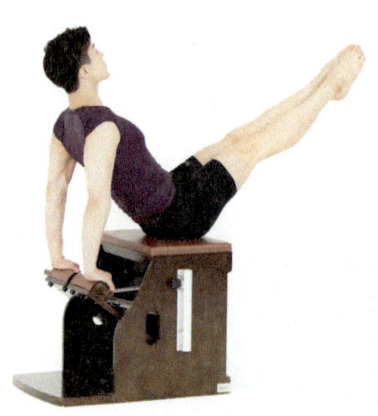 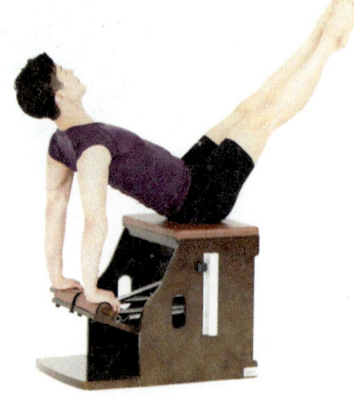

Staccato   스타카토 호흡으로 분절 범위를 짧게 하여 움직임을 추가한다.

09 Footwork with Standing on Floor

풋워크 위드 스탠딩 온 플로어

| 주요 효과 | 무릎관절 및 고관절의 굴곡과 신전, 밸런스 향상

체어

반복 횟수 8~10

세팅
- SPRING 1 heavy low
  1 light high

시작 자세
- 척추 중립 자세에서 두 손으로 손잡이를 잡는다.
- 한 다리를 페달에 두고 반대쪽 다리는 바닥에 두고 준비한다.

레슨 포인트
- 척추 중립 자세를 유지한다.
- 페달을 누르고 돌아오는 속도가 같도록 조절한다.

Lv. 1

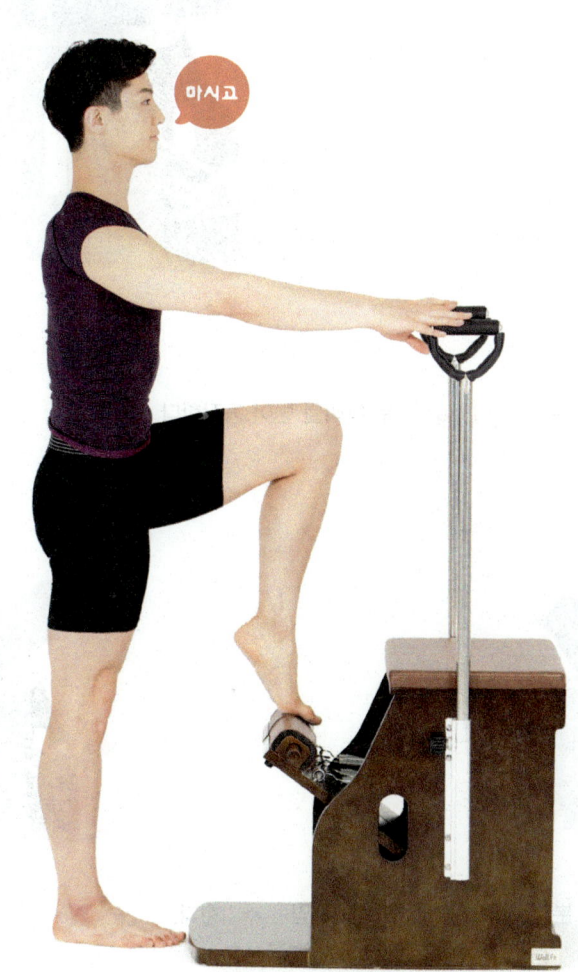

마시고

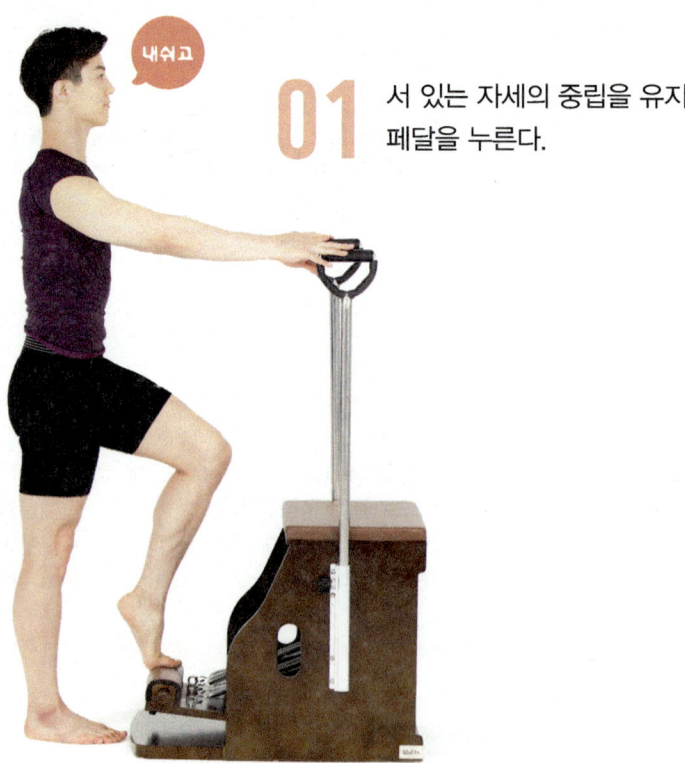

01 서 있는 자세의 중립을 유지하며 페달을 누른다.

내쉬고

Transition Flow

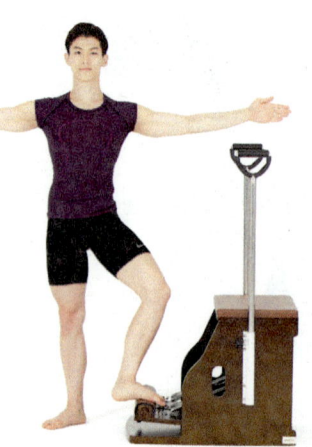

Side(2 Light Middle)
척추 중립 자세에서 두 다리를 외회전 상태로 하여 페달을 누른다.

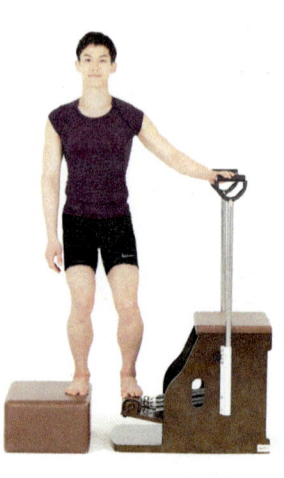

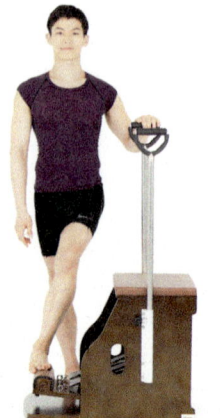

Crossover(2 Light Middle)
두 다리 교차 상태에서 시작하여 페달을 누른다.

Footwork on Long Box-Box Leg Movement
한 손으로 손잡이를 잡고 페달을 누른다.

Pedal Leg Movement
두 팔을 허리에 두거나 옆으로 벌려 동작한다.

10 Ankle Stretch
앵클 스트레칭

| 주요 효과 | 발목 강화

체어

반복 횟수 10

세팅
- SPRING   2 heavy low
- Kneeling Version

시작 자세
- 두 손을 체어 시트 위에 두고, 체어 시트 끝에 무릎을 둔다.
- 페달에 발볼을 두고 척추 중립 자세를 취한다.

레슨 포인트
- 척추와 발목의 중립을 유지하고 페달을 누른다.
- 골반이 한쪽으로 기울어지지 않도록 한다.

Lv.1

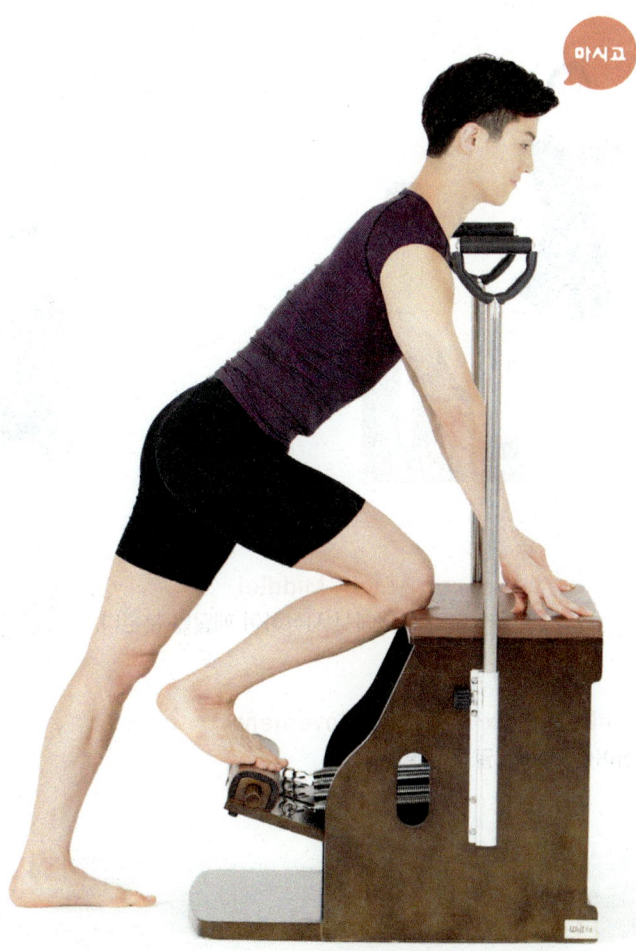

마시고

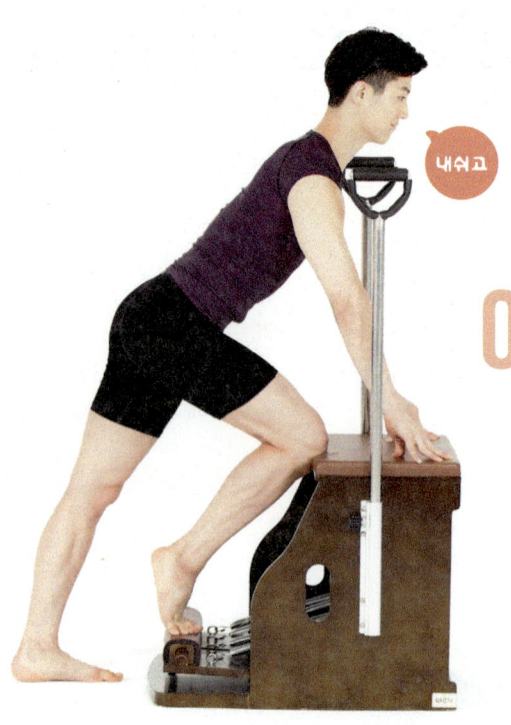

01 발목의 플랜타플렉션과 돌시플렉션을 반복한다.

내쉬고

Transition Flow

Ankle Stretch with Standing
서 있는 자세에서 두 발의 발볼을 페달 위에 두고 플랜타플렉션과 돌시플렉션을 반복한다.

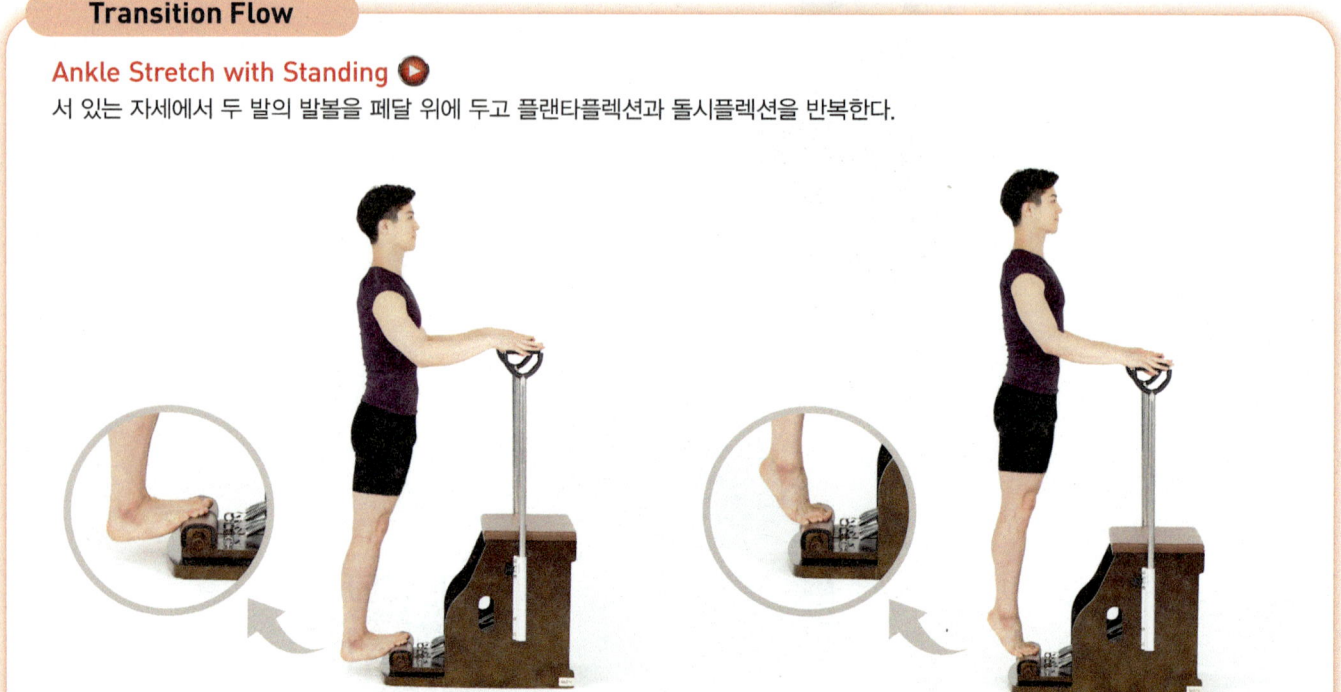

11 Step Up Balance-Forward
스텝 업 밸런스-포워드

| 주요 효과 | 밸런스 향상, 하지 근력 강화

체어

반복 횟수 5~8

세팅
- SPRING 2 heavy low
  1 light high

시작 자세
- 한 다리는 페달에, 다른 한 다리는 체어 시트에 둔다.

레슨 포인트
- 시선은 먼 곳을 응시한다.
- 핸들에 체중을 싣지 않는다.

Lv.2

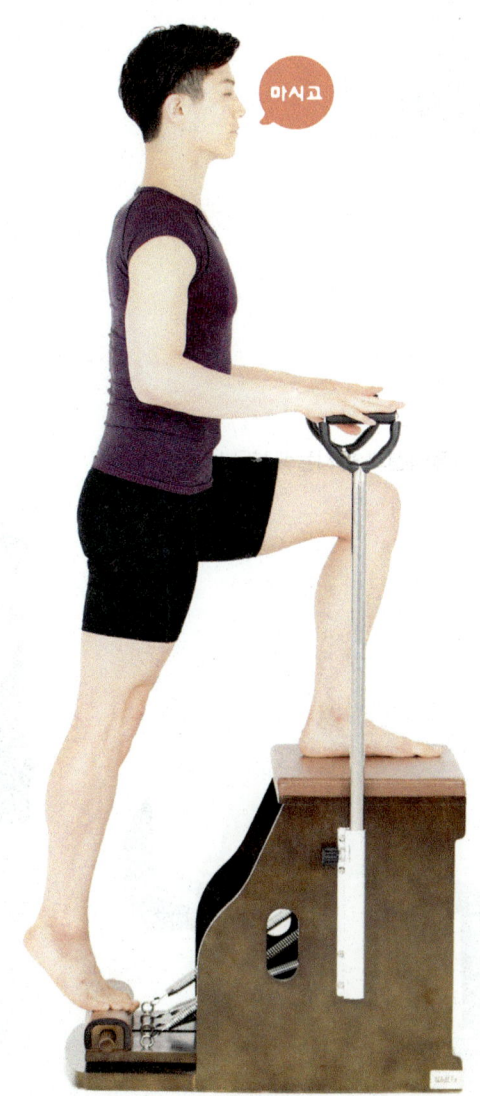

마시고

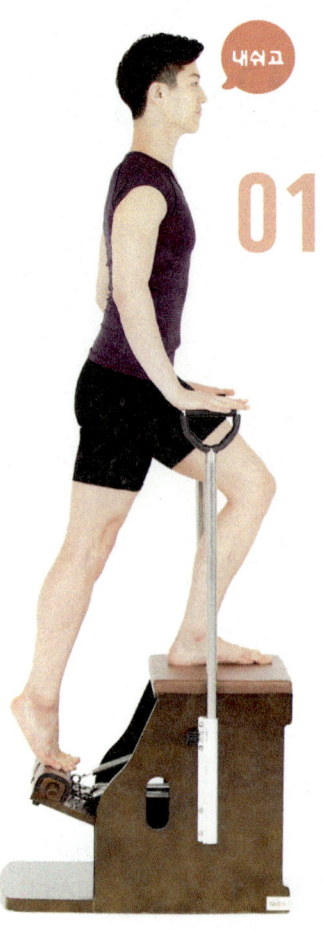

내쉬고

01 무게중심을 앞으로 이동하며 올라간다.

Transition Flow

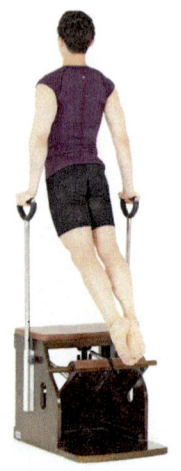
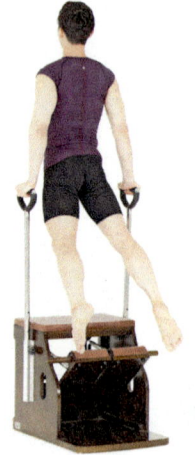

Claps
두 다리로 박수를 친다.

Centralize
중심 잡기 / 두 팔 옆으로 벌리기 / 두 팔 머리 위로 뻗기

Reaching Arms
두 손을 머리 위로 뻗어 동작한다.

Up & Down
한 손만 손잡이를 잡고 동작한다.

Set Down-Backward
두 손을 체어 시트 모서리에 두고 페달을 누른다.

체어 | 445

12 Step Up Balance-Side
스텝 업 밸런스-사이드

| 주요 효과 | 밸런스 향상, 하지 근력 강화

체어

반복 횟수 5

세팅
- SPRING   2 heavy low
           1 light high

시작 자세
- 두 다리를 외회전하여 한 다리는 페달에, 한 다리는 체어 시트에 둔다.

레슨 포인트
- 시선은 먼 곳을 응시한다.
- 핸들에 체중을 싣지 않는다.

Lv.2

마시고

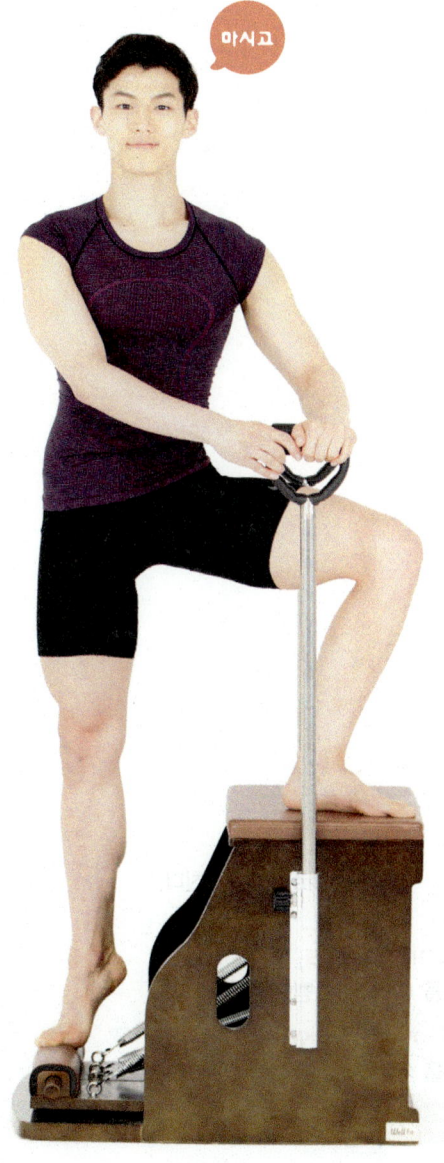

01 체어 시트에 올라선다.

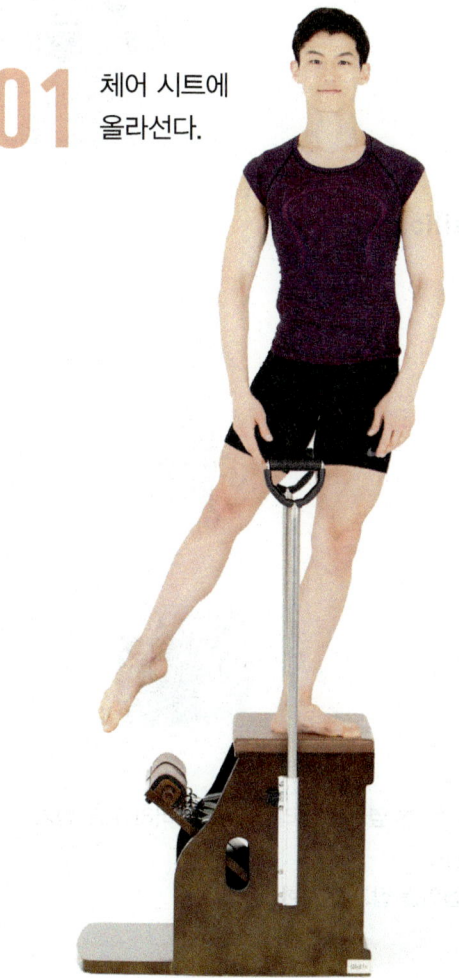

Transition Flow

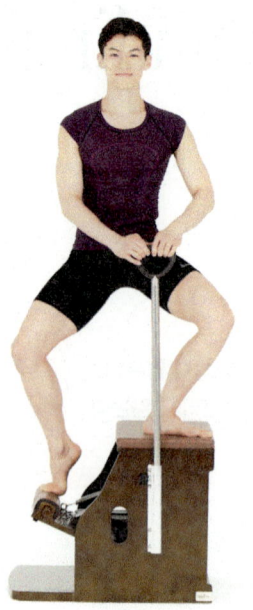 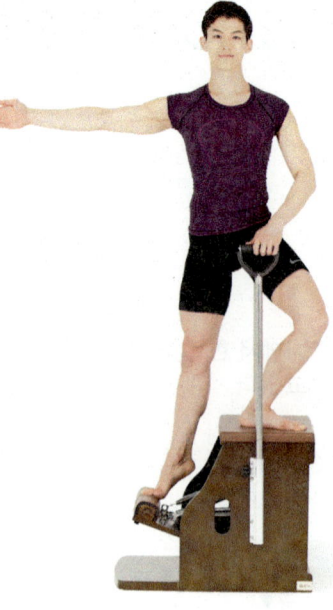 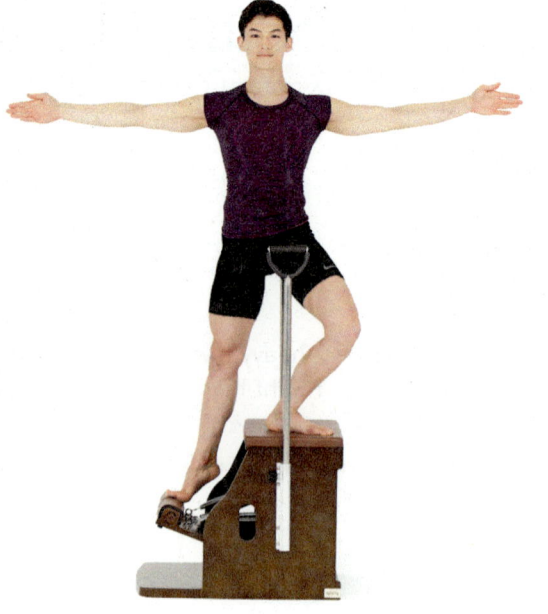

Step Down – Forward
내려가면서 페달 쪽 다리를 구부리고 편다.

One Arm Out to Side
한 팔을 옆으로 들어 진행한다.

Arms Out to Side
두 팔을 옆으로 들어 진행한다.

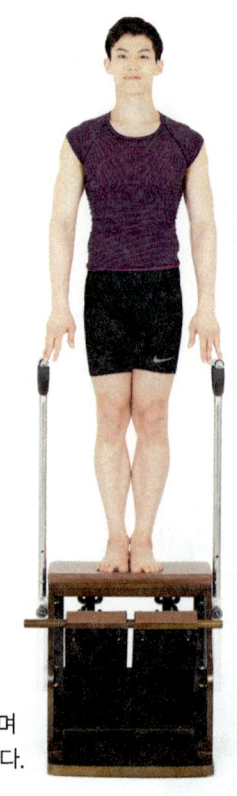 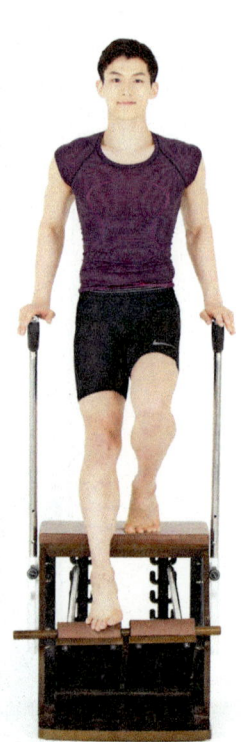

Step Down
한쪽 발을 페달에 내리며 step down 동작을 한다.

13 Scapula Movement with Standing
스캐풀러 무브먼트 위드 스탠딩

| 주요 효과 | 어깨 안정화

체어

반복 횟수 **8~10**

세팅
- SPRING 2 heavy low
  1 light high

시작 자세
- 척추 중립 자세에서 한 발씩 페달에 발볼을 대고 선다.

레슨 포인트
- 손목에 체중을 싣지 않는다.
- 팔꿈치가 과신전되지 않는다.

Lv. 1

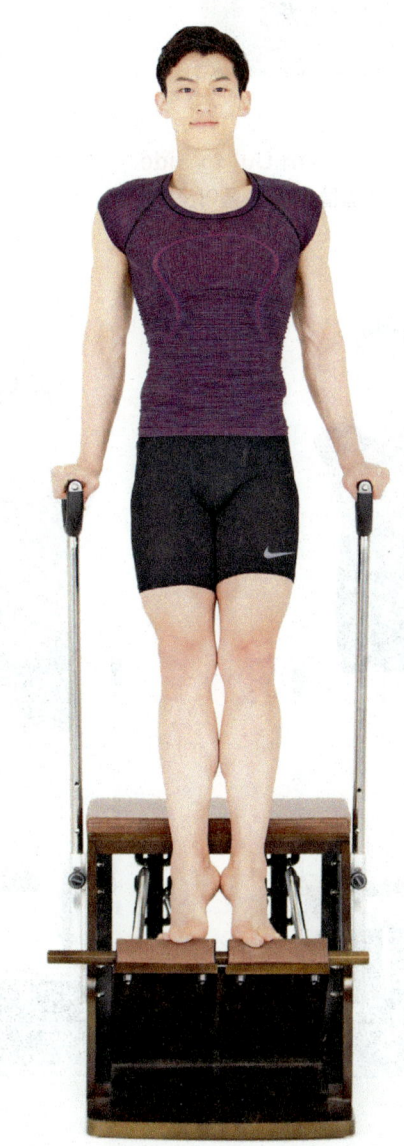

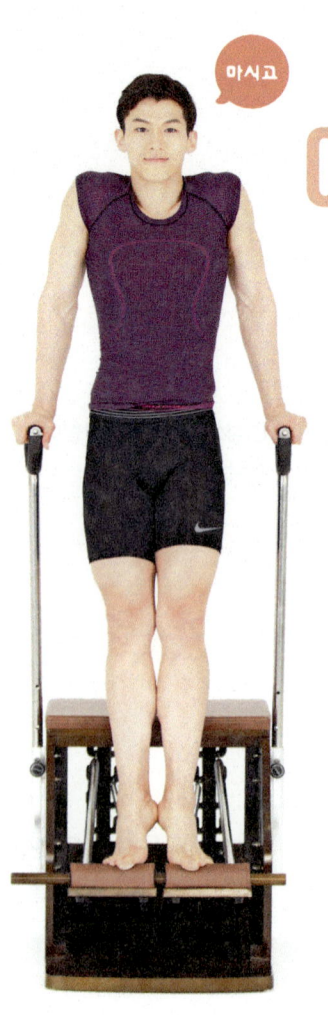

마시고

01 견갑대를 올려 귀와 어깨를 가까이한다.

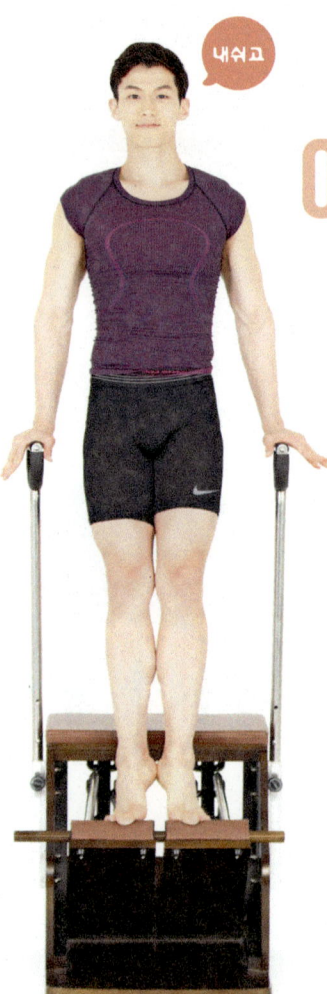

내쉬고

02 견갑대를 끌어내리며 귀와 어깨를 멀리한다.

Transition Flow

Triceps with Standing
체어 시트 위에 서서 상완삼두근을 자극한다.

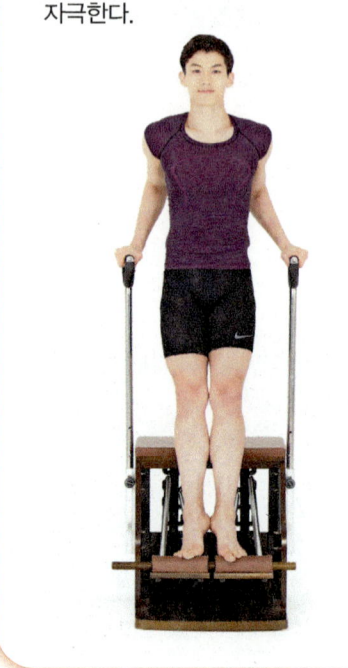

14 Knee Raise
니 레이즈

| 주요 효과 | 어깨 안정화, 복부 강화

체어

반복 횟수 5~6

세팅
- NO SPRING

시작 자세
- 몸통의 움직임 없이 한 발씩 다리를 든다.

레슨 포인트
- 몸통의 안정성을 지켜 동작한다.
- 어깨가 올라가지 않는다.

Lv.2

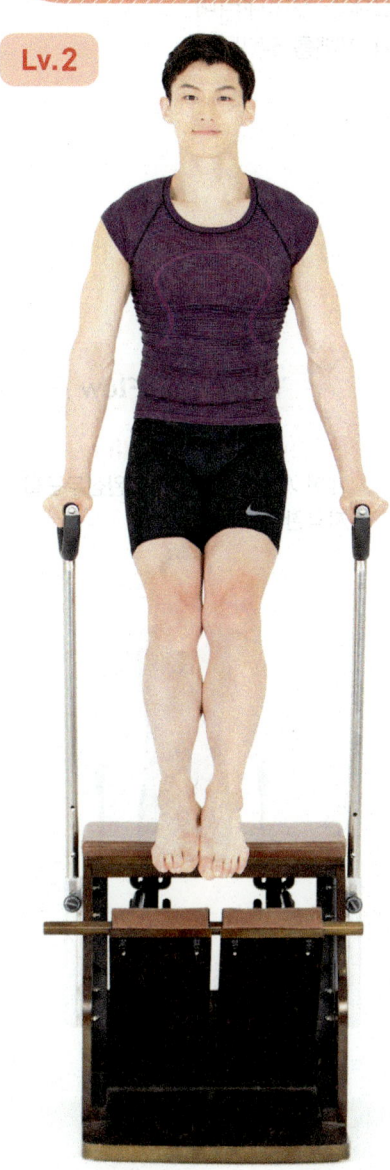

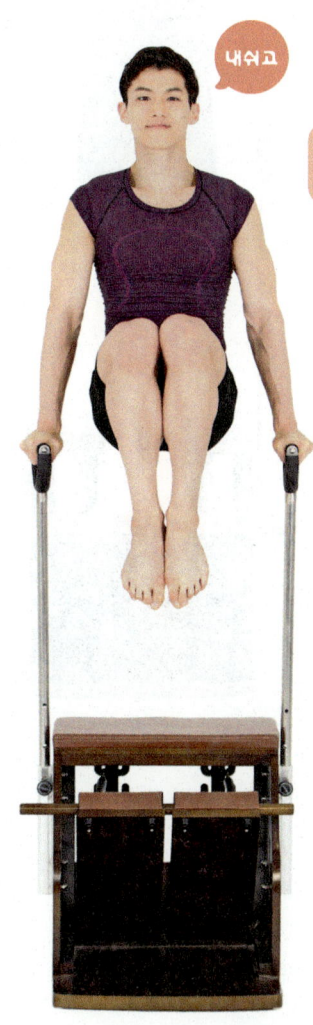

내쉬고

01 복부를 사용하여 무릎을 접어 가슴 방향으로 들어 올린다.

Transition Flow

Knee Raises with Oblique
복사근을 이용하여 무릎을 좌우로 들어 올린다.

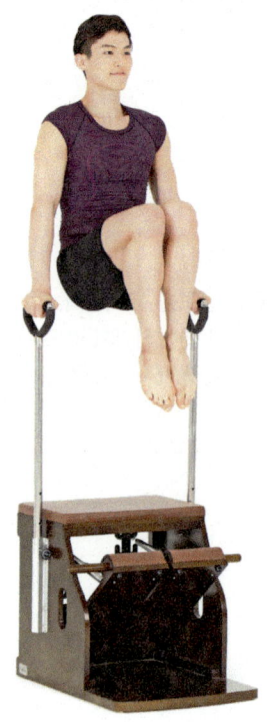
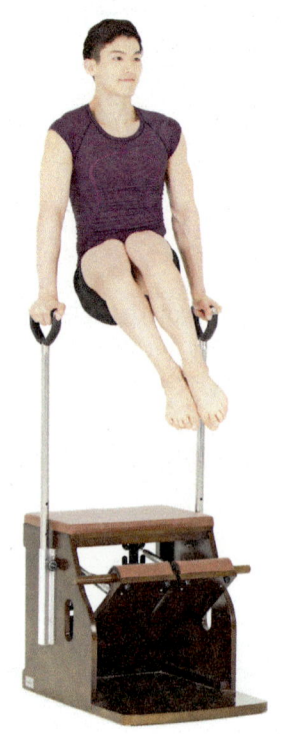
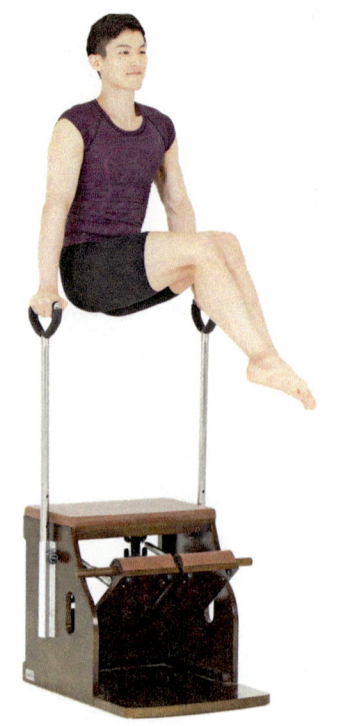

Legs Circles
두 다리로 원을 그린다.

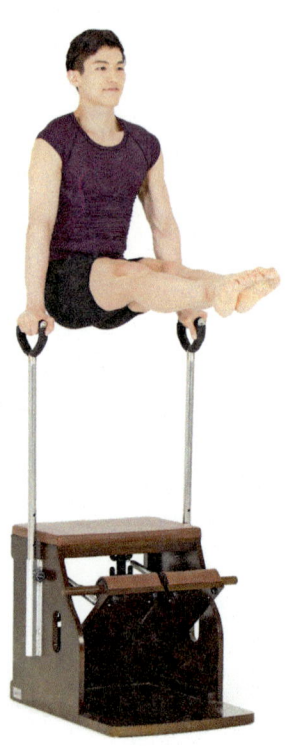
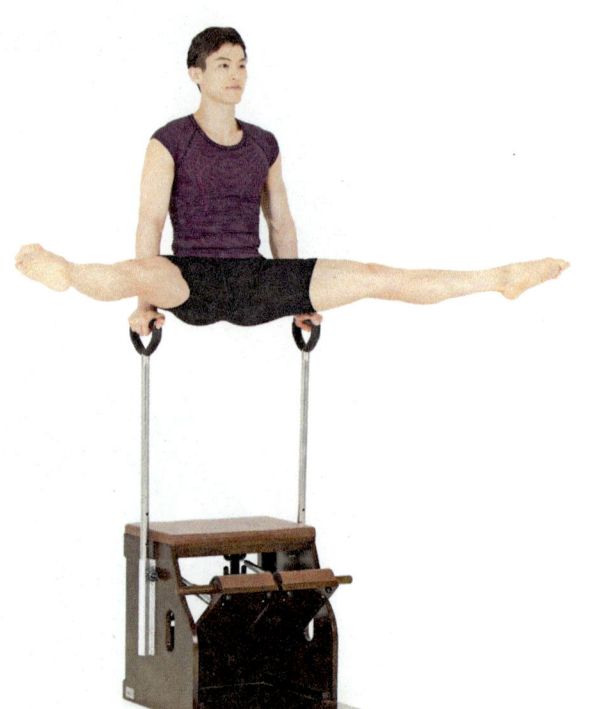

15 Side Leg Extension
사이드 레그 익스텐션

| 주요 효과 | 고관절의 외전, 복부 강화, 어깨와 손목관절 강화

체어

반복 횟수 5~8

세팅
- SPRING 2 heavy middle
- No Handle

시작 자세
- 두 손을 체어 시트에 두고 한 다리는 페달에, 반대쪽 다리는 바로 옆에 둔다.

레슨 포인트
- 몸통의 굴곡을 유지한다.
- 팔꿈치가 과신전되지 않도록 한다.
- 어깨가 올라가지 않도록 한다.

Lv.2

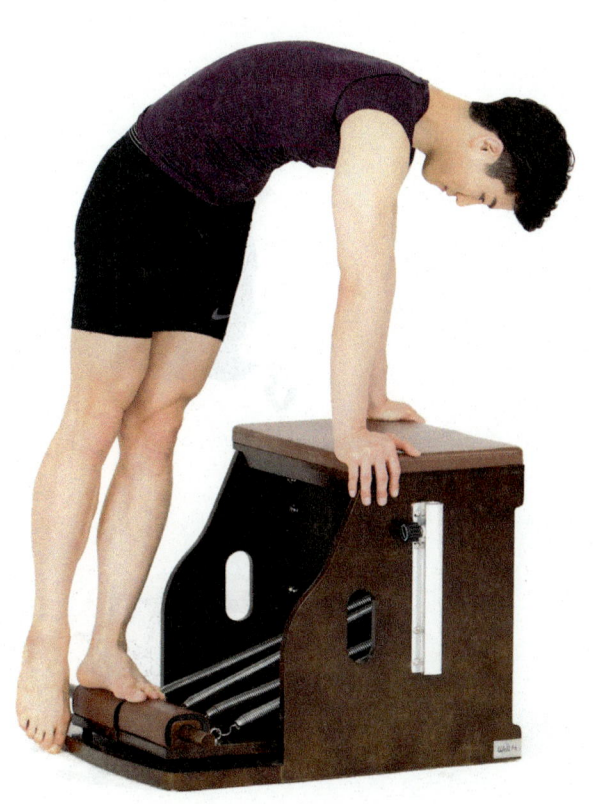

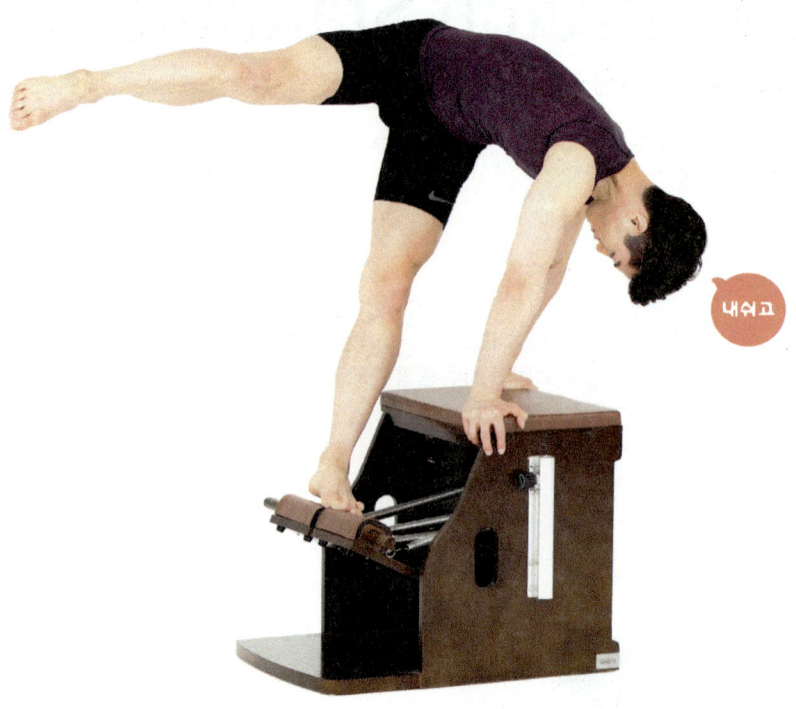

01 체중을 이동하며 복부를 사용하여 페달을 들어 올린다.
이때 바깥쪽 다리를 외전한다.

Transition Flow

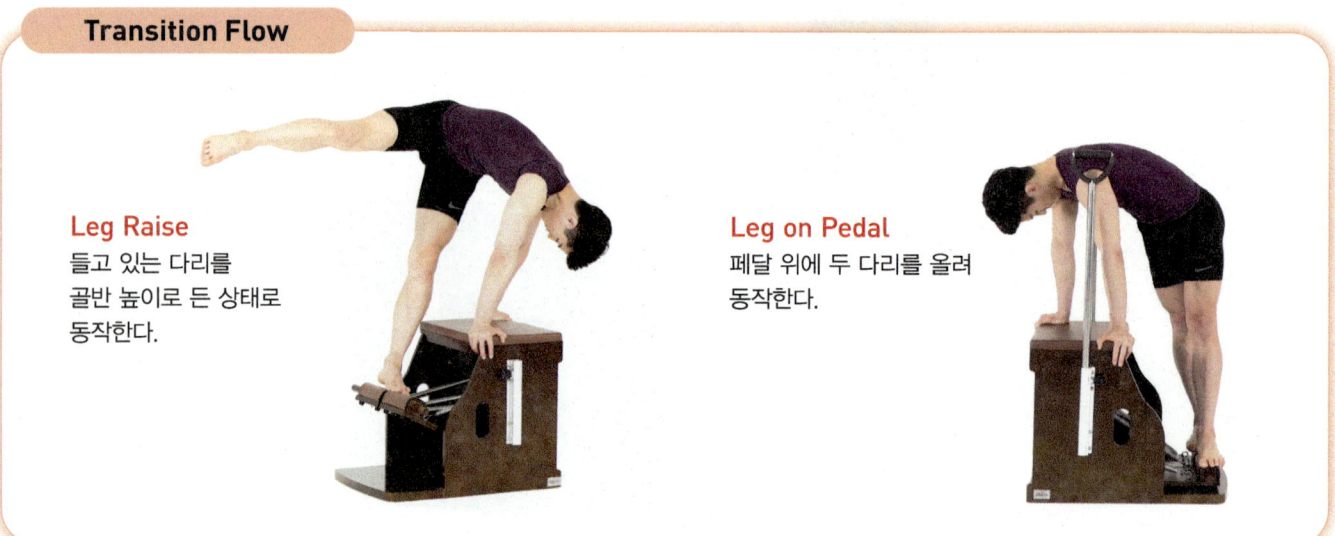

Leg Raise
들고 있는 다리를
골반 높이로 든 상태로
동작한다.

Leg on Pedal
페달 위에 두 다리를 올려
동작한다.

체어 | 453

16 Cat Stretch Standing-Front
캣 스트레칭 스탠딩-프런트

| 주요 효과 | 척추 유연성 향상, 복부 강화, 햄스트링 스트레칭

체어

반복 횟수 3~5

세팅
- SPRING   2 heavy high
- No Handle

시작 자세
- 페달을 바라보고 두 다리를 골반 너비로 벌려 척추 중립 자세로 선다.

레슨 포인트
- 척추 분절과 함께 시선이 자연스럽게 따라간다.

Lv.1

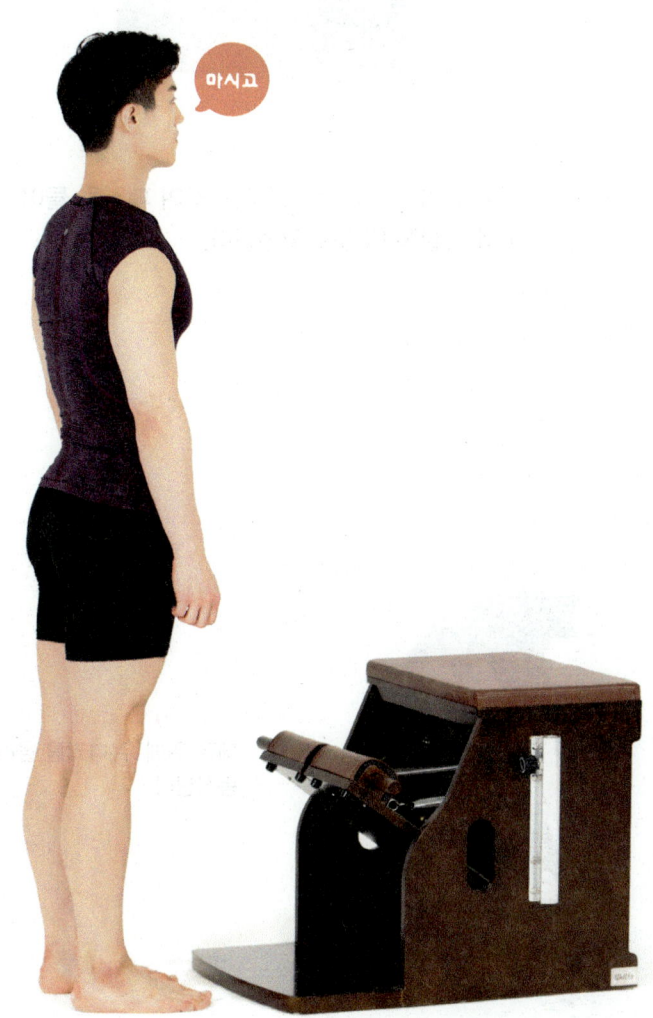

마시고

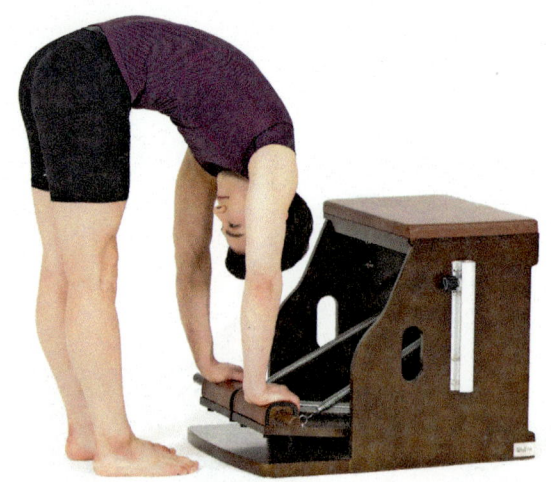

01 머리부터 분절하고
두 손으로 페달을 누른다.

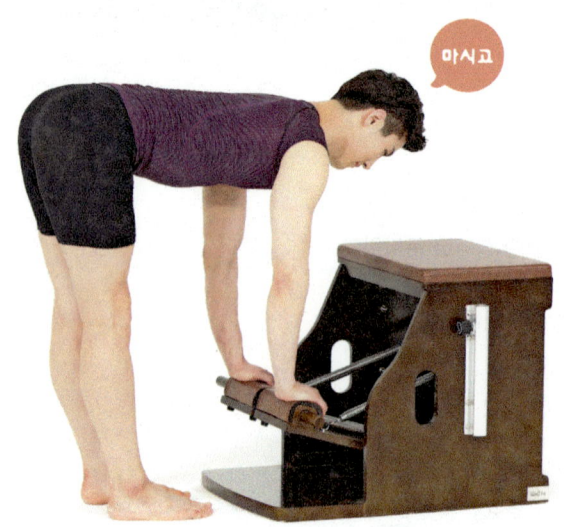

02 상체를 척추 중립 자세로
들어 올린다.

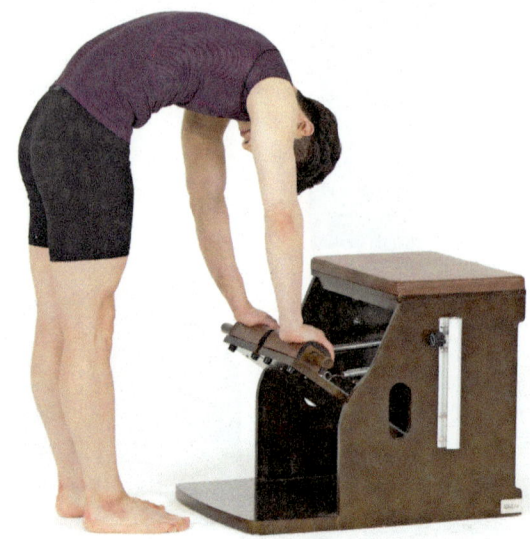

03 꼬리뼈부터 말아 분절하며,
척추를 올려 시작 자세로 돌아온다.

Transition Flow

Flex Elbow
상체 굴곡 상태에서 팔꿈치를 접었다 펴기를 반복한다.

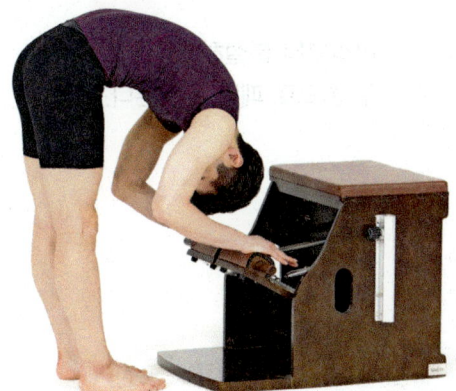 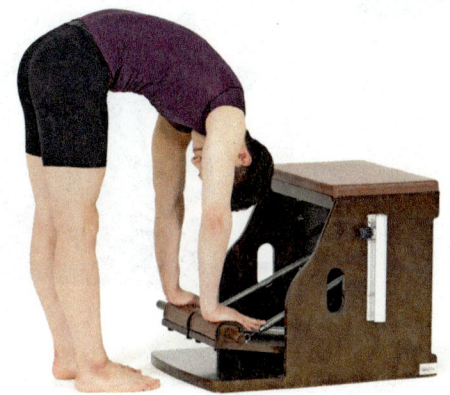

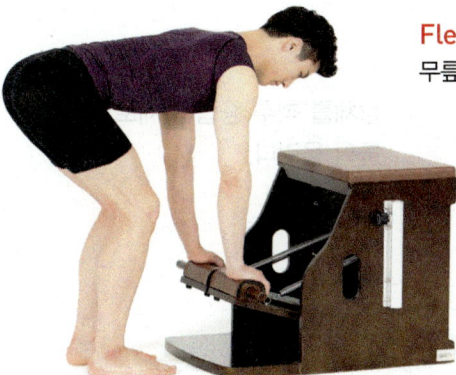

Flex Knees
무릎을 살짝 구부린 상태로 동작한다.

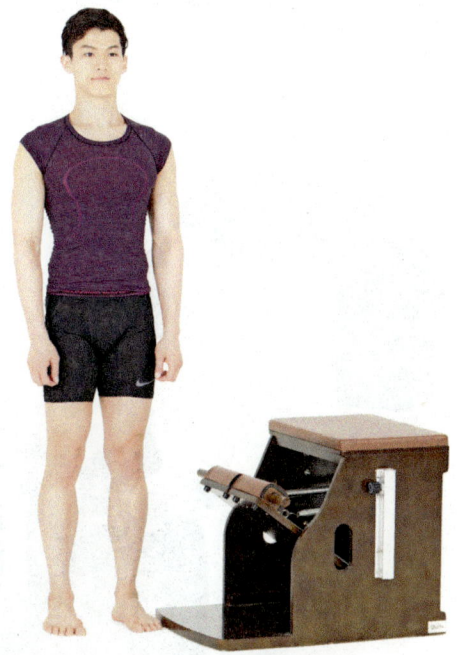

Cat Stretch Standing Side(2 Heavy Low)
옆으로 고양이 스트레칭

반복 횟수
8~10

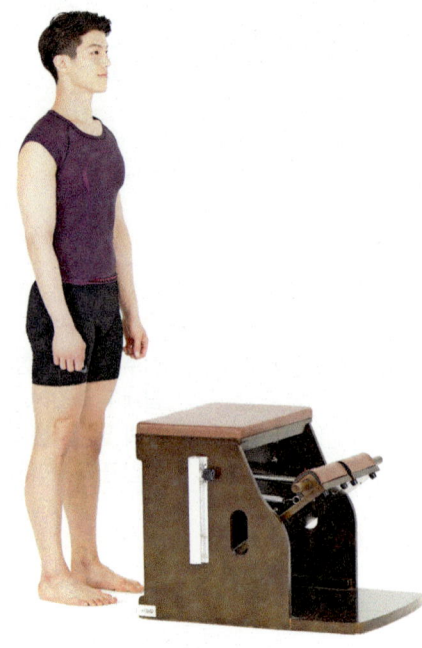

Back
체어 뒤쪽에서 상체를 앞쪽으로 구부린 상태에서 두 손을 페달에 대고 롤업·롤다운을 반복한다.

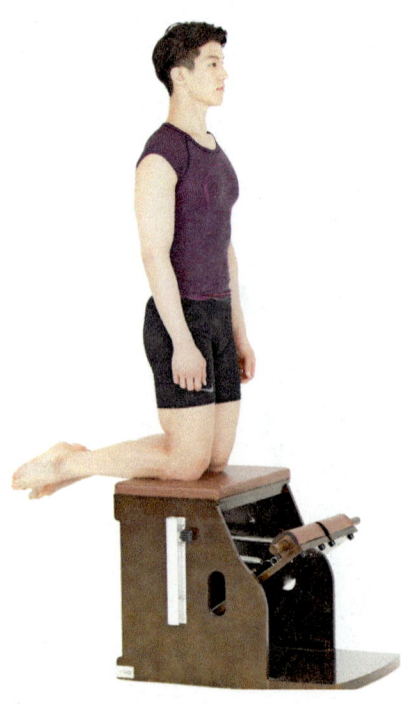

Kneeling
체어 시트에 닐링하여 두 손을 페달에 대고 팔꿈치를 접었다 펴기를 반복한다.

One Arm(2 Heavy Low)(페달 분리)
한 손은 이마, 다른 한 손은 페달을 누른다.

Switch Arms(페달 분리)
두 손을 교차하듯 동작한다.

17 Arm Walking
암 워킹

| 주요 효과 | 척추 유연성 향상, 복부 강화, 어깨 안정화

체어

반복 횟수 3~5

세팅
- SPRING 1 heavy low
  1 light high

시작 자세
- 두 다리를 골반 너비로 벌리고 페달 위에 선다.

레슨 포인트
- 척추 분절과 함께 시선이 자연스럽게 따라간다.
- 목과 팔꿈치를 과신전하지 않는다.
- 견갑골이 들리지 않도록 한다.

Lv.2

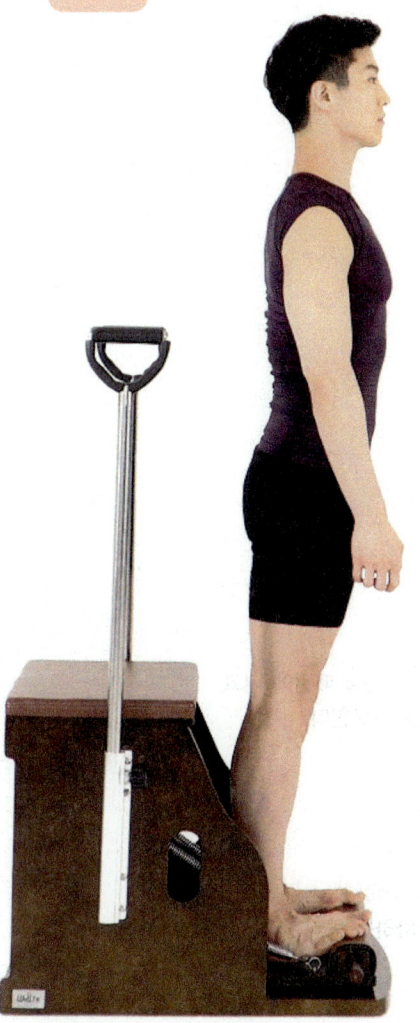

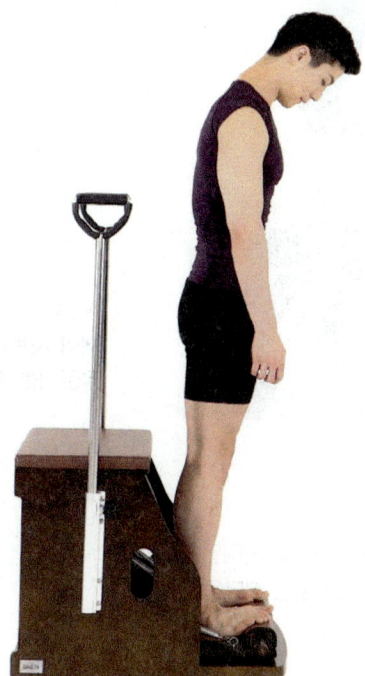
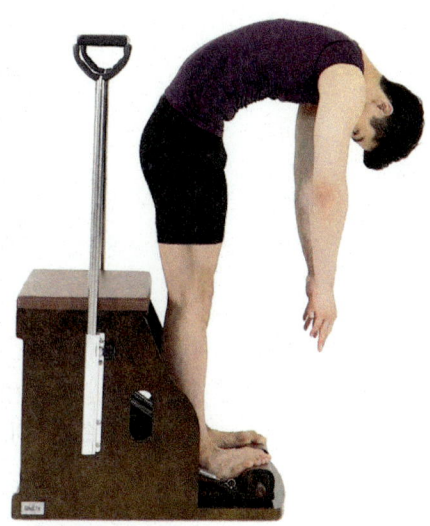

01 척추를 분절하여 내려간다. *(내쉬고)*

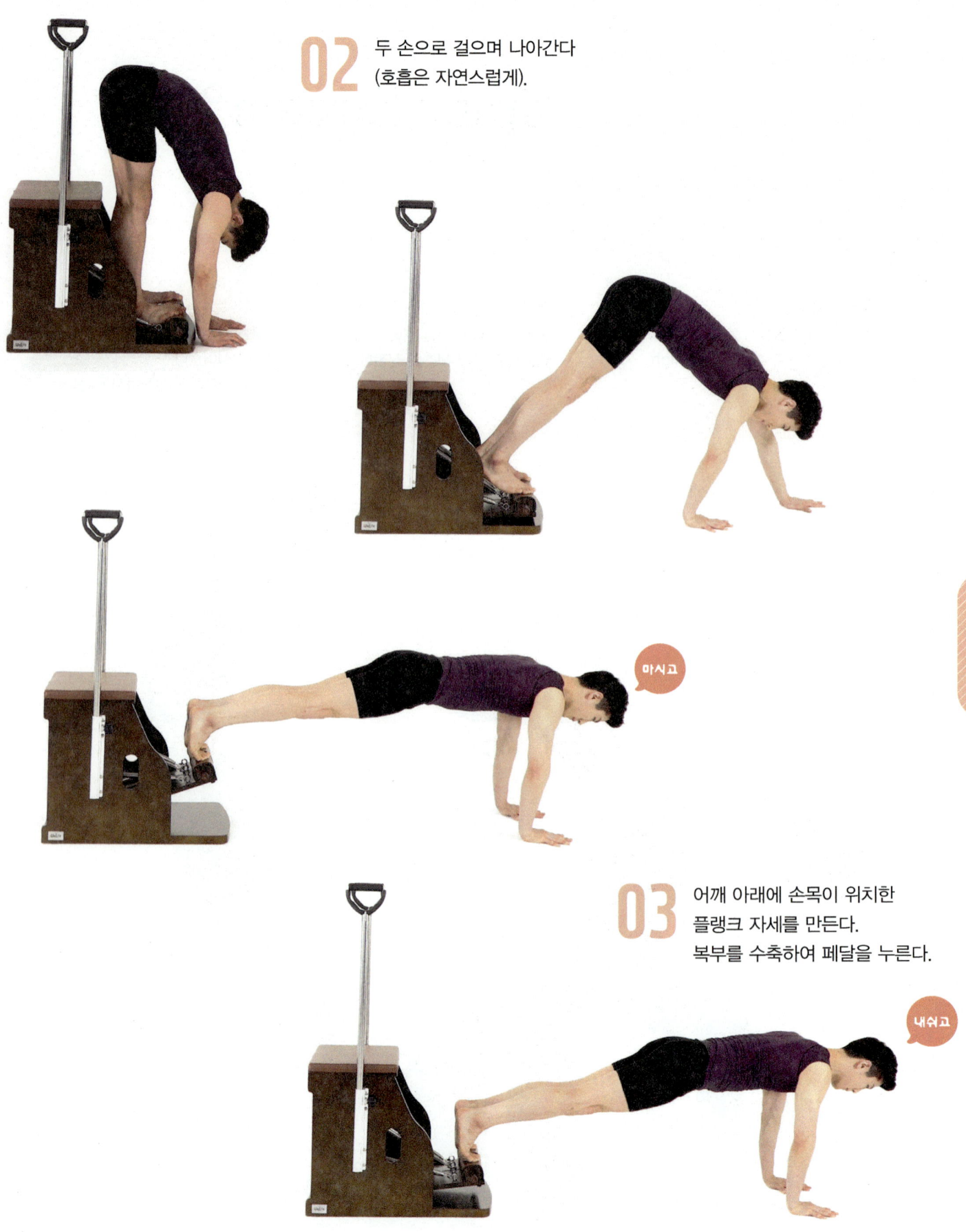

02 두 손으로 걸으며 나아간다 (호흡은 자연스럽게).

마시고

03 어깨 아래에 손목이 위치한 플랭크 자세를 만든다.
복부를 수축하여 페달을 누른다.

내쉬고

18 Spine Stretch
스파인 스트레칭

| 주요 효과 | 척추 유연성 향상, 등 신전근 강화

체어

반복 횟수 3~5

세팅
- SPRING　2 heavy low
　　　　　1 light high

시작 자세
- 손잡이를 잡고 페달 위에 선다.
- 발끝으로 서서 척추를 신전한다.

레슨 포인트
- 체어가 움직이지 않도록 보조자가 무게를 실어준다.
- 척추를 과도하게 신전하지 않는다.

Lv.1

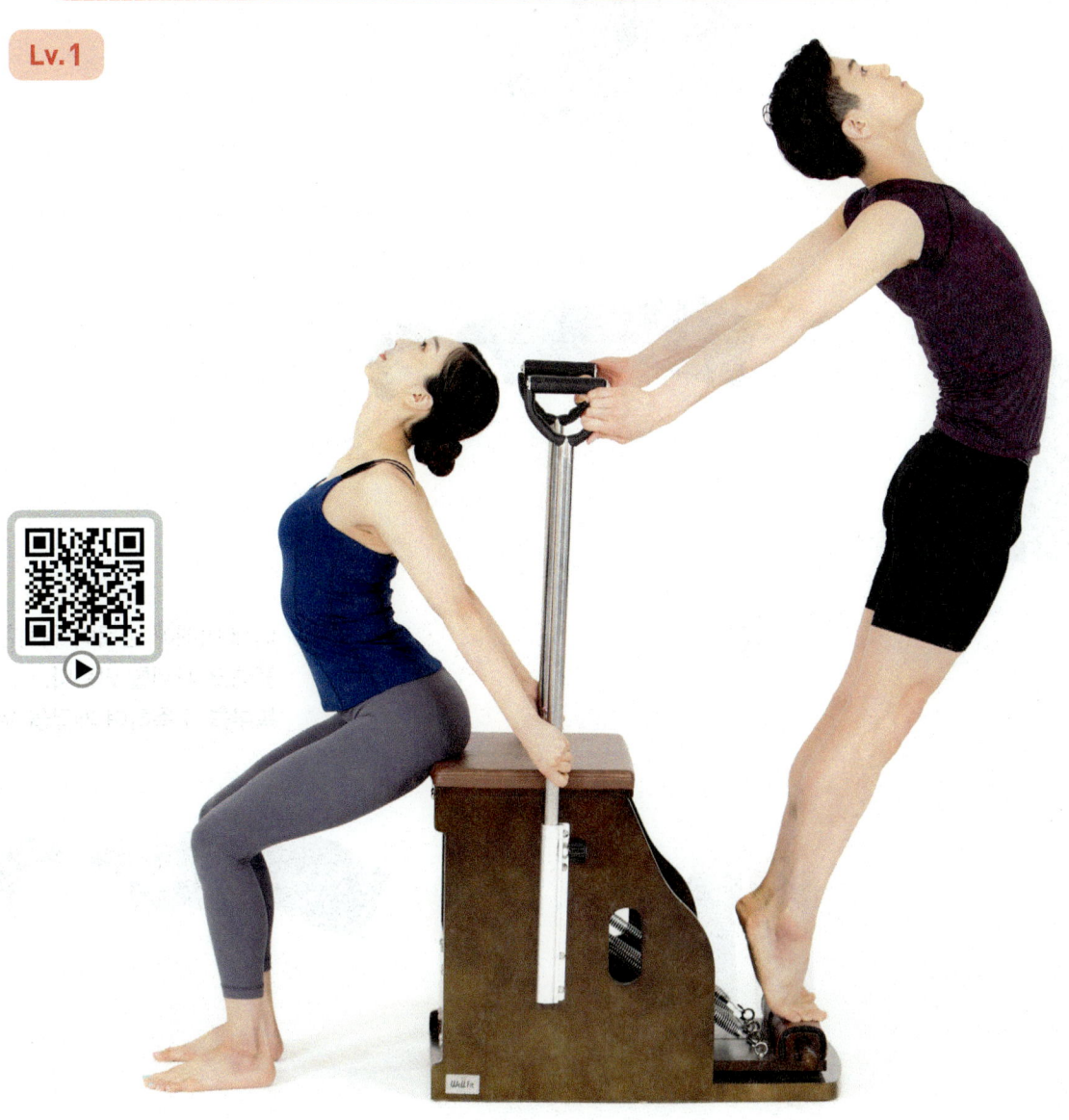

460 | Pilates All in One

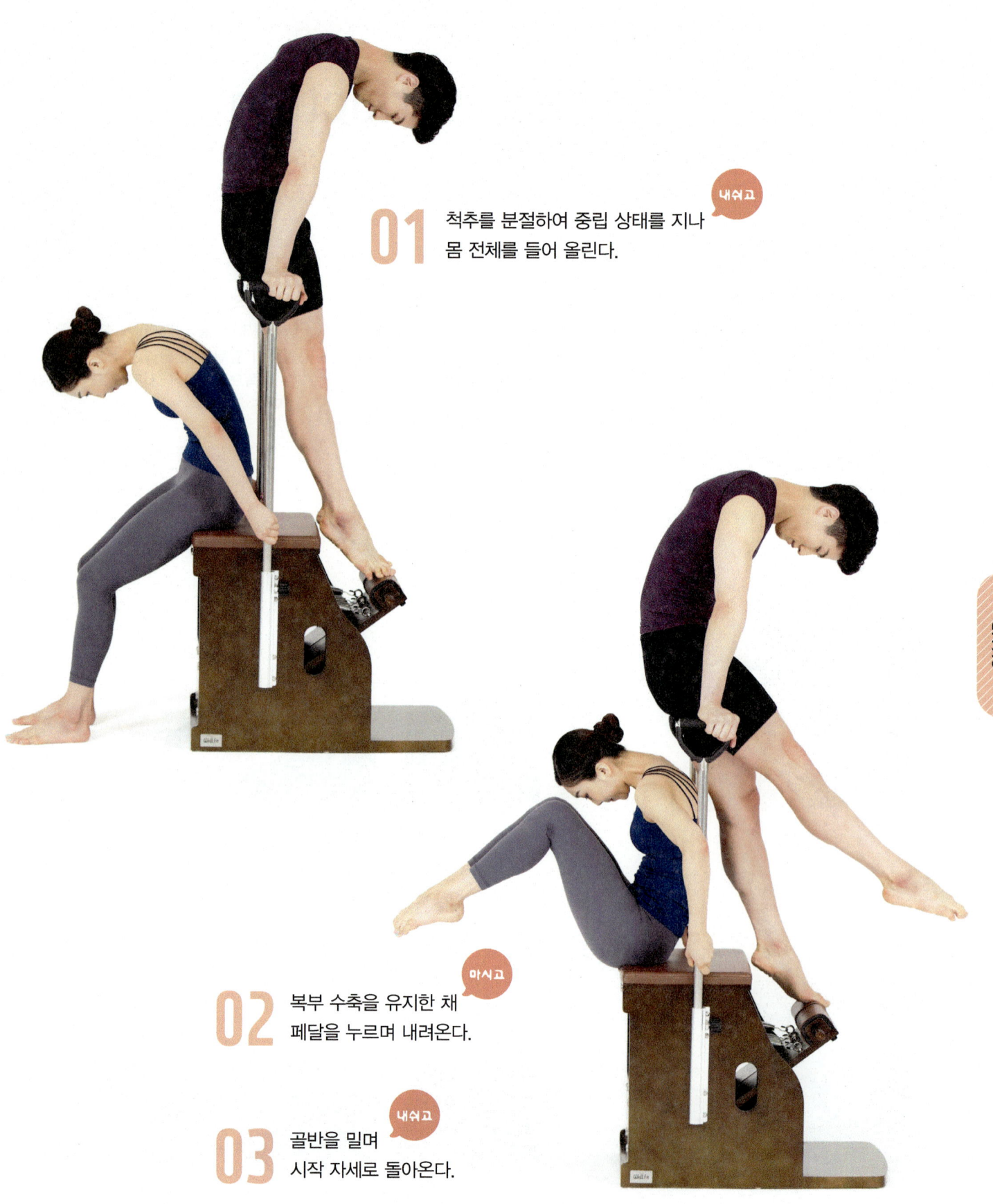

01 척추를 분절하여 중립 상태를 지나 몸 전체를 들어 올린다. (내쉬고)

02 복부 수축을 유지한 채 페달을 누르며 내려온다. (마시고)

03 골반을 밀며 시작 자세로 돌아온다. (내쉬고)

19 Leg Adduction
레그 어덕션

| 주요 효과 | 다리 내전근 강화, 골반 안정성 향상, 코어 강화

체어

반복 횟수 8~10

세팅
- SPRING 1 light high
           1 light low
- No Handle

시작 자세
- 척추를 중립 자세로 하여 옆으로 눕는다.
- 페달에 위쪽 다리를 올린다.

레슨 포인트
- 어깨에 힘이 들어가지 않게 한다.
- 몸통이 앞뒤로 흔들리거나 골반이 한쪽으로 기울어지지 않도록 한다.

Lv.1

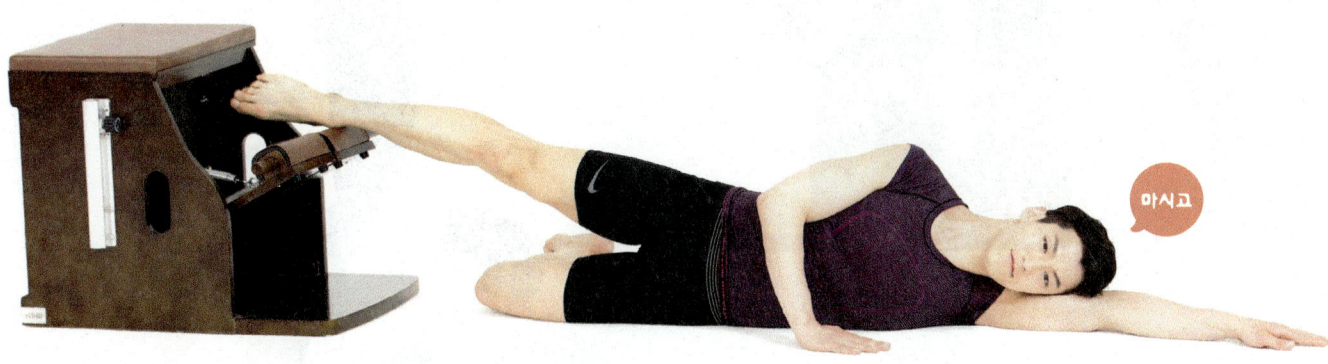

01 페달을 누른다.

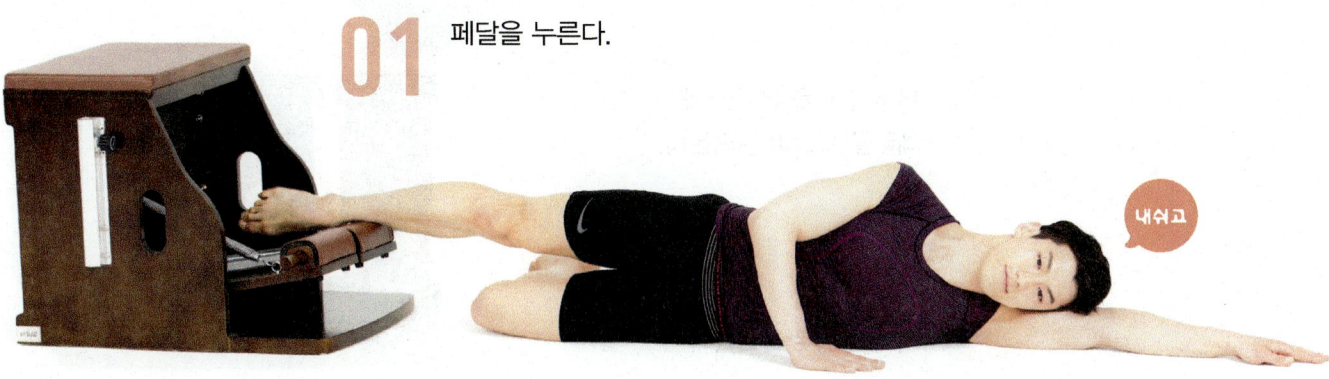

Transition Flow

Hamstring Work Series(2 Light High)
페달 위에 발의 아치 또는 발뒤꿈치를 두고 동작한다.

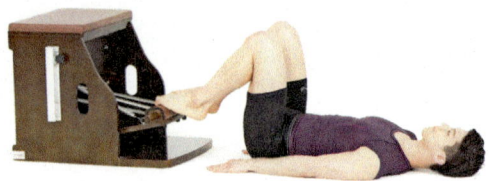

Press Down with One Leg (2 Heavy High)[페달 분리]
한 다리로만 누르기

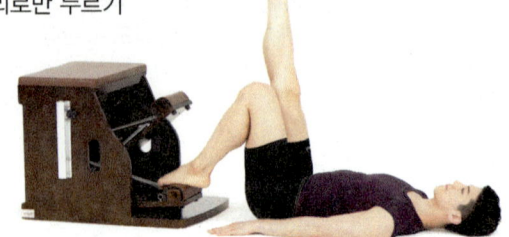

Switch Legs(페달 분리)
두 다리가 교차하듯 동작한다.

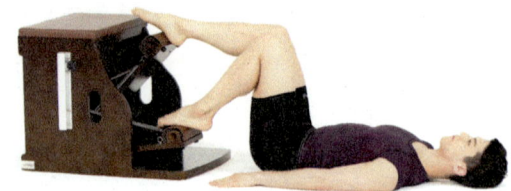

Bridge(2 Light High)
골반 분절하여 올리기

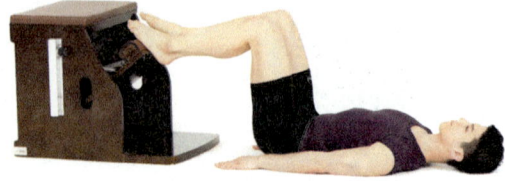
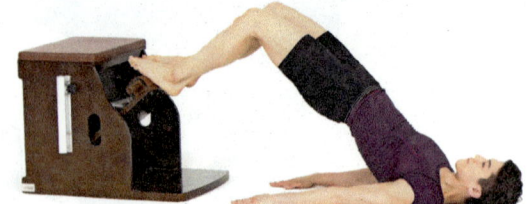

Sholder Bridge with 3 Staccato
자세를 유지하고 스타카토 호흡으로 진행한다.

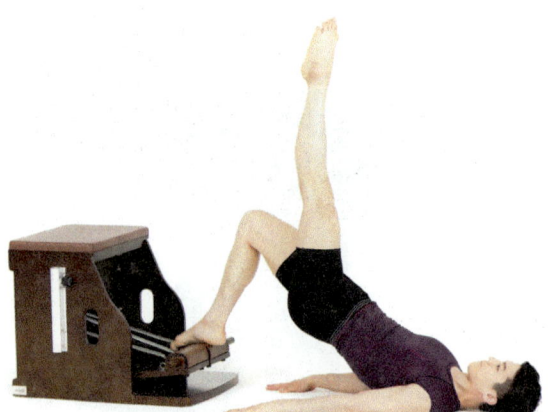

20 Side Bending on Seat 2
사이드 벤딩 온 시트 2

| 주요 효과 | 척추 유연성 향상, 어깨 안정성 향상, 코어 강화

체어 · 반복 횟수 8~10

세팅
- SPRING 2 heavy low
         1 light high
- No Handle

시작 자세
- 척추를 중립 자세로 하여 체어 시트에 옆으로 눕는다.

레슨 포인트
- 골반이 한쪽으로 기울어지지 않도록 한다.
- 머리가 떨어지지 않도록 한다.
- 어깨가 올라가지 않도록 한다.

Lv.2

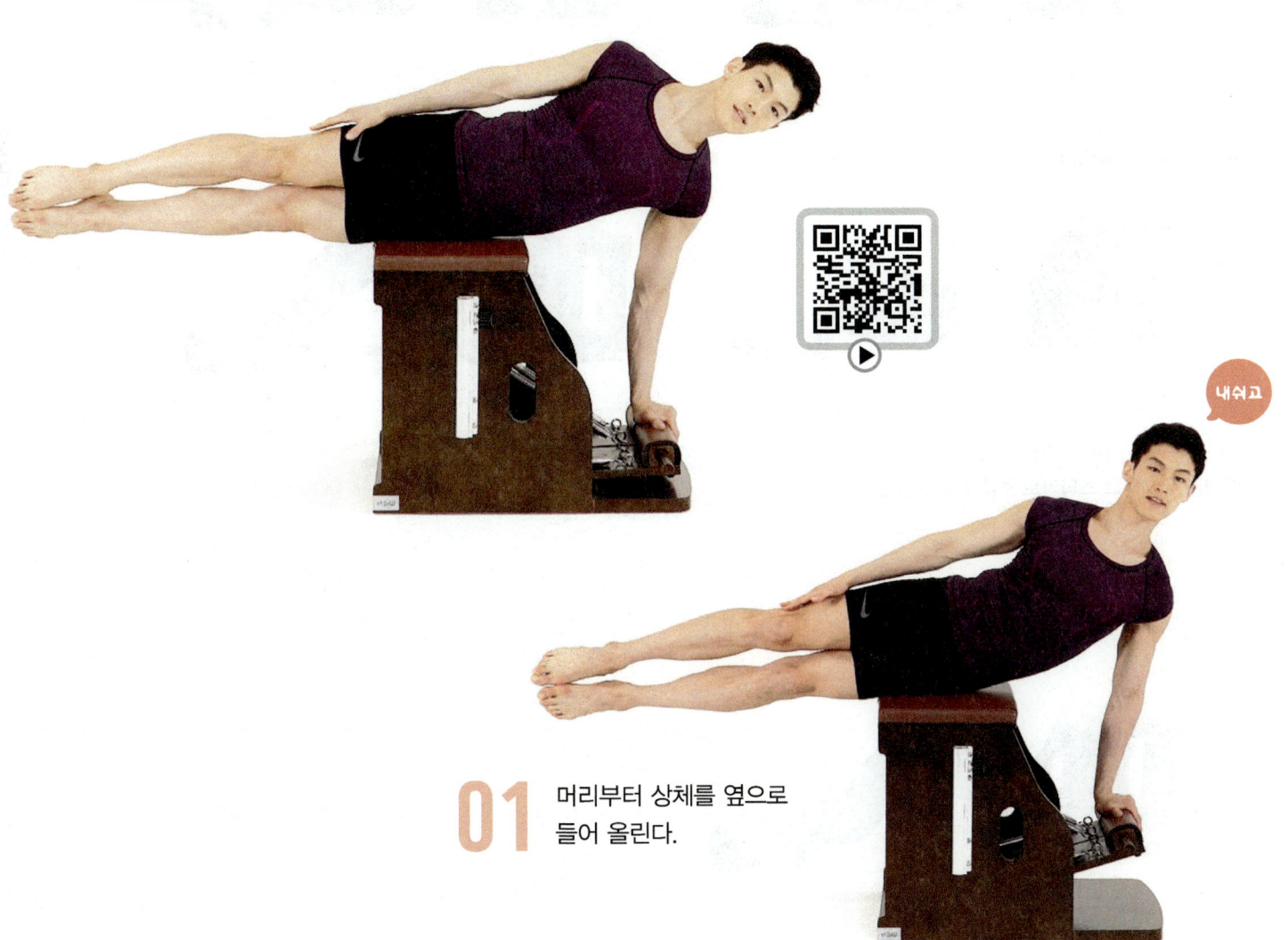

01 머리부터 상체를 옆으로 들어 올린다.

내쉬고

Transition Flow

One Arm ▶
한 손을 머리 뒤에 두거나
천장으로 뻗어서 동작한다.

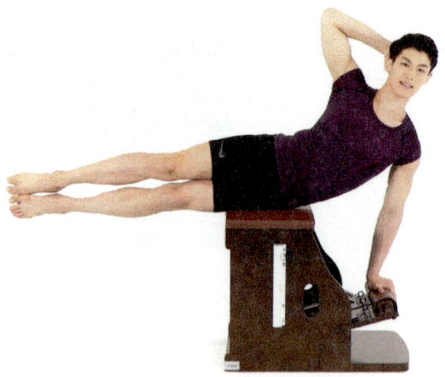

Reach Arm & Leg ▶
한 팔과 한 다리를 천장으로
뻗으며 동작한다.

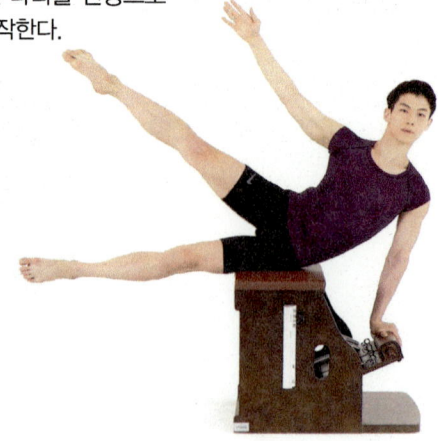

**Elbow Flexion &
Extension with Prone
(2 Heavy Low)** ▶
두 손으로 팔꿈치를 접었다 편다.

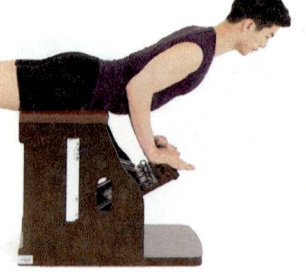

Side Body Twist ▶
상체를 하단 후방으로 회전한다.
이때 시선도 따라간다.

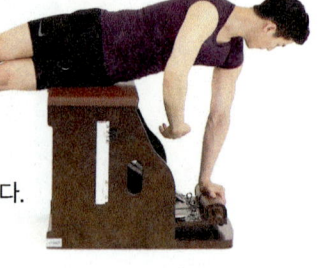

One Arm Series ▶
한 손을 골반 옆에 대기 / 옆으로 벌리기 / 이마에 대기

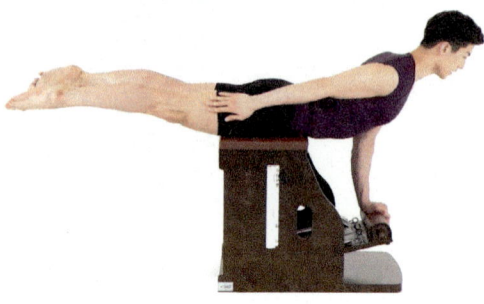

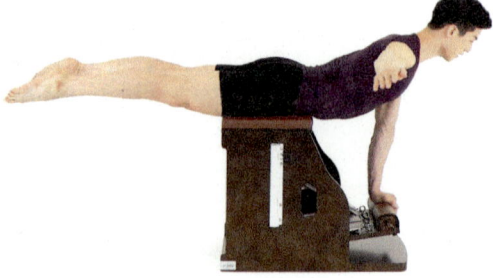

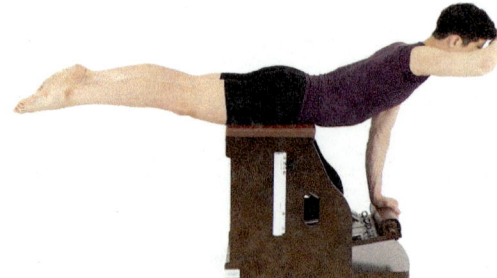

Transition Flow

Swan Dive(2 Heavy Low 1 Light High) ▶
백조 자세로 동작한다.

Rocking
위아래로 구르듯 동작한다.

Grasshopper ▶
메뚜기 자세로 진행한다.

Spine Rotation with Reaching Arm(2 Heavy Middle) ▶
상체 회전과 함께 한 팔을 뻗어서 동작한다.

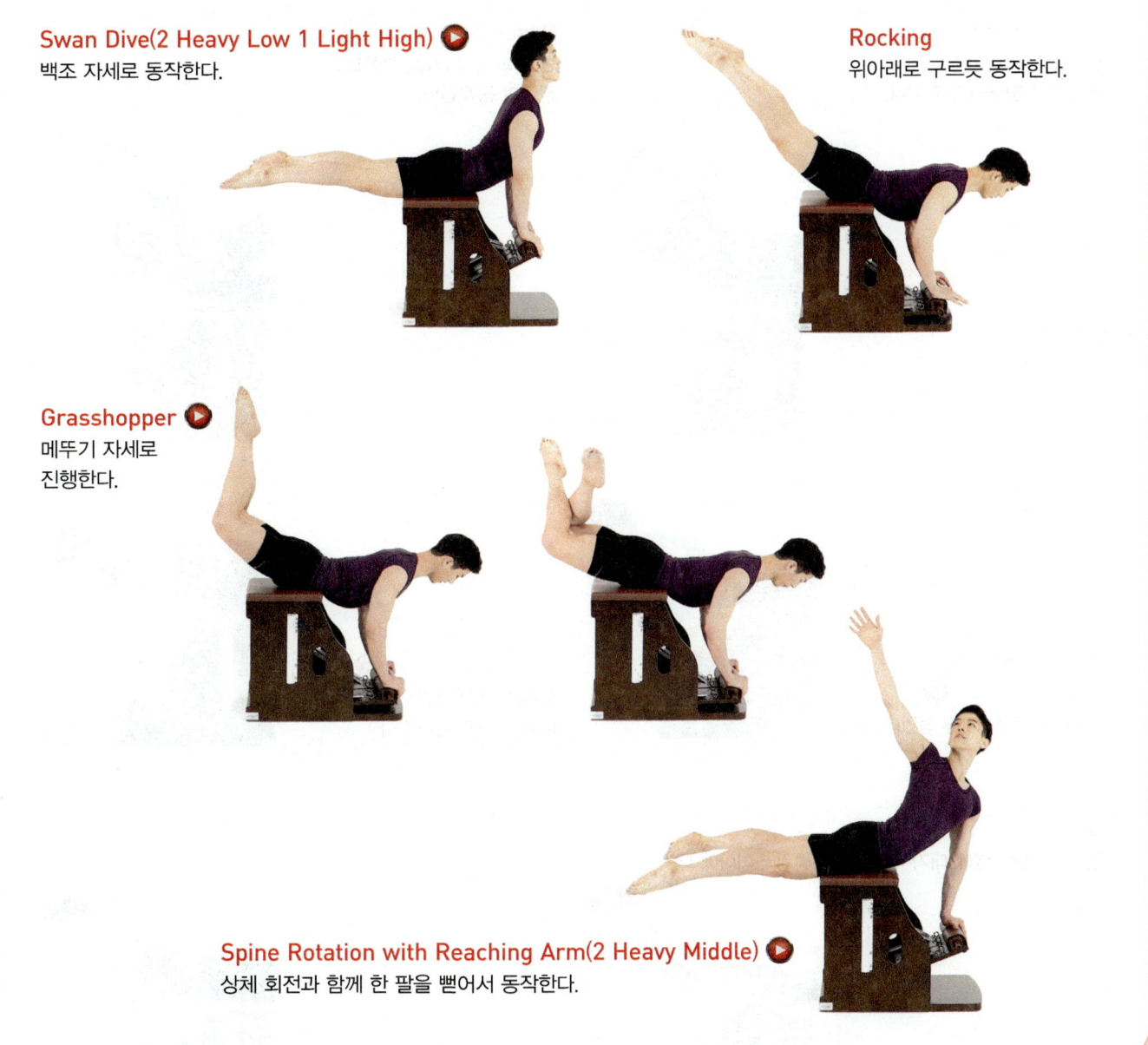

21 Jackknife
잭나이프

체어

| 주요 효과 | 척추 분절, 복부 햄스트링과 대둔근 사용

반복 횟수 **5~6**

세팅
- SPRING 2 heavy low
           1 light high
- No Handle

시작 자세
- 등을 대고 누워 두 손으로 페달을 잡는다.
- 두 다리를 대각선으로 뻗는다.

레슨 포인트
- 체중이 목에 실리지 않게 한다.
- 어깨가 올라가지 않도록 한다.

Lv.2

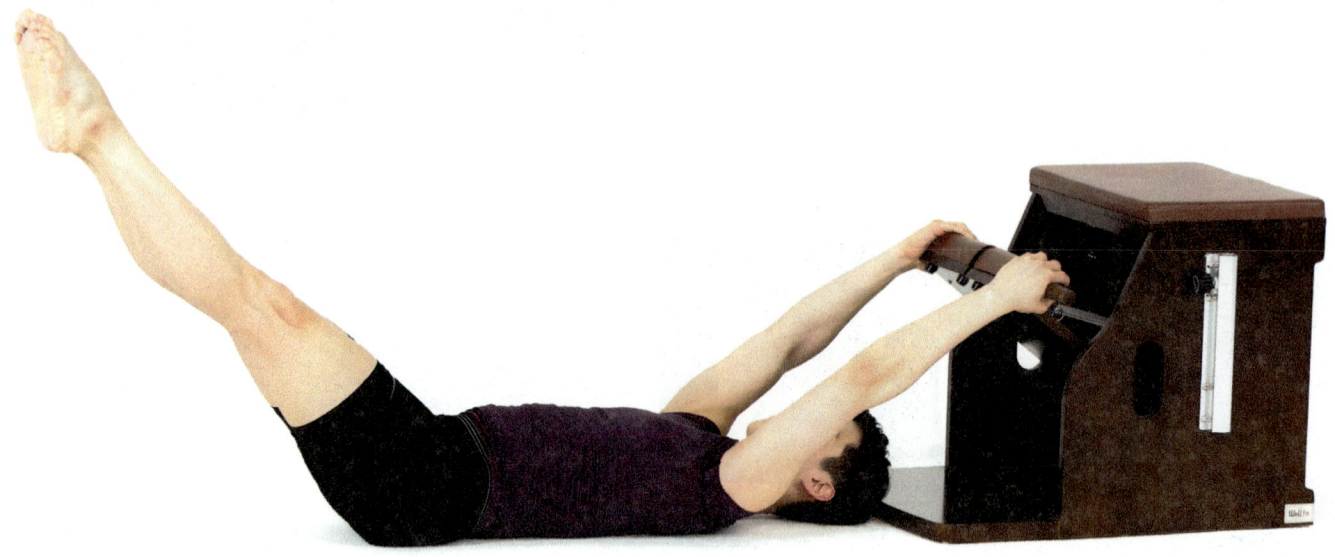

01 척추를 분절하여 두 발끝을 체어 시트 위로 넘긴다. 〔내쉬고〕

02 몸통을 고정시켜 두 다리를 천장으로 뻗는다. 〔마시고〕

03 척추를 분절하며 돌아온다. 〔내쉬고〕

Transition Flow

Corkscrew
나선형으로 움직이며 동작한다.

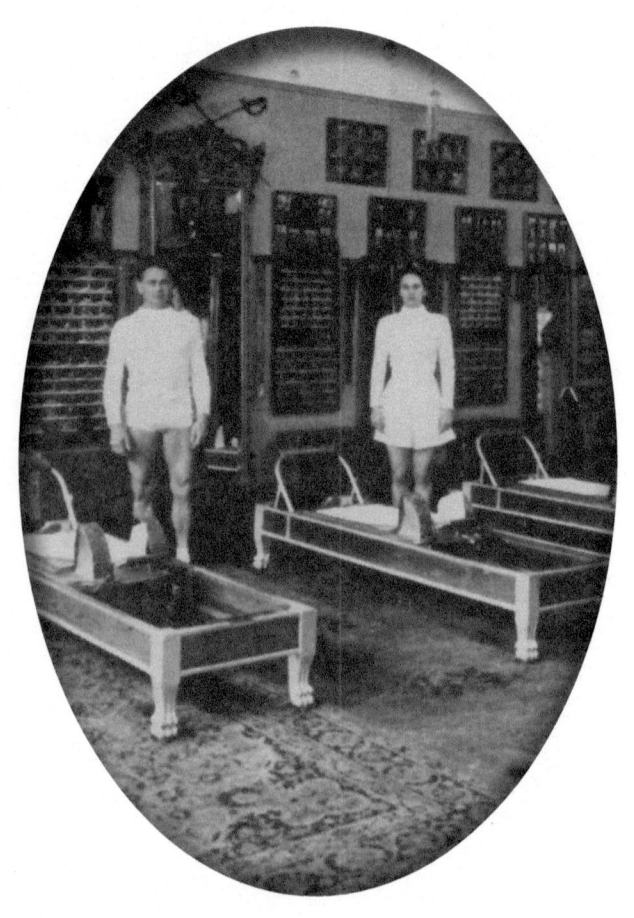

The Pilates Method of Body Conditioning is gaining the mastery of your mind over the complete control over your body.

필라테스는 마음이 신체를 완벽히 조절할 수 있도록 한다.

01. 발레 스트레칭 Ballet Stretch
02. 라운드 백 Round Back
03. 스파인 C커브 Spine C-Curve
04. 스파인 웨이브 Spine Wave
05. 카약 Kayak
06. 클라임 어 트리 Climb a Tree
07. 호스백 Horseback
08. 사이드 싯 업 Side Sit Up
09. 사이드 스트렝스 Side Strength
10. 스타 Star
11. 벤드 니 리프트 Bend Knee Lift
12. 스완 다이브 Swan Dive
13. 캣 스트레칭 Cat Stretch
14. 티저 시리즈 Teaser Series
15. 시저 앤 워킹 Scissors & Walking
16. 보트 Boat
17. 그래스호퍼 Grasshopper
18. 핸드 스탠드 Hand Stand
19. 스토머크 점프 Stomach Jump
20. 호리즌틀 라인 Horizontal Line
21. 스파인 스트레칭 Spine Stretch

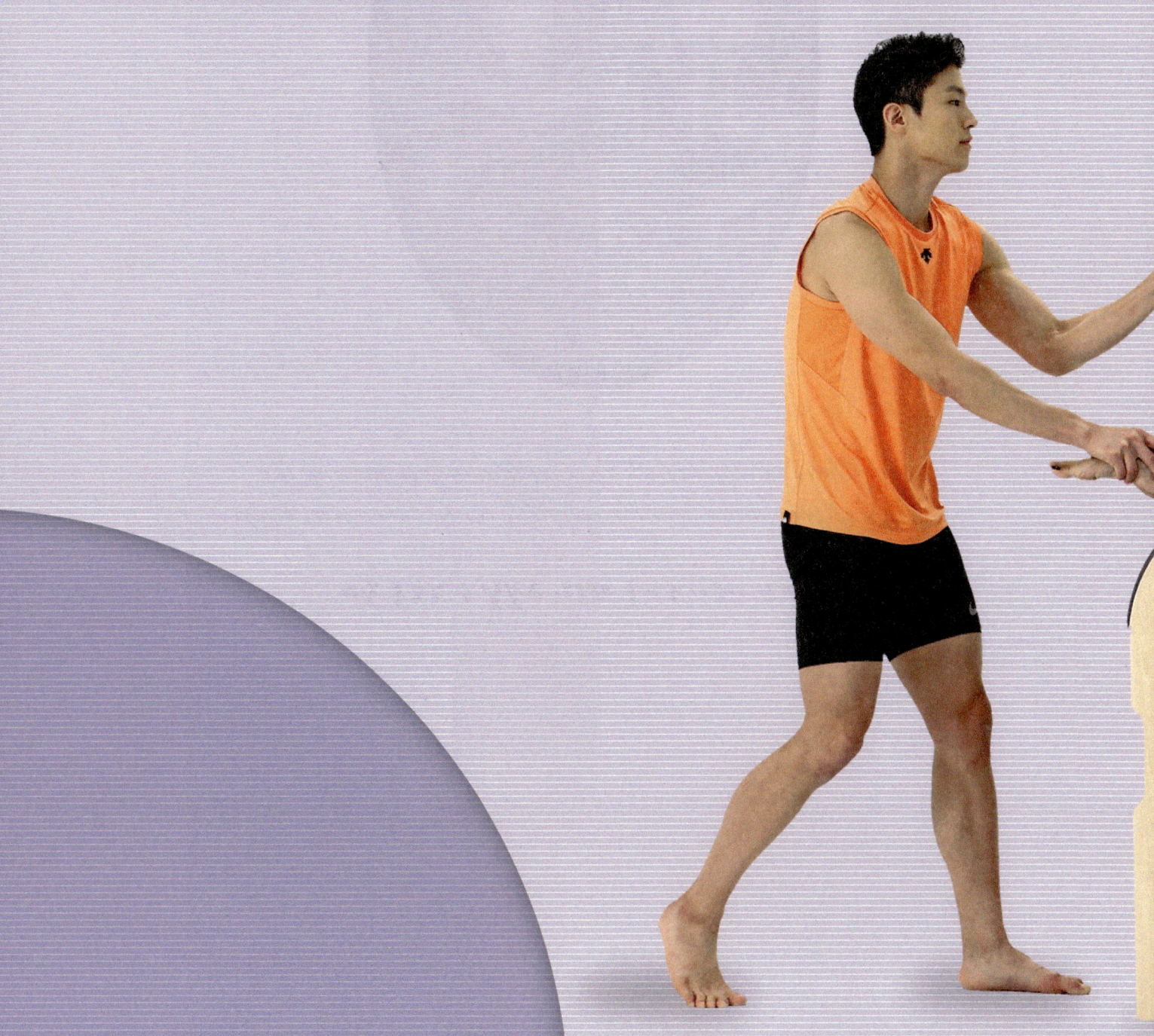

LADDER BARREL
래더배럴

래더배럴은 아치 모양의 배럴과
사다리라는 뜻의 래더가 합쳐진 이름이다.
주로 척추 유연성과 신전을 위한 기구로
코어 안정, 근력 강화, 유연성과 가동범위 향상에 좋으며,
고관절, 허벅지 근육 스트레칭에도 효과적이다.

01 Ballet Stretch
발레 스트레칭

| 주요 효과 | 고관절·대둔근·햄스트링·내전근·이상근·대퇴직근 스트레칭

래더배럴

반복 횟수 4

시작 자세
- 척추는 중립을 유지하고, 한쪽 다리를 배럴에 올린다.
- 발은 플랜타플렉션하고, 두 손은 래더의 가장 윗부분을 잡는다.

레슨 포인트
- 골반이 앞으로 나오지 않게 주의한다.
- 어깨가 올라가지 않도록 주의한다.

Lv.1

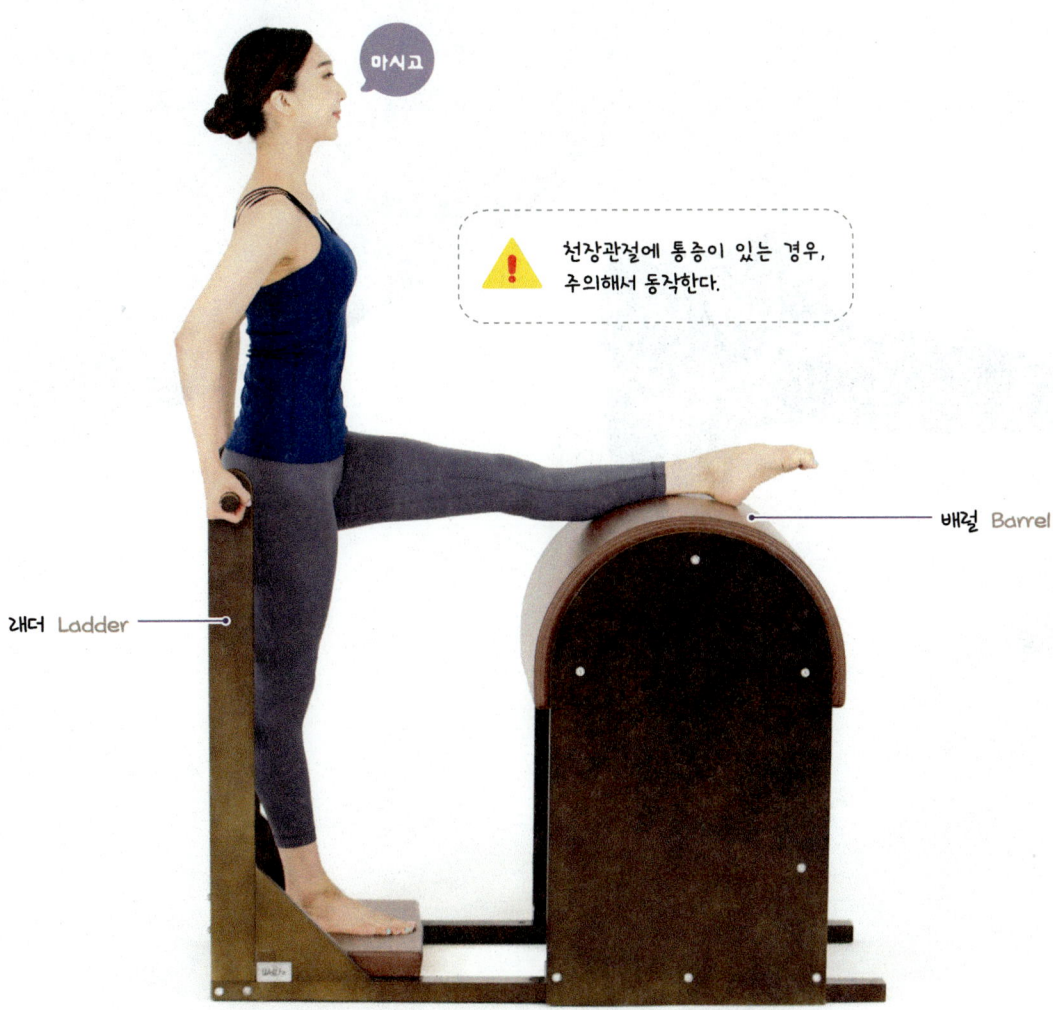

마시고

⚠️ 천장관절에 통증이 있는 경우, 주의해서 동작한다.

래더 Ladder
배럴 Barrel

01 상체를 천천히 배럴 쪽으로 숙인다.

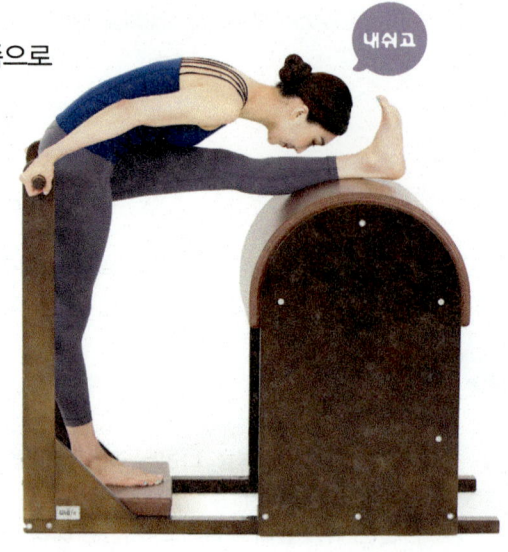

내쉬고

02 척추는 중립을 유지하고, 배럴 위에 한쪽 다리를 옆으로 올린다.
래더에 가까운 팔을 천장 쪽으로 올린다.

상체를 옆으로 기울인다.

내쉬고

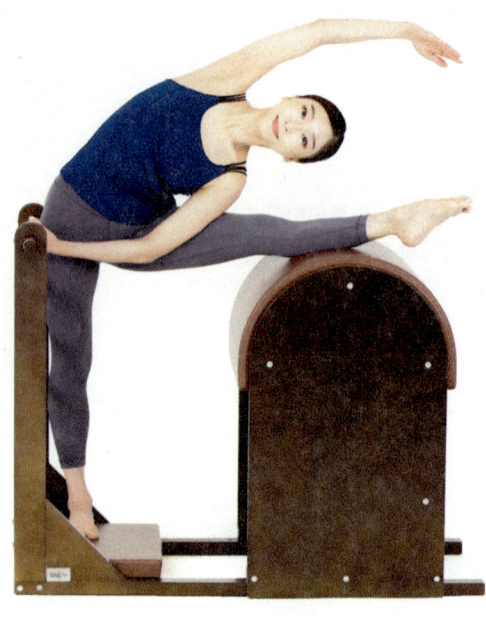

Transition Flow

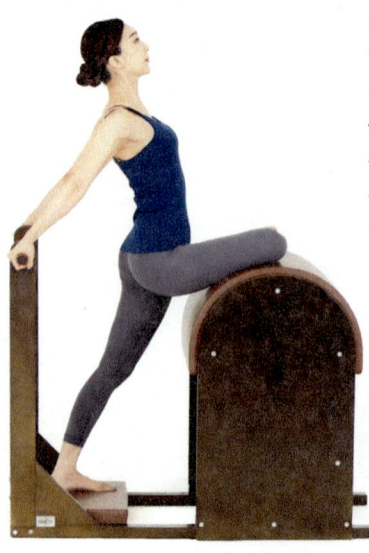

Piriformis Stretch
한쪽 다리를 밀듯이 구부려
배럴 위에 올리고,
골반을 배럴 방향으로 밀어낸다.
상체를 천천히 신전한다.
상체를 배럴 방향으로 숙이고,
이상근이 길어지도록 스트레칭한다.

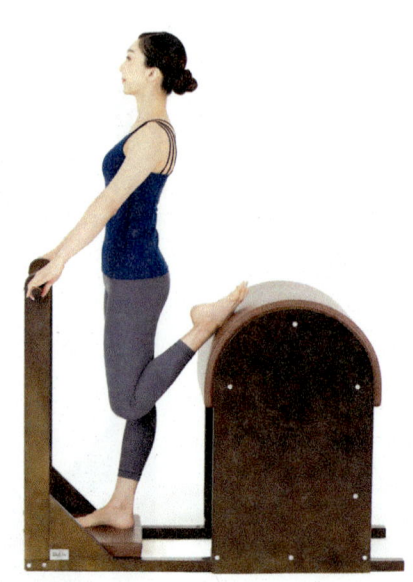

Rectus Femoris Stretch
한쪽 다리를 구부려
발등을 배럴에 올린다.
골반 중립을 유지하고,
두 손은 래더를 잡는다.
골반을 래더 방향으로 밀면서
대퇴직근을 스트레칭한다.

02 Round Back
라운드 백

| 주요 효과 | 척추 유연성 향상, 코어 강화, 골반기저근 강화

래더배럴

반복 횟수 8

시작 자세
- 척추를 중립으로 두고, 다리는 골반 너비로 벌리고 무릎을 살짝 구부린다.
- 두 팔은 어깨 높이로 올리고, 시선은 래더 방향으로 향한다.

레슨 포인트
- 어깨가 올라가지 않도록 주의한다.
- 고개를 너무 숙이지 않도록 한다.
- 허리를 과하게 뒤로 넘기지 않도록 주의한다.

Lv.2

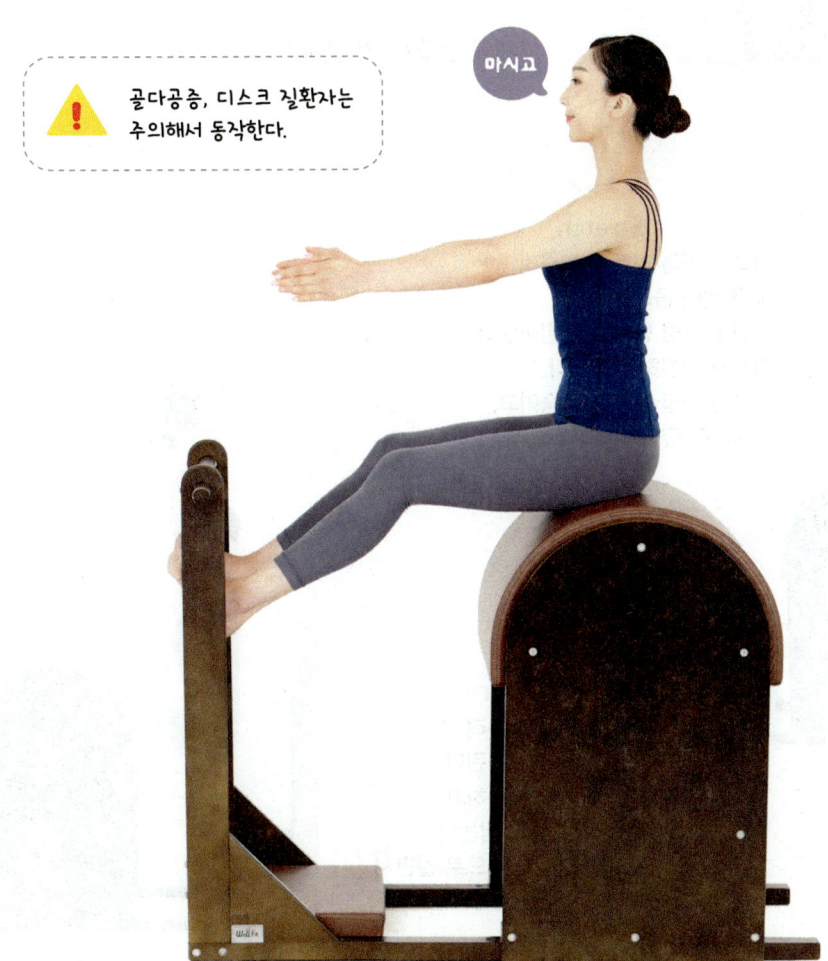

⚠️ 골다공증, 디스크 질환자는 주의해서 동작한다.

"마시고"

내쉬고

01 골반을 뒤로 기울이며, 척추를 둥글게 말아
뒤로 내려간다.
시선은 배꼽을 향한다.

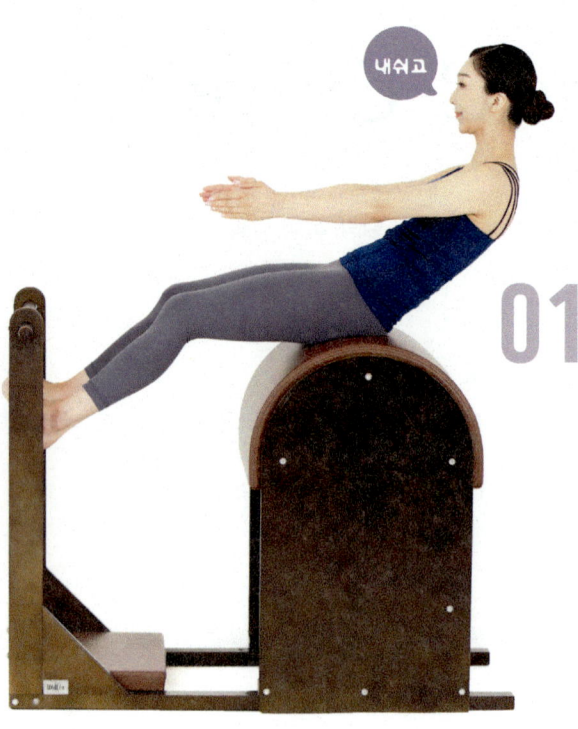

Transition Flow

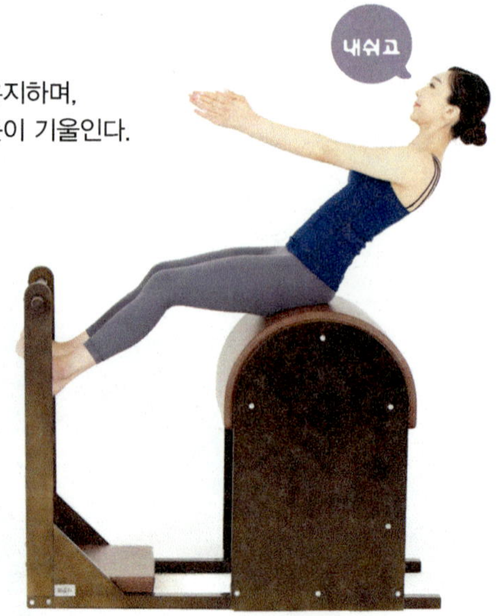

Flat Back
척추를 뻣뻣하게 유지하며,
상체를 뒤로 기대듯이 기울인다.

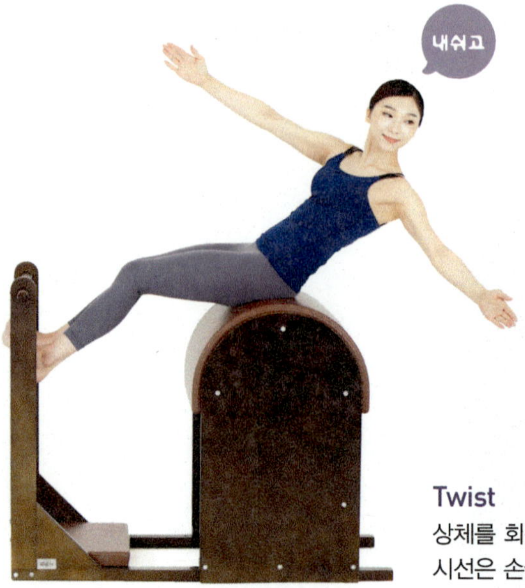

내쉬고

내쉬고

Twist
상체를 회전하여 한쪽 팔은 바닥 방향을 향하고
시선은 손끝을 본다.

03 Spine C-Curve
스파인 C커브

| 주요 효과 | 척추 유연성 향상, 척추기립근 강화, 코어 강화

래더배럴

반복 횟수 10

시작 자세
- 척추를 중립으로 두고, 다리는 최대한 넓게 벌리고 무릎을 구부린다.
- 두 팔을 천장 방향으로 올린다.
- 가슴을 앞쪽으로 밀어 척추를 신전한다. 골반을 앞으로 기울이며, 무릎과 발을 바깥 방향으로 벌린다.

레슨 포인트
- 목만 뒤로 과도하게 넘어가거나, 앞으로 너무 숙이지 않도록 주의한다.
- 어깨가 올라가지 않도록 주의한다.

Lv.2

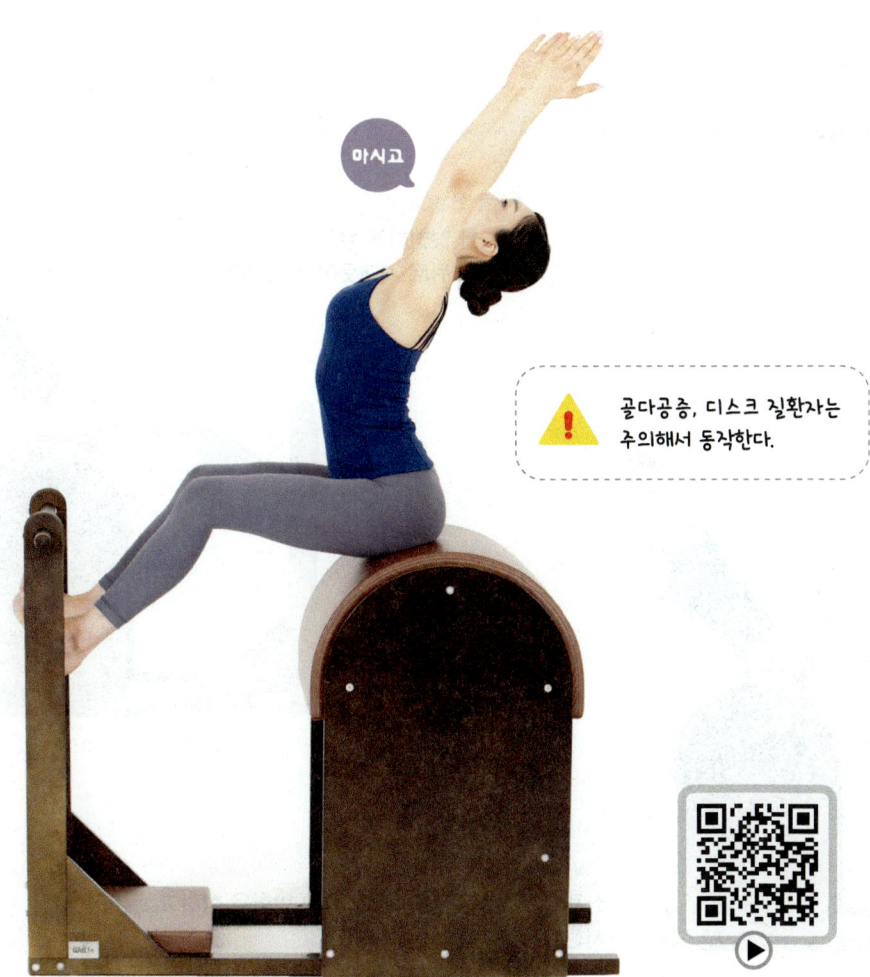

마시고

⚠️ 골다공증, 디스크 질환자는 주의해서 동작한다.

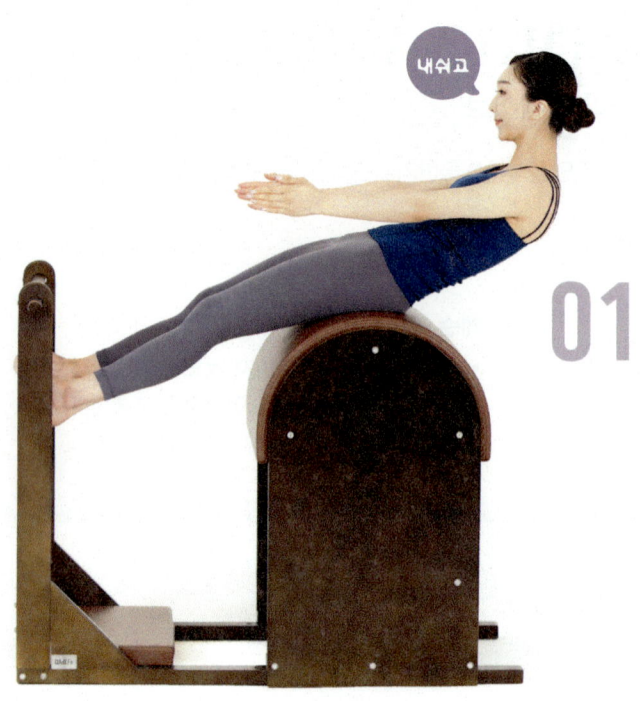

01 천천히 상체를 뒤로 굴곡시키고, 두 다리로 래더를 밀듯이 뻗고 골반은 안정화한다.

내쉬고

Transition Flow

Bent Elbow
상체를 뒤로 젖힐 때 척추를 회전하면서 한쪽 팔꿈치를 굽힌다.

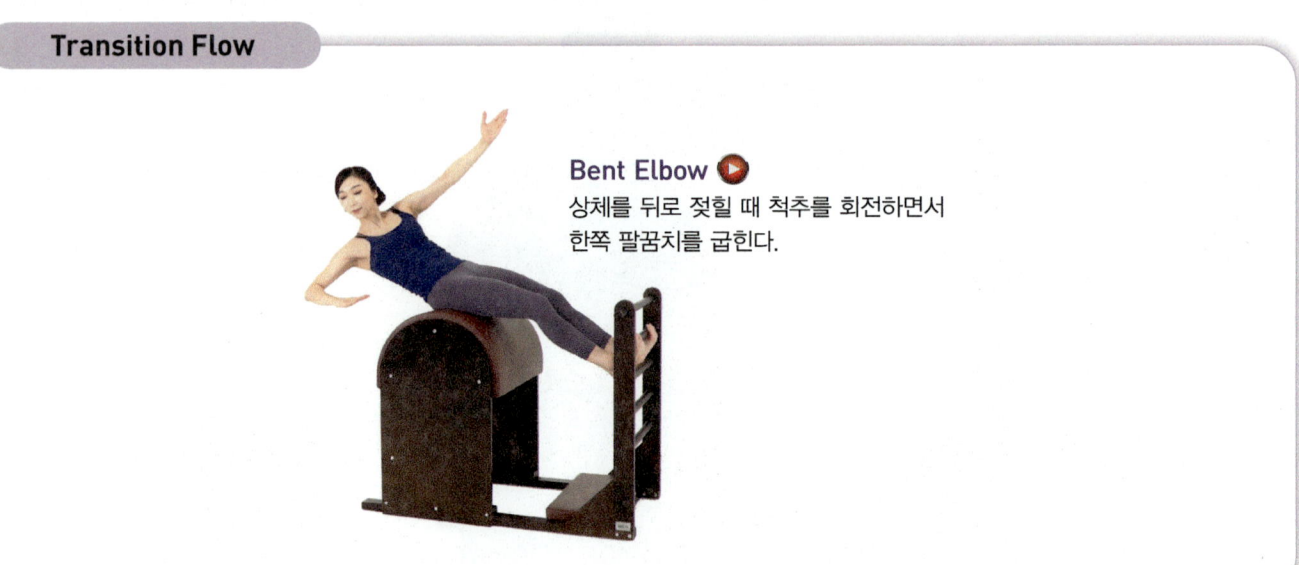

04 Spine Wave
스파인 웨이브

| 주요 효과 | 척추 및 고관절 유연성 향상, 골반기저근·코어·척추기립근 강화

래더배럴

반복 횟수 5

시작 자세
- 척추의 중립을 유지하고, 다리는 최대한 넓게 벌리며 두 무릎을 구부린다.
- 두 손은 머리 뒤에 둔다.

레슨 포인트
- 허리가 과도하게 꺾이지 않도록 주의한다.
- 목과 어깨에만 힘이 들어가지 않도록 한다.

Lv.2

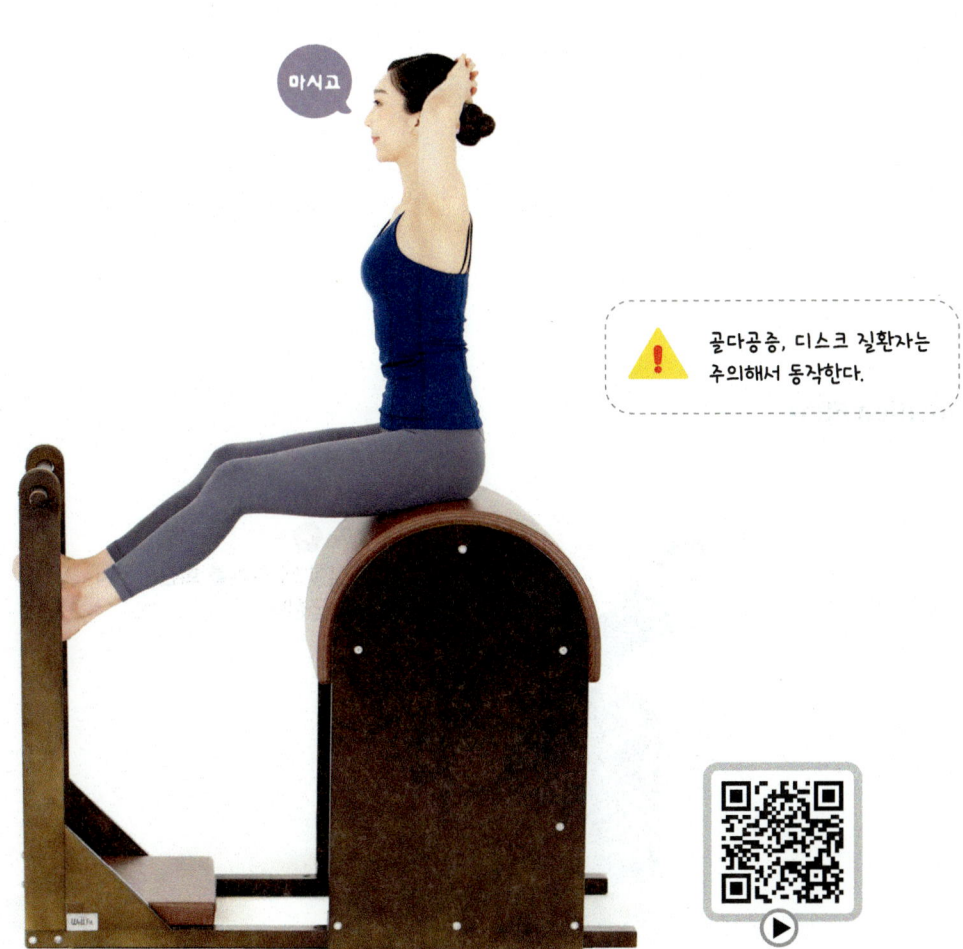

마시고

⚠️ 골다공증, 디스크 질환자는 주의해서 동작한다.

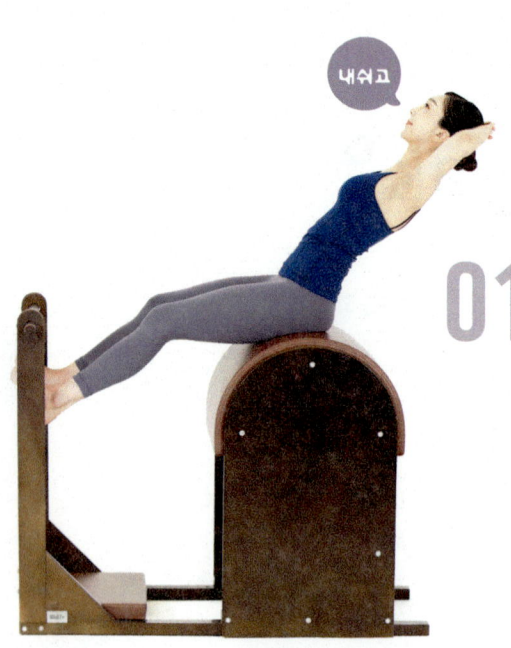

01 상체를 뒤로 기대며, 복부에 힘을 유지하고 내려간다.
두 다리는 살짝 밀어내는 듯한 느낌을 가지지만
펴지는 않는다.

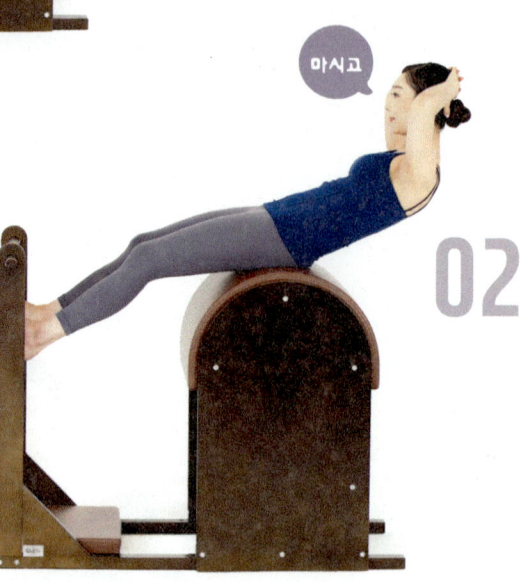

02 상체를 뒤로 젖히고,
상복부에 힘을 주며 올라온다.

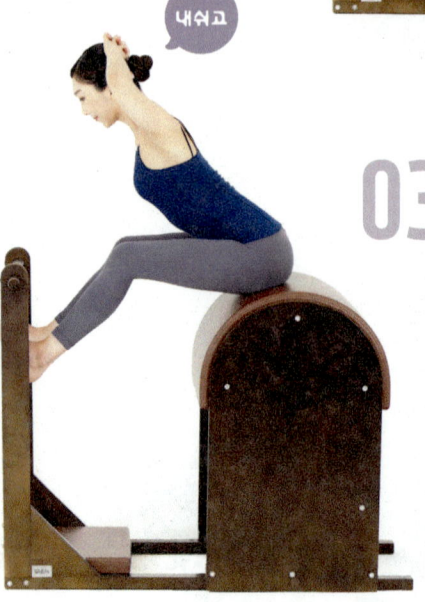

03 두 팔꿈치를 벌리고, 가슴을 밀어낸다.
두 다리는 구부려 바깥쪽으로 밀어낸다.

05 Kayak
카약

래더배럴

| 주요 효과 | 상복부 강화 및 인지능력 향상, 척추 유연성 향상, 고관절 굴곡근 강화

반복 횟수 5

시작 자세
- 다리는 넓게 벌리고 구부린다. 손등은 얼굴을 향하게 하고, 두 팔꿈치를 구부려 원을 만든다.
- 상체를 회전시키고, 시선은 두 손끝을 향한다.

레슨 포인트
- 허리를 과도하게 신전시키지 않는다.
- 어깨가 올라가지 않도록 한다.

Lv.2

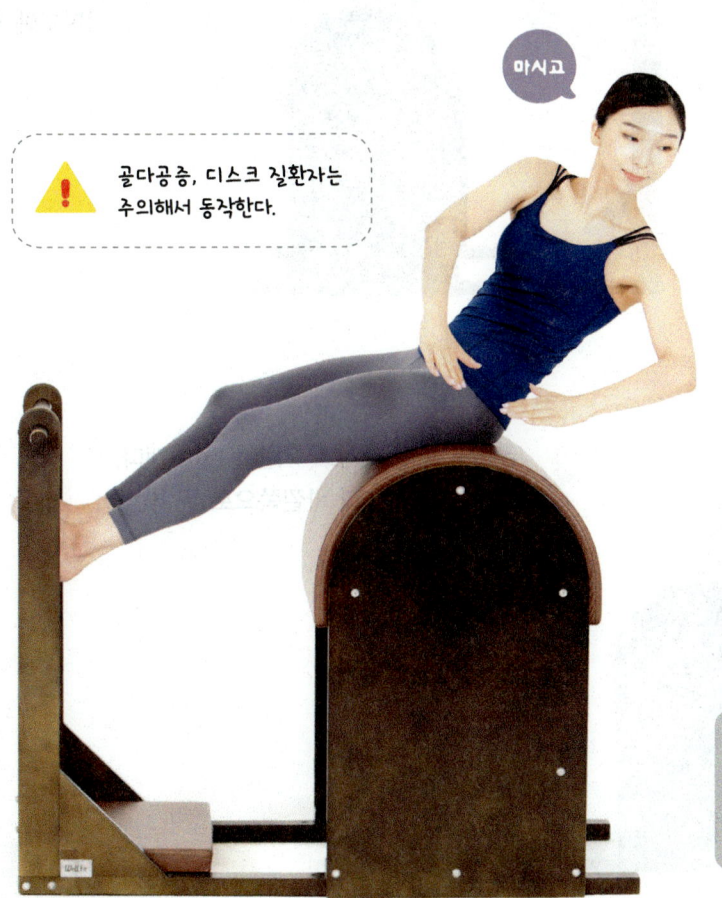

마시고

⚠️ 골다공증, 디스크 질환자는 주의해서 동작한다.

01 두 손을 천장 방향으로 들며 상복부의 힘을 유지하여 척추를 회전한다.

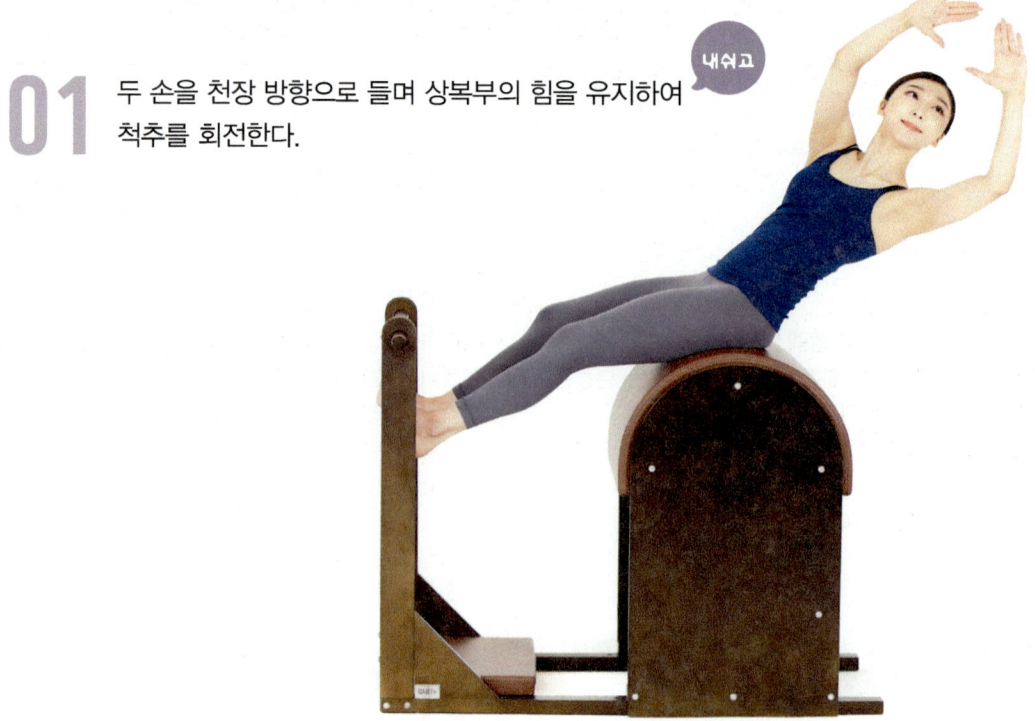

02 시작 자세로 돌아온다.

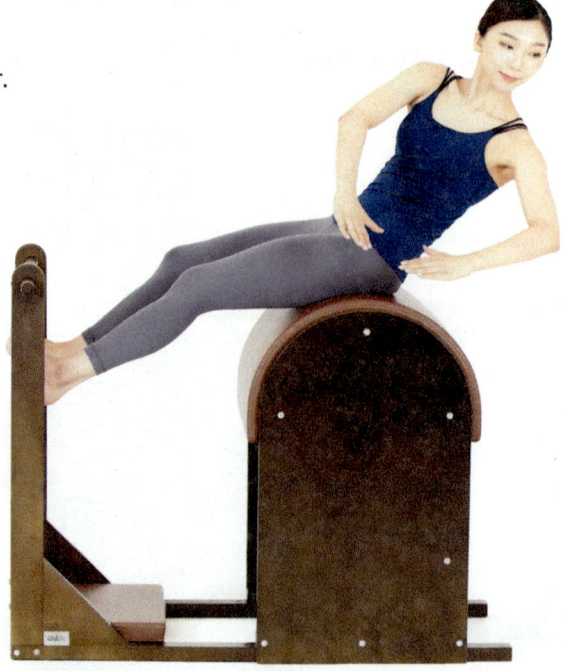

06 Climb a Tree
클라임 어 트리

| 주요 효과 | 햄스트링·척추·고관절 스트레칭, 등 신전근, 코어 강화

래더배럴

반복 횟수 4

시작 자세
- 한 발을 래더에 두고 돌시플렉션한다.
- 다리는 골반 높이와 같게 둔다(유연성이 있는 분들은 골반 높이보다 낮게 둔다).
- 반대쪽 다리는 천장 쪽으로 올려 플랜타플렉션을 유지한다.
- 두 손은 올린 다리에 둔다.

레슨 포인트
- 래더와 배럴의 폭을 여유 있게 두어 허리가 과도하게 신전되지 않도록 주의한다.
- 허리 반동으로 올라오지 않도록 주의한다.

Lv.2

⚠️ 저혈압, 척추 통증이 있다면 주의해서 동작한다.

마시고

01 다리를 기둥삼아 손으로 잡으며, 상체를 천천히 뒤쪽 방향으로 신전한다. 두 손은 바닥을 향한다.

02 나무를 타듯 두 손으로 뻗은 다리를 잡으며 척추를 굴곡시켜 올라온다.

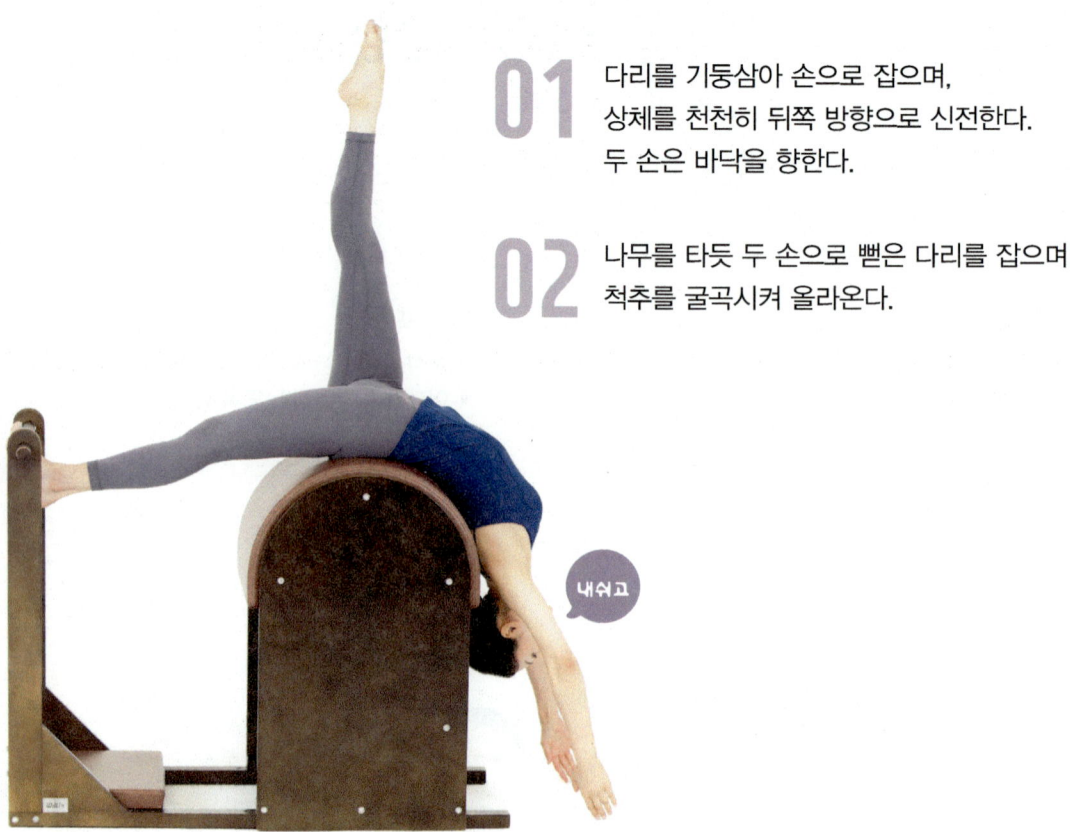

Transition Flow

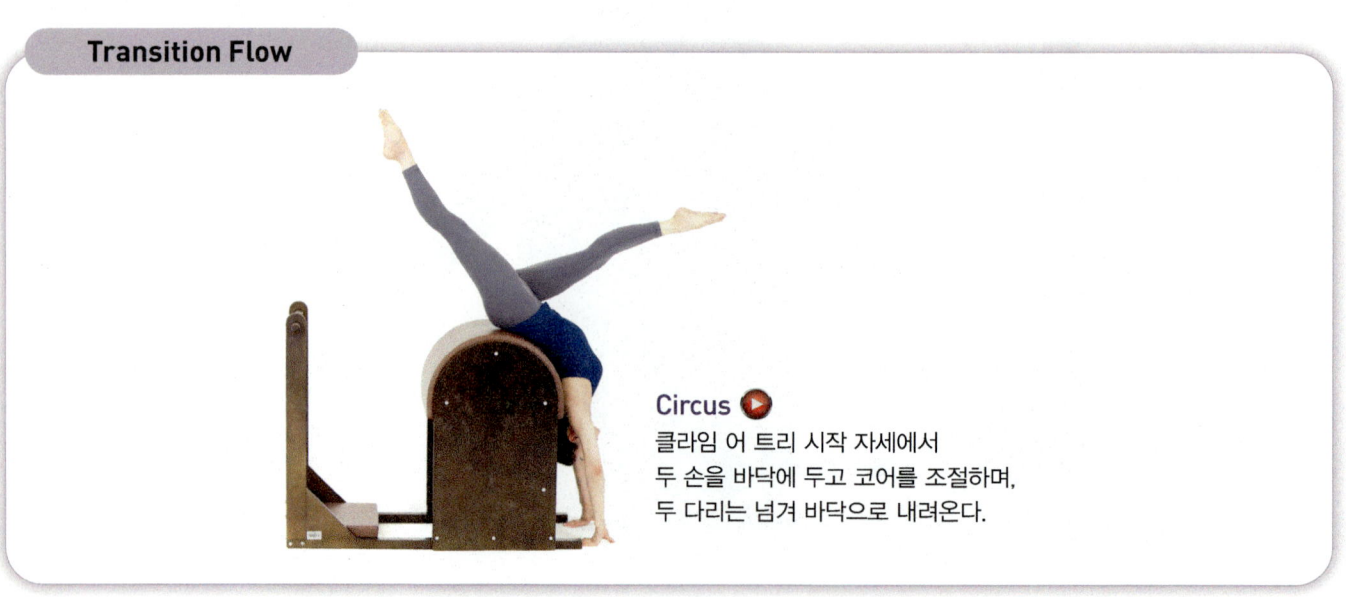

Circus
클라임 어 트리 시작 자세에서 두 손을 바닥에 두고 코어를 조절하며, 두 다리는 넘겨 바닥으로 내려온다.

07 Horseback
호스백

| 주요 효과 | 골반과 어깨 안정화, 골반기저근 강화, 코어 강화, 내전근과 둔근 강화

래더배럴

반복 횟수 10

시작 자세
- 배럴 위에 앉아 척추의 중립을 유지하고, 두 팔은 옆으로 뻗는다.

레슨 포인트
- 동작 수행 시 허리가 과도하게 꺾이지 않도록 주의한다.
- 어깨가 올라가지 않도록 한다.

Lv.2

⚠️ 천장관절 통증, 골다공증이 있다면 주의해서 동작한다.

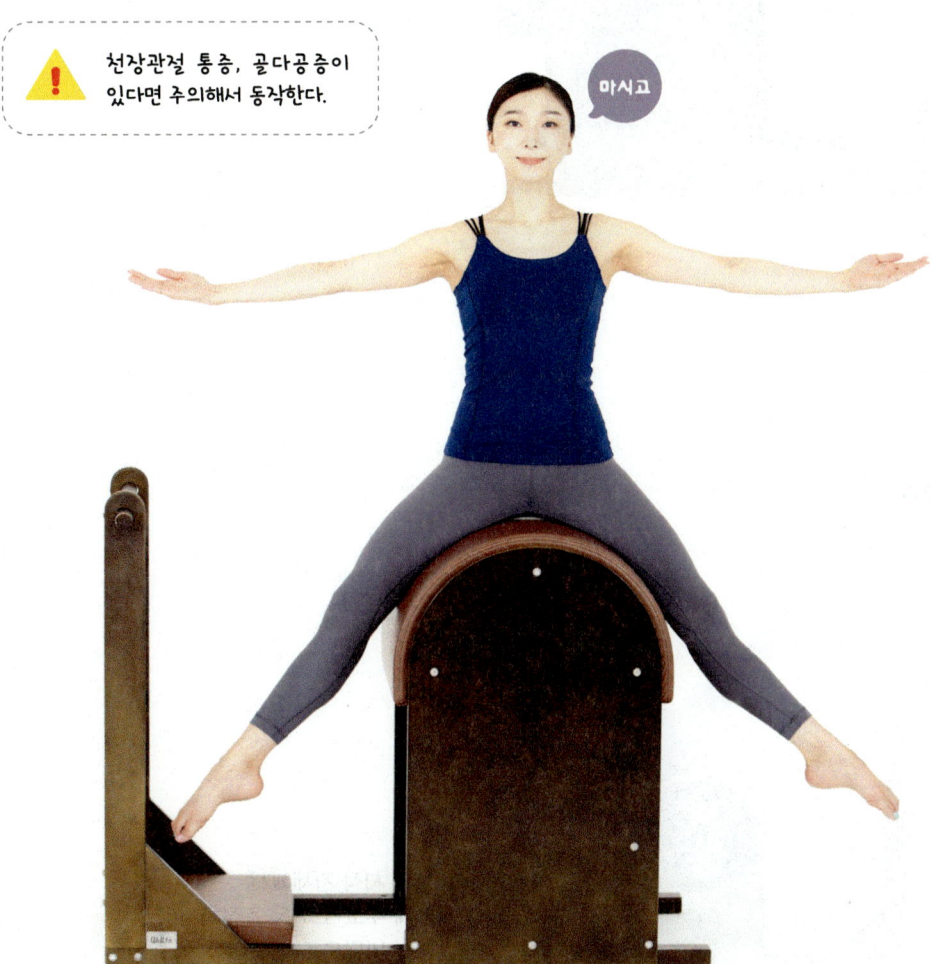

마시고

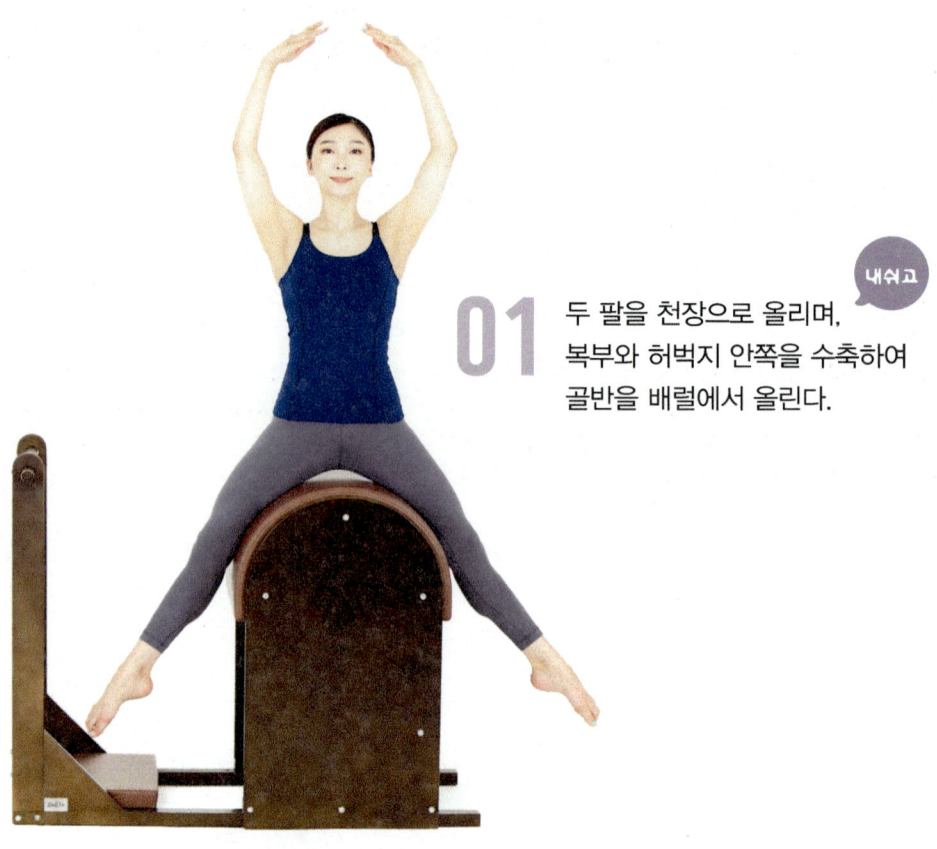

01 두 팔을 천장으로 올리며, 복부와 허벅지 안쪽을 수축하여 골반을 배럴에서 올린다.

내쉬고

Transition Flow

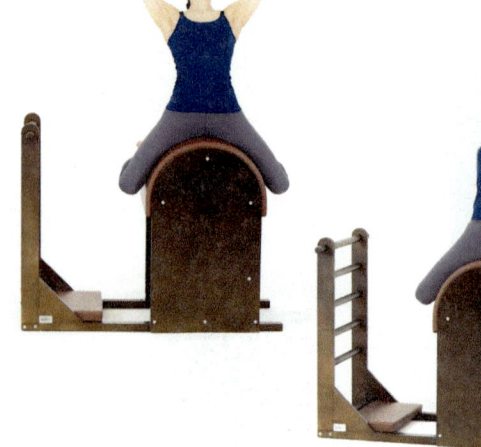

Soulder Circle
천천히 코어를 조절하며, 두 다리는 무릎을 접어 배럴을 감싼다.
골반은 계속 들어 올리며 두 손을 천장 방향으로 올린다.

가슴을 신전하여 두 팔을 뒤로 넘기고, 두 다리는 무릎을 구부려 배럴을 조이듯 내전근을 수축한다.
상체를 뒤로 보낸 상태에서 두 손으로 발을 잡아 척추를 더 길게 신전한다.

08 Side Sit Up
사이드 싯 업

| 주요 효과 | 복사근·요방형근 강화, 골반 안정화, 상체 측면 스트레칭, 내전근·중둔근 강화

래더배럴

반복 횟수 10

시작 자세
- 몸통을 배럴 쪽으로 기울이고, 어깨와 골반을 안정화한다.
- 아래쪽 다리의 내전근에 힘을 주고, 반대쪽 다리는 옆에 두어 엉덩이 옆부분에 힘을 준다.

레슨 포인트
- 어깨가 올라가지 않도록 주의한다.
- 골반이 틀어지지 않도록 주의한다.

Lv.2

⚠ 사타구니 염좌, 천장관절에 통증이 있다면 주의해서 동작한다.

마시고

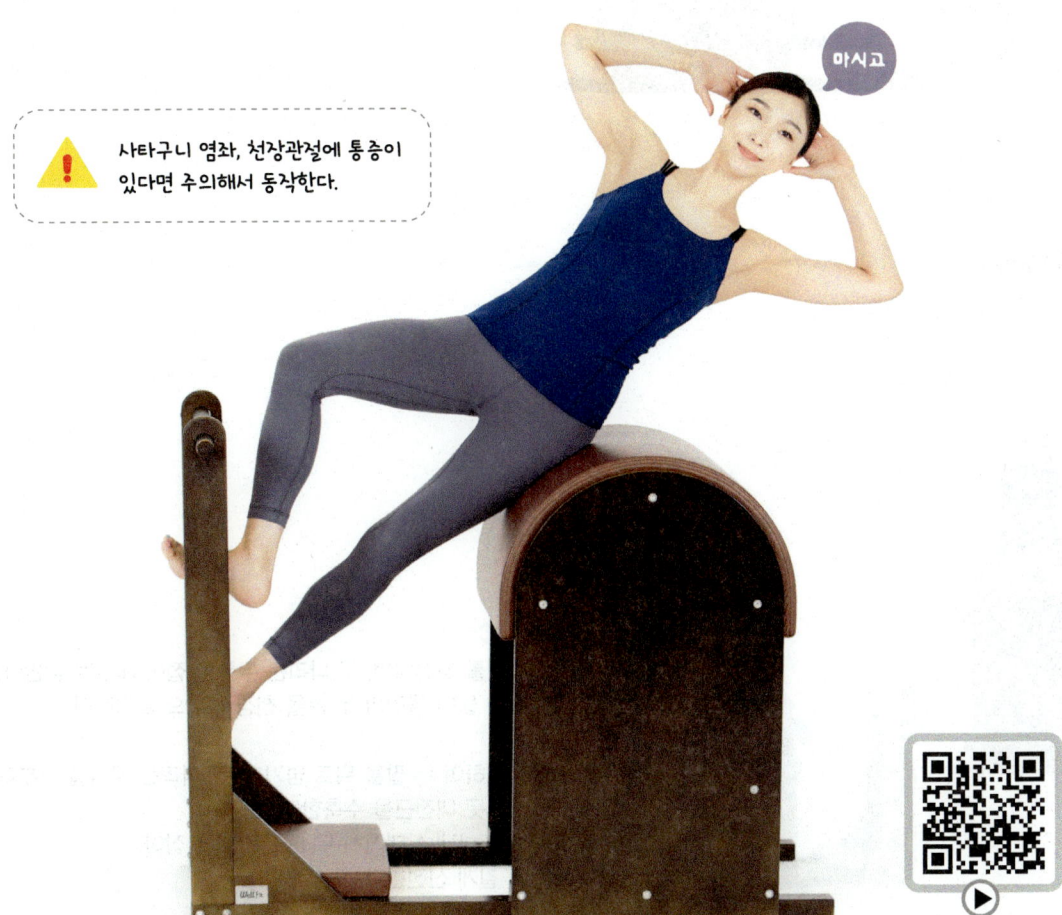

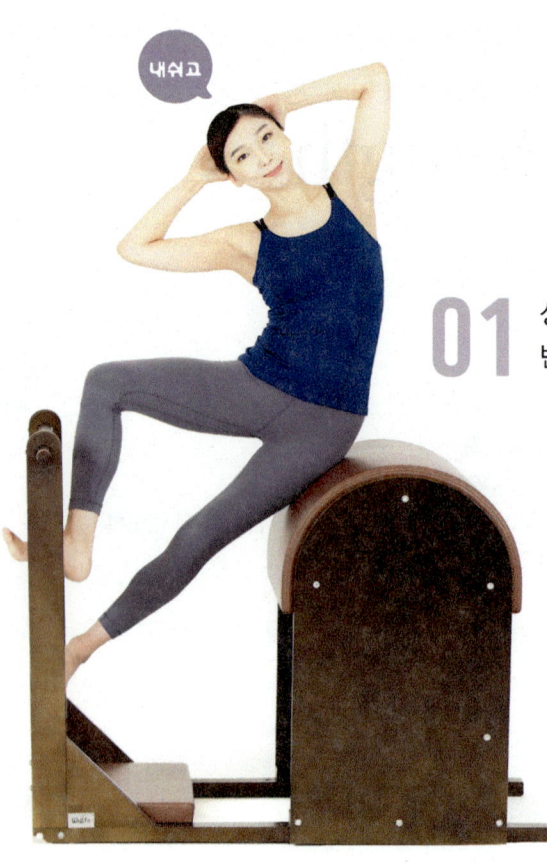

01 상체는 래더를 향하며, 반대쪽 옆구리를 길게 늘여준다.

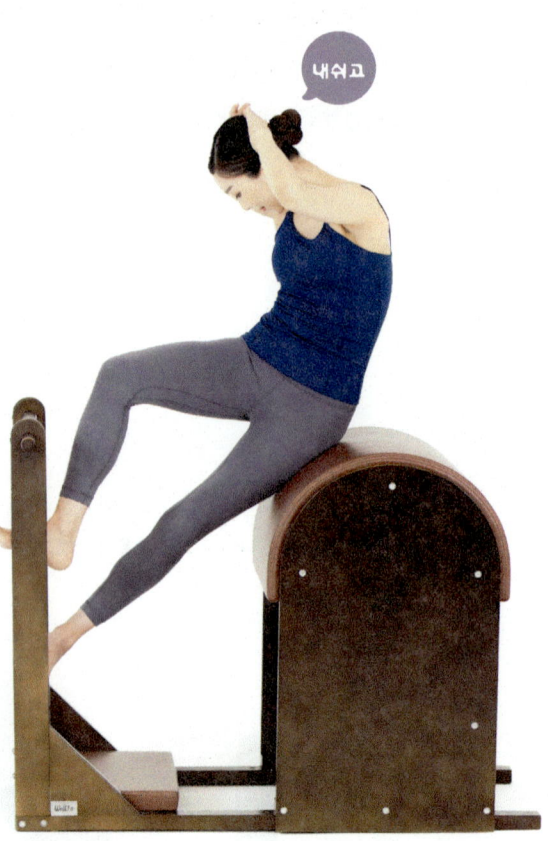

02 척추를 바로 세웠다가 나선형으로 회전하여 래더 쪽으로 몸을 돌린다.

Transition Flow

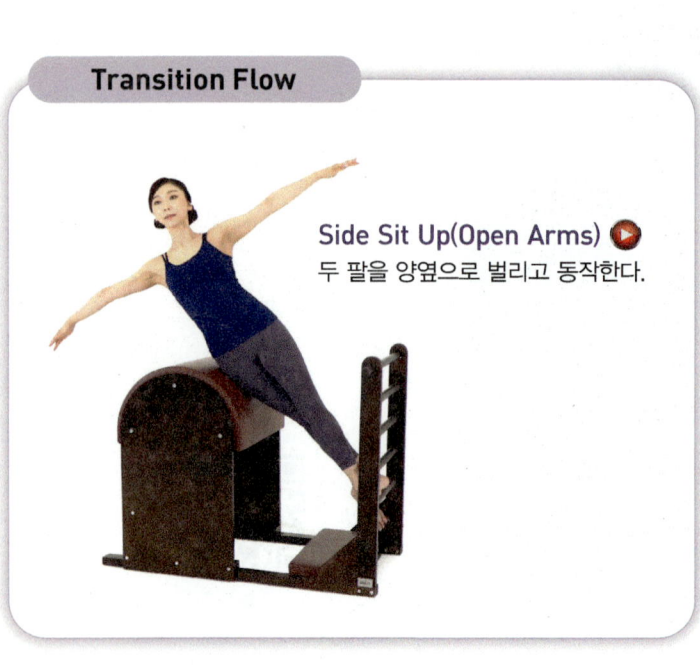

Side Sit Up(Open Arms)
두 팔을 양옆으로 벌리고 동작한다.

09 Side Strength
사이드 스트렝스

| 주요 효과 | 내·외 복사근 강화, 내전근 강화

래더배럴

반복 횟수 10

시작 자세
- 배럴에 골반 옆면을 두고, 두 발은 교차하여 래더에 둔다.
- 척추를 세우고, 두 팔은 옆으로 벌린다.

레슨 포인트
- 어깨가 올라가지 않도록 한다.
- 몸통이 과도하게 배럴 쪽으로 기울어지지 않도록 한다.
- 허리가 꺾이지 않도록 주의한다.

Lv.2

⚠️ 골다공증이 있다면 주의해서 동작한다.

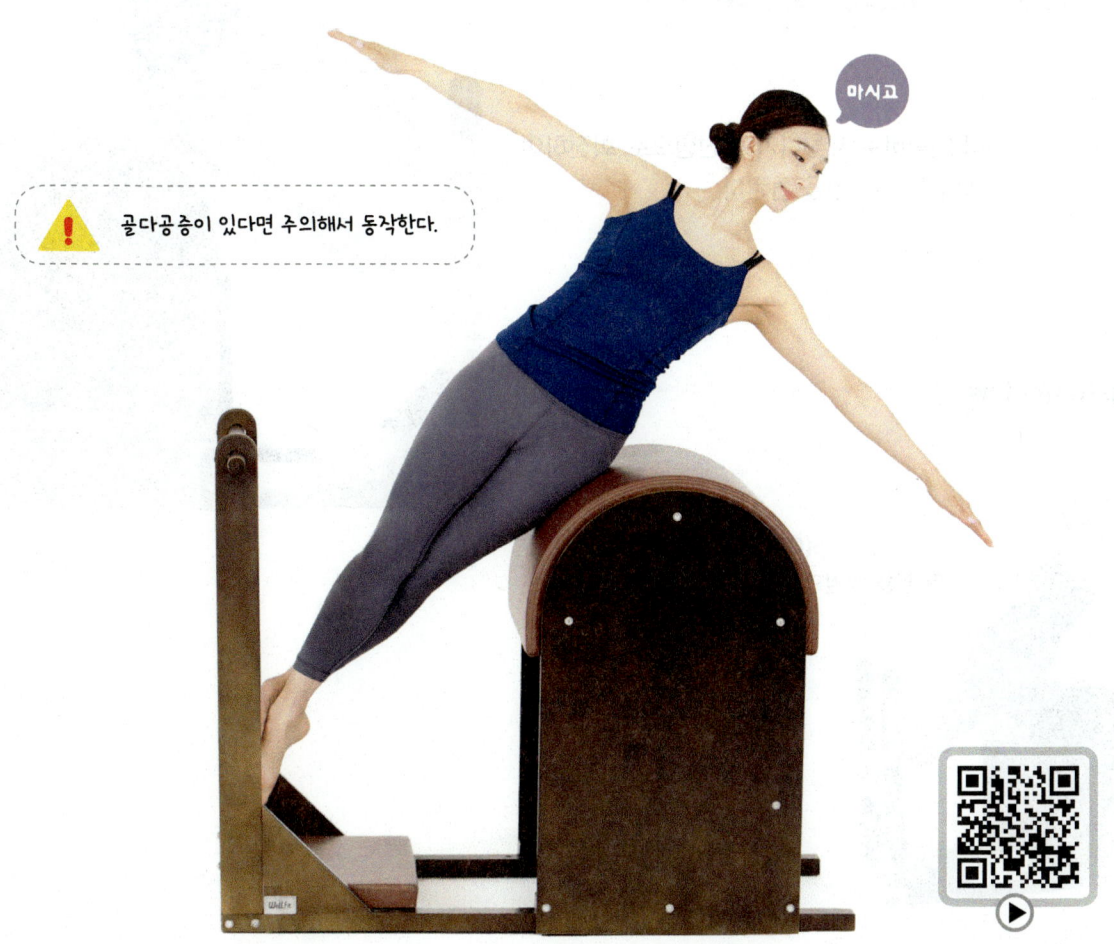

마시고

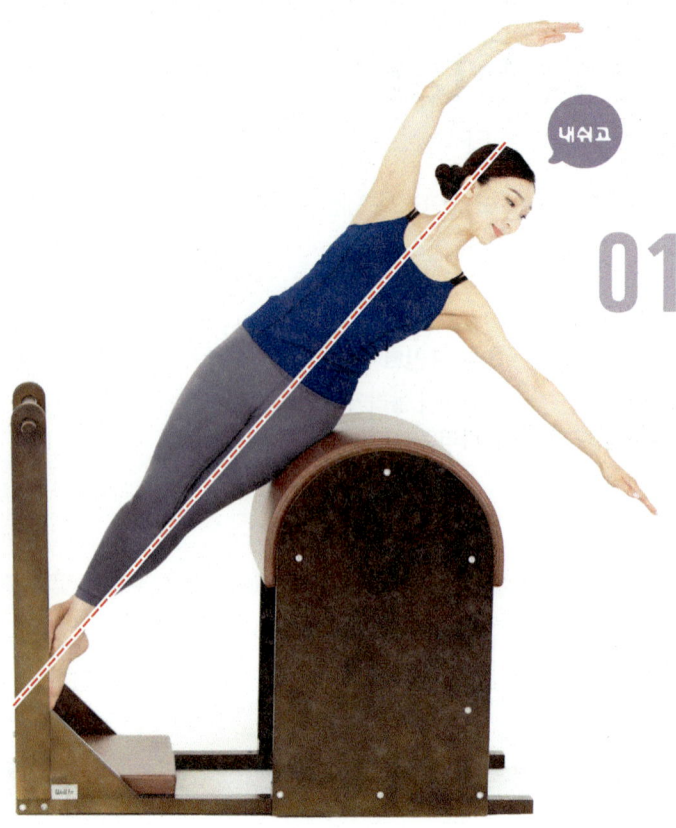

내쉬고

01 상체를 배럴 쪽으로 기울이며,
위팔을 머리 위로 올린다.
코어로 상체를 버틴다.
정수리와 발끝이
일직선이 되도록 유지한다.

Transition Flow

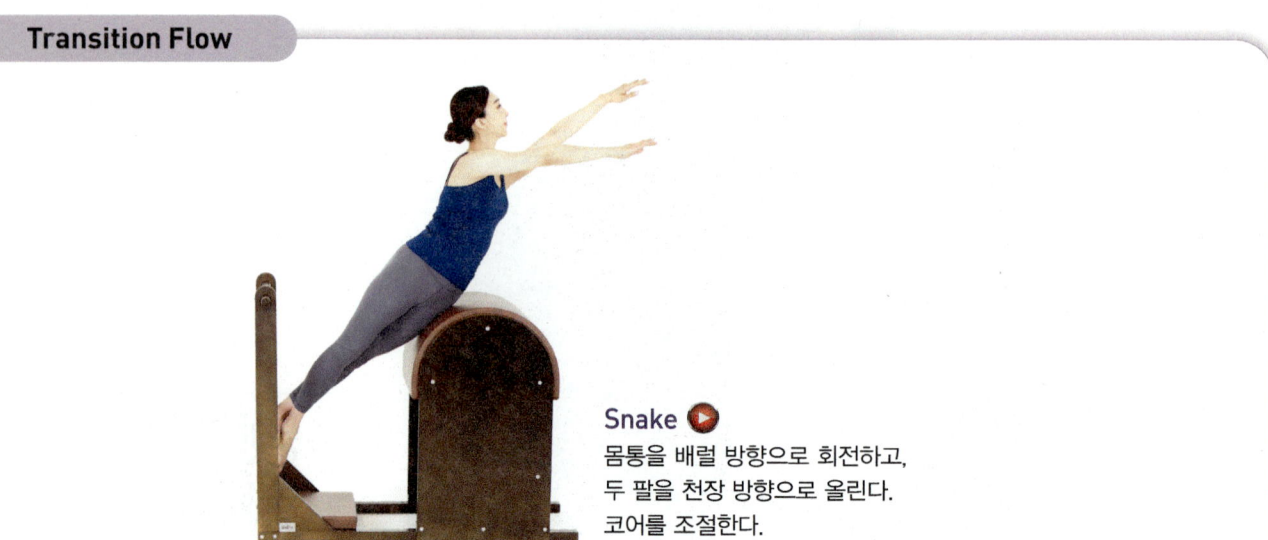

Snake ▶
몸통을 배럴 방향으로 회전하고,
두 팔을 천장 방향으로 올린다.
코어를 조절한다.

10 Star
스타

| 주요 효과 | 코어 강화, 골반·어깨 안정화, 내전근 강화

래더배럴

반복 횟수 5

시작 자세
- 척추 중립을 유지하고, 엉덩이 옆면을 배럴에 둔다.
- 아래쪽 다리는 래더에 두고, 위쪽 다리는 무릎을 구부려 아랫다리의 무릎 옆에 둔다.
- 코어를 안정화시키고 두 팔은 넓게 벌린다.

레슨 포인트
- 어깨가 올라가지 않도록 한다.
- 다리로만 버티지 않도록 주의한다.

Lv.2

⚠️ 골다공증, 천장관절 통증, 관절 손상이 있다면 주의해서 동작한다.

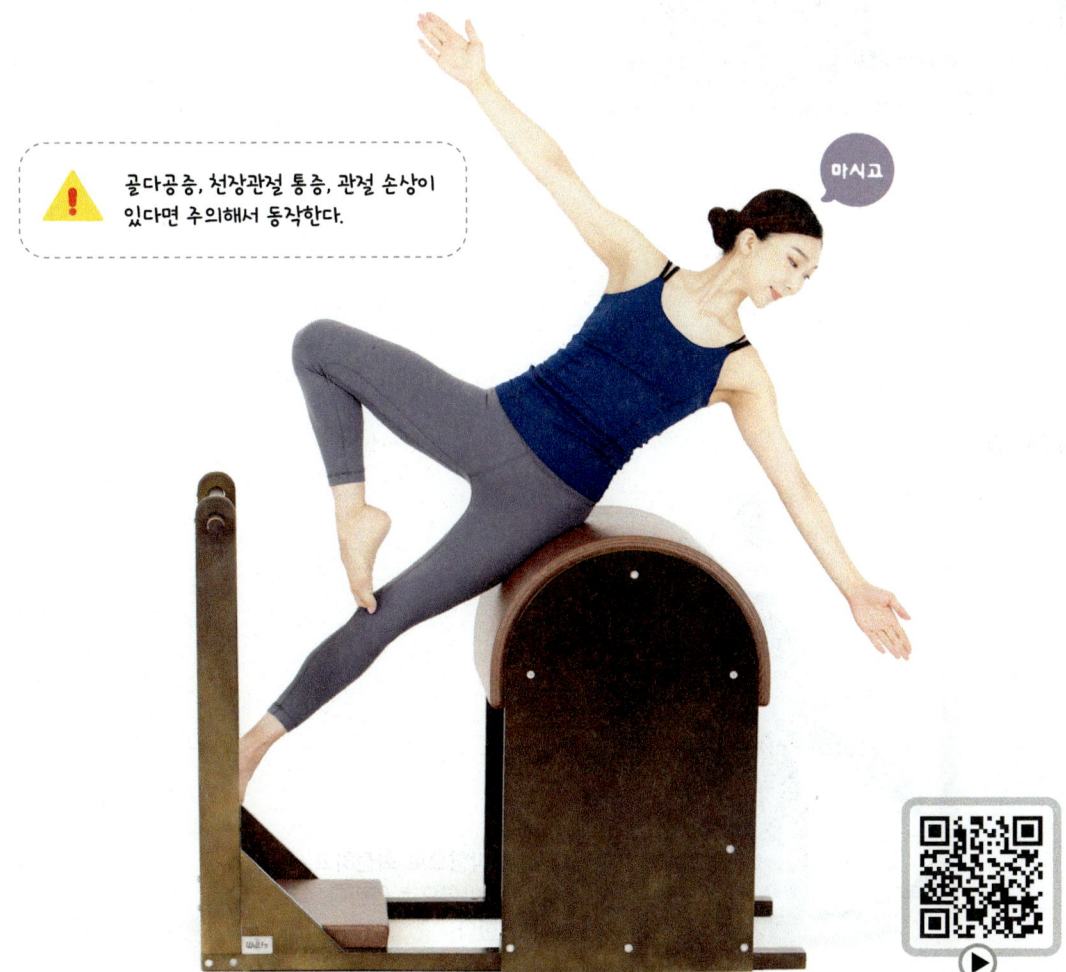

마시고

490 | Pilates All in One

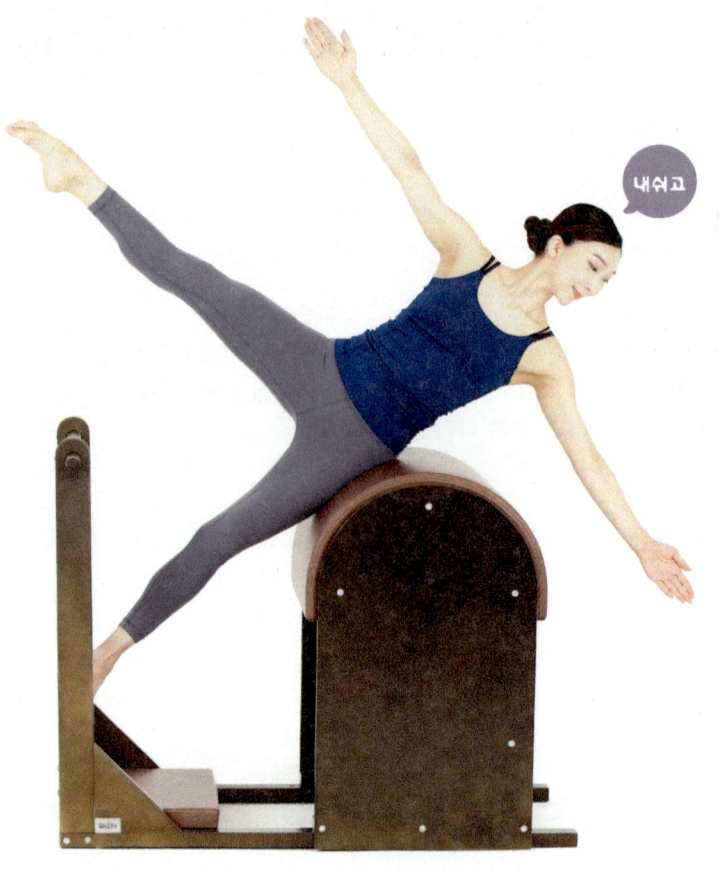

01 상체를 배럴 쪽으로 기울이며, 래더의 윗다리는
천천히 대각선 방향으로 펴준다.
두 팔은 넓게 유지하고 코어를 안정화한다.

11 Bend Knee Lift
벤드 니 리프트

| 주요 효과 | 중둔근·대둔근·내전근 강화, 외복사근 강화, 고관절 유연성 향상

래더배럴

반복 횟수 10

시작 자세
- 배럴 위에 한쪽 골반을 두고 두 손은 배럴 위에 위치한다.
- 윗다리는 무릎을 구부린다.
- 복부를 수축하며 척추를 길게 늘이고, 한쪽 다리를 구부린다.

레슨 포인트
- 어깨와 목에 너무 힘을 주지 않도록 주의한다.
- 체중을 손목에 두지 않는다.

Lv.2

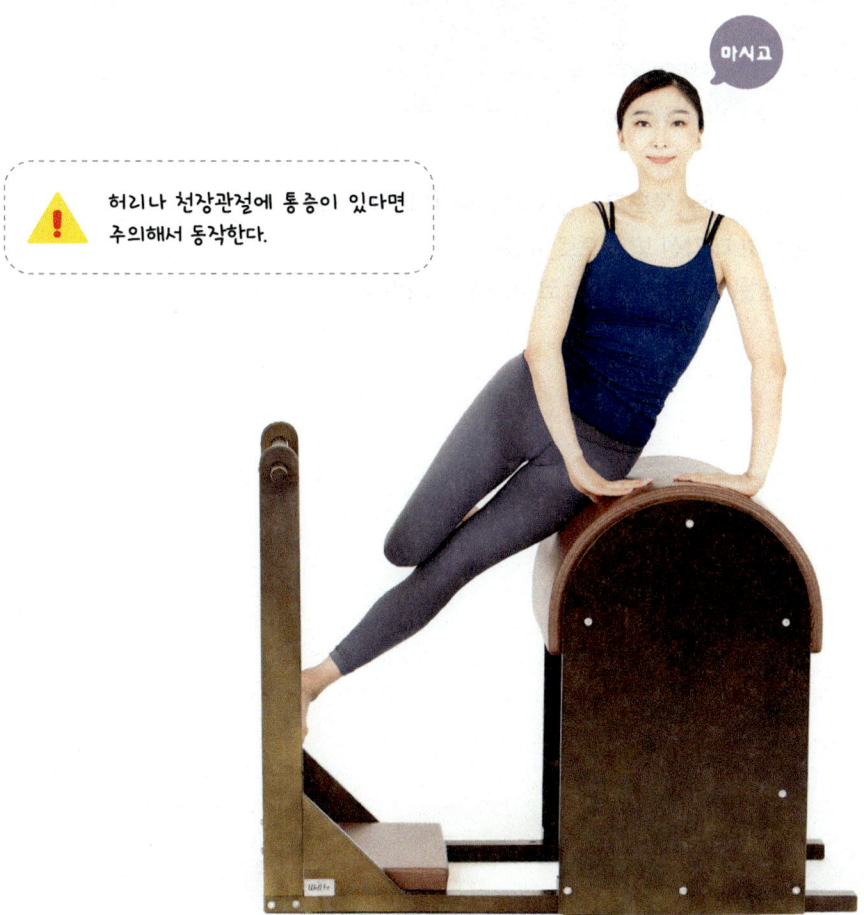

⚠️ 허리나 천장관절에 통증이 있다면 주의해서 동작한다.

마시고

01
심복부를 인지하고, 상체는 움직이지 않도록 집중한다.
구부린 다리를 천천히 골반 높이로 들어 올린다.

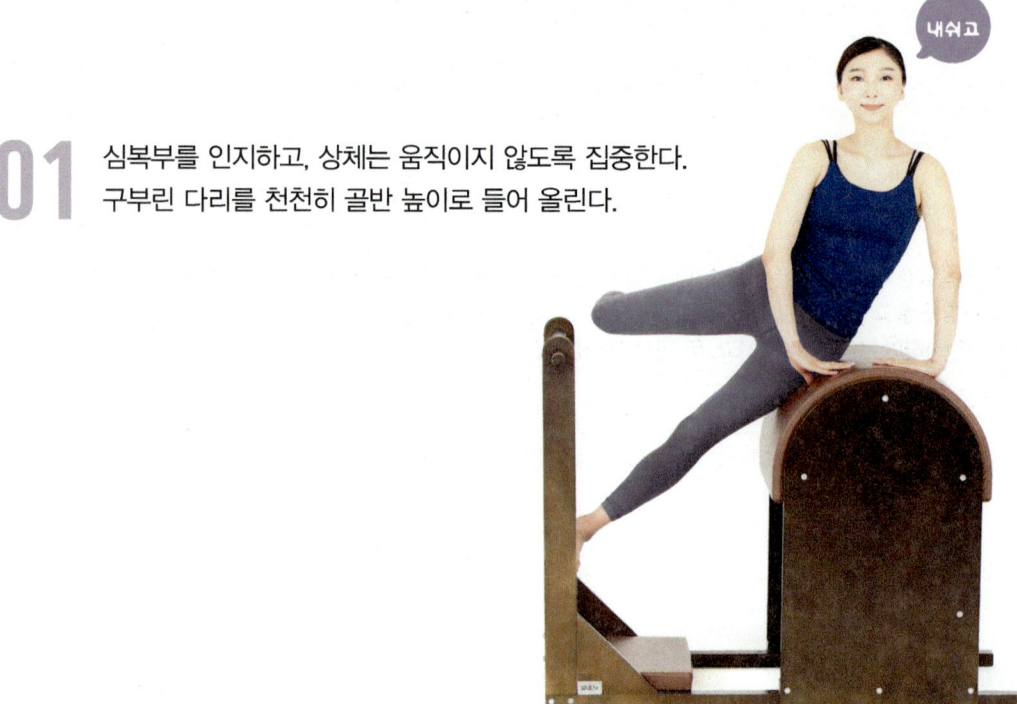

Transition Flow

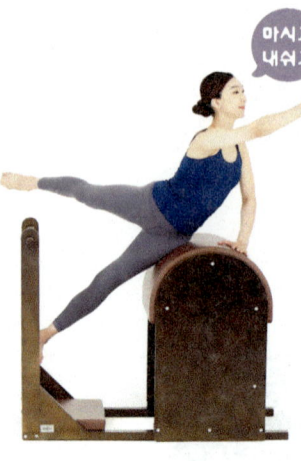

Spiral
래더 쪽 팔을 천장 방향으로 들고,
몸통을 나선형으로 회전하며,
척추를 길게 신전한다.
구부린 다리는 들어서 뒤로 뻗으며,
엉덩이와 햄스트링을 강화한다.

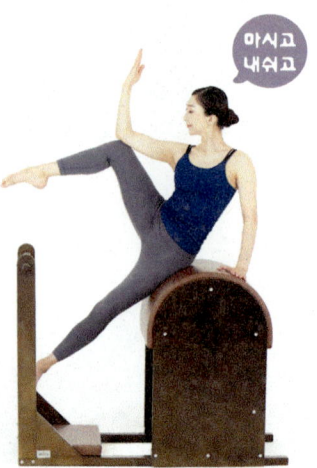

Elbow Knee Touch
위로 올린 팔꿈치와 구부린 다리의 무릎을 닿게 하며,
옆구리 근육과 중둔근을 강화한다.

12 Swan Dive
스완 다이브

래더배럴

| 주요 효과 | 척추·둔근 강화, 척추와 고관절 유연성 향상

반복 횟수 8

시작 자세
- 배럴 위에 상체를 두고, 다리는 골반 너비로 벌려 래더에 위치하며, 힘을 풀고 척추를 길게 늘여준다.
- 어깨를 안정화하며, 코어를 사용하고, 두 발로 래더를 밀어낸다.

레슨 포인트
- 어깨가 올라가지 않도록 한다.
- 허리가 과신전되지 않도록 한다.

Lv.2

⚠️ 디스크 질환, 천장관절 및 어깨 통증이 있다면 주의해서 동작한다.

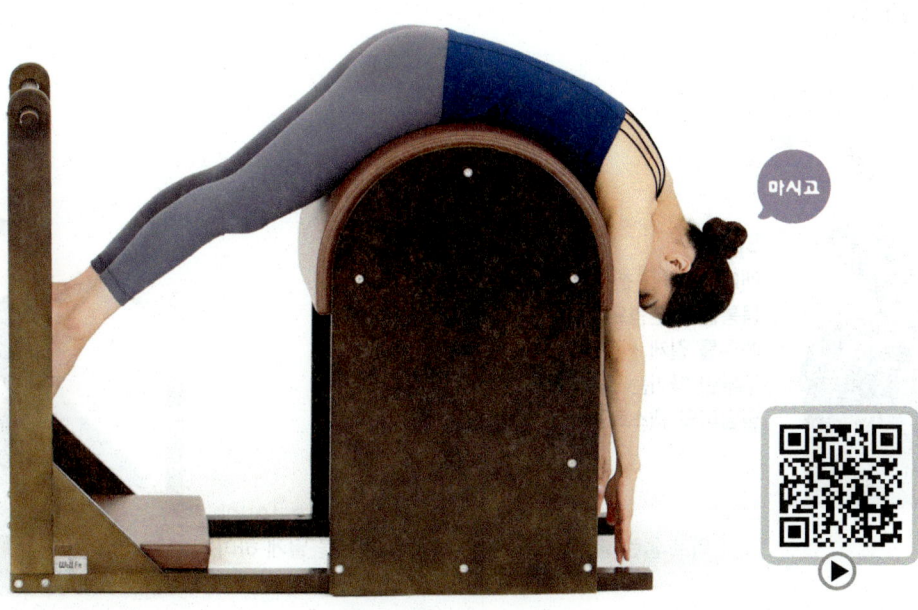

마시고

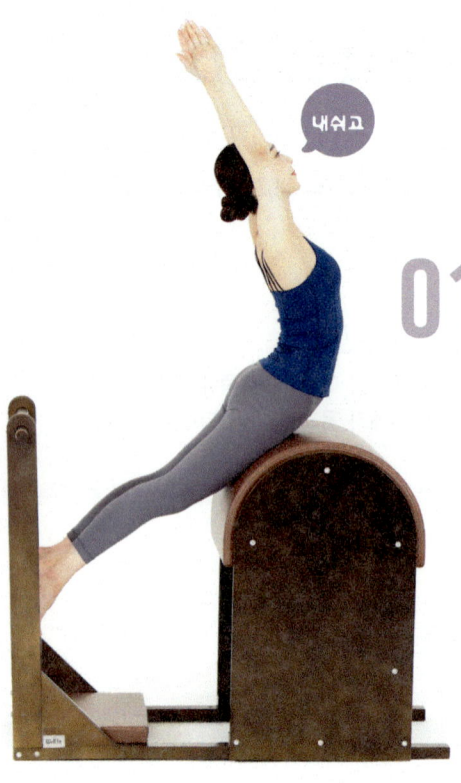

01 두 팔을 천장 쪽으로 올리고,
척추를 길게 세우며 신전한다.
무릎을 조금 구부리고, 골반을 안정화하며,
엉덩이 근육과 햄스트링을 수축한다.

내쉬고

Transition Flow

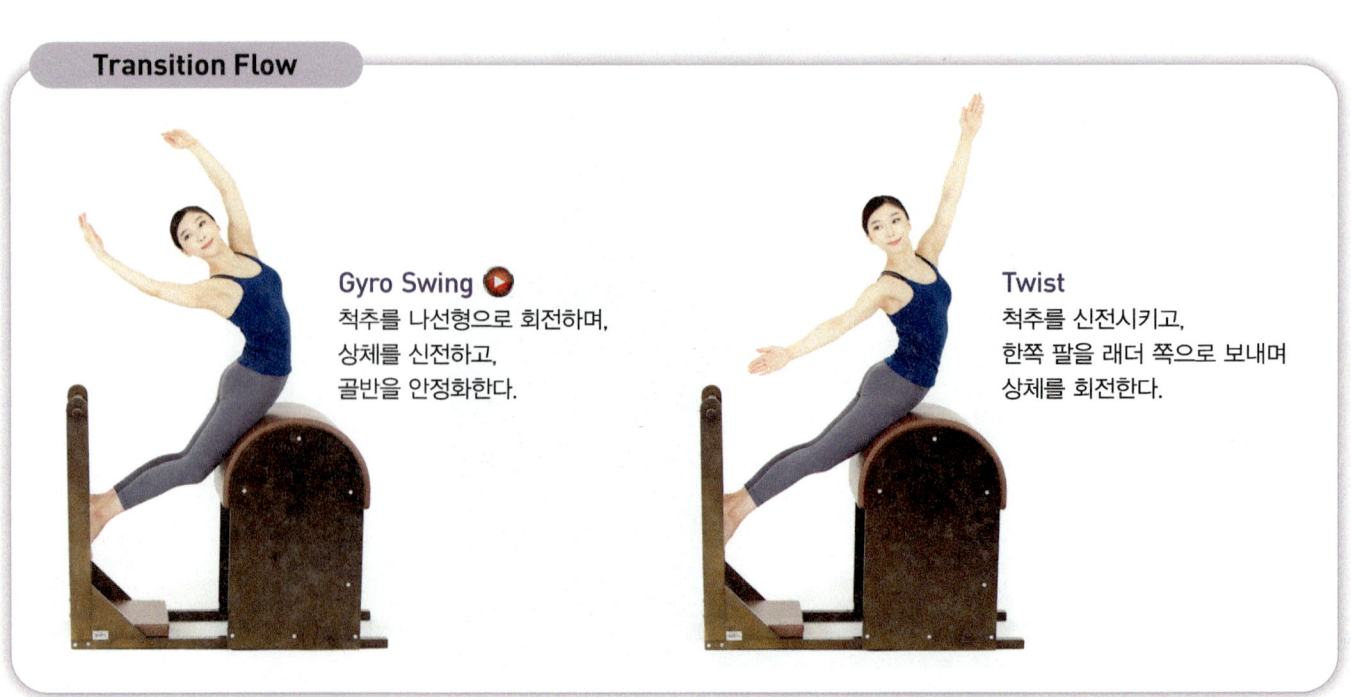

Gyro Swing
척추를 나선형으로 회전하며,
상체를 신전하고,
골반을 안정화한다.

Twist
척추를 신전시키고,
한쪽 팔을 래더 쪽으로 보내며
상체를 회전한다.

13 Cat Stretch
캣 스트레칭

| 주요 효과 | 척추 유연성 향상, 코어 강화, 대둔근과 햄스트링 강화, 어깨 안정화, 삼두근 강화

래더배럴

반복 횟수
8

시작 자세
- 배럴 위로 올라가 무릎을 배럴의 윗부분에 둔다.
- 두 손은 어깨 너비로 두고 래더를 잡는다.

레슨 포인트
- 체중을 너무 손목 쪽에 두지 않는다.
- 어깨가 올라가지 않도록 주의한다.

Lv. 2

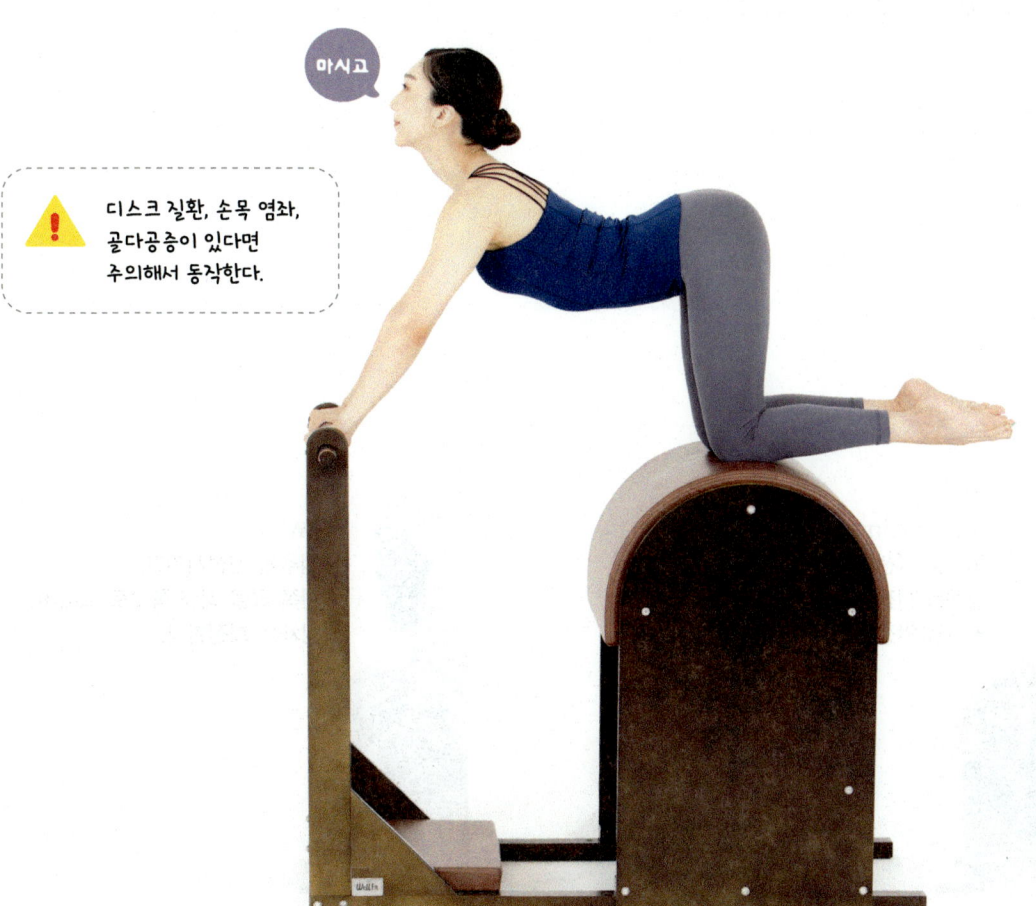

마시고

⚠️ 디스크 질환, 손목 염좌, 골다공증이 있다면 주의해서 동작한다.

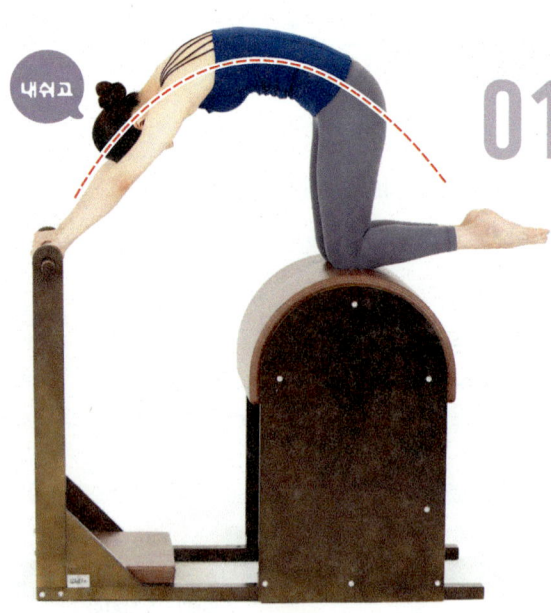

01 심복부를 사용하여 C커브를 만든다.
무게중심을 다리 쪽으로 옮긴다.

Transition Flow

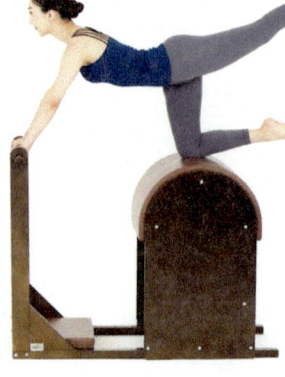

Back Kick
배럴 윗부분에 한쪽 무릎을 두고,
반대쪽 다리는 바닥과 평행이
되도록 움직인다.
중심을 잡아가며 다리를
천장 방향으로 올린다.

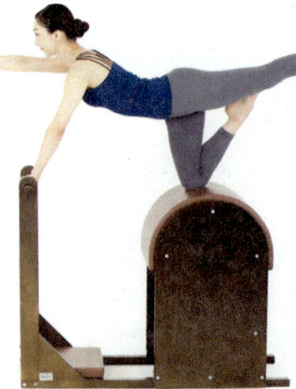

Quadruped
아래쪽 다리의 무릎을
구부리고, 반대쪽 방향의
팔을 든다.

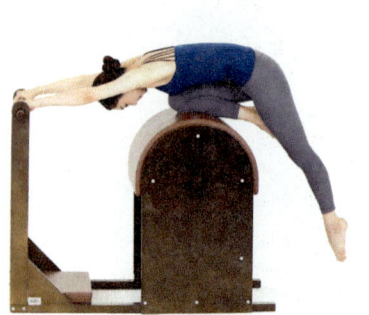

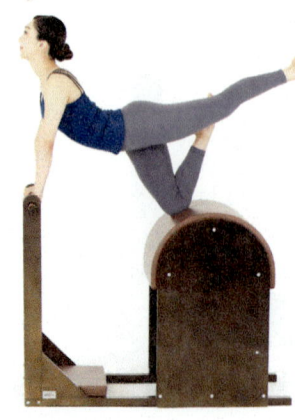

Biking
무게중심을 뒤쪽에 두고
근육들을 길게 늘인다.

한쪽 다리를 뒤로 뻗고, 배럴에 둔 다리는
뒤로 뻗은 다리의 무릎에 붙인다.
상체의 무게중심을 래더 쪽에 두고,
다리를 위로 올리며 척추를 신전한다.

래더배럴 | **497**

14 Teaser Series
티저 시리즈

래더배럴

| 주요 효과 | 엉덩이 굴곡근 강화, 코어 강화, 어깨 안정화

반복 횟수 **8**

시작 자세
- 엉덩이를 배럴의 가장 윗부분에 두고, 두 손은 래더바를 잡는다.

레슨 포인트
- 어깨가 올라가지 않도록 주의한다.
- 목 주변 근육에 힘을 주지 않도록 한다.

⚠️ 디스크 질환, 골다공증이 있다면 주의해서 동작한다.

Lv.2

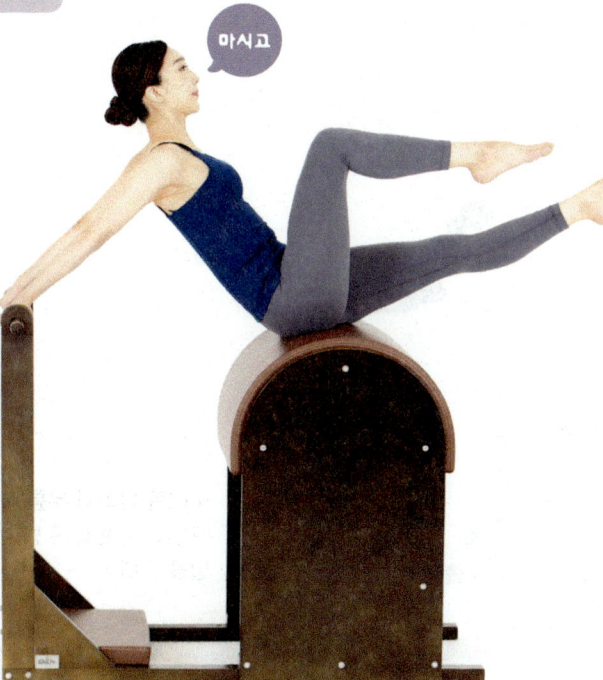

SINGLE LEG
하복부에 힘을 주며, 한쪽 다리는 접고 반대쪽 다리는 대각선으로 뻗어준다.

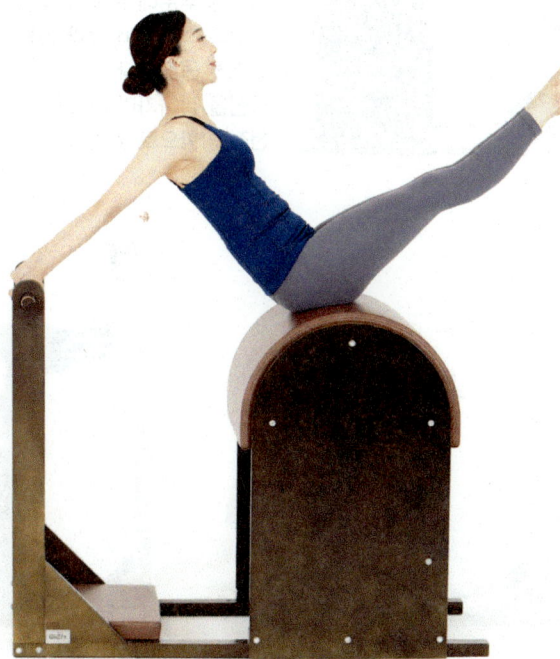

TEASER
두 다리를 천장 쪽으로 올리고, 심복부를 인지한다.

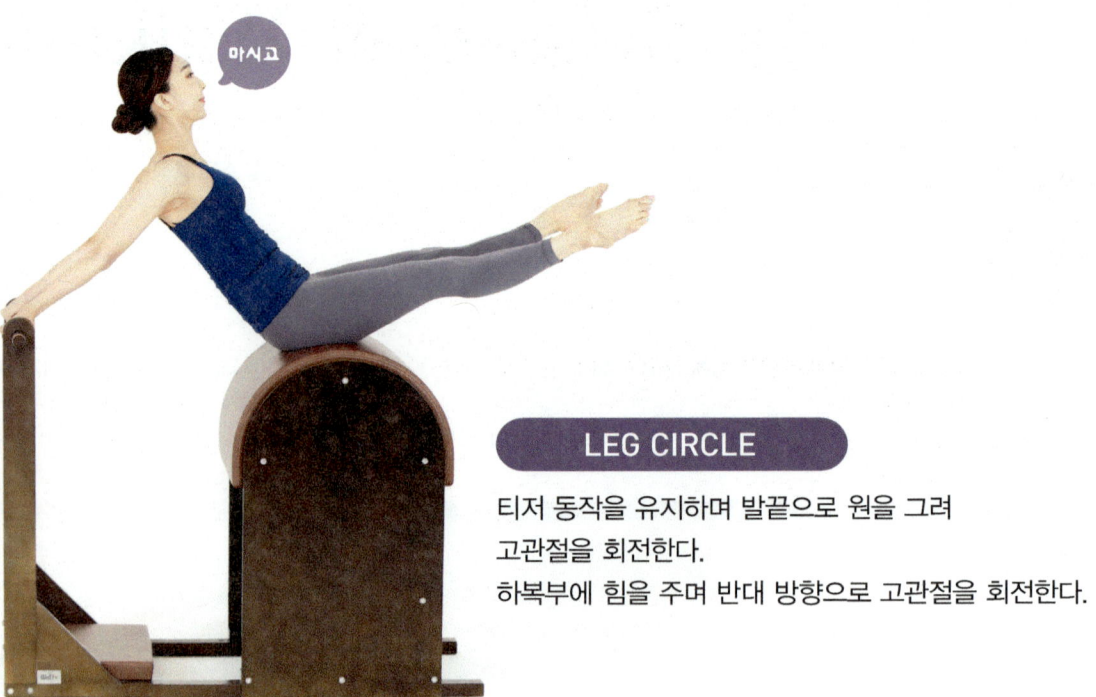

LEG CIRCLE

티저 동작을 유지하며 발끝으로 원을 그려
고관절을 회전한다.
하복부에 힘을 주며 반대 방향으로 고관절을 회전한다.

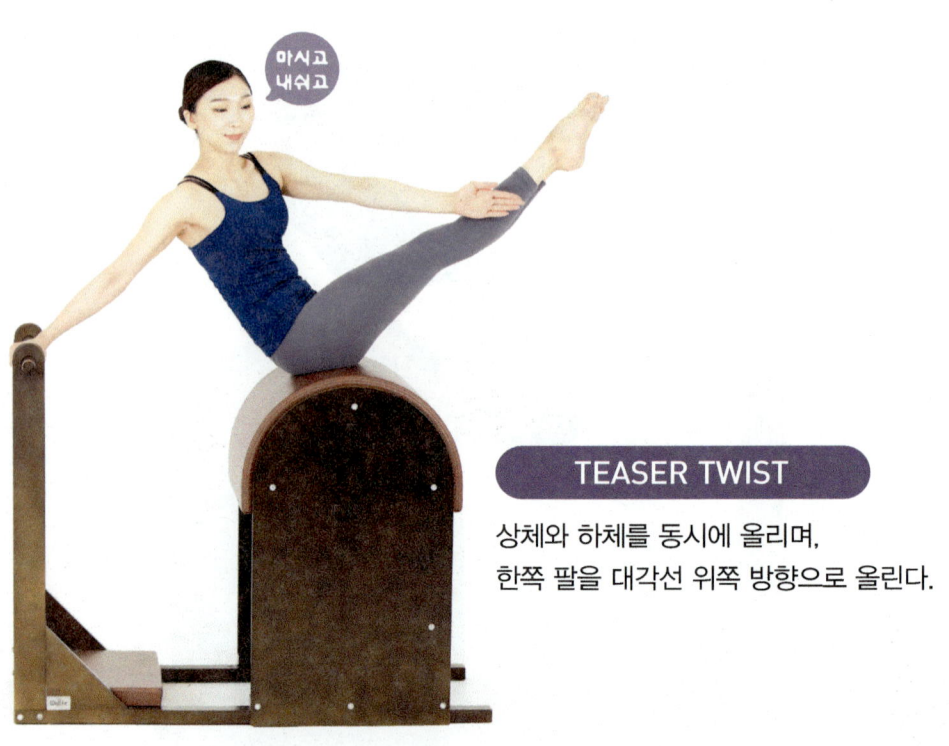

TEASER TWIST

상체와 하체를 동시에 올리며,
한쪽 팔을 대각선 위쪽 방향으로 올린다.

15 Scissors & Walking
시저 앤 워킹

래더배럴

| 주요 효과 | 내전근과 고관절 굴근 강화 및 스트레칭

반복 횟수 10

시작 자세
- 배럴의 가장 높은 부분에 등을 대고 누워 두 손으로 래더를 잡는다.
- 골반을 안정화하며, 두 다리는 천장 방향으로 올린다.

레슨 포인트
- 어깨와 손목에 과도하게 힘이 들어가지 않도록 주의한다.
- 허리를 과도하게 꺾지 않도록 한다.

Lv.2

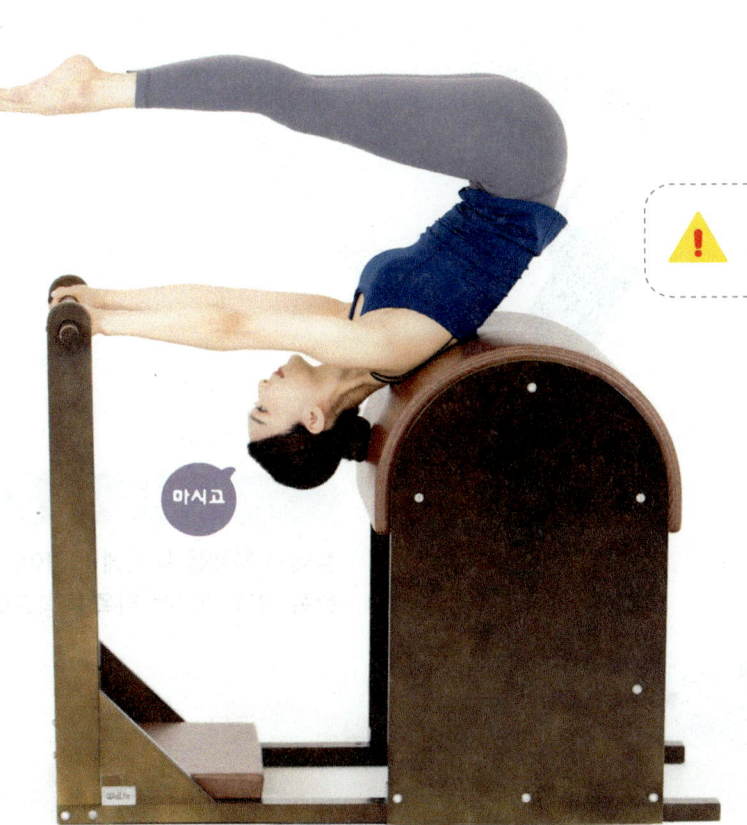

⚠️ 골다공증, 허리와 목에 통증이 있다면 주의해서 동작한다.

마시고

01 복부를 수축하고 한쪽 다리는 천장으로, 반대쪽 다리는 바닥 쪽으로 길게 내린다.

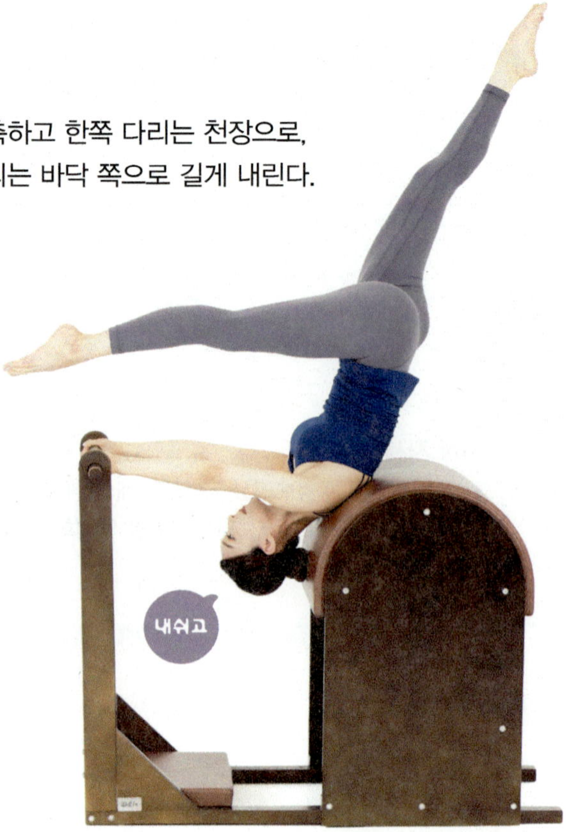

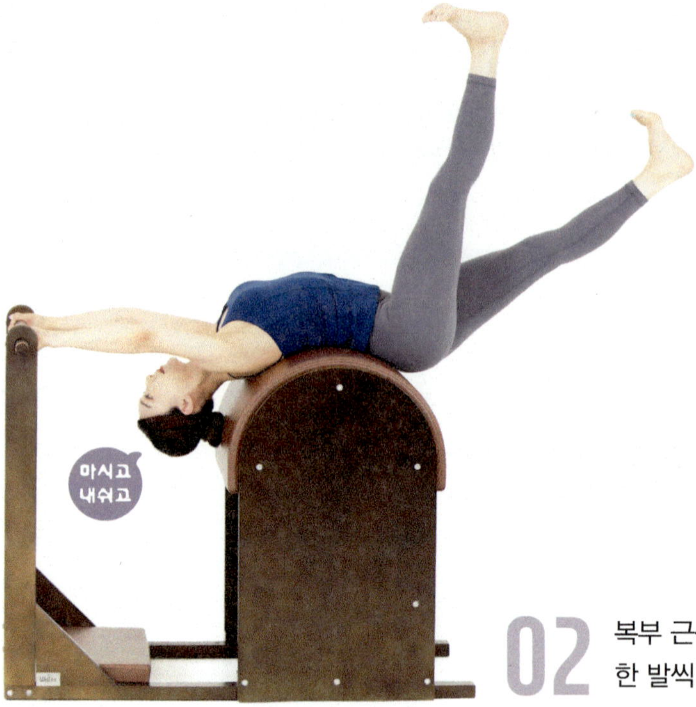

02 복부 근육에 집중하며 한 발씩 걷듯이 다리를 내린다.

Transition Flow

Bicycle ▶
복부를 강하게 수축하며, 자전거 페달을 돌리듯 다리를 움직인다.

Helicopter
두 다리를 바깥쪽으로 벌렸다가 헬리콥터 날개가 돌아가듯 고관절을 회전한다.

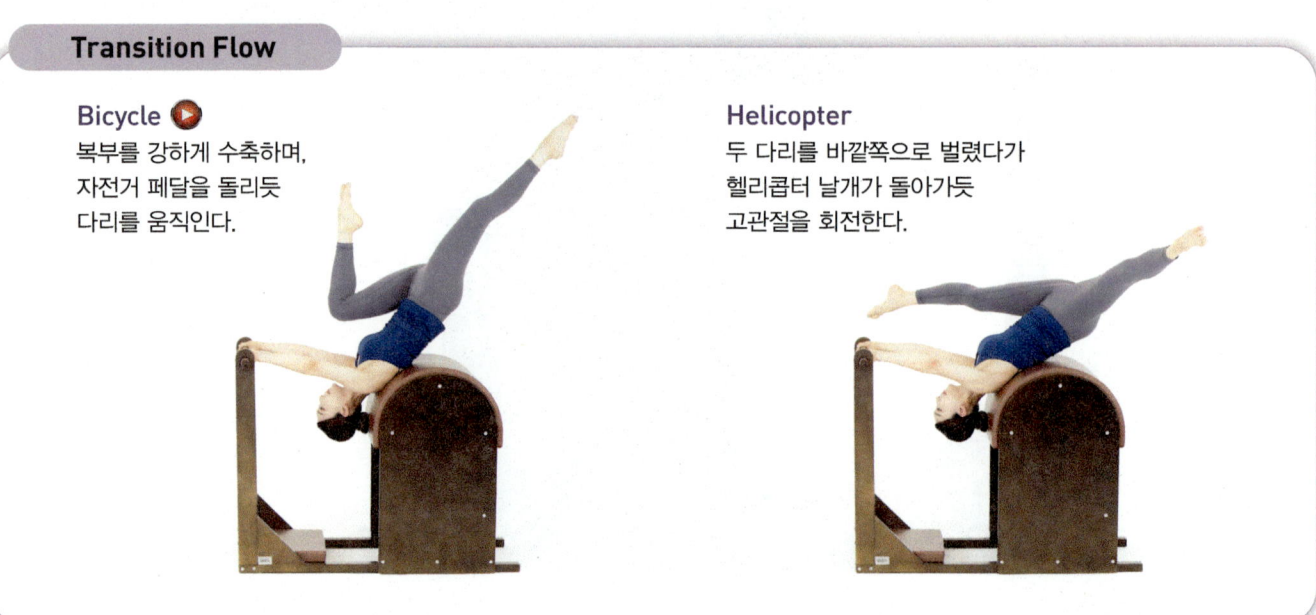

래더배럴 | 501

LADDER BARREL

16 Boat
보트

| 주요 효과 | 고관절 신근 강화, 등 신전근 강화, 어깨 안정화

래더배럴

반복 횟수
10

시작 자세
- 배럴 윗부분에 엎드리고, 두 팔은 래더 위에 둔다.
- 척추를 중립으로 유지하고, 어깨를 안정화한 상태에서 다리를 들어준다.

레슨 포인트
- 귀와 어깨가 멀어지도록 유지한다.
- 허리가 과신전되지 않도록 주의한다.

Lv.2

 디스크 질환, 천장관절 및 어깨 통증이 있다면 주의해서 동작한다.

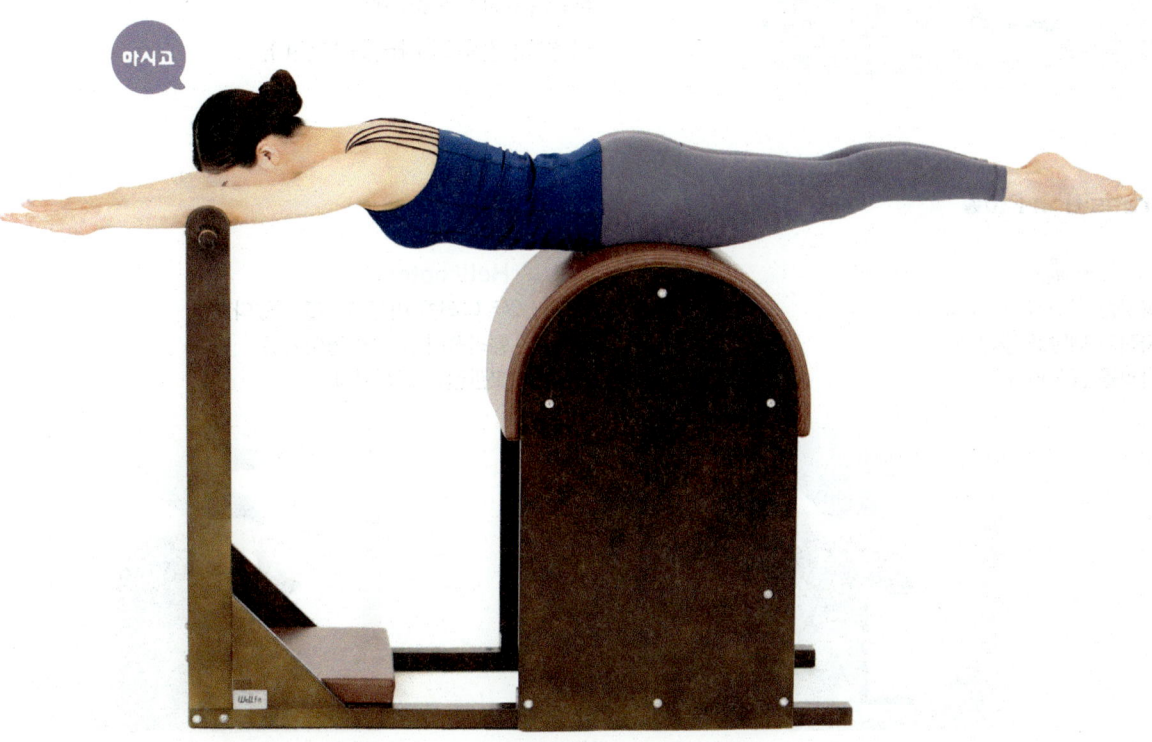

마시고

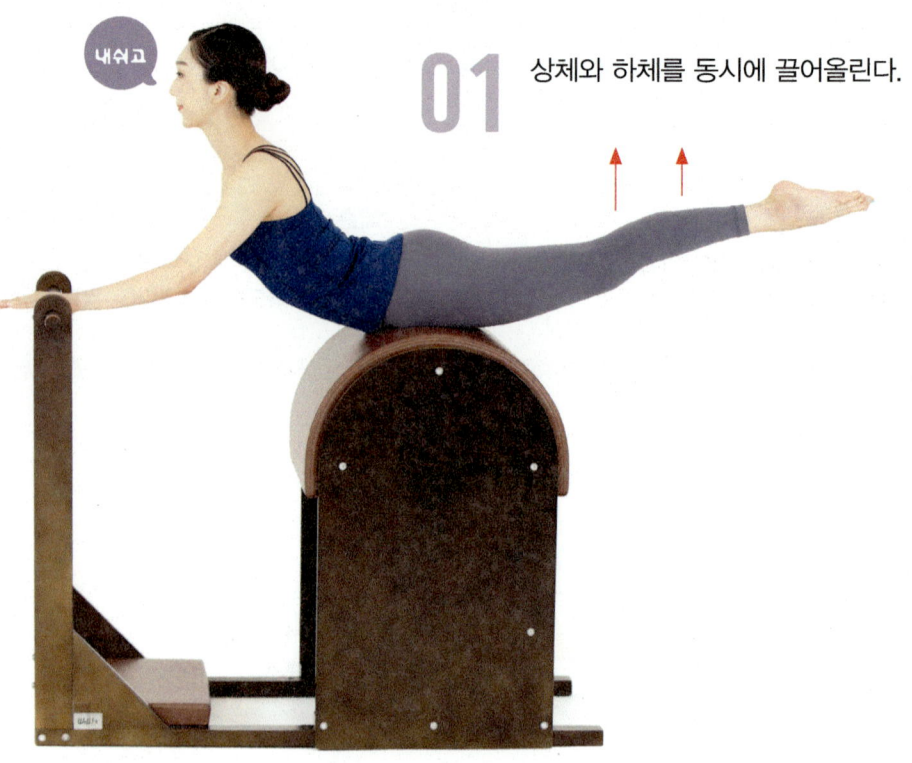

내쉬고

01 상체와 하체를 동시에 끌어올린다.

Transition Flow

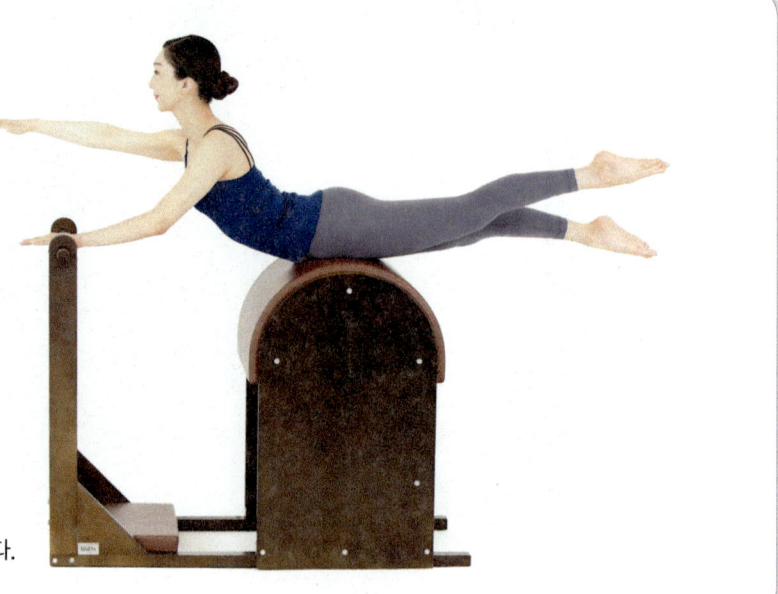

Swimming
두 다리는 물장구치듯 움직인다.
골반이 들썩거리지 않도록 유지한다.

17 Grasshopper
그래스호퍼

| 주요 효과 | 고관절 신근 강화, 등 신전근 강화, 어깨 안정화, 내전근 강화

래더배럴

반복 횟수
8

시작 자세
- 심복부를 사용하고, 어깨를 안정화한 후 두 다리는 프로그 자세를 만든다.

레슨 포인트
- 어깨와 귀가 멀어지도록 한다.
- 허리가 과도하게 신전되지 않도록 주의한다.

Lv.2

 요통이 느껴지면 주의해서 동작한다.

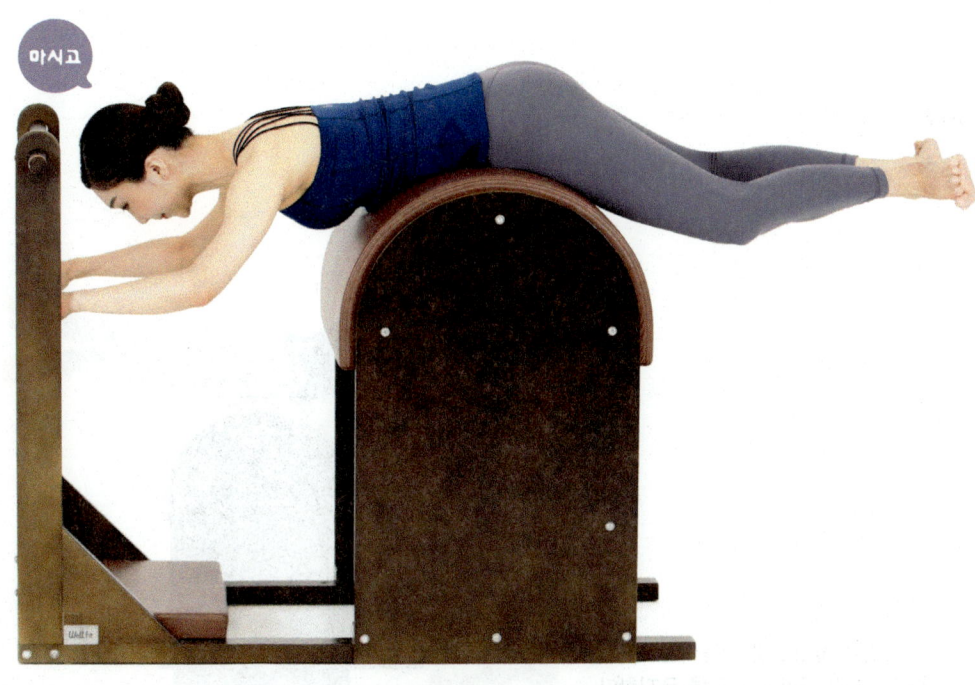

마시고

01 상체를 바닥 방향으로 내리면서 두 다리는 천장 방향으로 올린다.

내쉬고

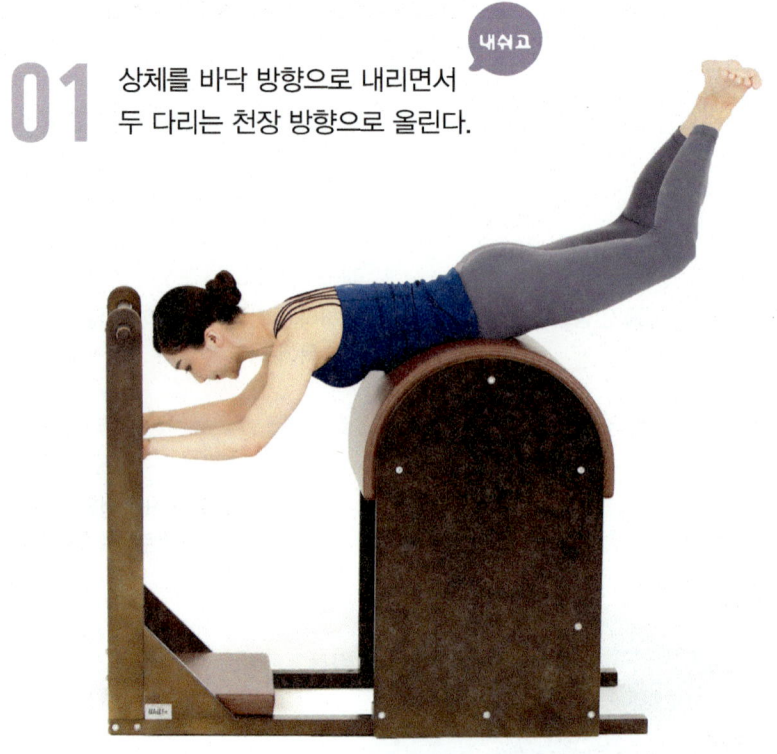

Transition Flow

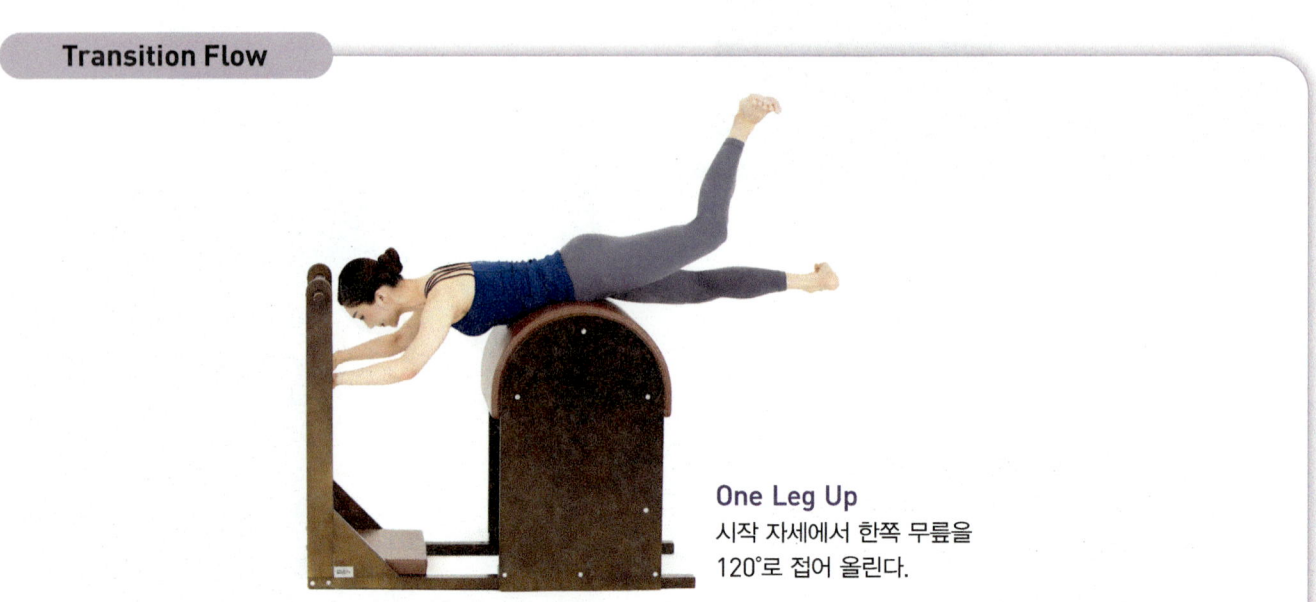

One Leg Up
시작 자세에서 한쪽 무릎을 120°로 접어 올린다.

18 Hand Stand
핸드 스탠드

| 주요 효과 | 어깨 안정화, 이두근·삼두근 강화, 코어 조절 능력 향상

래더배럴

반복 횟수 2

시작 자세
- 배럴에 배를 대고 엎드려 어깨를 안정화한다.
- 다리는 편안하게 내린다.

레슨 포인트
- 허리가 과도하게 꺾이지 않도록 주의한다.
- 손목에 너무 무리가 가지 않도록 한다.

Lv.2

손목 및 어깨 염좌, 디스크 헤르니아(추간판탈출)가 있다면 주의해서 동작한다.

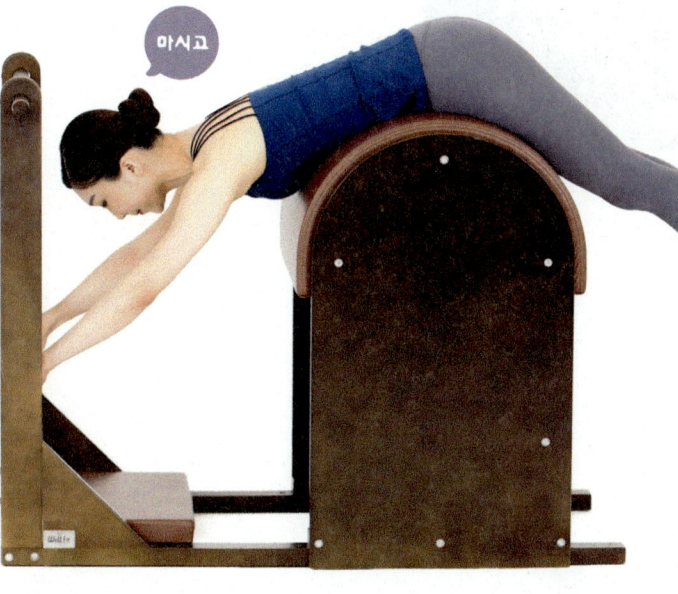

마시고

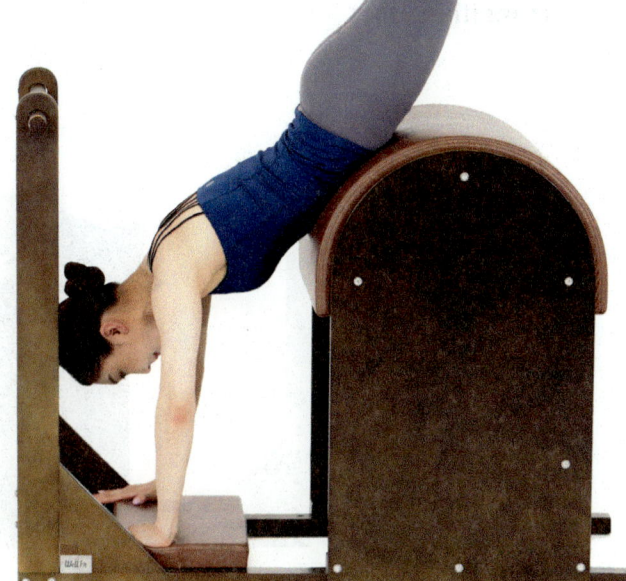

내쉬고

01 두 손을 패드 위에 내린다. 복부 힘과 엉덩이 근육을 조절하며, 다리를 천천히 배럴의 윗부분으로 들어 올린다.

19 Stomach Jump
스토머크 점프

| 주요 효과 | 척추 유연성 향상, 복부 근육 강화, 등 신전근 강화

반복 횟수 4

래더배럴

시작 자세
- 복부를 배럴에 두고 래더의 두 번째 칸에 두 손을 어깨너비로, 두 다리는 바닥 쪽으로 내려놓는다.
- 어깨를 안정화하며 심복부를 인지한다.

레슨 포인트
- 어깨가 올라가거나 과도하게 반동을 하지 않도록 한다.
- 가능하면 갈비뼈가 배럴에 닿지 않도록 주의한다.

Lv.2

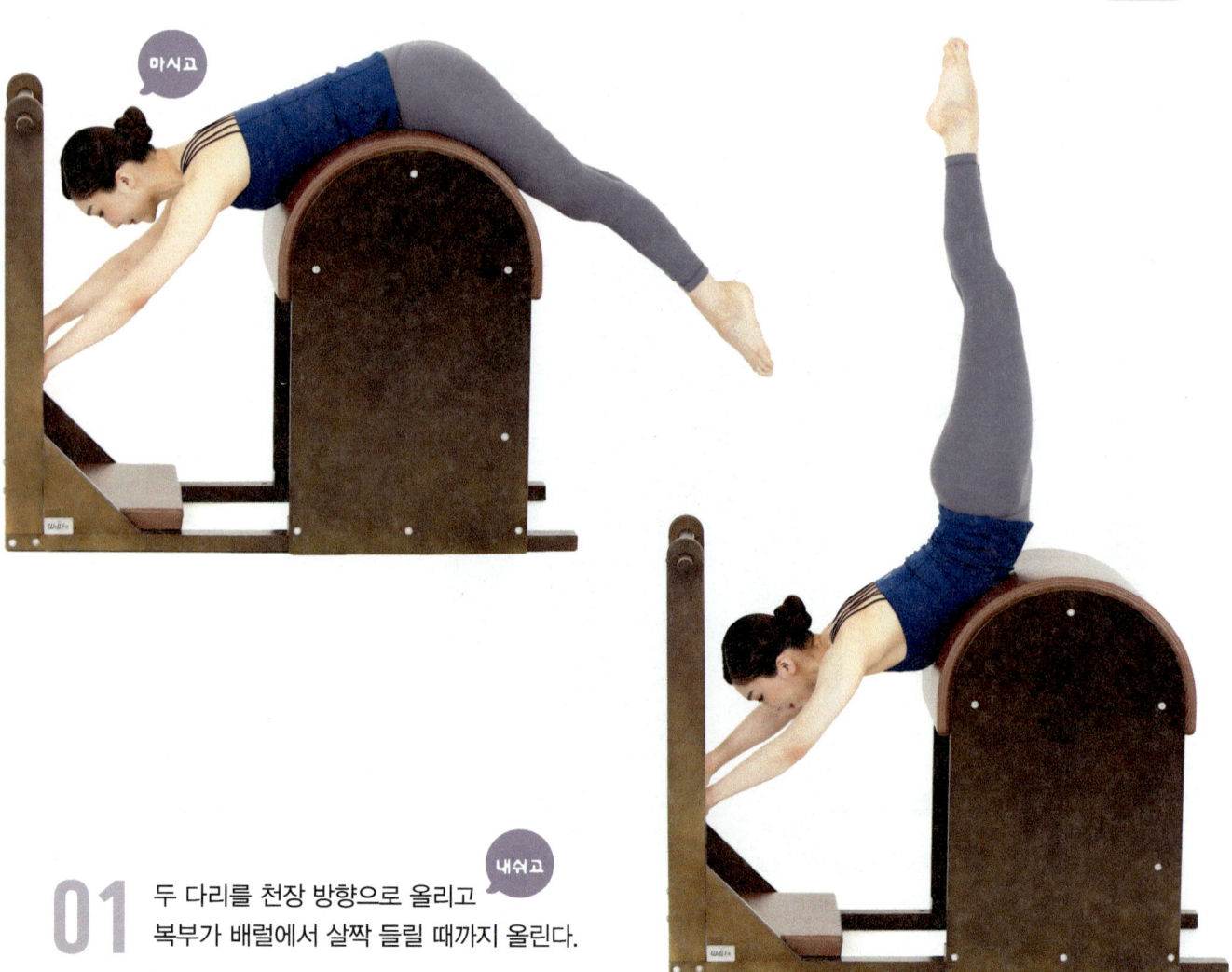

01 두 다리를 천장 방향으로 올리고 복부가 배럴에서 살짝 들릴 때까지 올린다.

20 Horizontal Line
호리존틀 라인

| 주요 효과 | 요방형근·내전근·코어 강화

래더배럴

반복 횟수
8

시작 자세
- 배럴에 옆으로 누워 한 손은 래더의 가장 윗부분에 두고, 반대쪽 손은 한 칸 아래를 잡는다.

레슨 포인트
- 어깨에만 힘을 주지 않는다.
- 허리가 뒤로 넘어가지 않도록 주의한다.

Lv.2

 손목 염좌가 있다면 주의해서 동작한다.

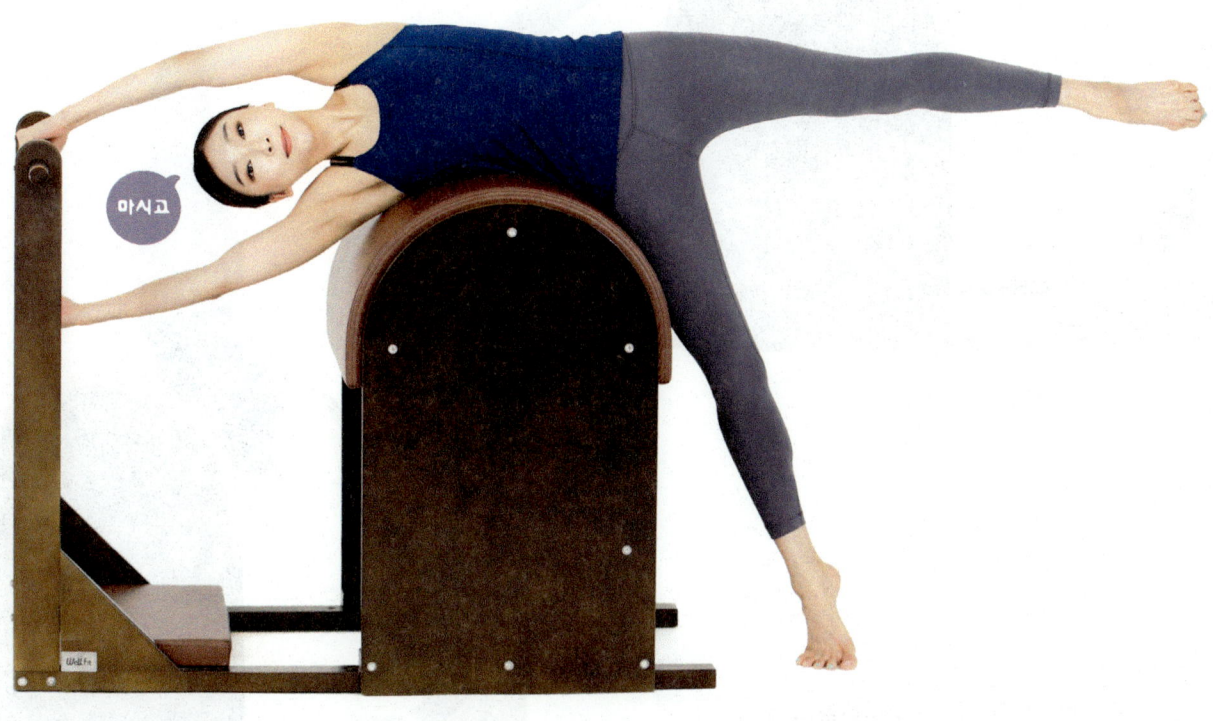

마시고

01 두 팔로 어깨를 안정화시키고, 복부의 힘을 조절하여 내쉬고
두 다리를 바닥과 평행이 되도록 하며 코어의 힘으로 버틴다.

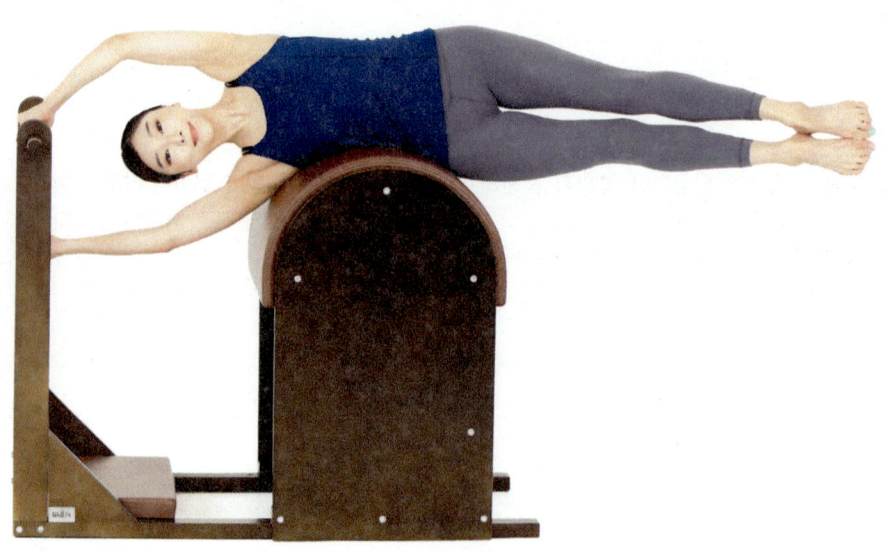

02 시작 자세로 돌아온다.

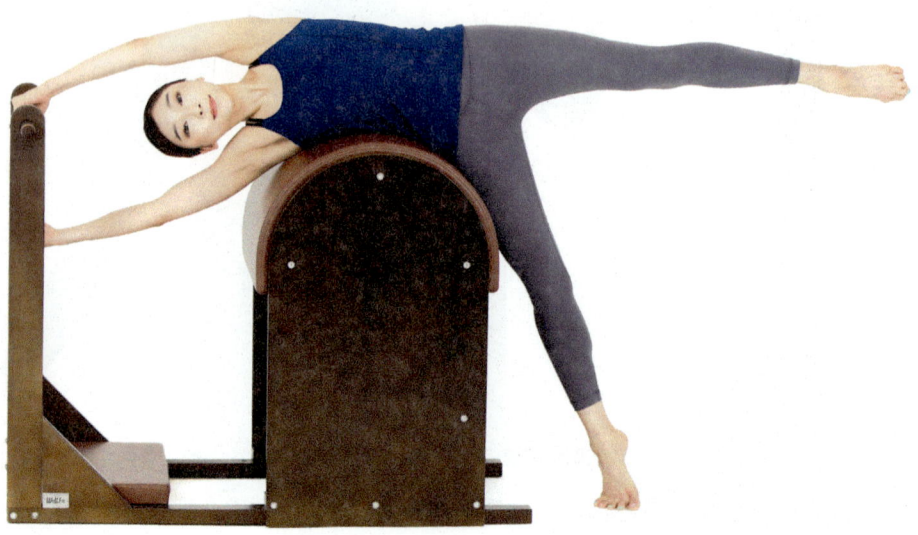

21 Spine Stretch
스파인 스트레칭

| 주요 효과 | 척추·요방형근·엉덩이 스트레칭

래더배럴

반복 횟수 4

시작 자세
- 두 다리를 조금 구부리고 천골부터 목까지 천천히 배럴에 닿을 수 있도록 한다.
- 누워 있는 상태에서 두 손을 래더의 가장 윗부분을 잡고 척추를 늘인다.

레슨 포인트
- 시작부터 허리가 꺾이지 않도록 한다.
- 목을 과도하게 뒤로 넘기지 않는다.

Lv.2

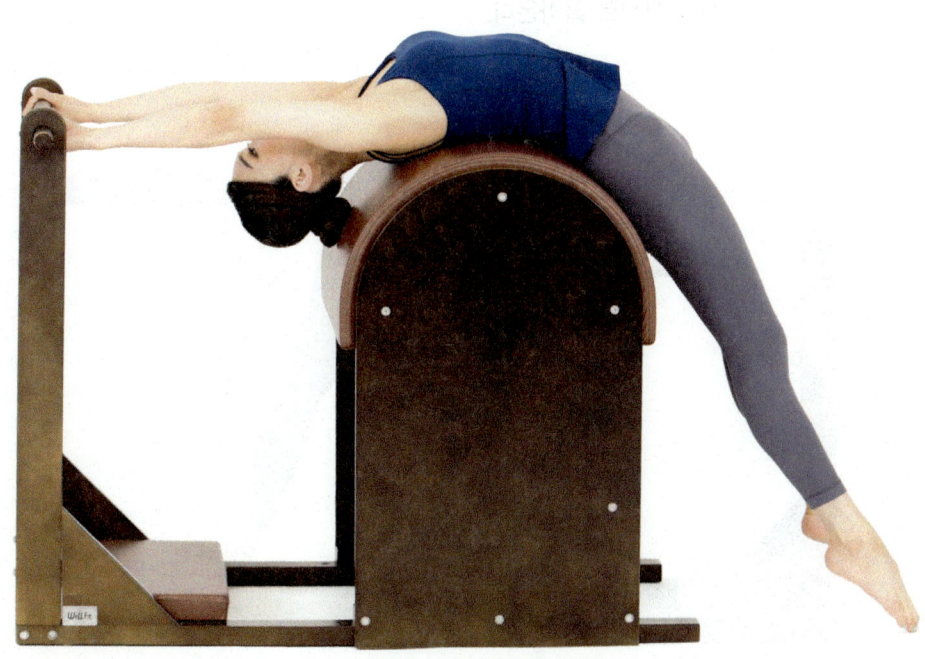

Transition Flow

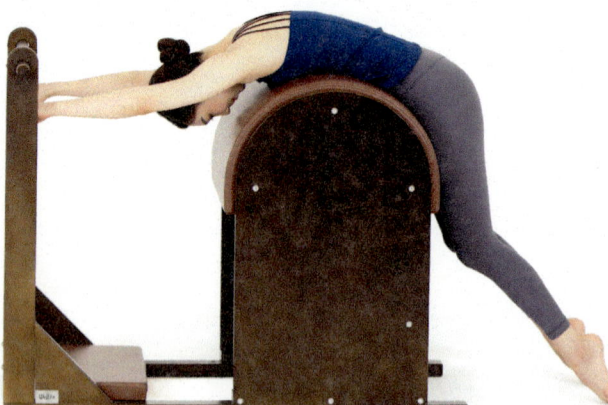

Front
배를 배럴에 대고 엎드린 채
두 손으로 배럴을 잡는다.
두 무릎을 구부려
척추를 스트레칭한다.

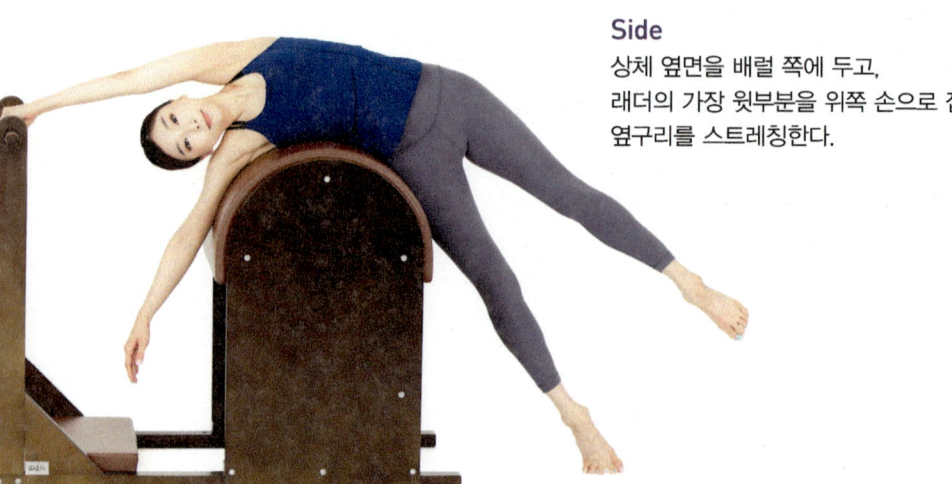

Side
상체 옆면을 배럴 쪽에 두고,
래더의 가장 윗부분을 위쪽 손으로 잡아
옆구리를 스트레칭한다.

01. 컨트롤 밸런스 런지 앤 점프 Control Balance Lunge & Jump
02. 스탠딩 스쾃 Standing Squat
03. 닐링 백 암 프레스 Kneeling Back Arm Press
04. 쿼드랍패드 시리즈 Quadruped Series
05. 플리에 Plie
06. 컨트롤 밸런스 온 보수 Control Balance on Bosu
07. 로잉 Rowing
08. 웨이브 Wave
09. 원 암 One Arm
10. 스탠딩 사이드 암 시리즈 Standing Side Arm Series
11. 햄스트링 아라베스크 Hamstring Arabesque
12. 사이드 스타 Side Star
13. 스완 암 시리즈 온 볼 Swan Arm Series on Ball
14. 닐링 힌지 백 Kneeling Hinge Back
15. 머메이드 Mermaid
16. 롤다운 바 스탠딩 Roll-Down Bar Standing
17. 스탠딩 암 스프링 시리즈 Standing Arm Spring Series
18. 스완 Swan
19. 레그 스프링 시리즈 Leg Spring Series
20. 잭나이프 앤 티저 Jackknife & Teaser

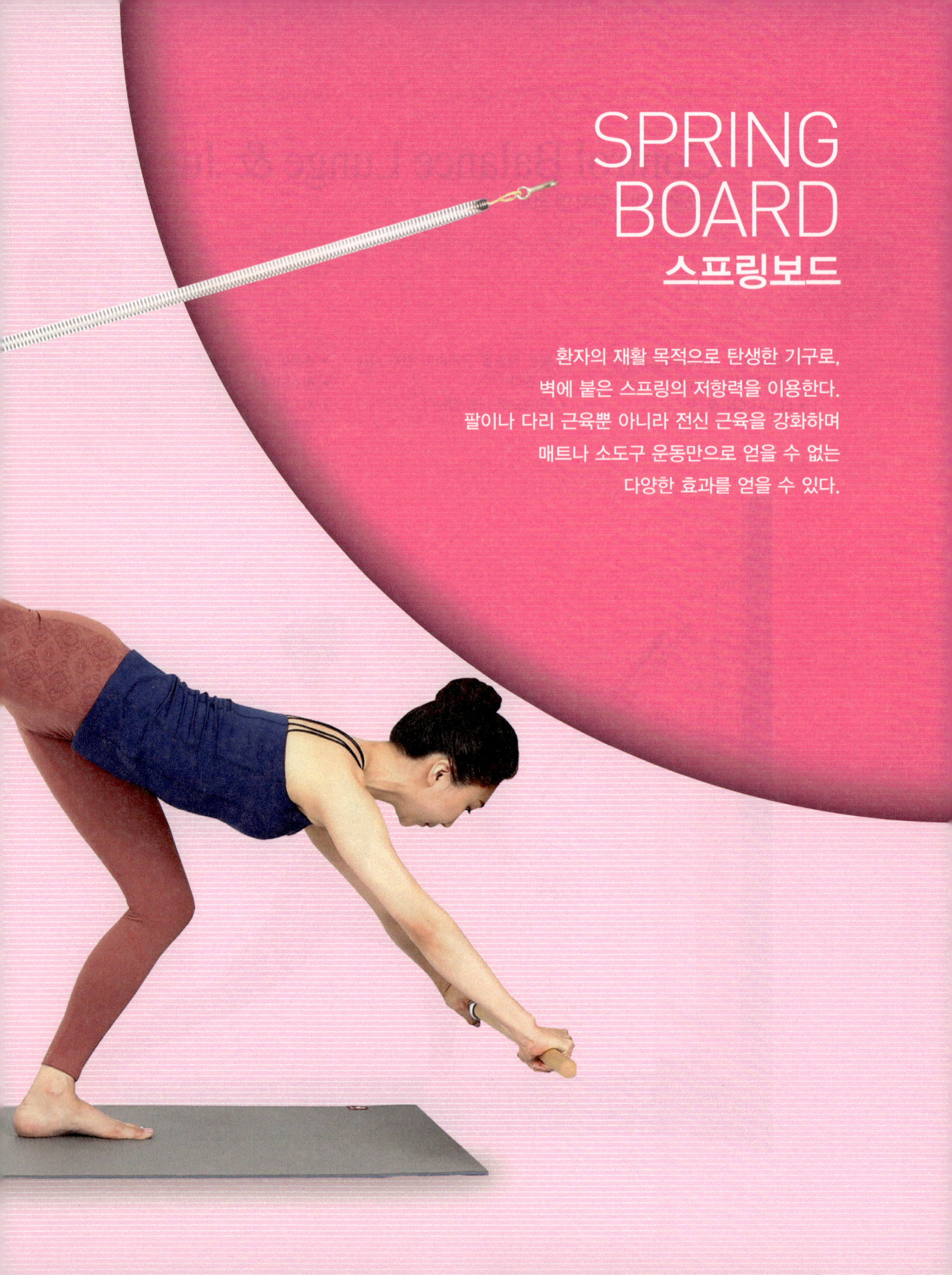

SPRING BOARD
스프링보드

환자의 재활 목적으로 탄생한 기구로,
벽에 붙은 스프링의 저항력을 이용한다.
팔이나 다리 근육뿐 아니라 전신 근육을 강화하며
매트나 소도구 운동만으로 얻을 수 없는
다양한 효과를 얻을 수 있다.

01 Control Balance Lunge & Jump
컨트롤 밸런스 런지 앤 점프

| 주요 효과 | 광배근·삼두박근 강화, 슬건·둔근 강화, 균형감각과 조절 능력 향상

스프링보드

반복 횟수 8~12

세팅
- SPRING   yellow spring 2
- DIRECTION   board
- LOCATION   두 손

시작 자세
- 척추 중립을 유지하여 런지 자세로 선다.
- 두 손으로 바를 잡는다.

레슨 포인트
- 손목이 꺾이지 않도록 주의한다.
- 척추의 중립 자세를 유지한다.
- 지지하는 다리의 발 아치면을 정렬한다.

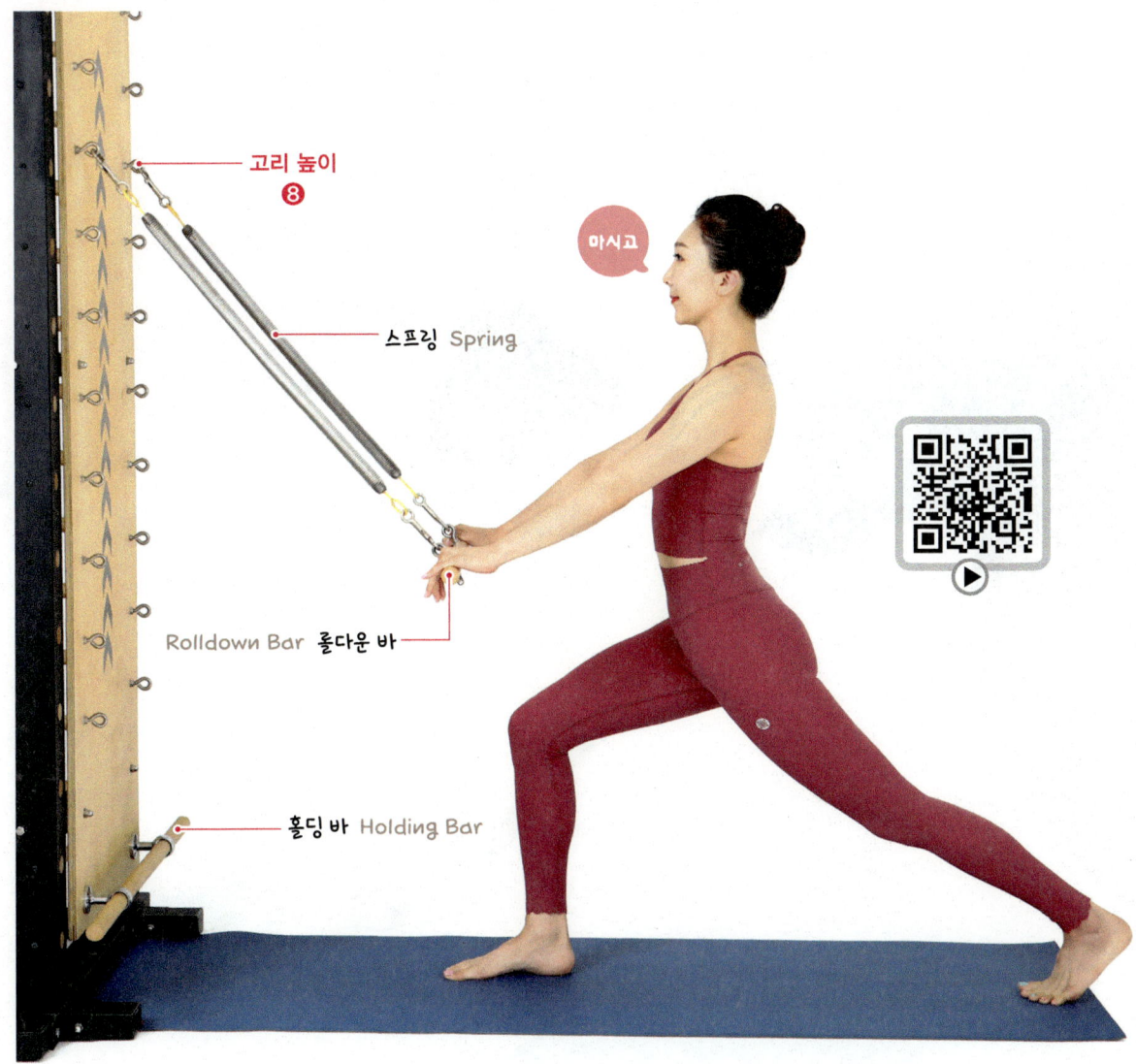

Lv.2

고리 높이 ❽

마시고

스프링 Spring

Rolldown Bar 롤다운 바

홀딩 바 Holding Bar

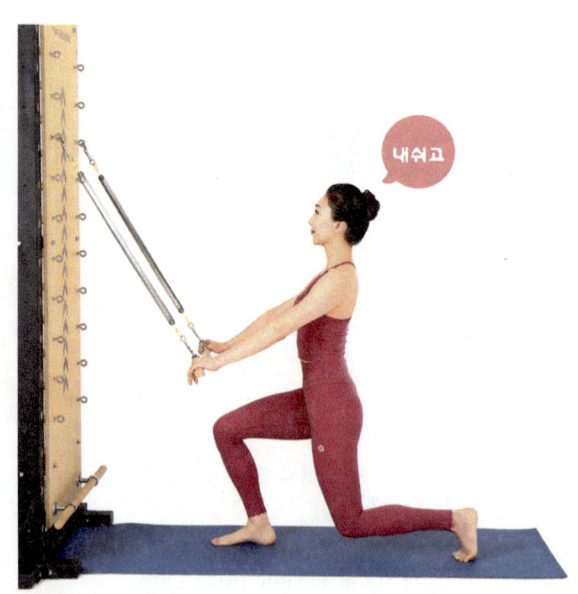

LUNGE LEG BACK

01 한쪽 무릎을 구부려 세우고 반대쪽 무릎을 구부려 매트 위에 공간을 두고 정렬한다.

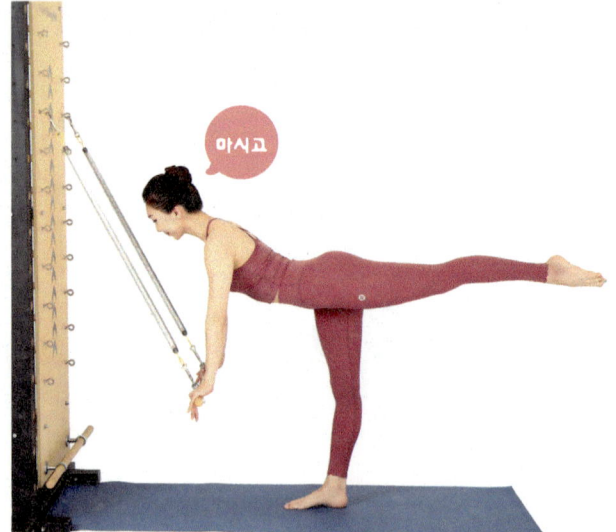

02 두 손으로 바를 누르고 일어서서 한 다리를 펴고 반대쪽 다리는 뒤로 뻗는다.

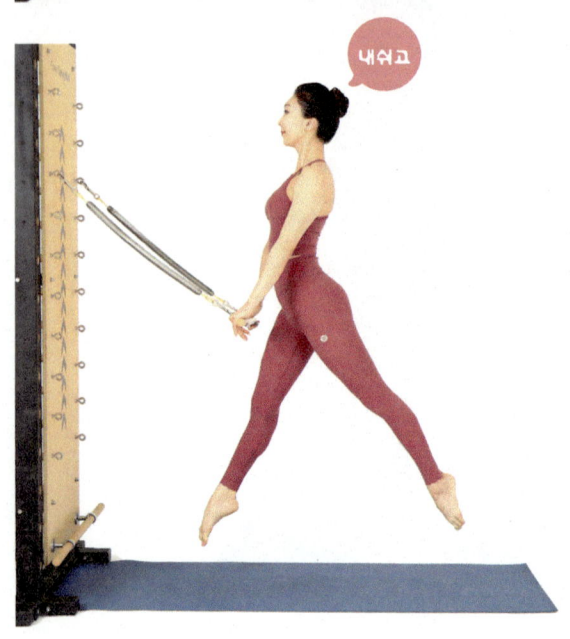

LUNGE JUMP

03 두 손으로 바를 잡고 누르며 점프한다.

02 Standing Squat
스탠딩 스쾃

| 주요 효과 | 대퇴사두근·슬건·둔근·이두근·전완근 강화, 견갑대 안정화, 하지 정렬

스프링보드

반복 횟수 8~12

세팅
- SPRING　yellow spring 2
- DIRECTION　board
- LOCATION　두 손

시작 자세
- 척추는 중립 자세를 유지하고 두 손으로 롤다운 바를 잡는다.
- 다리는 골반 너비로 벌리고 선다.

레슨 포인트
- 손목, 팔꿈치 관절을 정렬한다 (상지 정렬).
- 고관절 굴곡 시 무릎과 발목 각도는 90°를 유지한다(하지 정렬).

Lv.1

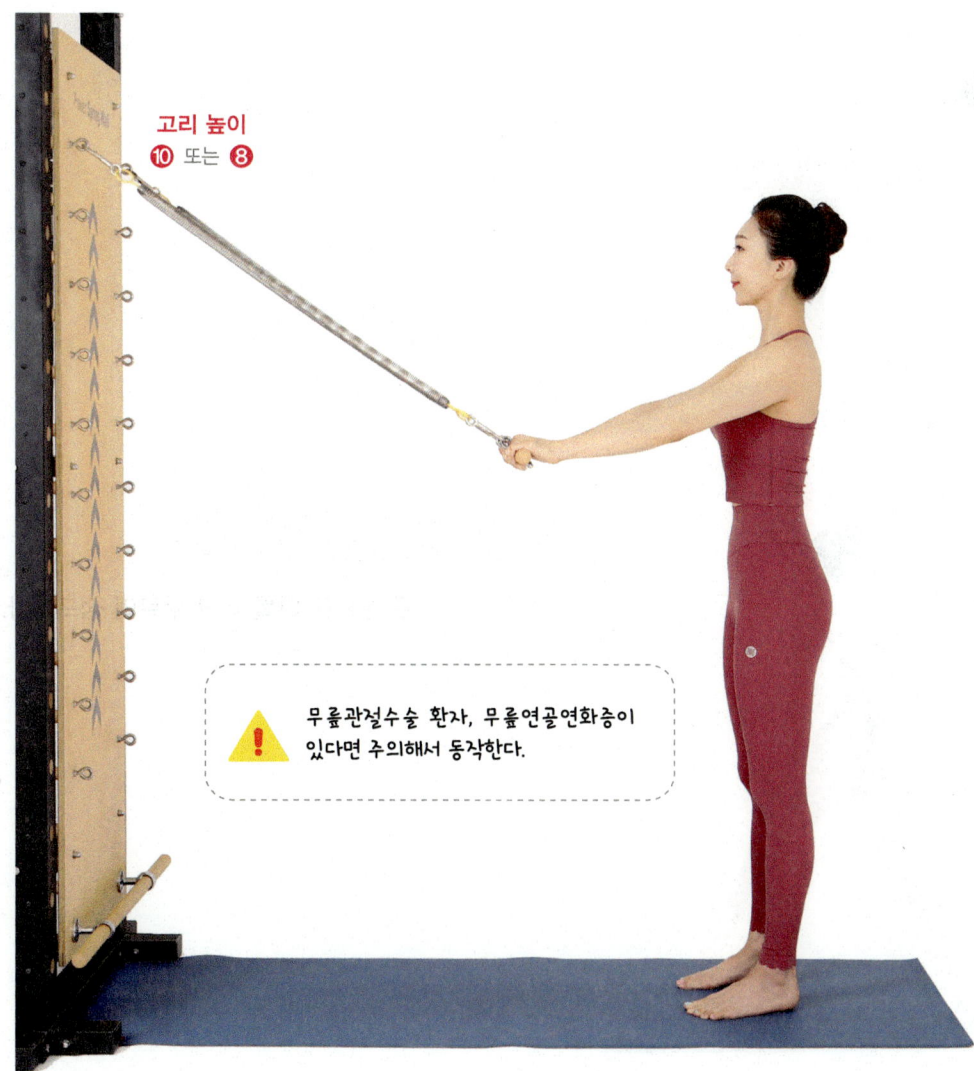

고리 높이 ⑩ 또는 ⑧

⚠️ 무릎관절수술 환자, 무릎연골연화증이 있다면 주의해서 동작한다.

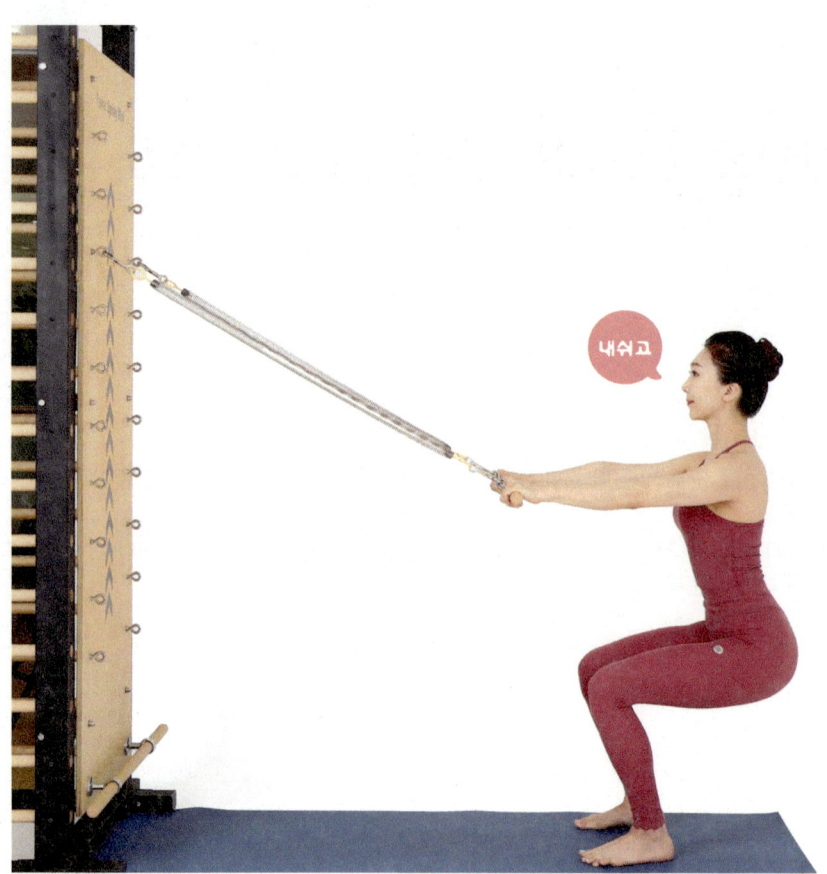

01 팔을 펴서 스프링을 당기고 무릎은 구부린다.

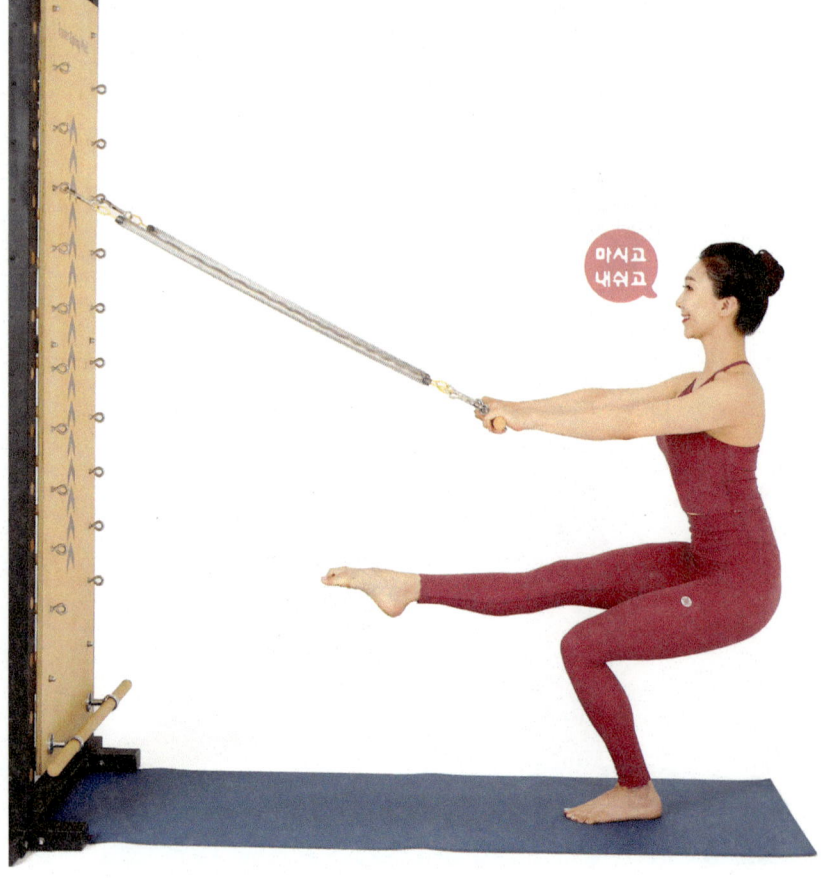

02 골반 중립을 유지하면서 한 다리를 앞으로 뻗는다.

03 Kneeling Back Arm Press
닐링 백 암 프레스

| 주요 효과 | 삼두근·전거근·등 근육 강화, 견갑대 안정화, 견갑거근 이완, 척추 굴곡 및 신전

스프링보드

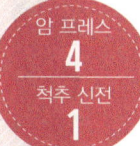

암 프레스
4
척추 신전
1

세팅
- SPRING   yellow spring 2
- DIRECTION opposite
- LOCATION 두 손

시작 자세
- 팔꿈치를 구부려 롤다운 바를 잡는다.
- 다리는 닐링 자세로 매트에 무릎을 대고 앉는다.

레슨 포인트
- 팔꿈치를 구부릴 때 어깨 정렬이 잘되도록 한다.
- 팔꿈치가 벌어지지 않도록 한다.

Lv.2

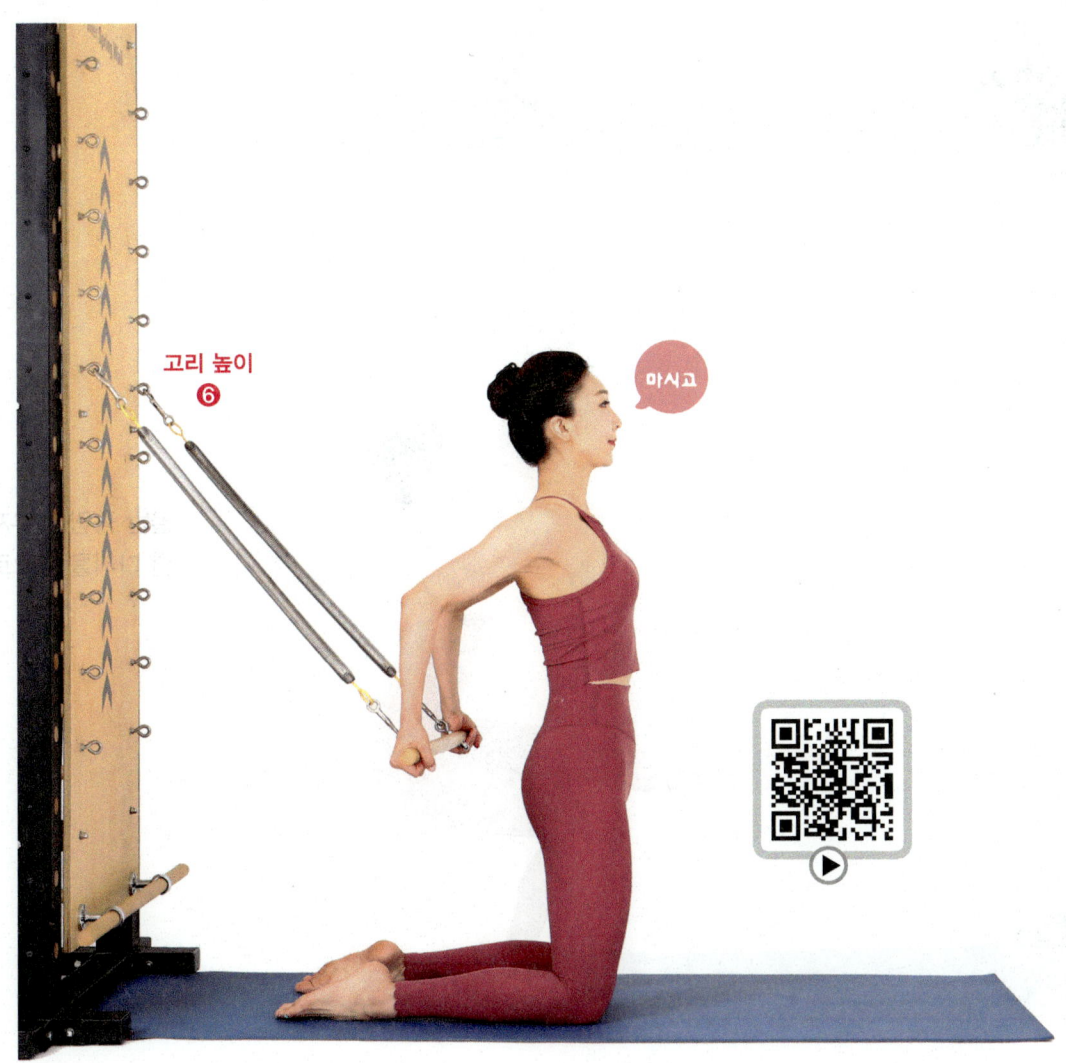

고리 높이 ❻   마시고

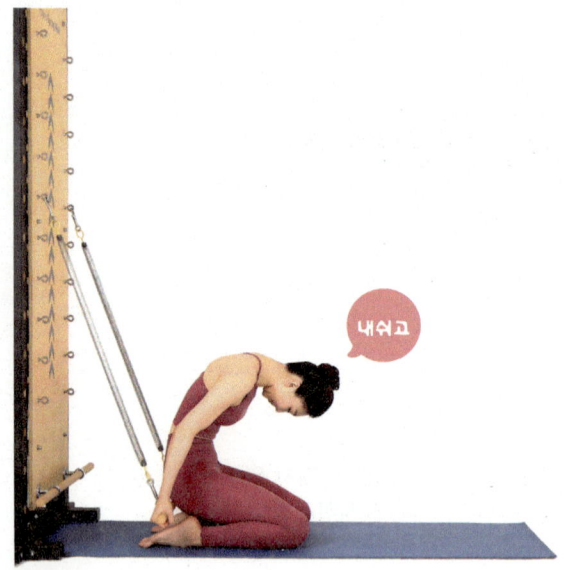

KNEELING SPINE FLEXION

01 척추를 분절하며 C커브를 만든다.
롤다운 바는 아래로 누른다.

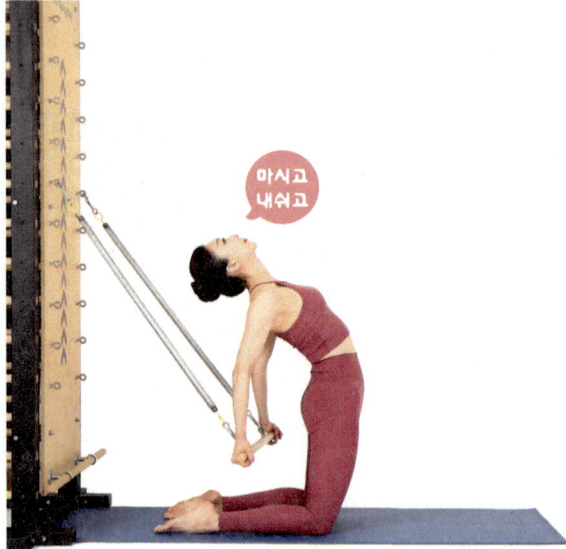

KNEELING SPINE EXTENSION

02 팔로 롤다운 바를 누르며
척추를 신전한다.

> ⚠️ 척추 신전 시 목 통증, 디스크 질환, 협착증, 손목과 무릎에 통증이 있다면 주의해서 동작한다.

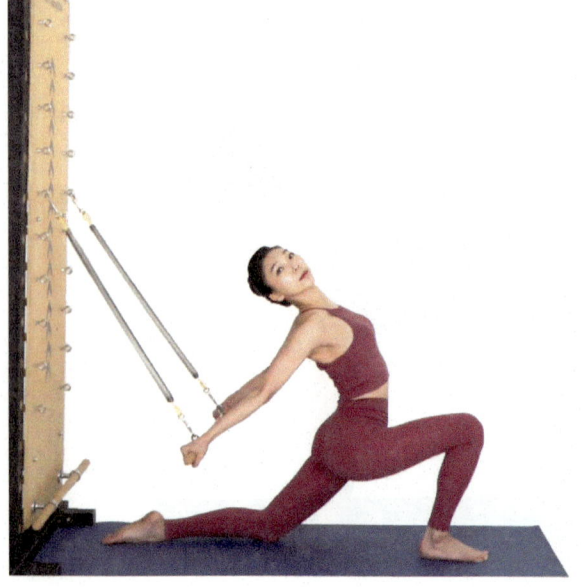

ONE LEG SPINE ROTATION STRETCH

03 머리와 목을 회전하여 오른쪽을 바라보고,
오른쪽 발을 앞으로 내딛는다.
골반을 앞으로 밀어 대퇴부를 스트레칭한다.

04 Quadruped Series
쿼드랍패드 시리즈

| 주요 효과 | 상·하지 분리운동, 어깨관절 움직임 향상, 복부 및 등 근육 강화

스프링보드

반복 횟수 10

세팅
- SPRING　yellow spring 2
- DIRECTION　opposite
- LOCATION　골반 앞쪽

시작 자세
- 네발기기 자세로 롤다운 바를 골반 앞에 정렬한다.

레슨 포인트
- 어깨를 올리지 않도록 한다(어깨와 귀 사이가 멀어지게).
- 골반과 척추는 중립 자세를 유지한다.

Lv.2

고리 높이 ❻

⚠️ 고혈압이거나 손목에 통증이 있다면 주의해서 동작한다.

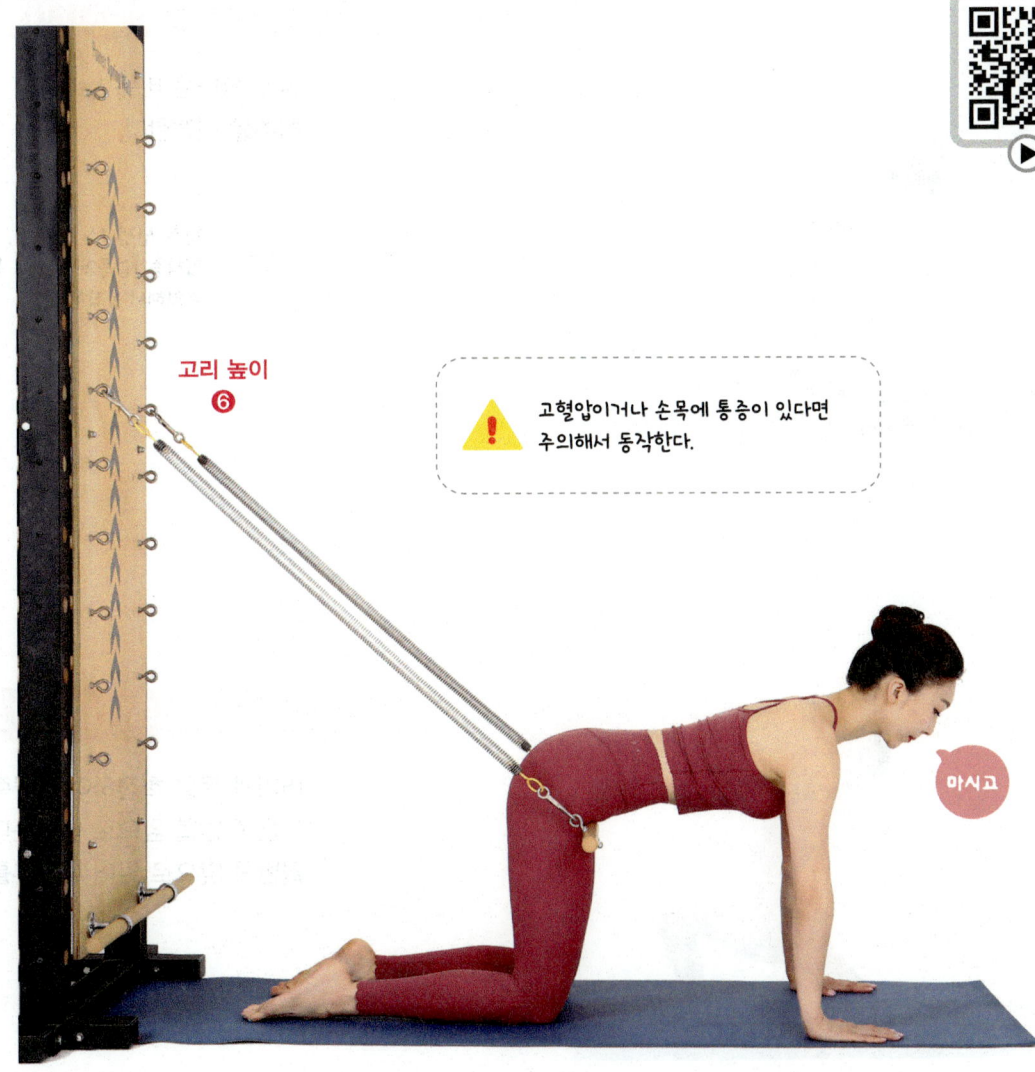

마시고

520 | Pilates All in One

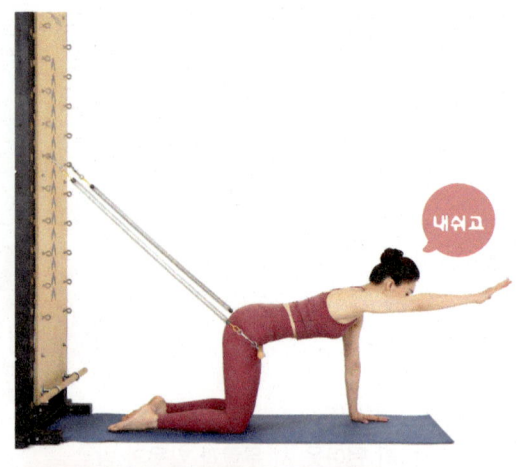

ONE ARM LIFT

01 한 팔씩 번갈아가며 앞으로 편다.

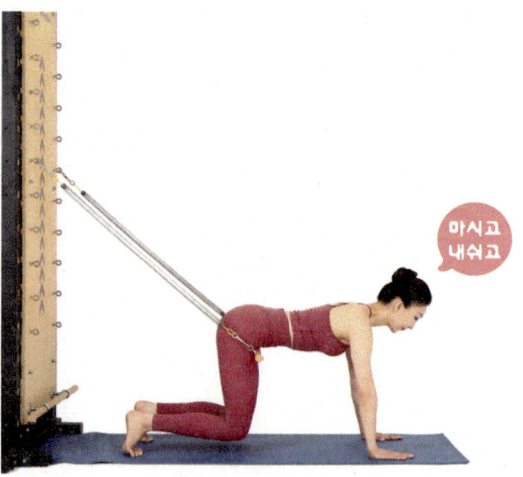

02 네발기기 자세에서 무릎을 든다.

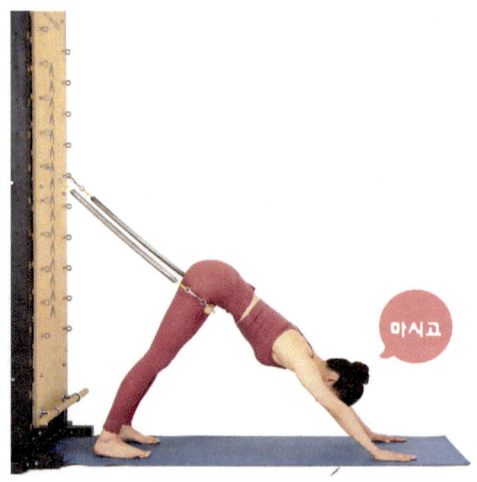

INVERTED 'V' STRETCH

03 거꾸로 된 V 자세를 취한다.

Transition Flow

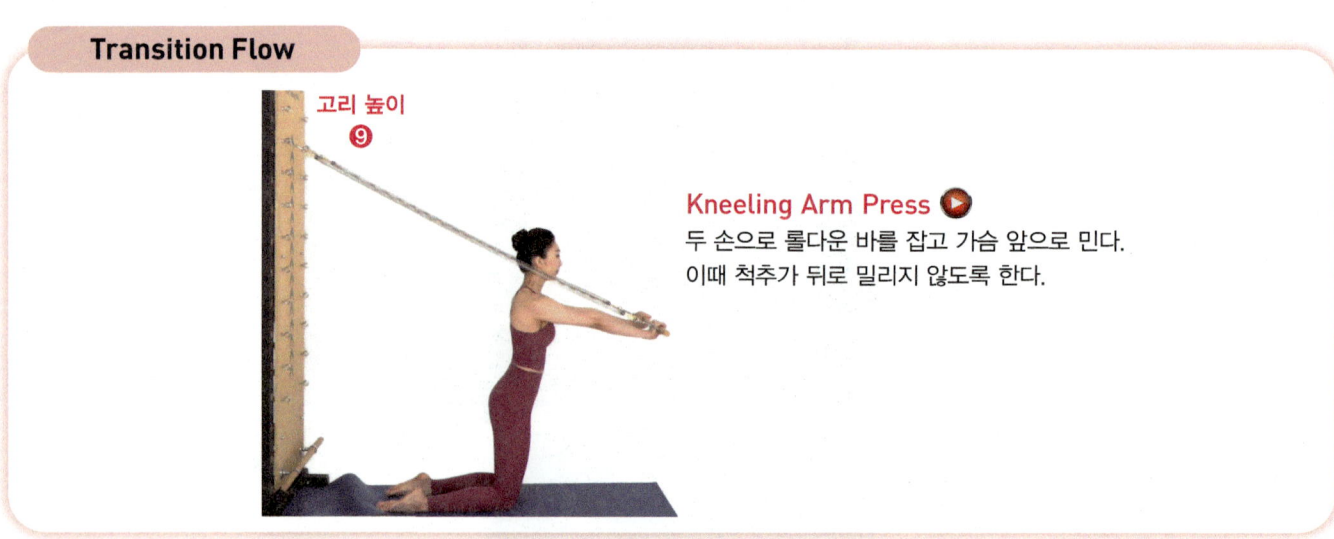

고리 높이 ❾

Kneeling Arm Press
두 손으로 롤다운 바를 잡고 가슴 앞으로 민다.
이때 척추가 뒤로 밀리지 않도록 한다.

05 Plie
플리에

| 주요 효과 | 고관절 내전근 강화, 둔부 강화, 하지 강화 및 밸런스 향상, 아킬레스건 스트레칭

스프링보드

반복 횟수 10

세팅
- SPRING   yellow spring 2 (short)
- DIRECTION opposite
- LOCATION 두 손

시작 자세
- 골반 앞으로 롤다운 바를 잡는다.
- 발뒤꿈치를 붙이고 턴아웃 자세로 선다.

레슨 포인트
- 다리 턴아웃 시 무릎과 발목의 방향이 같도록 한다(하지 정렬).
- 아킬레스건이 짧은 사람은 주의하여 동작한다.

Lv.1

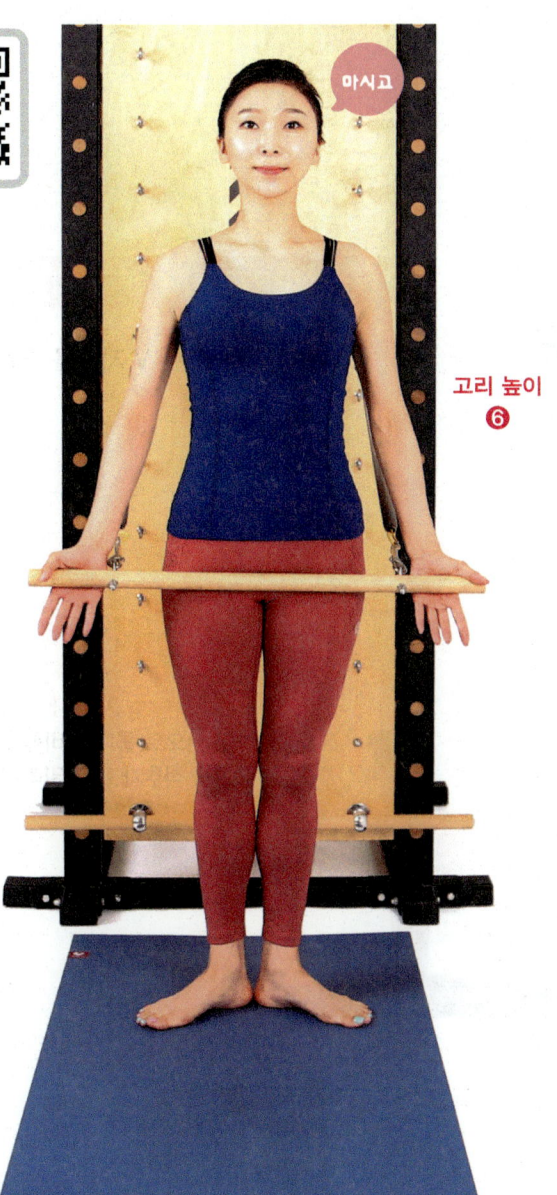

마시고

고리 높이 ❻

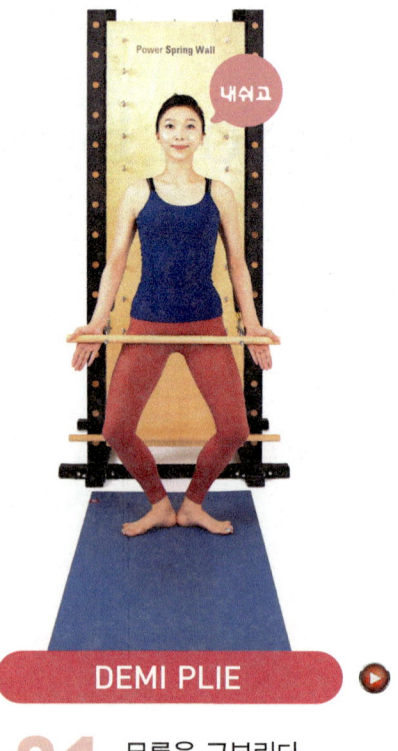
DEMI PLIE
01 무릎을 구부린다.

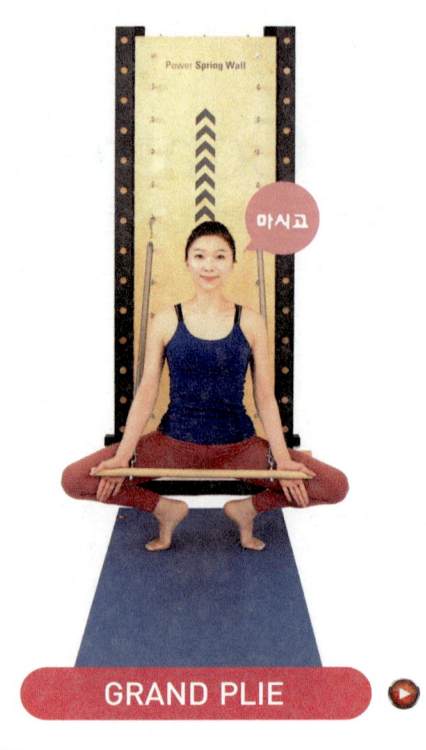
GRAND PLIE
02 무릎을 외회전하면서 앉는다.

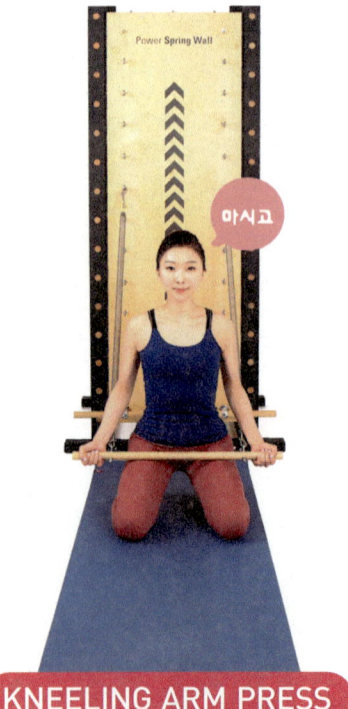
KNEELING ARM PRESS
03 무릎이 앞을 향하도록 바닥에 대고 앉는다.

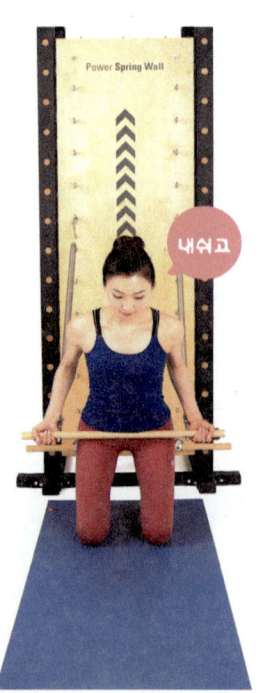
04 무게중심을 앞으로 하여 엉덩이를 든다.

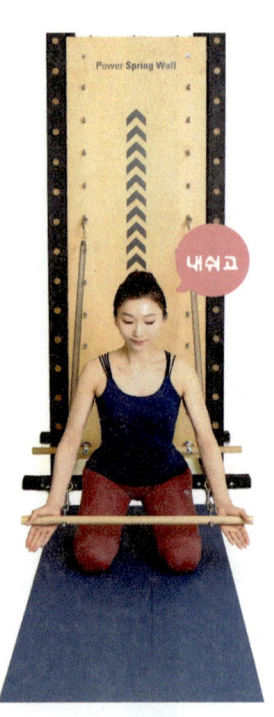
05 동일한 힘으로 팔을 앞으로 뻗는다.

06 Control Balance on Bosu
컨트롤 밸런스 온 보수

| 주요 효과 | 밸런스 향상, 둔부 근육 강화, 견갑대 안정화

스프링보드

반복 횟수 10

세팅
- HANDLE 2
- DIRECTION board
- LOCATION 두 손 / 무릎(보수)

시작 자세
- 네발기기 자세로 두 팔을 펴서 핸들을 잡는다.
- 한 다리는 보수에 무릎을 대고, 반대쪽 다리는 뒤로 뻗는다.

레슨 포인트
- 균형을 유지한다.
- 골반이 기울어지지 않도록 한다.

Lv.2

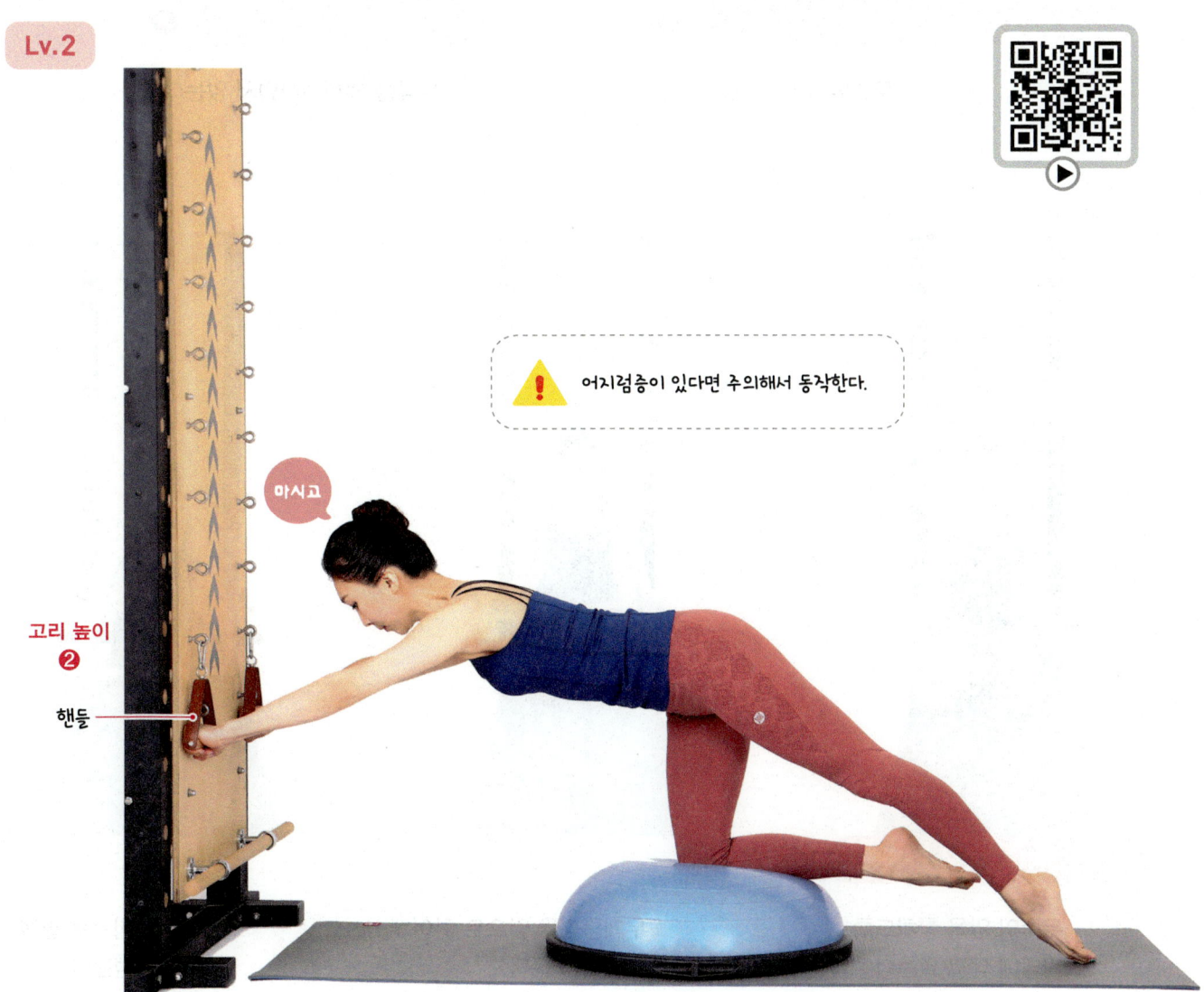

마시고

고리 높이 ❷

핸들

⚠️ 어지럼증이 있다면 주의해서 동작한다.

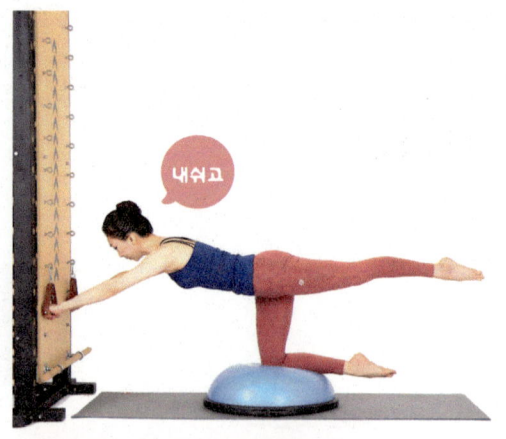

PRONE LEG BACK UP

01 한 다리를 든다.

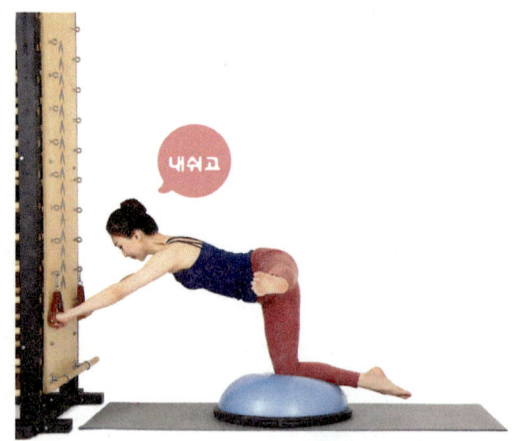

03 다리를 옆으로 든다.

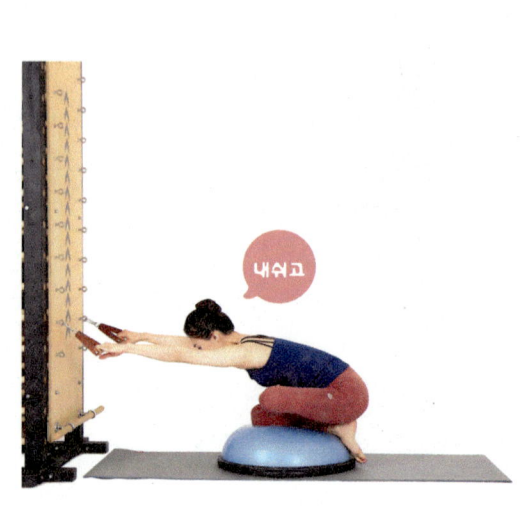

PRONE LEG SIDE UP

02 다리를 옆으로 내린다.

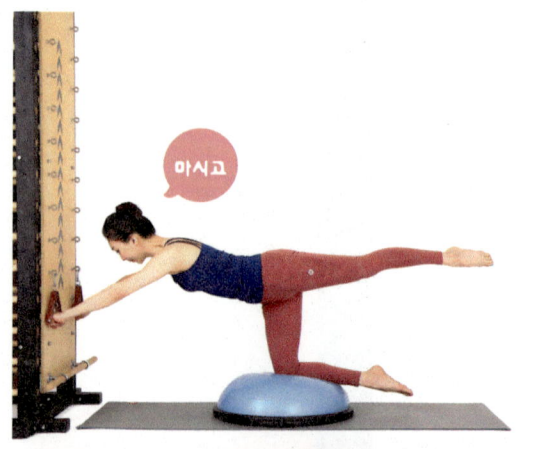

BACK AND SIDE STACCATO UP

04 다리를 뒤로 뻗는다.

HIP JOINT STRETCH

05 한 다리를 구부려 반대쪽 다리에 올려 앉는다.

07 Rowing
로잉

| 주요 효과 | 하부 승모근 강화, 상부 승모근 이완, 견갑골 유동성 향상, 팔 근육·복근 강화

스프링보드

반복 횟수 8

세팅
- SPRING   yellow spring 2
- DIRECTION board
- LOCATION 두 손

시작 자세
- 척추 중립 자세를 유지하고, 팔꿈치를 구부려서 핸들을 잡는다.
- 다리는 닐링 자세를 취한다.

레슨 포인트
- 손목이 꺾이지 않도록 주의한다.

Lv. 1

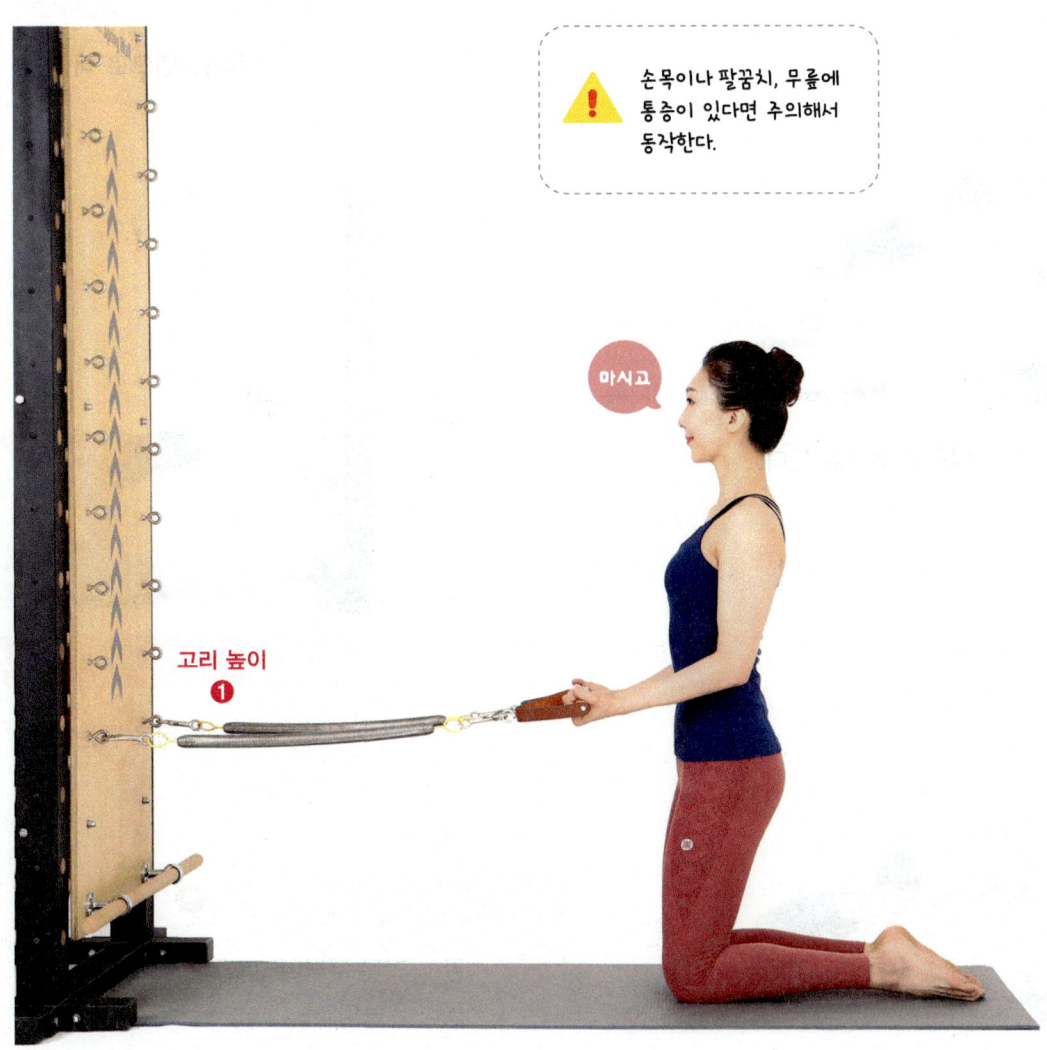

⚠️ 손목이나 팔꿈치, 무릎에 통증이 있다면 주의해서 동작한다.

① 고리 높이

마시고

> ⚠️ 골다공증, 슬관절(인공관절수술)·십자인대 손상이 있다면 동작을 삼간다.

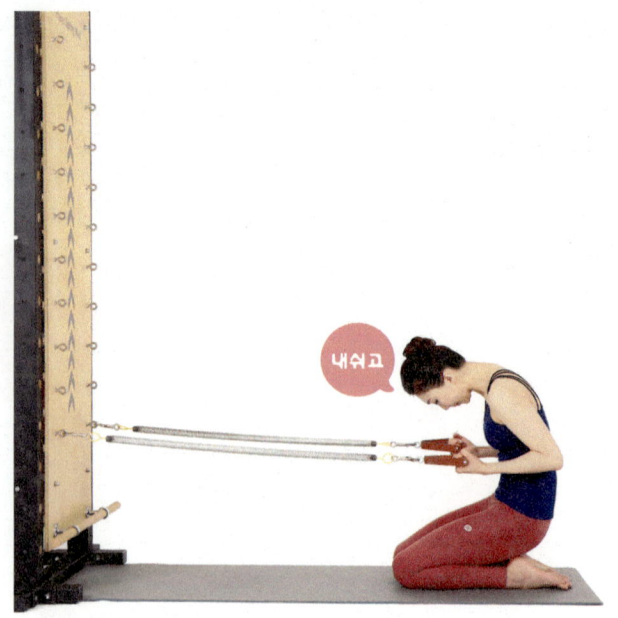

01 팔꿈치를 당기면서 척추를 분절하여 앉는다.

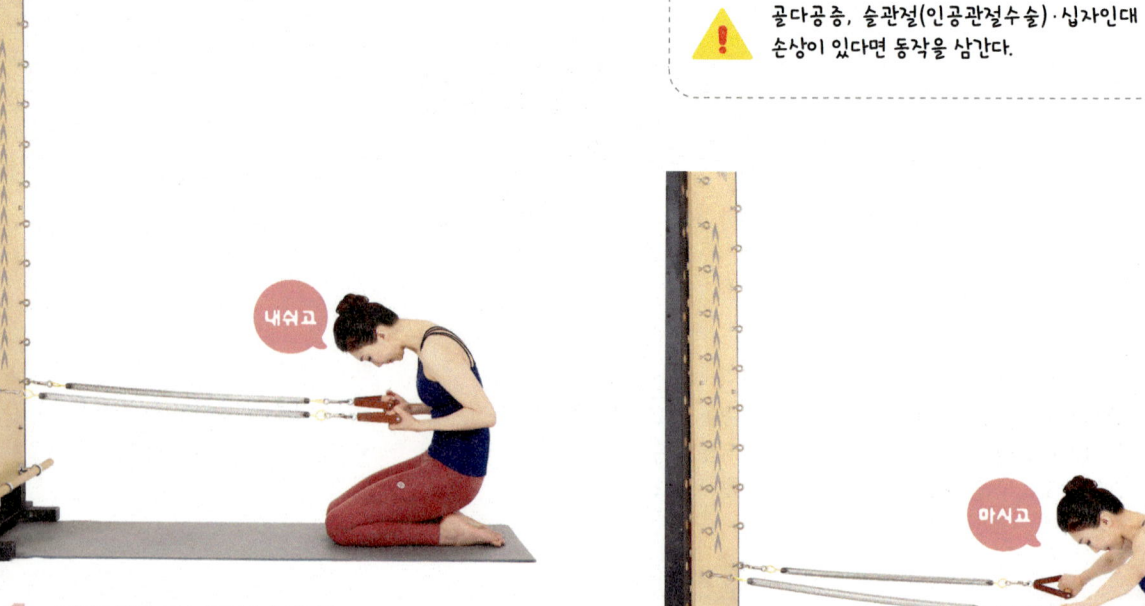

02 팔을 옆으로 편다.

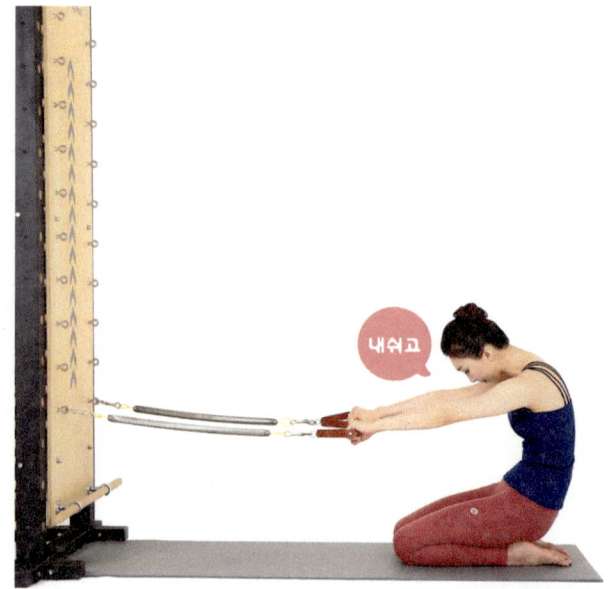

03 팔을 앞으로 편다.

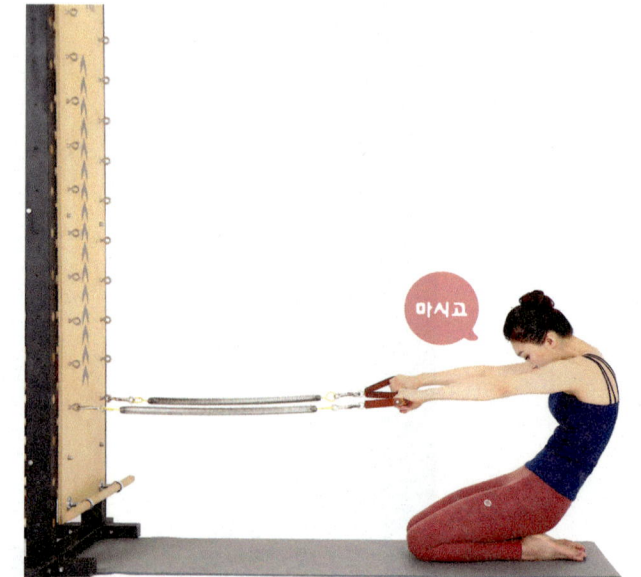

04 척추를 길게 신장시켰다가 시작 자세로 돌아온다.

08 Wave
웨이브

| 주요 효과 | 척추 유연성, 복부·햄스트링 강화

스프링보드

반복 횟수 8

세팅
- SPRING yellow spring 2
- DIRECTION board
- LOCATION 무릎 뒤 / 두 손 (홀딩 바)

시작 자세
- 등을 대고 누워 홀딩 바를 잡는다.
- 무릎은 구부리고 롤다운 바를 무릎 뒤에 건다.

레슨 포인트
- 스프링의 저항력을 인지한다.
- 반동을 이용하지 않는다.

Lv.2

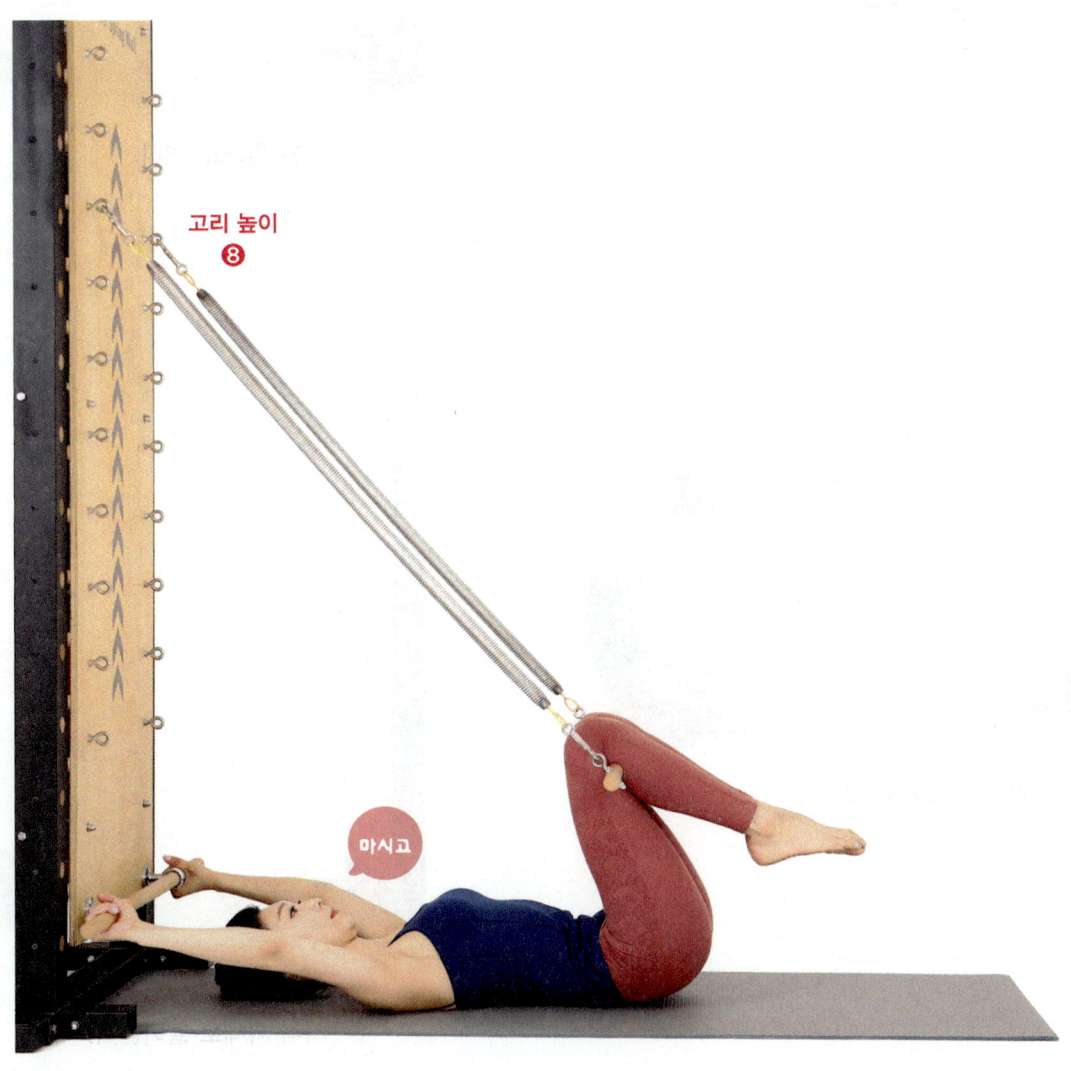

고리 높이 ❽

마시고

⚠️ 디스크 질환이 있다면 주의해서 동작한다.

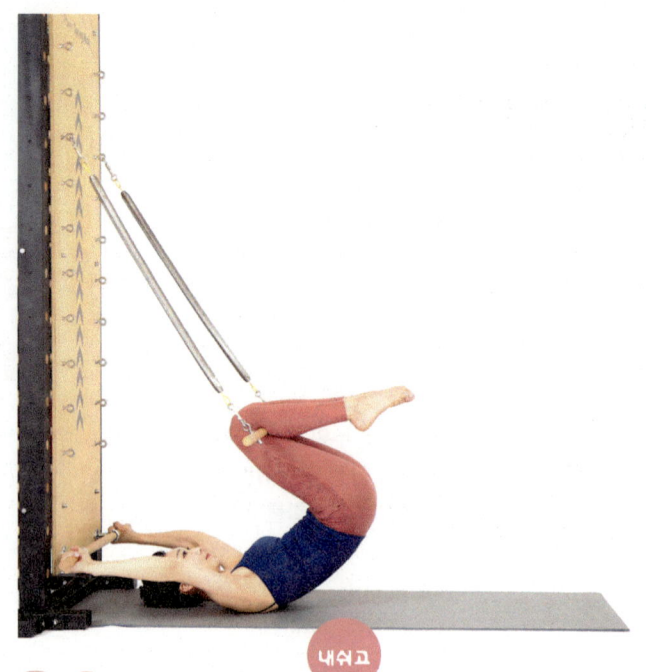

01 척추를 분절하여 골반을 들어 올린다. *내쉬고*

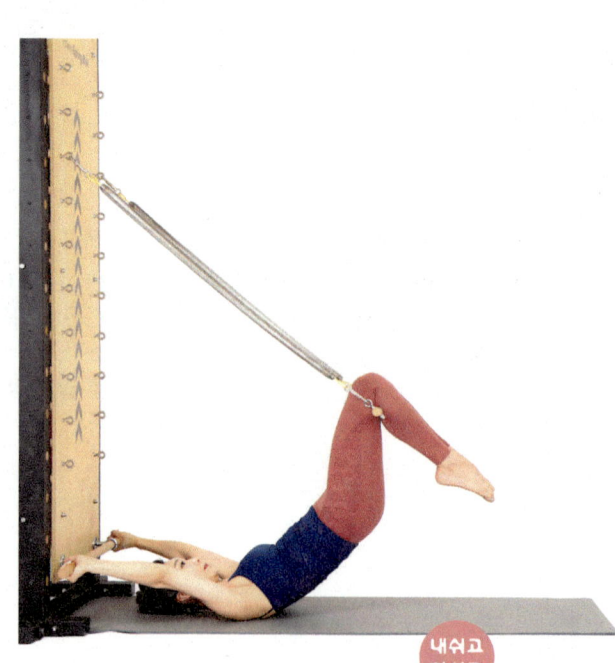

02 무릎을 밀어내면서 척추를 분절하며 내려온다. *내쉬고 마시고*

03 등을 대고 누워 롤다운 바를 발에 대고 두 다리를 대각선으로 뻗는다. *내쉬고 마시고*

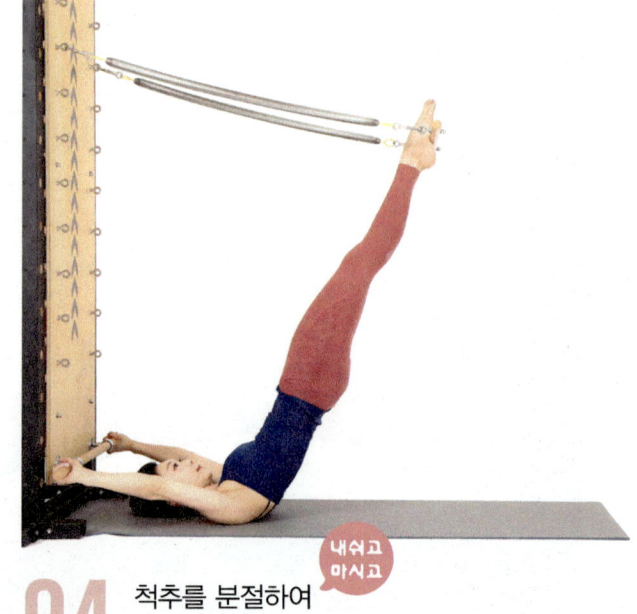

04 척추를 분절하여 골반을 들어 올린다. *내쉬고 마시고*

스프링보드 | 529

09 One Arm
원암

| 주요 효과 | 외복사근·요방형근 강화

스프링보드

반복 횟수 10

세팅
- SPRING   yellow spring 2
- DIRECTION opposite
- LOCATION 한 손 / 두 발 (홀딩 바)

시작 자세
- 한 손은 머리를 받치고, 반대쪽 손은 롤다운 바를 잡고 옆으로 눕는다.
- 두 발을 앞뒤로 홀딩 바 위에 둔다.

레슨 포인트
- 옆으로 누워 중립 자세를 유지한다.
- 어깨 안정성을 지킨다.
- 견갑대 안정화를 지킨다.

Lv.2

고리 높이 ❼ 또는 ❾

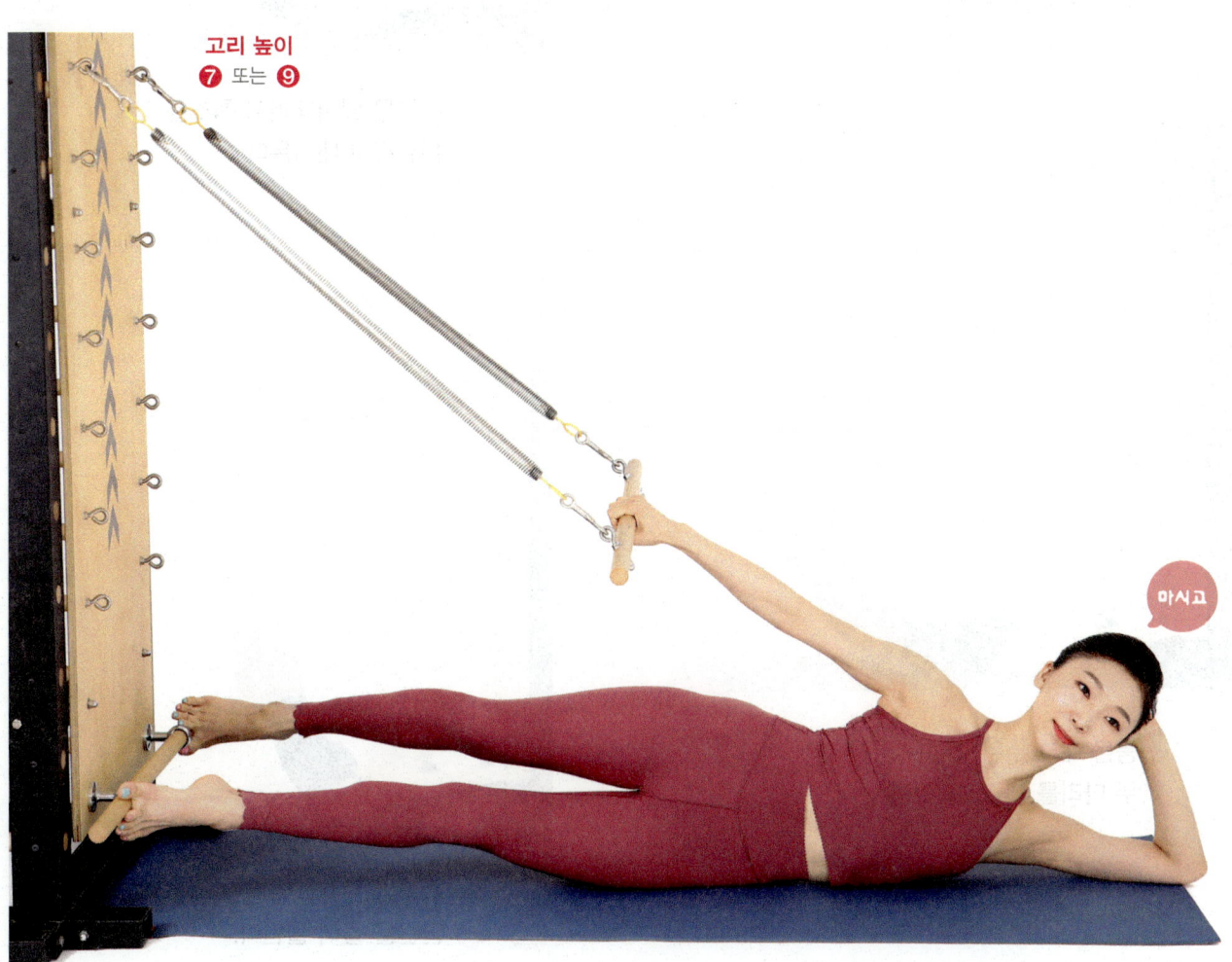

마시고

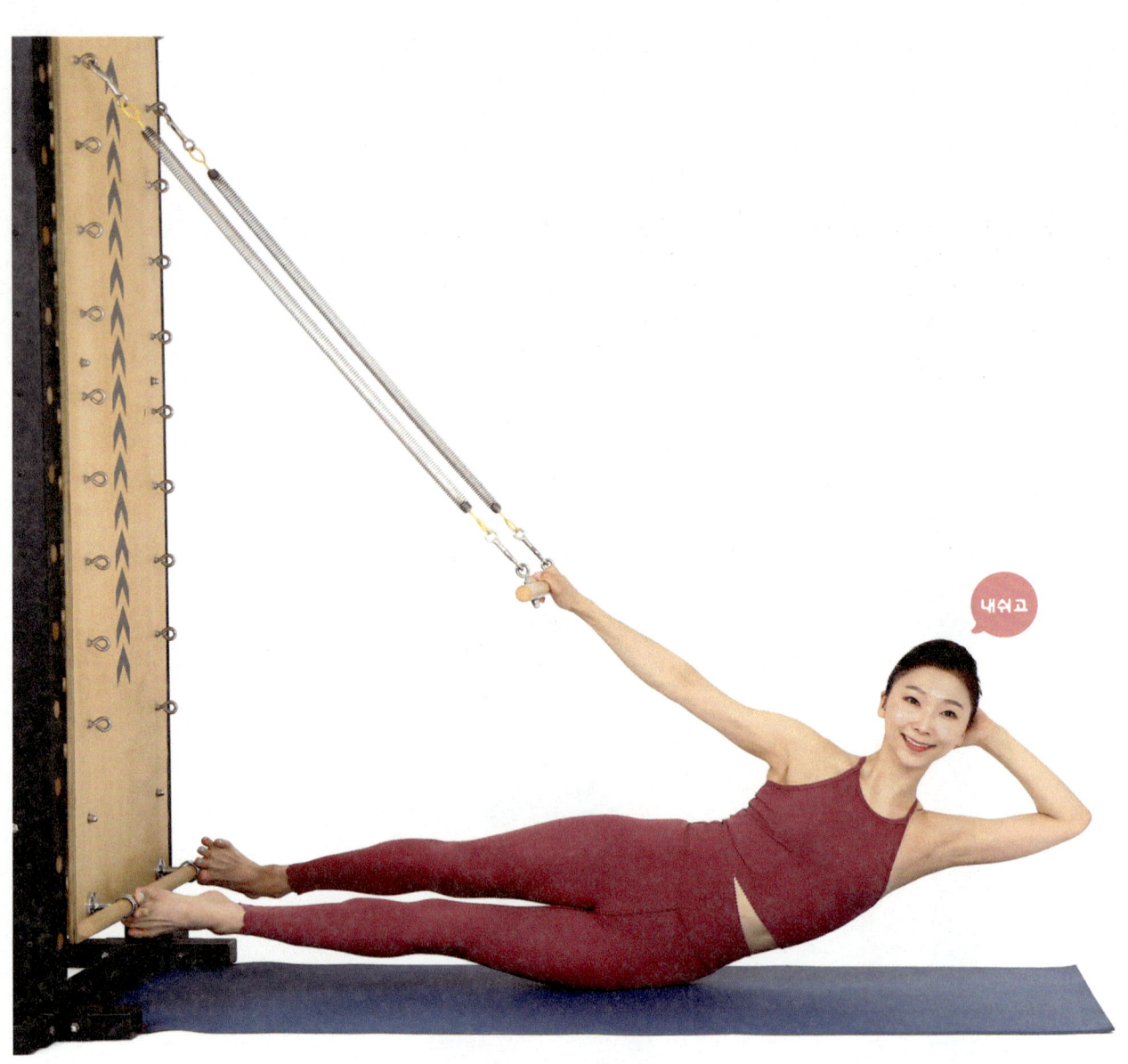

01 상체를 옆으로 들어 올렸다가 시작 자세로 돌아온다.

10 Standing Side Arm Series
스탠딩 사이드 암 시리즈

| 주요 효과 | 팔 근육 강화, 척추 회전 능력 향상, 내·외 복사근 강화, 척추 측면 유연성 향상

스프링보드

반복 횟수 8~12

세팅
- SPRING yellow spring 1 (short)
- DIRECTION side
- LOCATION 한 손(핸들)

시작 자세
- 한 손은 핸들을 잡고, 반대쪽 손은 골반에 위치한다.
- 한 다리는 턴아웃하고, 반대쪽 다리는 편다.

레슨 포인트
- 두 다리의 중심이 흔들리지 않도록 한다.

Lv. 1

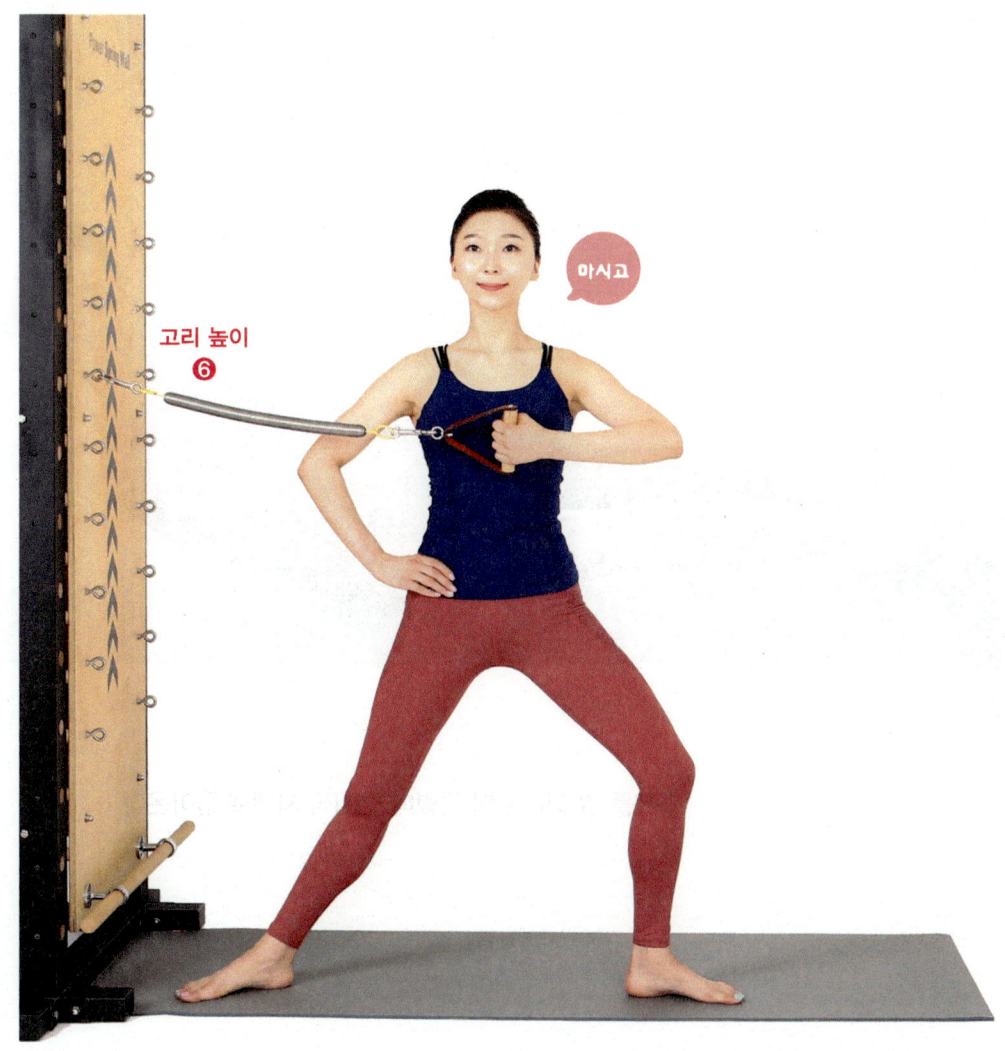

고리 높이 ❻

마시고

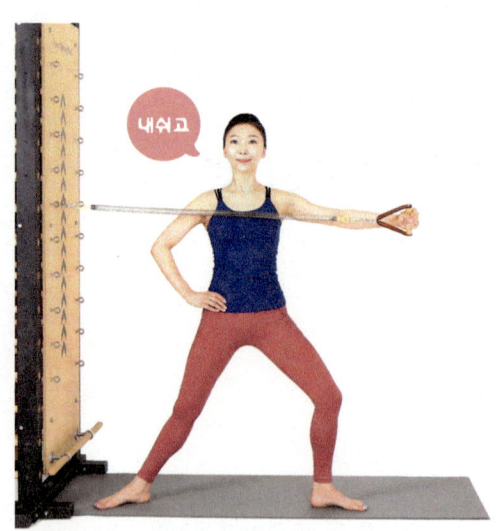

01 한쪽 팔은 옆으로 편다.

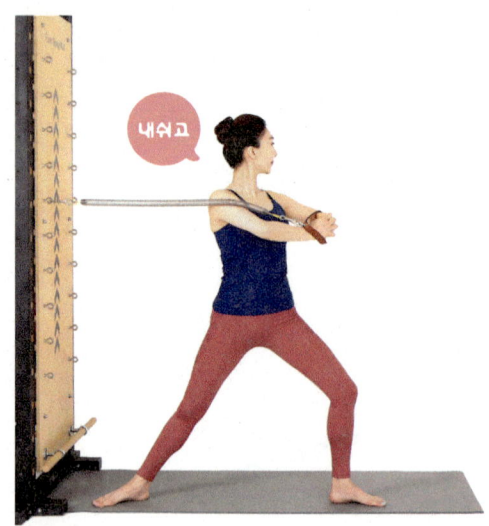

03 상체를 회전한다.

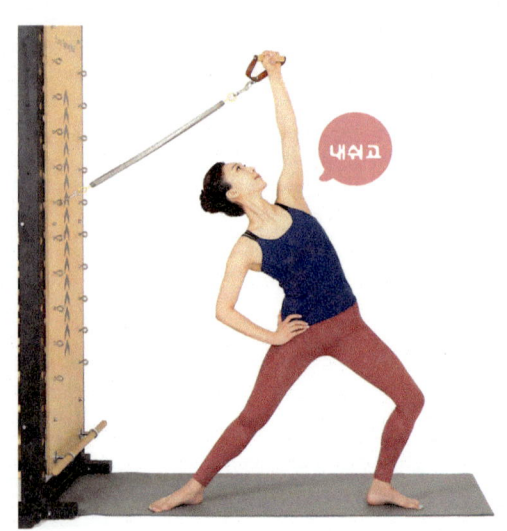

02 두 손을 가슴 앞으로 모은다.

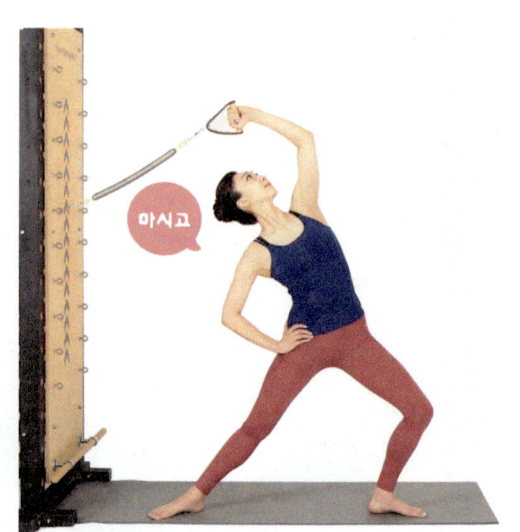

04 핸들을 잡은 팔을 위로 올리며 척추를 옆으로 기울인다.

05 팔을 쭉 편다.

11 Hamstring Arabesque
햄스트링 아라베스크

| 주요 효과 | 고관절 및 다리 유연성 향상, 둔부·기립근 강화

스프링보드

반복 횟수 8~12

세팅
- SPRING   yellow spring 1
- DIRECTION board
- LOCATION 한 발 / 두 손 (홀딩 바)

시작 자세
- 두 팔로 홀딩 바를 잡고 한 다리는 지탱한다.
- 반대쪽 다리에 스트랩을 걸고 대각선으로 뻗는다.

레슨 포인트
- 갈비뼈가 벌어지지 않도록 주의한다.
- 다리를 들 때 골반의 움직임을 인지한다.
- 골반이 틀어지지 않도록 한다.
- 허리가 과신전되지 않도록 주의한다.

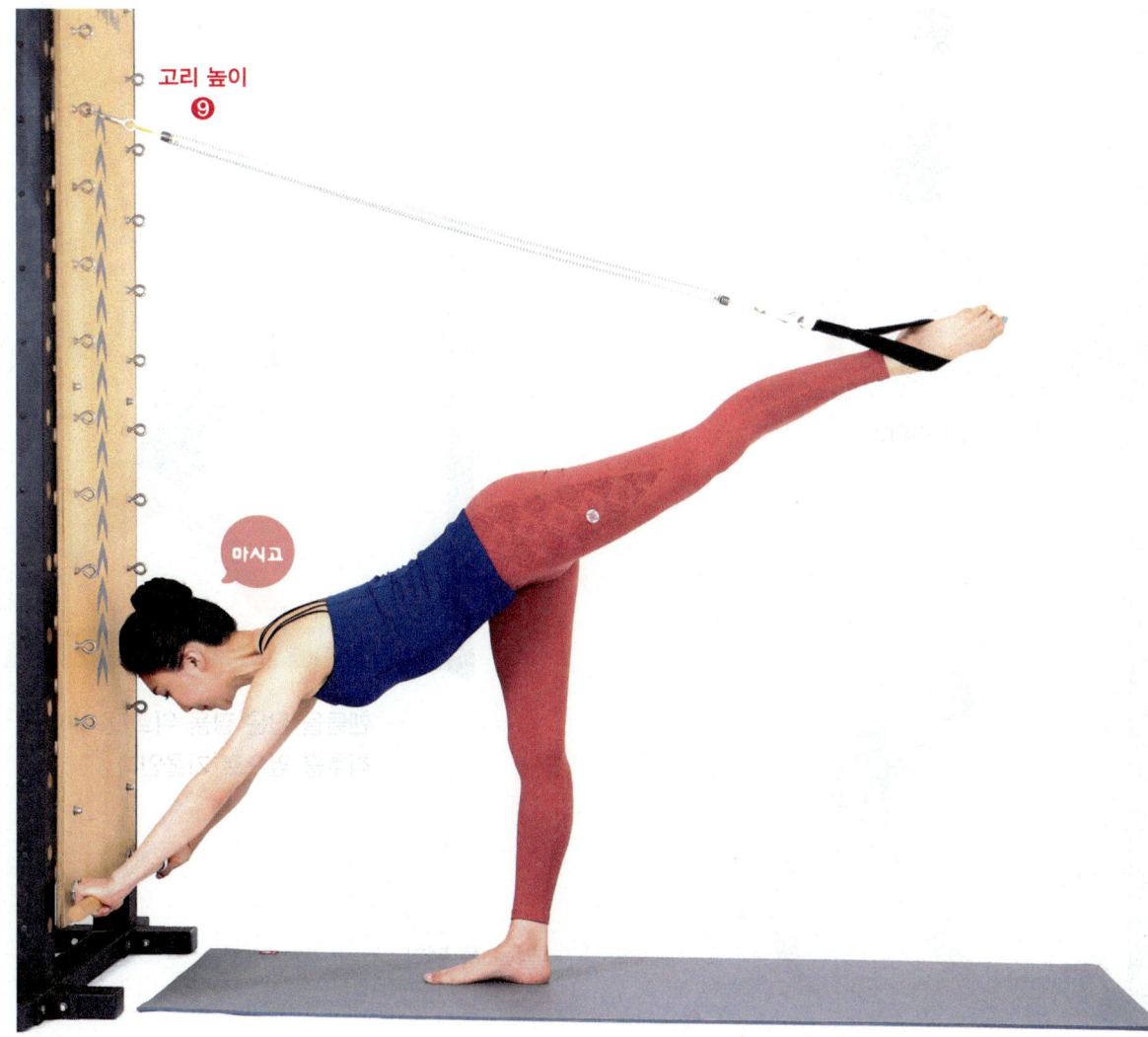

Lv.2

고리 높이 ❾

마시고

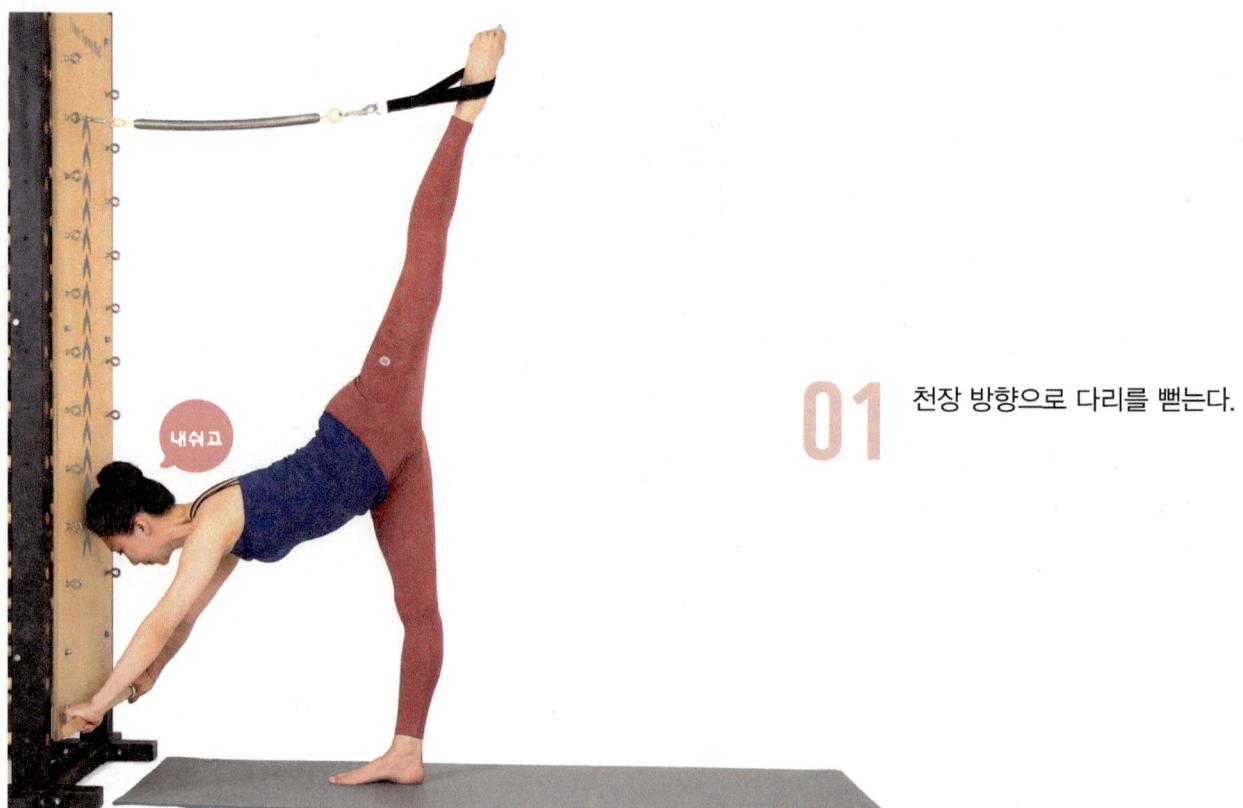

01 천장 방향으로 다리를 뻗는다.

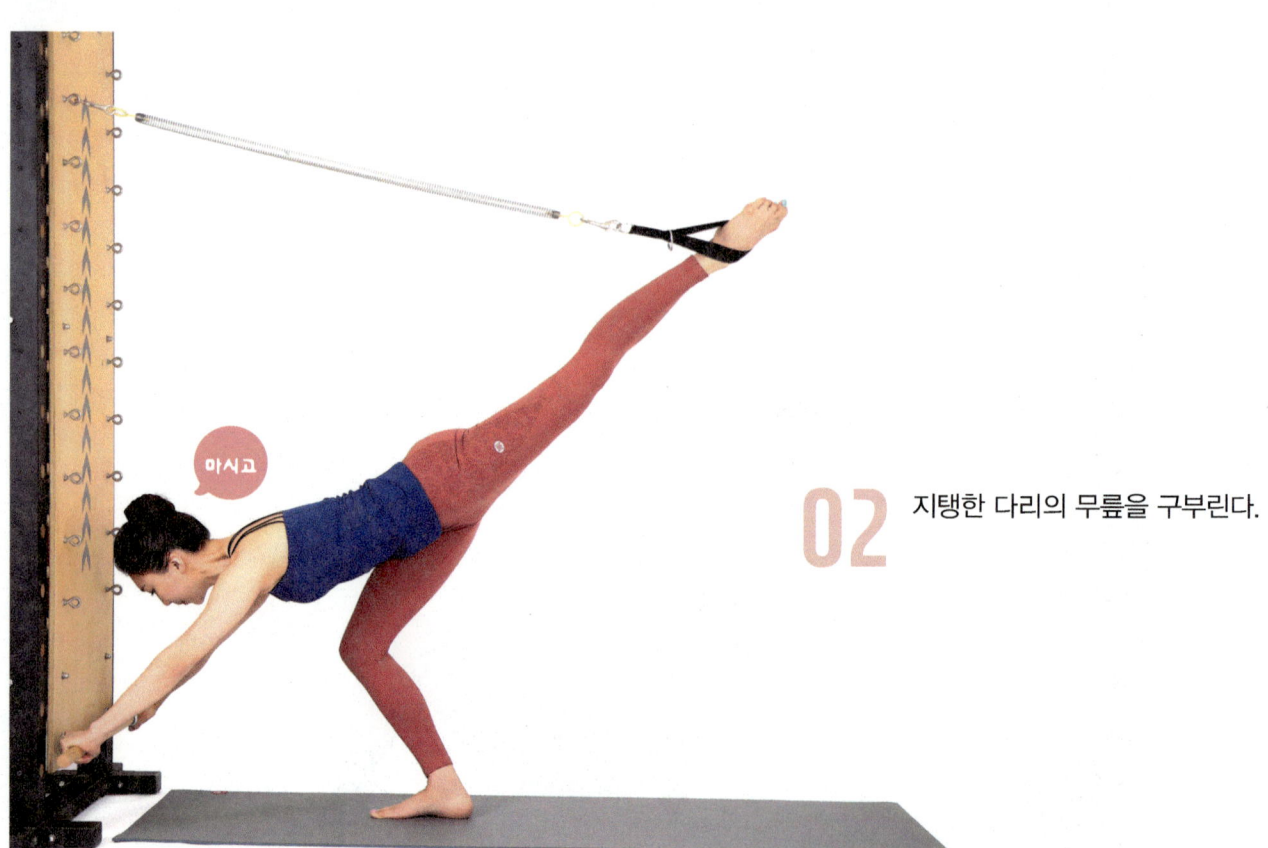

02 지탱한 다리의 무릎을 구부린다.

12 Side Star
사이드 스타

| 주요 효과 | 균형감각 향상, 상체 근육·코어 근육·다리 내전근 강화, 견갑대 안정화

스프링보드

반복 횟수 4

세팅
- SPRING   yellow spring 1
- DIRECTION side
- LOCATION 한 발

시작 자세
- 무릎을 구부리고 반대쪽 다리는 무릎을 세워 측면으로 앉는다.
- 두 손은 바닥을 짚는다.

레슨 포인트
- 척추 중립 자세를 유지한다.

Lv.2

⚠️ 손목, 팔꿈치 관절에 통증이 있다면 주의해서 동작한다.

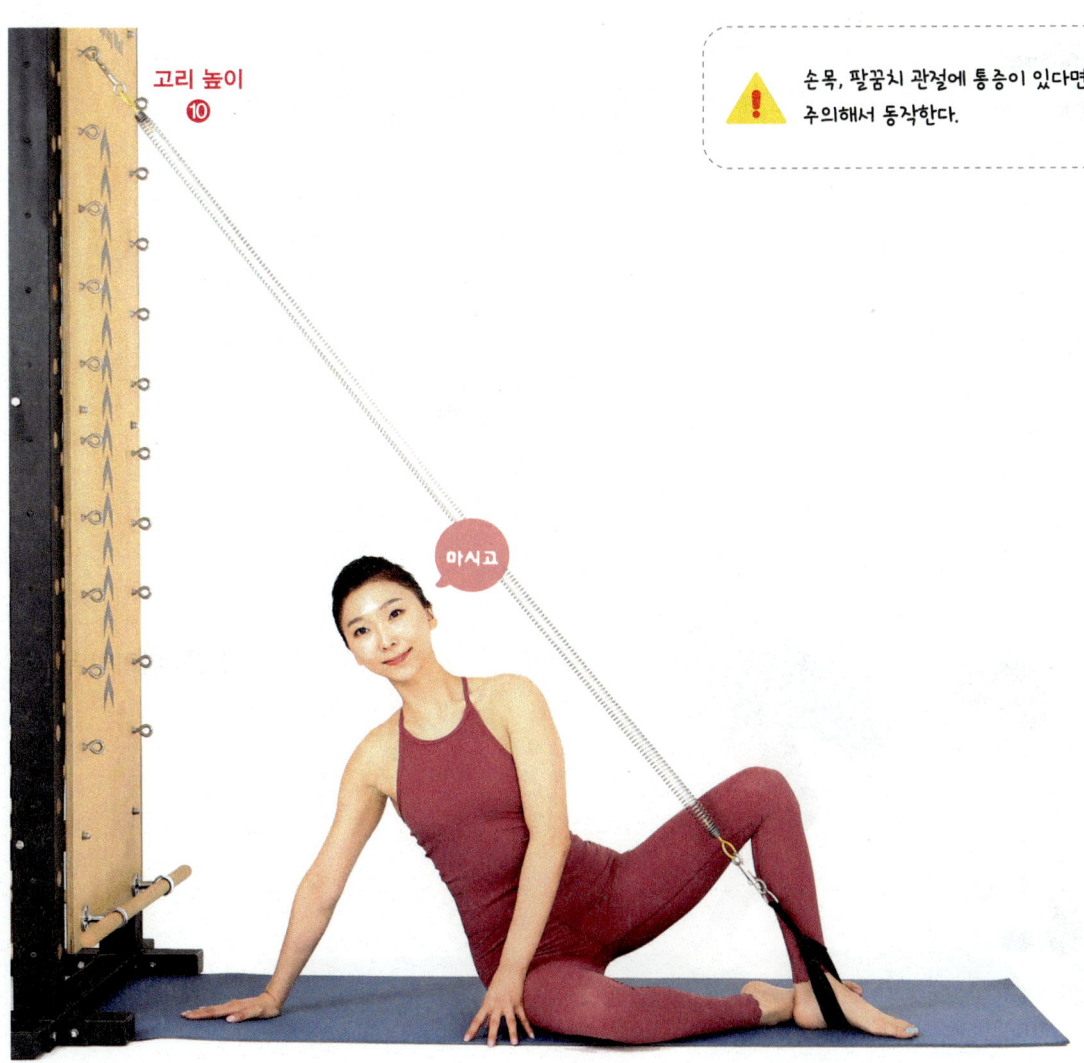

고리 높이 ⑩

마시고

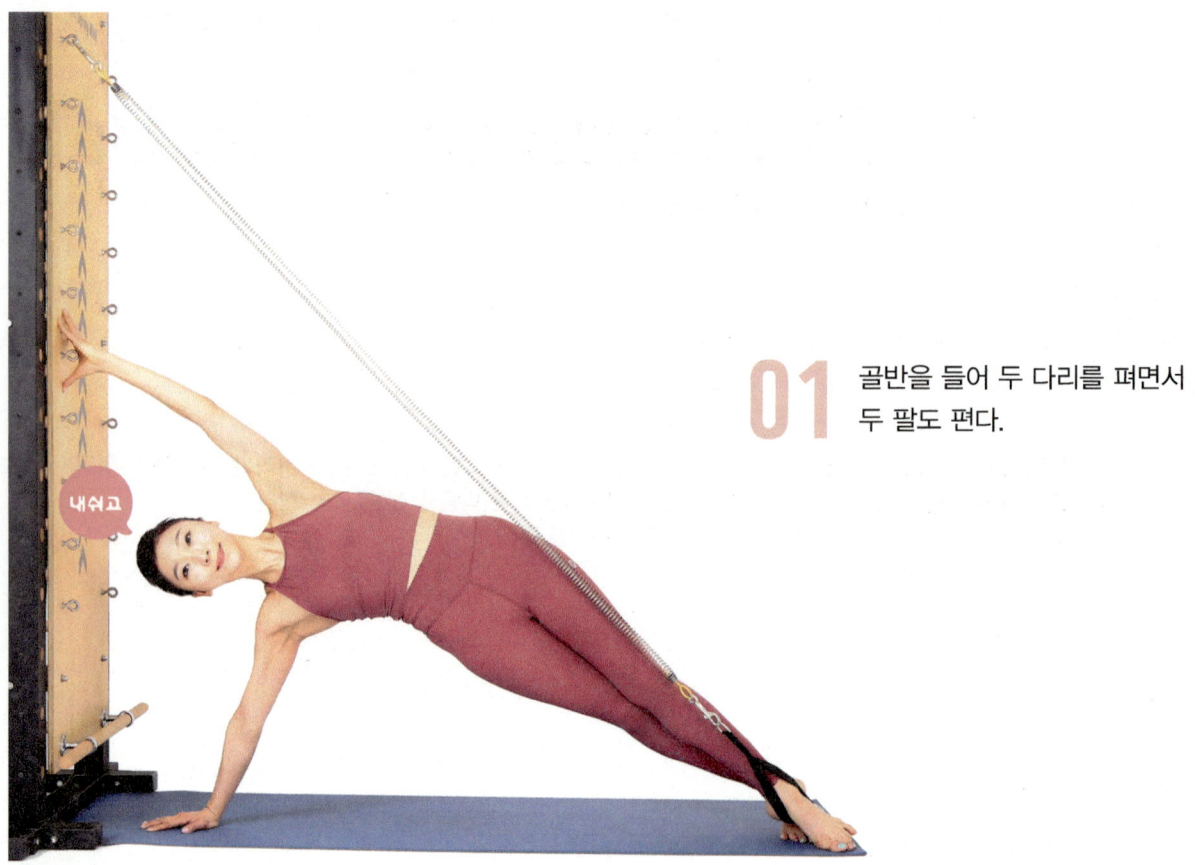

01 골반을 들어 두 다리를 펴면서 두 팔도 편다.

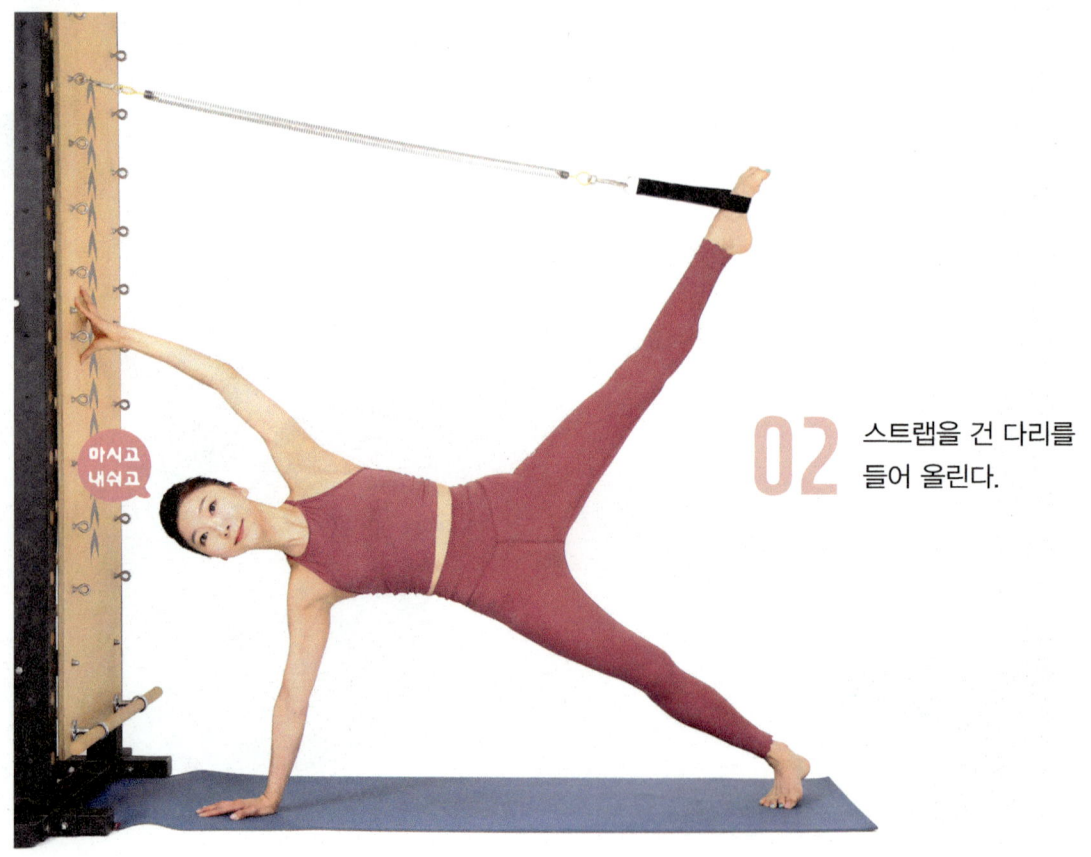

02 스트랩을 건 다리를 들어 올린다.

13 Swan Arm Series on Ball
스완 암 시리즈 온 볼

| 주요 효과 | 척추 기립근 강화, 어깨관절의 유동성, 안정성 향상, 척추의 유연성

스프링보드

반복 횟수 8

세팅
- SPRING　yellow spring 2
- DIRECTION　opposite
- LOCATION　두 손 / 두 발(홀딩 바) / 배(짐볼)

시작 자세
- 두 팔꿈치를 구부려 스트랩을 잡고, 골반에 볼을 놓은 다음 중심을 잡고 두 다리를 편다.

레슨 포인트
- 허리가 과도하게 꺾이지 않도록 한다.

Lv. 1

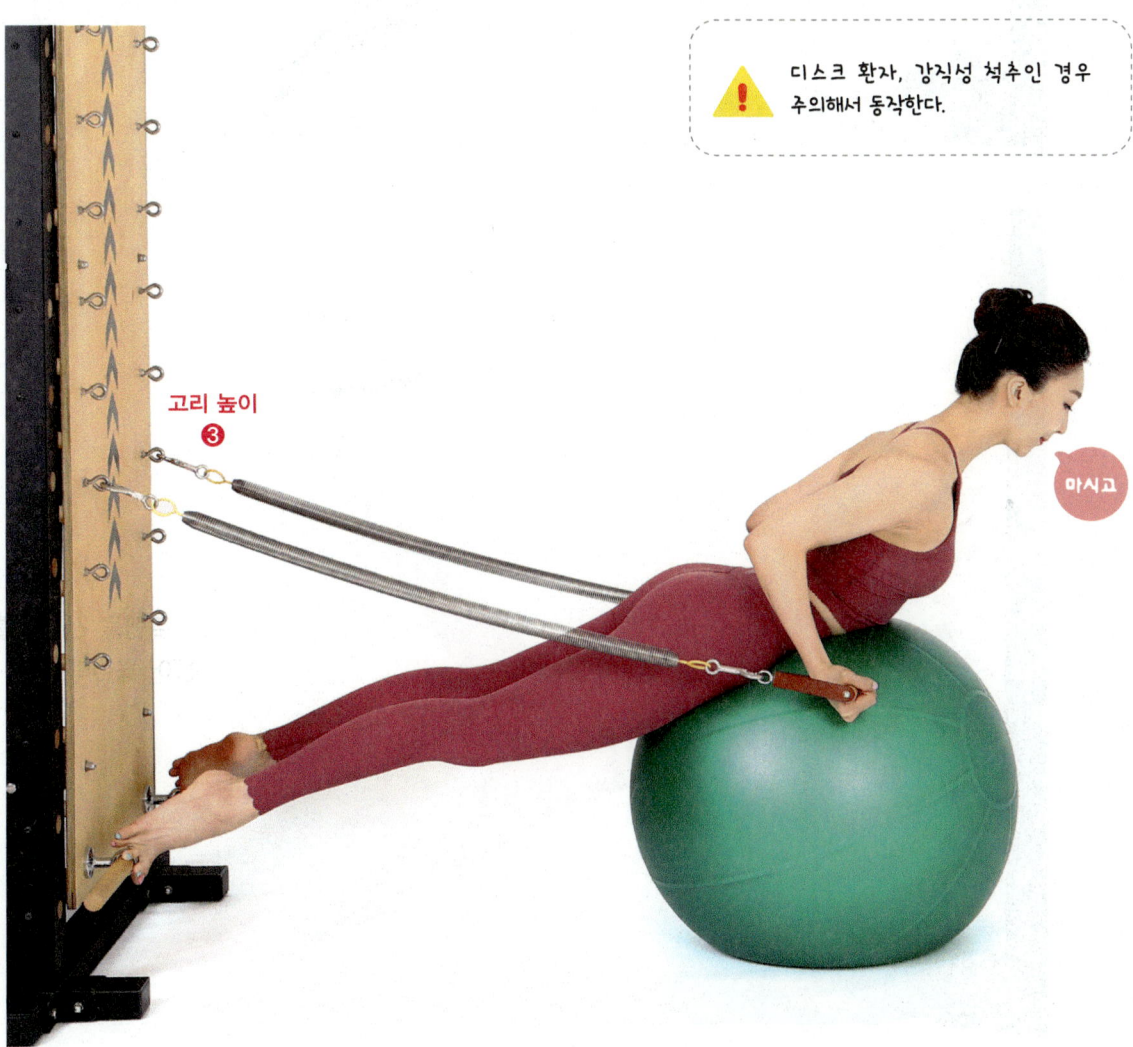

고리 높이 ❸

⚠️ 디스크 환자, 강직성 척추인 경우 주의해서 동작한다.

마시고

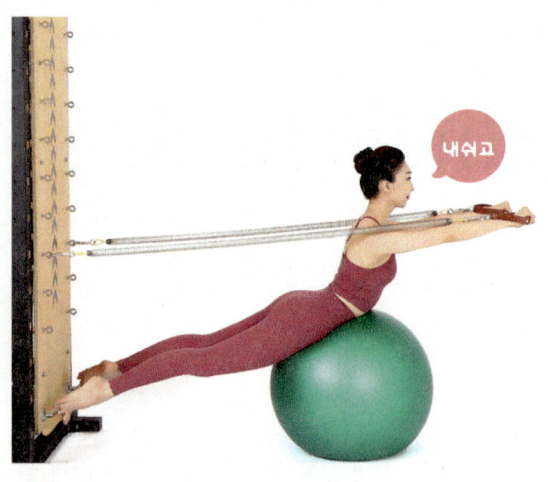

01 두 팔을 앞으로 뻗는다.

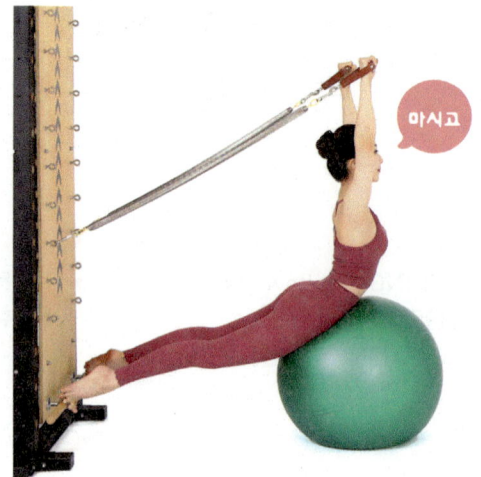

02 척추를 신전시키며, 두 팔을 천장으로 들어 올린다.

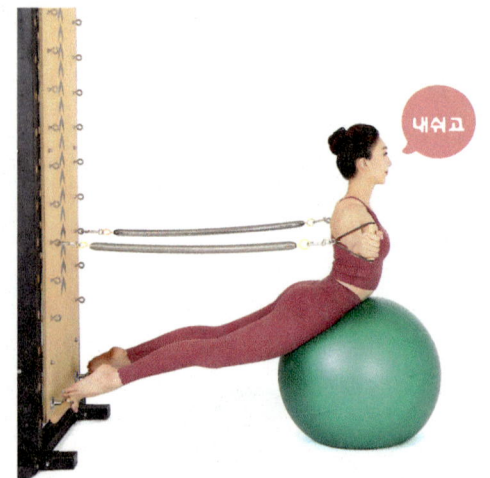

03 두 팔을 옆으로 벌린다.

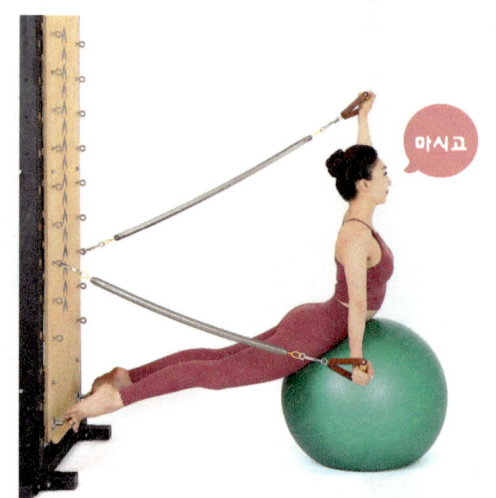

04 한 팔을 골반 아래로 내린다.

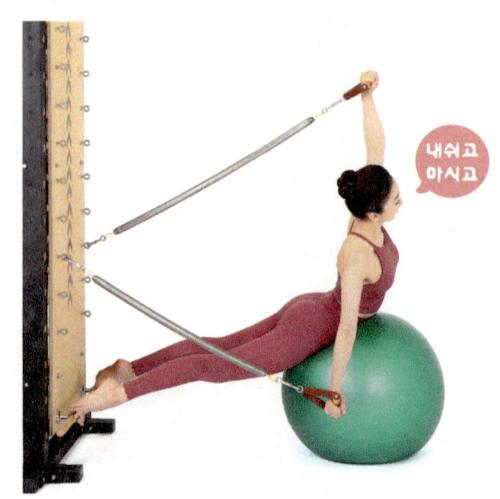

05 척추를 오른쪽으로 기울였다가 왼쪽으로 기울인다. 시작 자세로 돌아온다.

14 Kneeling Hinge Back
닐링 힌지 백

| 주요 효과 | 대퇴사두근·코어 강화, 어깨 안정성·척추 유연성 향상, 기립근 강화

스프링보드

반복 횟수 4

세팅
- SPRING   yellow spring 2
- DIRECTION board
- LOCATION 두 손(핸들)

시작 자세
- 두 팔을 펴서 핸들을 잡고 닐링 자세를 취한다.

레슨 포인트
- 시작 자세에서 허리가 과하게 꺾이지 않는다.
- 척추를 신전할 때 손잡이를 놓치지 않도록 한다.

Lv.2

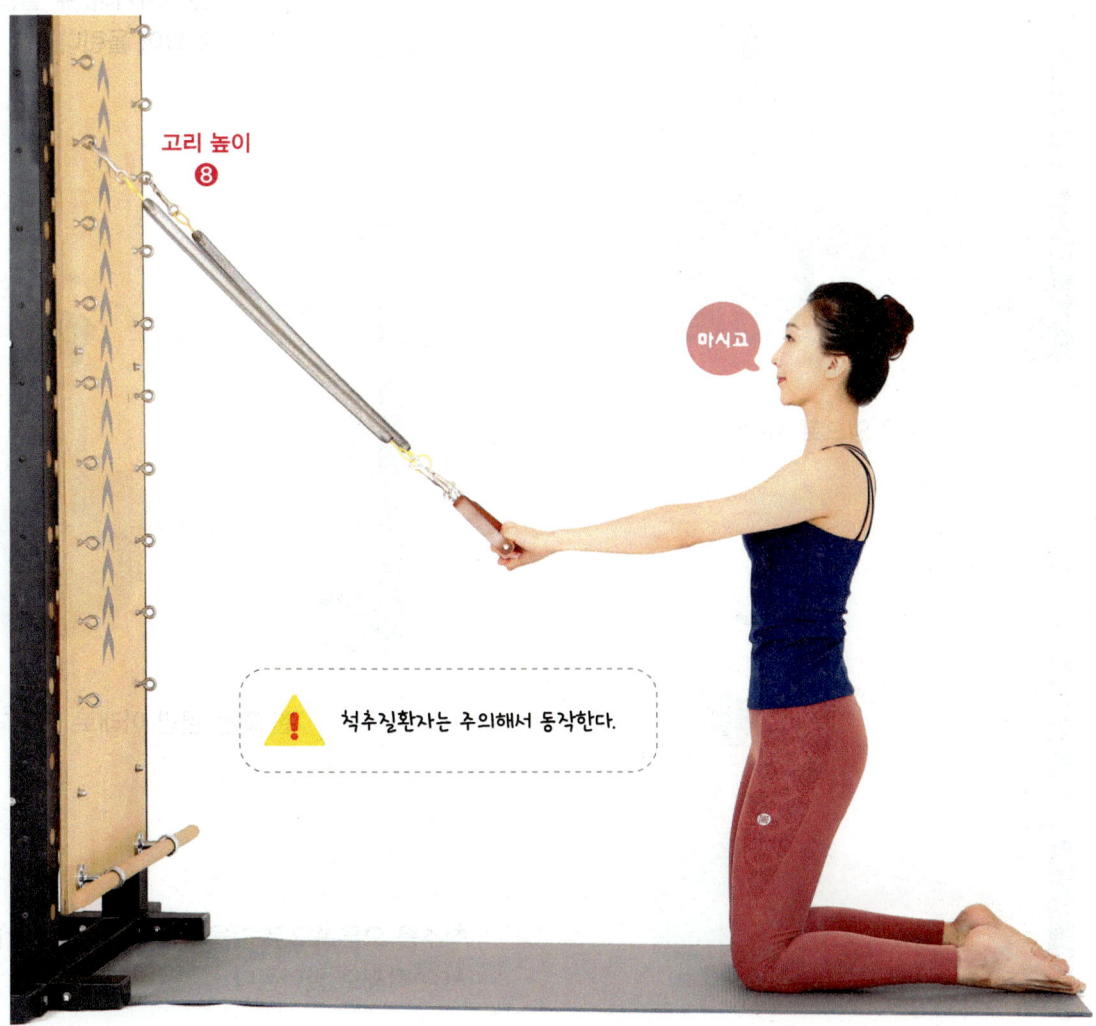

고리 높이 ❽

마시고

⚠️ 척추질환자는 주의해서 동작한다.

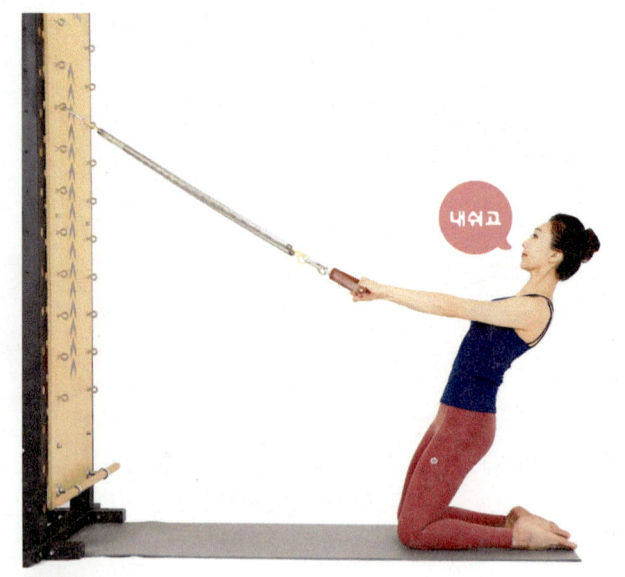

01 상체를 뒤로 젖힌다.

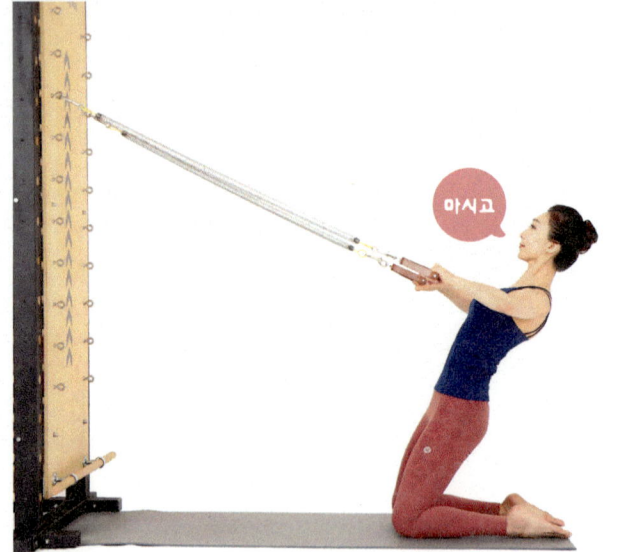

02 팔꿈치를 구부려 뒤로 당긴다.

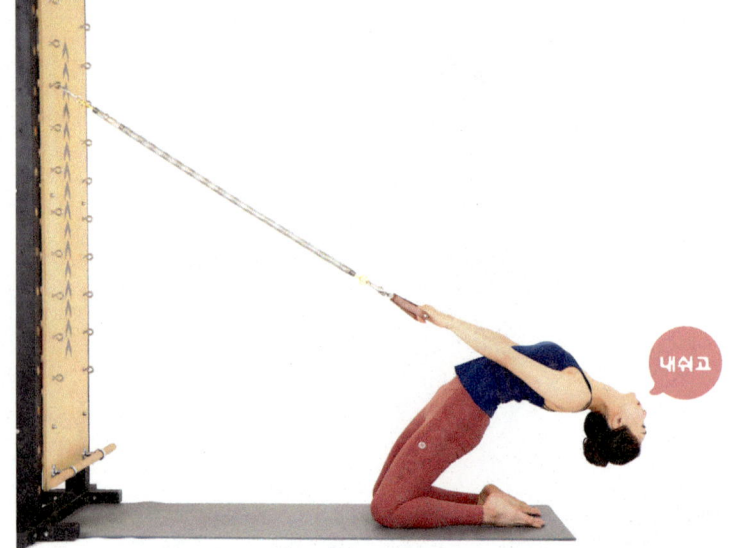

03 척추를 아치 자세로 신전한다.

 고혈압, 어지럼증, 디스크 질환이 있다면 03번 동작을 삼간다.

15 Mermaid
머메이드

| 주요 효과 | 척추 측면 신장근 강화, 어깨 주변 근육 강화, 고관절 움직임 향상

스프링보드

반복 횟수 8

세팅
- SPRING   yellow spring 2
- DIRECTION   side
- LOCATION   한 손

시작 자세
- 한 손으로 롤다운 바를 잡고 반대쪽 팔은 옆으로 편다.
- 다리는 Z-시팅으로 앉는다.

레슨 포인트
- Z-시팅 자세가 불편할 경우 양반다리 자세로 변형해서 앉는다.

Lv. 1

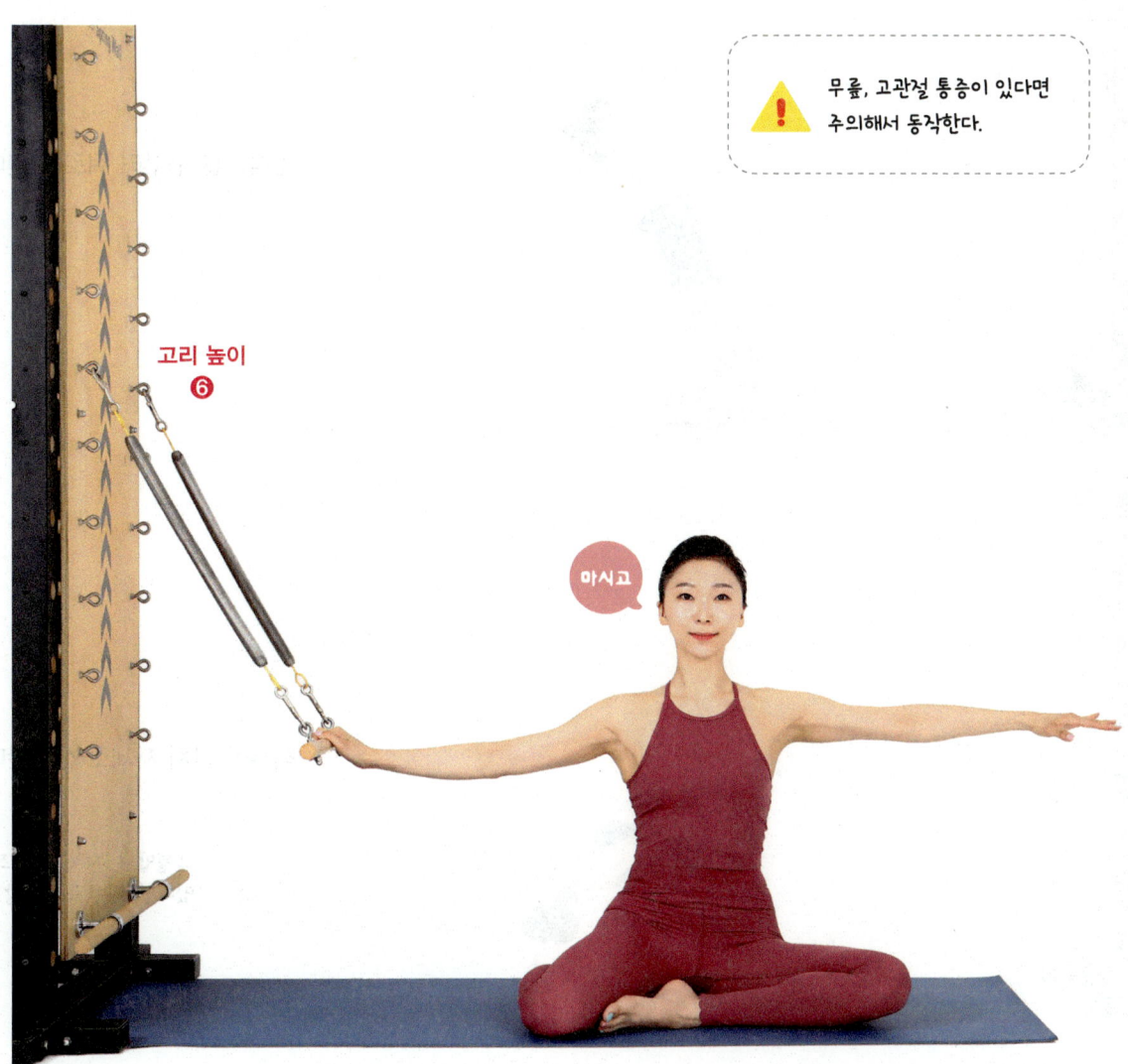

고리 높이 ❻

⚠️ 무릎, 고관절 통증이 있다면 주의해서 동작한다.

마시고

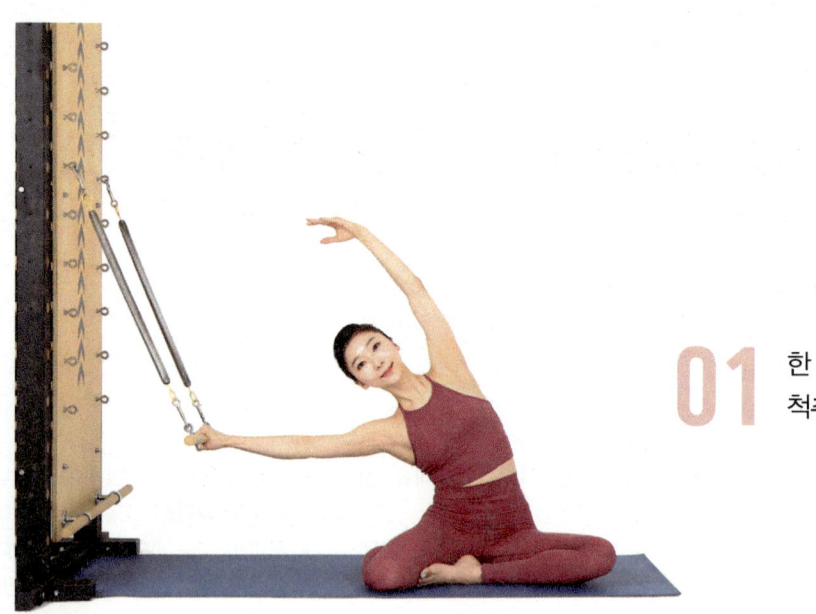

01 한 손은 천장으로 올리고, 척추는 옆으로 기울인다.

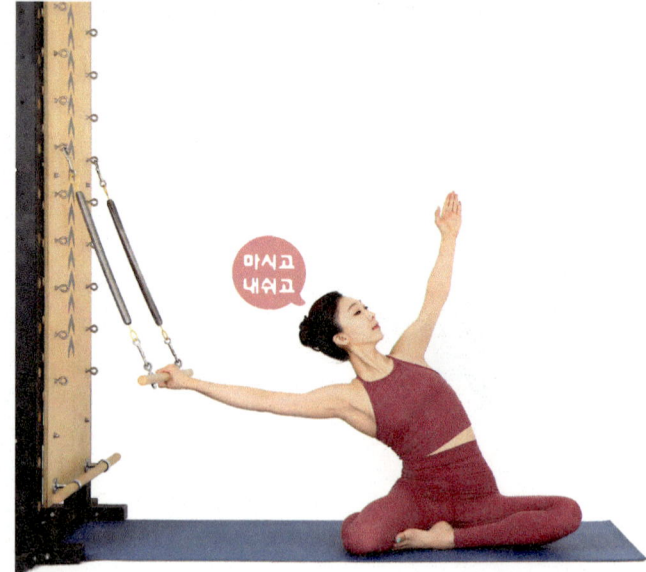

02 한 팔을 후방으로 열며 척추를 회전한다.

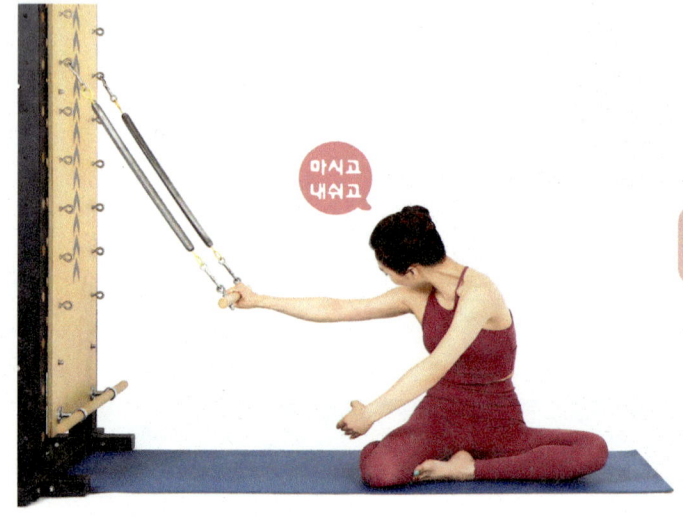

03 한 팔을 전방 아래로 내려 척추를 회전한다.

16 Roll-Down Bar Standing
롤다운 바 스탠딩

| 주요 효과 | 복부·삼두근 강화, 척추 기립근·복사근 강화, 견갑대 안정화, 어깨 근육 강화, 아킬레스건 유연성 향상

스프링보드

반복 횟수 8~10

세팅
- SPRING   yellow spring 2
- DIRECTION   opposite
- LOCATION   두 손

시작 자세
- 팔꿈치를 구부려 롤다운 바를 잡는다.
- 한 다리는 무릎을 구부리고 반대쪽 다리는 편다.

레슨 포인트
- 어깨가 올라가지 않게 주의한다.
- 손목이 꺾이지 않도록 주의한다.
- 골반이 기울어지지 않도록 한다.
- 팔을 펼 때 스프링의 저항을 느낀다.

Lv.1

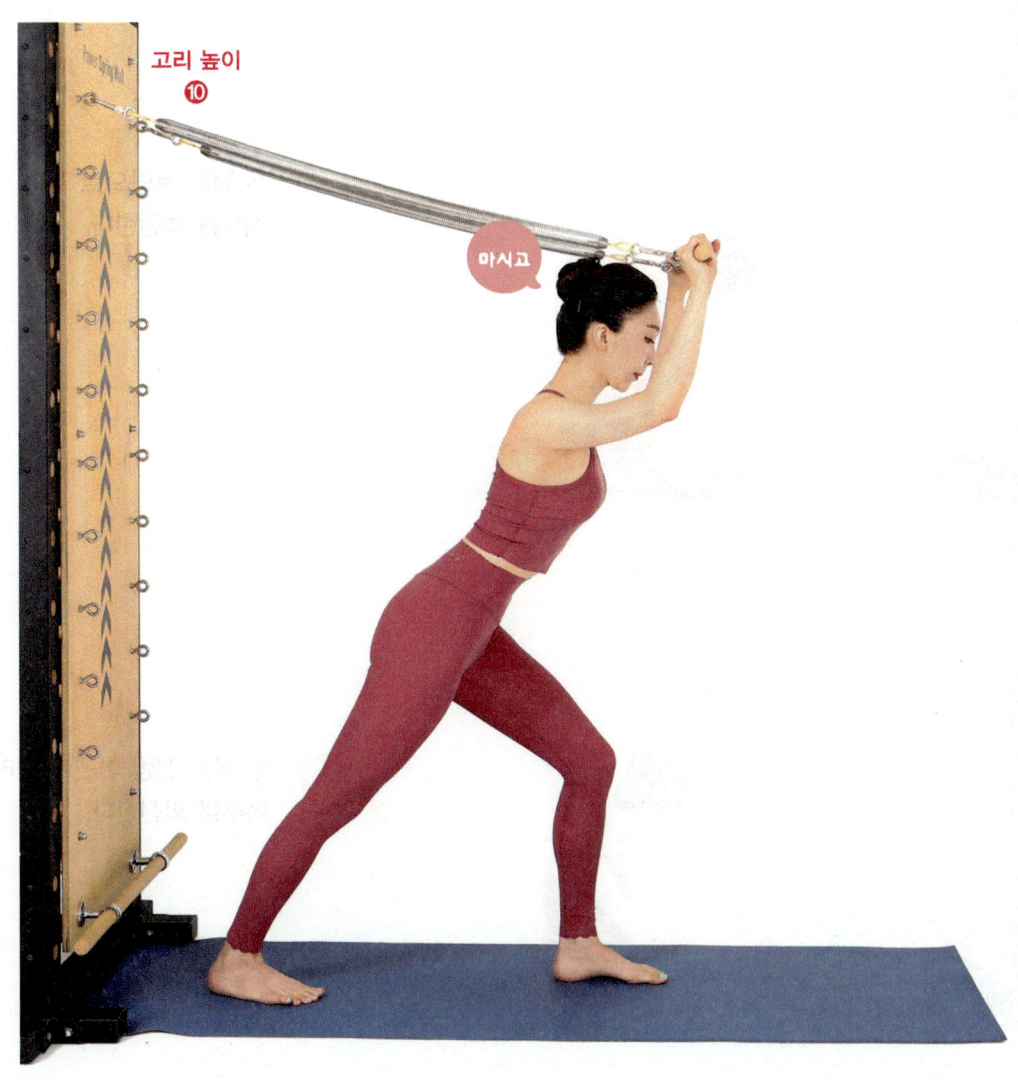

고리 높이 ⑩

마시고

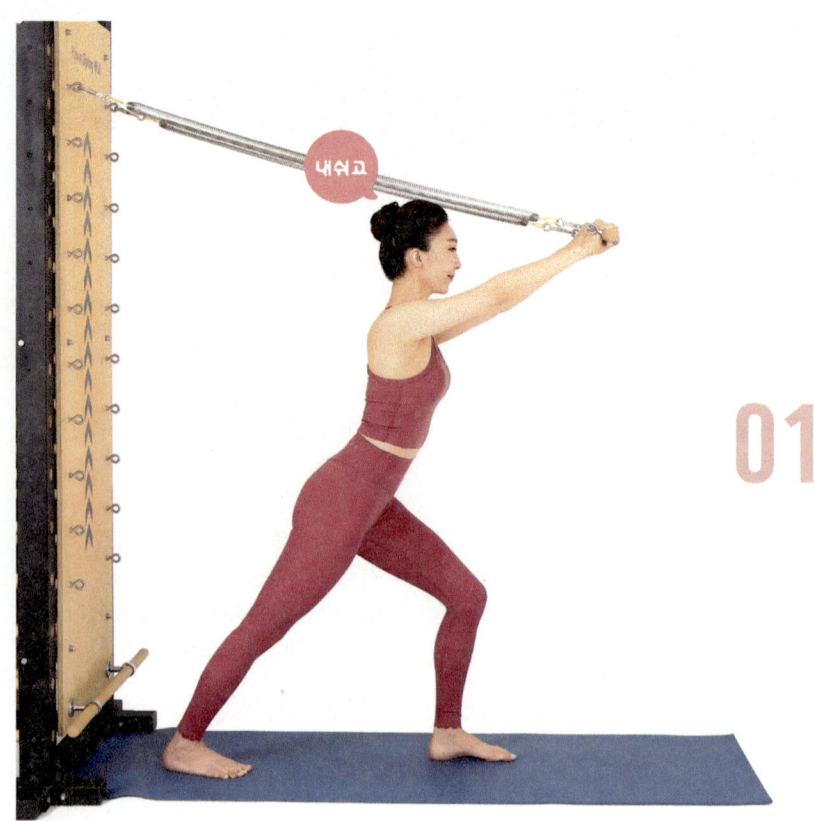

01 팔을 앞으로 편다.

⚠️ 체중이 뒤로 밀리지 않도록 한다.

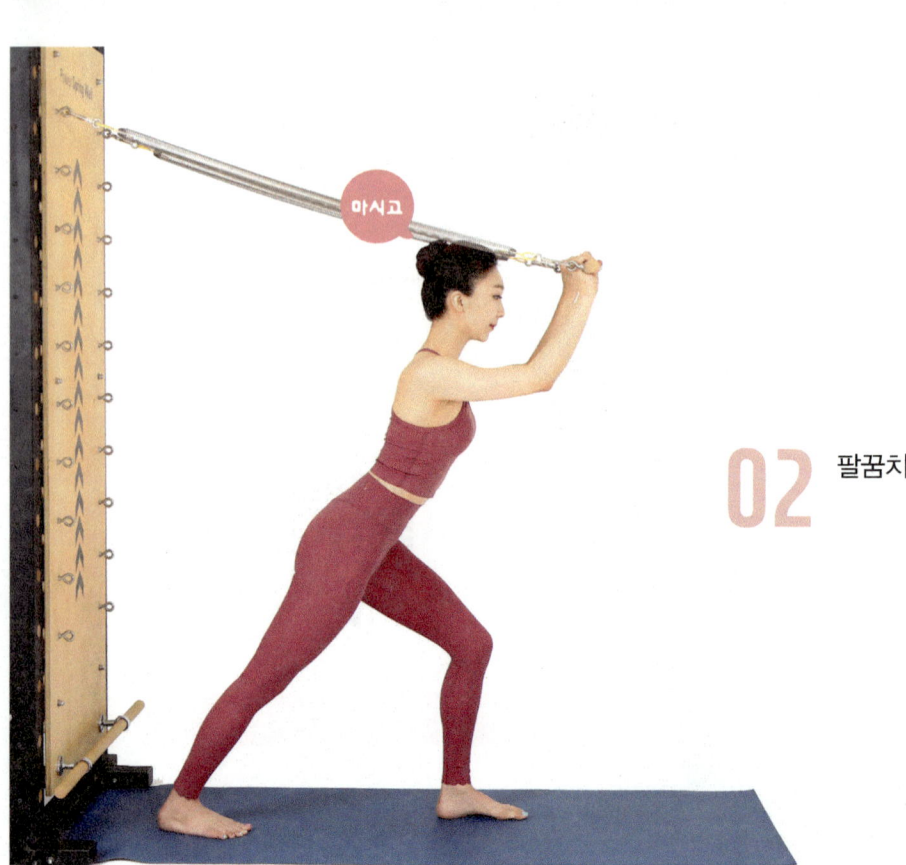

02 팔꿈치를 구부린다.

스프링보드 | 545

17 Standing Arm Spring Series
스탠딩 암 스프링 시리즈

| 주요 효과 | 복부 근육 강화, 어깨 근육 및 등 근육 강화

스프링보드

반복 횟수 5~10

세팅
- SPRING   yellow spring 2
- DIRECTION   opposite
- LOCATION   두 손(핸들)

시작 자세
- 팔을 펴서 스트랩을 잡는다.
- 다리는 골반 너비로 벌린다.

레슨 포인트
- 몸이 흔들리지 않도록 골반의 중립을 유지한다.
- 몸통의 안정화가 필요하다.
- 갈비뼈가 벌어지지 않도록 한다.
- 견갑대의 안정성을 유지한다.
- 엉덩이가 뒤로 빠지지 않도록 한다.
- 손목이 꺾이지 않도록 한다.

Lv.2

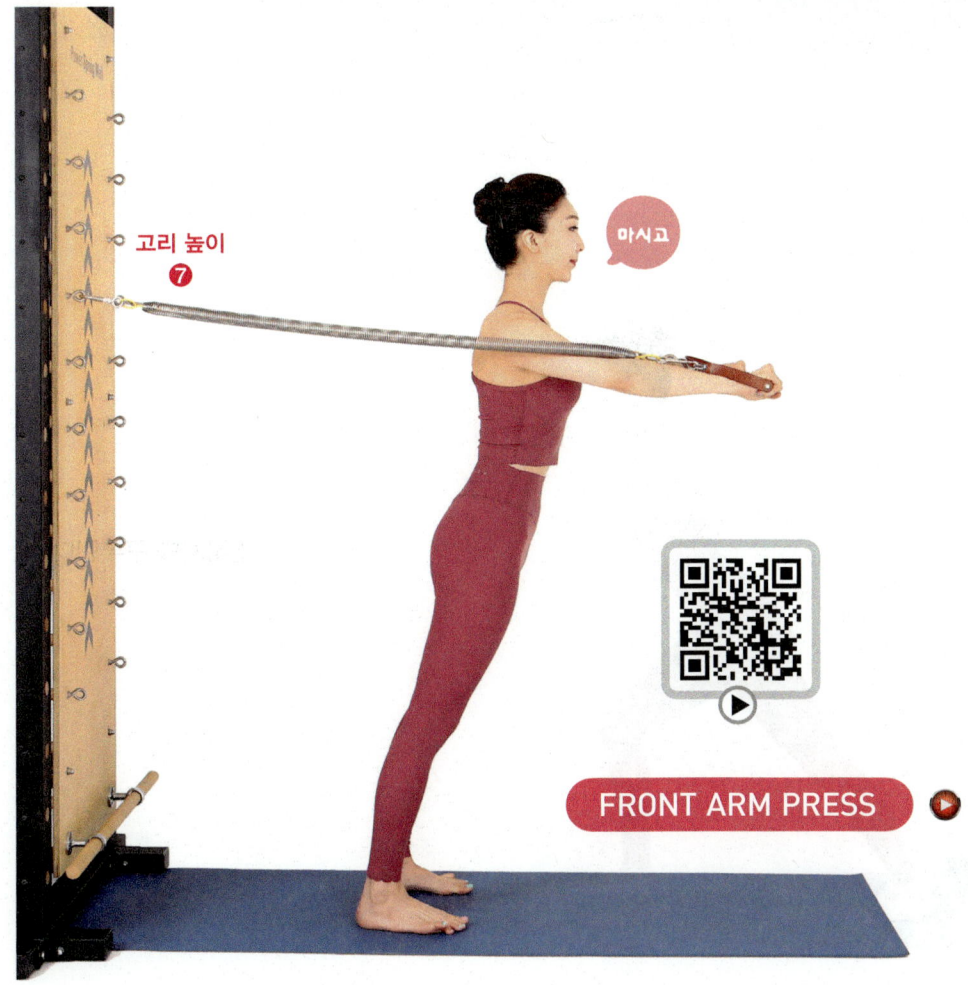

고리 높이 ❼

마시고

FRONT ARM PRESS

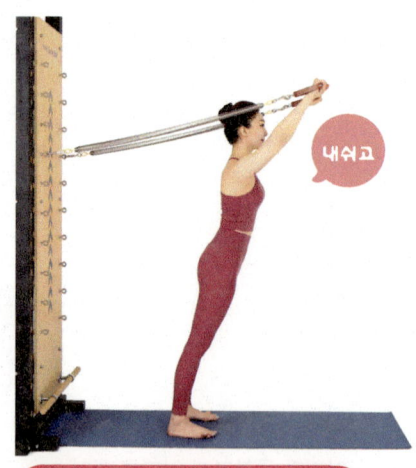

UP AND DOWN

01 두 팔을 위로 편다.

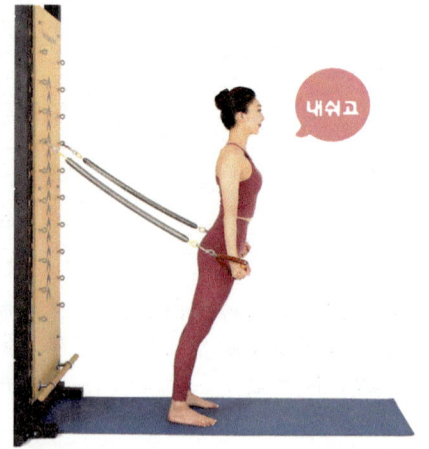

02 두 팔을 아래로 내린다.

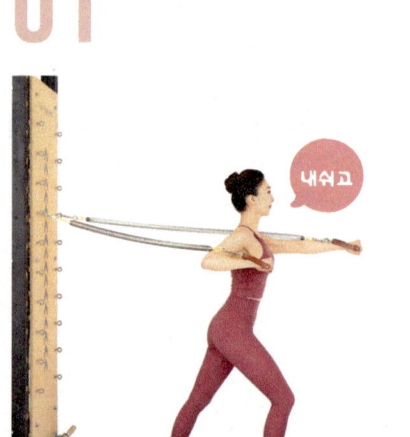

LUNGE PUSH PRESS

03 한 팔을 앞으로 뻗고 반대쪽 팔꿈치는 구부린다. 한 다리는 앞으로 이동하여 무릎을 구부린다. 반대로도 동일하게 반복한다.

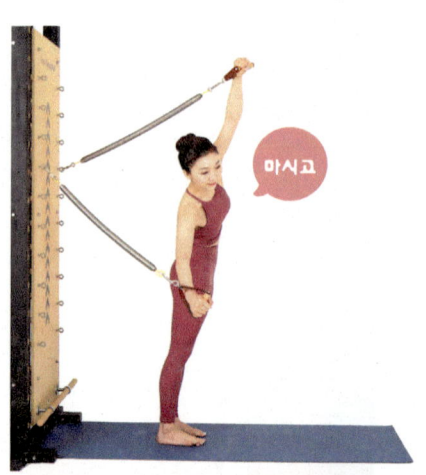

TRUNK CONTRACTION

04 한 팔은 천장으로 펴고 반대쪽 팔은 아래로 내린다. 척추는 옆으로 기울인다.

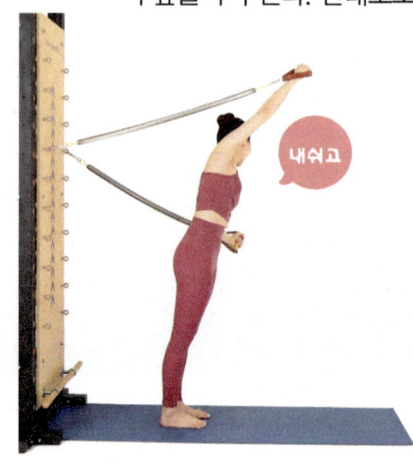

05 반대쪽도 동일하게 반복한다.

18 Swan
스완

| 주요 효과 | 복부 근육·척추 신전근·기립근 강화, 견갑골 안정성 향상, 등 근육 강화

스프링보드

반복 횟수 6~8

세팅
- SPRING   yellow spring 2
- DIRECTION board
- LOCATION 두 손

시작 자세
- 배를 대고 엎드린 자세에서 두 팔은 위로 펴서 롤다운 바를 잡는다.
- 두 다리는 골반 너비로 정렬한다.

레슨 포인트
- 어깨가 올라가지 않도록 한다.
- 턱을 너무 당기지 않도록 한다.
- 갈비뼈가 벌어지지 않도록 한다.

Lv.2

⚠️
- 척추 측만증, 척추협착증이 있다면 척추를 과신전하지 않도록 주의한다.
- 임산부는 동작을 삼간다.

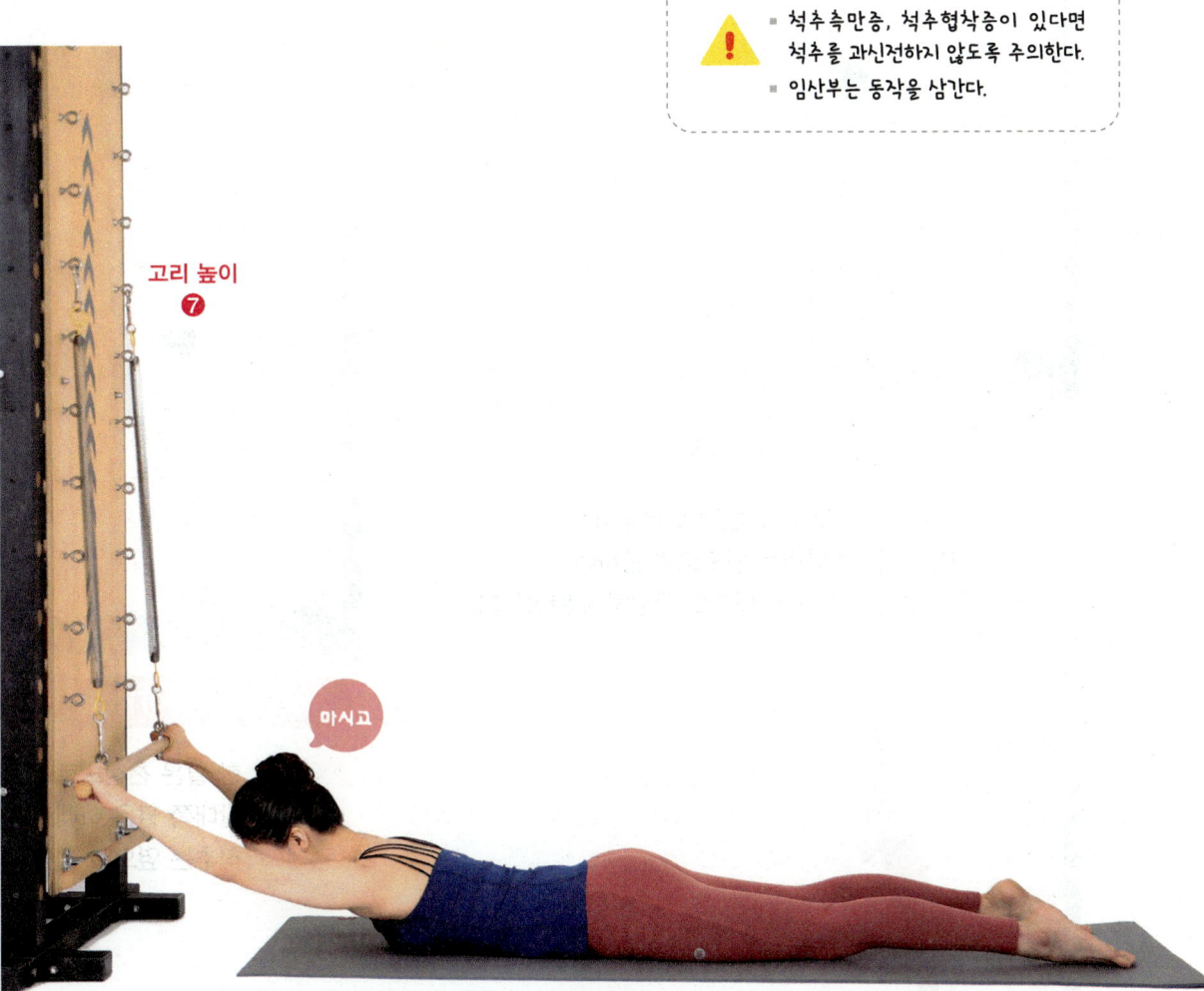

고리 높이 ❼

마시고

548 | Pilates All in One

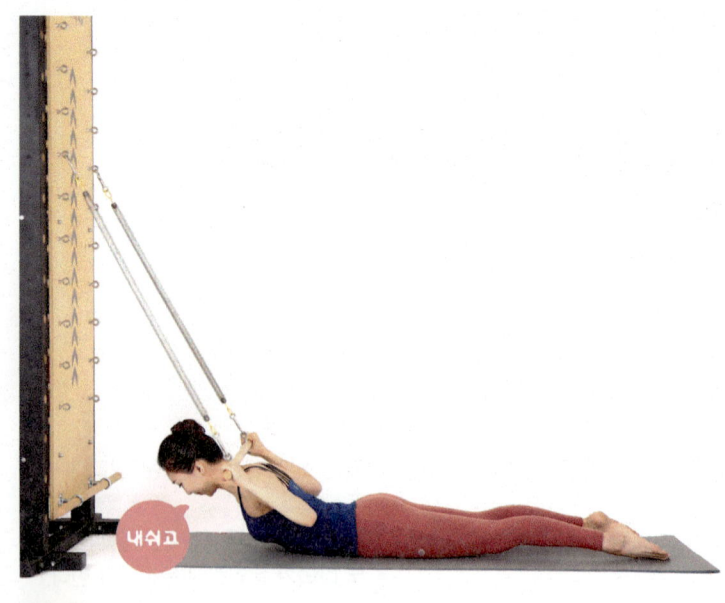

01 팔꿈치를 구부려서 롤다운 바를 머리 뒤쪽으로 당긴다.

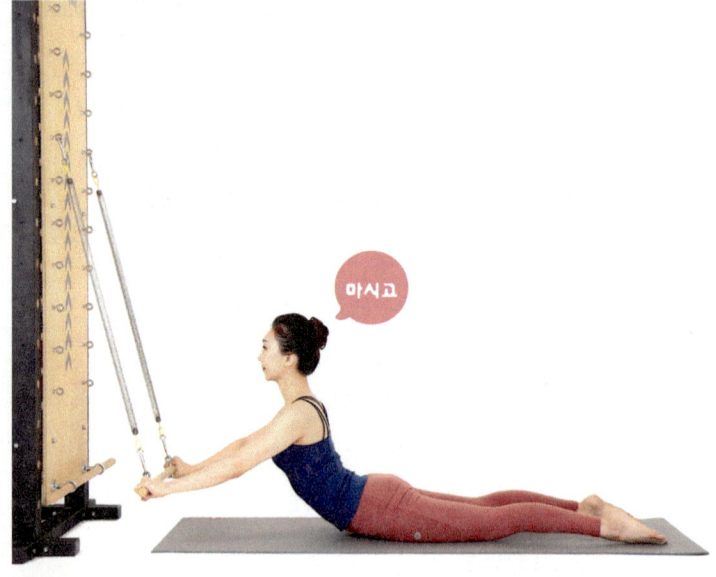

02 두 팔을 펴서 롤다운 바를 내리고 척추는 신장시킨다.

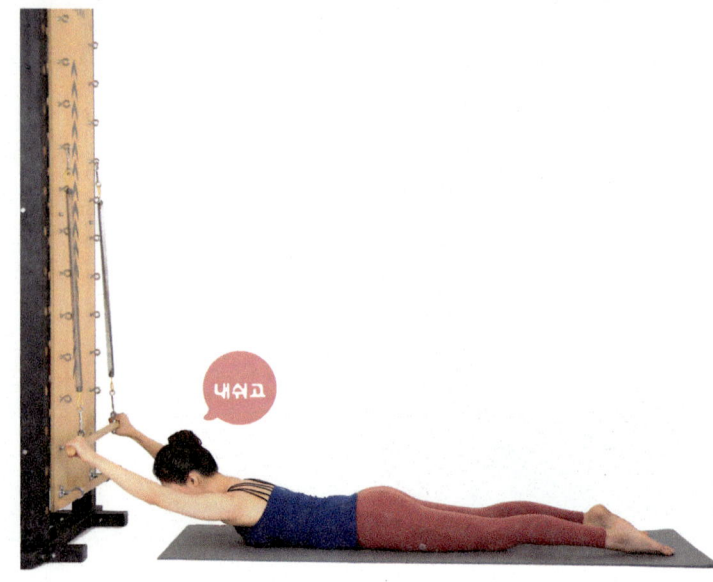

03 상체를 내리며 시작 자세로 돌아온다.

19 Leg Spring Series
레그 스프링 시리즈

| 주요 효과 | 복부·다리 근육 강화, 몸통 안정성·골반 안정성 향상

스프링보드

반복 횟수 4세트

세팅
- SPRING　yellow spring 2
- DIRECTION　board
- LOCATION　두 발(스트랩) / 두 손(홀딩 바)

시작 자세
- 등을 대고 누워 두 팔을 펴서 홀딩 바를 잡는다.
- 두 발에 스트랩을 걸고 두 다리는 천장으로 뻗는다.

레슨 포인트
- 골반 안정성을 유지한 상태에서 동작한다.
- 몸통의 안정성을 지키면서 동작한다.
- 두 다리가 동일하게 움직여야 한다.
- 다리의 잠김이나 과신전에 주의한다.

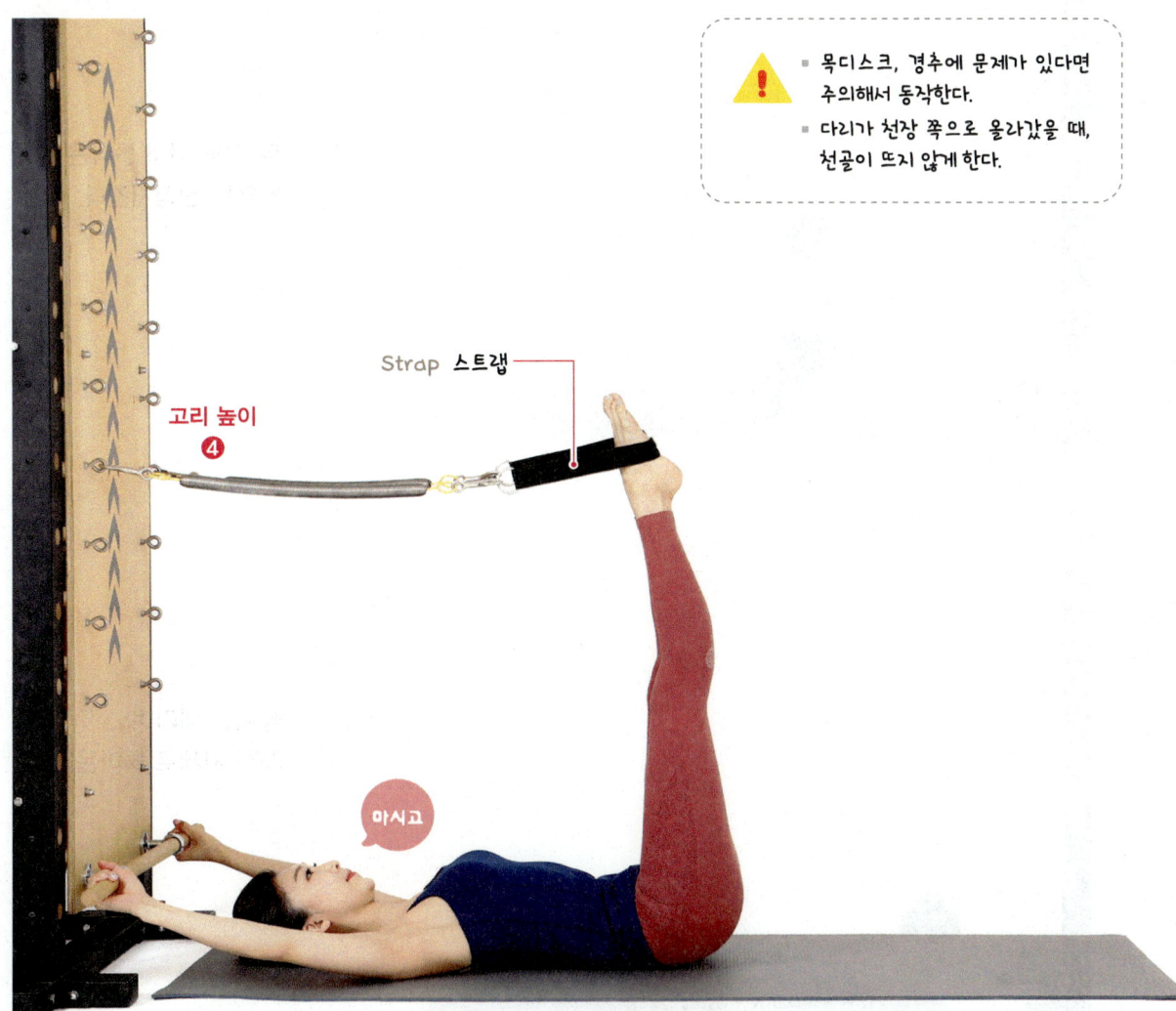

Lv.2

⚠️
- 목디스크, 경추에 문제가 있다면 주의해서 동작한다.
- 다리가 천장 쪽으로 올라갔을 때, 천골이 뜨지 않게 한다.

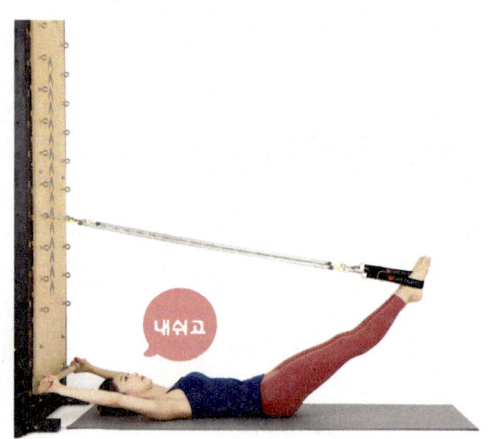

01 두 다리를 대각선 방향으로 내린다.

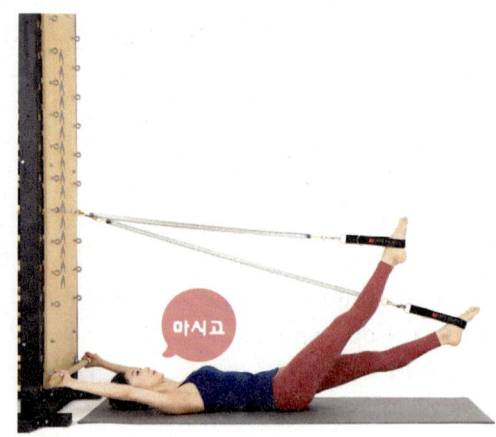

02 공중에서 워킹한다.
윈발과 오른발을 번갈아가며 동작한다.

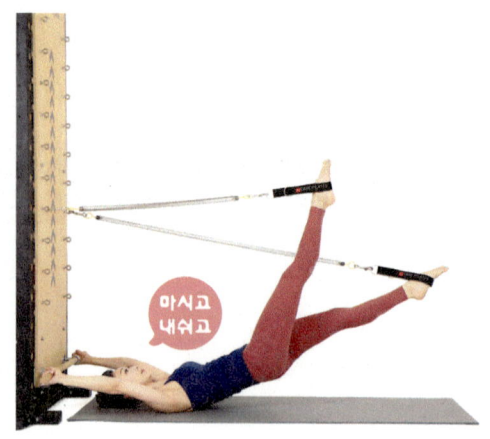

03 척추를 들어 워킹한다.
윈발과 오른발을 번갈아가며 동작한다.

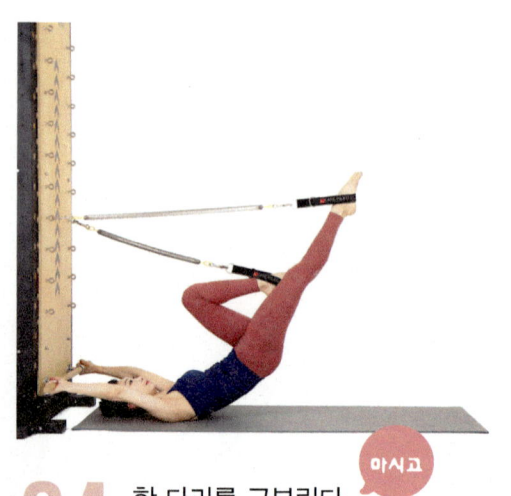

04 한 다리를 구부린다.

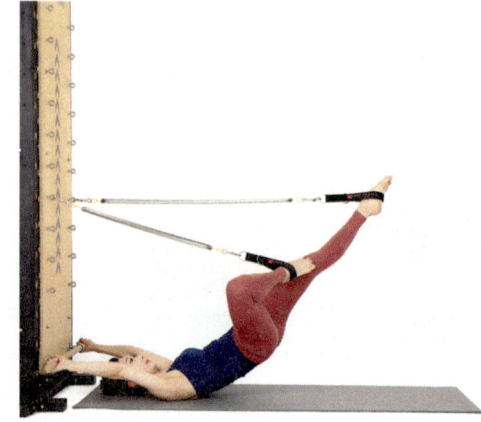

05 한 다리를 외회전하여 구부린다.

20 Jackknife & Teaser
잭나이프 앤 티저

| 주요 효과 | 견갑골 안정화, 팔 근육 강화, 척추의 유연성 및 척추 인지 기능 향상, 코어 근육 강화

스프링보드

반복 횟수 4세트

세팅
- SPRING yellow spring 2
- DIRECTION opposite
- LOCATION 두 손(롤다운 바)

시작 자세
- 등을 대고 누워 두 팔은 대퇴 뒤쪽으로 롤다운 바를 잡는다.
- 두 다리는 천장으로 뻗는다.

레슨 포인트
- 골반 안정성을 유지한 상태에서 척추 분절의 움직임을 인지한다.
- 반동을 이용하지 않도록 목의 과긴장에 주의한다.

Lv.2

⚠️ 디스크질환, 경추디스크, 경추 역C자 증상이 있다면 주의해서 동작한다.

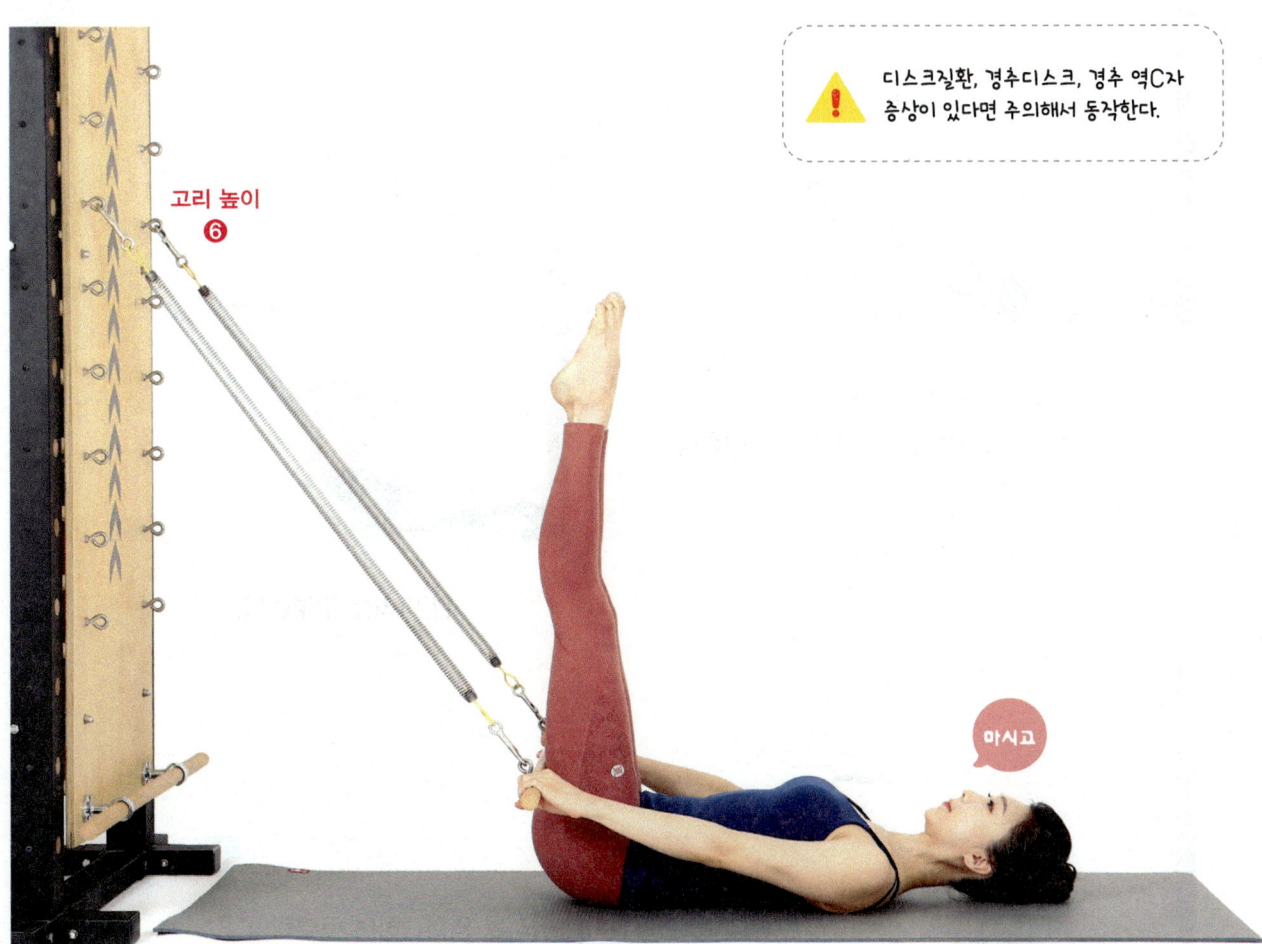

고리 높이 ❻

마시고

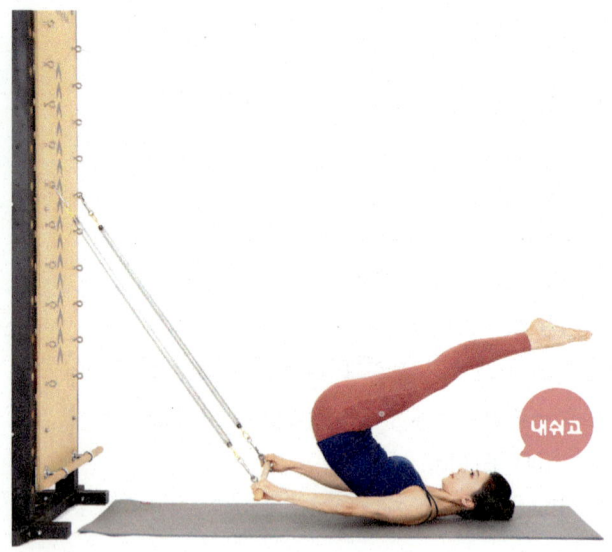

01 척추는 분절하여 신장시키고, 두 다리는 대각선 방향으로 뻗는다.

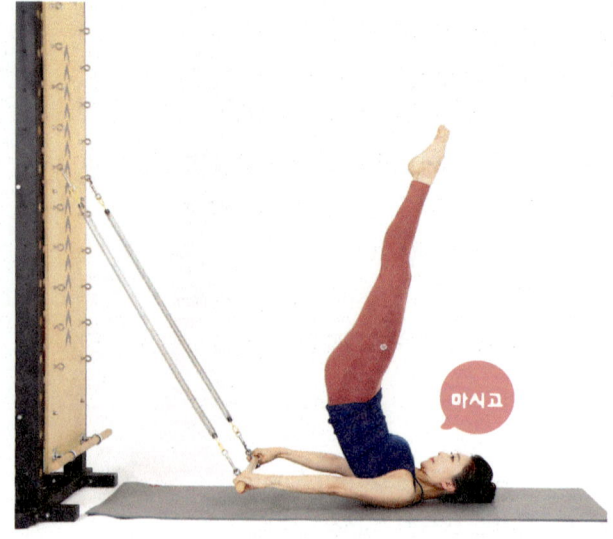

02 두 팔은 바를 누르고, 두 다리는 천장 쪽으로 발끝을 밀듯 들어 올린다.

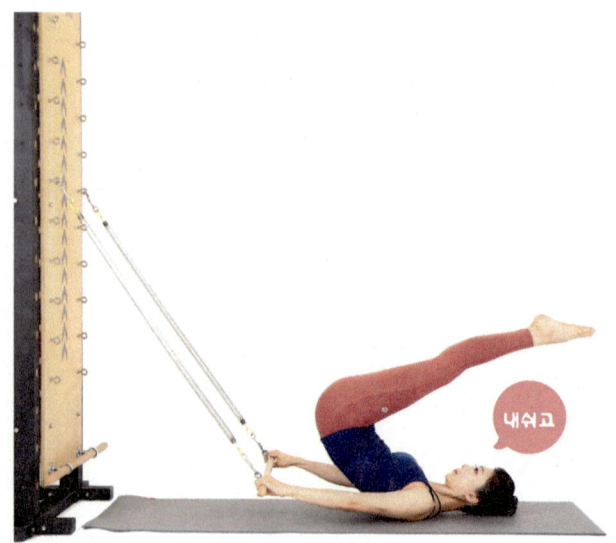

03 척추를 분절하여 내려온다.

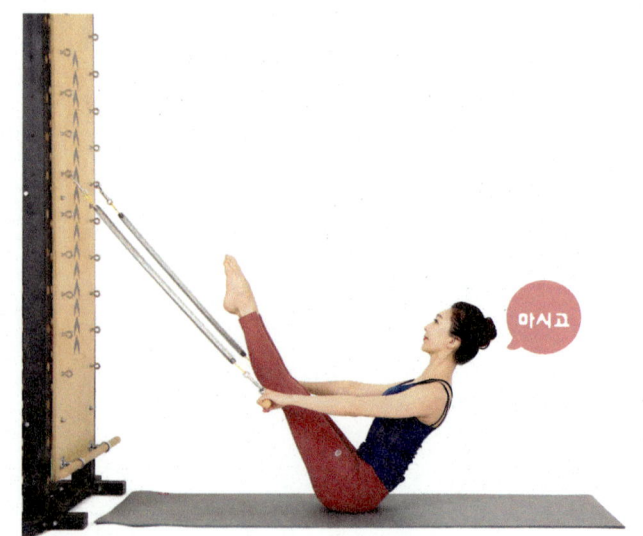

04 상체를 세워 두 다리를 들고 티저 자세로 올라온다.

[초급]

- 01. 헌드레드 Hundred
- 02. 숄더 어덕션 Shoulder Adduction
- 03. 체스트 익스팬션 Chest Expansion
- 04. 허그 어 트리 Hug a Tree
- 05. 롤 다운 시리즈 Roll Down Series
- 06. 숄더 익스터널 로테이션 Shoulder External Rotation
- 07. 스파인 래터럴플렉션 Spine Lateral Flexion
- 08. 풀링 스트랩스 – T Pulling Straps–T
- 09. 레그 컬 Leg Curl
- 10. 힙 다운 위드 암 서클 Hip Down with Arm Circle
- 11. 프리페어 다운 스트레칭 Prepare Down Stretch
- 12. 머메이드 시리즈 Mermaid Series
- 13. 힙 스트레칭 Hip Stretch
- 14. 스토머크 마사지 – 플랫 백 Stomach Massage – Flat Back
- 15. 더블 레그 풋워크 Double Leg Footwork
- 16. 싱글 레그 풋워크 Single Leg Footwork
- 17. 레그 무브먼트 – 프로그 Leg Movement – Frog
- 18. 숏 스파인 스트레칭 Short Spine Stretch
- 19. 브리지 Bridge
- 20. 점핑 Jumping

[고급]

- 21. 프런트 스플릿 Front Splits
- 22. 사이드 스플릿 Side Splits
- 23. 스타 Star
- 24. 트위스트 Twist
- 25. 더블 레그 킥 Double Leg Kick
- 26. 티저 Teaser
- 27. 스완 Swan
- 28. 그래스호퍼 Grasshopper
- 29. 컨트롤 프런트 Control Front (Riser)
- 30. 컨트롤 백 Control Back (Footbar)
- 31. 롱 백 스트레칭 Long Back Stretch (Slide)
- 32. 리버스 앱도미널 Reverse Abdominals
- 33. 백 스트로크 Back Stroke
- 34. 브레스트 스트로크 Breast Stroke
- 35. 콕스크루 Corkscrew
- 36. 어드밴스트 앱도미널 Advanced Abdominals
- 37. 머메이드 Mermaid
- 38. 클라임 어 트리 Climb a Tree
- 39. 텐던 스트레칭 Tendon Stretch
- 40. 닐링 앱도미널 Kneeling Abdominal
- 41. 롱 스파인 스트레칭 Long Spine Stretch
- 42. 세미 서클 Semi Circles
- 43. 아라베스크 Arabesque
- 44. 닐링 백 익스텐션 Kneeling Back Extension
- 45. 컨트롤 밸런스 서클 롤 업 Control Balance Circle Roll Up
- 46. 어라운드 더 월드 Around the World

REFORMER
리포머

리포머는 기구필라테스의 핵심 기구로,
100여 가지의 동작이 가능하며
초보자에서 상급자까지
다양한 운동이 가능한 인기 만점의 기구다.

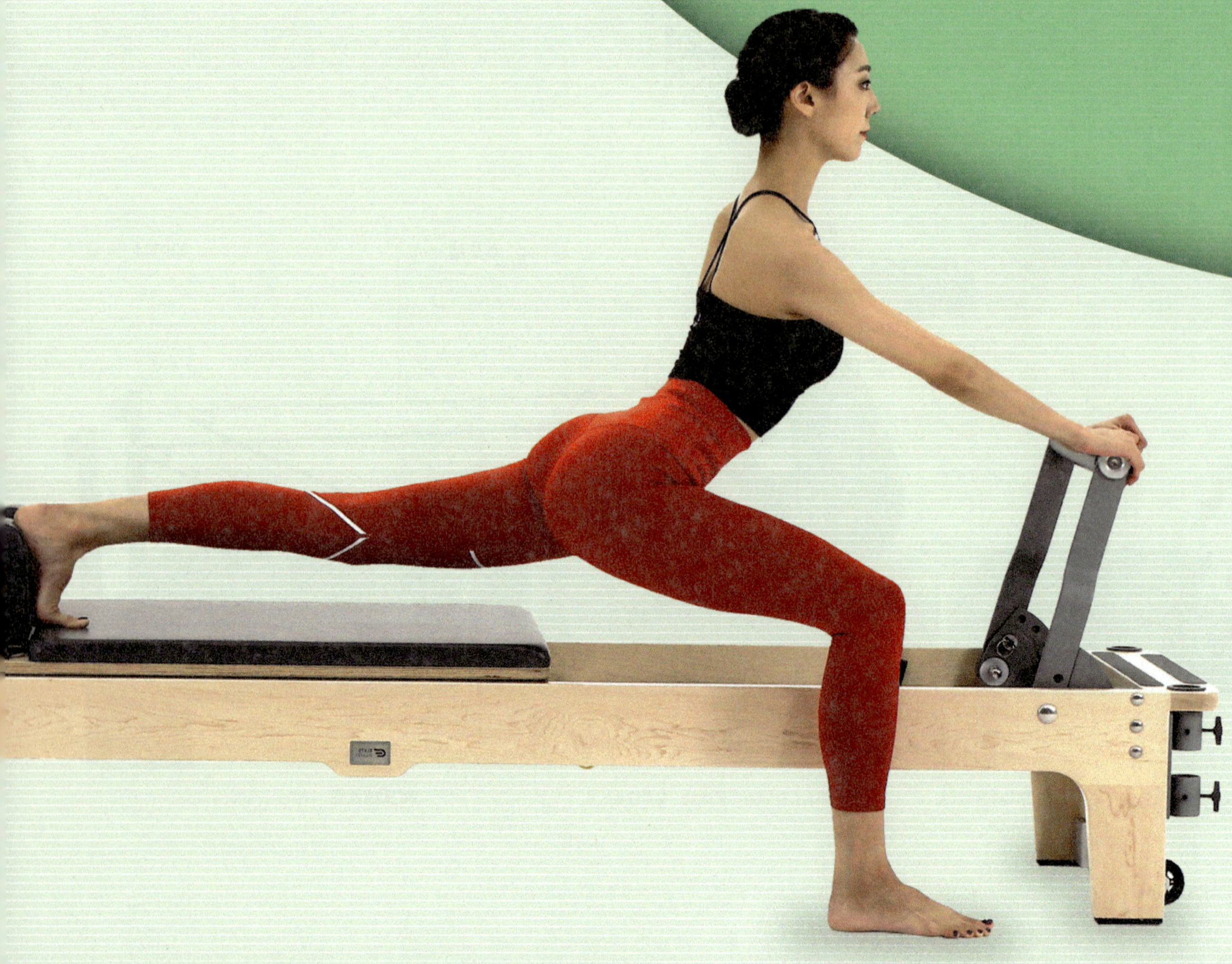

01 Hundred
헌드레드

| 주요 효과 | 복부 강화, 어깨·요추·골반 안정성 향상

리포머 초급

반복 횟수 8~10

세팅
- SPRING   red to 2 red
- STRAP   hand
- FOOTBAR   none
- HEADREST flat
- weight bal, cushion(towel)

시작 자세
- 등을 대고 누운 자세에서 두 손으로 핸드 스트랩을 잡고 팔꿈치를 구부린다.
- 무릎과 발목 사이에 타월이나 쿠션을 넣어 테이블탑 자세를 취한다.

레슨 포인트
- 상체를 안정적으로 유지한다.
- 코어를 사용하여 동작한다.
- 척추 신장과 함께 다리 사이를 바라본다.

Lv.1~2

⚠️ 디스크질환, 골다공증이 있다면 주의해서 동작한다.

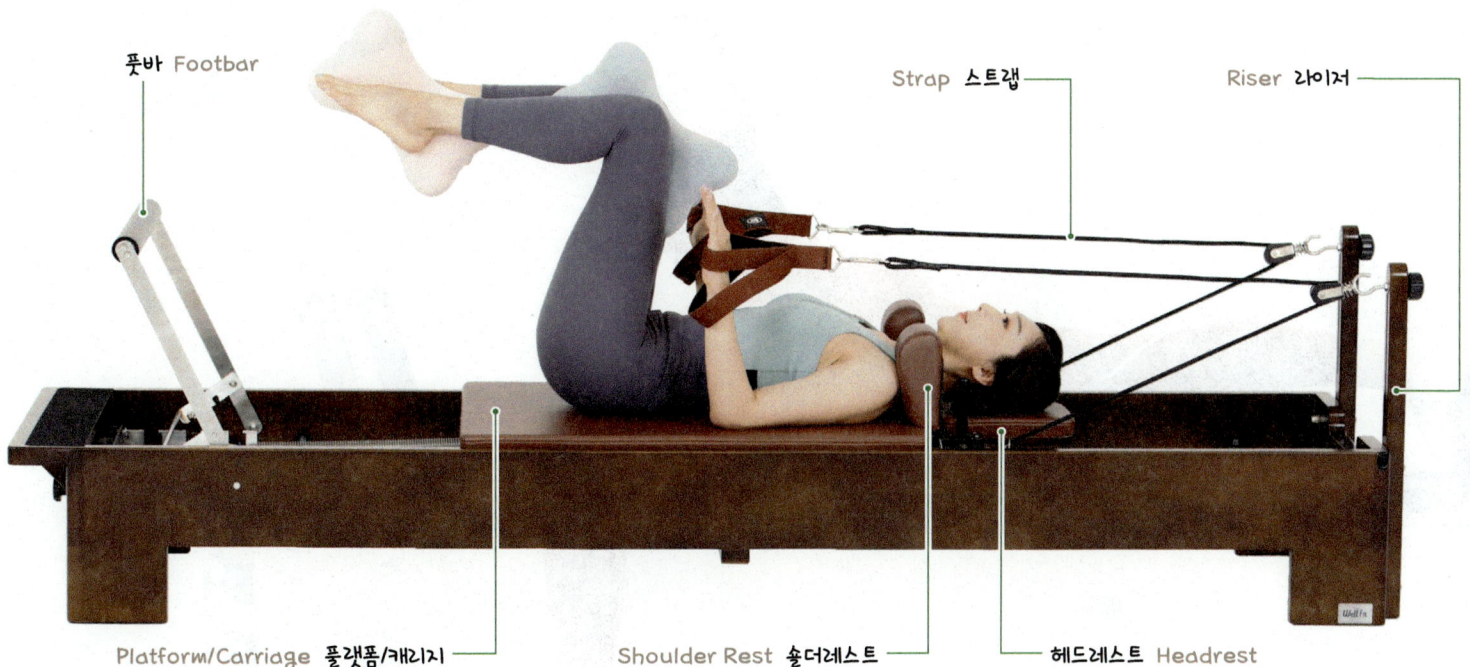

풋바 Footbar · Strap 스트랩 · Riser 라이저 · Platform/Carriage 플랫폼/캐리지 · Shoulder Rest 숄더레스트 · 헤드레스트 Headrest

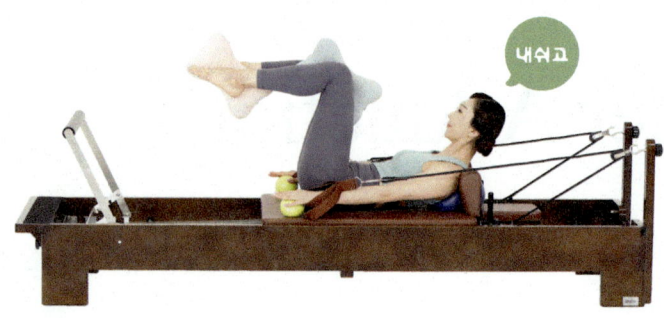

01 견갑골 하각이 올라올 수 있는 위치까지 머리 아래에 미니볼이나 쿠션을 받쳐준다.

02 상체를 유지하며 다리 사이를 바라본다. 두 손 아래 무게볼을 밀어내며 팔을 편다.

03 코어를 사용하여 몸통의 안정성을 유지하며 두 팔을 위아래로 펌프질한다.

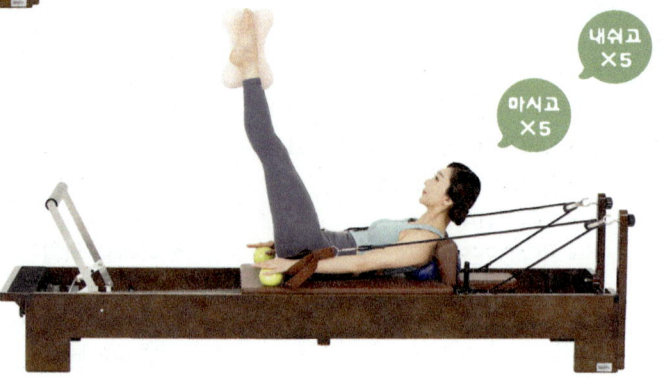

Transition Flow

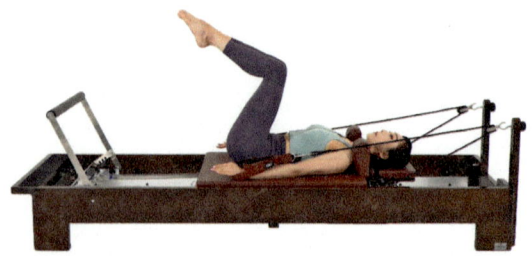

Triceps ▶
흉추 아래 타월이 빠지지 않도록 몸통을 안정화한 후 팔꿈치를 접고 편다.

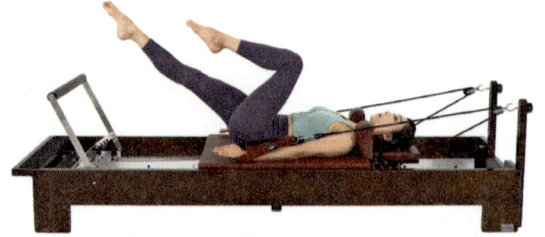

Single Leg Stretch ▶
한쪽 다리는 45° 펴고 반대쪽 무릎은 가슴 쪽으로 당긴다.

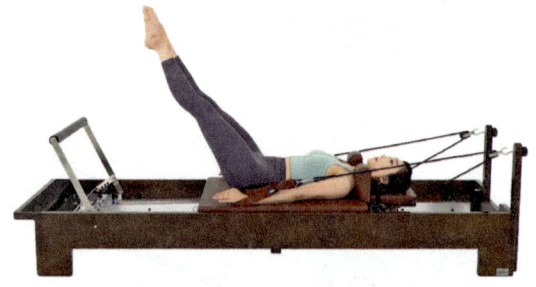

Double Leg Stretch ▶
두 무릎을 가슴 쪽으로 당긴 후 45° 편다.

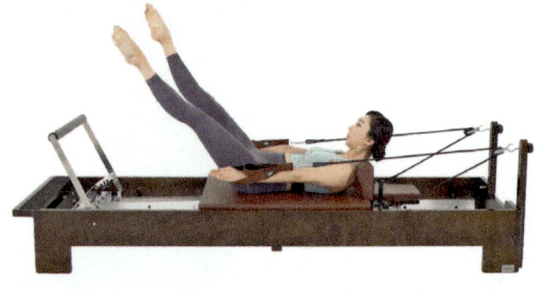

Coordination ▶
견갑대를 캐리지에서 올린 후 45° 편 다리를 외전 및 내전한다.

Crossing 발목을 교차하여 무릎을 가슴으로 당겨 쉽게 동작하거나 다리 각도를 매트 방향으로 내려 어렵게 동작한다.
Variation 발목 사이에 타월, 서클, 미니볼을 넣고 동작한다.
Weight Ball 손에 무게볼을 잡고 동작한다.

02 Shoulder Adduction
숄더 어덕션

| 주요 효과 | 소원근·극하근·삼각근·광배근 강화, 몸통의 안정성 향상

리포머 초급

반복 횟수 8~10

세팅
- SPRING   blue to 1 red
- STRAP   hand
- FOOTBAR   none
- HEADREST flat
- weight ball, cushion(towel)

시작 자세
- 두 손으로 스트랩을 잡고, 팔을 양 옆으로 벌려 스프링의 저항을 느낀다.
- 어깨를 외회전하여 두 손에 잡은 볼이 천장을 향하게 한다.
- 발목과 무릎 사이에 타월을 넣어 두 다리를 붙인다.

레슨 포인트
- 두 팔을 모을 때 척추가 길어진다.
- 어깨 내전 시 견갑골의 움직임부터 시작한다.
- 허리 통증 시 무릎을 가슴으로 당겨준다.
- 견갑골이 캐리지에서 떨어지지 않도록 한다.

Lv. 1

⚠️ 어깨·손목 통증이 있다면 주의해서 동작한다.

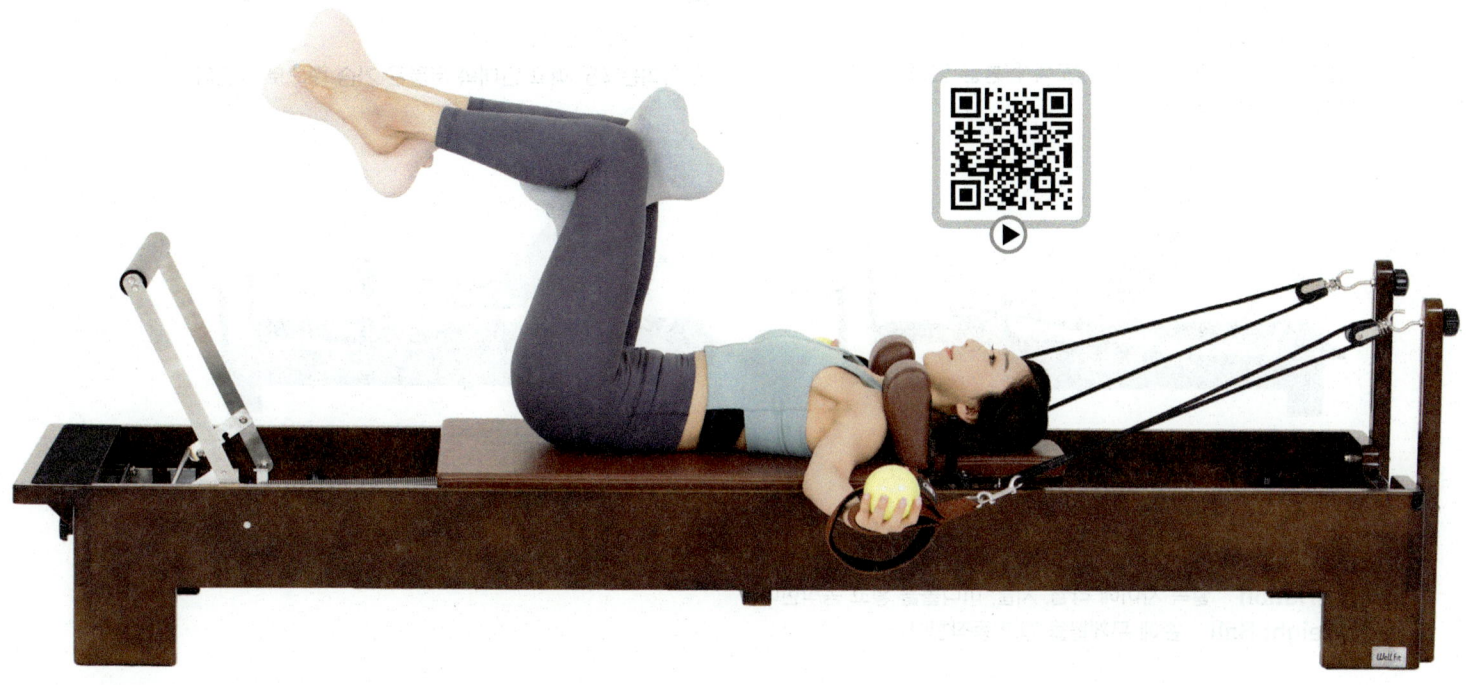

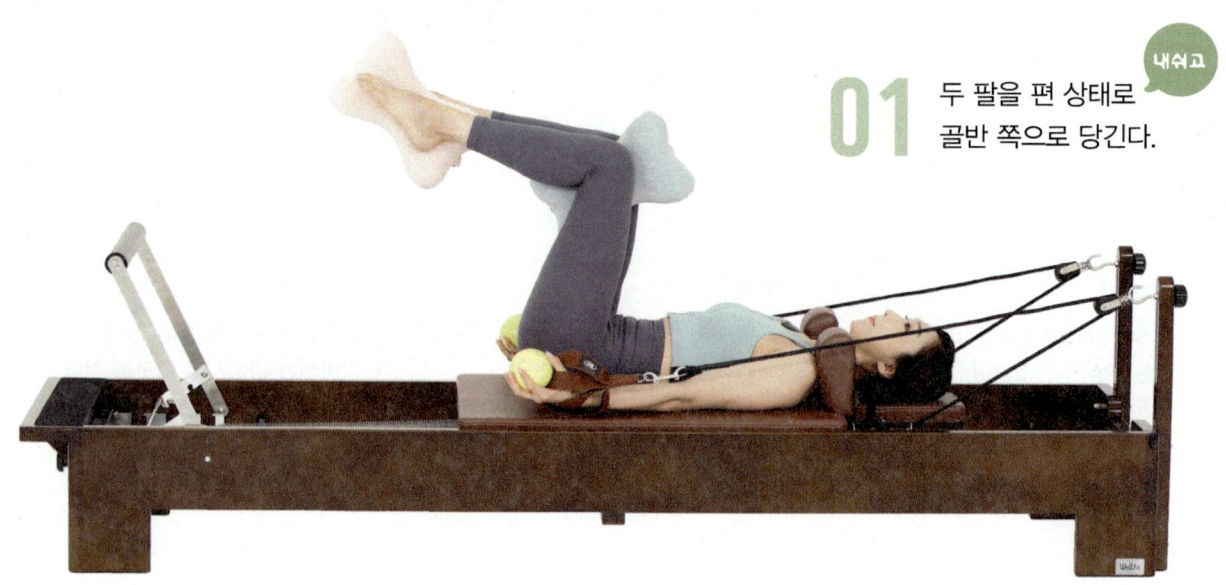

01 두 팔을 편 상태로 골반 쪽으로 당긴다. *내쉬고*

Transition Flow

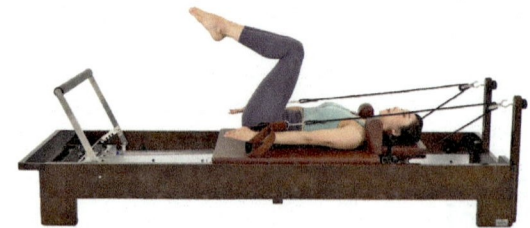

Shoulder Extension ▶
스트랩을 잡은 두 팔을 앞으로 나란히 하여 골반 쪽으로 당긴다.

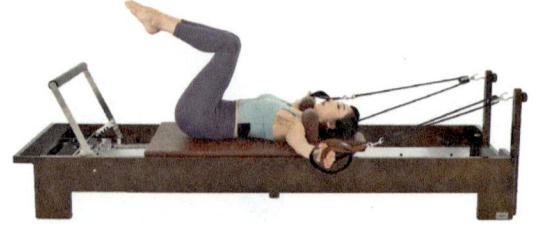

Arm Circle ▶
두 팔을 회전한다.

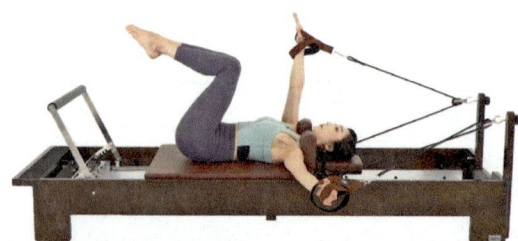

Arm Alternate ▶
팔을 엇갈려 회전한다.

Crossing   발목을 교차하여 무릎을 가슴으로 당긴다.

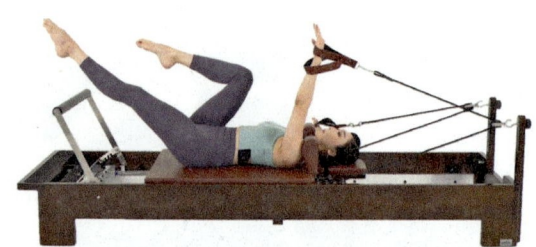

Arm Alternate with Leg ▶
팔의 움직임과 함께 다리 움직임의 변화를 준다.

03 Chest Expansion
체스트 익스팬션

| 주요 효과 | 회전근개·이두근·삼두근·대흉근·광배근·삼각근 강화

리포머 초급

반복 횟수 8~10

세팅
- SPRING   blue to red
- STRAP   hand
- FOOTBAR   none
- HEADREST flat
- weight ball, cushion(towel)

시작 자세
- 라이저 방향으로 앉은 자세에서 스트랩과 무게볼을 잡는다.

레슨 포인트
- 손목이 꺾이지 않도록 한다.
- 갈비뼈가 벌어지지 않도록 한다.

Lv.1

⚠️ 어깨·손목 통증이 있다면 주의해서 동작한다.

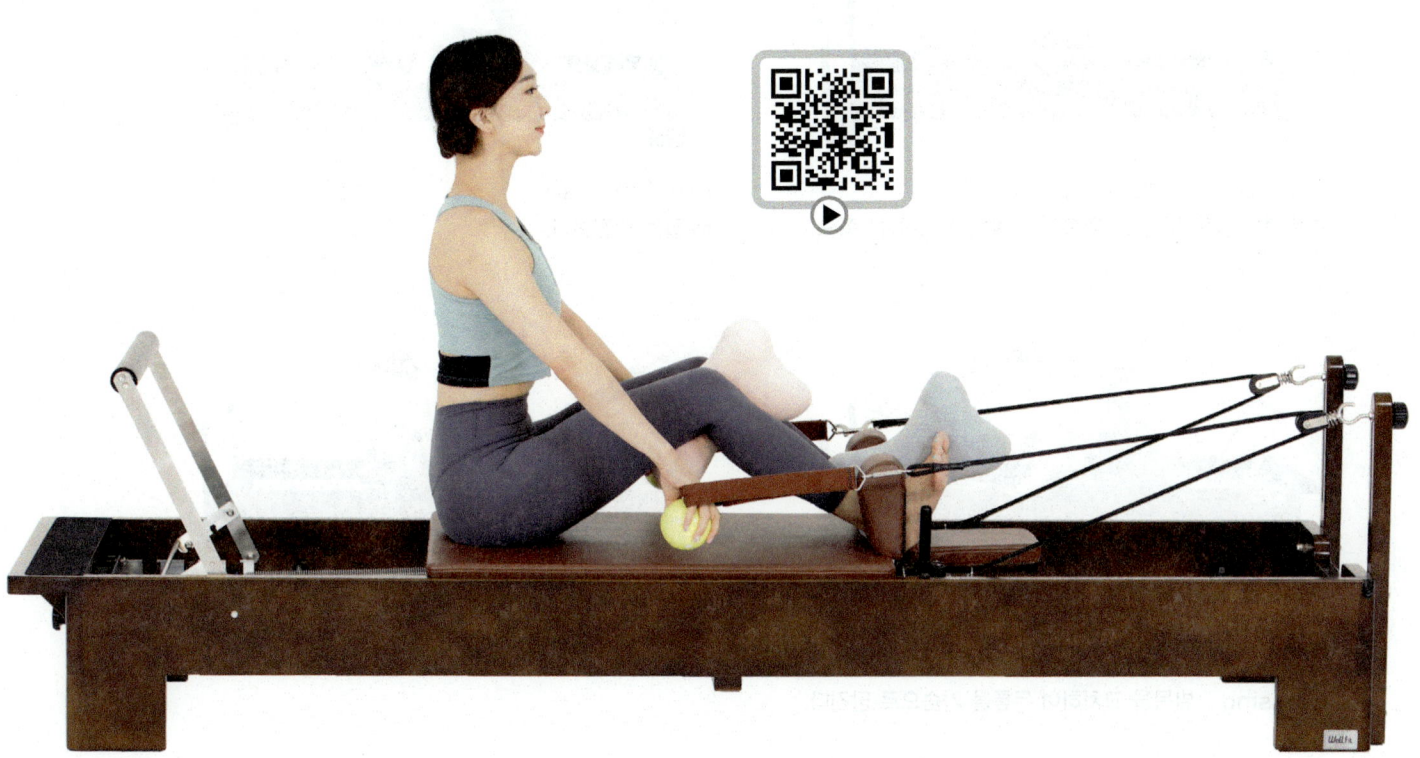

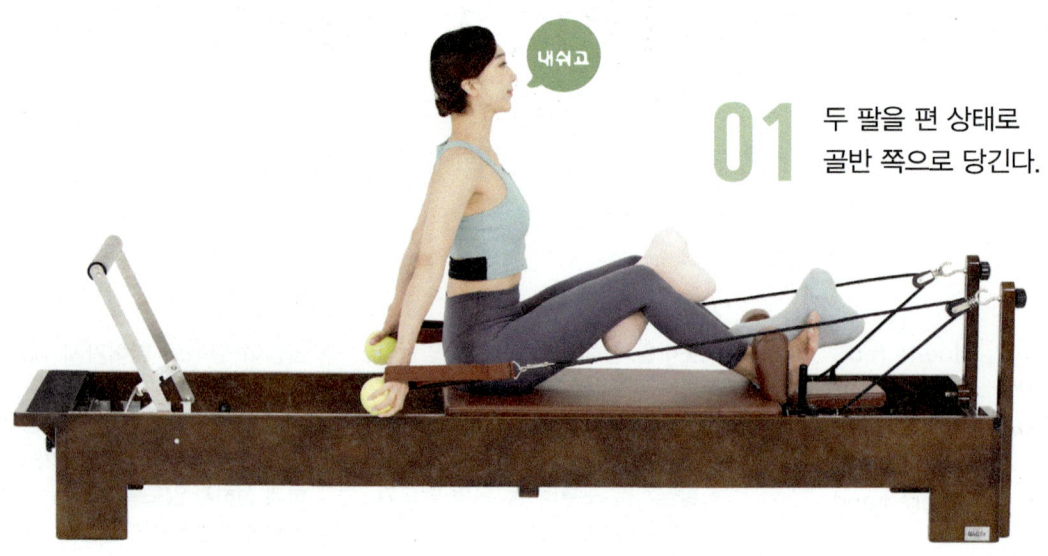

01 두 팔을 편 상태로 골반 쪽으로 당긴다.

내쉬고

Transition Flow

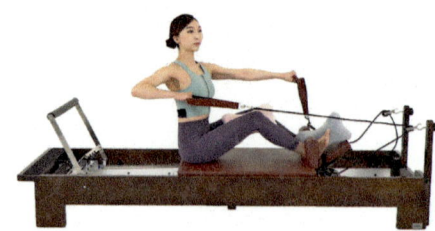

Alternately Pulling ▶
두 손으로 스트랩을 잡고 한 팔씩 당긴다.

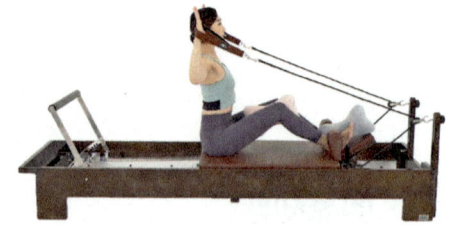

Rhomboid ▶
팔꿈치를 90° 각도로 유지하여 어깨를 수평외전한다.

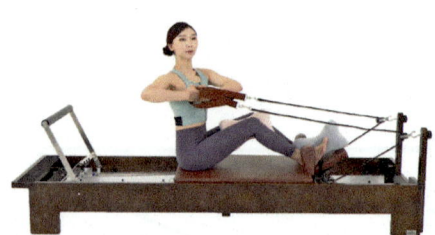

Spine Rotation ▶
몸통을 회전하며 당긴다.

Pelvic Neutral
골반 아래에 타월을 넣는다(골반 중립).

Kneeling
무릎으로 선 자세에서 동작한다.

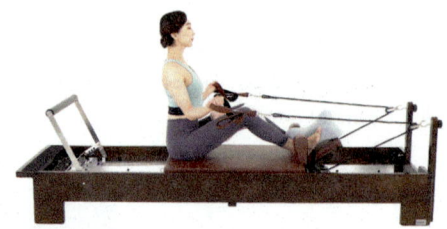

Shoulder External Rotation ▶
스트랩을 교차하여 팔꿈치를 몸통에 붙이고 어깨를 외회전한다.

Row ▶
스트랩을 교차하여 팔꿈치를 어깨 높이로 당긴다.

Biceps ▶
앞으로 나란히 하여 팔꿈치를 접고 편다.

04 Hug a Tree
허그 어 트리

| 주요 효과 | 대흉근·삼각근 강화, 견갑골 안정화

리포머 초급

반복 횟수 8~10

세팅
- SPRING   blue to red
- STRAP   hand
- FOOTBAR none
- flat
- weight ball, thera band

시작 자세
- 풋바를 향해 캐리지 위에 양반다리로 앉는다.
- 무릎 아래의 무게볼을 누르며 척추를 신장한다.
- 팔꿈치를 구부려 등 뒤의 밴드가 늘어지지 않게 잡는다.

레슨 포인트
- 몸통이 앞뒤로 넘어가지 않도록 한다.
- 두 손끝이 시야에 들어오게 한다.
- 어깨가 상승하거나 팔꿈치가 과도하게 접히지 않도록 한다.
- 동작을 자연스럽게 연결한다.

Lv.1

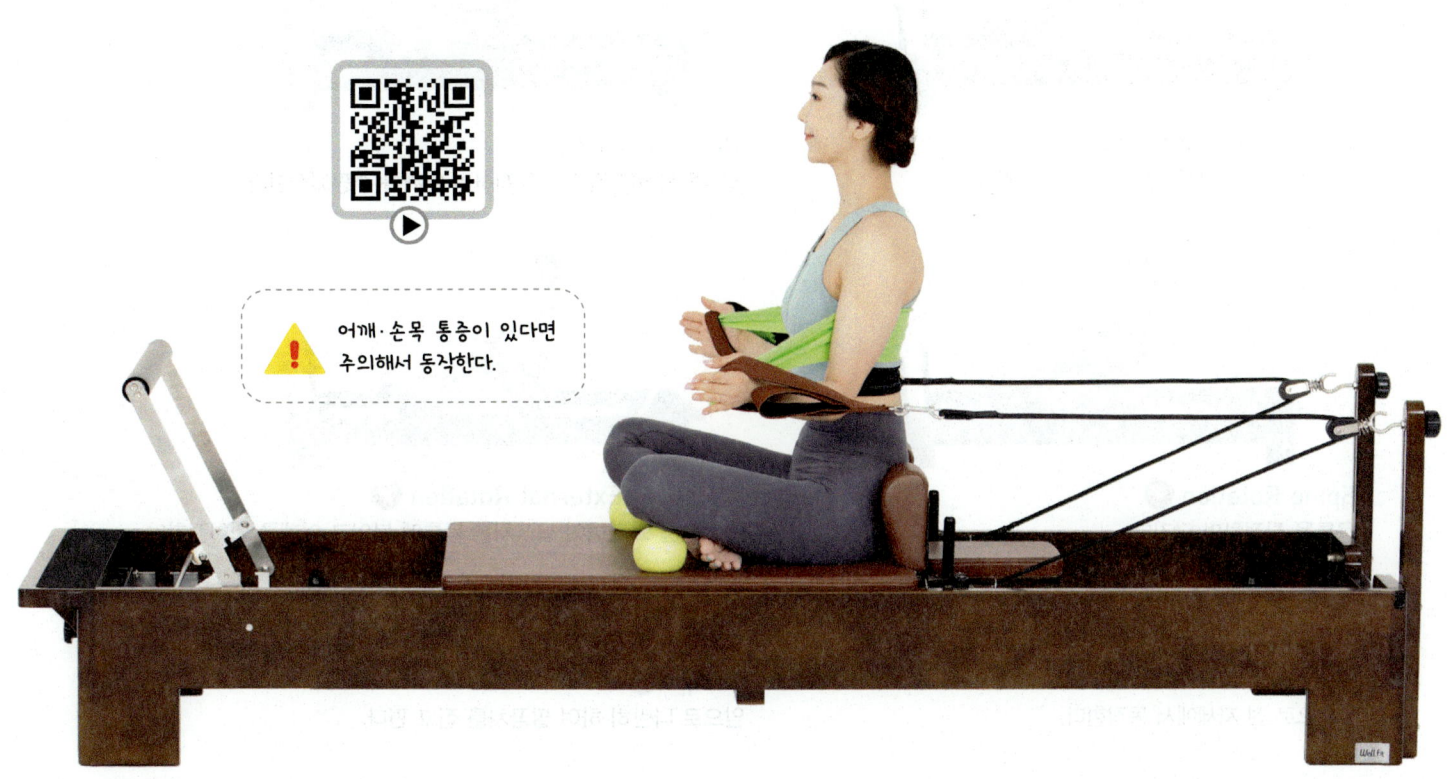

⚠️ 어깨·손목 통증이 있다면 주의해서 동작한다.

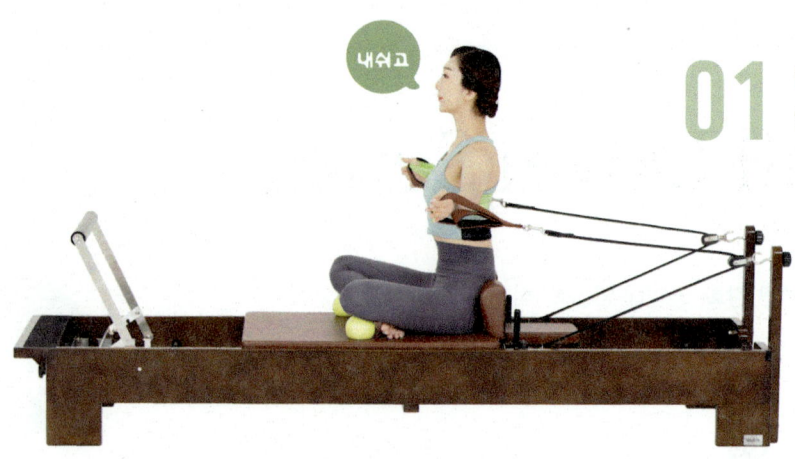

01 밴드와 핸드 스트랩을 잡은 손을 양옆으로 벌린다.

02 몸통 안정성을 유지하면서 나무를 안듯 두 팔을 앞으로 모은다.

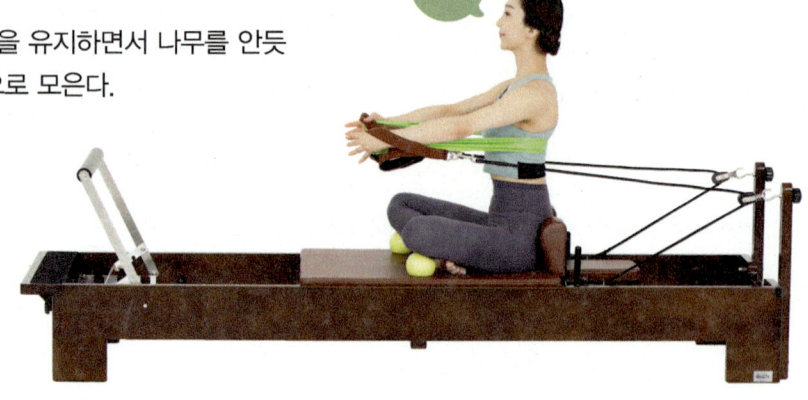

⚠️ 골반의 높이가 다르다면 아래에 무게볼이나 타월을 넣어주어 몸통의 안정성을 유지한다.

Transition Flow

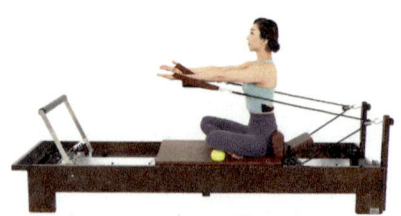

Shoulder Flexion ▶
두 손에 스트랩을 잡고 팔꿈치를 구부려 두 팔을 앞으로 민다.

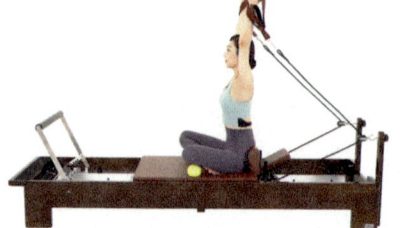

Shoulder Hyper Flexion ▶
앞으로 편 팔을 위로 올려 최대한 뒤로 보낸다.

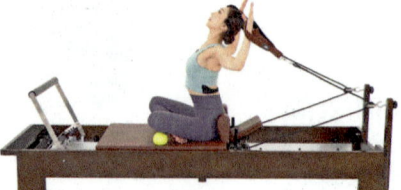

Chest Stretch ▶
천장 방향에 있는 두 팔꿈치를 몸통 방향으로 당긴다.

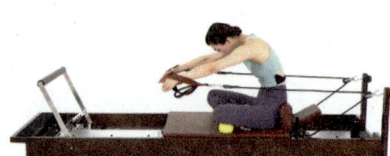

Hug a Tree with C-Curve ▶
공을 안듯 팔을 모으며 상체를 굴곡시킨다.

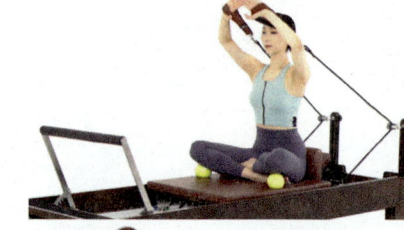

Salute ▶
어깨를 넓게, 팔꿈치를 옆으로 벌려 두 손을 눈썹 위에서 대각선으로 편다.

Serve a Tray ▶
앞으로 편 팔을 옆으로 열어준다 (손바닥은 천장 방향).

Legs Down
두 다리를 캐리지 아래로 내려서 동작한다.

Standing with Knee
무릎으로 선 자세에서 동작한다.

Arm Circles ▶
두 팔을 돌린다.

05 Roll Down Series
롤 다운 시리즈

| 주요 효과 | 복근 강화, 견갑대 안정화, 척추 유연성 향상

리포머 초급

반복 횟수 4~6

세팅
- SPRING   blue to red
- STRAP   hand
- FOOTBAR none
- HEADREST flat
- cushion(towel)

시작 자세
- 라이저를 향해 앉아 발을 헤드레스트 위에 놓는다.
- 핸드 스트랩을 잡고 팔꿈치를 펴서 어깨 중립 자세를 유지한다.
- 좌골을 캐리지 위에 올리고, 무릎 사이의 타월을 잡으며 키가 커지듯이 척추 신장을 유지한다.

레슨 포인트
- 척추를 분절한다.
- 손의 힘이 아닌 복부의 힘으로 동작한다.
- 어깨가 긴장되지 않도록 한다.
- 손목을 구부리지 않는다.

Lv. 1

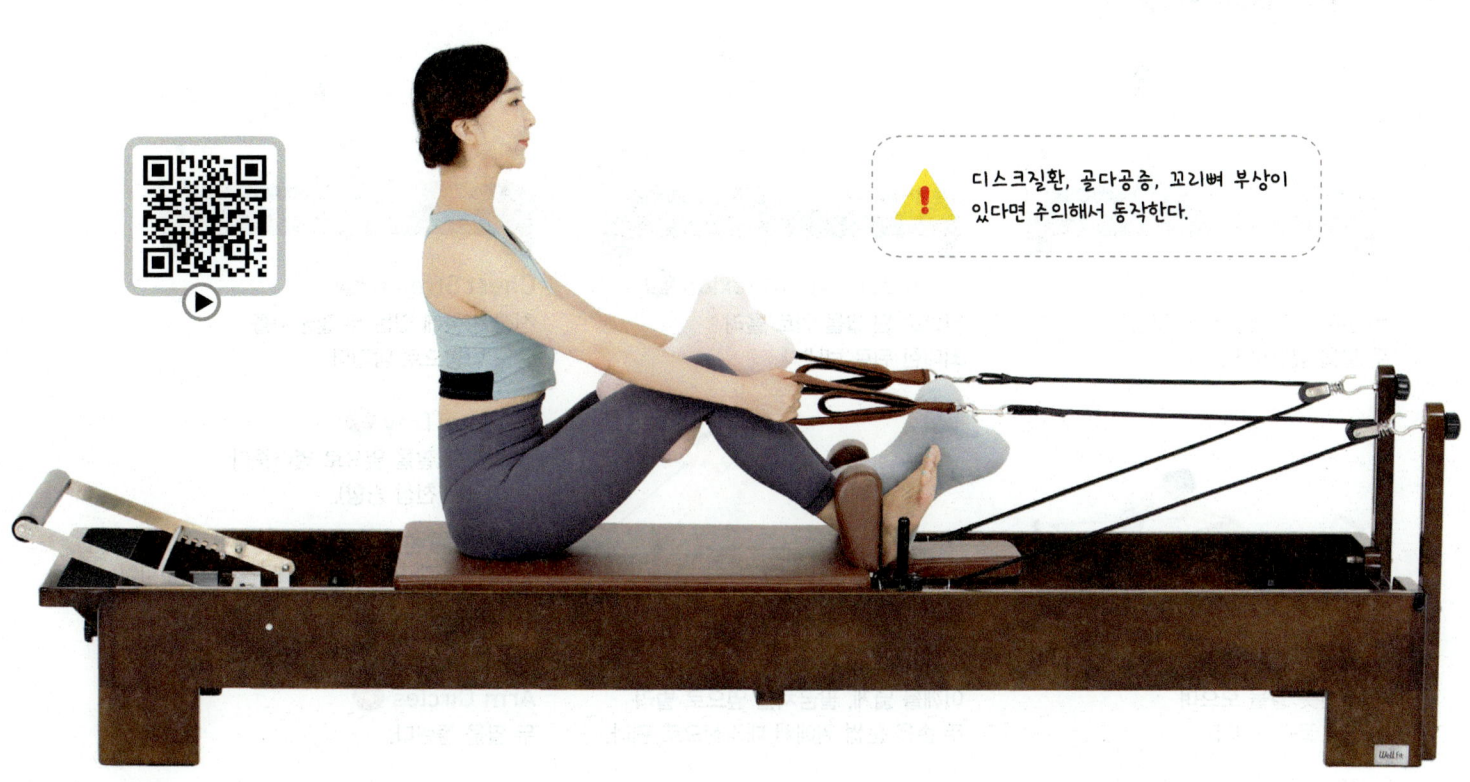

⚠️ 디스크질환, 골다공증, 꼬리뼈 부상이 있다면 주의해서 동작한다.

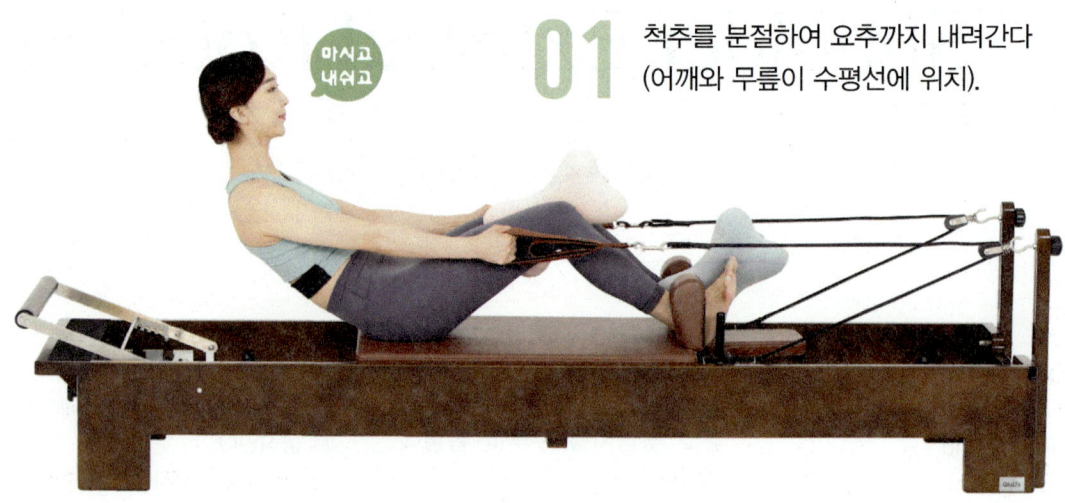

01 척추를 분절하여 요추까지 내려간다 (어깨와 무릎이 수평선에 위치).

마시고 내쉬고

Transition Flow

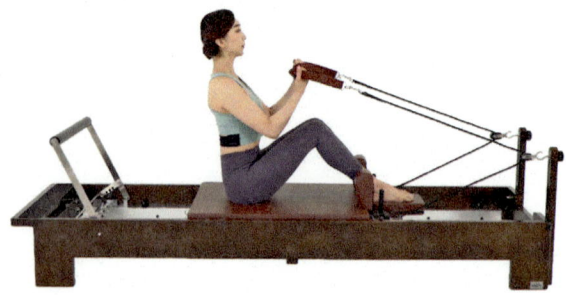

Biceps ▶
손바닥이 천장을 향한 상태로 팔꿈치를 굽히고 펴기 반복(이두근)

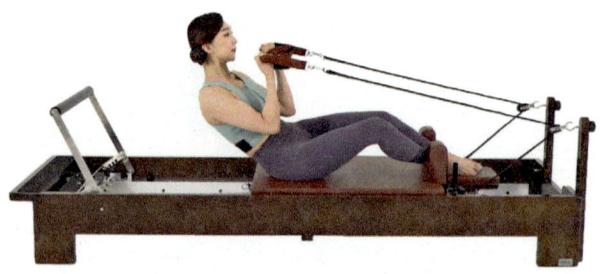

Twist Roll Down with Biceps ▶
몸통을 한쪽 방향으로 기울여 팔을 당긴다(내·외 복사근).

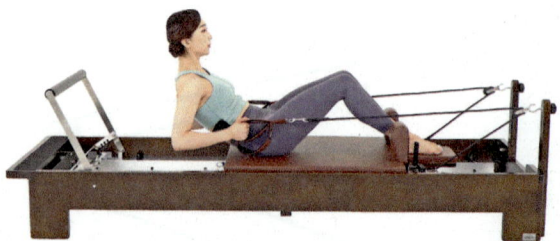

Roll Down with Extension ▶
척추를 분절하여 팔꿈치를 풋바 방향으로 당긴다.

Roll Down with Rotation
팔꿈치를 양옆으로 벌려 뒤로 당긴다(두 손은 어깨선 위치).
몸통을 회전하며 한 팔씩 당긴다.

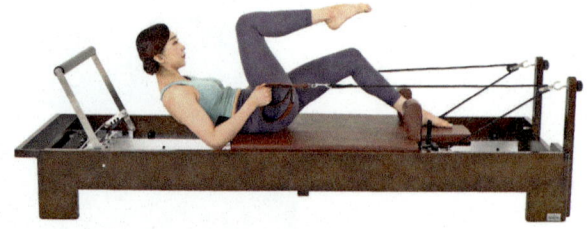

Roll Down with Leg Pull ▶
C커브를 유지한 후 한 발씩 테이블탑으로 올린다.

06 Shoulder External Rotation
숄더 익스터널 로테이션

| 주요 효과 | 극하근·소원근 강화, 어깨관절 안정화

리포머 초급

반복 횟수 8~10

세팅
- long box
- SPRING   blue to red
- STRAP   hand
- FOOTBAR none
- HEADREST flat
- cushion(towel)

시작 자세
- 몸통 중립을 유지하며, 겨드랑이 사이에 얇은 쿠션이나 타월을 넣고 팔꿈치를 구부려 몸통에 붙인다.
- 스트랩을 잡은 손등이 아래를 향하도록 어깨를 외회전한다.

레슨 포인트
- 어깨가 올라가지 않도록 한다.
- 팔을 직각으로 유지하여 수평면으로 움직인다.
- 갈비뼈가 벌어지지 않도록 한다.

Lv. 1

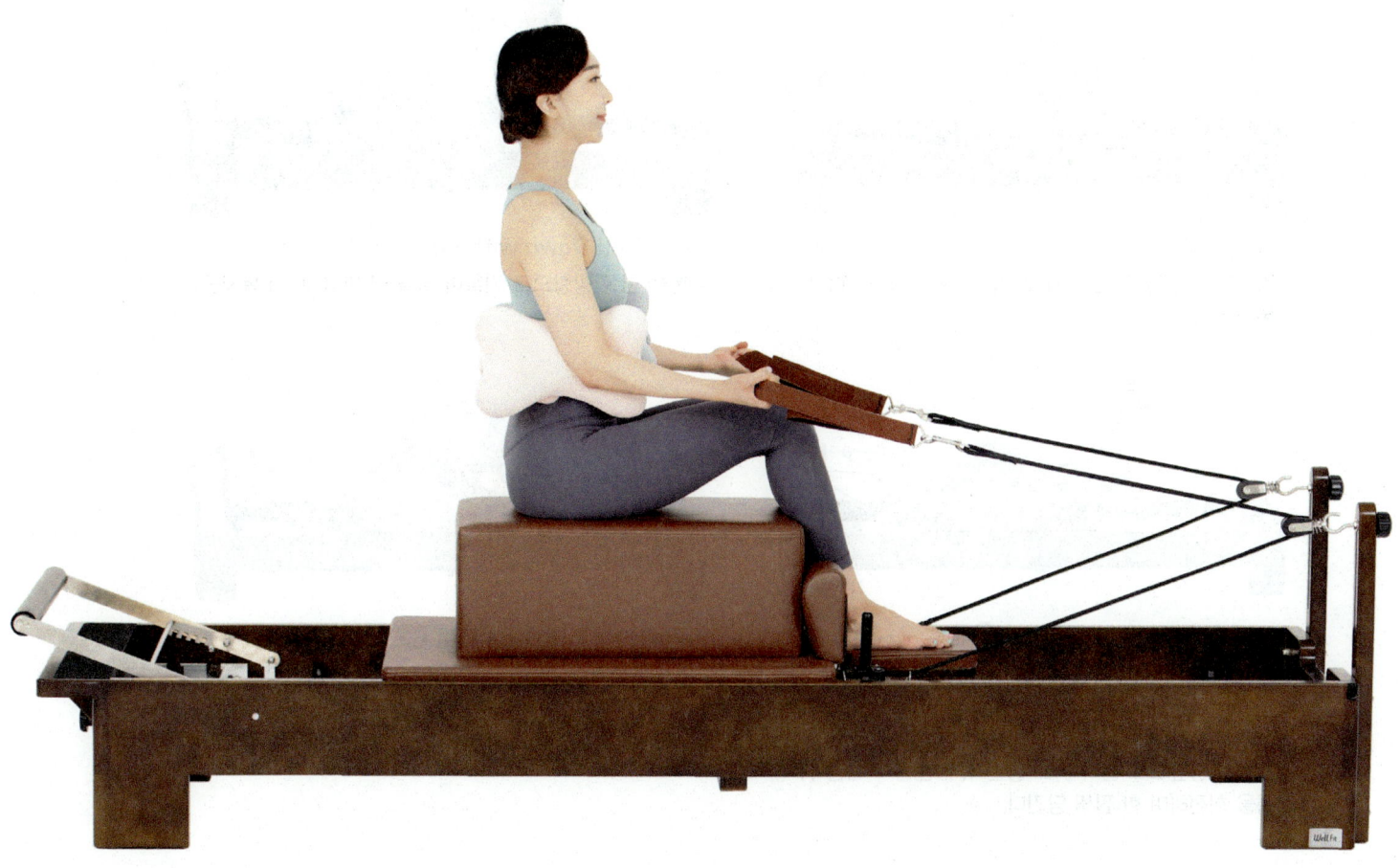

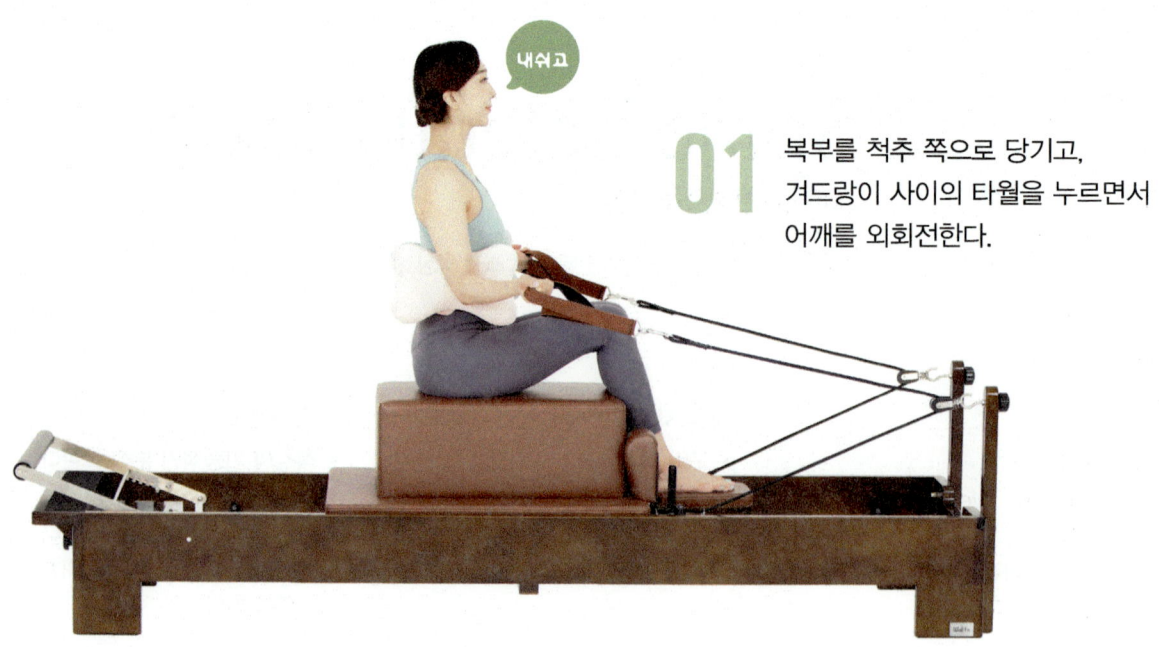

01 복부를 척추 쪽으로 당기고, 겨드랑이 사이의 타월을 누르면서 어깨를 외회전한다.

Transition Flow

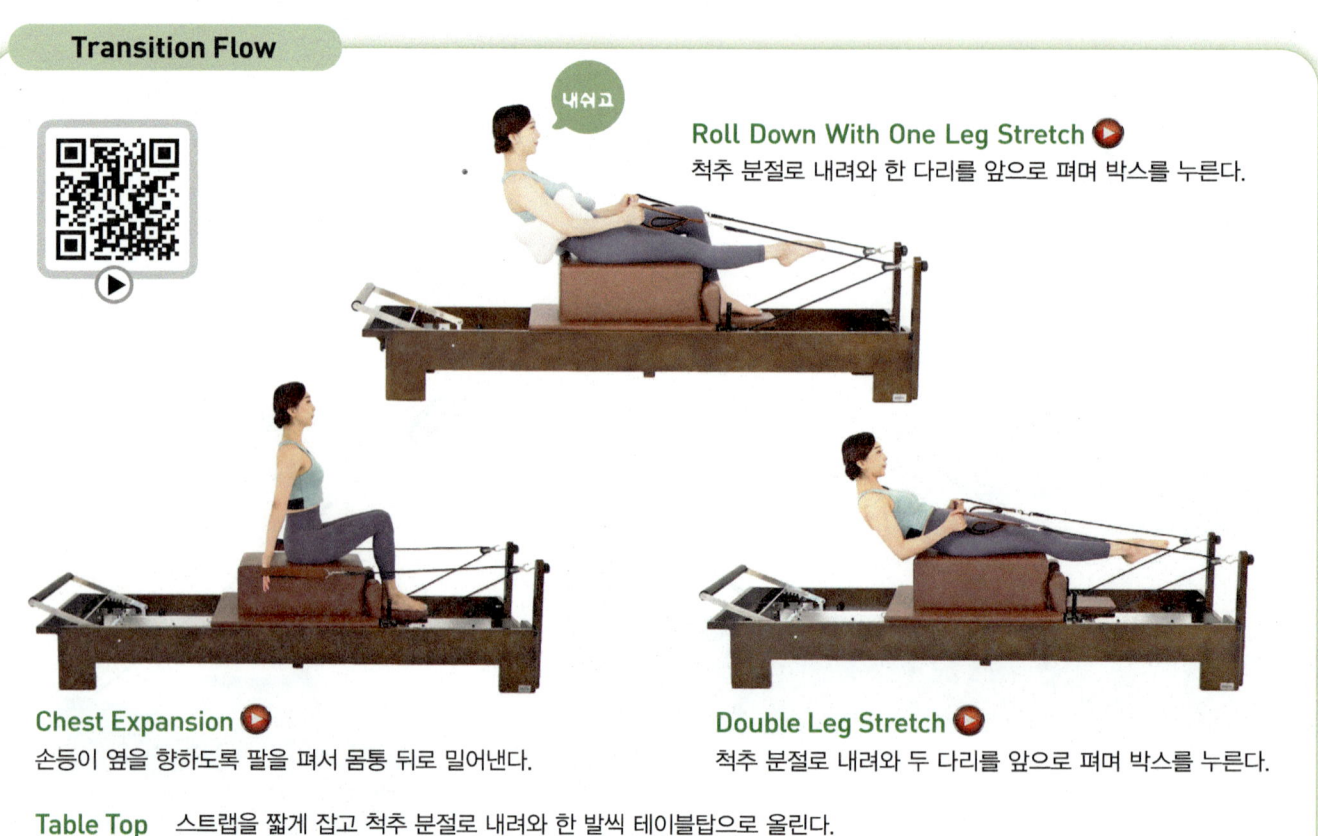

Roll Down With One Leg Stretch ▶
척추 분절로 내려와 한 다리를 앞으로 펴며 박스를 누른다.

Chest Expansion ▶
손등이 옆을 향하도록 팔을 펴서 몸통 뒤로 밀어낸다.

Double Leg Stretch ▶
척추 분절로 내려와 두 다리를 앞으로 펴며 박스를 누른다.

Table Top 스트랩을 짧게 잡고 척추 분절로 내려와 한 발씩 테이블탑으로 올린다.
One Leg Stretch 척추 분절로 내려와 한 발씩 90°~45° 멀리 뻗는다.
Teaser 척추 분절로 내려와 두 발을 테이블탑으로 들어 올려 티저 자세로 전환한다.
Single Leg Stretch 척추 분절로 내려와 한 다리는 45° 펴고 반대쪽 무릎은 가슴 쪽으로 당긴다.
Double Leg Stretch(spring: yellow to green) 척추 분절로 내려와 두 무릎을 가슴 쪽으로 당긴 후 숨을 들이마시며, 두 팔을 위로 들 때 다리를 45° 편다. 숨을 내쉬며 팔을 회전하여 돌아온다.

07 Spine Lateral Flexion
스파인 래터럴플렉션

| 주요 효과 | 요방형근과 내·외 복사근 스트레칭, 척추의 가동성 향상

리포머 초급

반복 횟수 4~6

세팅
- long box
- SPRING yellow to blue
- STRAP hand
- FOOTBAR none
- HEADREST flat

시작 자세
- 풋바 쪽 손으로 스트랩을 잡고 반대쪽 손은 골반 위에 올린다.
- 스트랩을 잡은 팔꿈치를 구부린 채 대각선으로 당겨 올린다.

레슨 포인트
- 척추의 기능적인 분절을 한다.
- 어깨가 상승하지 않도록 한다.
- 팔꿈치가 꺾이지 않도록 한다.
- 한쪽 어깨가 앞으로 떨어지지 않도록 한다.

Lv. 1

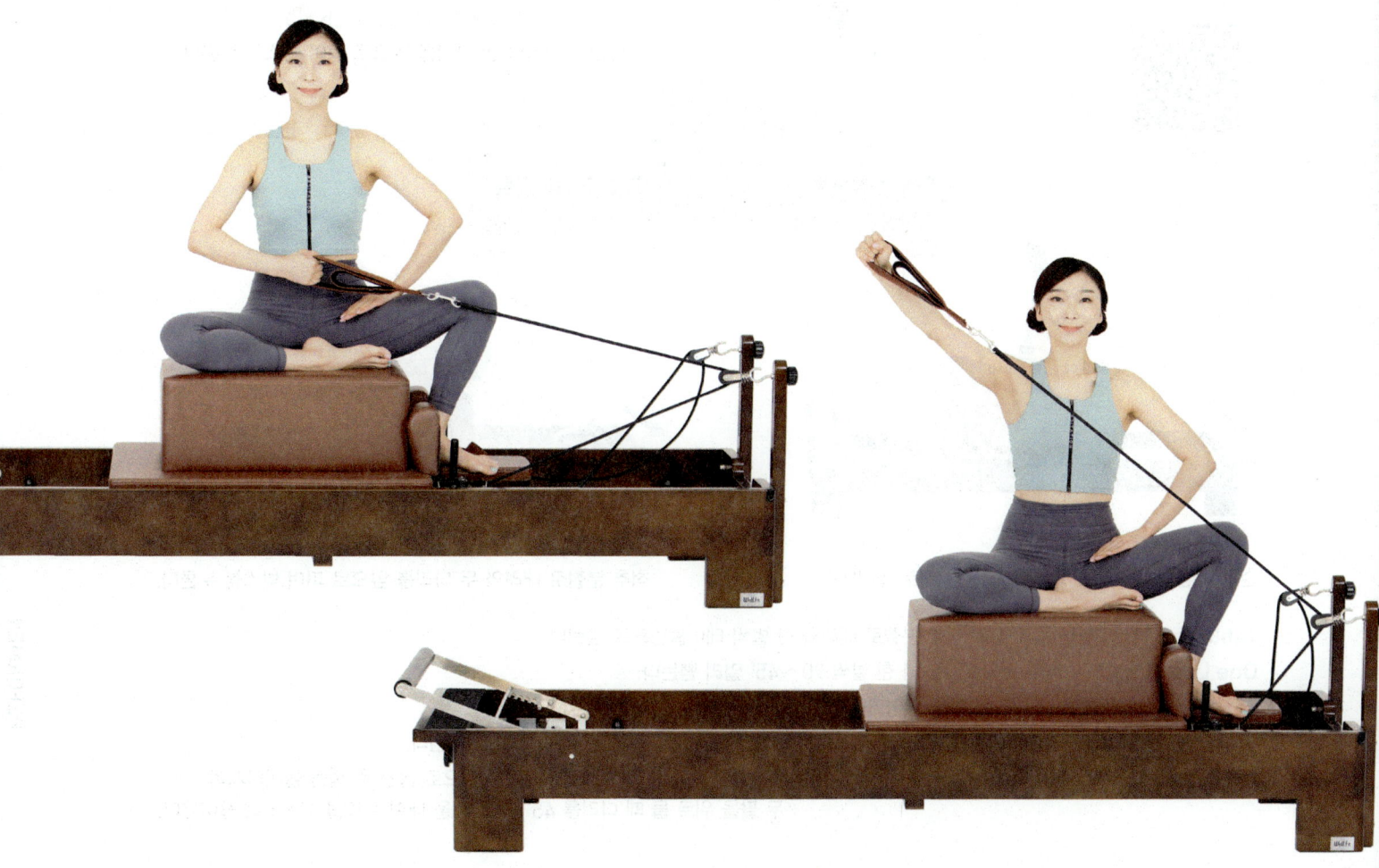

01 편 팔을 반대로 넘길 때 꼬리뼈부터 척추 분절하여 라이저 방향으로 구부린다.

내쉬고

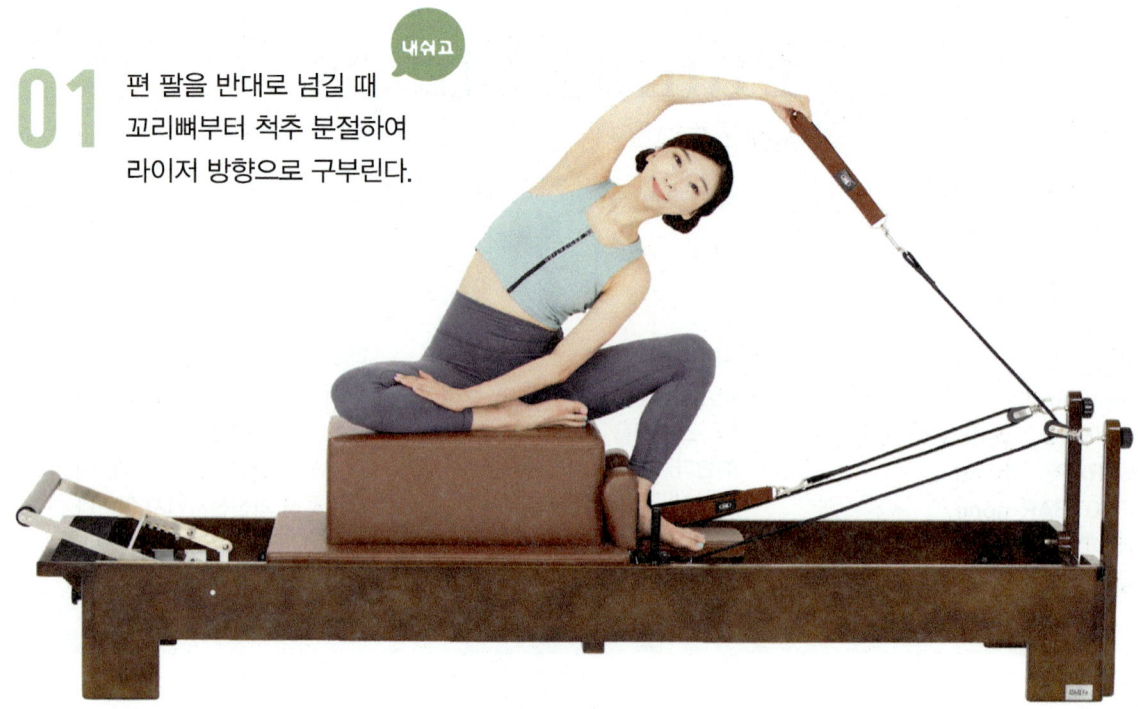

Transition Flow

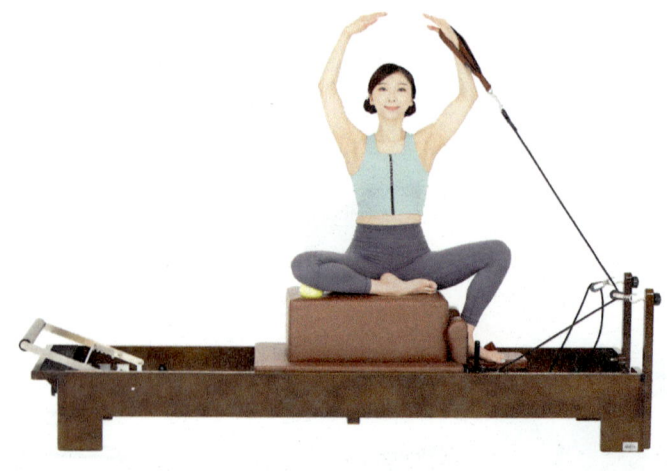

Chest Open and Meet 라이저 쪽 손으로 스트랩을 잡고 두 팔을 위로 편 후 두 손끝이 가까워지도록 당긴다.

One Arm Rotator 풋바 쪽 손으로 스트랩을 잡고 어깨를 회전하여 팔꿈치를 몸통에 붙인 후 팔을 편다.
Abduction Arm Stretch 풋바 쪽 손으로 스트랩을 잡고 팔꿈치를 대각선 방향으로 한 후 팔을 편다.
Lateral Flexion 풋바 쪽 팔을 대각선으로 편 후 몸통과 함께 라이저 방향으로 기울인다.
One Arm Pull 라이저 쪽 손으로 스트랩을 잡고 가슴 앞으로 당긴다(수평내전).
Twist Arm Pull 라이저 쪽 손으로 스트랩을 잡고 반대쪽 손은 감싸 잡는다. 척추 회전과 함께 팔을 당긴다.
One Arm Rise 라이저 쪽 손으로 스트랩을 잡고 두 팔을 머리 위로 편다.
Lateral Flexion 무릎으로 선 자세로 한다.

08 Pulling Straps-T
풀링 스트랩스-T

| 주요 효과 | 어깨 안정성, 등 상부 신근·극하근·후삼각근 강화

리포머 초급

반복 횟수 6~8

세팅
- long box
- SPRING   yellow to red
- STRAP   hand
- FOOTBAR none
- HEADREST flat
- small ball, cushion

시작 자세
- 박스 위에 라이저 쪽으로 엎드린다. 스트랩을 손에 걸고 T자세를 취한다. 몸통의 안정성을 유지하며 두 손바닥은 바닥을 향한다.
- 등 상부는 약간 신전시키고, 두 발목 사이에 볼을 잡는다.

레슨 포인트
- 어깨 외회전 시 손바닥은 캐리지 방향으로 향한다.
- 새끼손가락으로 움직임을 이끈다.
- 경추를 과신전시키지 않는다.
- 어깨가 올라가지 않도록 한다.

Lv.2

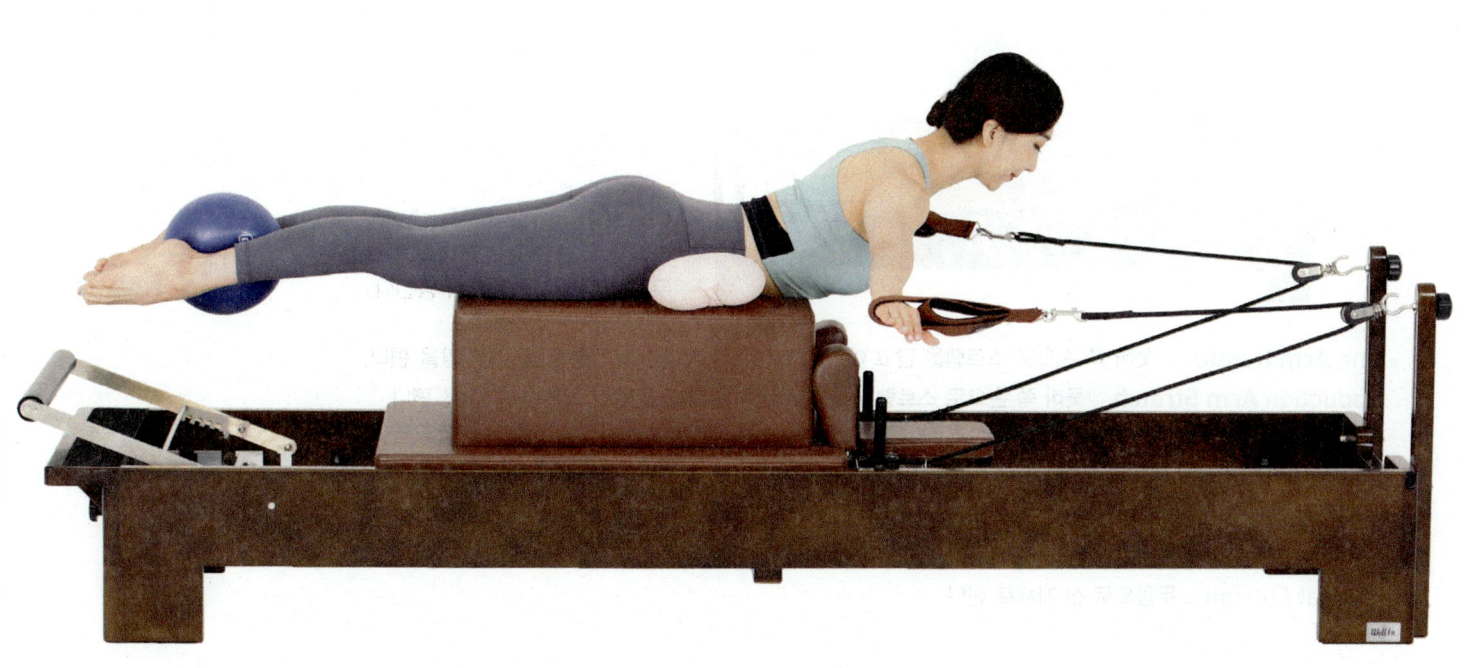

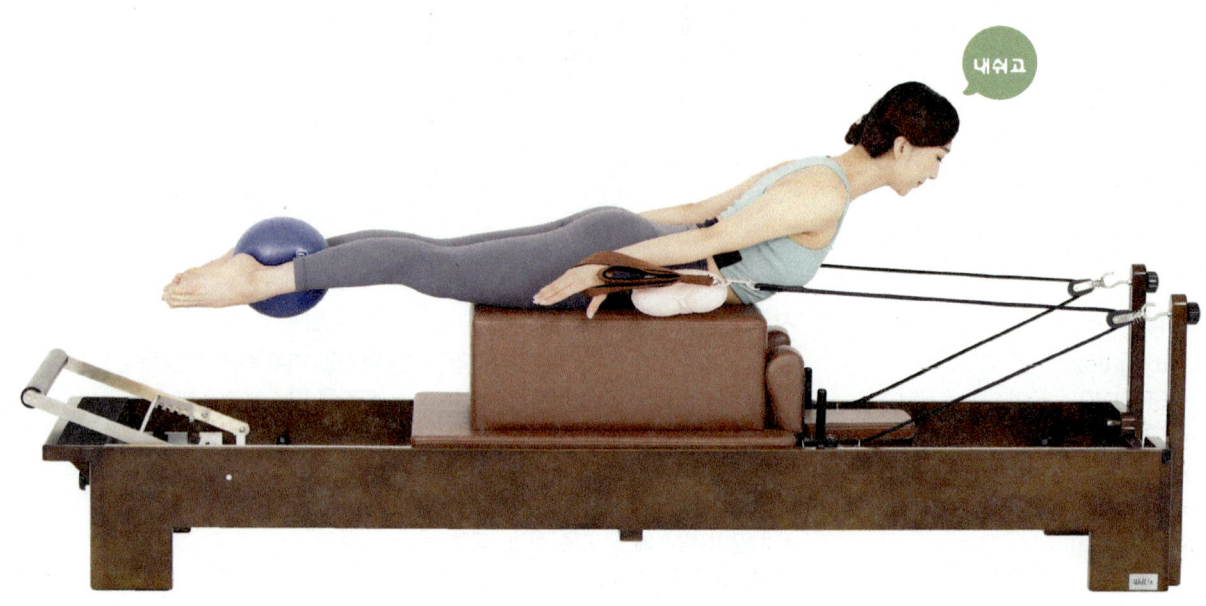

내쉬고

01 팔꿈치를 편 상태로 팔을 몸통 옆으로 당긴다.
   손바닥은 캐리지를 향한다.

Transition Flow

Double Kick and Extension
두 발을 두 번 차고, 두 팔을 당기면서 상체를 신전한다.

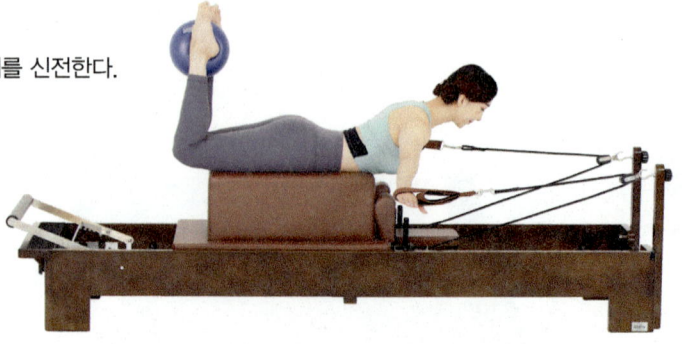

Shoulder Extension
두 팔을 20° 전방으로 펴고 허벅지 옆으로 당긴다.

Swimming
상체 신전과 어깨 외회전을 진행하며 다리는 수영 발차기를 한다.

Arm Circles
몸통 옆을 스치듯 두 팔을 만세 자세로 하여 반원을 그린다.

09 Leg Curl
레그 컬

| 주요 효과 | 햄스트링·둔근·내전근·고관절 신근 강화

리포머 초급

반복 횟수 6~8

세팅
- long box
- SPRING   yellow to red
- STRAP   foot
- FOOTBAR   none
- HEADREST flat
- mini ball

시작 자세
- 풋바 방향으로 박스 위에 엎드려 손으로 박스 앞쪽을 감싼다.
- 무릎 사이에 타월을 끼운다.
- 무릎을 60°로 구부려 박스 바깥에 두고, 발바닥에 스트랩을 건다.
- 치골이 박스에 닿도록 하며, 몸통 안정성을 유지한다.

레슨 포인트
- 복부를 척추 쪽으로 당긴다.
- 치골을 박스에 붙인다.

Lv.2

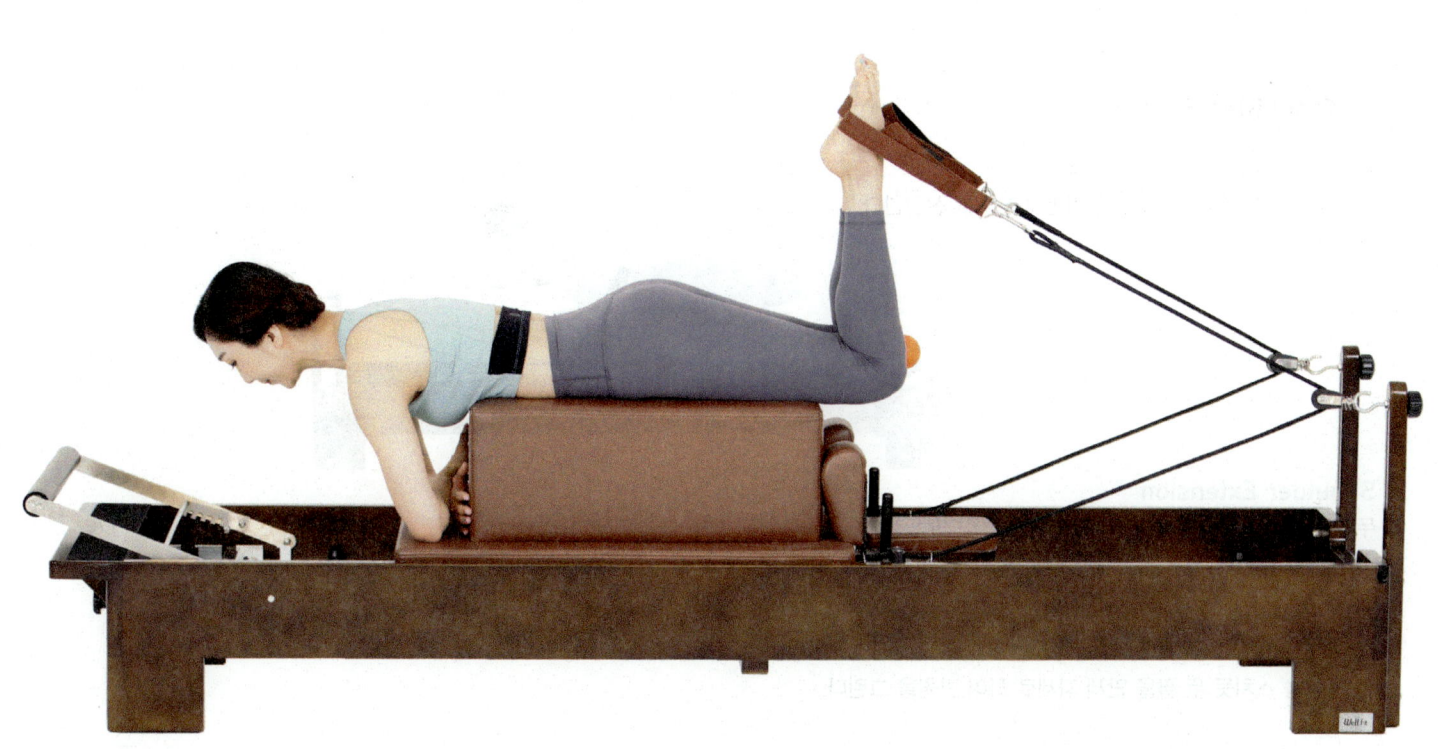

01 골반 안정화 상태에서 발을 엉덩이 쪽으로 당긴다.

내쉬고

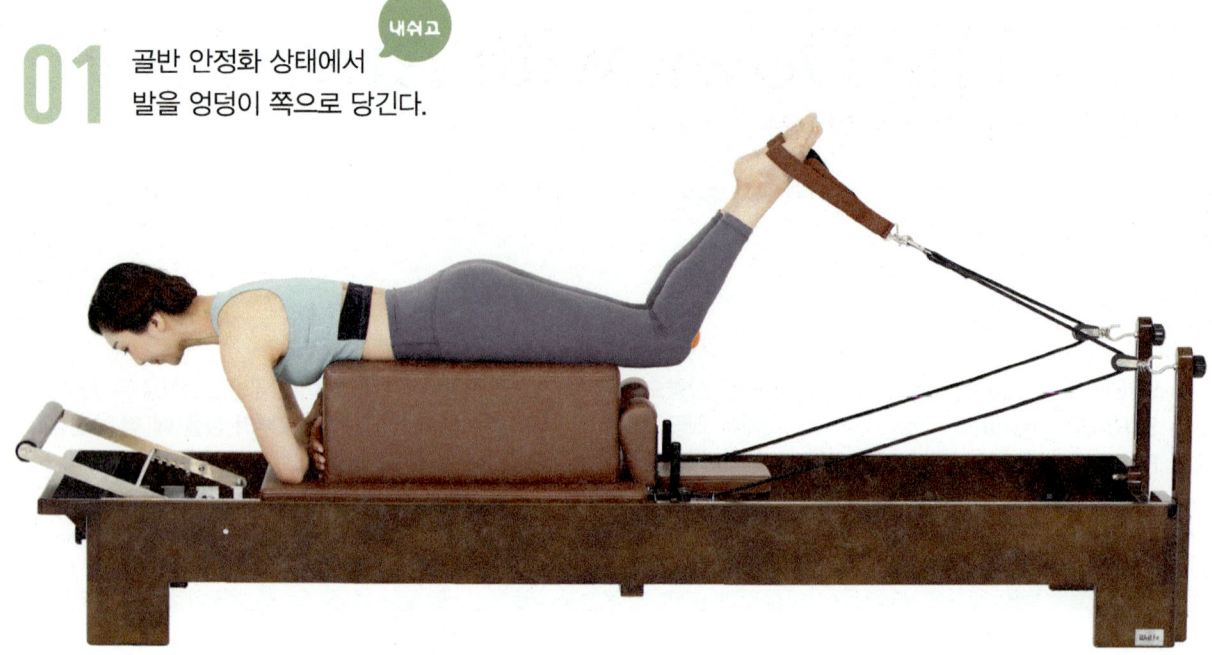

Transition Flow

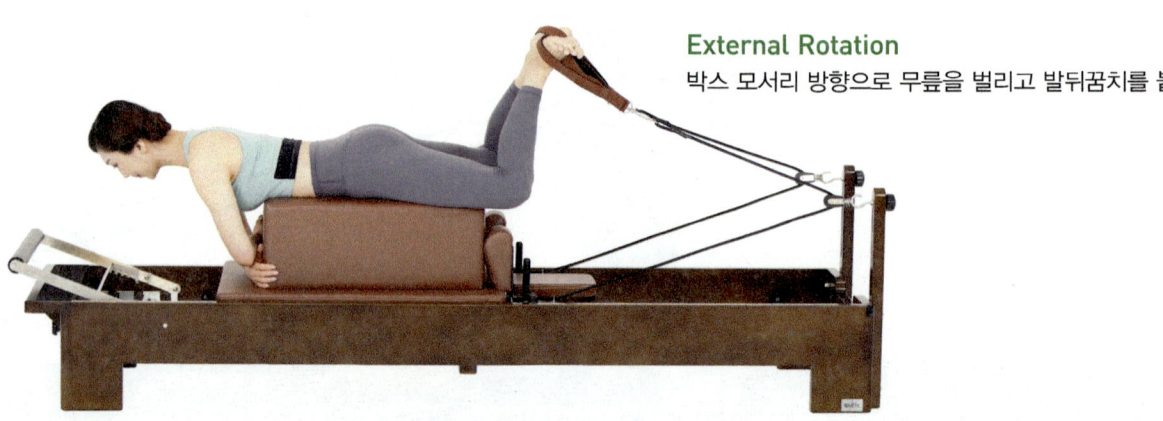

External Rotation 박스 모서리 방향으로 무릎을 벌리고 발뒤꿈치를 붙인다.

Hamstring Curl 스트랩을 발목에 걸고 가동범위를 줄인다.
One Leg Curl 한 발은 박스 위로 뻗고, 다른 한 발에 스트랩을 걸고 동작한다.
Internal Rotation 무릎을 붙이고 발을 벌려 안쪽으로 회전한다.

10 Hip Down with Arm Circle
힙 다운 위드 암 서클

리포머 초급

| 주요 효과 | 삼각근을 포함한 어깨 근육 강화, 몸통의 안정성, 햄스트링·비복근 마사지, 신체 조절력 향상

반복 횟수 **8~10**

세팅
- SPRING　blue to red
- STRAP　hand
- FOOTBAR none
- flat
- weight ball, peanut ball

시작 자세
- 풋바 방향으로 무릎으로 선 자세에서 핸드 스트랩과 무게볼을 잡는다. 무릎 뒤쪽에 땅콩볼을 둔다.

레슨 포인트
- 척추, 어깨, 골반 안정성을 유지한다.
- 무릎을 구부려 앉을 때 척추 신장을 유지한다.
- 어깨 회전 시 어깨가 올라가지 않도록 한다.

Lv. 1

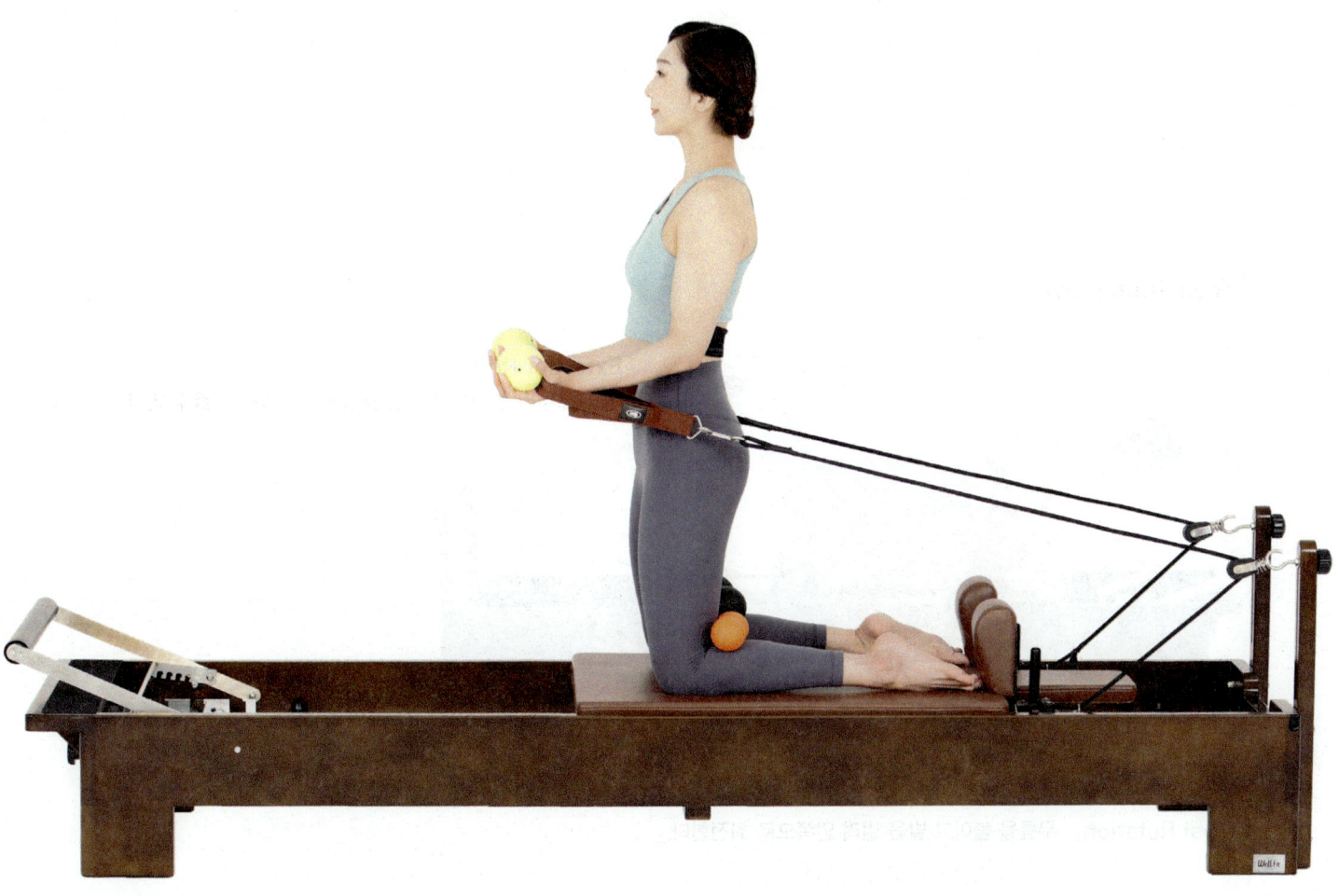

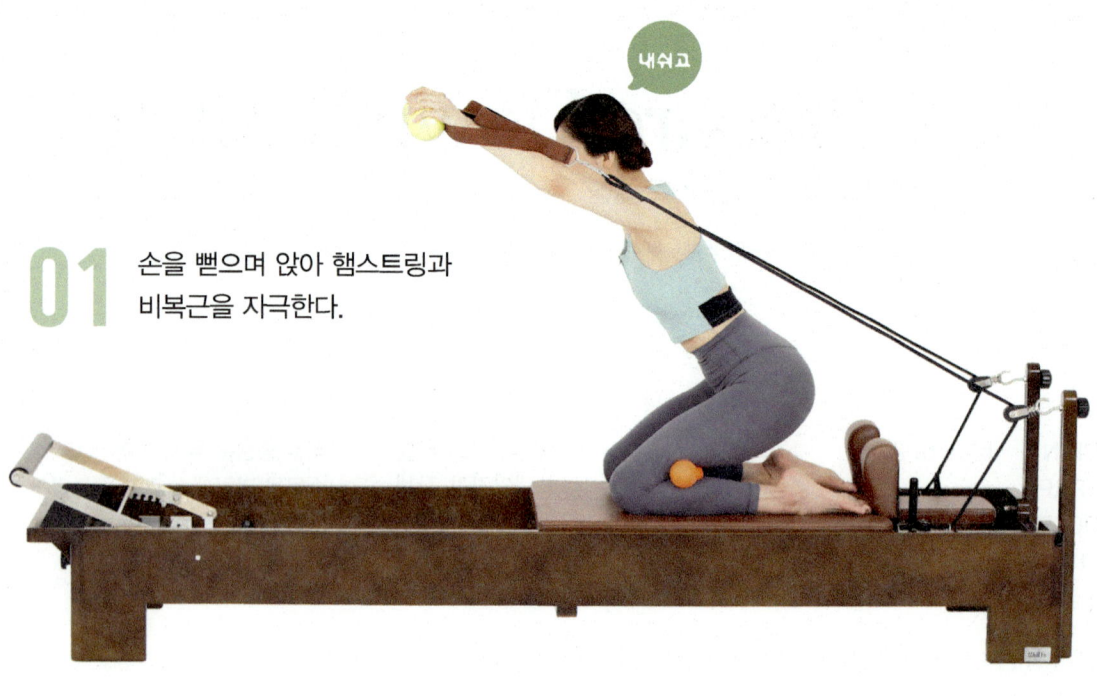

01 손을 뻗으며 앉아 햄스트링과 비복근을 자극한다.

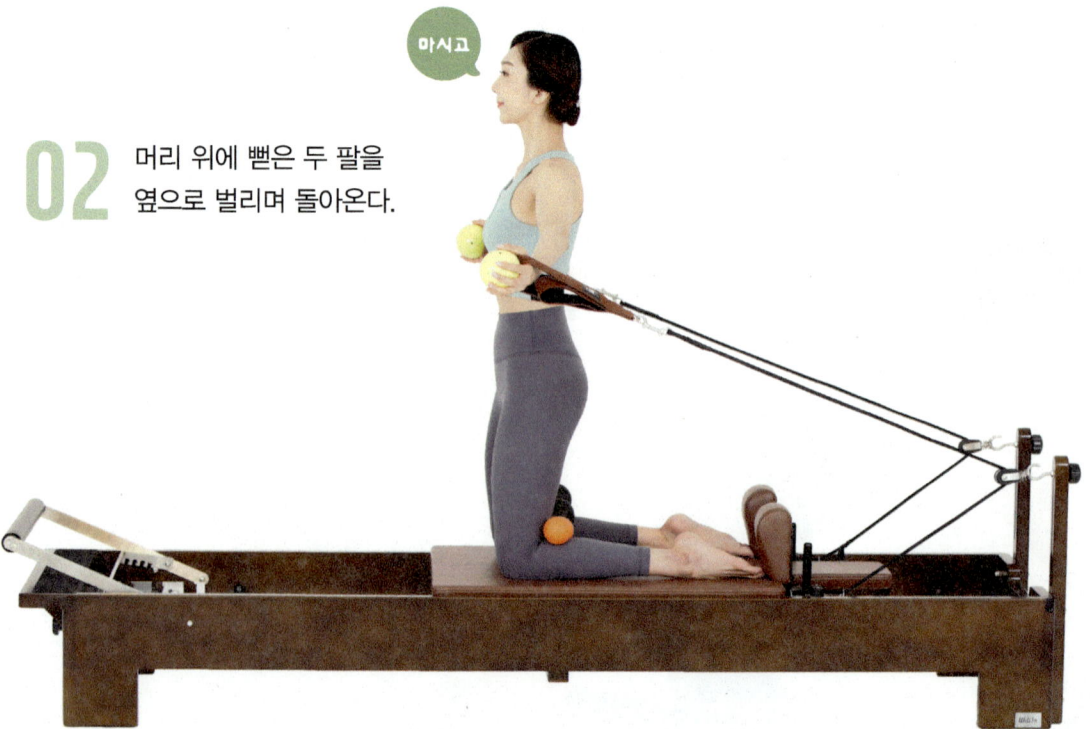

02 머리 위에 뻗은 두 팔을 옆으로 벌리며 돌아온다.

Transition Flow

Hinge with Arm Circle　양반다리로 앉아서 한다.
Arm Circles　손바닥은 천장을 향하게 하고 두 팔을 앞에서 옆으로 회전한다.
Hinge Down　몸통 중립을 유지하며 팔을 회전한다.

11 Prepare Down Stretch
프리페어 다운 스트레칭

| 주요 효과 | 척추 중립 자세 인지, 대퇴사두근·요근·하부 복근 강화

리포머 초급

반복 횟수 8~10

세팅
- SPRING   blue to 2 red
- STRAP   none
- FOOTBAR   low ~ high
- flat
- small ball

시작 자세
- 캐리지 위에서 풋바를 잡고 무릎 사이에 볼을 넣어 네발기기 자세를 취한다.

레슨 포인트
- 척추 중립을 유지한다.
- 손목을 과하게 누르지 않는다.
- 코어 중심을 인지한다.
- 상체를 안정적으로 유지한다.

Lv. 1

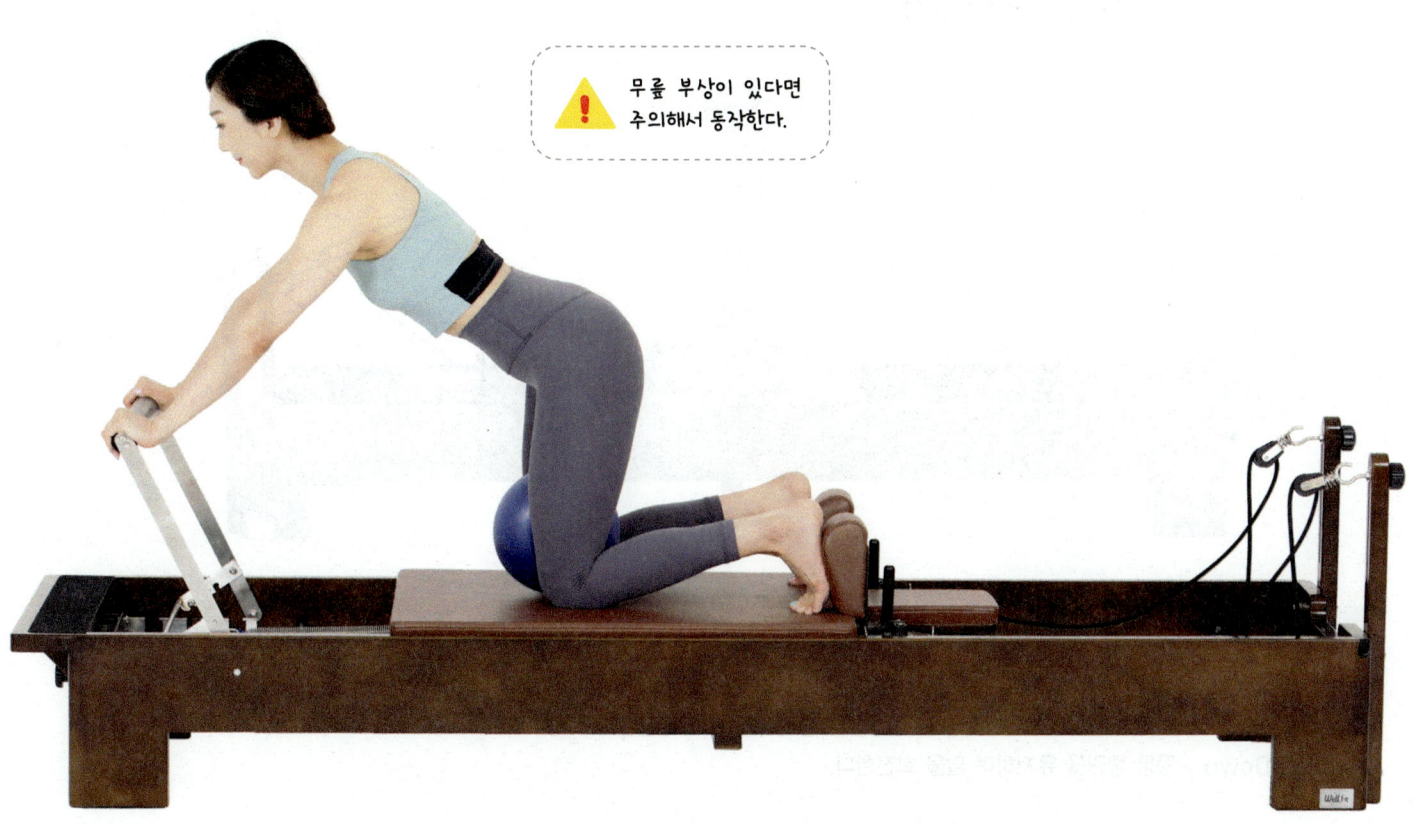

⚠️ 무릎 부상이 있다면 주의해서 동작한다.

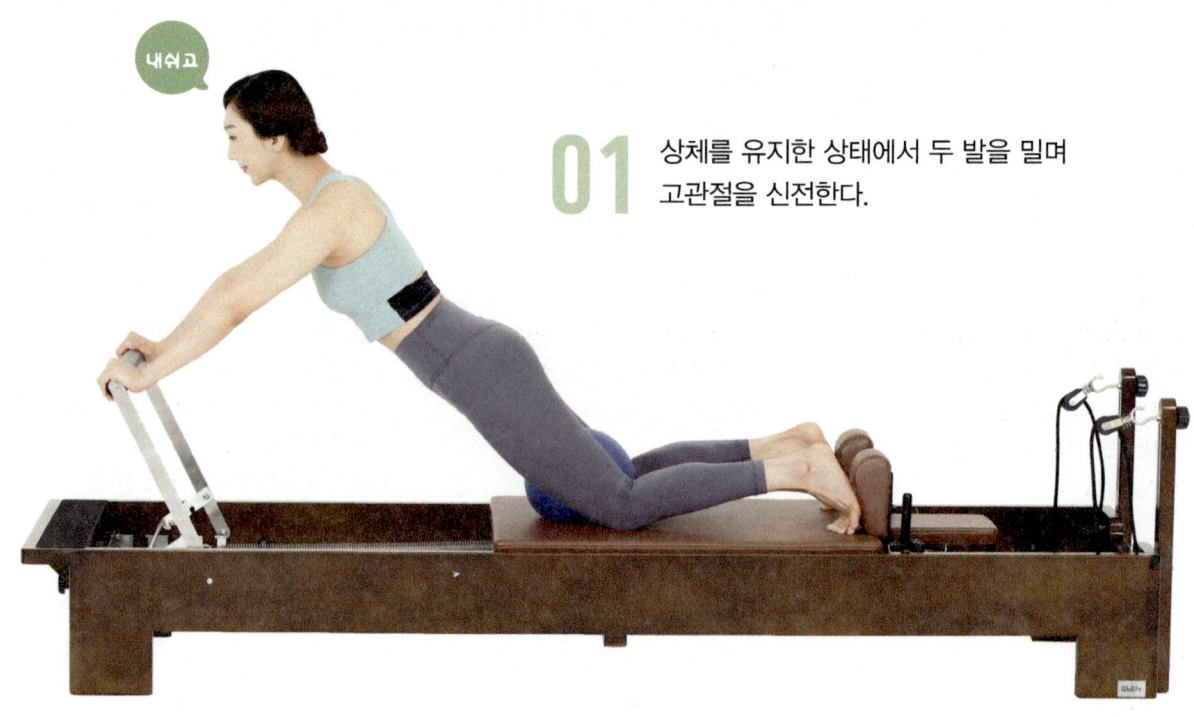

01 상체를 유지한 상태에서 두 발을 밀며 고관절을 신전한다.

내쉬고

Transition Flow

Down Stretch
두 발을 밀어내어 머리부터 무릎까지 일직선을 만든다. 풋바 방향으로 미끄러지듯 견갑대를 하강시키며 두 팔을 몸통 가까이 조여준다.

Touch Knee
네발기기 자세에서 복부의 힘으로 캐리지 위의 무릎을 떼었다 붙인다.

Plank-Squat
네발기기 자세에서 두 발을 밀어 플랭크 자세를 만든다. 안정성을 유지하며 복부를 끌어 올리고 무릎을 당겨 스쿼트 자세를 취한다.

Up Stretch
골반을 천장 방향으로 올려 A자세를 만든다. 두 발을 밀어 플랭크 자세를 취한 후 어깨 굴곡과 함께 캐리지를 홈으로 가져온다.

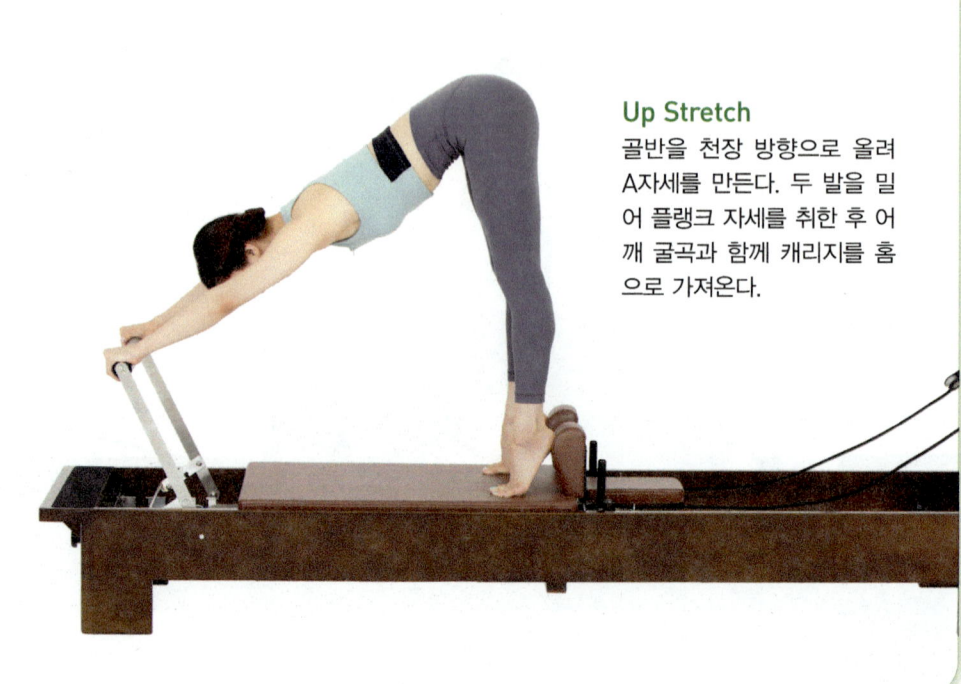

12 Mermaid Series
머메이드 시리즈

| 주요 효과 | 복사근·척추 가동성 향상, 몸통 안정성 강화

리포머 초급

반복 횟수 6~8

세팅
- SPRING   blue to red
- STRAP   none
- FOOTBAR   high
- HEADREST flat
- weight ball

시작 자세
- 캐리지에 인어 자세로 앉는다.
- 한 손은 풋바에 두고 반대쪽 손은 무게볼(0.5g)을 잡는다.

레슨 포인트
- 풋바를 밀 때 손목이 꺾이지 않도록 한다.
- 풋바를 잡은 손이 바닥과 평행이 되도록 한다.
- 어깨가 올라가지 않도록 한다.
- 척추 회전 시 공의 움직임을 따라 회전한다.

Lv.2

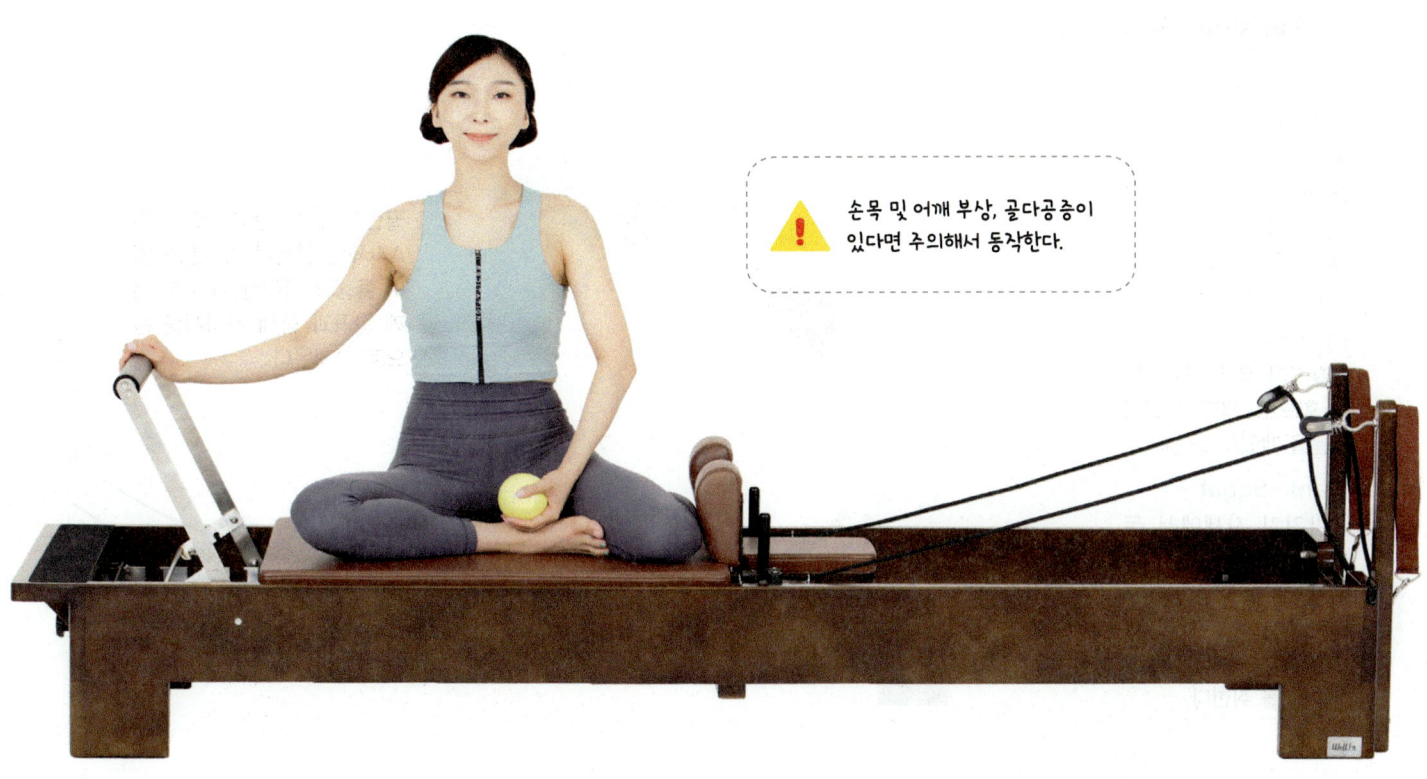

⚠️ 손목 및 어깨 부상, 골다공증이 있다면 주의해서 동작한다.

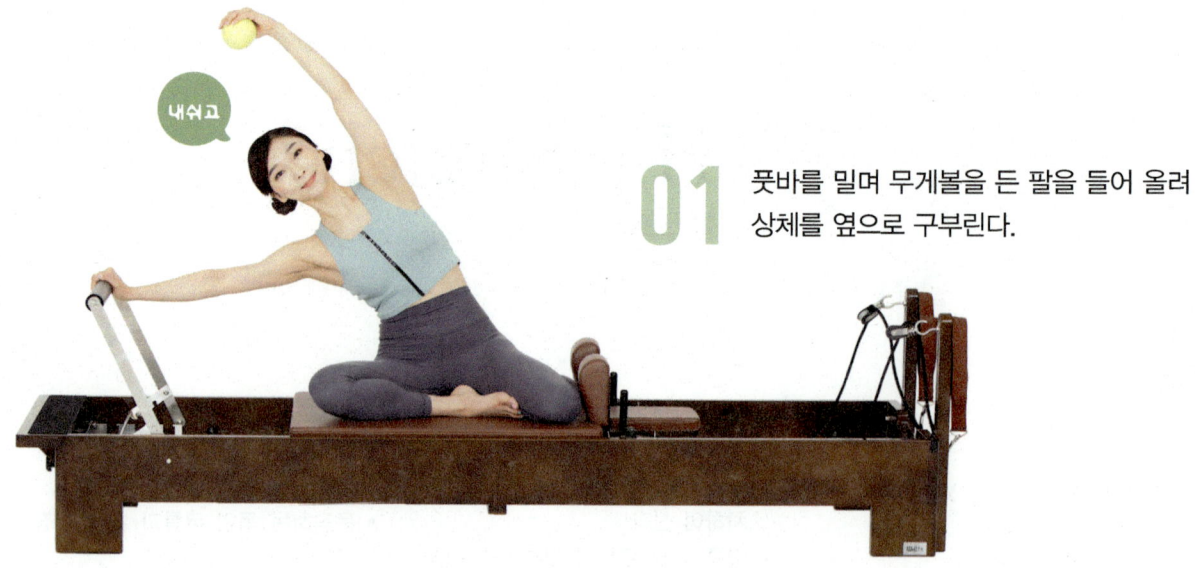

01 풋바를 밀며 무게볼을 든 팔을 들어 올려 상체를 옆으로 구부린다.

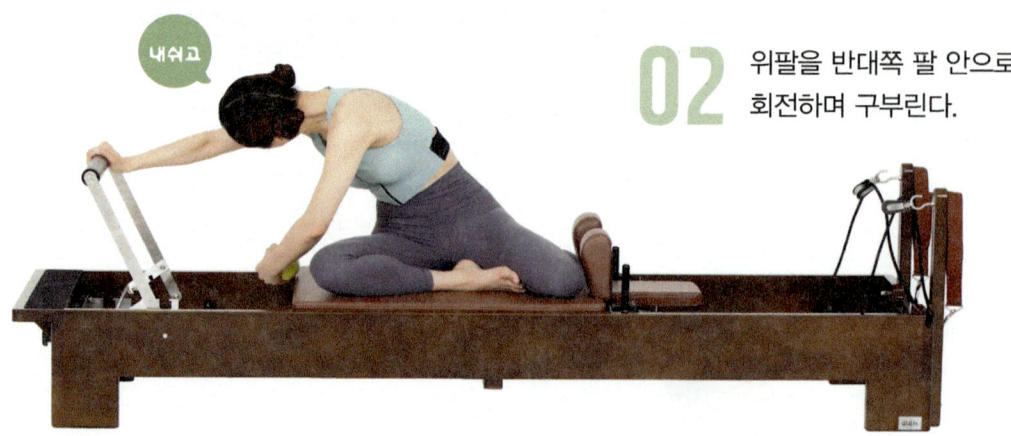

02 위팔을 반대쪽 팔 안으로 회전하며 구부린다.

Transition Flow

Prepare Star
풋바 방향으로 손을 밀어내며 반대쪽 팔을 옆으로 들어 올릴 때 몸통을 중립으로 기울인다.

Mermaid 01
풋바 방향으로 손을 밀어내며 측면굴곡한다. 몸통을 회전하여 두 손을 풋바 위에 올린다. 팔꿈치 굴곡과 신전을 한다.

Mermaid 02
풋바 방향으로 손을 밀어내며 측면굴곡한다. 몸통을 회전하여 두 손을 풋바 위에 올린다. 숨을 내쉬며 상체 신전과 함께 어깨를 하강시킨다.

Mermaid 03
풋바 방향으로 손을 밀어내며 측면굴곡한다. 몸통을 회전하여 두 손을 풋바 위에 올린다. 몸통을 안정화한 후 회전한 팔을 반대쪽 겨드랑이 아래로 넣어 스트레칭한다.

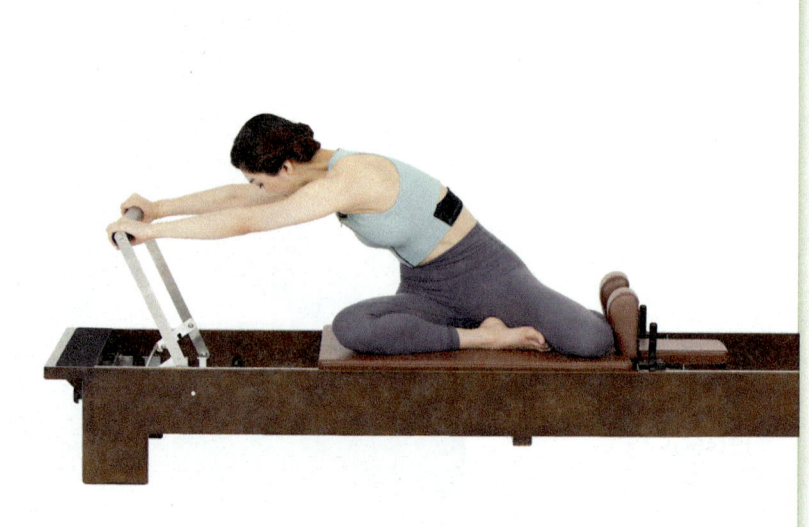

13 Hip Stretch
힙 스트레칭

| 주요 효과 | 고관절 굴근·대퇴사두근 스트레칭, 복부·둔근 강화

리포머 초급

반복 횟수 **6~8**

세팅
- SPRING   red & yellow
- STRAP   none
- FOOTBAR   high
- flat

시작 자세
- 리포머 앞에 발끝을 평행으로 위치하여 선다.
- 안쪽 다리 무릎을 구부려 발뒤꿈치를 숄더레스트에 놓는다.
- 두 손을 풋바 위에 위치하고 몸통을 정렬한다.

레슨 포인트
- 골반이 기울어지지 않도록 한다.
- 동작하는 동안 무릎과 발목을 정렬한다.
- 척추 중립을 유지한다.
- 캐리지 위 다리에 체중이 실리지 않도록 한다.

Lv.2

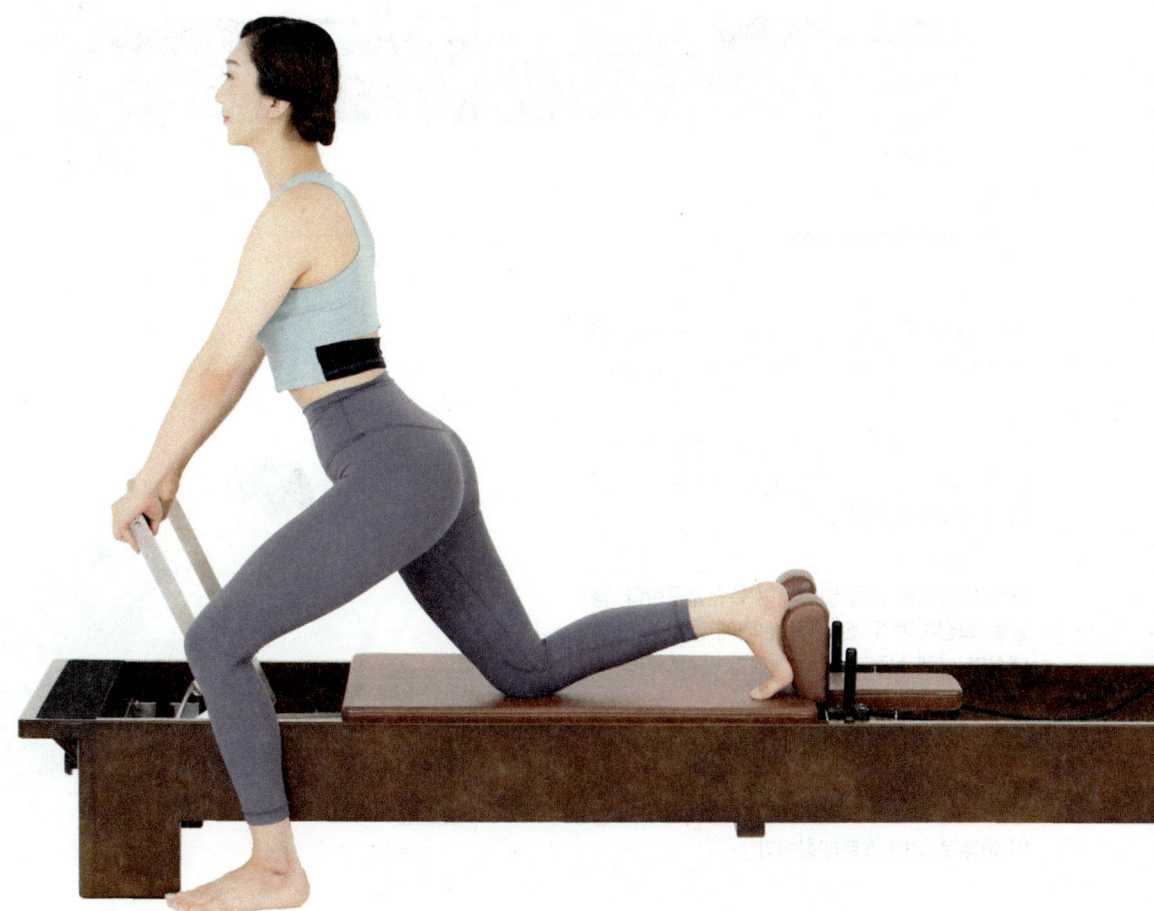

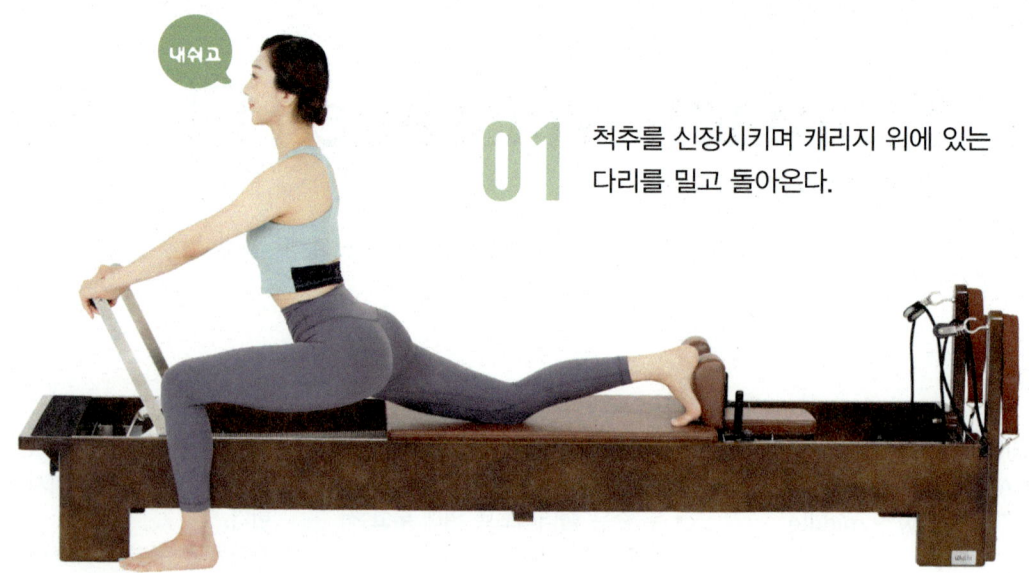

내쉬고

01 척추를 신장시키며 캐리지 위에 있는 다리를 밀고 돌아온다.

Transition Flow

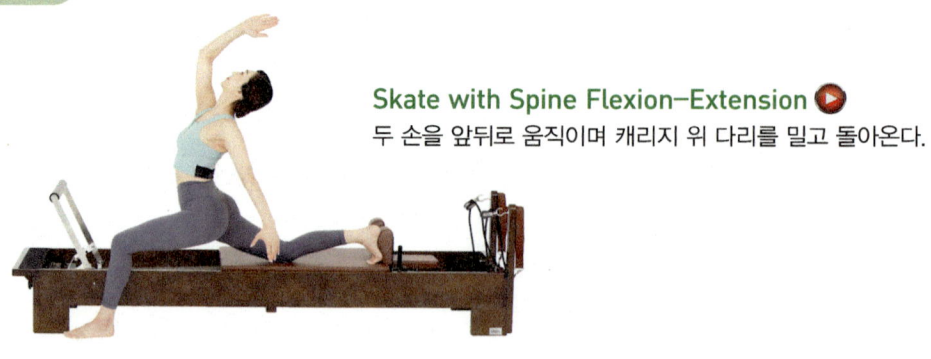

Skate with Spine Flexion-Extension ▶
두 손을 앞뒤로 움직이며 캐리지 위 다리를 밀고 돌아온다.

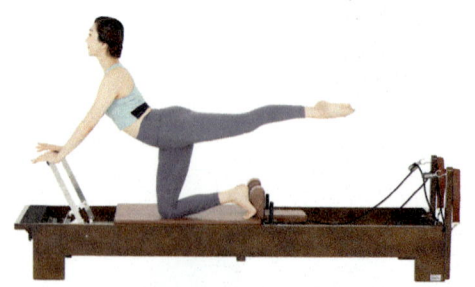

Hamstring Stretch
두 손을 풋바 위에 올리고 캐리지 끝에 한 다리로 선다. 서 있는 다리의 발끝을 들어 올려 돌시플렉션하여 햄스트링을 늘인다.

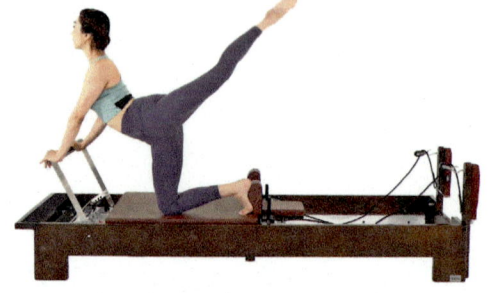

Hip Stretch and Back Kick ▶
캐리지 위에 놓인 발을 충분히 밀어낸 후 홈으로 돌아오며 바닥의 다리를 뒤로 찬다.

Rotation Lunge ▶ 팔과 다리를 함께 밀어내며 척추 회전을 한다.
Control 두 손을 뒷짐 지고 골반이 앞을 향한 상태에서 캐리지 위 다리를 밀고 돌아온다.
C-Curve 두 손을 풋바 위에 올리고 캐리지 끝에 한 다리로 선다. 상체 굴곡과 함께 골반이 앞을 향한 상태에서 캐리지 위 다리를 밀고 돌아온다.
Lunge 두 손을 풋바 위에 올리고 캐리지 끝에 한 다리로 선다. 캐리지 위의 다리를 밀어낸 후 서 있는 다리를 구부리며 돌아온다.

14 Stomach Massage - Flat Back
스토머크 마사지-플랫 백

| 주요 효과 | 견갑대 안정화, 발의 내재근·햄스트링·대퇴사두근·요근·복부 강화

리포머 초급

반복 횟수 6~8

세팅
- SPRING   2 red
- STRAP   none
- FOOTBAR   low ~ middle
- flat

시작 자세
- 캐리지 끝에 골반을 위치하여 발을 풋바 위에 V자세로 둔다.
- 두 손은 숄더레스트 위에 두고 척추를 신장시킨다.

레슨 포인트
- 어깨가 올라가지 않도록 한다.
- 팔꿈치 간격이 벌어지지 않도록 한다.
- 팔꿈치를 구부려 체중이 실리지 않도록 한다.
- 발뒤꿈치는 붙인 상태에서 동작한다.

Lv.1

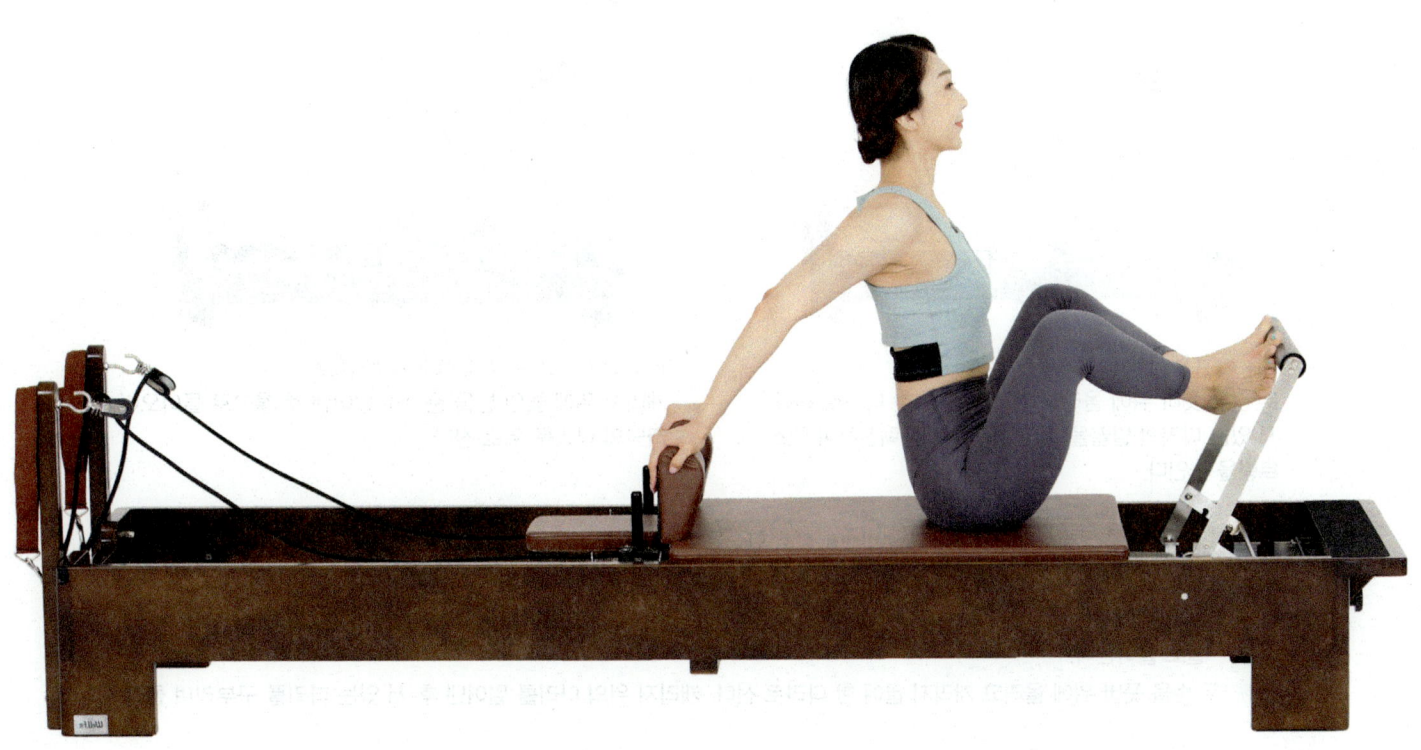

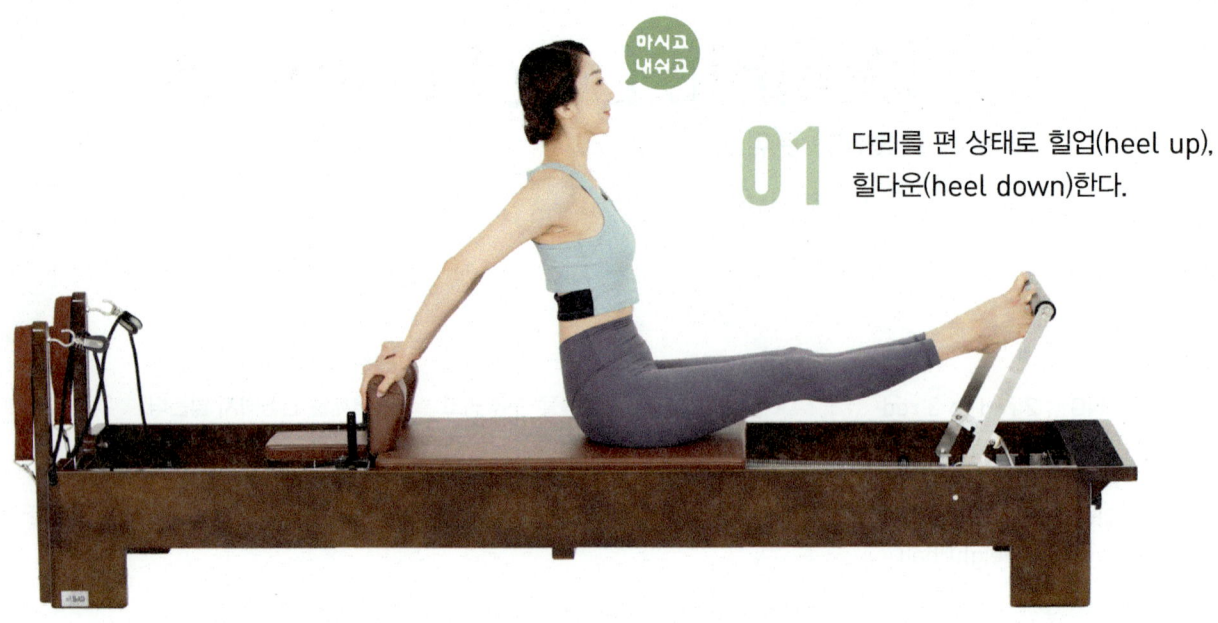

01 다리를 편 상태로 힐업(heel up), 힐다운(heel down)한다.

Transition Flow

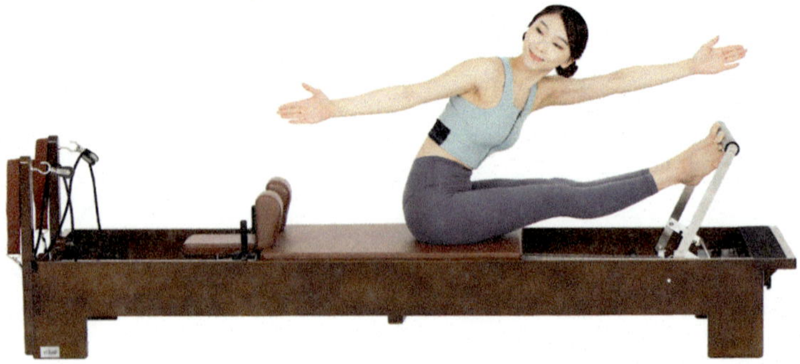

Rotation
척추 신장 후 두 손을 앞으로 펴고, 무릎을 펼 때 한 손을 뒤로 하며 몸통을 회전시킨다.

Reaching
몸을 60° 앞으로 기울여 두 손을 위로 들어서 척추를 신장시킨다.

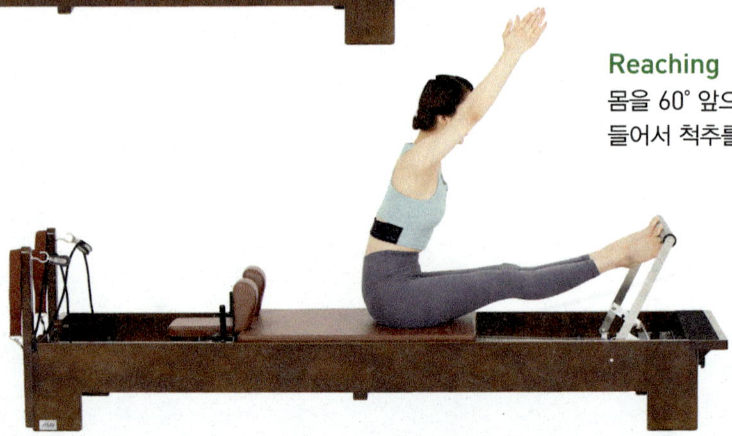

Stomach Massage with Gym Ball
등 뒤에 짐볼을 두어 척추를 신장시키며 동작한다.

Round Back
몸통을 C컬로 만들고 손을 다리 바깥쪽으로 하여 캐리지를 잡는다.

15 Double Leg Footwork
더블 레그 풋워크

| 주요 효과 | 골반 안정화, 대퇴사두근·햄스트링·발의 내재근 강화, 어깨 안정화, 광배근·대흉근·복부 강화

리포머 초급

반복 횟수 8~10

세팅
- SPRING   2 red to 3 red
- STRAP   none
- FOOTBAR low ~ high
- HEADREST flat or up
- thera band, weight ball

시작 자세
- 등을 대고 누워 무릎을 구부리고 발가락으로 풋바를 감싼다.
- 두 손은 밴드 스트랩을 잡는다.

레슨 포인트
- 어깨를 긴장하지 않는다.
- 무릎이 과신전되지 않도록 한다.
- 하지 정렬을 맞춘다.
- 머리부터 발까지 신장시킨다.

Lv. 1

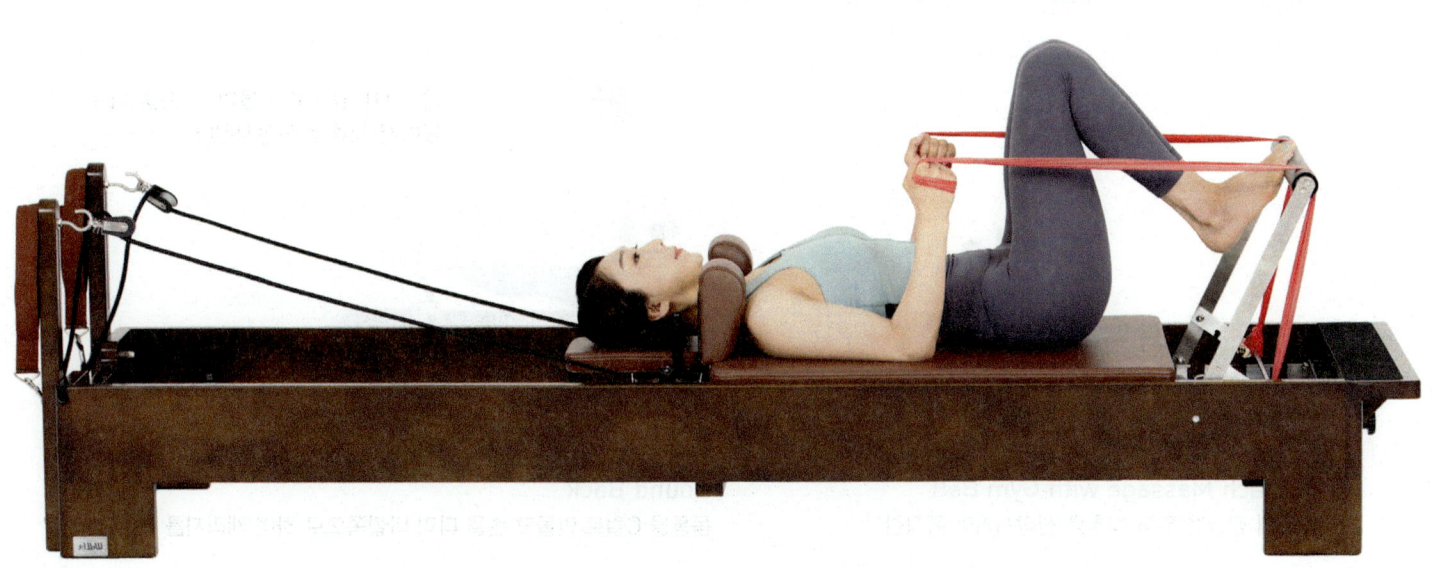

01 두 팔과 다리를 펴며 캐리지를 민다. 〔내쉬고〕

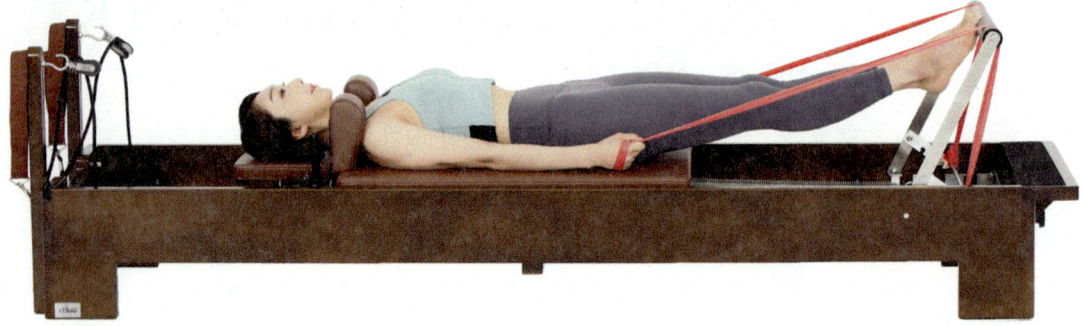

02 캐리지를 밀어내며 무릎을 펴고 두 팔꿈치를 구부린다. 〔내쉬고〕

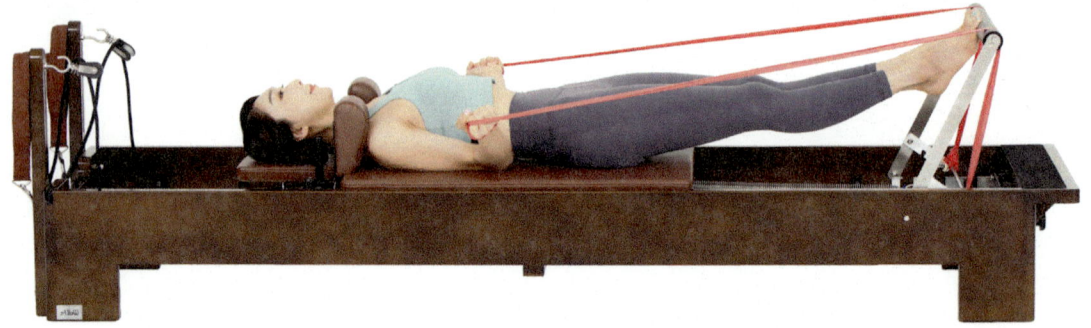

Transition Flow

Walking
두 발을 모아 발가락을 풋바에 놓고 한 발씩 펴고 구부린다(걷기 재교육).

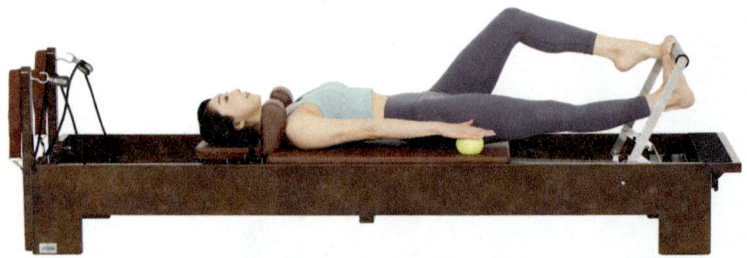

V-Position   발뒤꿈치를 붙이고 앞꿈치를 벌려 발가락을 풋바에 올린다(내반슬).
Heel   두 발을 모아 발뒤꿈치를 풋바 위에 위치한다(하이힐, 햄스트링 트레이닝).
Heel Up   두 발을 모아 발가락을 풋바에 놓고 발뒤꿈치를 들어 올린다(발목 강화).
Internal Rotation   두 발을 골반보다 넓게 하여 발끝을 안쪽으로 모은다. 발아치를 풋바에 위치한다(외반슬).
Double leg Footwork   캐리지를 밀어내며 무릎을 펴고 구부린다.
Heel Up & Down   두 발을 모아 발가락을 풋바 위에 놓고 발뒤꿈치를 올리고 내린다(발목 안정화).

16 Single Leg Footwork
싱글 레그 풋워크

| 주요 효과 | 햄스트링·내/외전근·복부 강화, 골반 안정성, 다리 정렬 향상

리포머 초급

반복 횟수 8~10

세팅
- SPRING   red to 2 red
- STRAP   none
- FOOTBAR low ~ high
- HEADREST flat
- weight ball

시작 자세
- 등을 대고 누운 자세에서 한쪽 다리의 무릎을 구부려 풋바에 둔다.
- 반대쪽 다리는 테이블탑 자세를 취한다.

레슨 포인트
- 어깨를 긴장하지 않는다.
- 무릎이 과신전되지 않도록 한다.
- 하지 정렬을 맞춘다.

Lv. 1

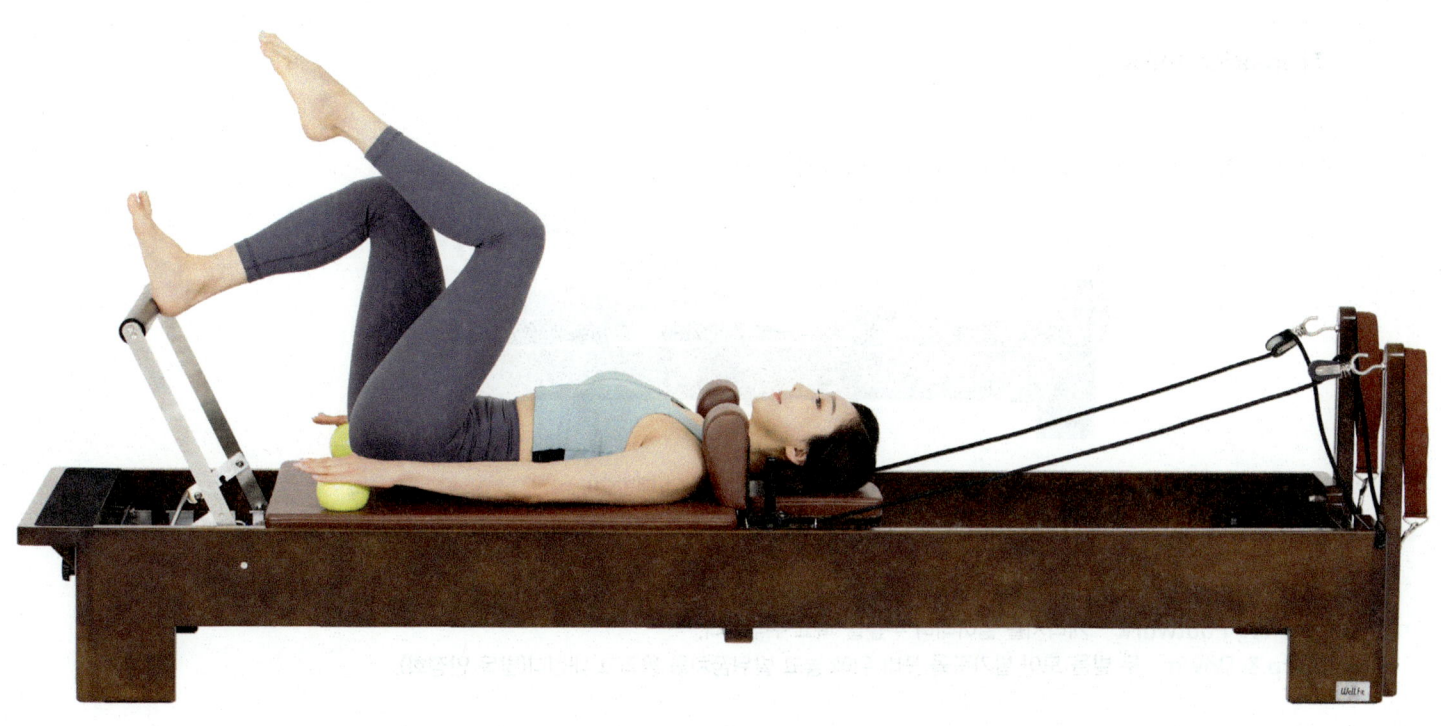

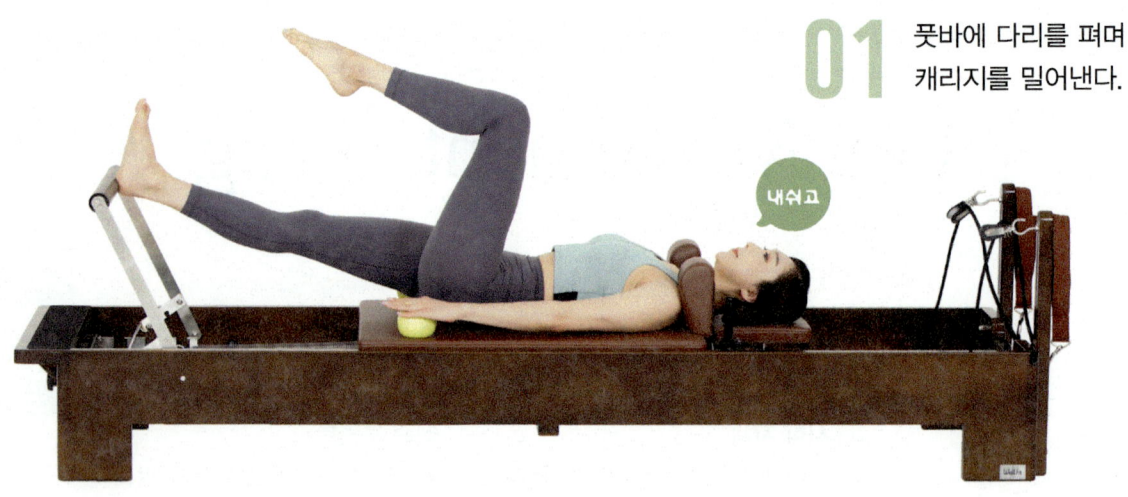

01 풋바에 다리를 펴며 캐리지를 밀어낸다.

내쉬고

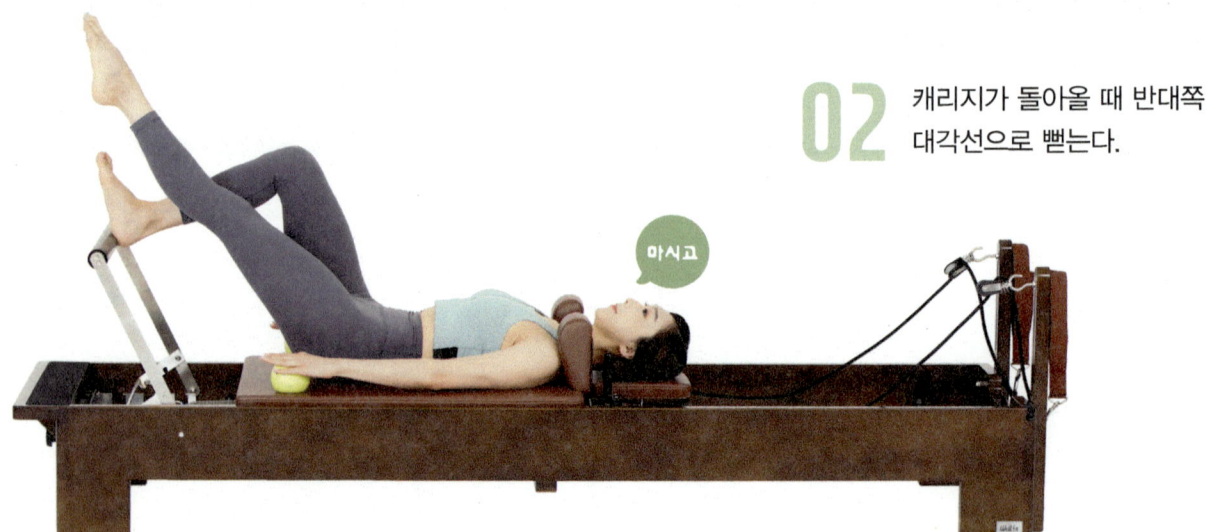

02 캐리지가 돌아올 때 반대쪽 다리를 대각선으로 뻗는다.

마시고

Transition Flow

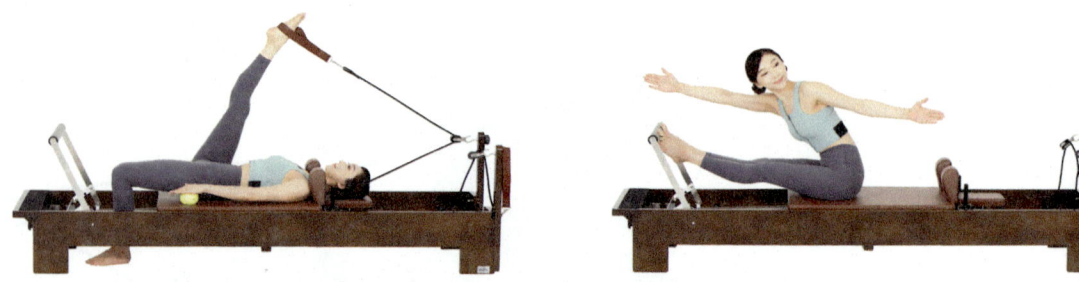

Table Top 테이블탑 다리를 대각선으로 펴거나 풋바 아래로 편다(외회전으로도 동작한다).
Side Lying 옆으로 누워 위쪽 발을 풋바 위에, 아래 무릎은 구부려 캐리지에 놓는다(측면 중립, 둔근 강화).
Strap 한 발에 스트랩을 걸고 다른 스트랩은 손으로 잡는다.
Hamstring Stretch 골반 중립 후 발뒤꿈치를 밀어내며 스트레칭한다.
Iliotibial Band Stretch 골반 중립 후 엉덩이를 수평 유지하며 측면으로 스트레칭한다.
Adductor Stretch 골반 중립 후 반대쪽 엉덩이가 떨어지지 않도록 하여 스트레칭한다.

17 Leg Movement - Frog
레그 무브먼트-프로그

| 주요 효과 | 내전근·대퇴사두근·햄스트링·복근 강화

리포머 초급

반복 횟수 6~8

세팅
- SPRING   blue to 2 red
- STRAP   foot
- HEADREST flat or up
- weight ball

시작 자세
- 캐리지 위에 등을 대고 누운 자세에서 스트랩을 발에 건다.
- 발을 V자세로 하여 발뒤꿈치를 붙인다.

레슨 포인트
- 골반과 허리가 흔들리지 않도록 한다.
- 두 다리의 각도를 일정하게 유지한다.
- 무릎이 과신전되지 않도록 한다.

Lv.1

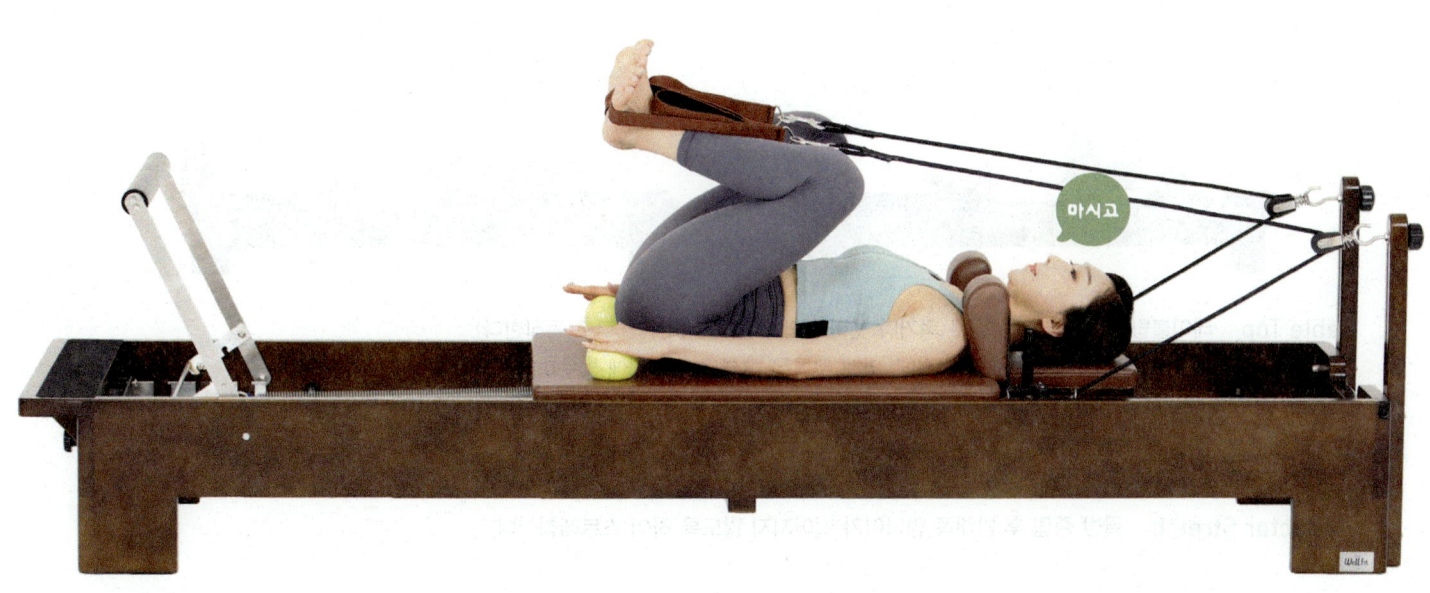

588 | Pilates All in One

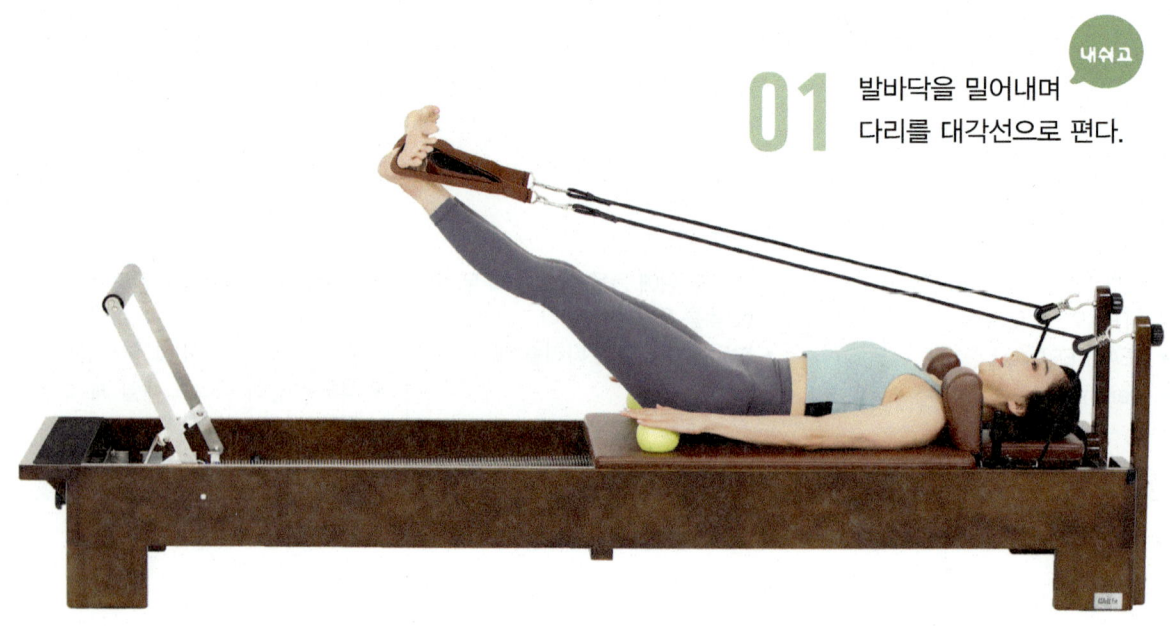

01 발바닥을 밀어내며 다리를 대각선으로 편다. *내쉬고*

Transition Flow

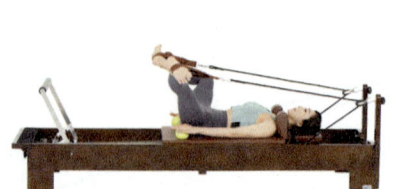 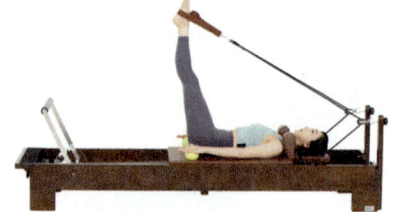 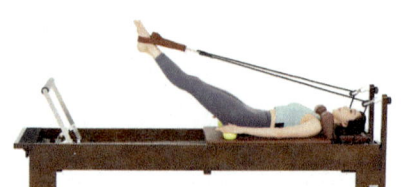

Leg Arc   두 다리를 대각선으로 뻗어서 내리고 올린다.
Leg Arc Turn Out/Turn In   두 다리를 대각선으로 뻗은 상태로 발을 턴인·턴아웃 한다. 내리고 올리기를 진행한다.
Open & Close   발을 V자세, A자세로 모으고 벌린다.
Hip Joint Circles   발뒤꿈치를 붙이고 플랜타플렉션으로 두 다리로 원을 그린다.
Abduction   두 다리를 천장으로 뻗어서 양옆으로 벌린다.
Extended Frog   프로그에서 두 발을 대각선으로 뻗는다.
One Leg Frog   프로그에서 한 발씩 대각선으로 뻗는다.

18 Short Spine Stretch
숏 스파인 스트레칭

| 주요 효과 | 척추·햄스트링 유연성 증가, 둔근·내전근·고관절 신근 강화

리포머 초급

반복 횟수 **8~10**

세팅
- SPRING   blue to 2 red
- STRAP   foot
- HEADREST flat
- weight ball

시작 자세
- 캐리지 위에 등을 대고 누워 두 팔은 몸통 옆에 위치한다.
- 발뒤꿈치를 붙여 다리를 대각선으로 뻗는다.

레슨 포인트
- 롤오버에서 체중이 견갑골 사이에 위치한다.
- 목과 어깨에 체중이 실리지 않는다.
- 척추를 말아 올리고 내릴 때 좌우 근육의 밸런스를 맞춘다.

Lv.2

 골다공증, 디스크질환이 있다면 주의해서 동작한다.

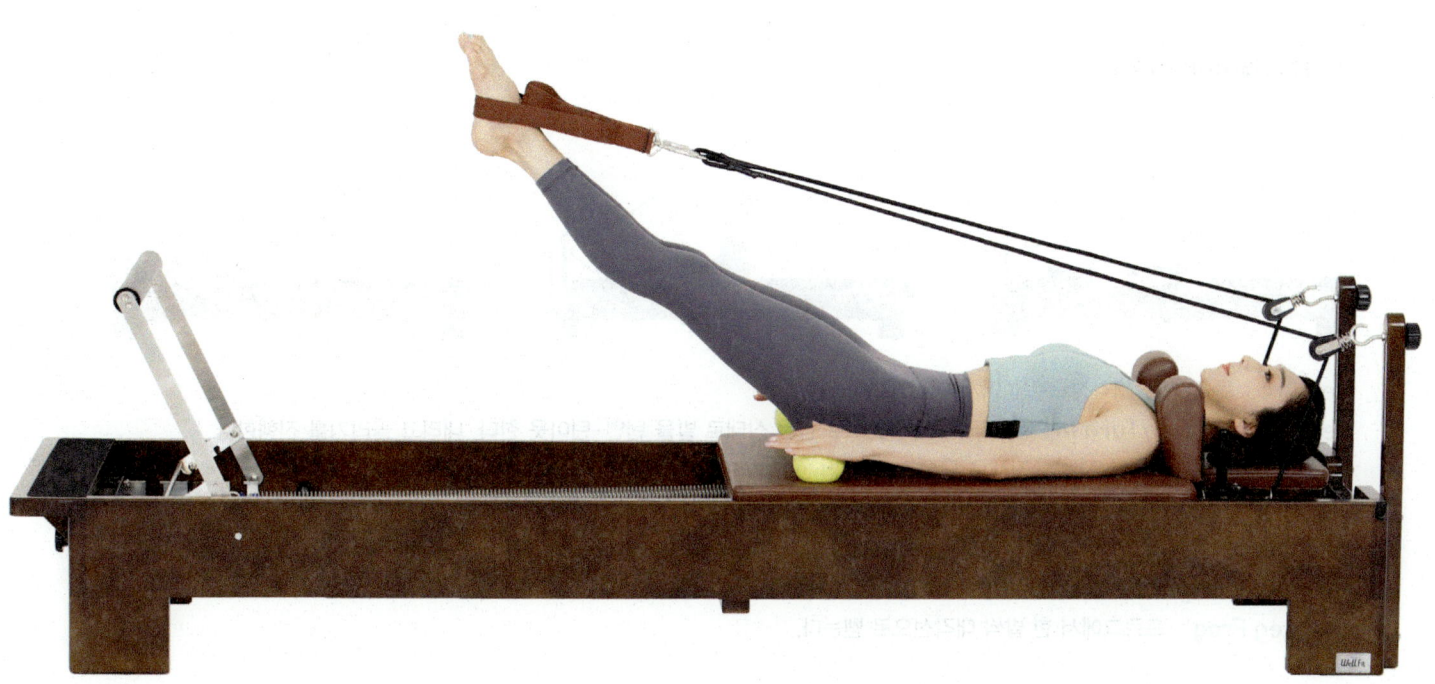

01 팔을 누르며 롤오버하여 다리를 대각선으로 뻗는다.

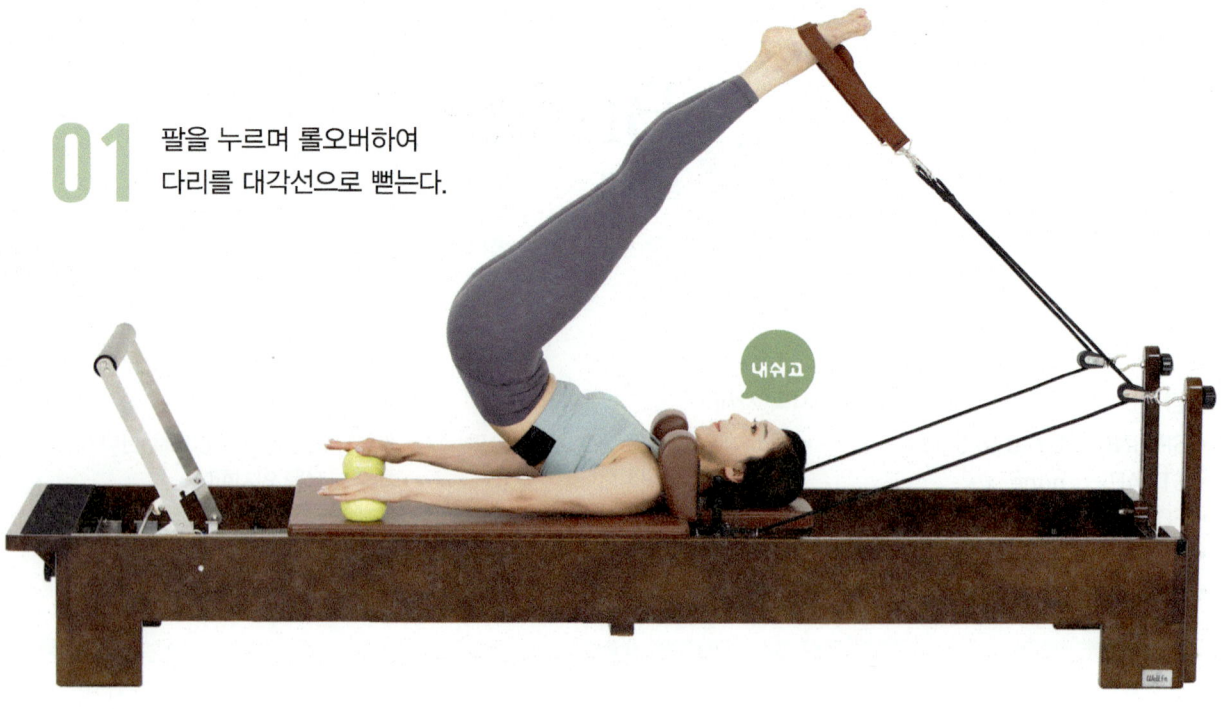

02 프로그 하며 척추를 분절하여 내려온다.

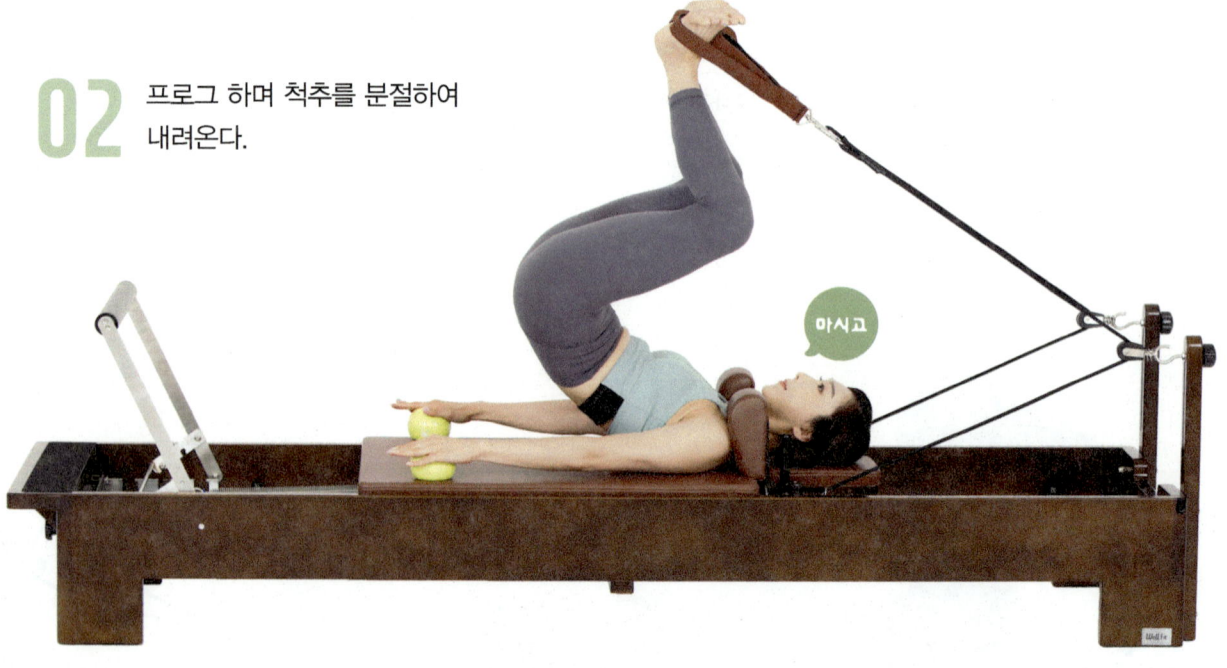

Transition Flow

Long Spine Stretch 캐리지가 움직이지 않도록 조절하며 발끝을 천장으로 뻗는다.
Hip Joint Circles 발뒤꿈치를 붙이고 플랜타플렉션하여 두 다리로 원을 그린다.

19 Bridge
브리지

| 주요 효과 | 햄스트링·둔근·복근·등 신전근 강화, 척추 분절 및 유연성 향상

리포머 초급

반복 횟수 6~8

세팅
- SPRING   2 red to 3 red
- STRAP   none
- FOOTBAR low ~ high
- HEADREST flat
- weight ball, small ball

시작 자세
- 캐리지 위에 등을 대고 누워 두 팔은 몸통 옆에 위치한다.
- 발을 풋바에 올리고 무릎 사이에 볼을 둔다.

레슨 포인트
- 척추가 과신전되지 않도록 한다.
- 척추 분절을 인지한다.
- 하지 정렬을 유지한다.

Lv.2

 골다공증이 있다면 주의해서 동작한다.

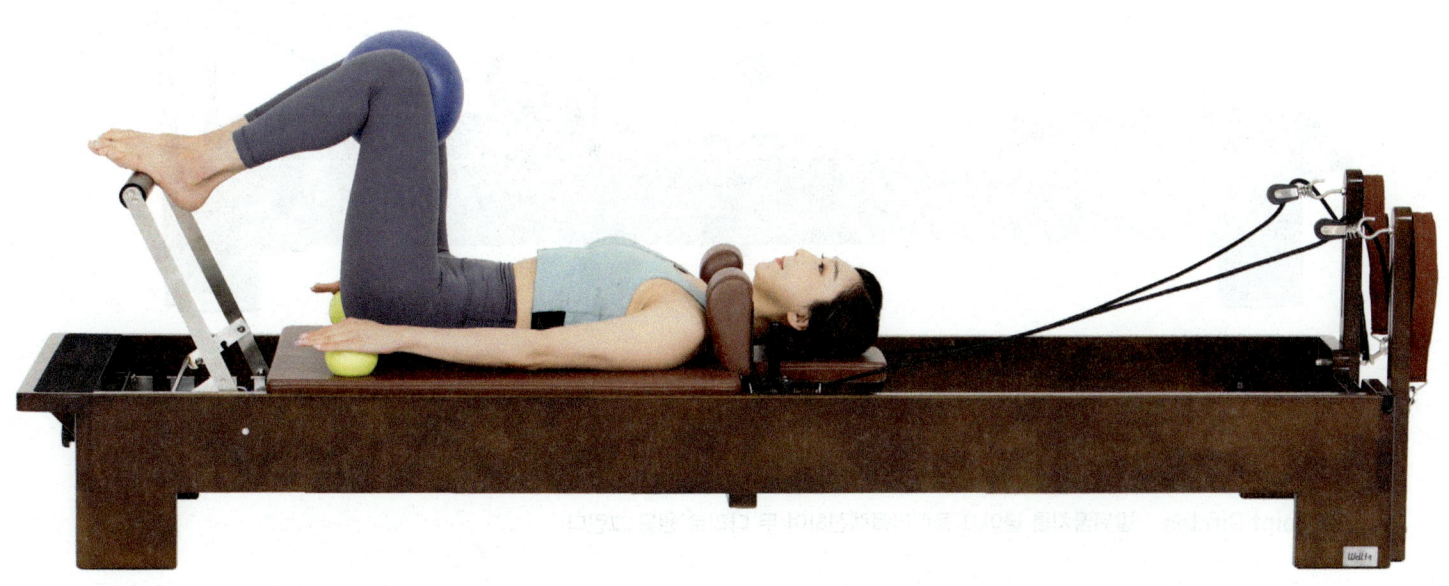

01 볼을 조이며 척추를 분절하여 골반을 들어 올린다.
어깨부터 무릎까지 일직선을 만든다.

내쉬고

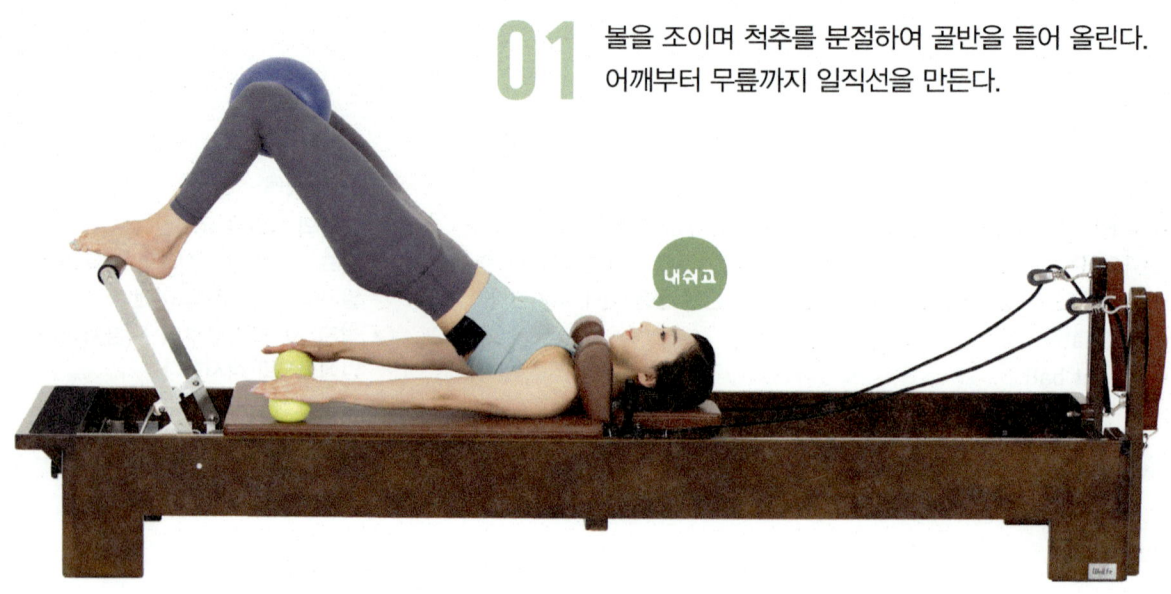

Transition Flow

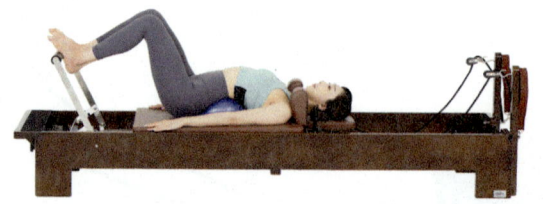

Prepare Bridge
허리를 아치로 만든 후 다리 사이의 볼을 조이며 요추를 캐리지에 밀착한다. 척추를 분절하여 골반을 들어 올린다.

Toes, Arch, Heel
발을 풋바에 두고 동작한다.

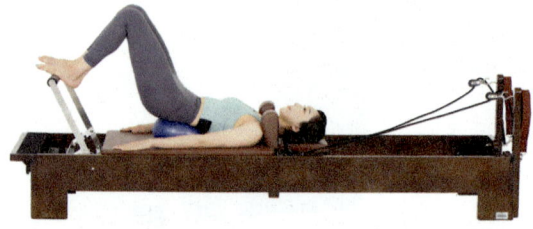

One Leg Bridge
골반 중립으로 올라간 상태에서 한 다리를 들어 발뒤꿈치를 천장으로 뻗어서 올렸다가 내린다.

Bridge with Knee Stretch
브리지 자세에서 골반의 높이를 유지하며 무릎을 펴고 구부린다.

20 Jumping
점핑

| 주요 효과 | 하지 정렬, 발목 근육 강화

리포머 초급

반복 횟수 10~20

세팅
- SPRING   yellow to red
- STRAP   none
- HEADREST flat or up
- footplate
- weight ball

시작 자세
- 캐리지 위에 등을 대고 눕는다.
- 발을 풋플레이트 위에 정렬하고 두 손은 몸통 옆에 위치한다.

레슨 포인트
- 다리의 정렬을 유지한다.
- 점프 시 발바닥 전체를 사용하여 발가락을 끝까지 밀어낸다.
- 착지 시 발가락부터 뒤꿈치까지 안정적으로 착지한다.
- 몸통이 흔들리지 않는다.

Lv.2

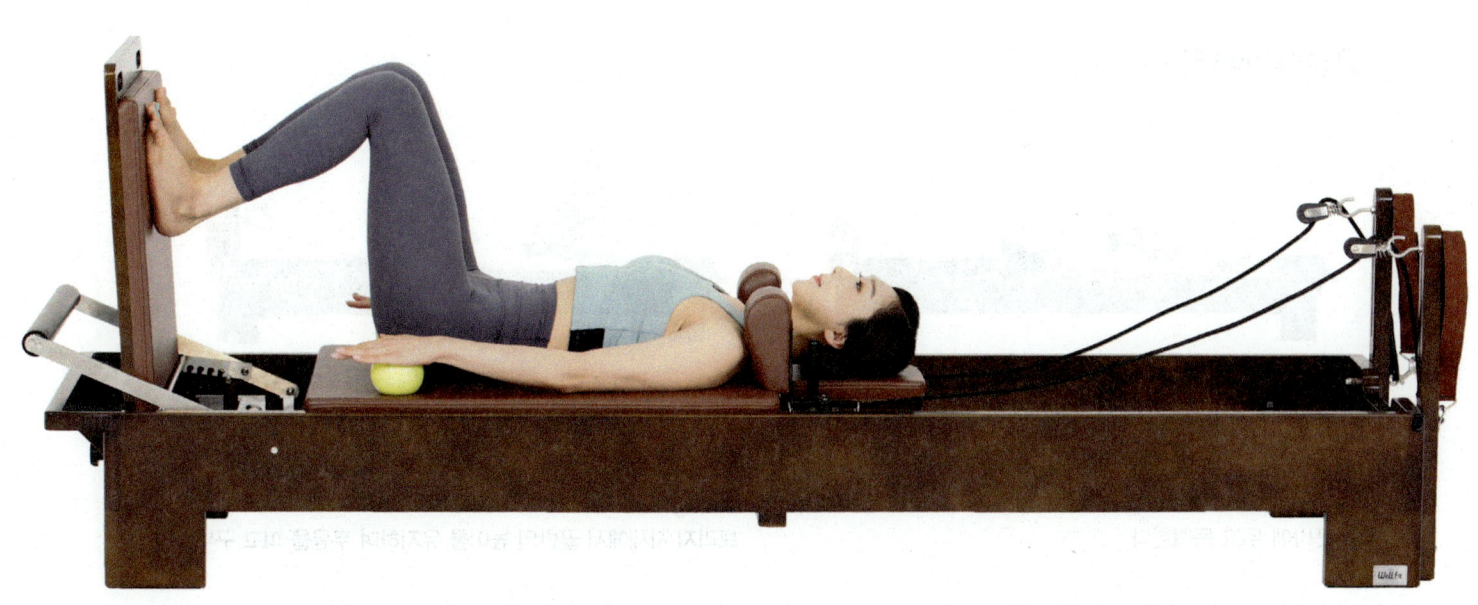

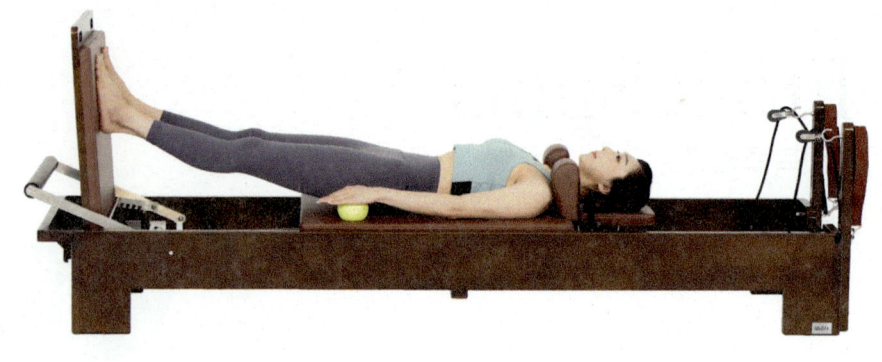

01 점핑 전에 무릎을 폈다가 구부린다 (4~6회 반복). *내쉬고*

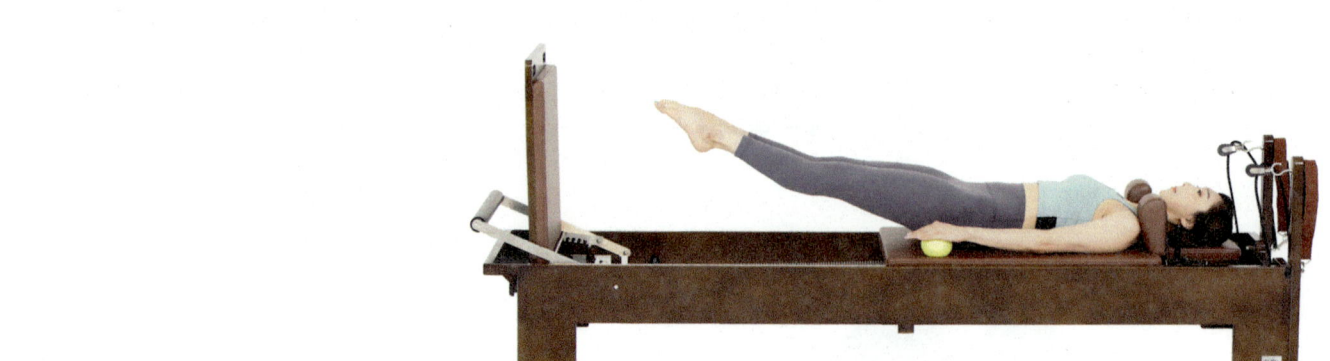

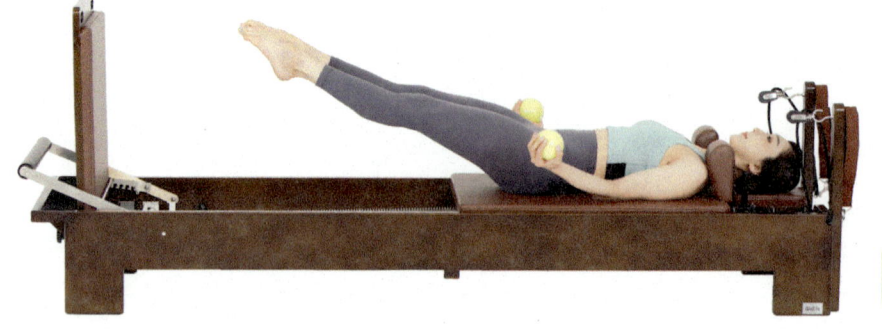

02 발바닥을 밀어내면서 점프한다. 볼을 누르거나 들고 동작한다. *내쉬고*

Transition Flow

After the Jump 발 포지션 변형(11자, V자세, second V자세), 한 무릎 구부려 뛰기, 두 발 같이 뛰어 프로그(frog) 만들기, 두 발 옆으로 다리 벌리기 등을 진행한다.

Hip Circle 척추를 분절하여 골반을 들어 올려 캐리지를 밀어내며 힙 서클을 한다.

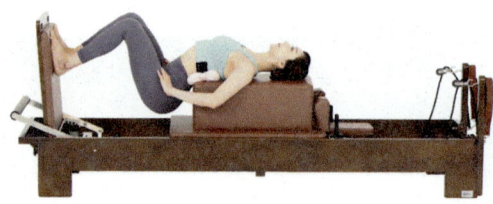

Footplate with Box
골반이 박스에 닿지 않도록 누워 골반을 앞뒤로 기울인 후 중립을 찾아 무릎을 편다.

21 Front Splits
프런트 스플릿

| 주요 효과 | 고관절 및 햄스트링 유연성 향상, 둔근 및 내·외전근 강화, 신체 균형성 향상

리포머 고급

반복 횟수 6~8

세팅 (level)
- SPRING   1 red to 1 blue
- STRAP   none
- FOOTBAR   low ~ high

시작 자세
- 풋바 방향으로 상체를 세우고 두 팔은 옆으로 벌린다.
- 한 발은 풋바에 올려놓고 반대쪽 발은 헤드레스트에 둔다.

레슨 포인트
- 엉덩이와 무릎, 발목을 일직선으로 유지한다.
- 다리를 모을 때 상체가 기울어지지 않도록 한다.
- 골반이 정면을 향한다.

Lv.2

마시고

⚠️ 천장관절, 무릎 통증이 있다면 가동범위를 줄인다.

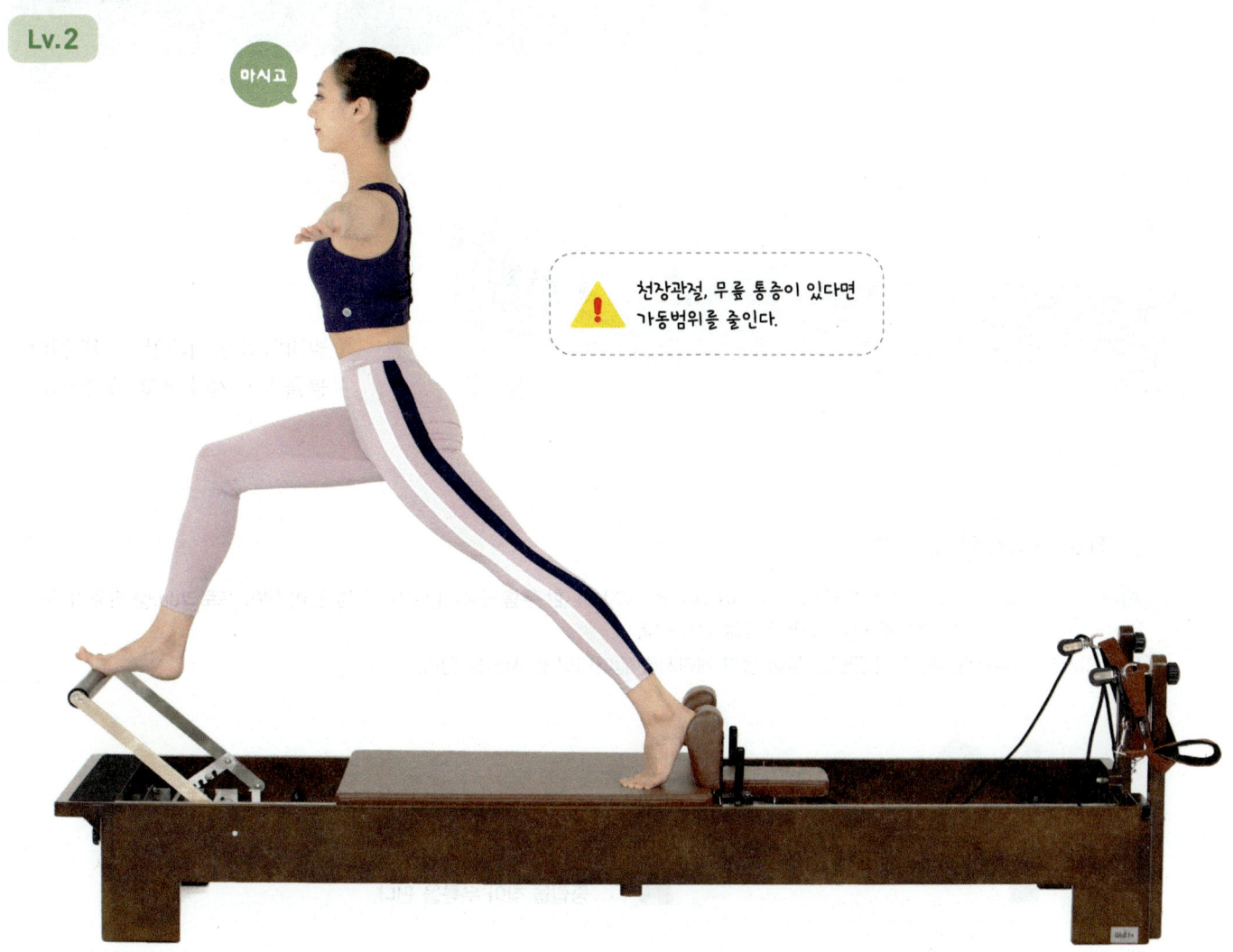

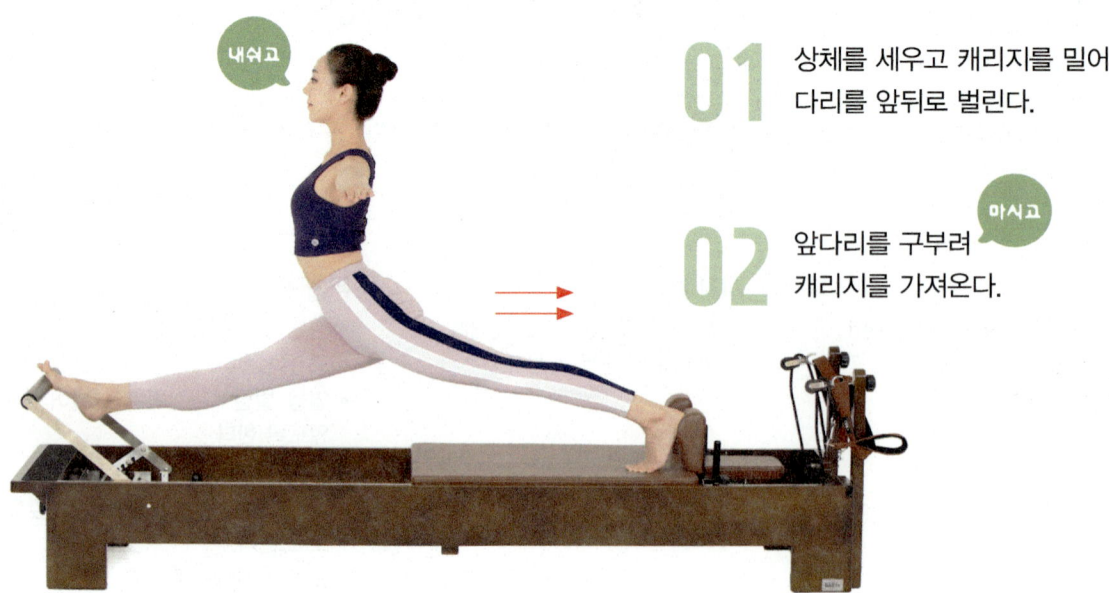

01 상체를 세우고 캐리지를 밀어 다리를 앞뒤로 벌린다.

02 앞다리를 구부려 캐리지를 가져온다.

내쉬고 / 마시고

Transition Flow

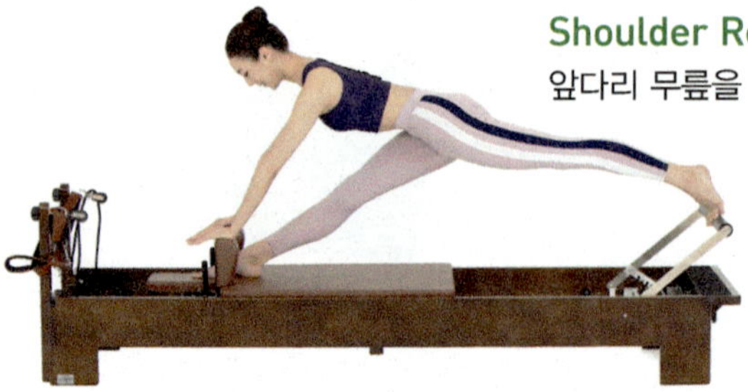

Shoulder Rest Back Splits
앞다리 무릎을 펴서 캐리지를 민다.

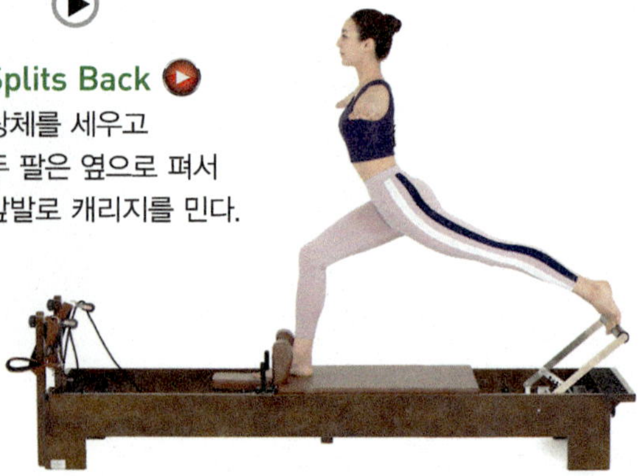

Splits Back
상체를 세우고 두 팔은 옆으로 펴서 앞발로 캐리지를 민다.

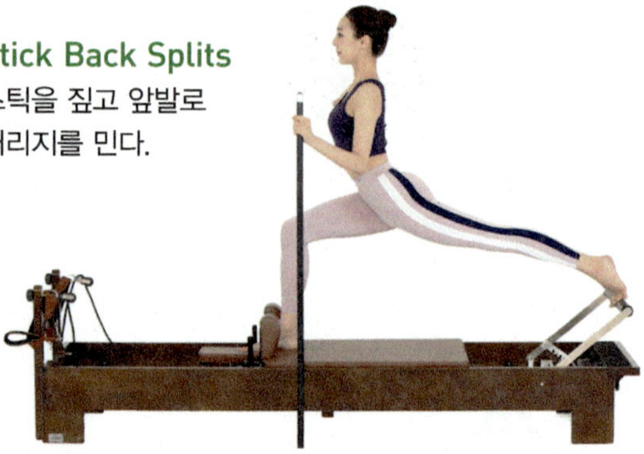

Stick Back Splits
스틱을 짚고 앞발로 캐리지를 민다.

리포머 [고급] | 597

22 Side Splits
사이드 스플릿

| 주요 효과 | 복부 강화, 어깨·요추·골반 안정성 향상, 고관절 내·외전근 강화, 신체 균형성 향상

리포머 고급

반복 횟수 6~8

세팅
- SPRING   yellow to red
- STRAP   none
- FOOTBAR   none

시작 자세
- 한 발은 플랫폼 위에, 반대쪽 발은 캐리지 위에 두고 선다.

레슨 포인트
- 엉덩이와 무릎, 발목을 일직선으로 유지한다.
- 팔을 벌릴 때 갈비뼈가 벌어지지 않도록 한다.
- 다리를 모을 때 척추를 세운다.
- 발의 균형을 위하여 체중을 앞으로 모은다.
- 골반은 정면을 향한다.

Lv. 1

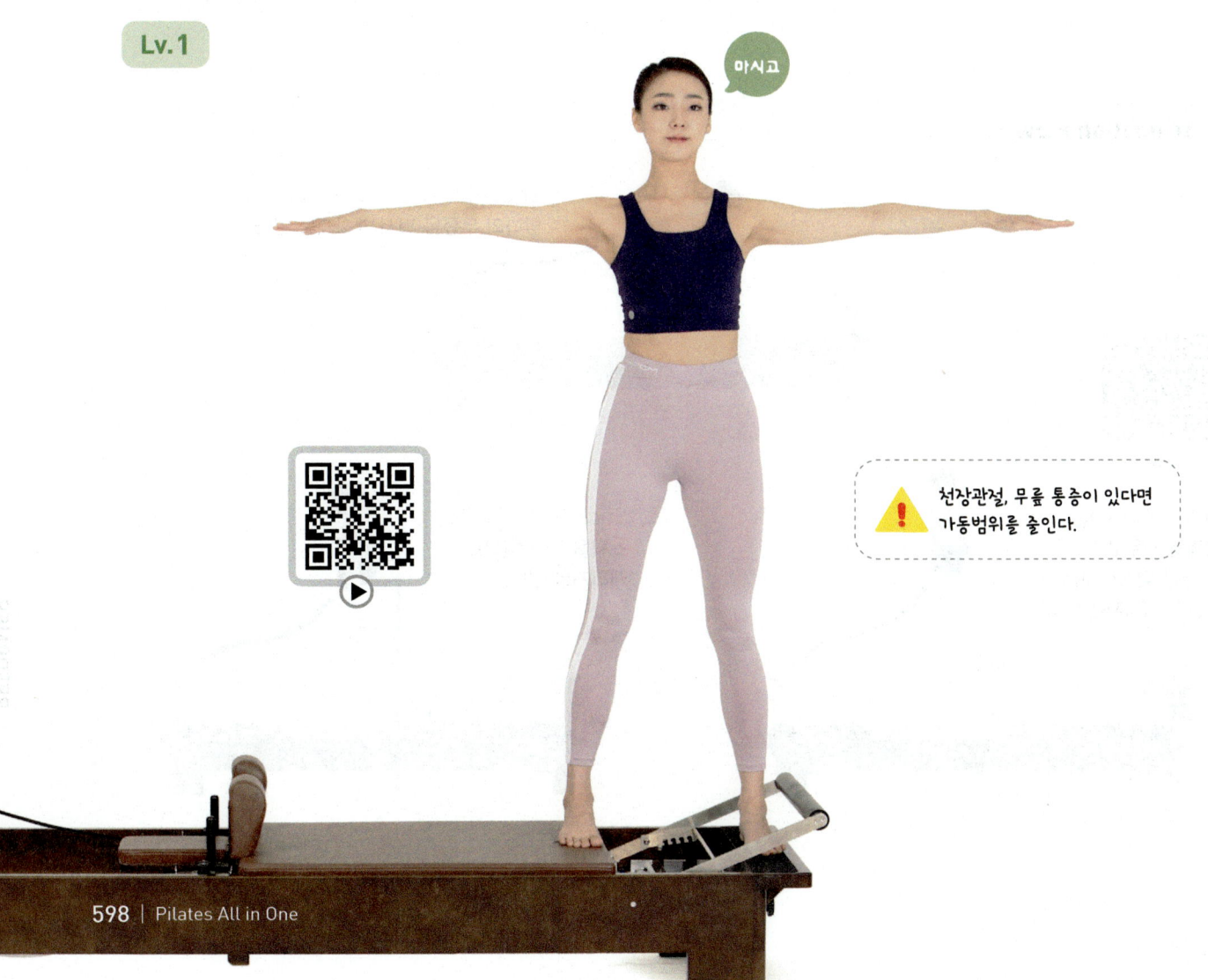

마시고

⚠️ 천장관절, 무릎 통증이 있다면 가동범위를 줄인다.

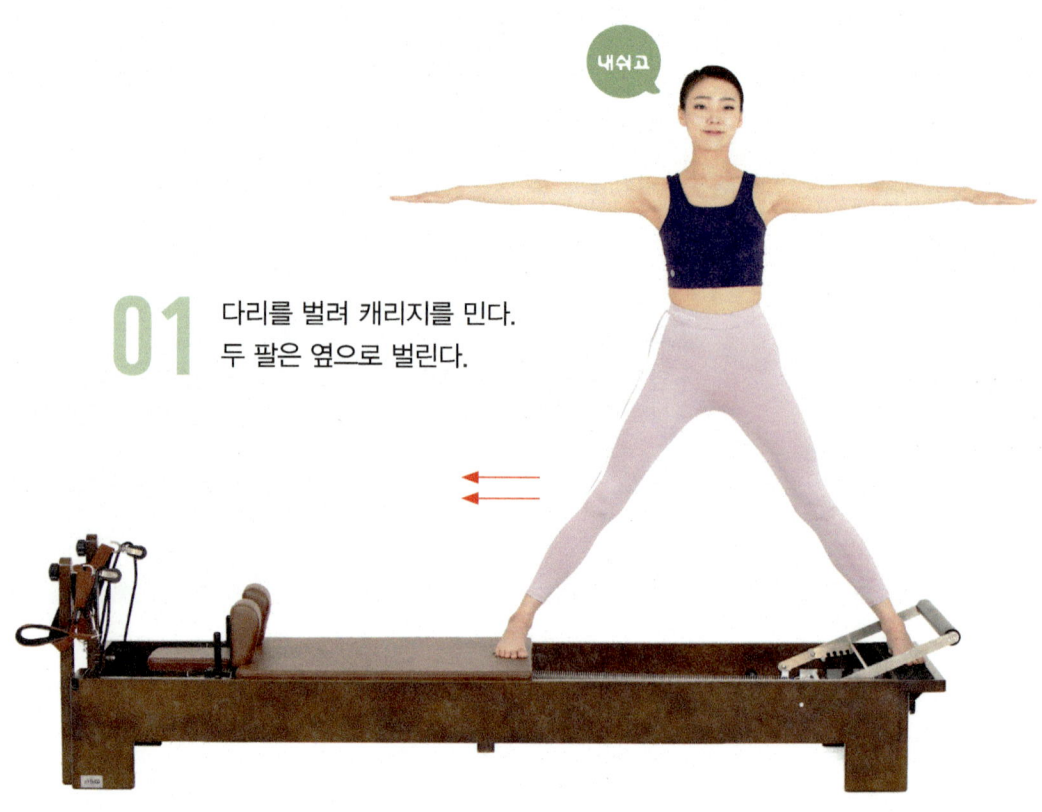

내쉬고

01 다리를 벌려 캐리지를 민다.
두 팔은 옆으로 벌린다.

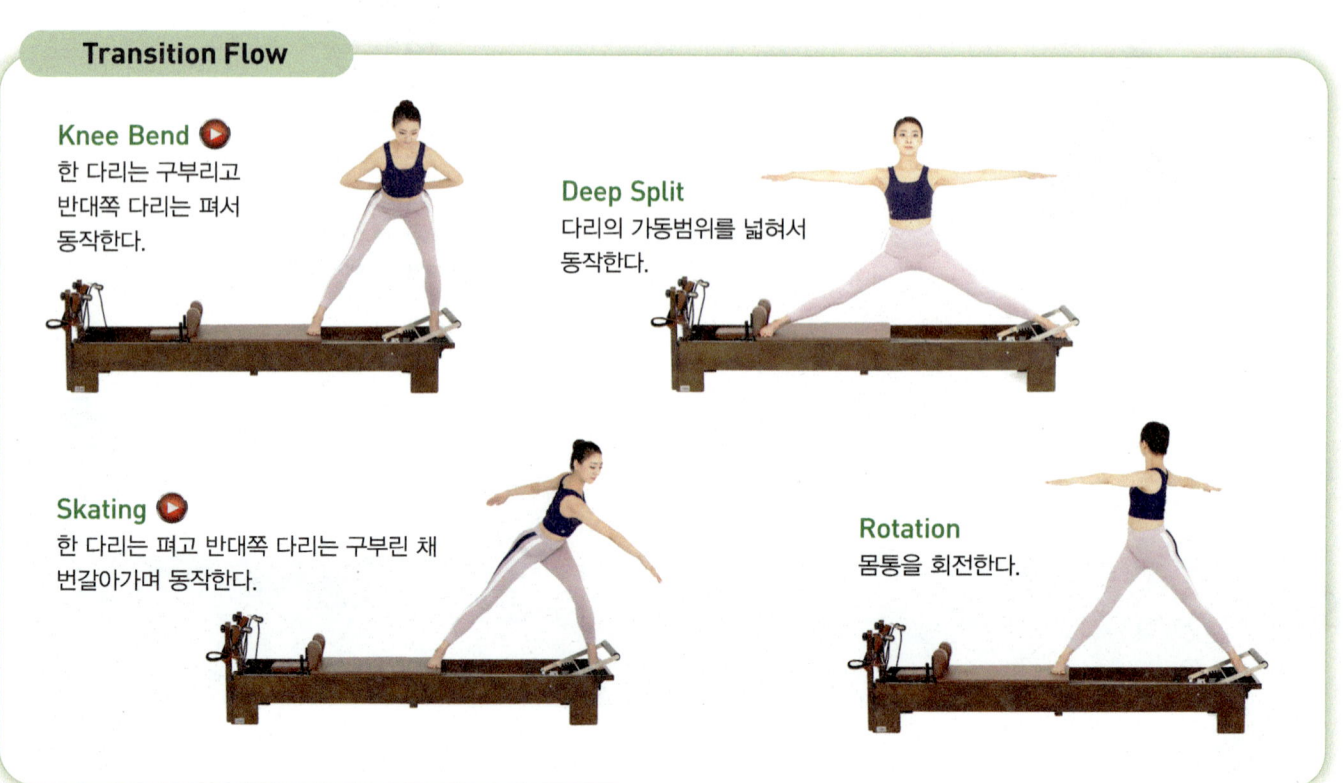

Transition Flow

Knee Bend ▶
한 다리는 구부리고 반대쪽 다리는 펴서 동작한다.

Deep Split
다리의 가동범위를 넓혀서 동작한다.

Skating ▶
한 다리는 펴고 반대쪽 다리는 구부린 채 번갈아가며 동작한다.

Rotation
몸통을 회전한다.

23 Star
스타

| 주요 효과 | 광배근 및 복사근 강화, 둔근 및 측면 근육 강화, 회전근개 강화, 견갑골 안정화

리포머 고급

반복 횟수 4~8

세팅
- SPRING　　red to 2red
- STRAP　　none
- FOOTBAR middle or low

시작 자세
- 옆면 플랭크 자세로 아래팔은 풋바를 잡고, 위팔은 몸통 옆에 둔다.

레슨 포인트
- 몸통의 정렬을 유지한다.
- 지탱하는 어깨의 안정성을 유지한다.
- 어깨, 엉덩이를 대각선으로 정렬한다.

Lv.2

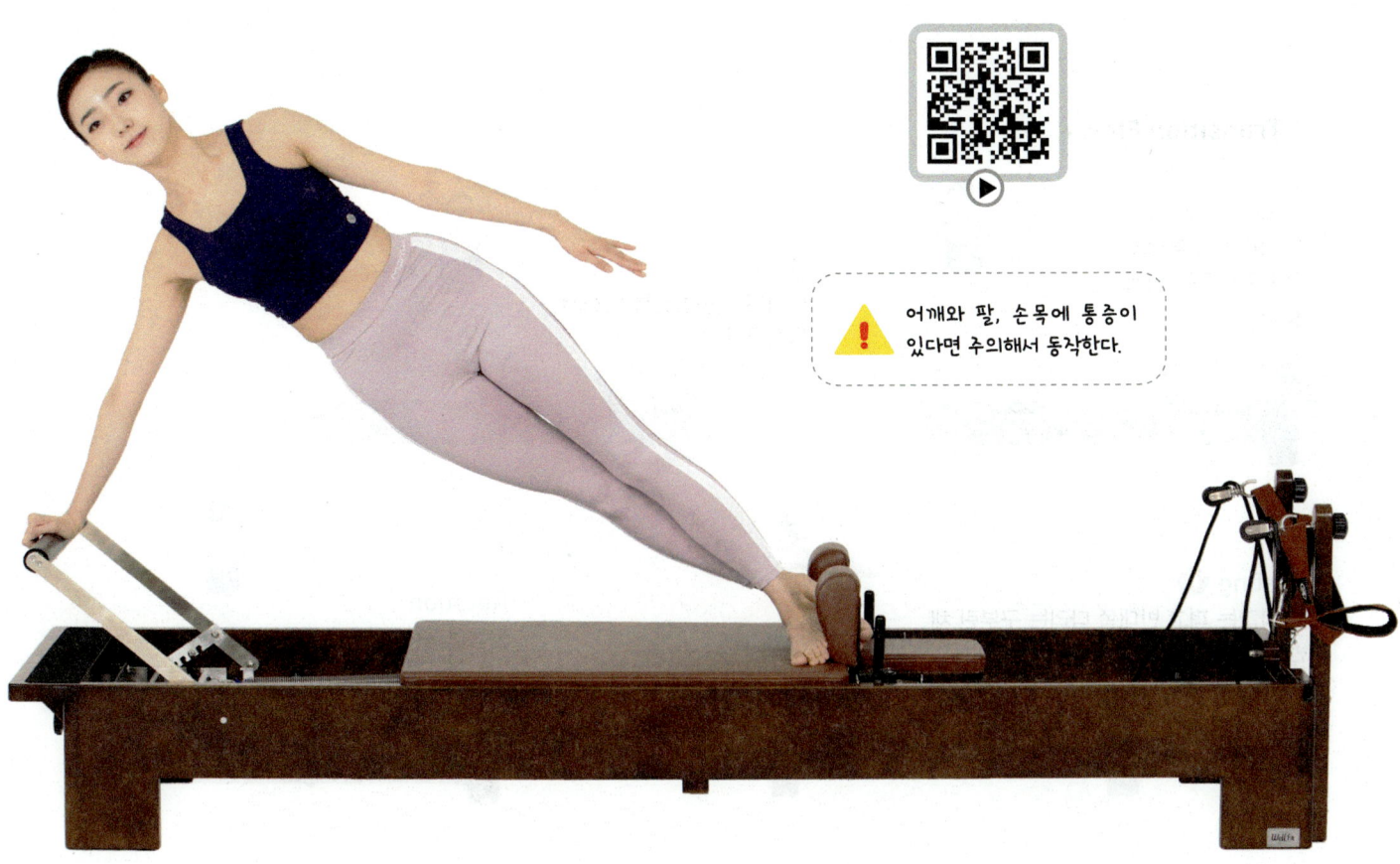

⚠️ 어깨와 팔, 손목에 통증이 있다면 주의해서 동작한다.

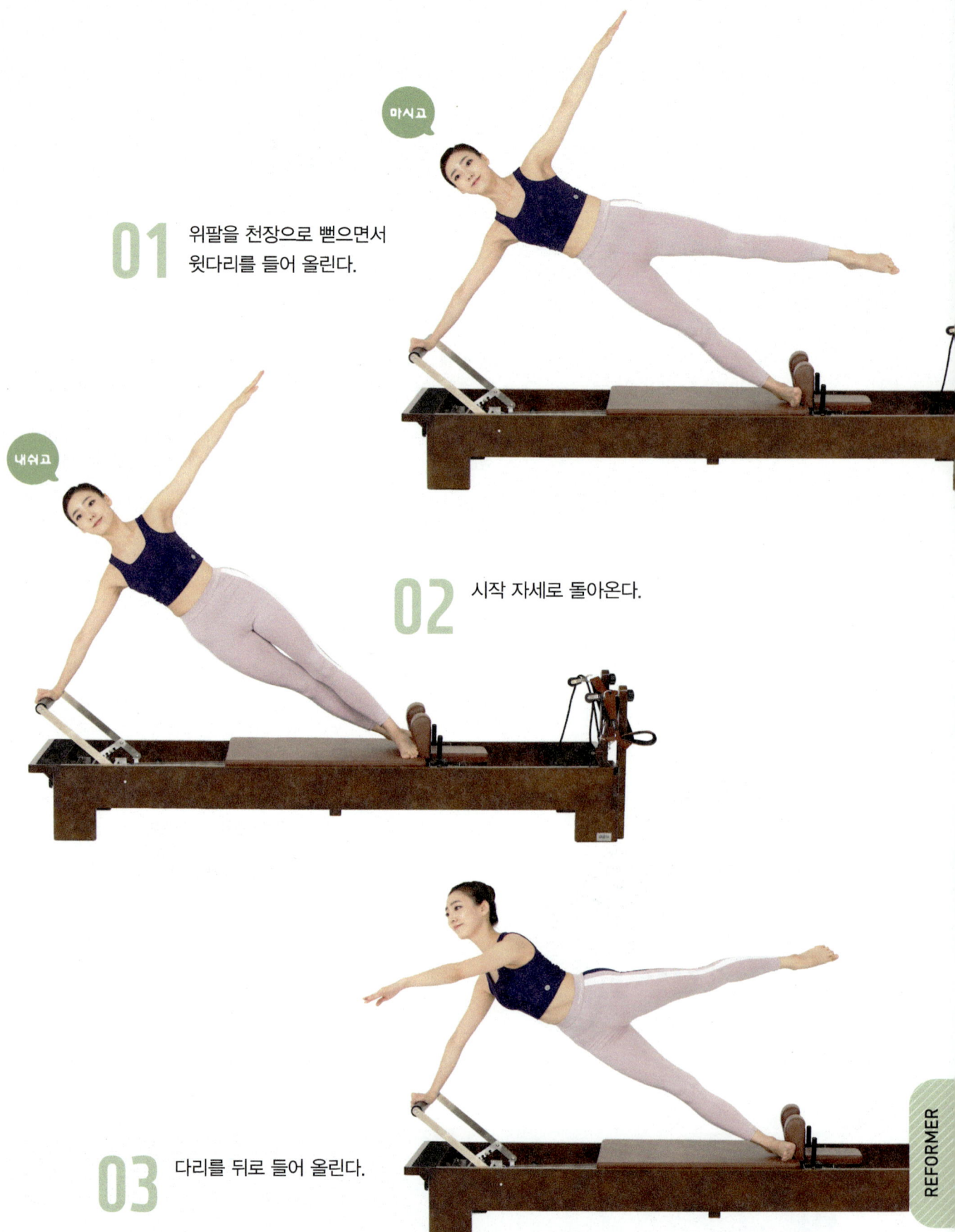

01 위팔을 천장으로 뻗으면서 윗다리를 들어 올린다.

02 시작 자세로 돌아온다.

03 다리를 뒤로 들어 올린다.

24 Twist
트위스트

| 주요 효과 | 광배근 및 복사근 강화, 중둔근 및 소둔근을 포함한 측면 근육 강화, 회전근개 강화, 견갑골 안정화

리포머 고급

반복 횟수 4~8

세팅
- SPRING   red to 2 red
- STRAP   none
- FOOTBAR low or none

시작 자세
- 한 손은 숄더레스트에, 반대쪽 손은 캐리지 모서리를 잡는다.
- 두 발은 풋바 모서리에 교차해서 짚는다.

레슨 포인트
- 동작을 하는 동안 어깨와 귀 간격을 멀리한다.
- 캐리지를 밀었을 때 머리에서 발끝까지 일직선을 유지한다.

Lv.2

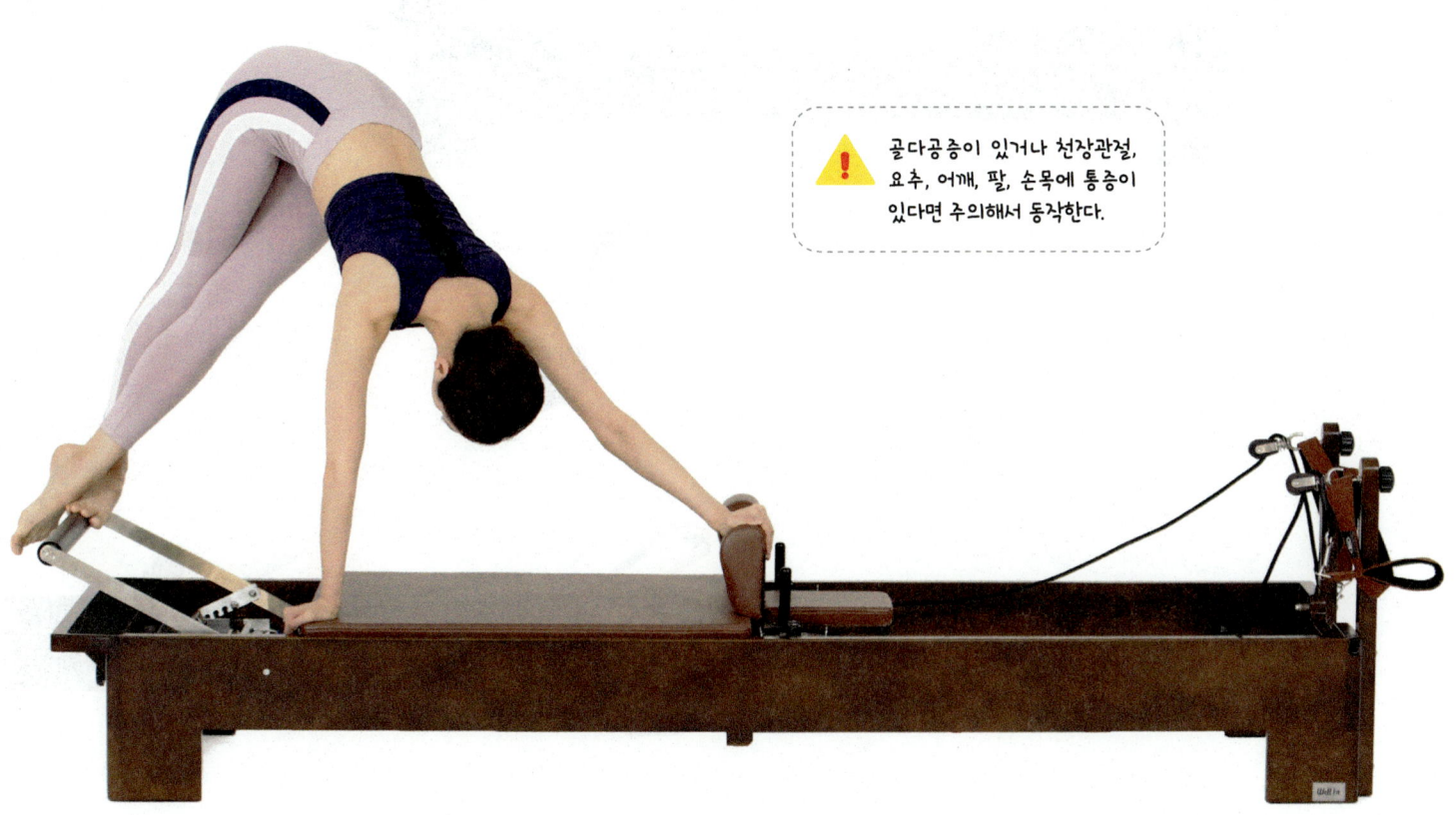

⚠️ 골다공증이 있거나 천장관절, 요추, 어깨, 팔, 손목에 통증이 있다면 주의해서 동작한다.

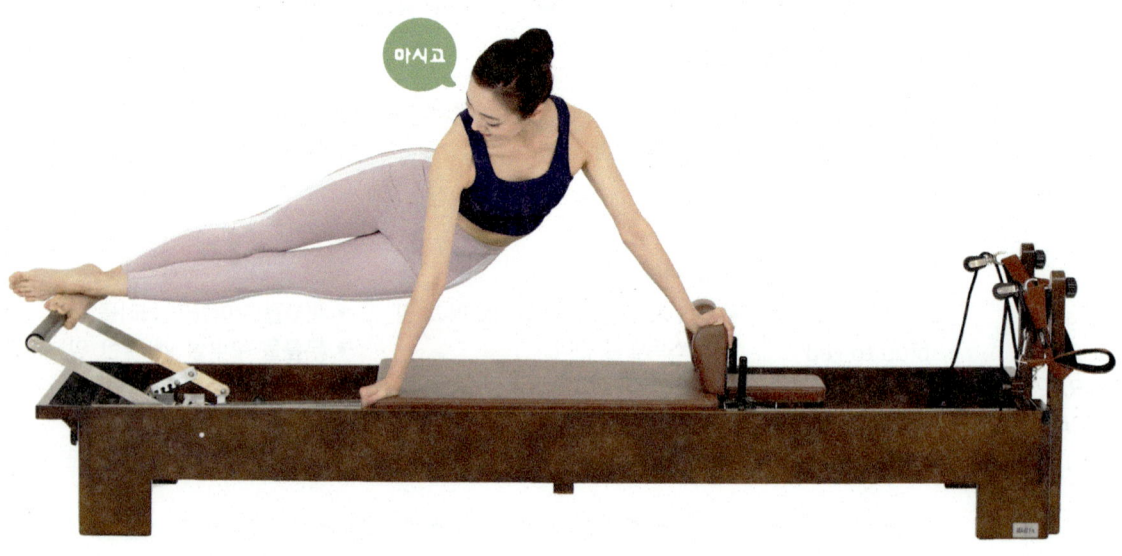

01 시선은 발을 보고 캐리지를 밀면서 몸통을 회전한다.

Transition Flow

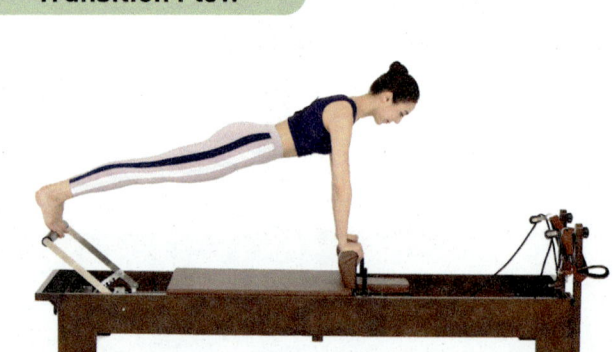

On Headrest
두손을 각각 헤드레스트를 잡은 상태로 동작한다.
Elbow on the Box
캐리지 위에 박스를 놓고 팔꿈치를 구부리고 동작한다.
Snake
시선은 정면을 향한다.

25 Double Leg Kick
더블 레그 킥

| 주요 효과 | 척추 신근 강화, 대둔근과 대퇴이두근 강화, 어깨 유연성 향상

리포머 고급

반복 횟수 6~8

세팅
- long box
- SPRING　　blue to red
- STRAP　　foot
- STRAP LENGTH　short
- FOOTBAR　none

시작 자세
- 롱박스에 엎드려 다리는 펴고 발에 스트랩을 건다.
- 손은 허리 뒤로 깍지낀다.

레슨 포인트
- 복부를 끌어올려 허리를 편다.
- 무릎을 구부릴 때 골반 앞부분으로 박스를 눌러준다.

Lv.2

 등에 불편함이 있다면 주의해서 동작한다.

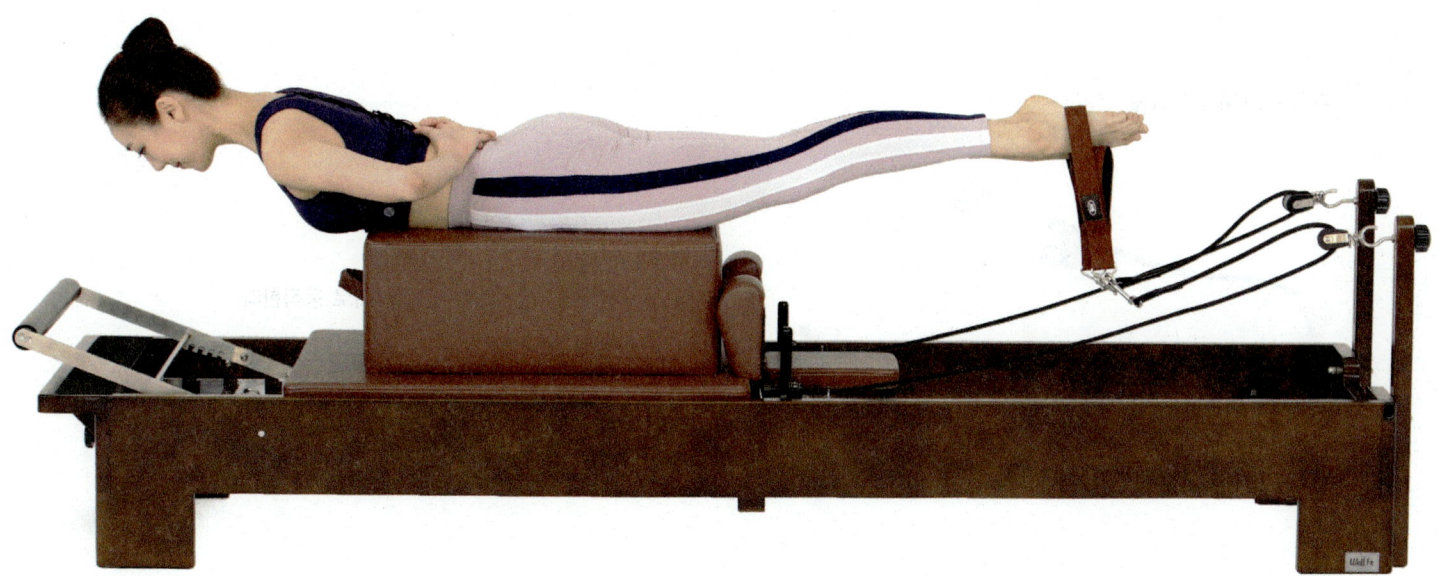

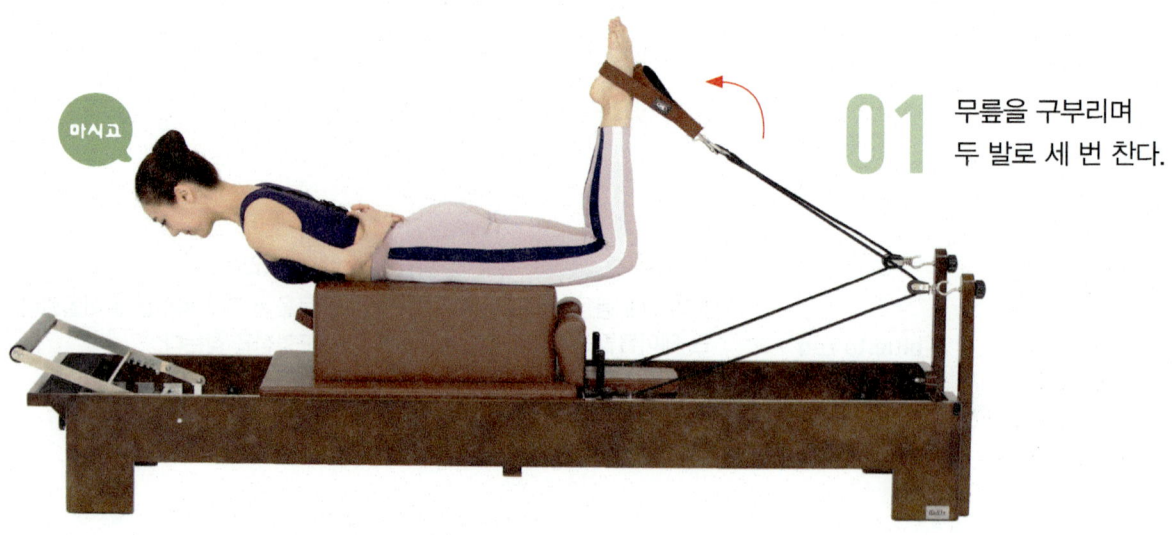

01 무릎을 구부리며 두 발로 세 번 찬다.

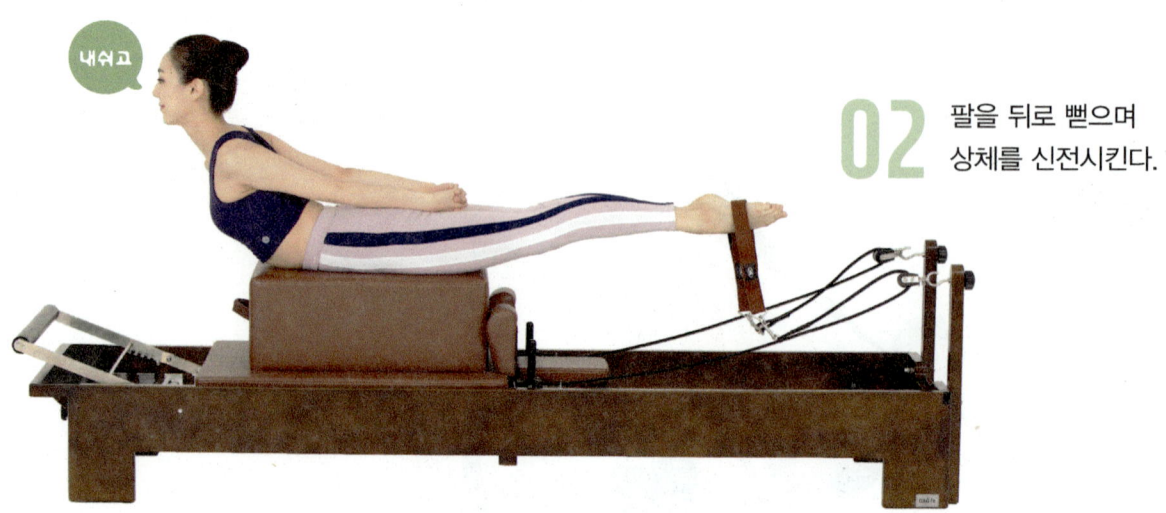

02 팔을 뒤로 뻗으며 상체를 신전시킨다.

Transition Flow

Long Box Single Leg Kick
한 발씩 동작한다.

Ball between Legs
사이에 볼을 끼우고 내전근을 사용한다.

26 Teaser
티저

| 주요 효과 | 복부 강화, 장요근과 엉덩이 굴근 강화, 조화로움과 균형

리포머 고급

반복 횟수 4~8

세팅
- long box
- SPRING   blue to red
- STRAP   hand
- STRAP LENGTH   regular
- FOOTBAR   none

시작 자세
- 롱박스에 등을 대고 누워 두 다리는 테이블탑 한다.
- 두 팔은 천장으로 뻗어 스트랩을 건다.

레슨 포인트
- 등을 세우고 복부를 끌어올린다.
- 균형점을 찾는다.
- 다리를 편 상태로 유지한다.

Lv.2

⚠️ 골다공증이나 요추 또는 자궁경부 손상이 있다면 주의해서 동작한다.

마시고

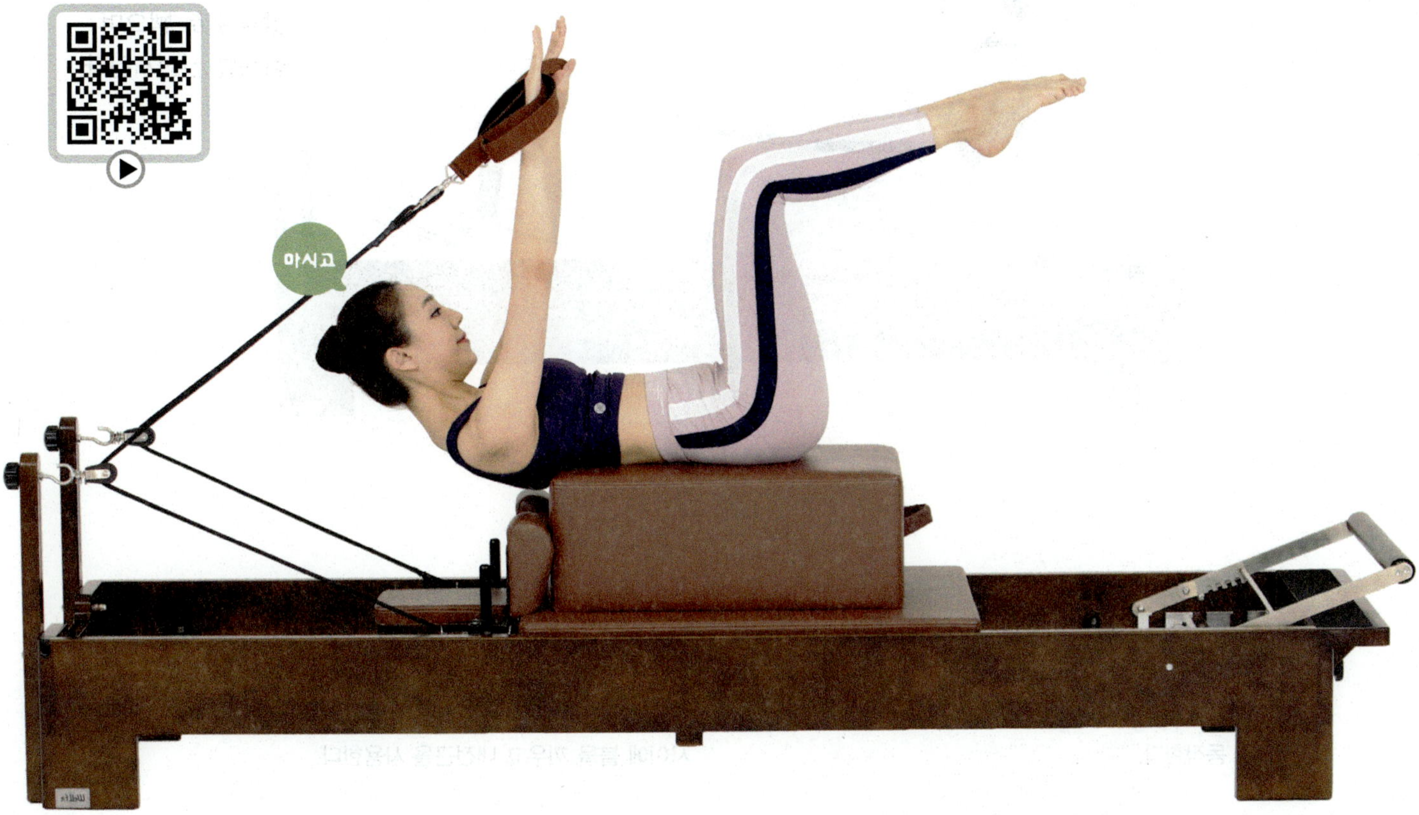

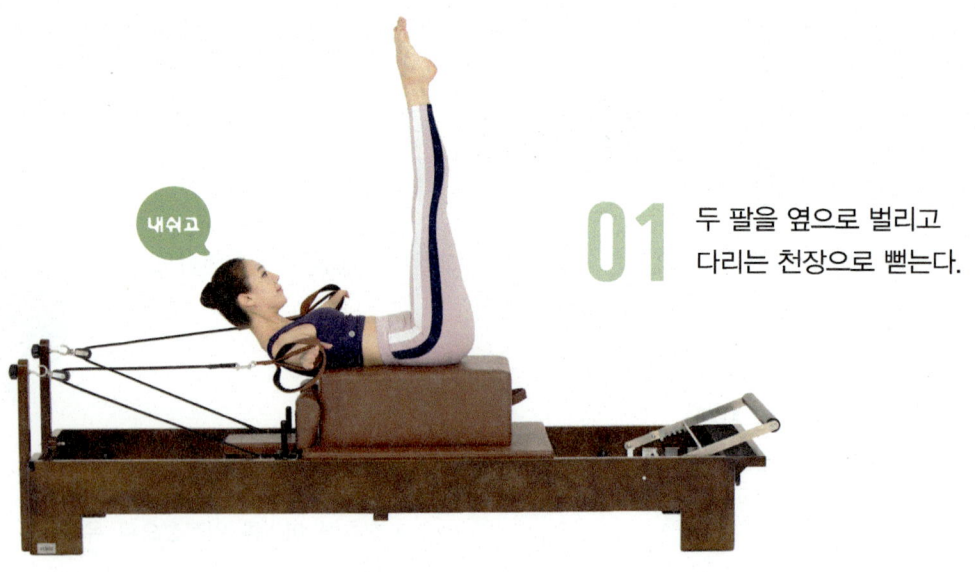

01 두 팔을 옆으로 벌리고 다리는 천장으로 뻗는다.

02 상체를 세우고 앉아서 다리를 대각선으로 뻗는다. 스트랩을 잡은 두 팔은 앞으로 밀어낸다.

 균형점을 찾는다.

Transition Flow

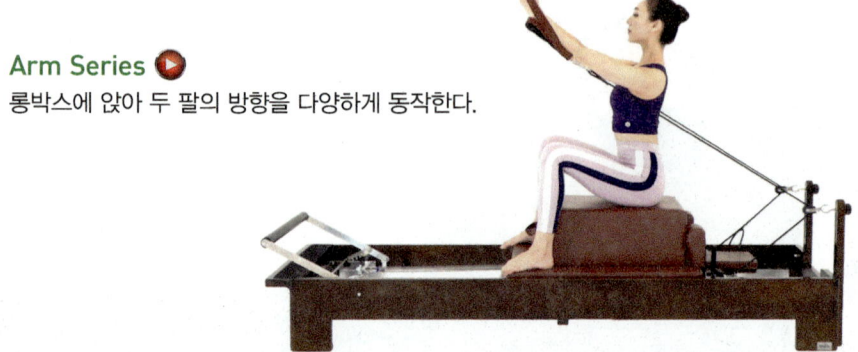

Arm Series
롱박스에 앉아 두 팔의 방향을 다양하게 동작한다.

Leg & Arms
팔과 다리를 나눠서 동작한다.

Bend Knee
두 다리를 접은 상태에서 동작한다.

Diamond Legs
다리를 다이아몬드 모양으로 접어서 동작한다.

27 Swan
스완

| 주요 효과 | 척추 신근 강화, 대둔근 및 대퇴이두근 강화, 등 신전과 유연성 향상, 복부 유연성 향상

리포머 고급

반복 횟수 4~8

세팅
- long box
- SPRING   2 red
- STRAP   none
- FOOTBAR none

시작 자세
- 골반 앞부분을 롱박스의 모서리에 대고 엎드린다.

레슨 포인트
- 복부에 힘을 주어 등을 신전시킨다.
- 척추와 머리를 일직선으로 유지한다.

Lv.2

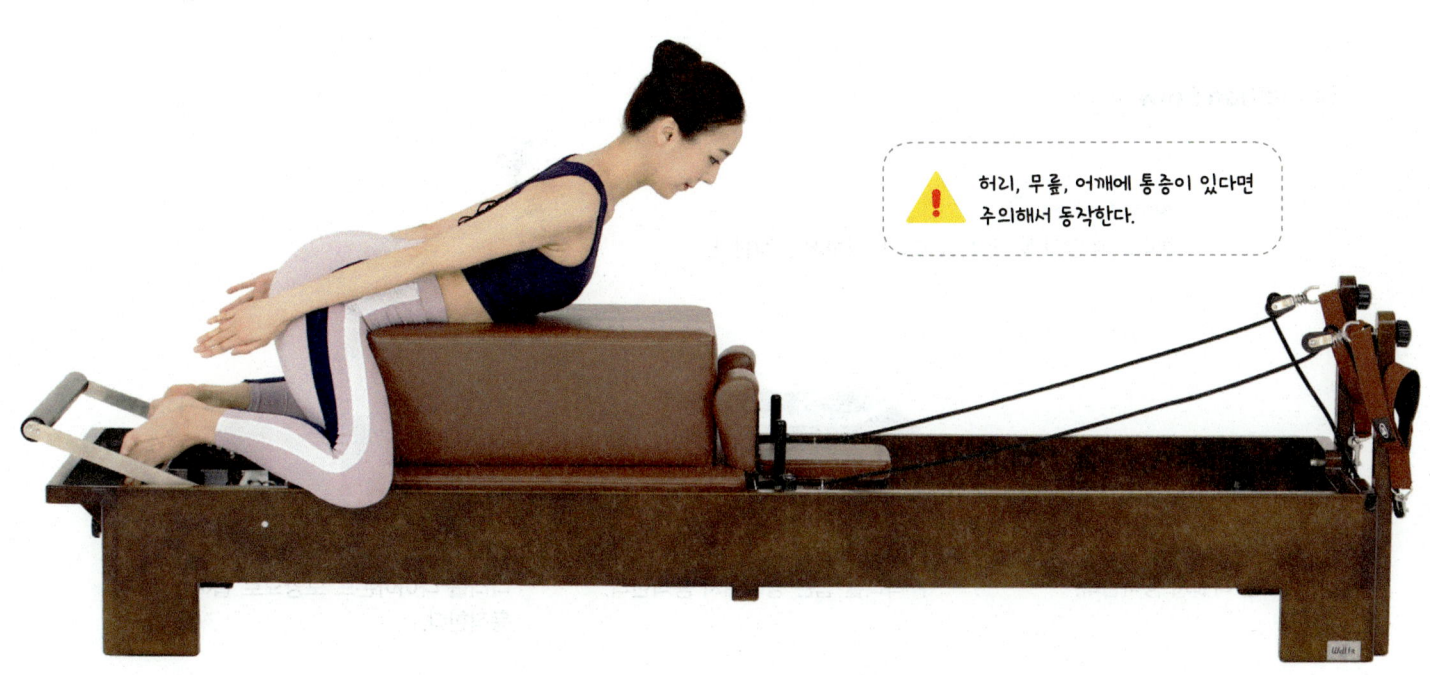

⚠️ 허리, 무릎, 어깨에 통증이 있다면 주의해서 동작한다.

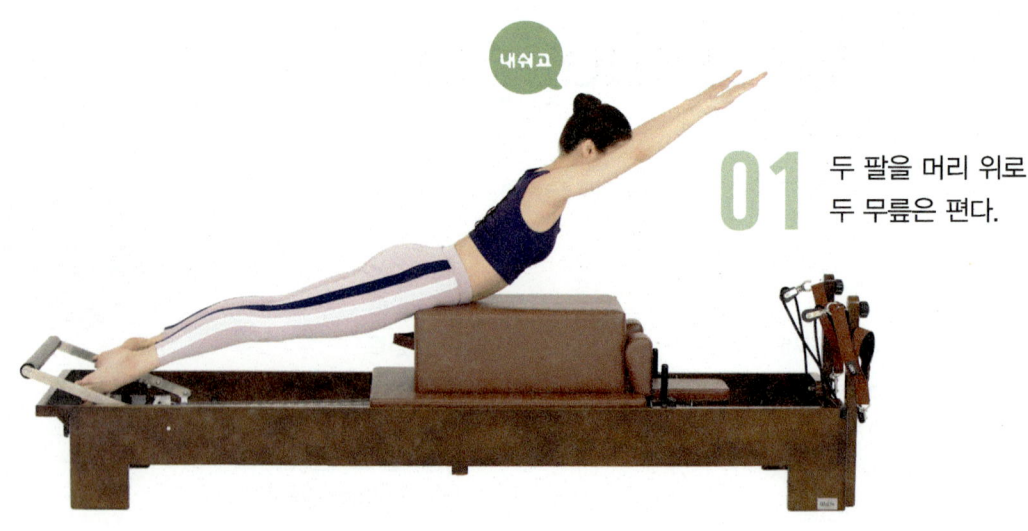

01 두 팔을 머리 위로 뻗고, 두 무릎은 편다.

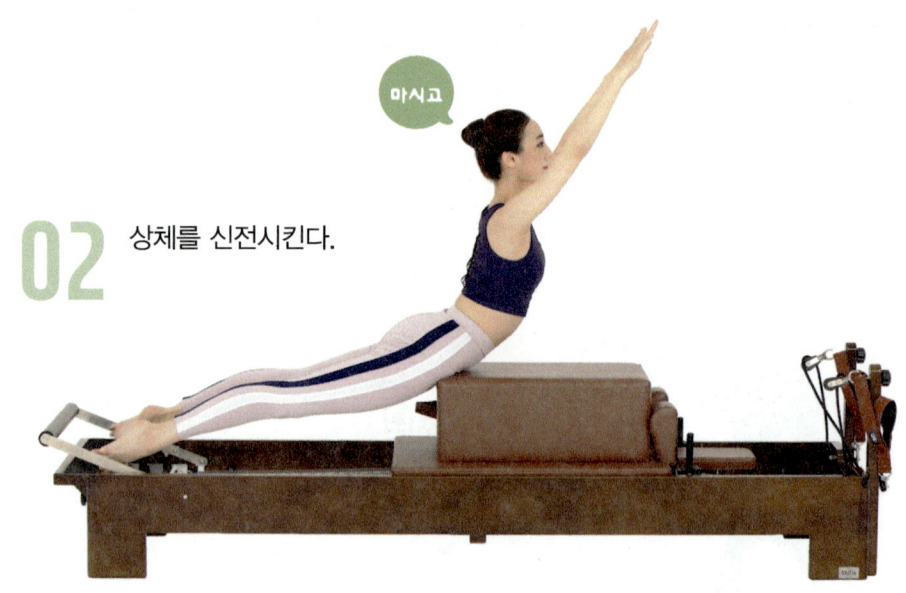

02 상체를 신전시킨다.

Transition Flow

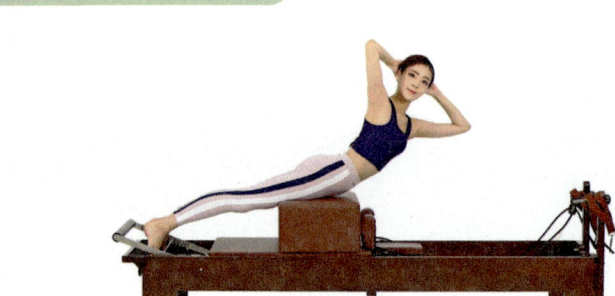

Rotation
두 팔을 머리 위로 유지하고 상체를 회전한다.

Close Arms
두 팔을 몸통에 붙인다.

Open Arms
두 팔을 옆으로 벌린다.

28 Grasshopper
그래스호퍼

| 주요 효과 | 척추 신근 강화, 대둔근·외회전근·대퇴이두근 강화, 등 신전과 유연성 향상

리포머 고급

반복 횟수 4~8

세팅
- long box
- SPRING   all
- STRAP   none
- FOOTBAR   low

시작 자세
- 두 손은 풋바를 잡는다.
- 골반을 롱박스에 대고 엎드려 상체를 신전시킨다.

레슨 포인트
- 목과 어깨 간격을 멀리한다.
- 등을 세우고 복부를 끌어올린다.
- 엉덩이를 조여준다.
- 척추와 머리를 정렬한다.

Lv.2

⚠️ 하부 등과 어깨에 통증이 있다면 주의해서 동작한다.

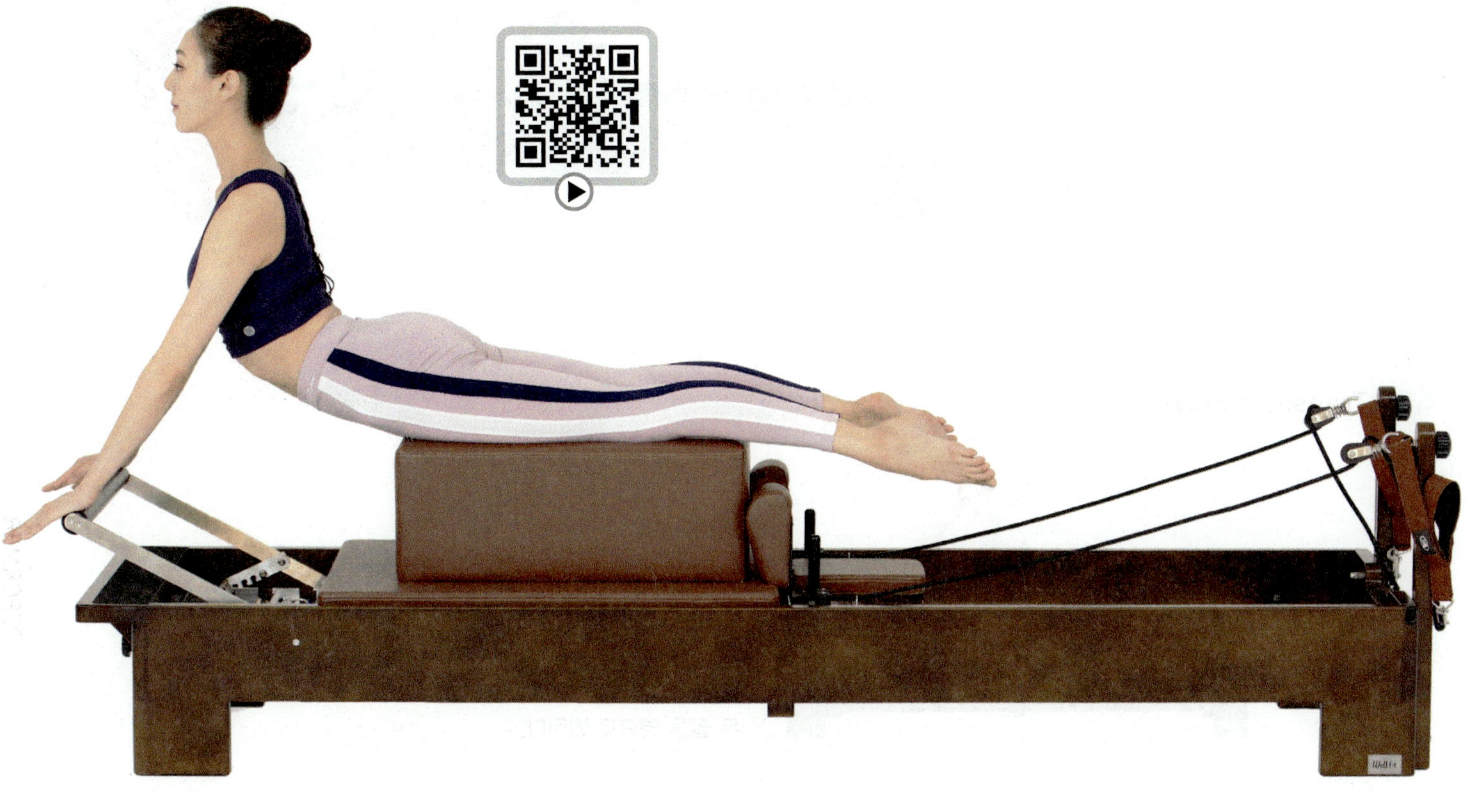

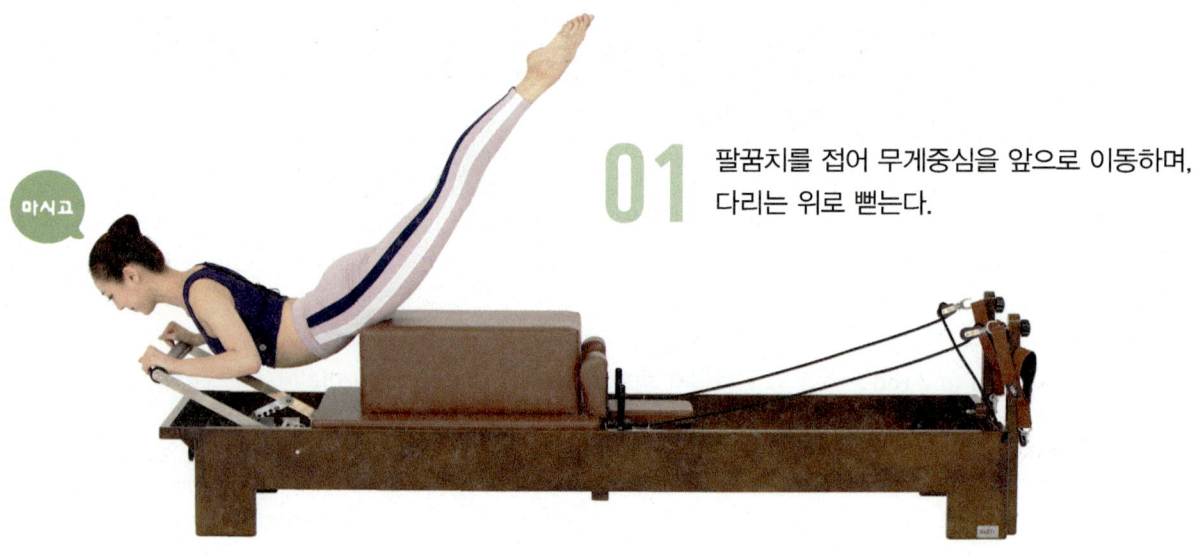

01 팔꿈치를 접어 무게중심을 앞으로 이동하며, 다리는 위로 뻗는다.

마시고

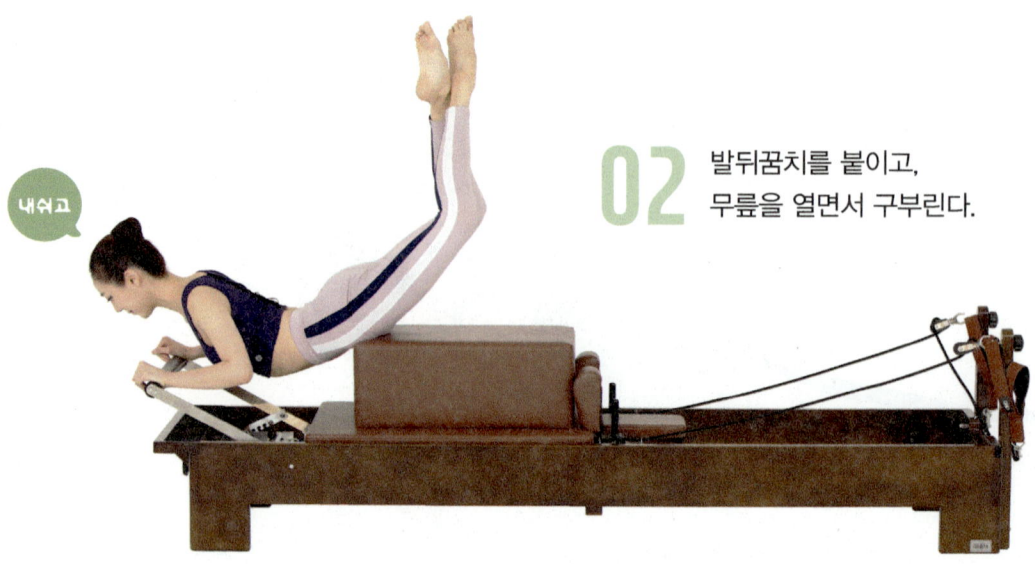

02 발뒤꿈치를 붙이고, 무릎을 열면서 구부린다.

내쉬고

Transition Flow

Only Arms
엎드려서 다리를 펴고 팔 동작만 한다.

Beat
두 다리를 뻗어 발뒤꿈치로 박수친다.

Hands In & Hand On
두 손은 11자 정렬이나 모아서 정렬한다.

29 Control Front(Riser)
컨트롤 프런트

리포머 고급

| 주요 효과 | 몸통 강화, 전거근 및 하부 승모근 강화, 대흉근 강화, 대퇴이두근 및 대둔근 강화, 견갑골 안정성 향상

반복 횟수 4~8

세팅
- SPRING   red to 2 red
- STRAP   none
- FOOTBAR low

시작 자세
- 라이저 방향으로 플랭크 자세를 취한다.

레슨 포인트
- 머리에서 꼬리뼈까지 일직선을 유지한다.
- 가슴이 떨어지지 않도록 한다.
- 다리가 움직일 때 몸통이 좌우로 기울어지지 않도록 한다.

Lv.2

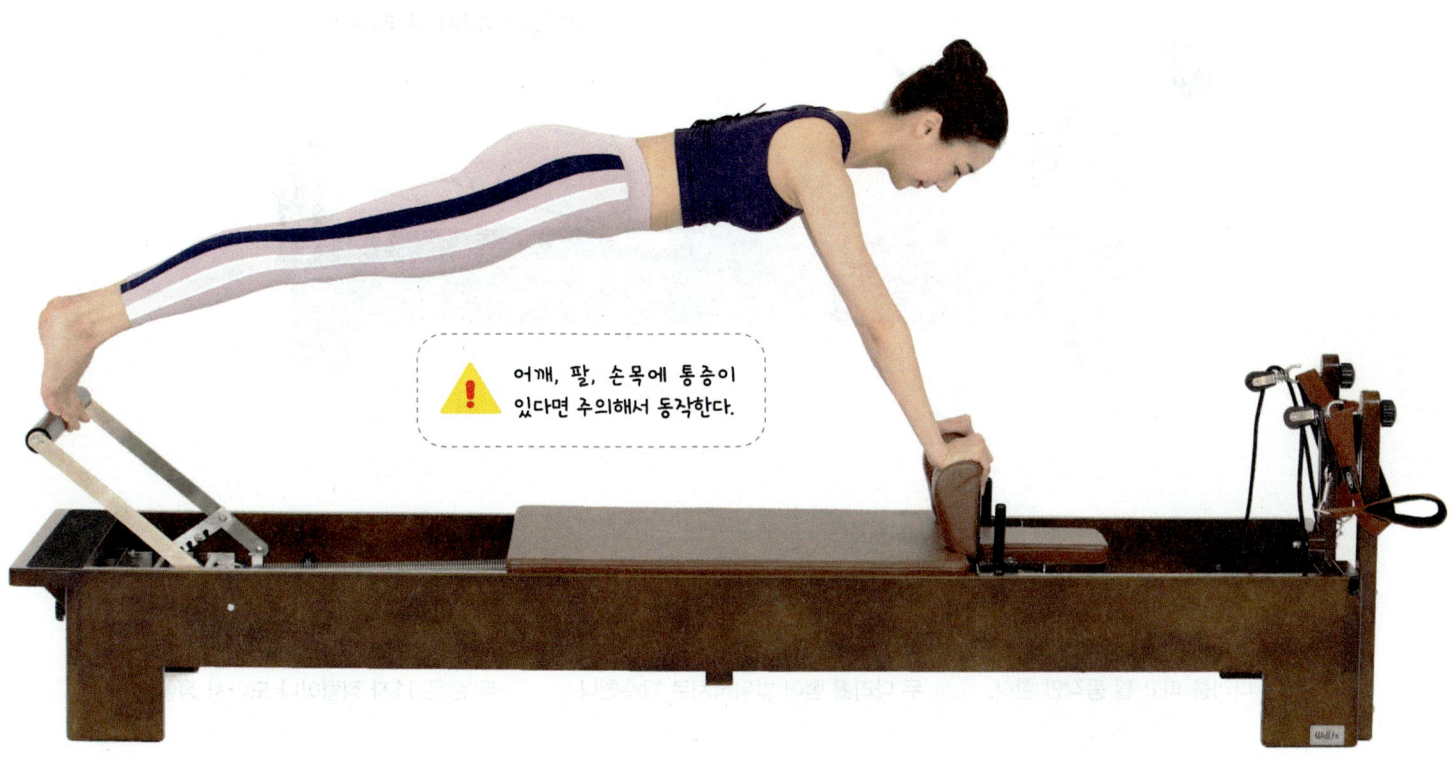

⚠️ 어깨, 팔, 손목에 통증이 있다면 주의해서 동작한다.

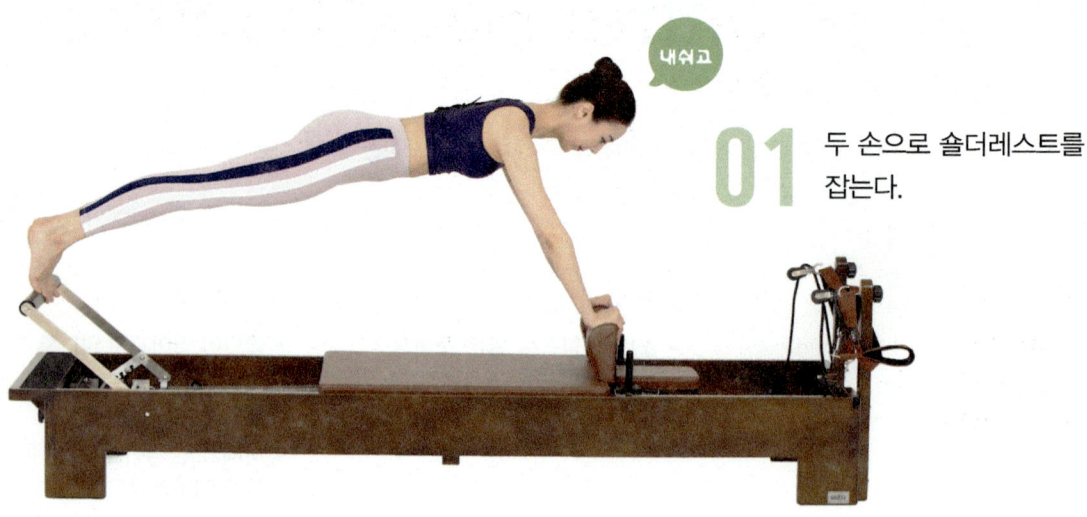

01 두 손으로 숄더레스트를 잡는다.

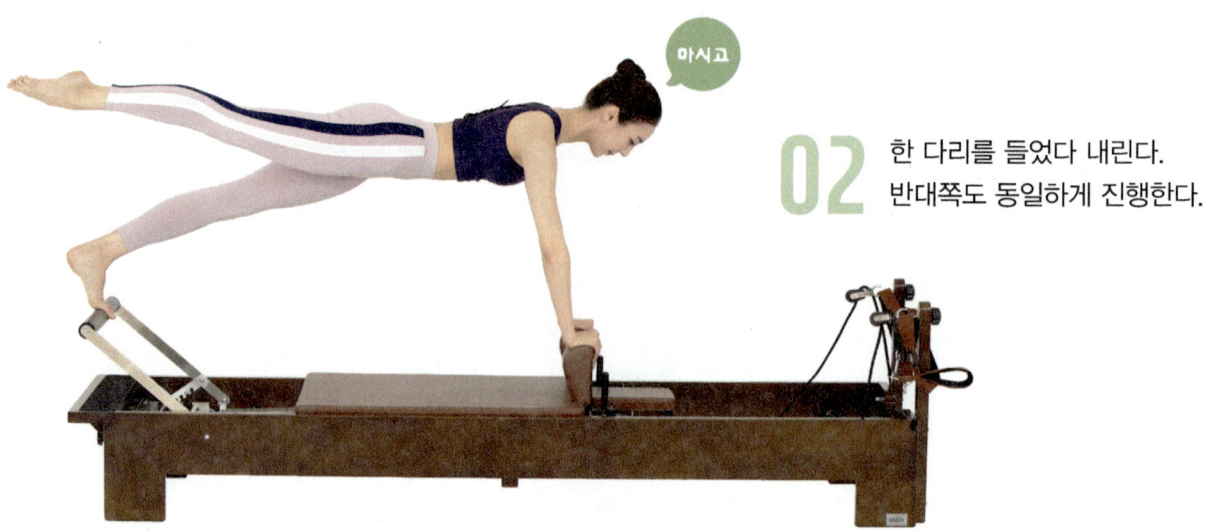

02 한 다리를 들었다 내린다. 반대쪽도 동일하게 진행한다.

Transition Flow

Only Arms
다리를 들지 않고 동작한다.

Dorsiflexion & Plantar Flexion
두 다리의 발목을 돌시플렉션, 플랜타 플렉션하면서 캐리지를 움직인다.

Single Leg Lift
한 다리를 들고 캐리지를 움직인다.

30 Control Back(Footbar)
컨트롤 백

| 주요 효과 | 몸통 강화, 견갑골의 안정화 증가, 흉부를 포함한 전거근 및 하부 승모근 강화, 대흉근 강화, 햄스트링·대둔근 강화

리포머 고급

반복 횟수 4~8

세팅
- SPRING   red to 2 red
- STRAP   none
- FOOTBAR   low ~ high

시작 자세
- 풋바 방향으로 발은 풋바를 짚고, 두 손은 숄더레스트를 짚고 엉덩이를 위로 띄운다.

레슨 포인트
- 골반이 떨어지지 않도록 한다.
- 하체가 움직이는 동안 어깨와 상체를 유지한다.
- 하체가 움직이는 동안 몸통이 좌우로 기울어지지 않는다.

Lv.2

⚠️ 어깨, 팔, 손목에 통증이 있다면 주의해서 동작한다.

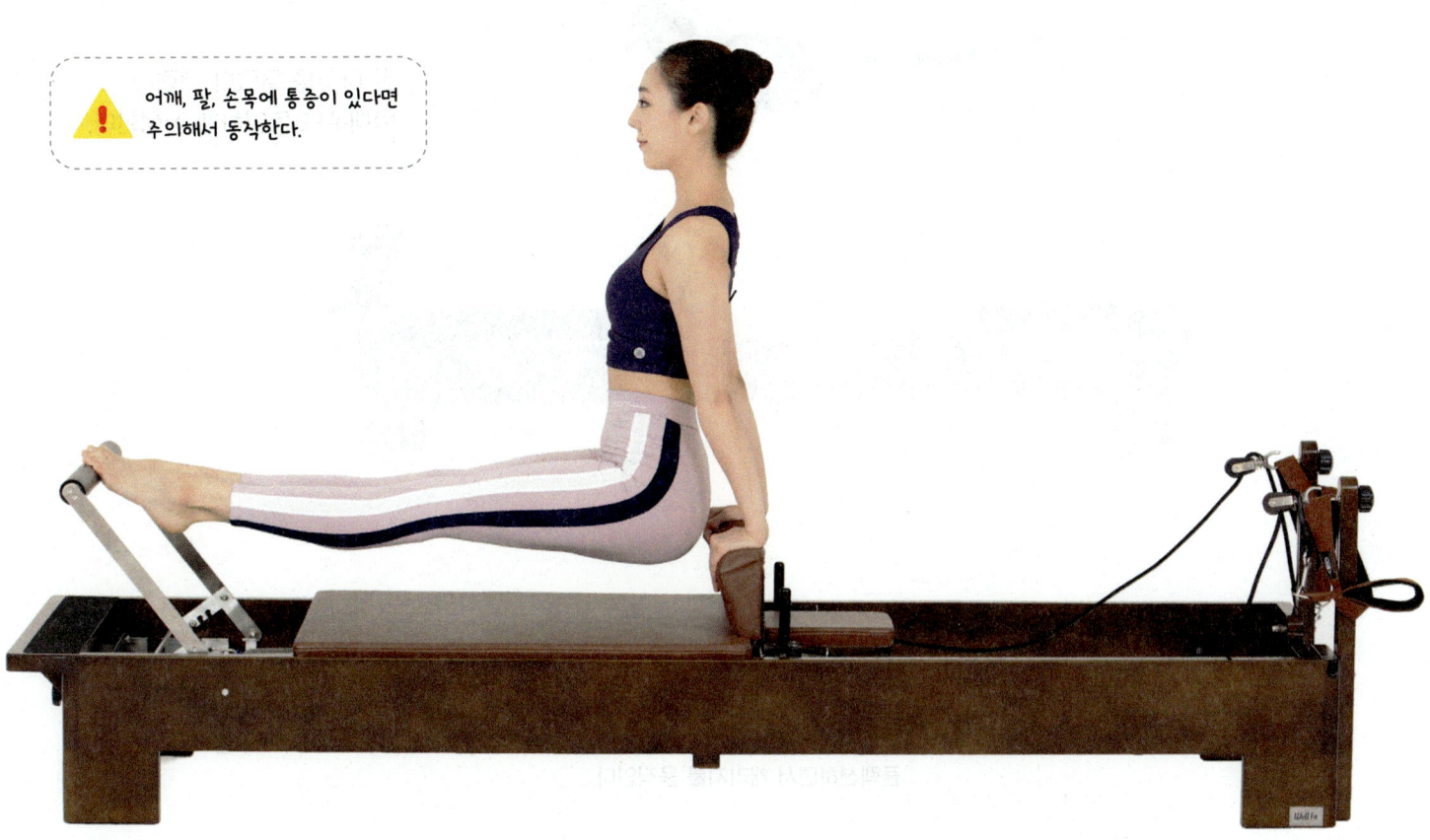

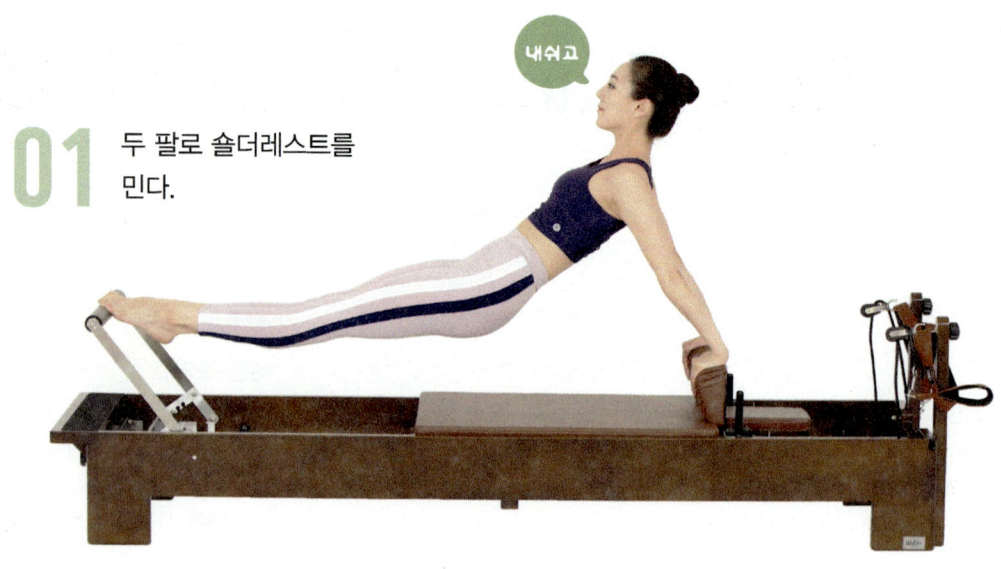

01 두 팔로 숄더레스트를 민다.

내쉬고

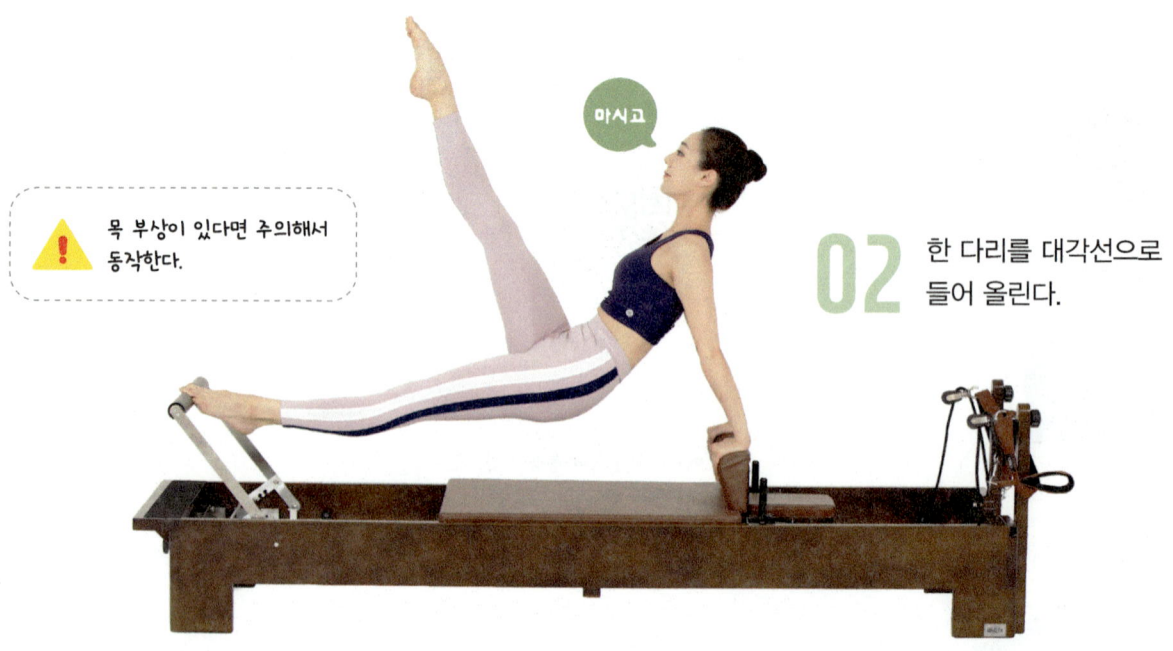

마시고

⚠️ 목 부상이 있다면 주의해서 동작한다.

02 한 다리를 대각선으로 들어 올린다.

Transition Flow

Only Arms
두 다리는 고정하고 두 팔로만 캐리지를 밀고 당긴다.

Dorsiflexion & Plantar Flexion
두 다리의 발목을 돌시플렉션, 플랜타플렉션 하면서 캐리지를 움직인다.

31 Long Back Stretch(Slide)
롱 백 스트레칭

리포머 고급

| 주요 효과 | 회전근개·광배근·대원근 강화, 전거근·하부 승모근·삼두근 강화, 대둔근과 대퇴이두근 강화, 앞쪽 어깨 스트레칭, 견갑골의 안정화

반복 횟수 4~8

세팅
- SPRING   red to 2 red
- STRAP   none
- FOOTBAR   high

시작 자세
- 발은 숄더레스트에 둔다.
- 두 손으로 풋바를 잡고 엉덩이를 든다.

레슨 포인트
- 귀와 어깨 간격을 멀어지게 한다.
- 어깨가 견딜 수 있는 한 캐리지를 멀리 밀어준다.
- 코어를 사용하여 동작한다.

Lv.2

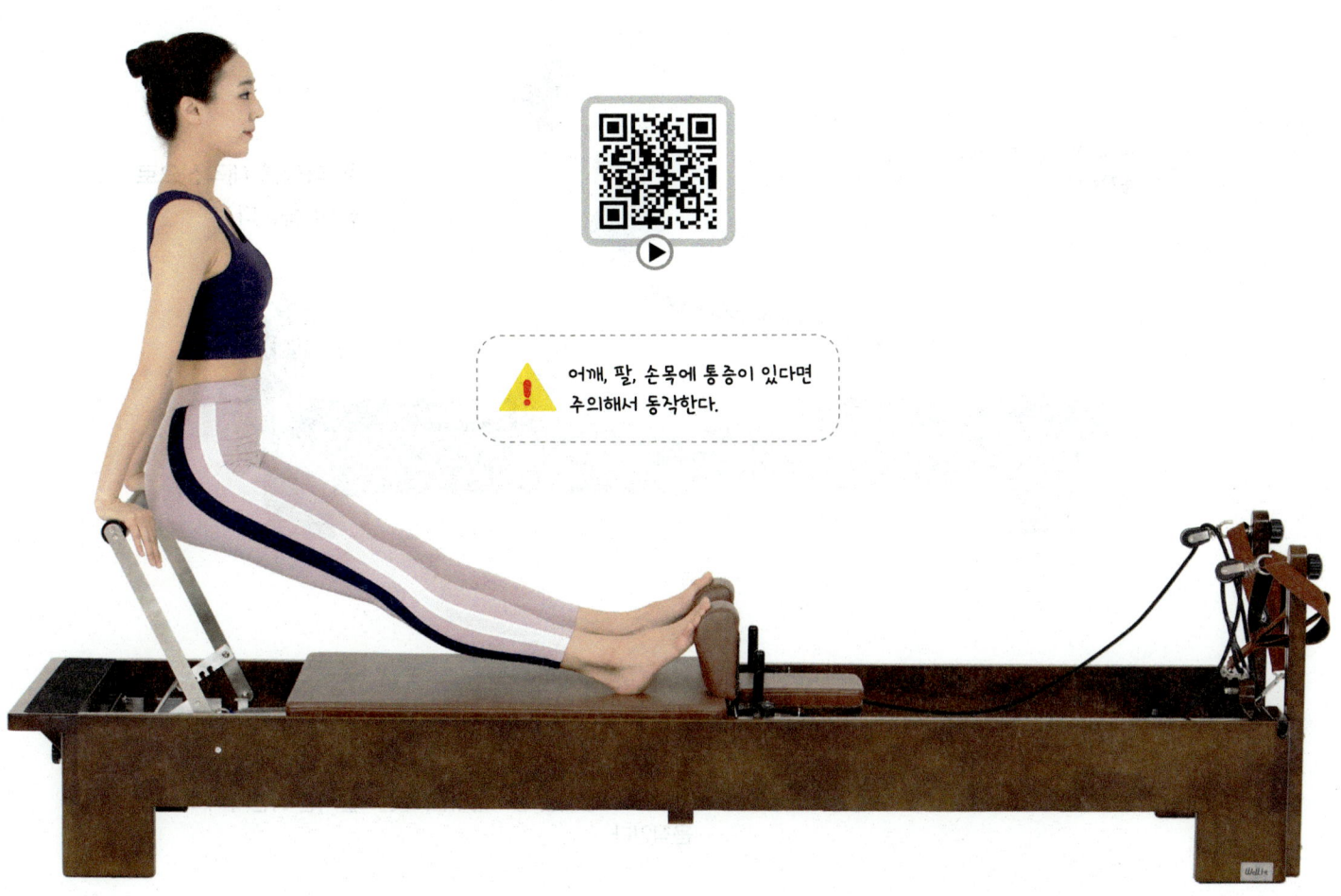

⚠️ 어깨, 팔, 손목에 통증이 있다면 주의해서 동작한다.

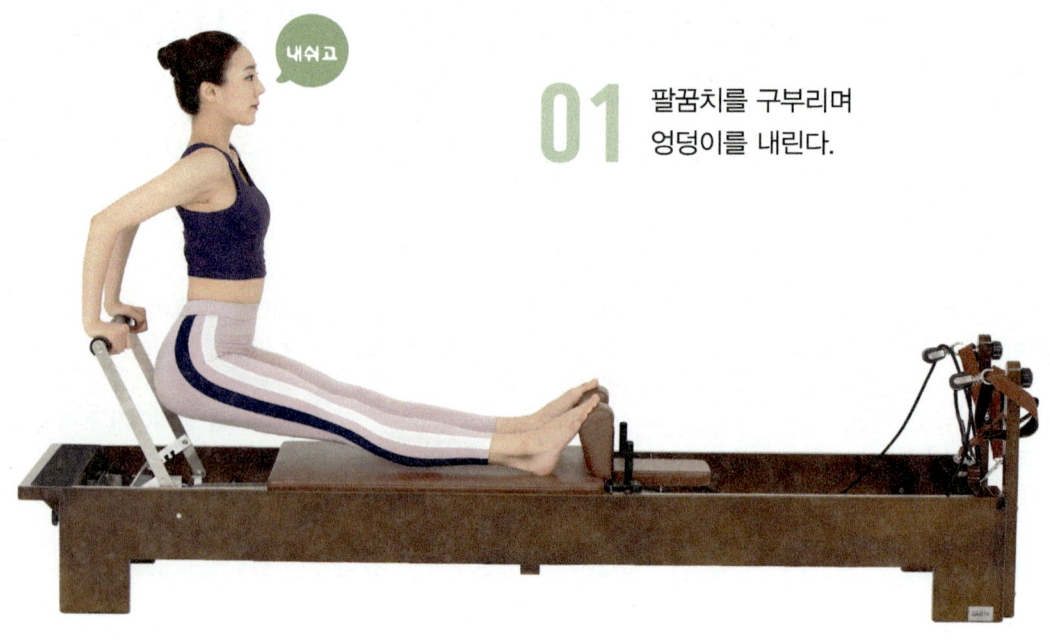

01 팔꿈치를 구부리며 엉덩이를 내린다.

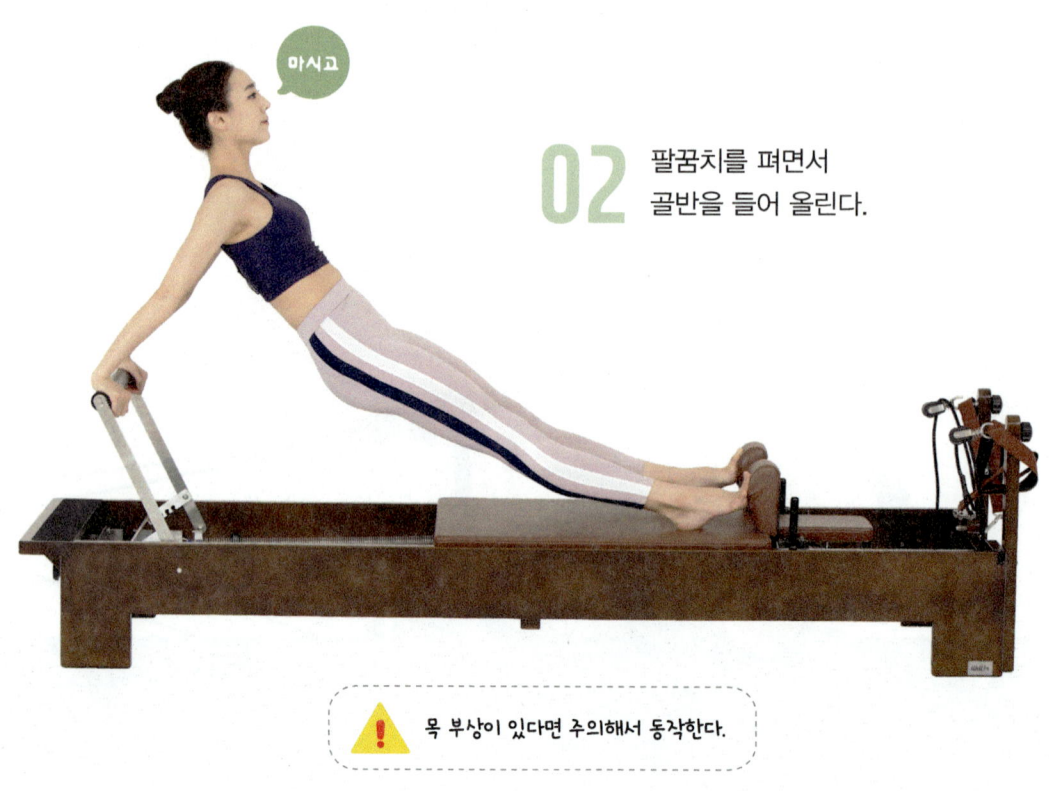

02 팔꿈치를 펴면서 골반을 들어 올린다.

⚠️ 목 부상이 있다면 주의해서 동작한다.

32 Reverse Abdominals
리버스 앱도미널

| 주요 효과 | 복부 강화, 장요근과 엉덩이 굴근 강화, 복부와 장요근의 결합 균형

리포머 고급

반복 횟수 4~8

세팅
- SPRING   1 red, 1 blue to 3 red
- STRAP   leg
- STRAP LENGTH   regular
- FOOTBAR   none

시작 자세
- 누워서 허벅지에 스트랩을 걸고 테이블탑 한다.
- 두 손은 머리 뒤로 깍지낀다.

레슨 포인트
- 다리를 움직이기 전에 코어를 사용한다.
- 다리를 움직이기 전에 등을 움직이지 않는다.
- 어깨가 과긴장되지 않도록 한다.

Lv.2

 목과 어깨에 통증이 있거나 골다공증, 좌골신경통, 디스크 질환이 있다면 주의해서 동작한다.

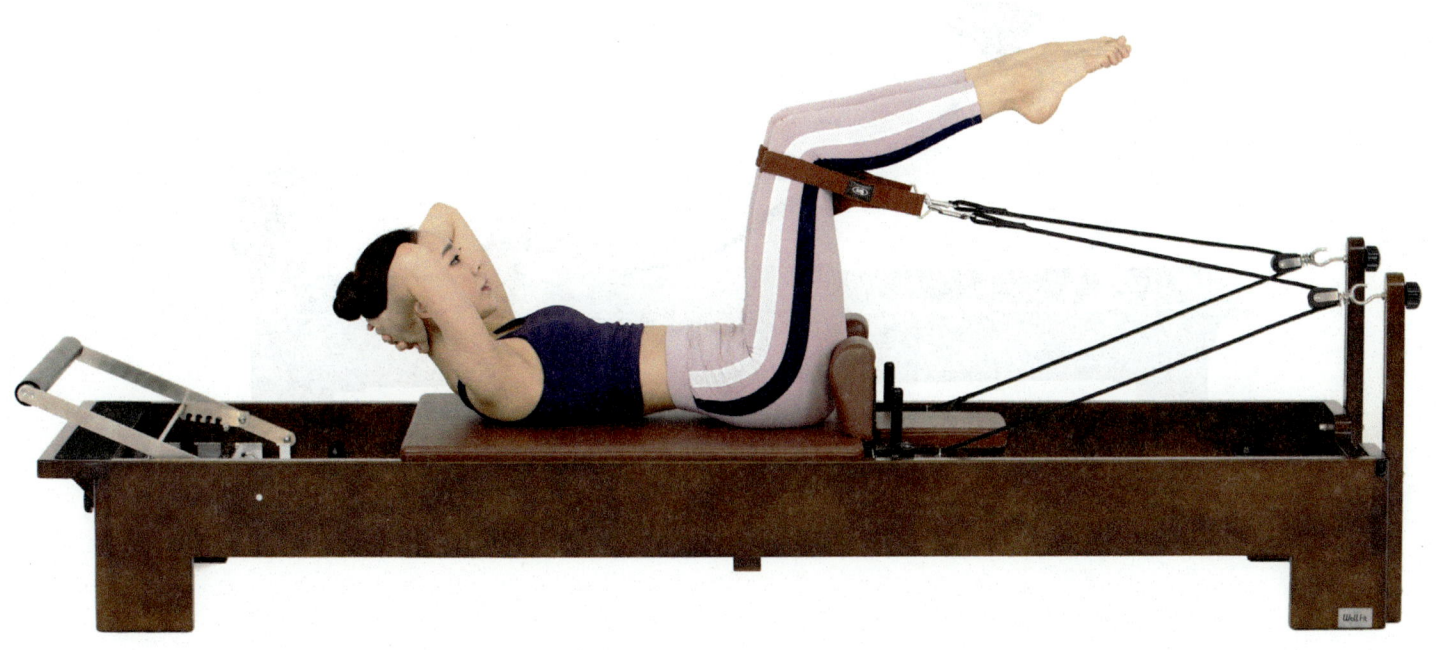

01 두 무릎을 가슴 쪽으로 당긴다.

내쉬고

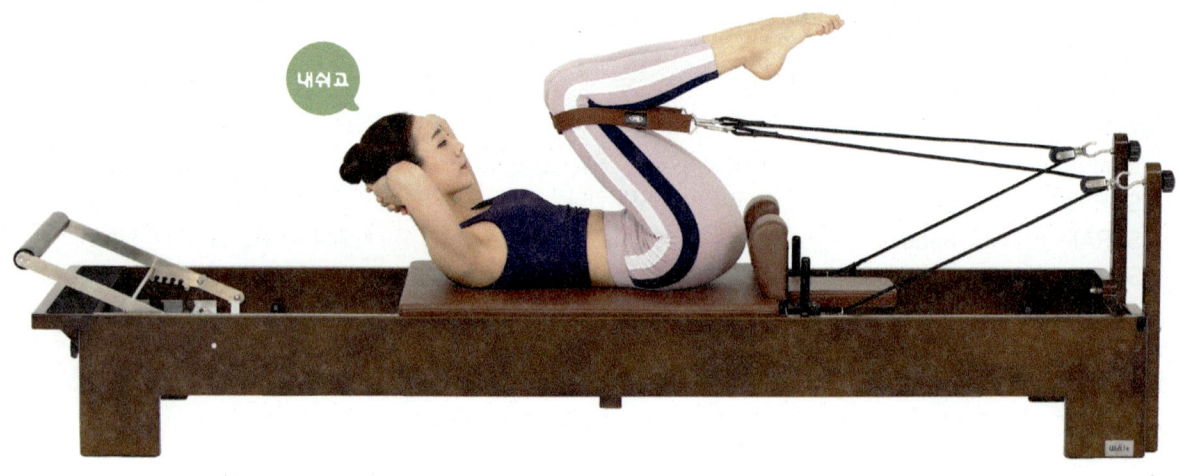

Transition Flow

Rotation
몸통을 회전시킨다.

Single Arm Stretch
한 팔을 편다.

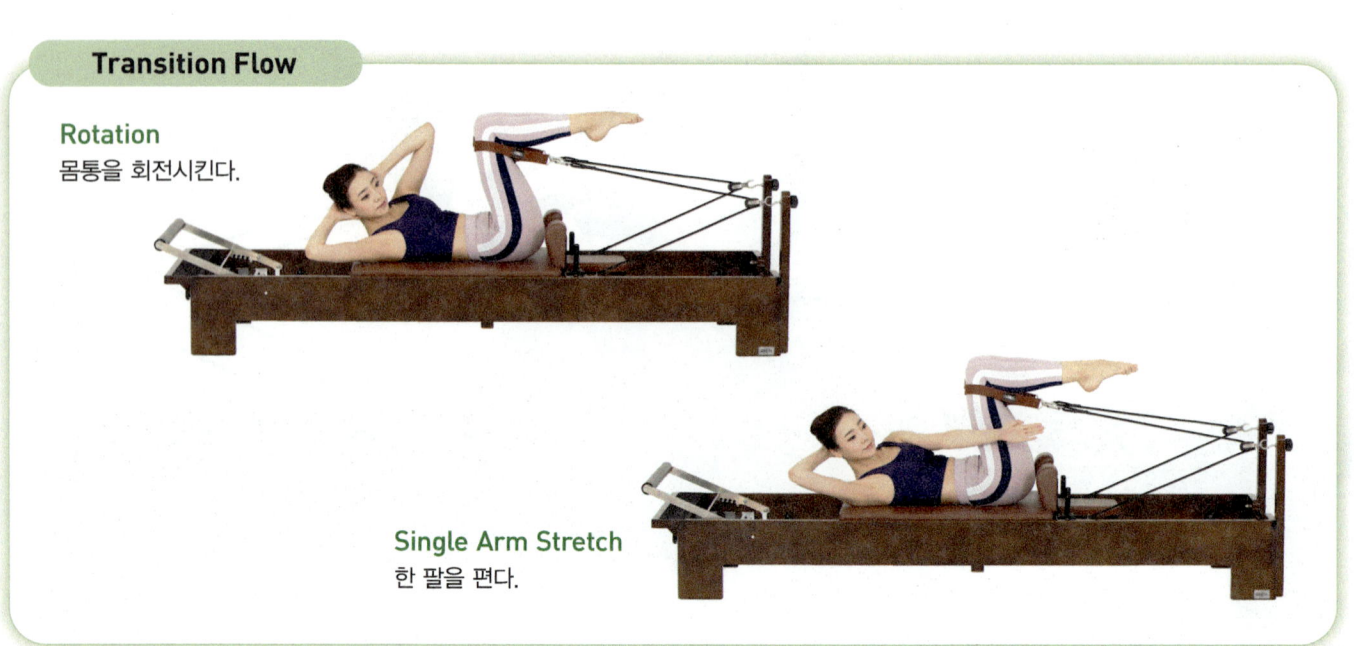

33 Back Stroke
백 스트로크

| 주요 효과 | 복부·엉덩이 굴근 강화, 광배근 및 내전근 강화, 흉부 유연성·골반 안정성 향상

리포머 고급

반복 횟수 4~8

세팅
- long box
- SPRING   blue
- STRAP   hand
- STRAP LENGTH regular
- FOOTBAR   none

시작 자세
- 롱박스 위에 누워 스트랩을 잡고 팔꿈치를 구부린다.

레슨 포인트
- 다리를 내릴 때 허리가 뜨지 않도록 한다.
- 귀와 어깨는 멀어지게 한다.

Lv.2

 목, 어깨, 등, 천장관절에 통증이 있거나 골다공증이 있다면 주의해서 동작한다.

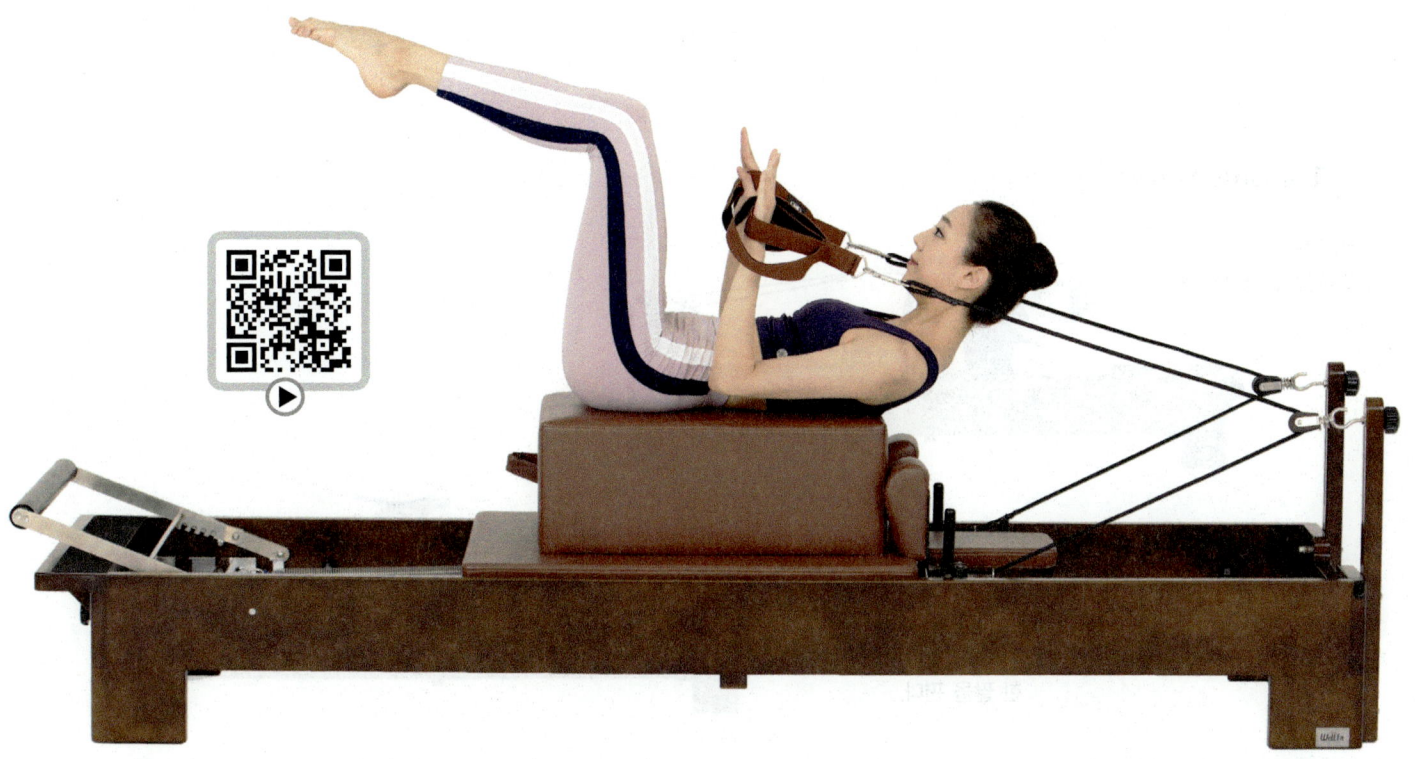

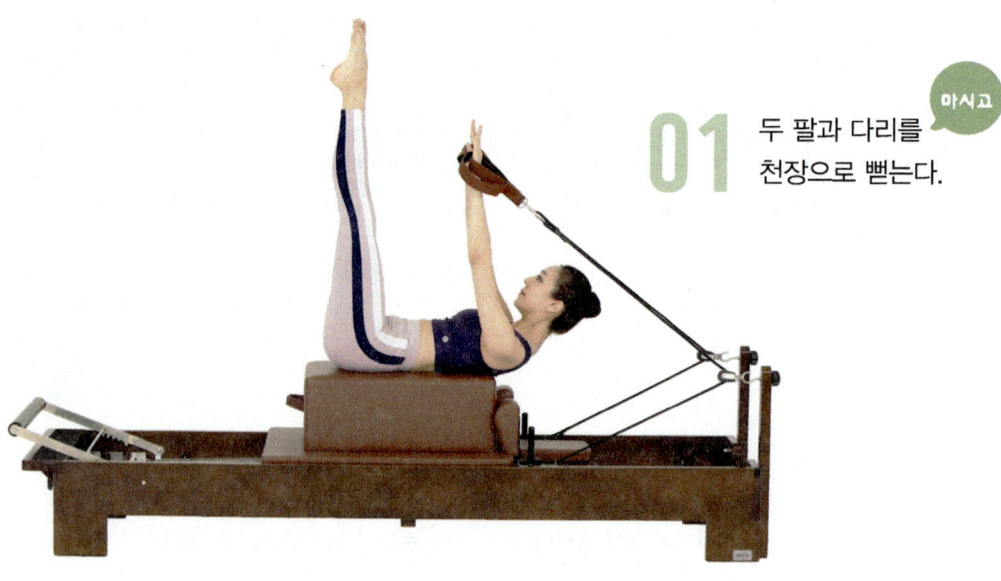

01 두 팔과 다리를 천장으로 뻗는다. 〔마시고〕

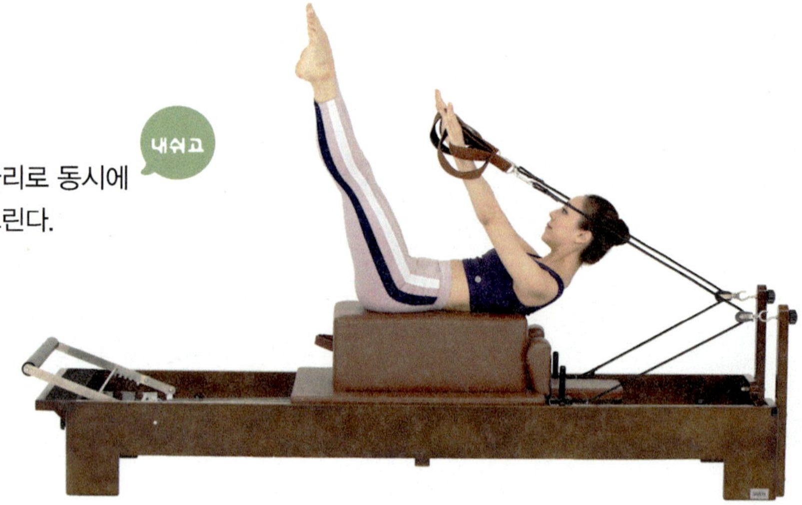

02 팔과 다리로 동시에 원을 그린다. 〔내쉬고〕

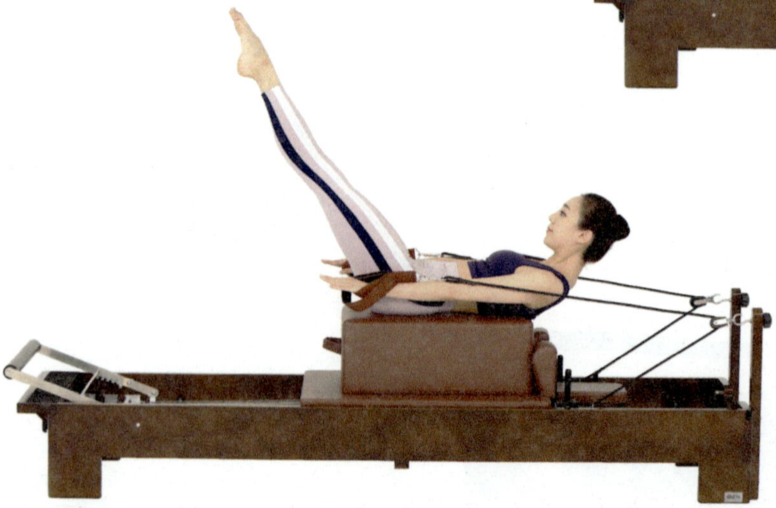

03 두 팔은 골반 옆에 두고, 다리를 모아서 대각선으로 뻗는다. 〔내쉬고〕

Transition Flow

Leg Rotation
다리만 회전한다.

Arm Rotation
팔만 회전한다.

34 Breast Stroke
브레스트 스트로크

| 주요 효과 | 척추 신근 강화, 대둔근 및 대퇴이두근 강화, 회전근개 및 삼각근 강화, 등 신근 및 어깨 유연성 향상

리포머 고급

반복 횟수 4~8

세팅
- long box
- SPRING   red to 2red
- STRAP   hand
- STRAP LENGTH regular
- FOOTBAR   none

시작 자세
- 롱박스에 엎드려 머리부터 발끝까지 일직선을 유지하고, 두 손은 엉덩이 옆에서 스트랩을 잡는다.

레슨 포인트
- 코어를 사용한다.
- 어깨를 내린다.
- 허리가 꺾이지 않도록 한다.
- 두 다리는 붙인다.

Lv.2

 어깨, 허리 등에 통증이 있다면 주의해서 동작한다.

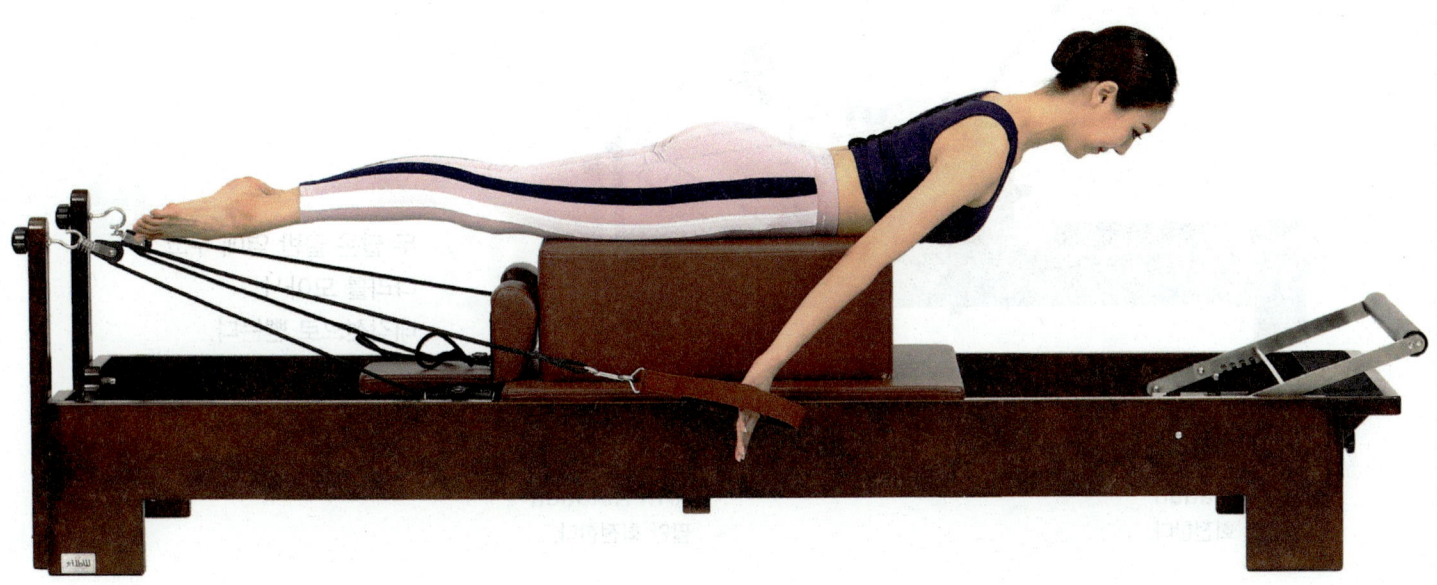

01 두 팔꿈치를 구부린다.

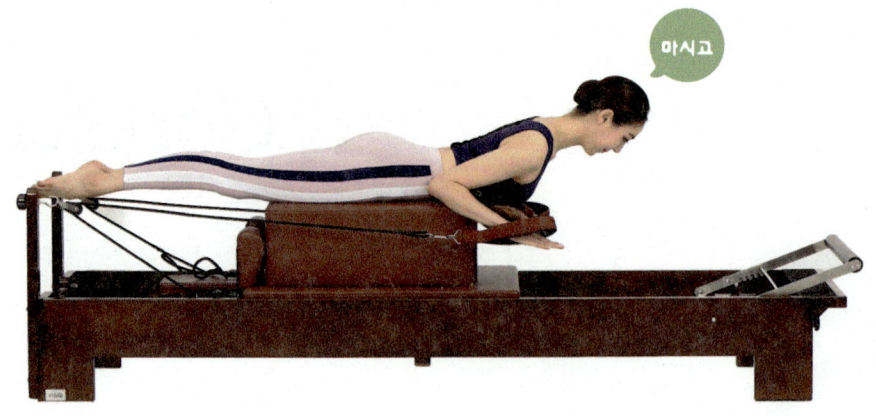

02 두 팔을 머리 위로 뻗는다.

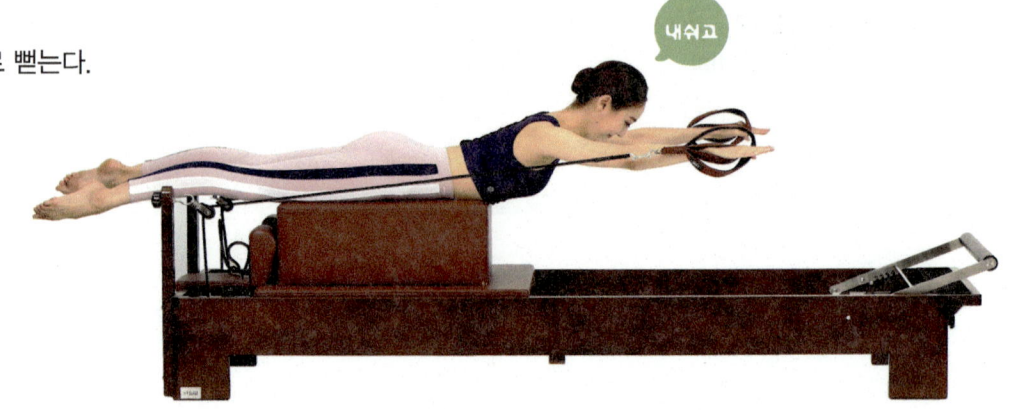

03 상체를 들어 두 팔을 천장으로 편다.

04 두 팔을 양옆으로 벌려 회전한다.

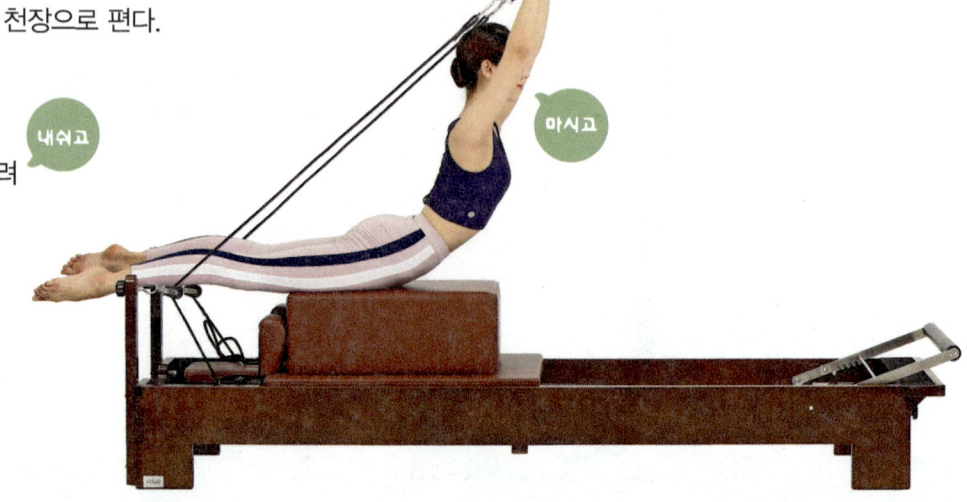

Transition Flow

Open Legs
두 다리를 어깨 너비만큼 벌린다(허리에 무리가 가는 경우).

35 Corkscrew
콕스크루

| 주요 효과 | 척추 유연성 향상, 몸통 조절 능력 향상, 견갑대 안정화

리포머 고급

반복 횟수 2~4

세팅
- SPRING   all
- STRAP   none
- FOOTBAR   none
- HEADREST flat

시작 자세
- 캐리지에 누워 실버펙을 잡고 두 다리는 무릎을 펴서 천장으로 뻗는다.

레슨 포인트
- 목에 체중을 싣지 않는다.
- 다리로 원을 그릴 때 등의 양쪽에 같은 무게를 지지한다.
- 다리보다는 척추의 움직임에 집중한다.
- 부드럽게 움직인다.

Lv.2

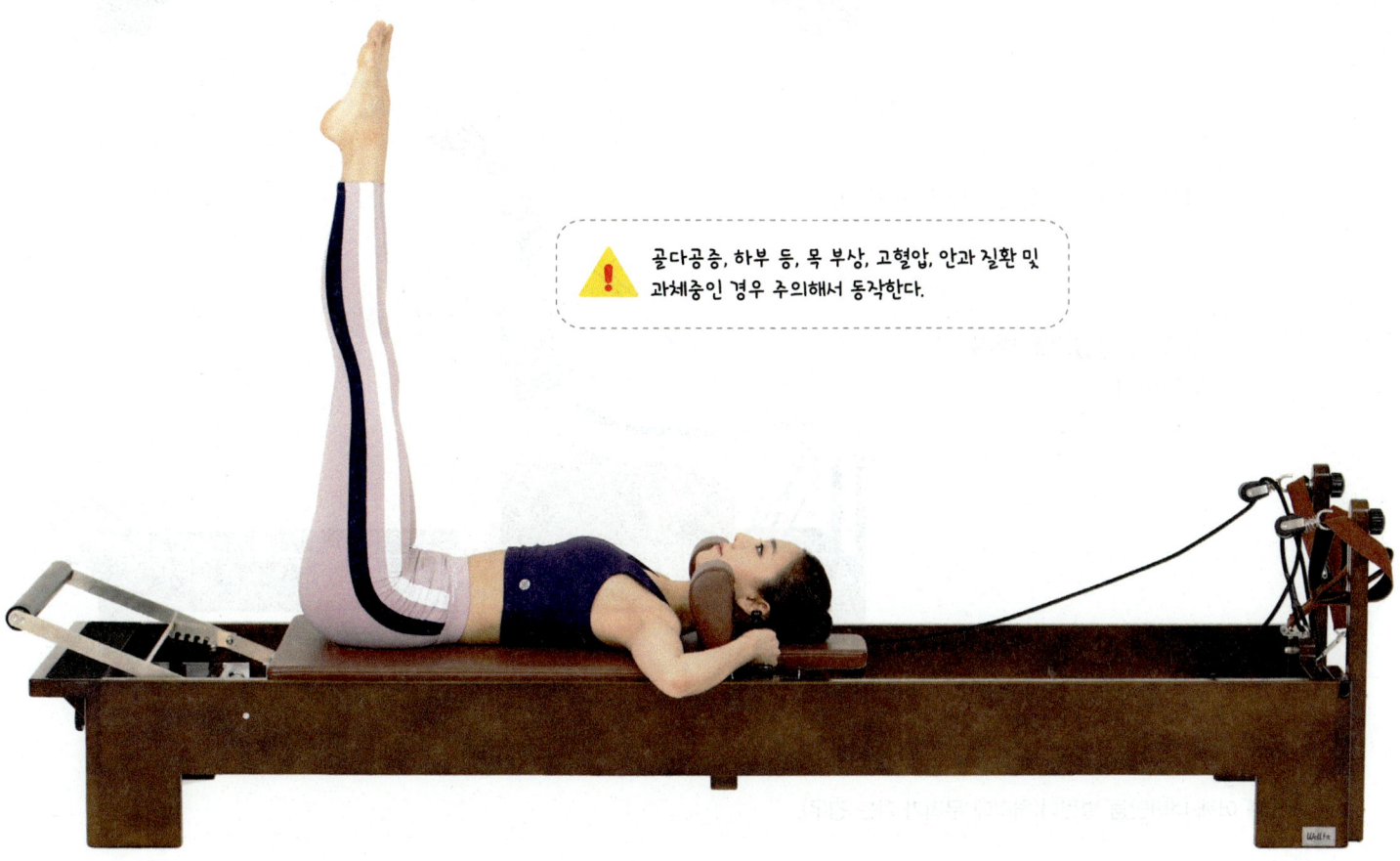

⚠️ 골다공증, 하부 등, 목 부상, 고혈압, 안과 질환 및 과체중인 경우 주의해서 동작한다.

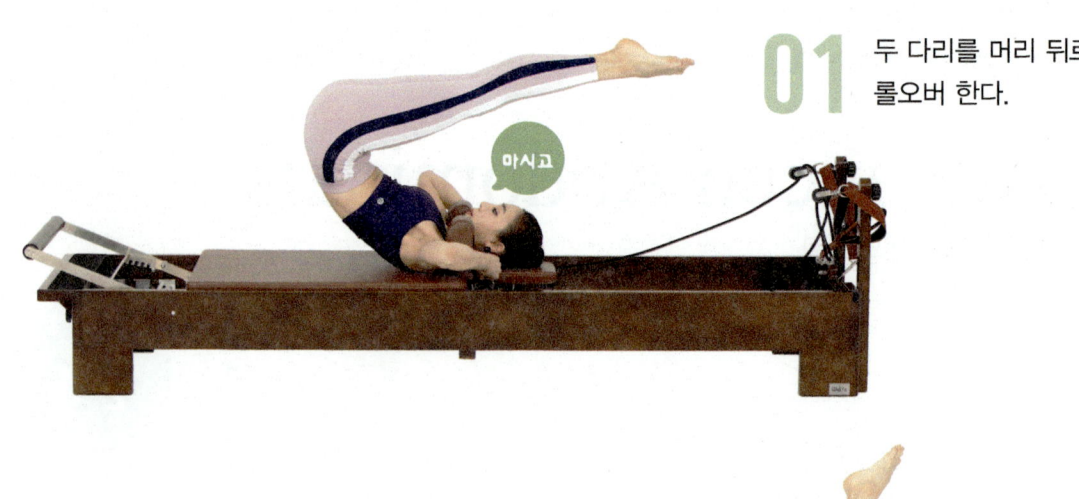

01 두 다리를 머리 뒤로 롤오버 한다.

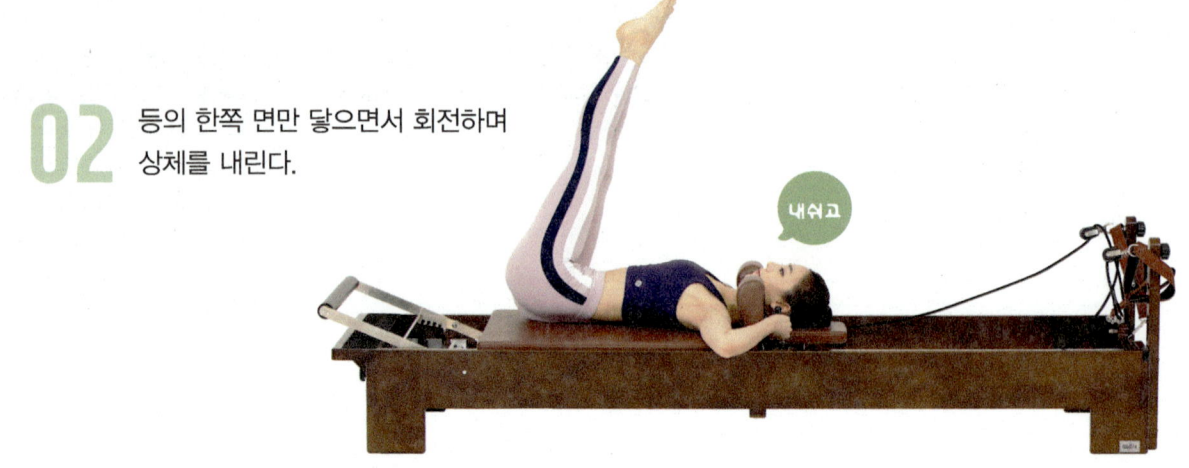

02 등의 한쪽 면만 닿으면서 회전하며 상체를 내린다.

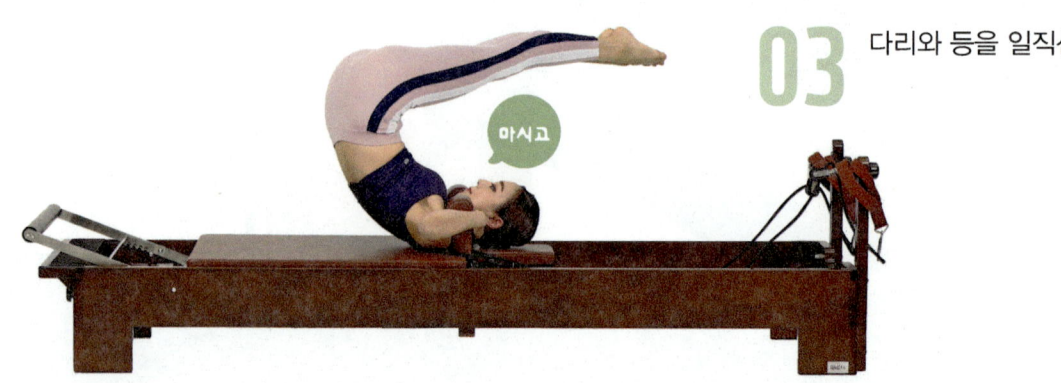

03 다리와 등을 일직선으로 유지한다.

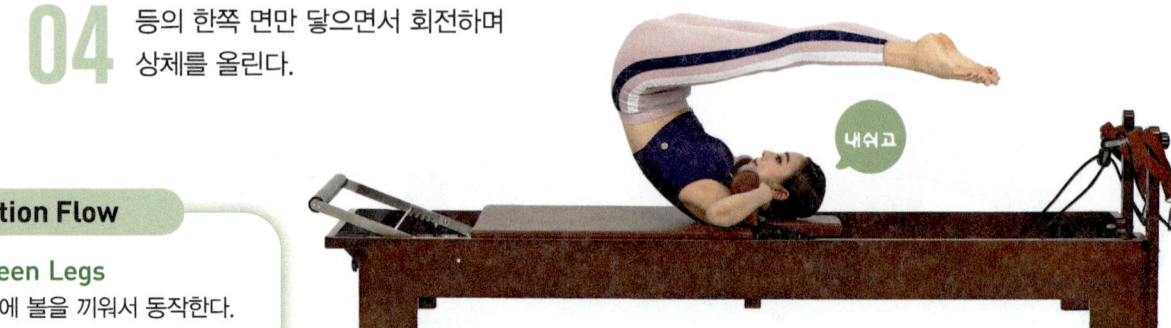

04 등의 한쪽 면만 닿으면서 회전하며 상체를 올린다.

Transition Flow

Ball Between Legs
두 다리 사이에 볼을 끼워서 동작한다.

36 Advanced Abdominals
어드밴스트 앱도미널

| 주요 효과 | 복부 및 등 근육 강화

리포머 고급

반복 횟수 2~4

세팅
- short box
- SPRING　all
- STRAP　ankle
- FOOTBAR none
- stick bar

시작 자세
- 숏박스 앞부분에 앉아 발목 스트랩을 걸고, 다리를 펴고 상체를 숙인다.

레슨 포인트
- 코어를 사용하여 동작한다.
- 상체를 앞으로 기울일 때 허리를 펴고 고관절을 사용한다.
- 동작을 부드럽게 진행한다.
- 다리를 모으고 정렬을 유지한다.
- 귀와 어깨 간격을 멀어지게 한다.

Lv.2

⚠️ 하부 등과 천장관절에 문제가 있거나 골다공증이 있다면 주의해서 동작한다.

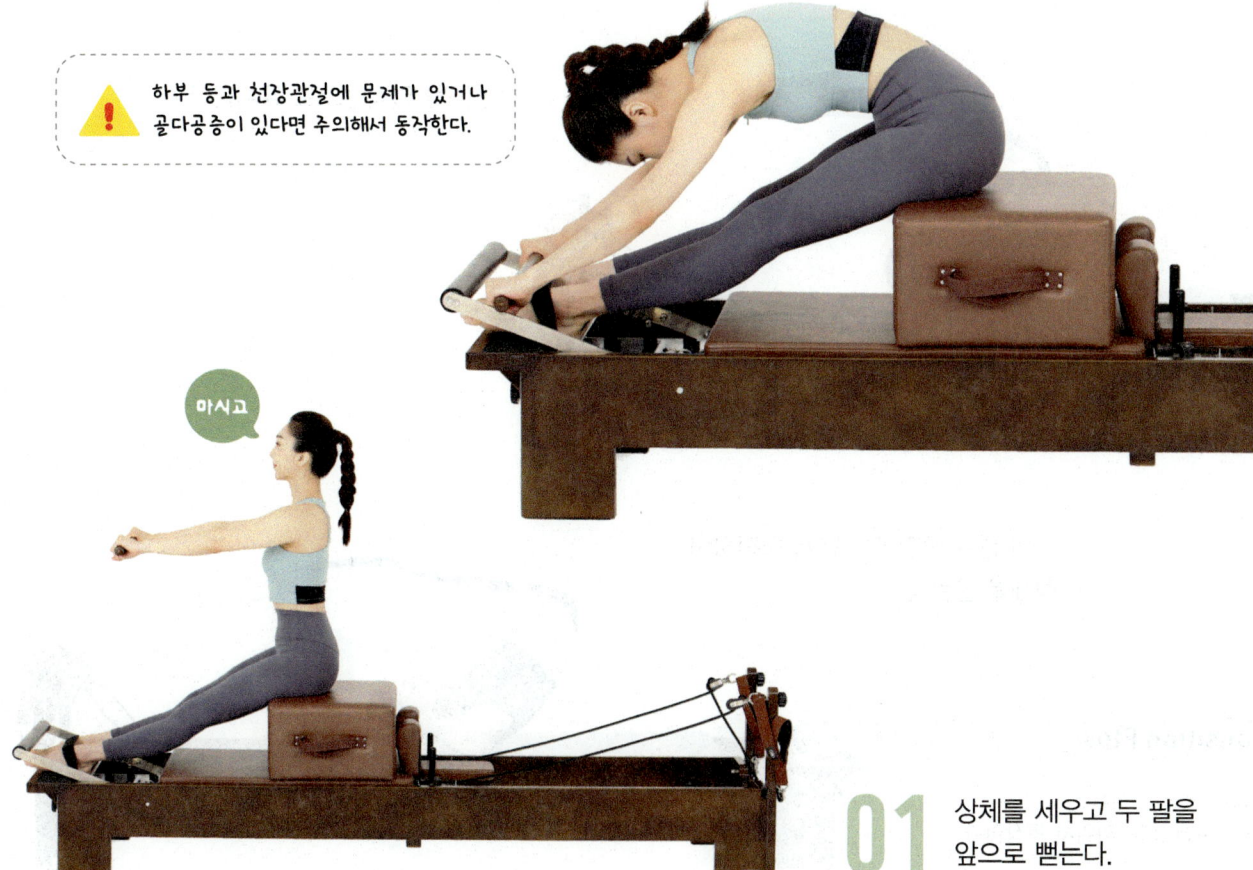

마시고

01 상체를 세우고 두 팔을 앞으로 뻗는다.

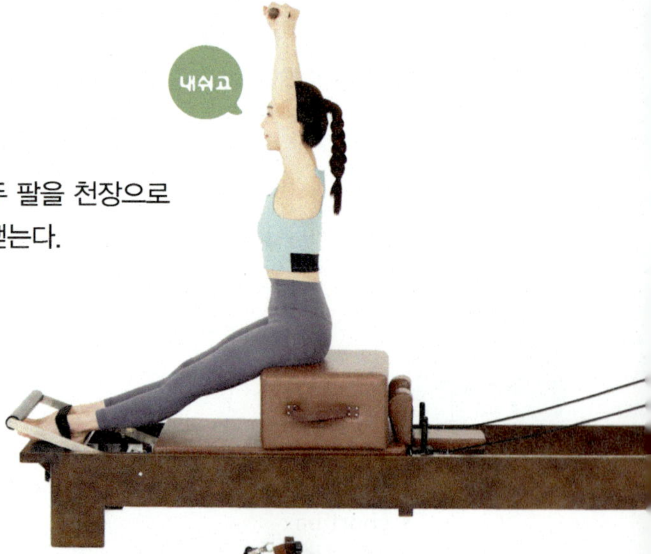

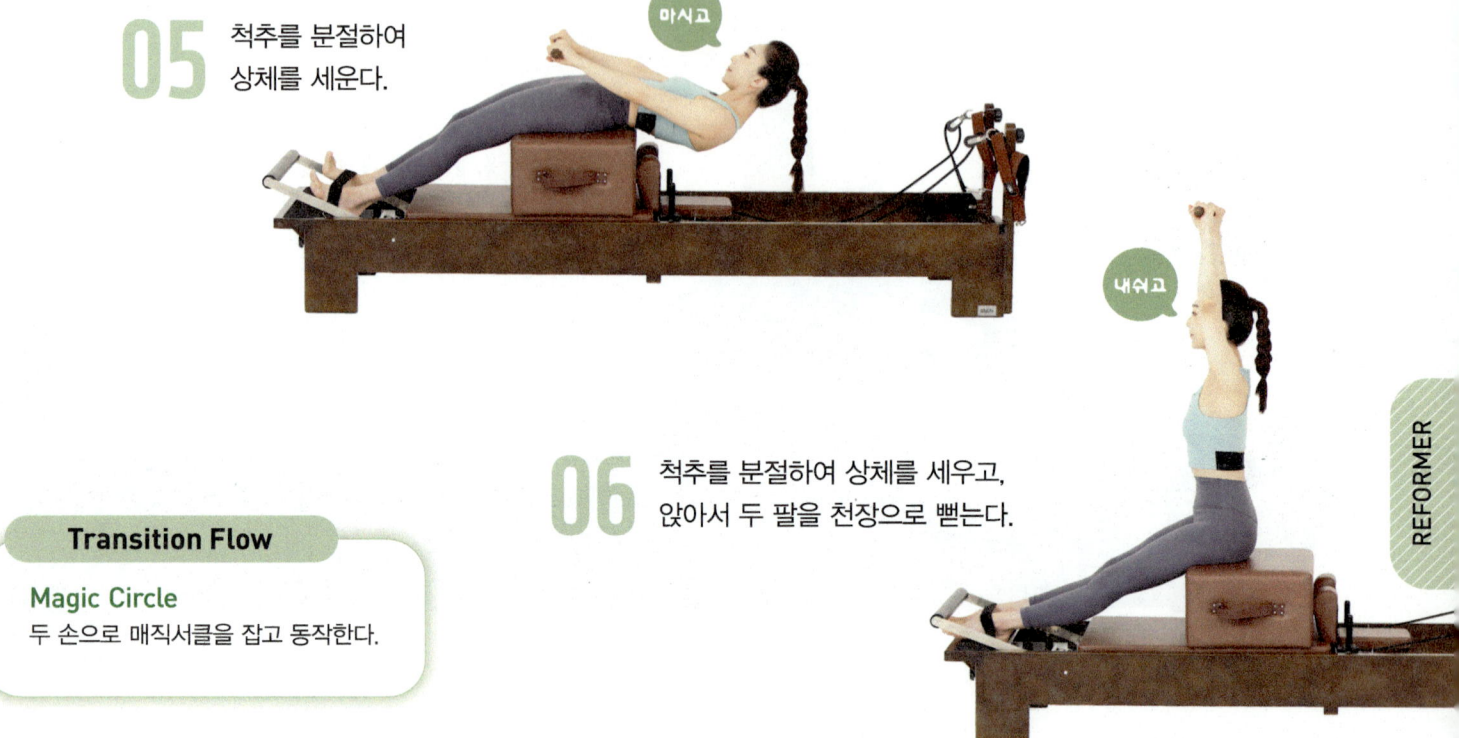

02 두 팔을 천장으로 뻗는다.

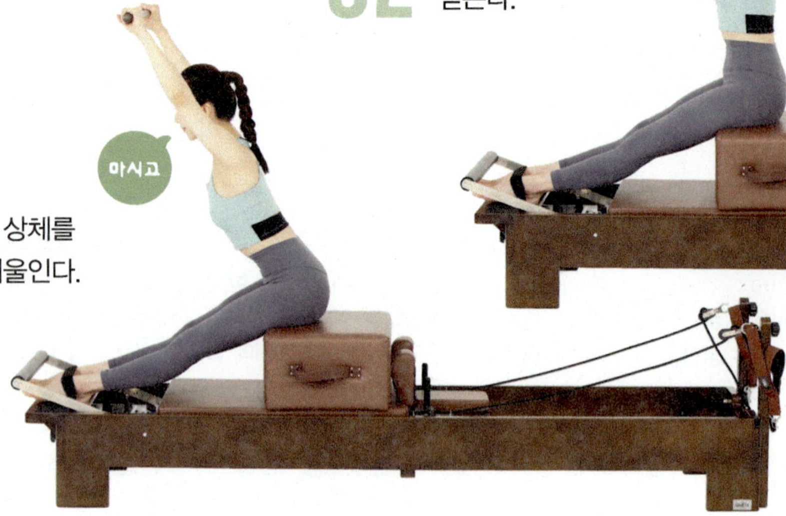

03 고관절을 접어서 상체를 대각선 앞으로 기울인다.

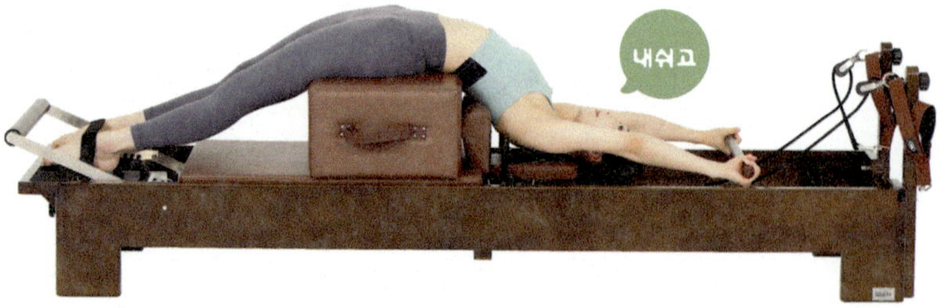

04 상체는 롤다운으로 내려가고, 두 팔은 귀 옆으로 내린다.

05 척추를 분절하여 상체를 세운다.

06 척추를 분절하여 상체를 세우고, 앉아서 두 팔을 천장으로 뻗는다.

Transition Flow

Magic Circle
두 손으로 매직서클을 잡고 동작한다.

37 Mermaid
머메이드

| 주요 효과 | 복부 협력근 강화, 광배근·장요근·둔근 강화, 외측 몸통 유연성 향상

리포머 고급

반복 횟수 2~4

세팅
- short box
- SPRING   all
- STRAP   ankle
- FOOTBAR none

시작 자세
- 숏박스 옆에 앉아서 한 발은 발목 스트랩을 끼우고, 반대쪽 다리는 무릎을 접어 박스 위에 올린다.
- 두 팔은 옆으로 든다.

레슨 포인트
- 골반이 들리지 않도록 한다.
- 어깨가 올라가지 않도록 한다.
- 발목 스트랩이 빠지지 않도록 한다.

Lv. 2

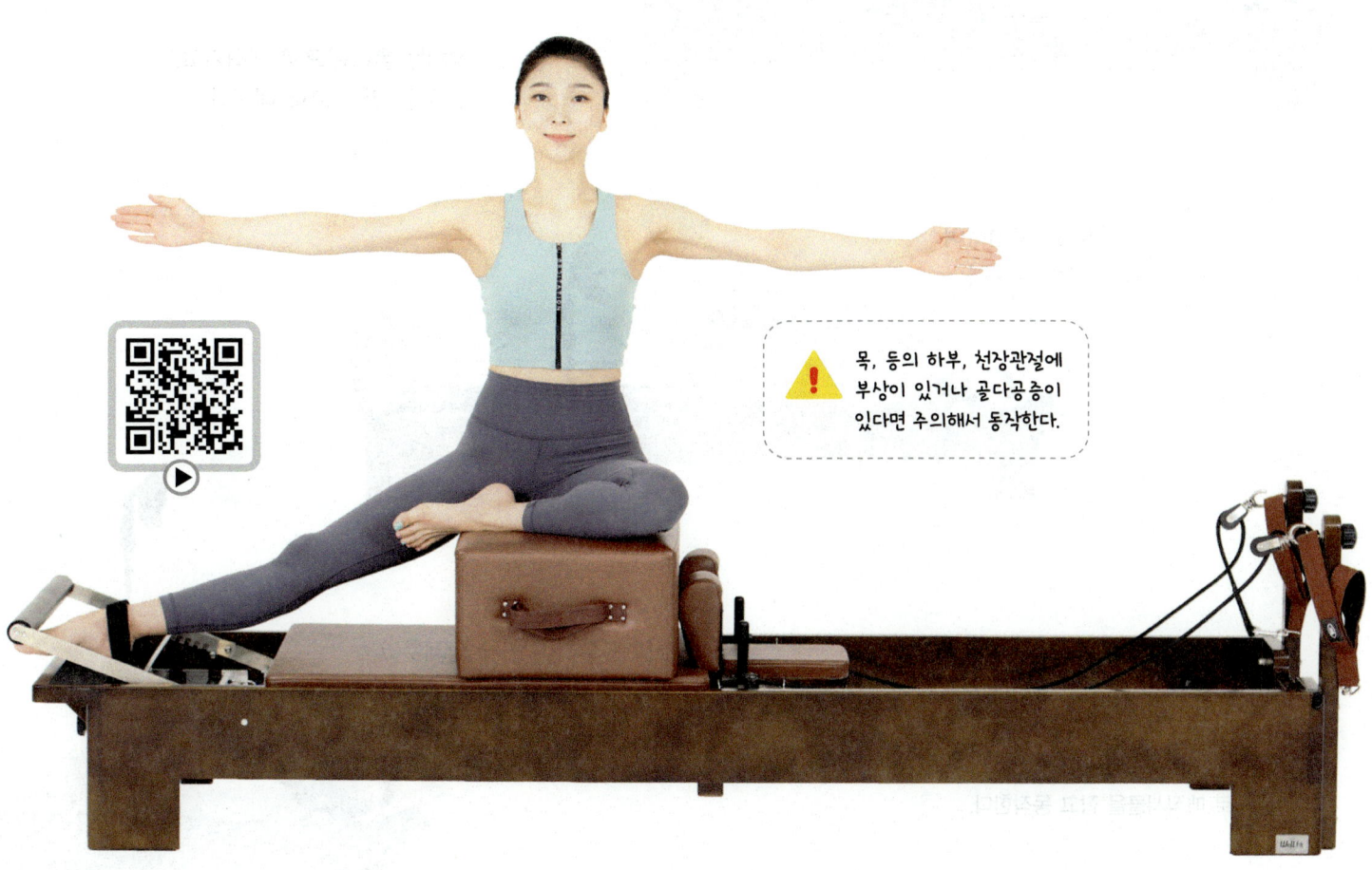

⚠️ 목, 등의 하부, 천장관절에 부상이 있거나 골다공증이 있다면 주의해서 동작한다.

01 몸통을 대각선으로 기울여 척추를 신장시킨다.

02 상체를 옆으로 늘이며, 위팔은 귀 옆으로 올리고, 아래쪽 팔은 몸통 아래로 내린다.

03 두 팔을 옆으로 벌리면서 몸통을 회전시킨다.

04 몸통을 정면으로 회전시키며 두 팔을 머리 위로 올린다.

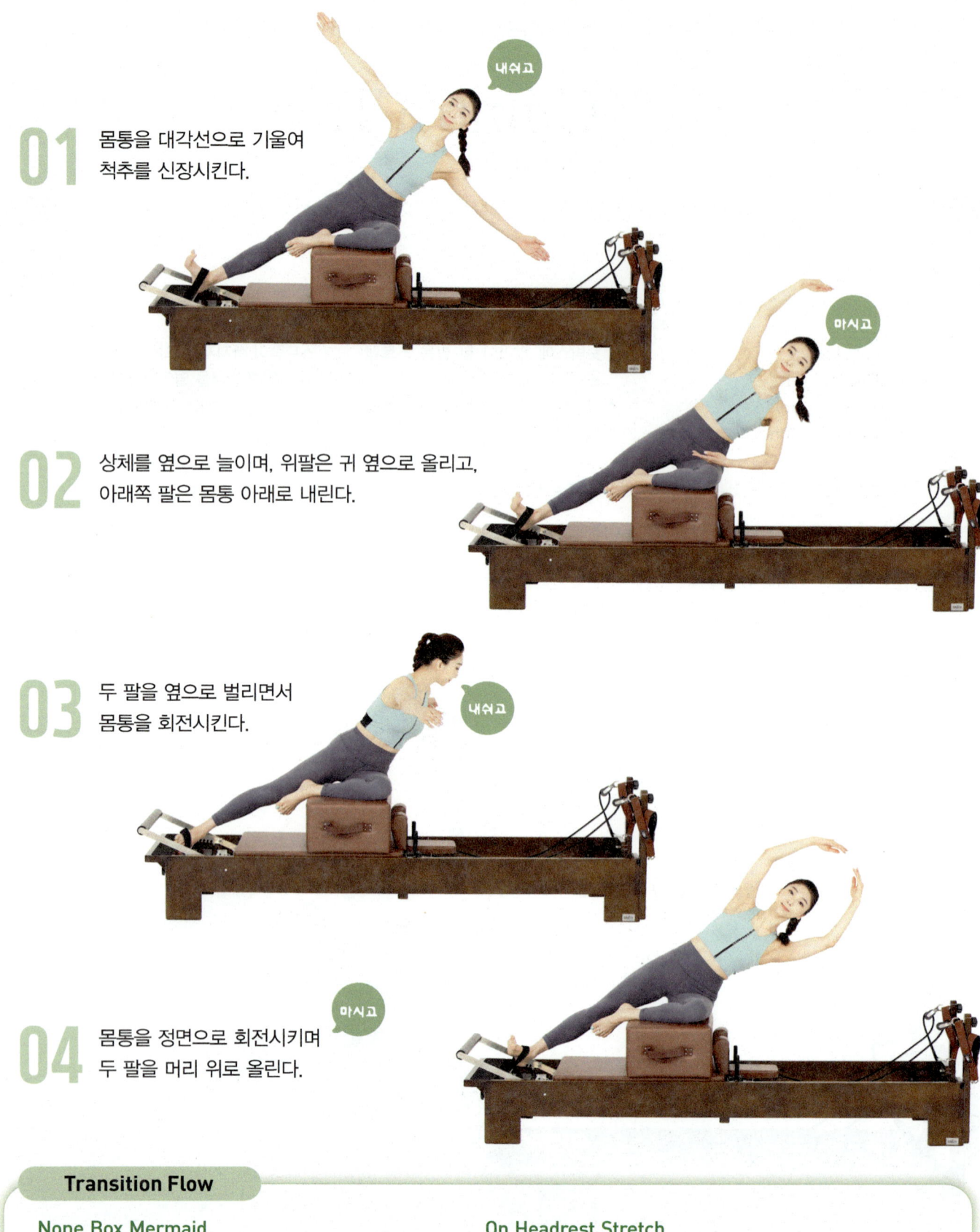

Transition Flow

None Box Mermaid
박스 없이 캐리지 위에서 머메이드(mermaid)를 진행한다.

On Headrest Stretch
측면 스트레칭할 때 헤드레스트나 몸통을 잡고 늘인다.

38 Climb a Tree
클라임 어 트리

| 주요 효과 | 복부 협력근 강화, 햄스트링의 유연성 증가, 골반의 안정화, 등 근육 강화

리포머 고급

반복 횟수 2~4

세팅
- short box
- SPRING   all
- STRAP   ankle
- FOOTBAR none

시작 자세
- 숏박스에 앉아서 한 발은 스트랩을 건다.
- 반대쪽 다리는 구부려 무릎 뒤를 잡는다.

레슨 포인트
- 스트랩이 빠지지 않도록 한다.
- 귀와 어깨 간격을 멀어지게 한다.
- 팔은 넓게 유지하고 어깨는 내린다.

Lv.2

⚠️ 등의 부상, 골다공증이 있다면 주의해서 동작한다.

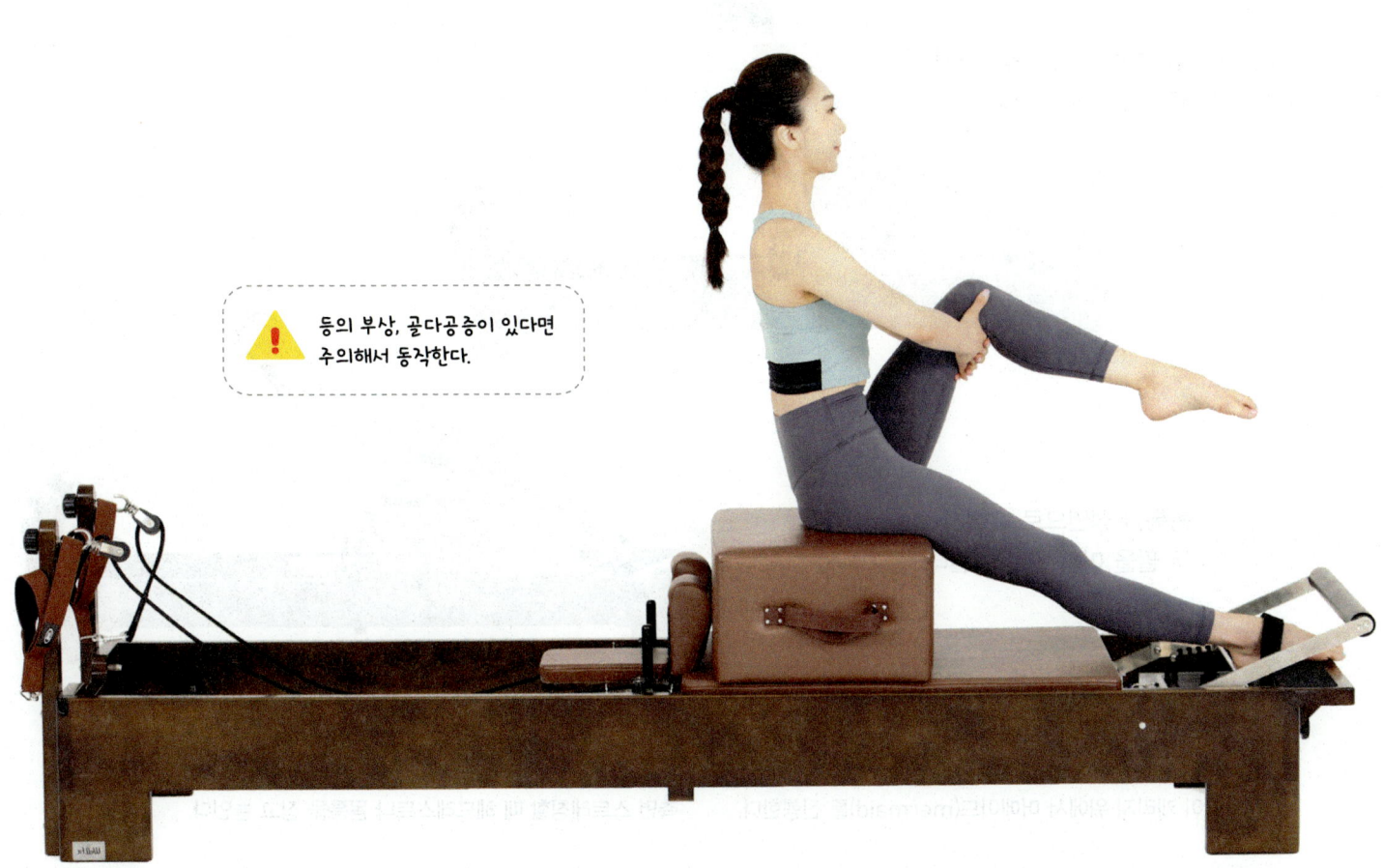

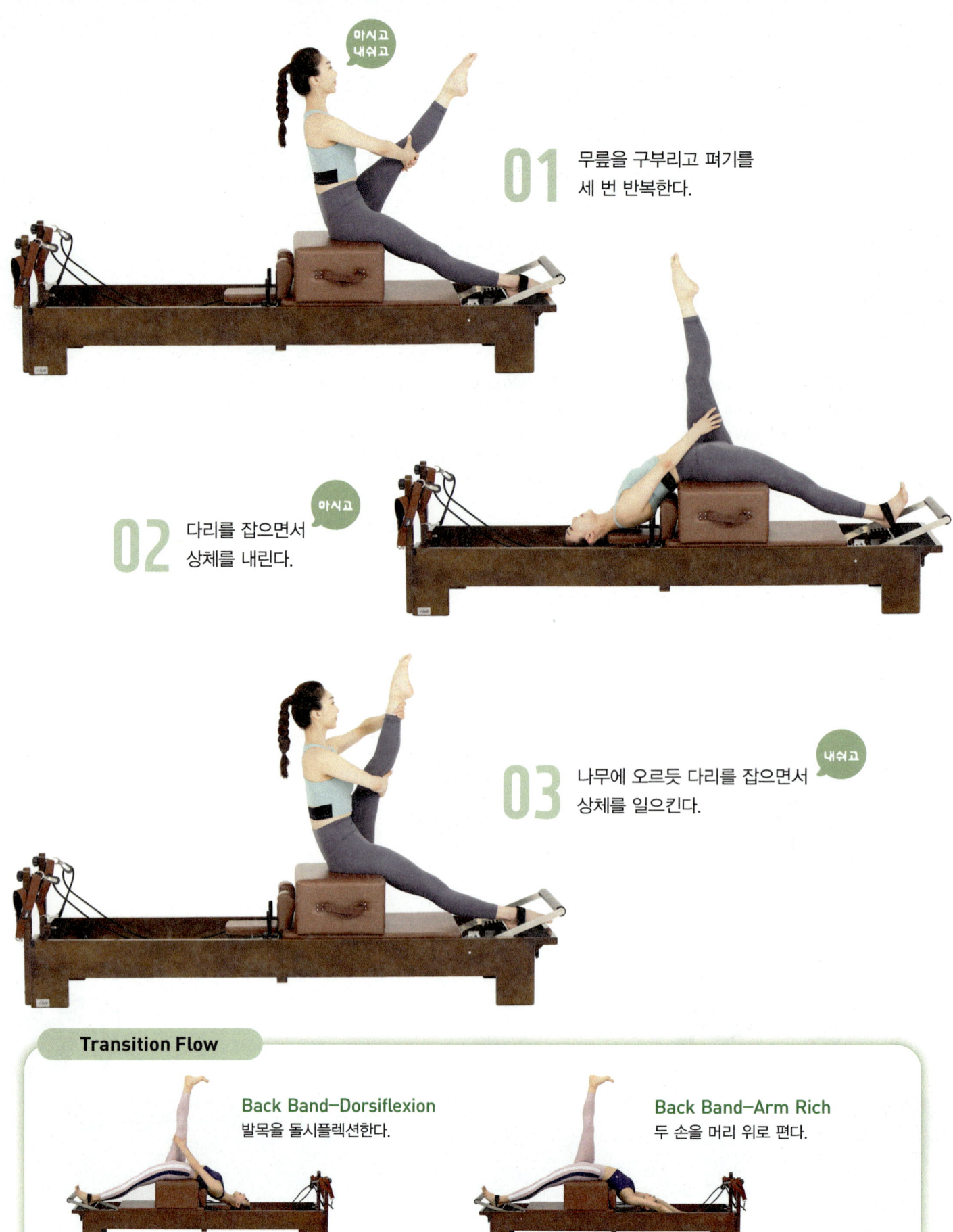

39 Tendon Stretch
텐던 스트레칭

| 리포머 고급 |

| 주요 효과 | 햄스트링 유연성 향상, 견갑골 안정성 향상, 복부 및 고관절 강화, 광배근·대원근·전거근 강화

| 반복 횟수 2~4 |

세팅
- SPRING   red to 2 red
- STRAP   none
- FOOTBAR   low ~ high

시작 자세
- 캐리지 방향으로 두 다리를 펴서 캐리지의 3분의 2 지점을 잡고 두 다리를 편다.
- 두 손으로 풋바를 잡고, 엉덩이를 천장 쪽으로 들어 올린다.

레슨 포인트
- 귀와 어깨 간격을 멀어지게 한다.
- 머리를 아래로 내려 중심을 잡는다.
- 풋바를 누르며 견갑골 사이의 간격을 유지한다.

Lv.2

⚠️ 앞쪽 어깨 통증, 골다공증, 목에 통증이 있다면 주의해서 동작한다.

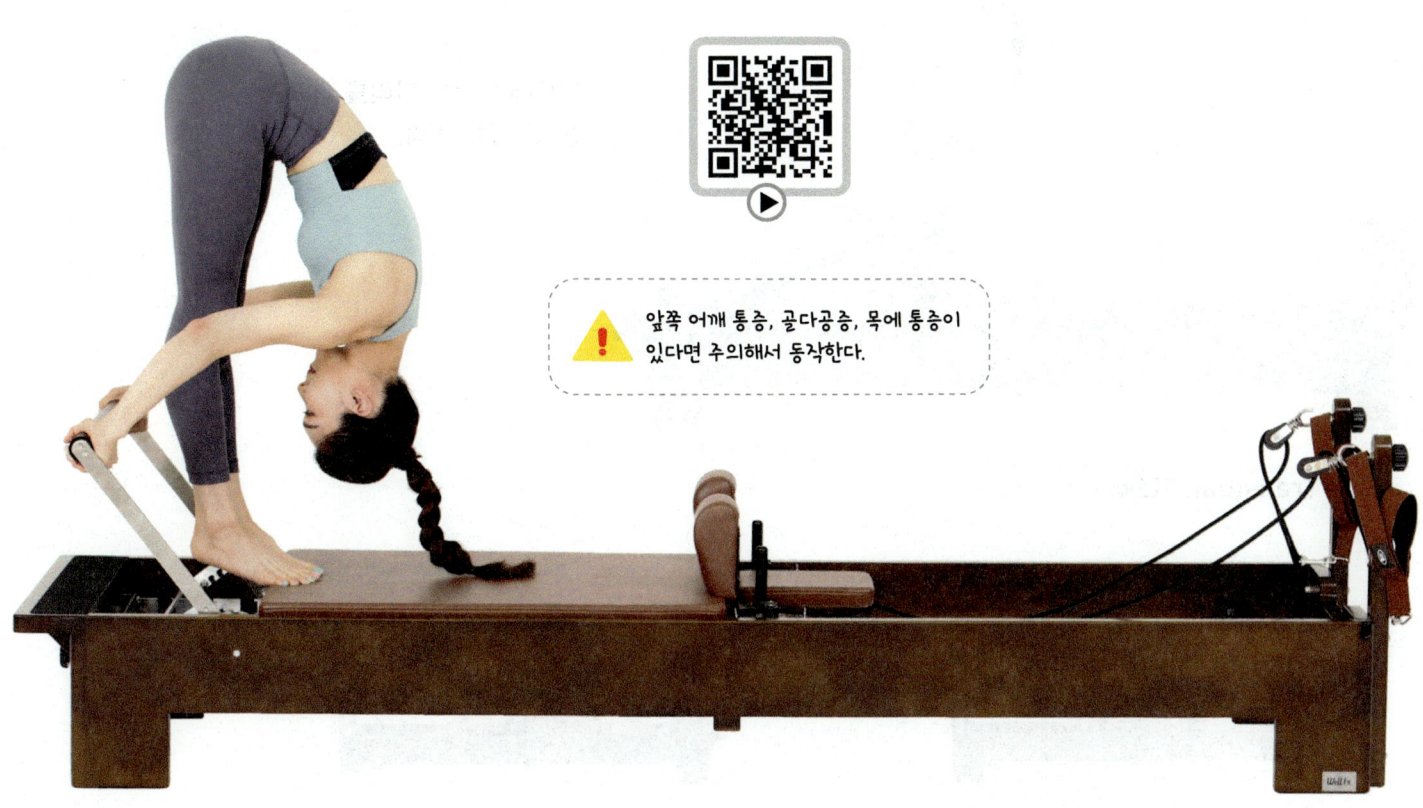

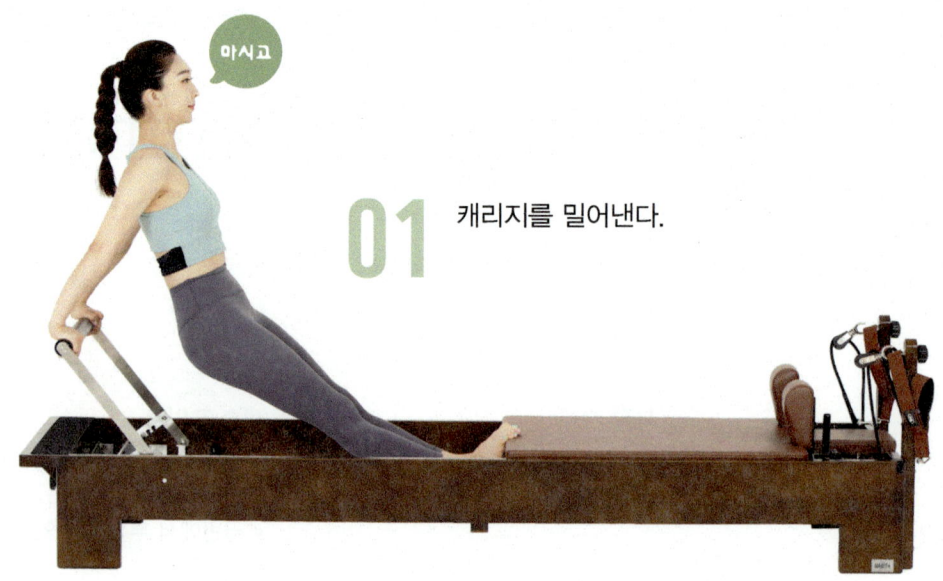

01 캐리지를 밀어낸다.

마시고

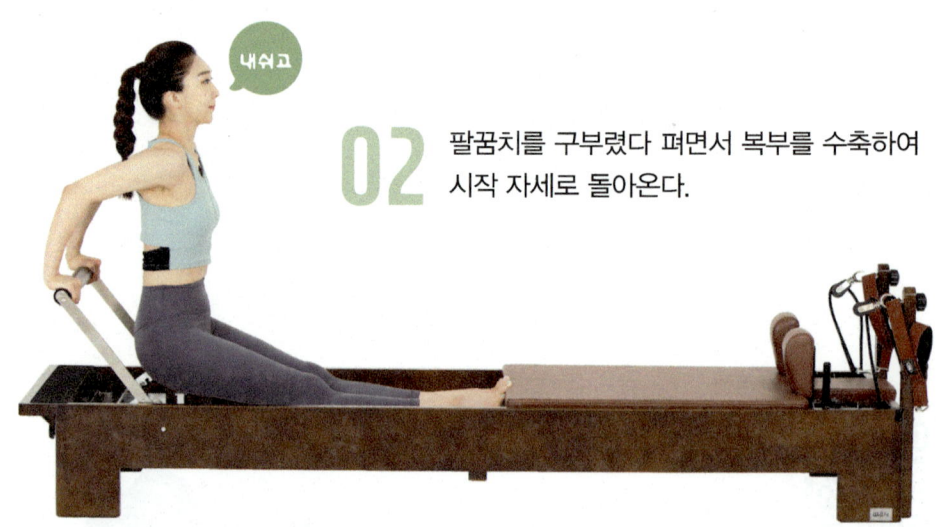

02 팔꿈치를 구부렸다 펴면서 복부를 수축하여 시작 자세로 돌아온다.

내쉬고

Transition Flow

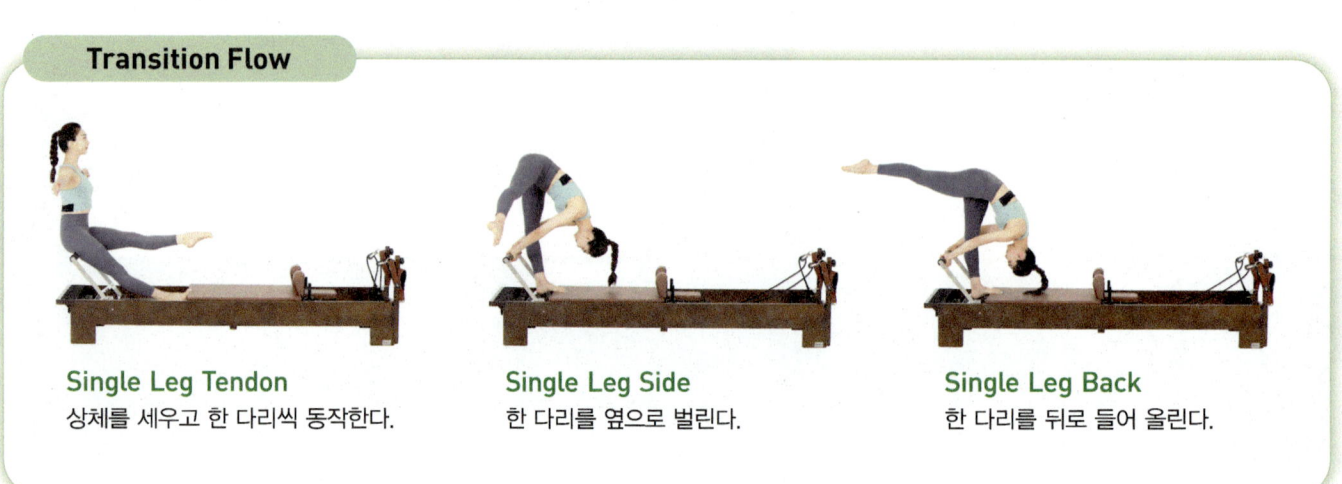

Single Leg Tendon
상체를 세우고 한 다리씩 동작한다.

Single Leg Side
한 다리를 옆으로 벌린다.

Single Leg Back
한 다리를 뒤로 들어 올린다.

40 Kneeling Abdominal
닐링 앱도미널

| 주요 효과 | 견갑골 및 골반 안정화, 복부 강화

리포머 고급

반복 횟수 8~10

세팅
- SPRING   none to yellow
- STRAP   none
- FOOTBAR none

시작 자세
- 라이저 방향으로 네발기기 자세를 취한다.

레슨 포인트
- 어깨에서 손목까지 일직선을 유지한다.
- 골반에서 무릎까지 일직선을 유지한다.
- 가슴이 떨어지지 않도록 한다.
- 팔꿈치가 과신전되지 않도록 한다.
- 머리부터 꼬리뼈까지 일직선을 유지한다.
- 어깨 힘이 아니라 복부 힘으로 캐리지를 당긴다.

Lv.2

⚠️ 무릎 통증시 주의해서 동작한다.

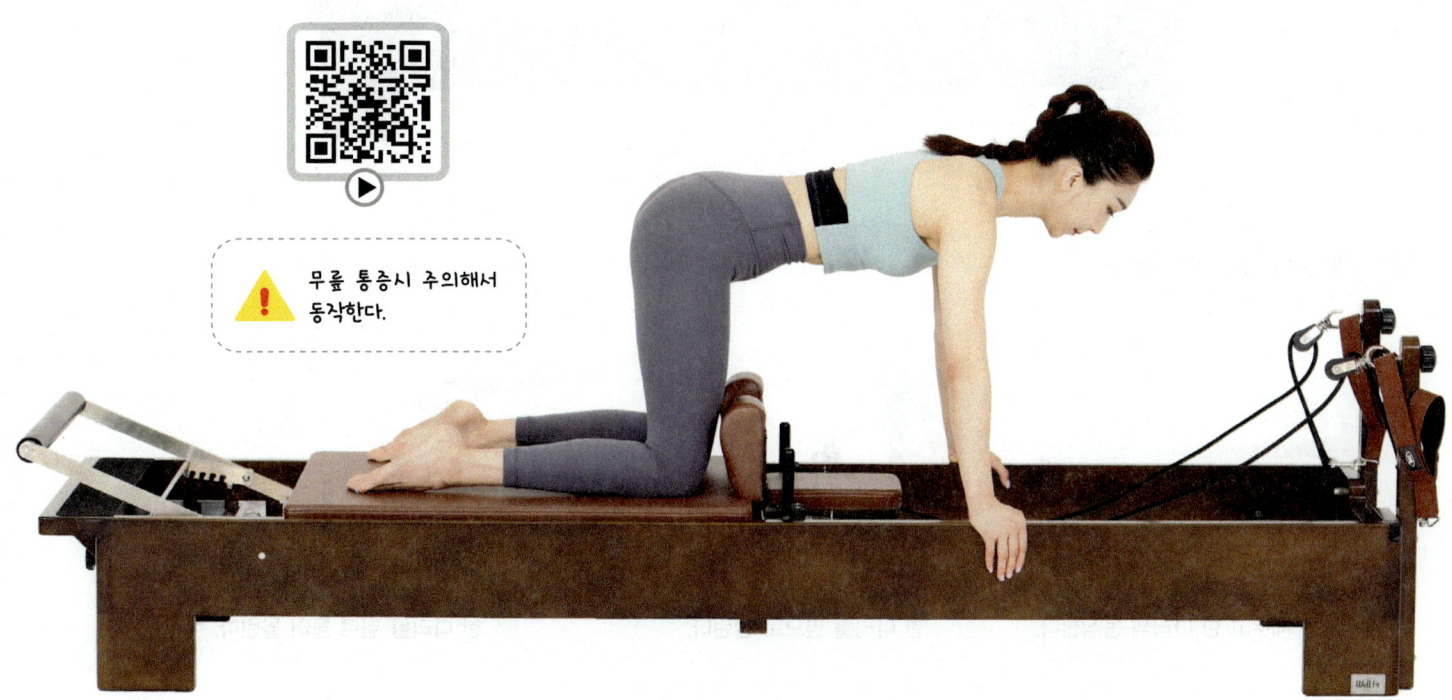

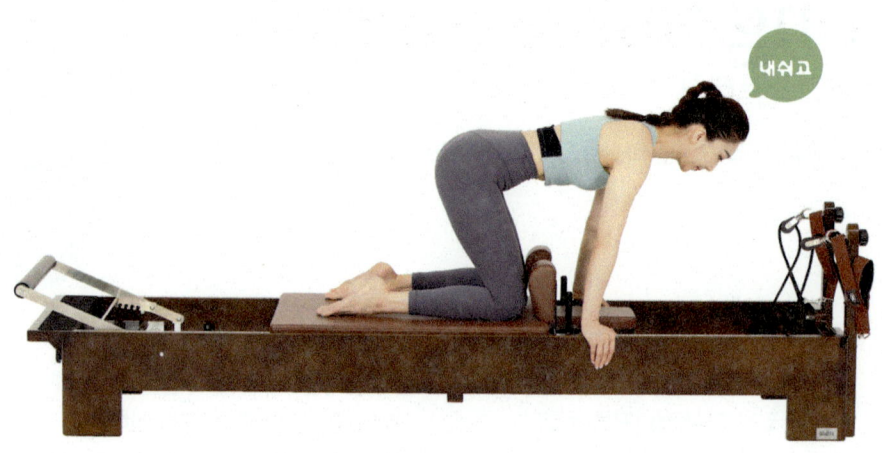

01 복부 힘으로 무릎을 당긴다. _{내쉬고}

02 시작 자세로 돌아온다. _{마시고}

Transition Flow

Single Leg
한 다리씩 진행한다.

Round Back
등을 둥글게 하여 동작한다.

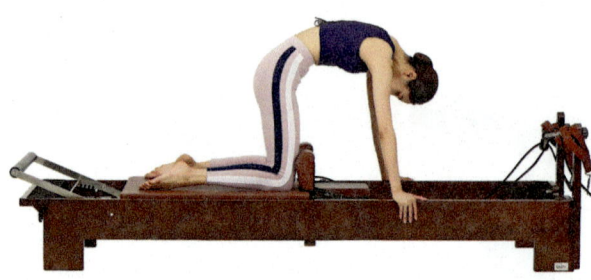

Down Stretch(풋바 방향) ▶
척추를 길게 늘여준다.

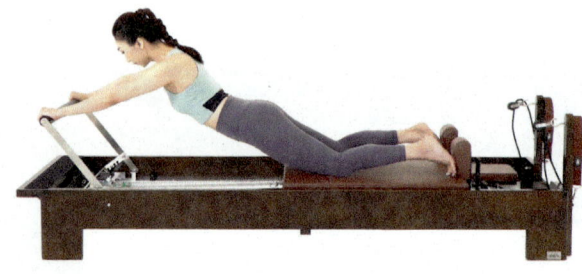

Leg & Arm
한 팔과 한 다리씩 진행한다.

Kneeling Abdominal(풋바 방향)
캐리지 밖으로 나간 상태에서 팔로 밀고 당기기를 진행한다.

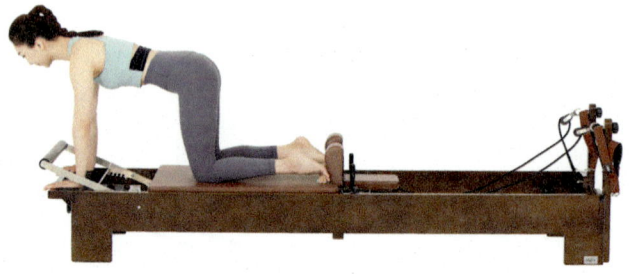

Pulse(풋바 방향)
캐리지 안으로 들어온 상태에서 복부를 끌어올려 유지한다.

41 Long Spine Stretch
롱 스파인 스트레칭

| 주요 효과 | 견갑골 및 어깨 강화, 골반 안정화, 복부 강화, 척추 분절 능력 향상, 목 강화

리포머 고급

반복 횟수 8~10

세팅
- SPRING 1 red, 1 blue to 2 red
- STRAP foot
- STRAP LENGTH long
- FOOTBAR none
- HEADREST flat

시작 자세
- 누워서 두 다리를 대각선으로 뻗는다.
- 두 팔은 펴서 캐리지를 누른다.

레슨 포인트
- 목과 어깨 긴장을 푼다.
- 팔과 손목은 캐리지를 누른다.
- 목에 체중이 실리지 않도록 한다.
- 체중이 한쪽으로 기울지 않도록 한다.
- 어깨 힘이 아니라 복부 힘으로 캐리지를 당긴다.

Lv.2

⚠️ 목, 어깨에 통증이 있거나 과체중, 골다공증, 고혈압, 안압이 있다면 주의해서 동작한다.

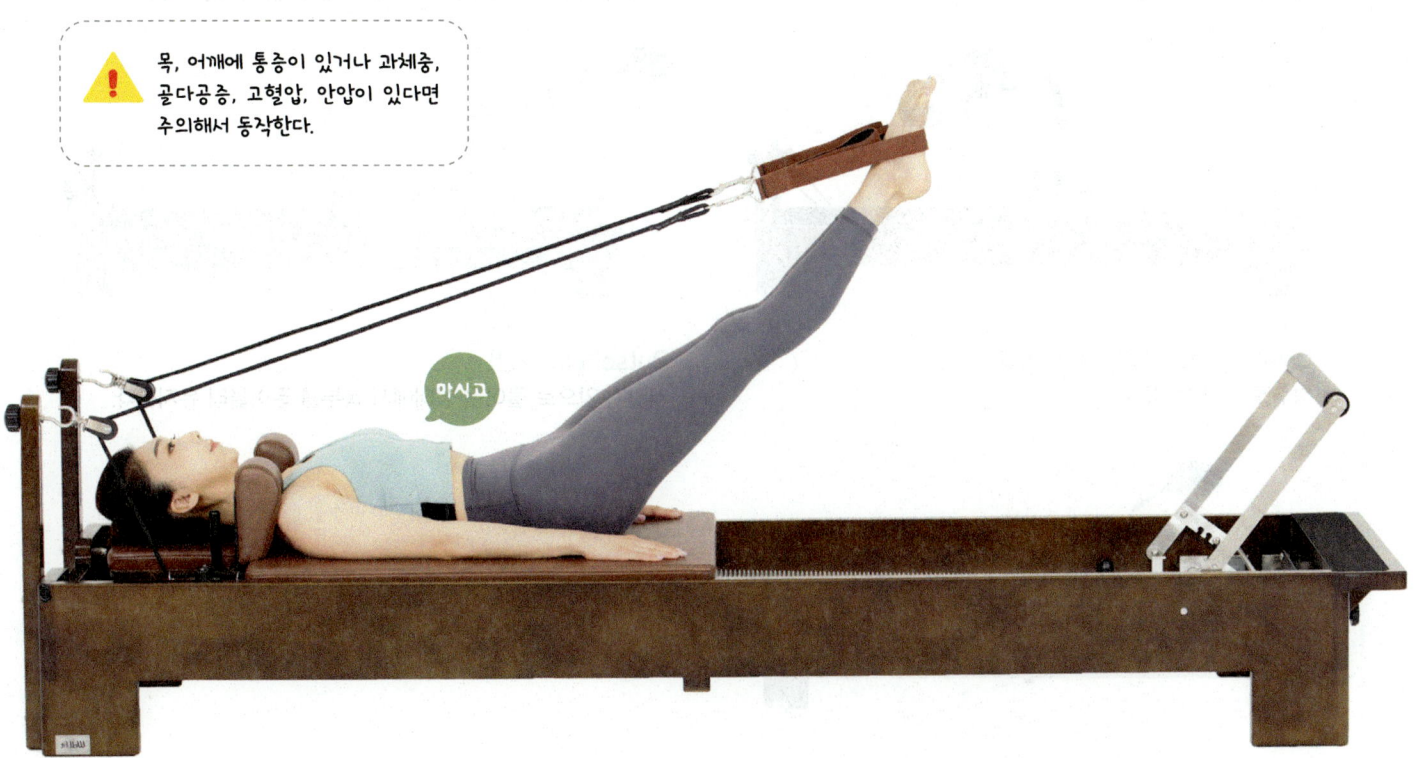

마시고

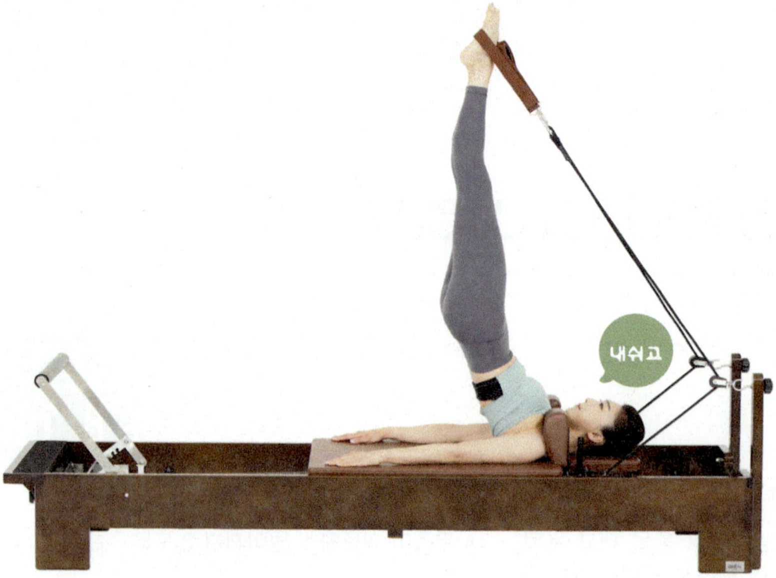

01 견갑대로 지탱하며 엉덩이와 다리를 천장으로 들어 올린다.

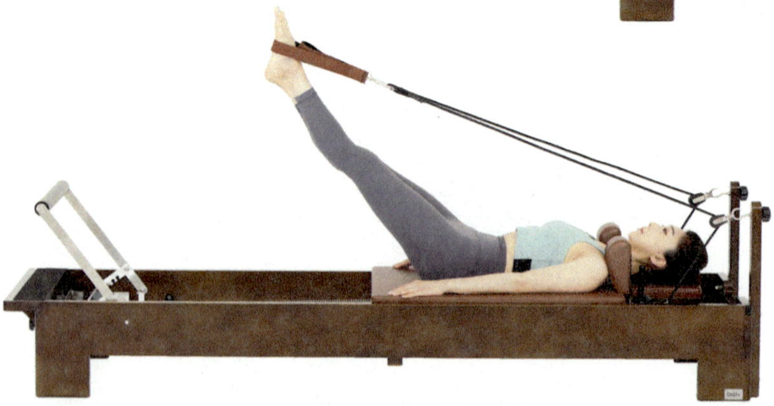

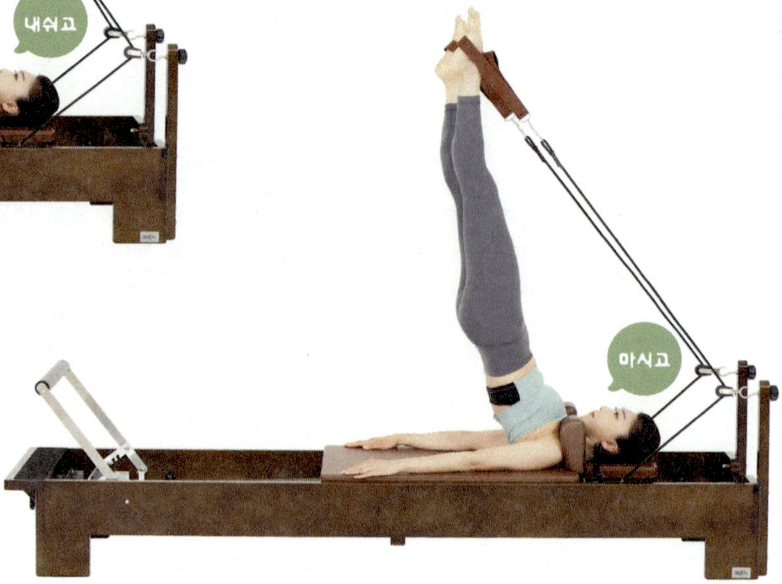

02 다리를 벌리고 척추를 분절하여 롤다운 한다.

03 다리를 벌린 상태로 대각선까지 내린다.

Transition Flow

Push Thighs
다리를 천장으로 뻗은 상태에서 두 손을 허벅지에 대고 동작한다.

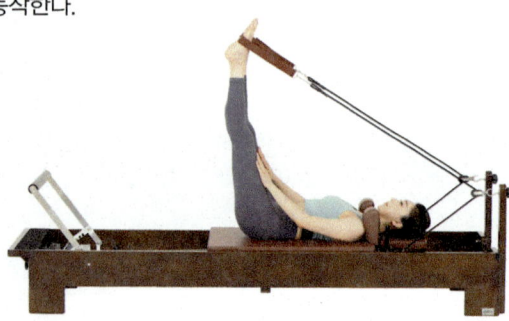

High Frog
다리를 프로그 자세로 유지하며 동작한다.

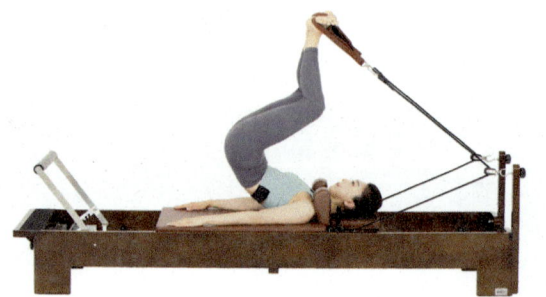

42 Semi Circles
세미 서클

| 주요 효과 | 척추 분절 능력 향상, 복부 강화, 이두근 및 어깨 강화, 어깨 유동성 향상, 견갑대 안정화

리포머 고급

반복 횟수 8~10

세팅
- SPRING   1 red, 1 blue to 2 red
- STRAP   none
- FOOTBAR low ~ high

시작 자세
- 라이저 방향으로 등을 대고 누워 두 다리를 벌려서 발뒤꿈치를 풋바 위에 올려놓는다.
- 두 팔은 숄더레스트를 잡고, 척추는 브리지 자세로 올린다.

레슨 포인트
- 무릎이 과도하게 벌어지지 않도록 한다.
- 엉덩이와 골반이 떨어지지 않는다.
- 어깨로 캐리지를 누른다.
- 갈비뼈가 벌어지지 않는다.
- 체중이 한쪽으로 기울지 않는다.

Lv.2

⚠️ 목, 어깨에 통증이 있거나 골다공증이 있다면 주의해서 동작한다.

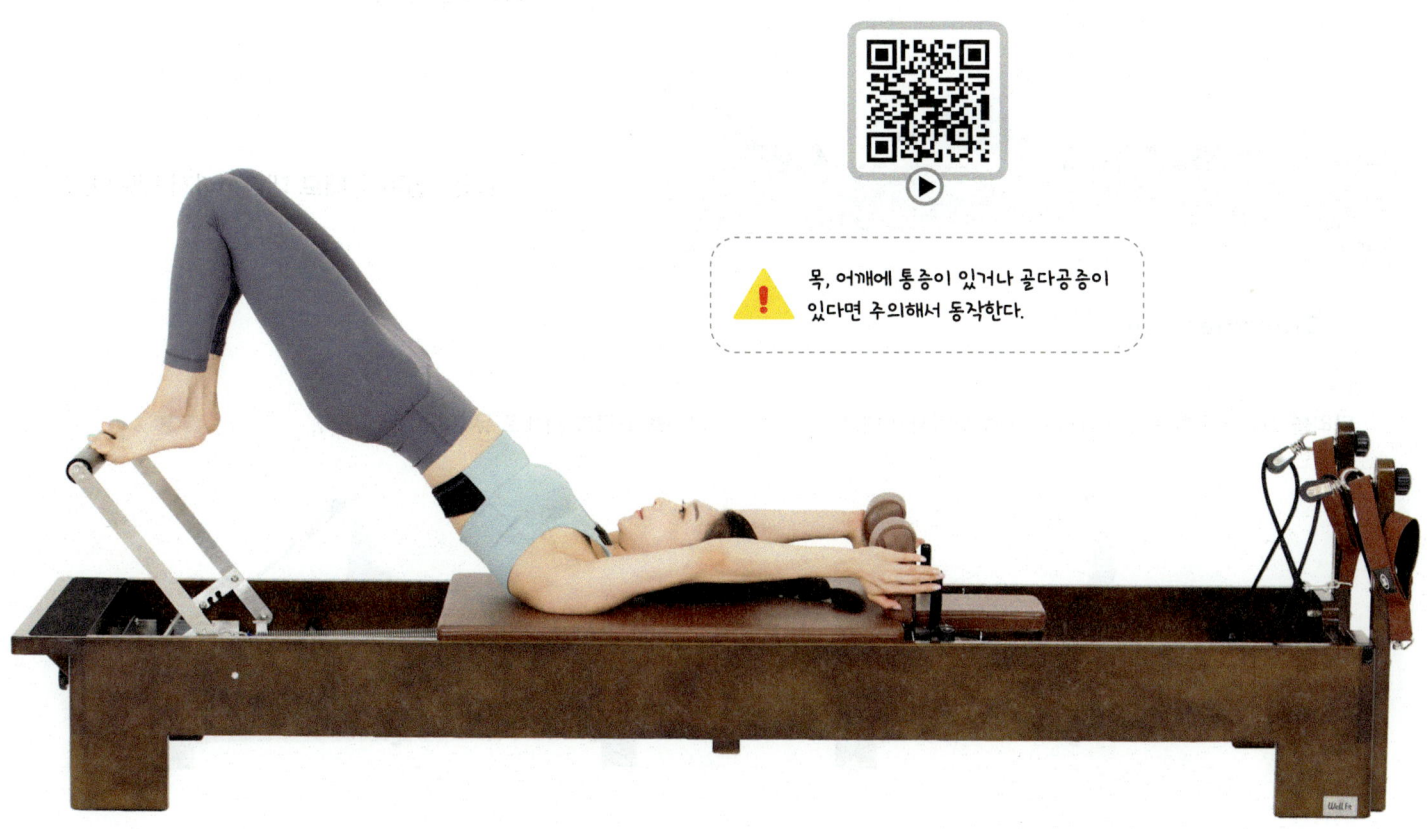

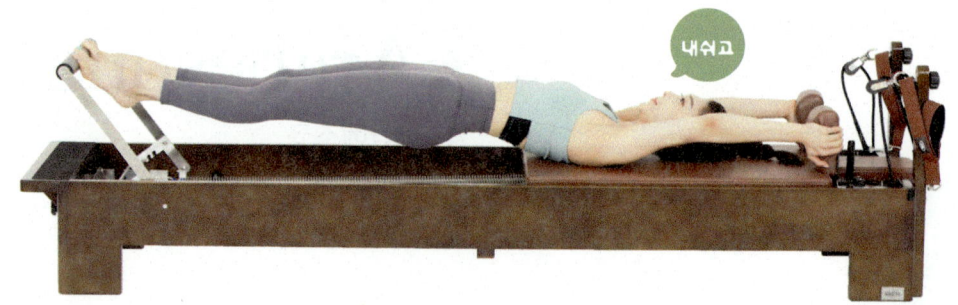

01 다리를 펴서 캐리지를 민다.

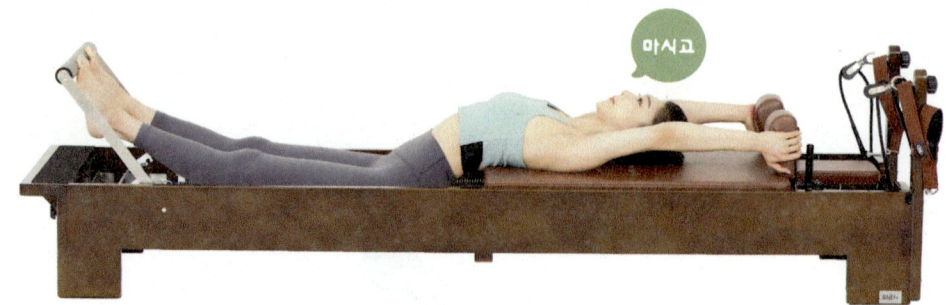

02 척추를 분절하여 엉덩이를 내린다.

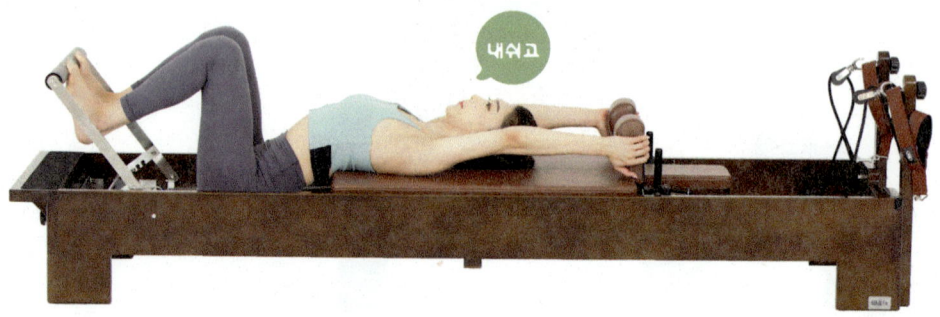

03 무릎을 구부려 캐리지를 가져온다.

Transition Flow

Bridge
브리지 동작을 연결하여 동작한다.

None Footbar
풋바를 내리고 동작한다.

43 Arabesque
아라베스크

| 주요 효과 | 복부·고관절 강화, 척추 및 둔근 강화, 햄스트링 강화 및 유연성 향상, 견갑골 안정화

리포머 고급

반복 횟수 8~10

세팅
- SPRING   1 red, 1 blue to 2 red
- STRAP   none
- FOOTBAR high

시작 자세
- 두 손으로 풋바를 잡고 한 발은 숄더레스트를 짚는다.
- 다른 한 발은 천장으로 뻗는다.

레슨 포인트
- 다리와 척추를 길게 신장시킨다.
- 동작하는 동안 어깨 정렬에 주의한다.

Lv.2

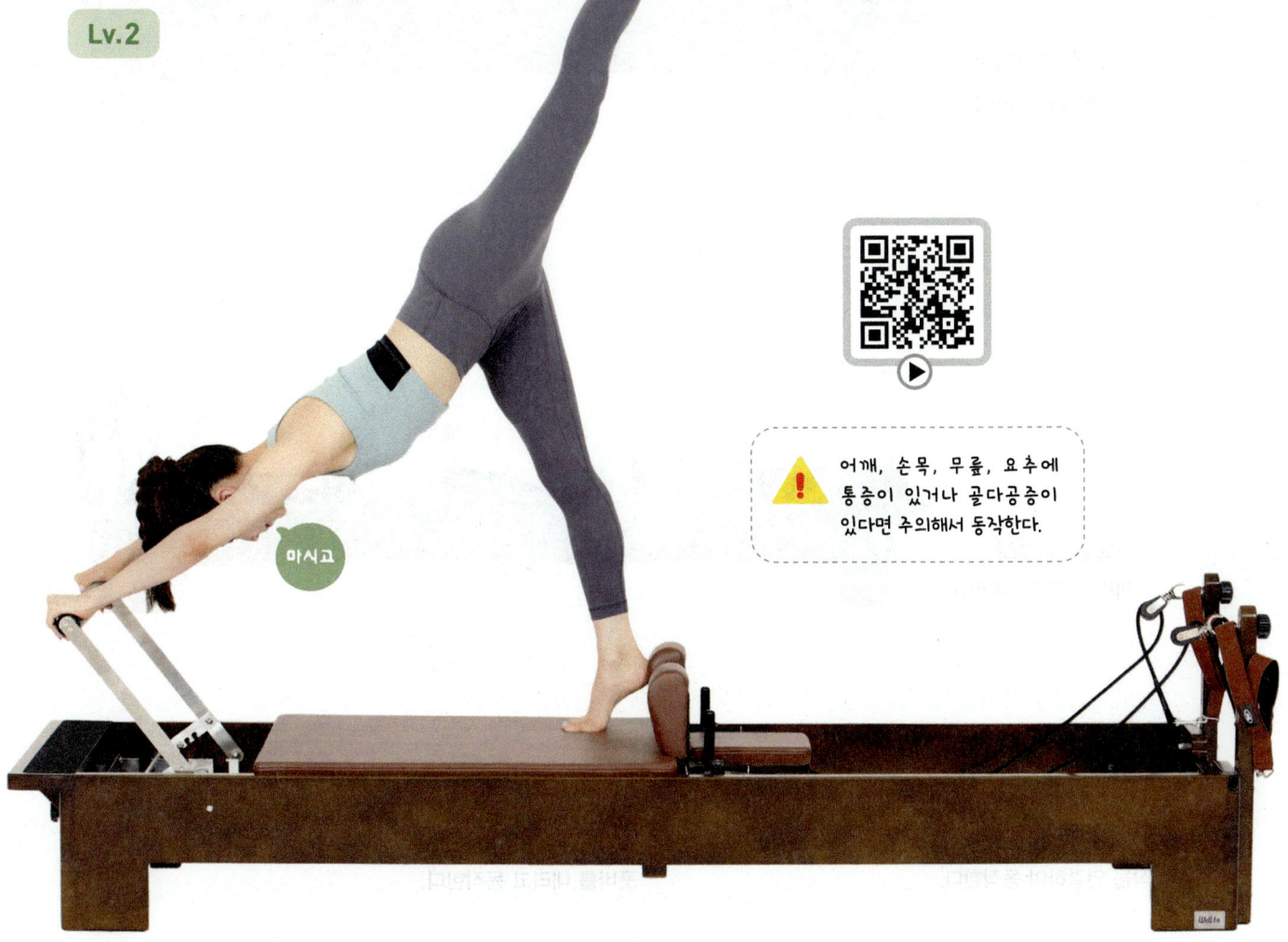

마시고

⚠️ 어깨, 손목, 무릎, 요추에 통증이 있거나 골다공증이 있다면 주의해서 동작한다.

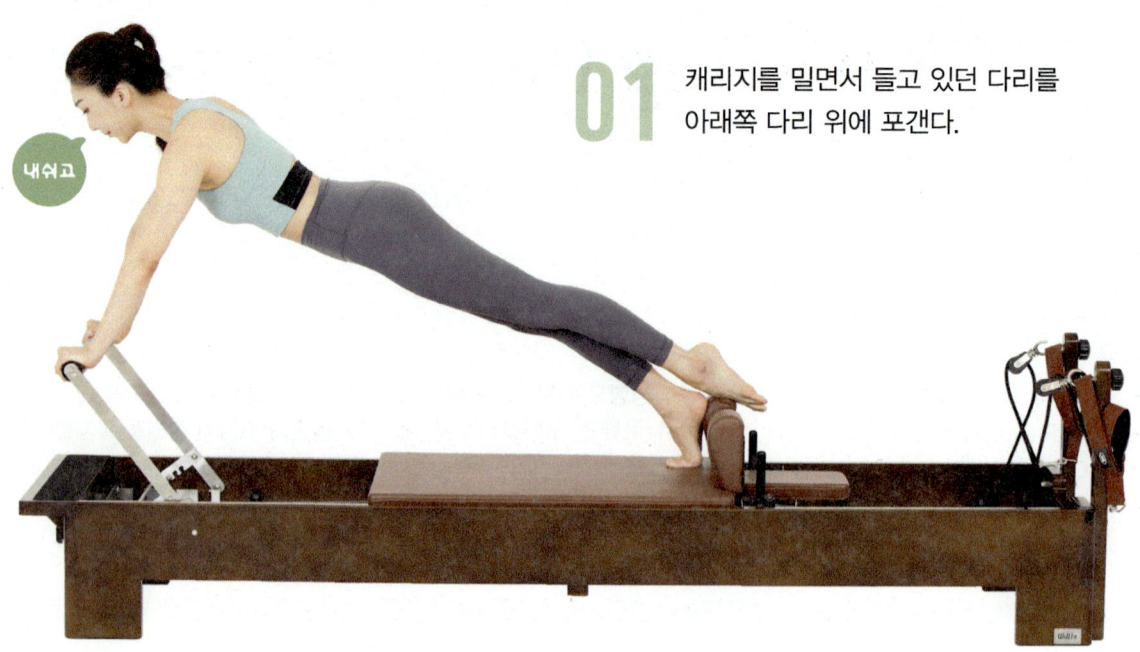

01 캐리지를 밀면서 들고 있던 다리를 아래쪽 다리 위에 포갠다.

내쉬고

Transition Flow

Small Arabesque
올리는 다리는 90° 각도로 가동범위를 줄인다.

Foot in Parallel
올리는 다리의 발을 11자 자세로 한다.

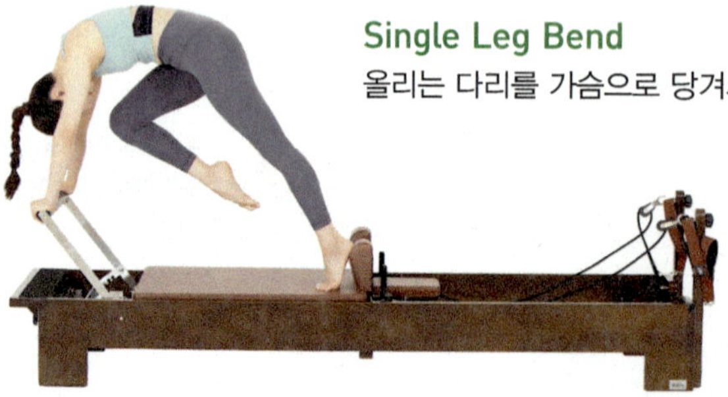

Single Leg Bend
올리는 다리를 가슴으로 당겨서 시작한다.

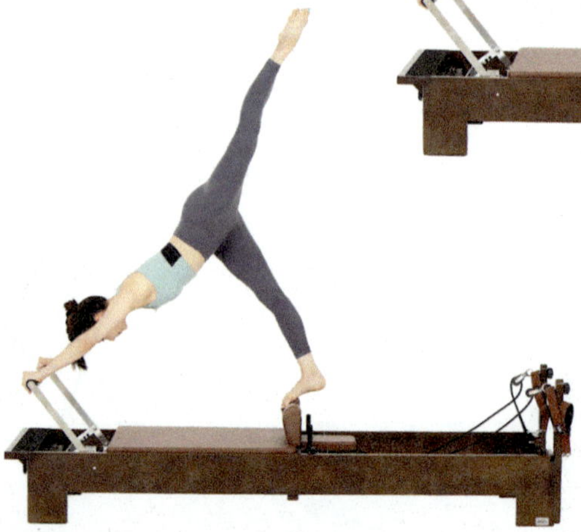

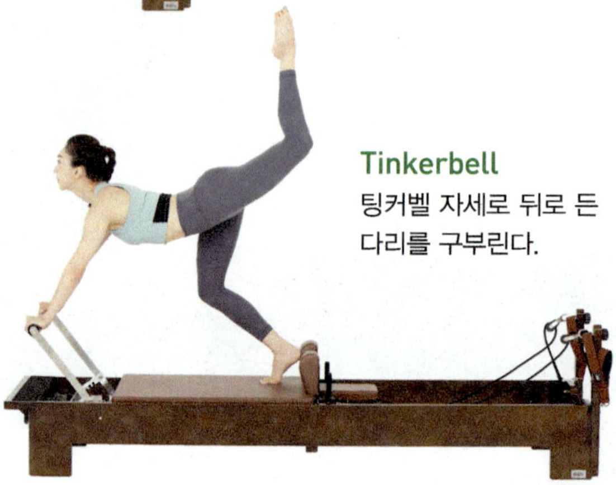

Tinkerbell
팅커벨 자세로 뒤로 든 다리를 구부린다.

Leg on the Shoulder rest
지탱하는 발을 숄더레스트에 올린다.

44 Kneeling Back Extension
닐링 백 익스텐션

리포머 고급

| 주요 효과 | 복부 강화, 고관절·가슴·견갑대 유연성 향상, 둔근 강화, 요추 및 어깨 강화

반복 횟수 8~10

세팅
- SPRING   1 red to 2 red
- STRAP   none
- FOOTBAR high

시작 자세
- 라이저 방향으로 무릎을 구부리고 앉아서 무릎은 숄더레스트에 대고, 골반은 정면을 향한다.
- 한 손으로 풋바를 잡고 캐리지를 민다.

레슨 포인트
- 무릎이 벌어지지 않도록 한다.
- 골반과 뒤꿈치 정렬을 유지한다.

Lv.2

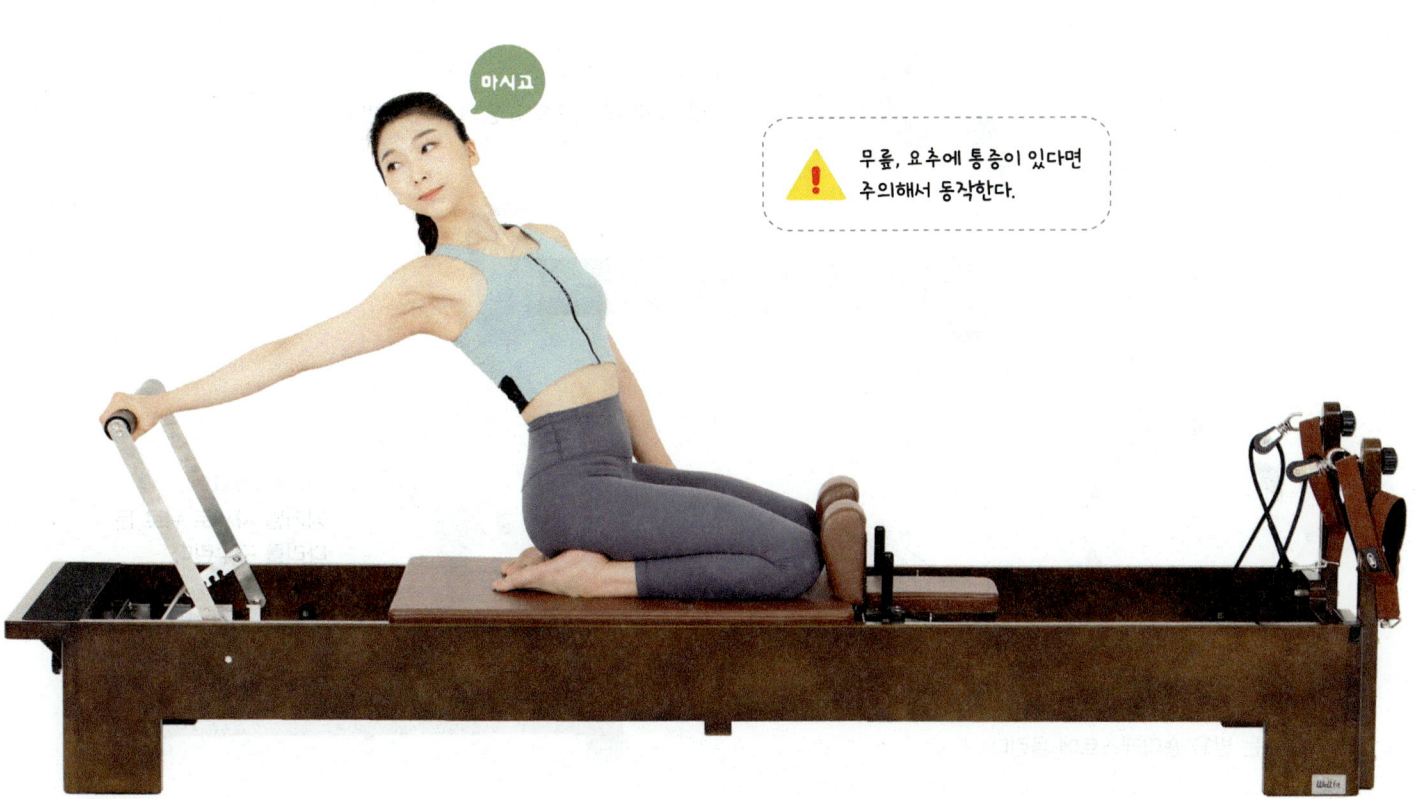

마시고

⚠️ 무릎, 요추에 통증이 있다면 주의해서 동작한다.

01 척추부터 무릎까지 펴면서 두 손은 풋바를 잡고 골반을 밀어내며 척추를 신장시킨다. *내쉬고*

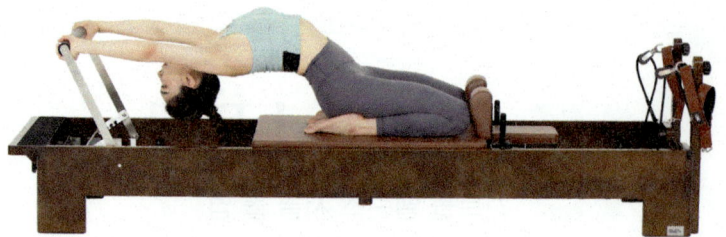

02 팔꿈치를 구부려 캐리지를 당긴다.

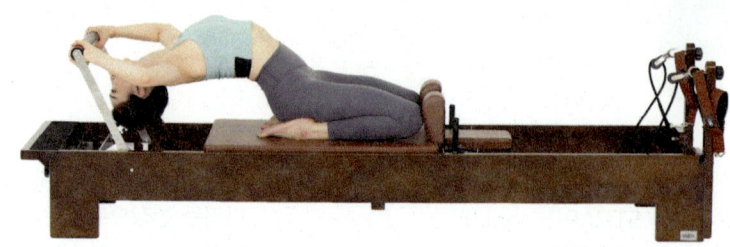

03 한 팔을 천장으로 뻗으며 골반을 들어 올린다.

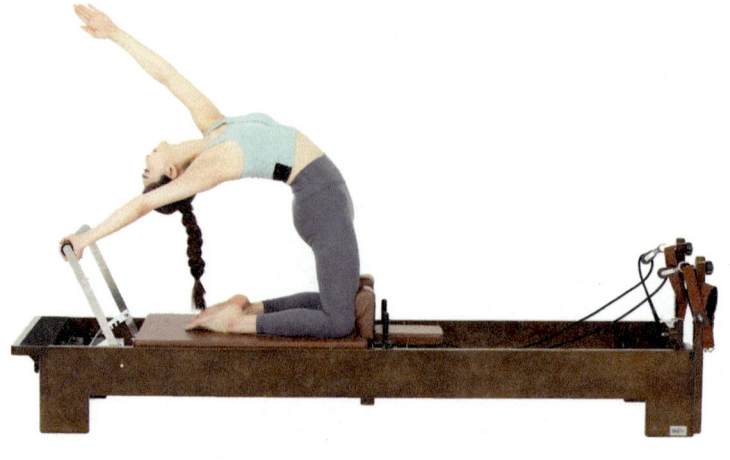

04 천장으로 뻗은 팔을 정면으로 뻗으며 상체를 세운다.

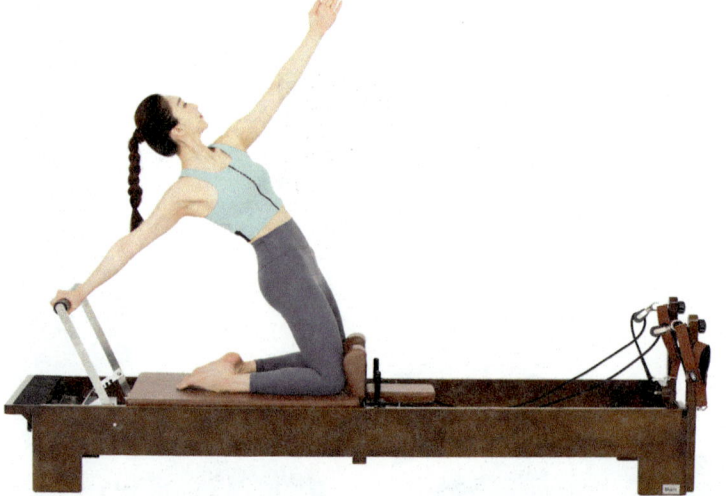

Transition Flow

Thigh Stretch
스트랩을 잡고 무릎으로 지탱한 상태로 척추를 뒤쪽 대각선으로 기울인다.

45 Control Balance Circle Roll Up
컨트롤 밸런스 서클 롤 업

| 주요 효과 | 코어 조절 능력 향상, 복부·둔근 강화

리포머 고급

반복 횟수 2~4

세팅
- SPRING   all
- STRAP   ankle
- FOOTBAR   none

시작 자세
- 라이저 방향으로 등을 대고 누워 다리는 천장으로 뻗는다.
- 팔꿈치를 구부려 실버펙을 잡는다.

레슨 포인트
- 가슴과 팔꿈치를 넓게 유지한다.
- 목에 지나치게 체중을 싣지 않는다.
- 다리를 길게 뻗는다.

Lv.2

⚠️ 목에 통증이 있거나, 코어가 약하거나 척추 가동범위가 작을 경우 주의해서 동작한다.

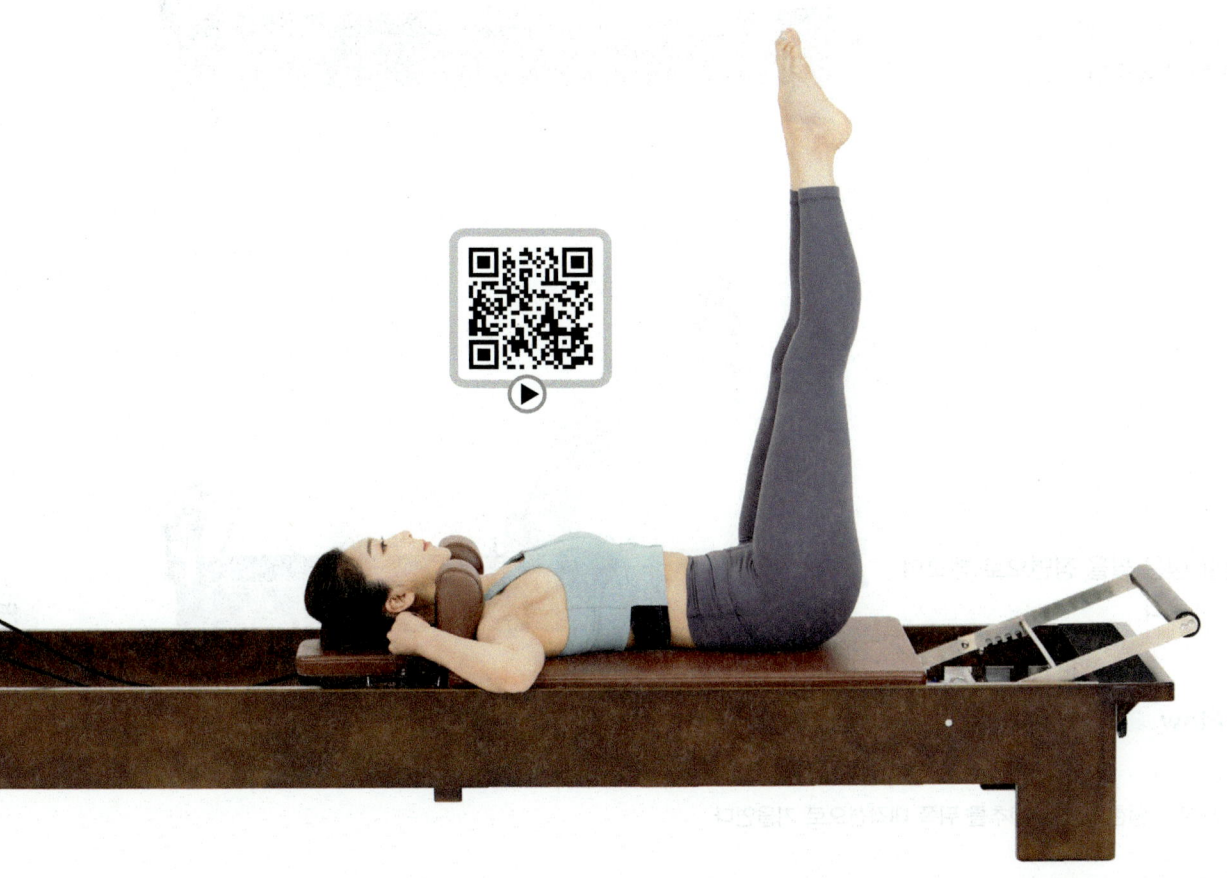

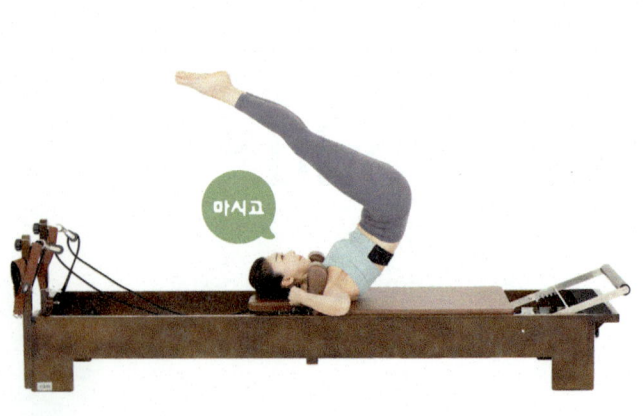

01 롤 오버하여 두 다리를 대각선으로 뻗는다.

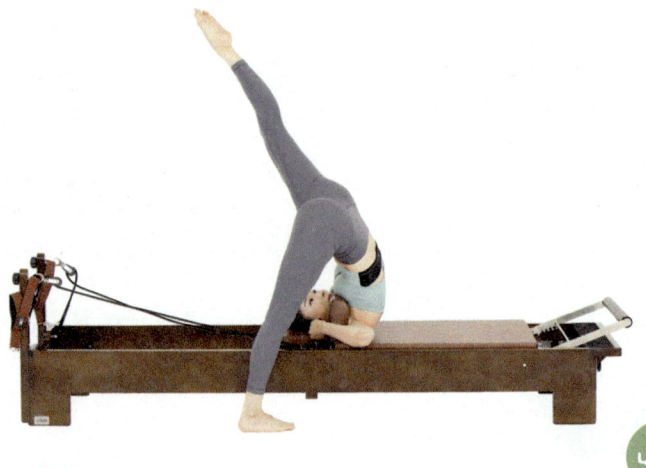

02 한쪽 어깨로 기울이며 한 다리는 바닥에 짚고, 반대쪽 다리는 대각선으로 뻗는다.

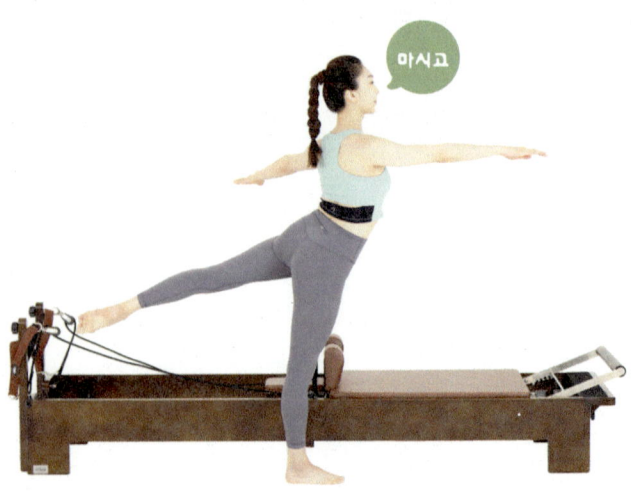

03 한 다리에 체중을 싣고 서서 두 팔과 다리를 벌린다.

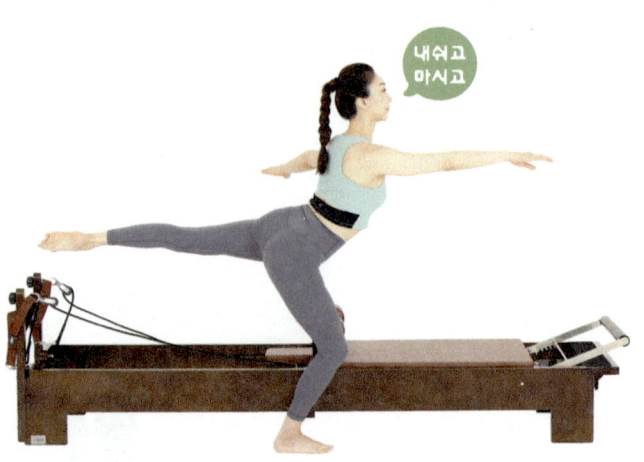

04 지탱하는 다리의 무릎을 구부린다.

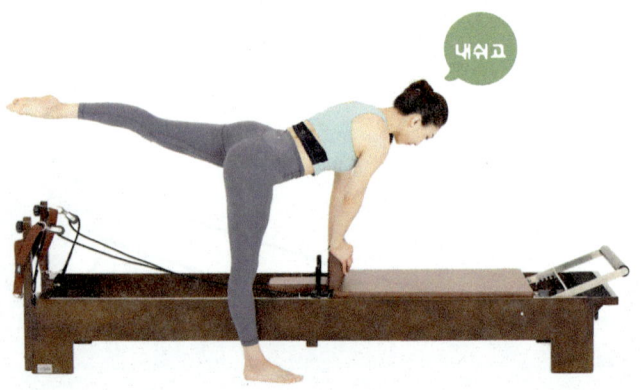

05 상체를 숙여 숄더레스트를 잡고 뒷다리를 뒤로 뻗는다.

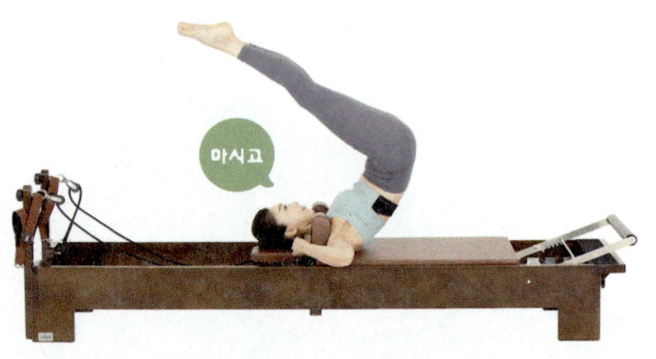

06 상체를 구르며 견갑대로 지탱하고, 두 다리는 대각선으로 뻗는다.

46 Around the World
어라운드 더 월드

| 주요 효과 | 복부 강화, 측면 근육 및 기립근 강화, 내전근·대퇴사두근·고관절 강화, 어깨 안정화

리포머 고급

반복 횟수 2~4

세팅
- short box
- SPRING   all
- STRAP   ankle
- FOOTBAR none
- stick bar

시작 자세
- 풋바 방향으로 숏박스에 앉아 두 다리는 펴서 스트랩을 끼운다.
- 두 팔은 넓게 벌려 바를 잡고 천장으로 뻗는다.

레슨 포인트
- 갈비뼈가 벌어지지 않도록 한다.
- 척추를 신장시킨다.
- 머리는 항상 두 팔의 중앙에 위치한다.

Lv.2

마시고

⚠️ 목, 척추에 통증이 있다면 주의해서 동작한다.

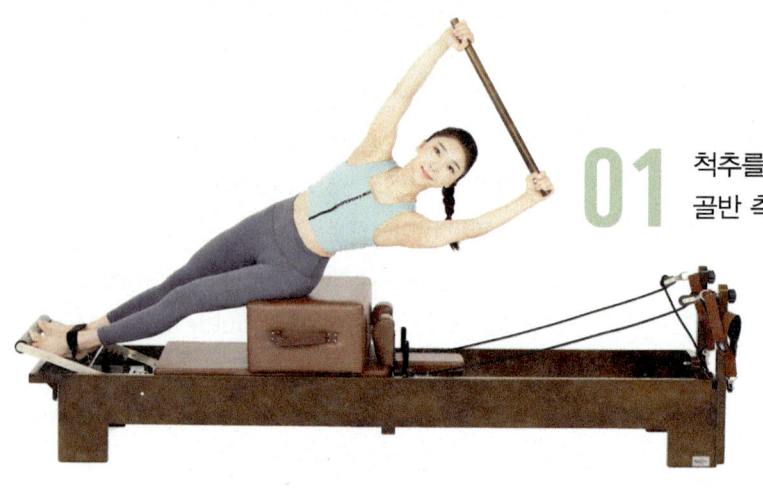

01 척추를 신장시켜 몸통을 아래로 내리며, 골반 측면을 숏박스에 지탱한다. *내쉬고*

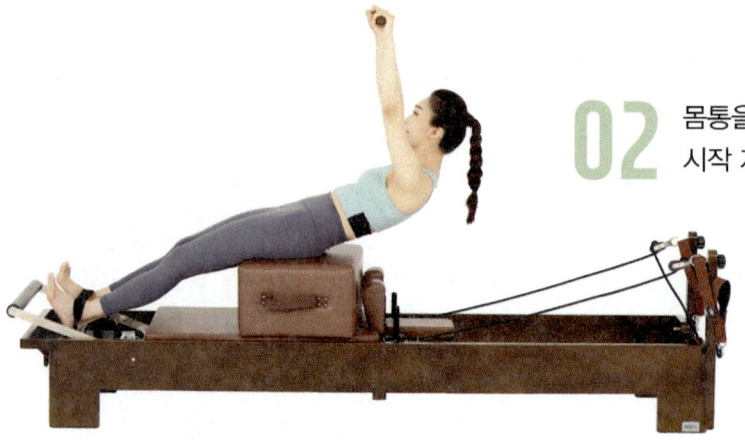

02 몸통을 풋바 방향으로 회전하며 시작 자세로 돌아온다. *마시고*

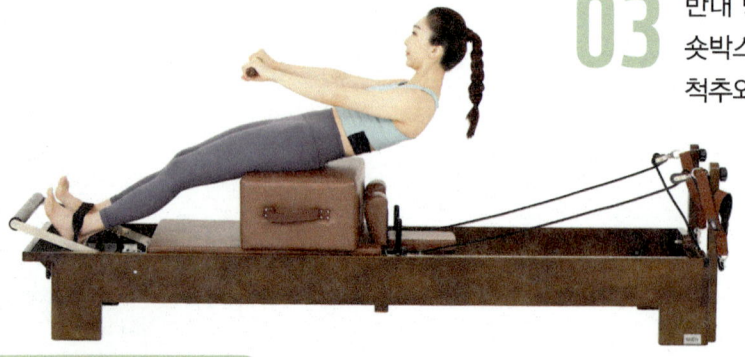

03 반대 방향으로 이동하여 골반의 한쪽 측면을 숏박스에 지지한다.
척추와 두 팔과 다리는 길게 신장시킨다.

Transition Flow

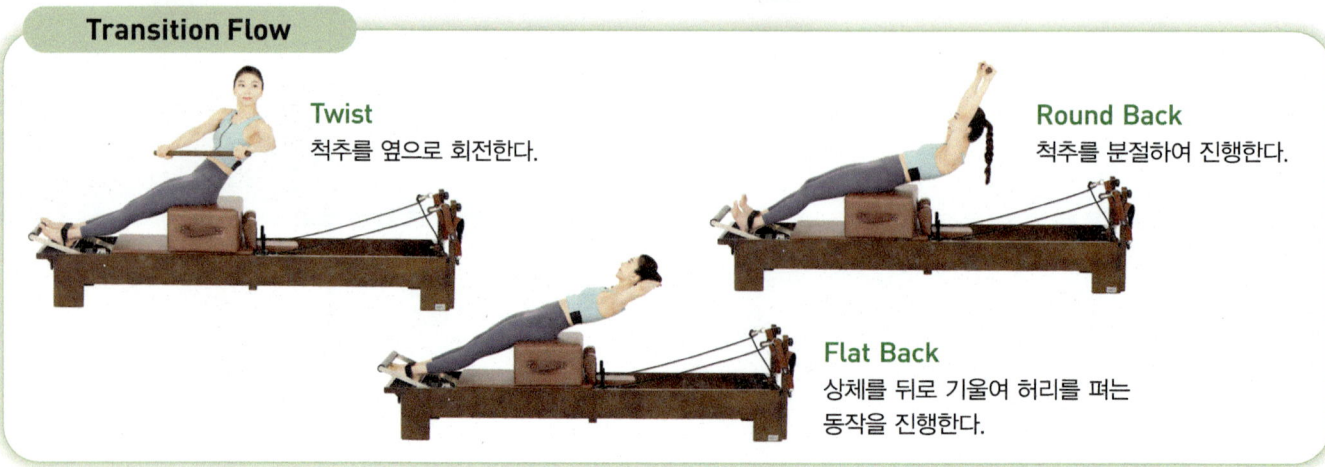

Twist 척추를 옆으로 회전한다.

Round Back 척추를 분절하여 진행한다.

Flat Back 상체를 뒤로 기울여 허리를 펴는 동작을 진행한다.

01. 롤백 다운 시리즈 Roll-Back Down Series
02. 롤오버 위드 돌핀 시리즈
    Roll Over with Dolphin Series
03. 사이드 벤드 Side Bend
04. 사이 스트레칭 힌지 백 Thigh Stretch Hinge Back
05. 암 스트레이트 프레스 다운
    Arm Straight Press Down
06. 브리지 Bridge
07. 스탠딩 발레 시리즈 Standing Ballet Series
08. 행잉 Hanging
09. 싱글 레그 스트레칭 Single Leg Stretch
10. 스파인 멍키 Spine Monkey
11. 힙 조인트 무브먼트 시리즈
    Hip Joint Movement Series
12. 롱 스파인 Long Spine
13. 원 레그 티저 One Leg Teaser
14. 티저 위드 암 프레스 Teaser with Arm Press
15. 캣 Cat
16. 스완 다이브 시리즈 Swan Dive Series
17. 풀 다운 Pull Down
18. 머메이드 시리즈 Mermaid Series
19. 닐링 앤 스탠딩 스파인 플렉션
    Kneeling & Standing Spine Flexion
20. 푸시스루 포워드 스트레칭
    Push-thru Forward Stretch
21. 시저 시리즈 Scissor Series
22. 스탠딩 브리지 Standing Bridge
23. 스프레드 이글 Spread Eagle
24. 수파인 바이셉스 컬 Supine Biceps Curls
25. 트라이셉스 익스텐션 Triceps Extension
26. 숄더 조인트 무브먼트 Shoulder Joint Movement
27. 롤 다운 시리즈 Roll-Down Series
28. 암 무브먼트 시리즈 Arm Movement Series
29. 사이드 암 Side Arm
30. 체스트 익스팬션 Chest Expansion
31. 레그 스프링 시리즈 Leg Spring Series
32. 사이드라잉 시리즈 Side-Lying Series

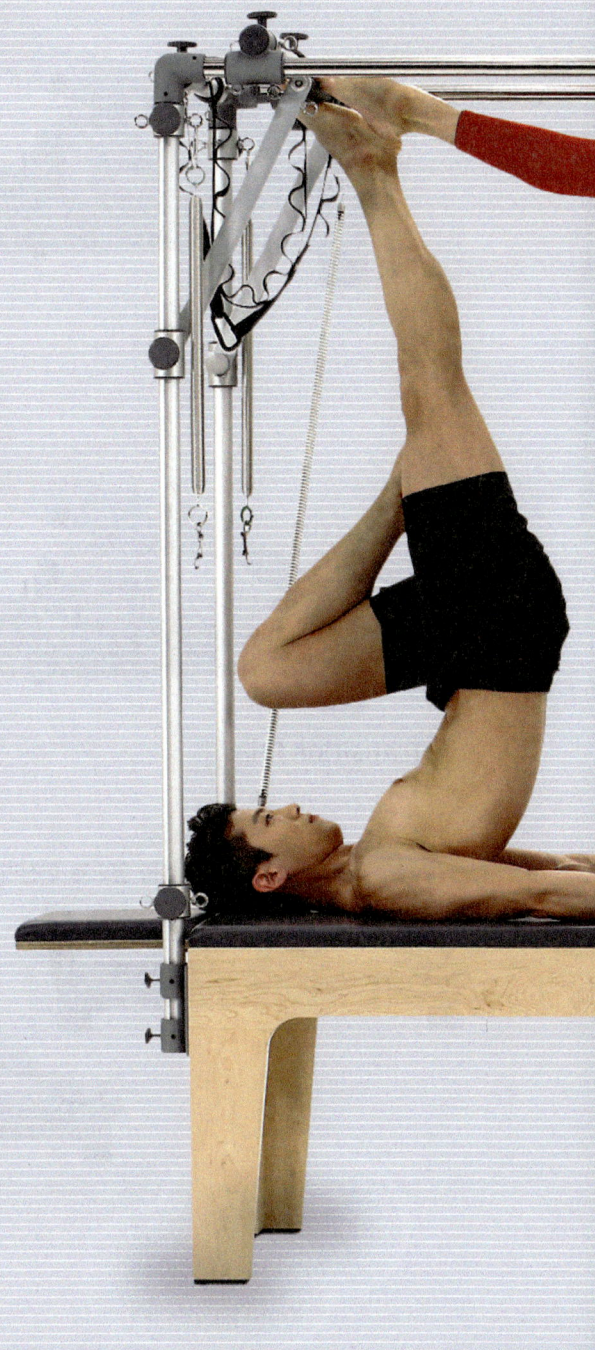

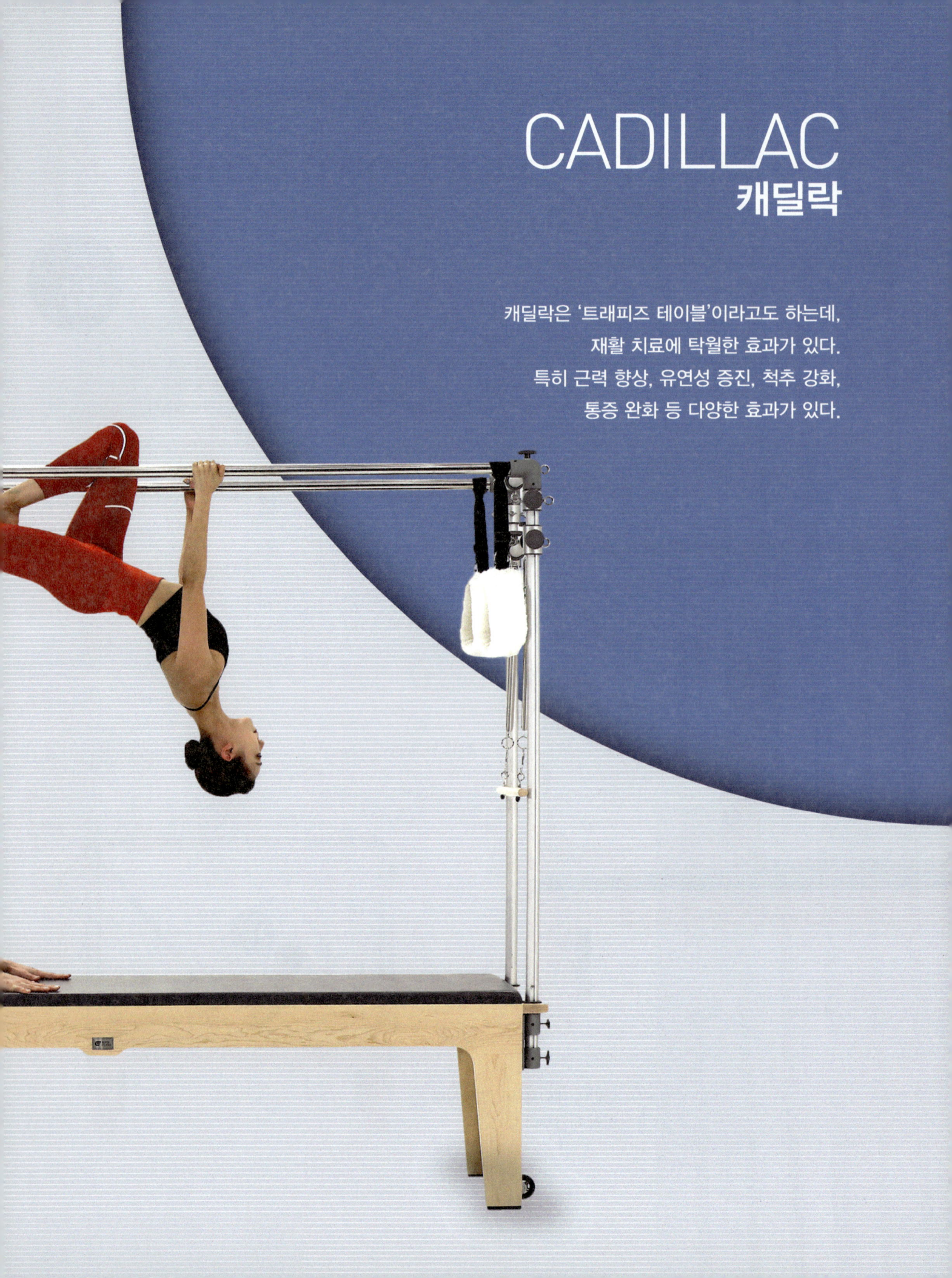

CADILLAC
캐딜락

캐딜락은 '트래피즈 테이블'이라고도 하는데,
재활 치료에 탁월한 효과가 있다.
특히 근력 향상, 유연성 증진, 척추 강화,
통증 완화 등 다양한 효과가 있다.

01 Roll-Back Down Series
롤백 다운 시리즈

| 주요 효과 | 요추·골반 안정화, 견갑골 안정화, 척추 유연성

캐딜락

반복 횟수 3~5

세팅
- Roll-Down Bar
- SPRING   yellow long spring 2 up

시작 자세
- 시선은 롤다운 바를 보고 두 발은 바에 붙인다.
- 두 팔은 어깨 너비로 벌리고 롤다운 바를 잡는다.
- 척추와 골반은 중립을 유지한다.

레슨 포인트
- 코어로 요추를 굴곡시켜 골반이 대퇴로부터 멀어지게 한다.
- 흉추가 먼저 굴곡되지 않는다.
- 귀와 어깨가 멀어진다.

Lv.1~2

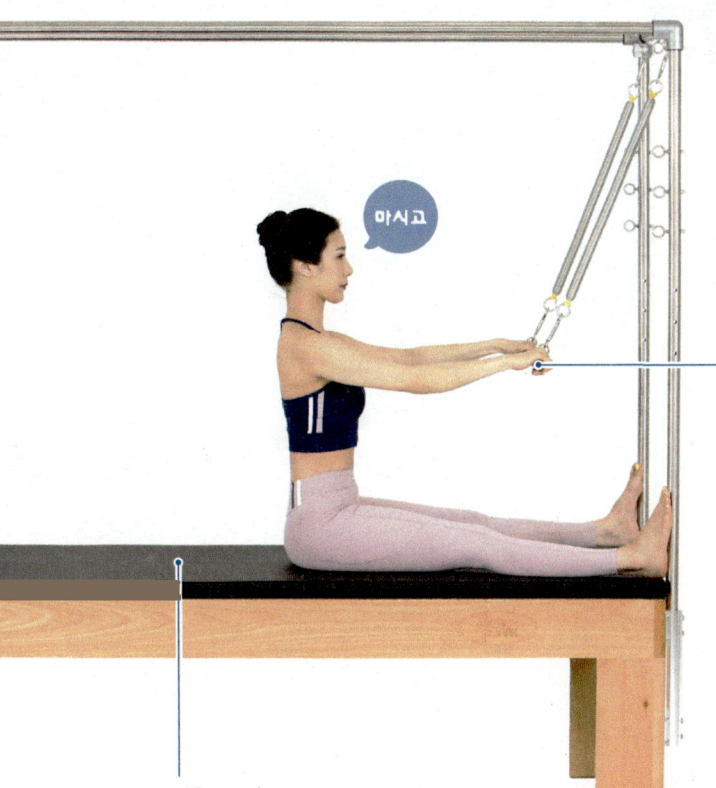

롤다운 바 Rolldown Bar

베드 Bed

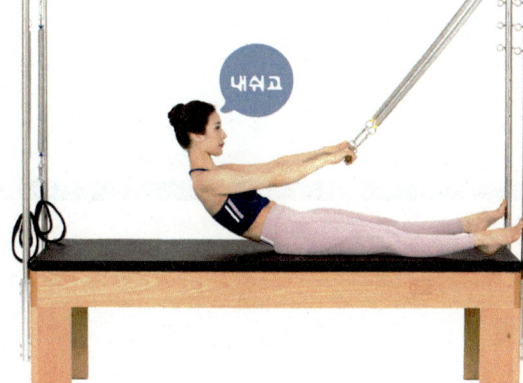

01 골반이 대퇴로부터 멀어지며 허리 하단부터 내려간다.

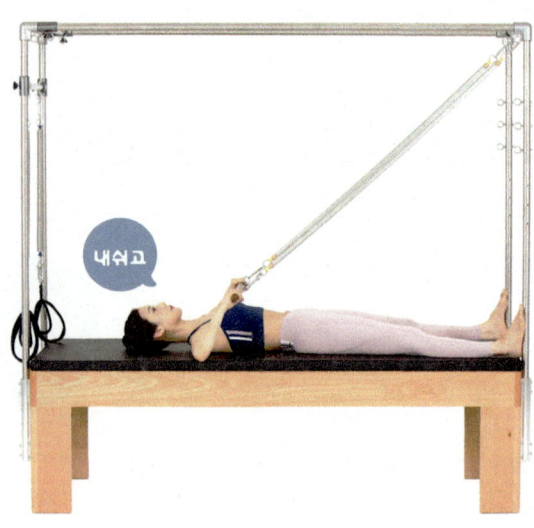

02 어깨와 몸통의 안정성을 유지하면서
팔꿈치를 옆으로 벌려 가슴 쪽으로 당긴다.
2~3회 반복한다.

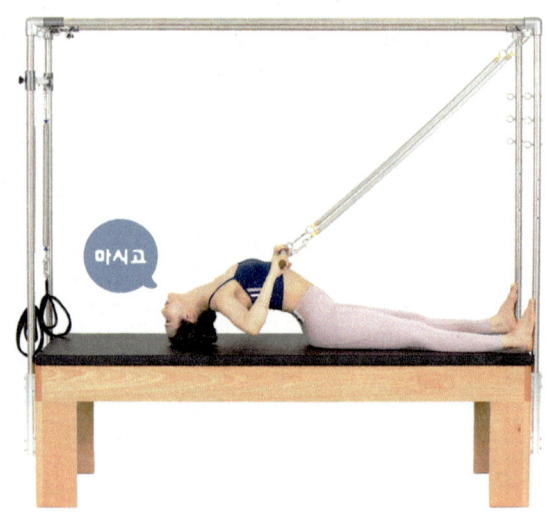

03 두 팔로 바를 당기며
가슴을 끌어올린다.

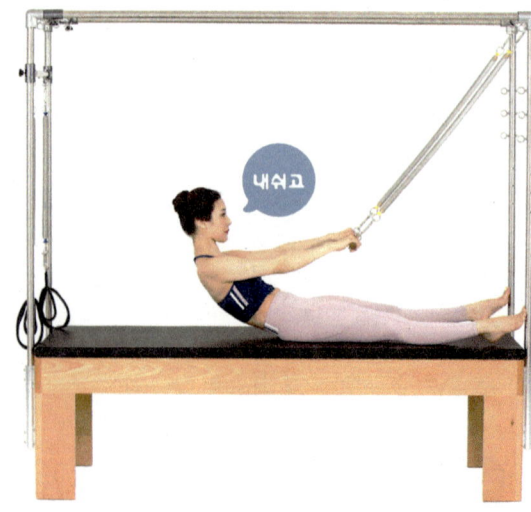

04 두 팔을 펴며 머리부터 순차적으로 분절하여 올라온다.
복부를 끌어당기며 C커브를 유지한다.

05 척추를 신장하며
시작 자세로 돌아온다.

Transition Flow

One Arm 한 팔로 바를 잡고 동작한다.
Roll-Down with Rotation 오른쪽 등으로 내려가고 왼쪽 등으로 올라온다(반대쪽도 동일).
Leg Adduction 두 다리를 모아서 동작한다.

02 Roll Over with Dolphin Series
롤오버 위드 돌핀 시리즈

| 주요 효과 | 복부 조절 능력 강화, 요추·골반 안정화 및 척추 분절 능력 향상, 견갑골 안정화

캐딜락

반복 횟수 5~10

세팅
- Roll-Down Bar
- SPRING   yellow long spring 2 up

시작 자세
- 롤다운 바를 향해 눕는다. 두 팔은 어깨보다 약간 높은 곳의 바를 잡고 저항한다.
- 두 다리는 테이블탑 하여 롤다운 바를 무릎 위에 건다.

레슨 포인트
- 척추를 분절하기 전에 다리를 최대한 가슴 쪽으로 많이 구부린다.
- 롤업 시 척추 하나하나를 순차적으로 분절한다.
- 몸이 베드 밖으로 밀려 나가지 않도록 두 팔로 바를 저항하며 지지한다.
- 고관절을 신전하기 전에 천골이 먼저 베드에 닿는다.
- 무릎관절의 각도를 유지한다.

Lv.2

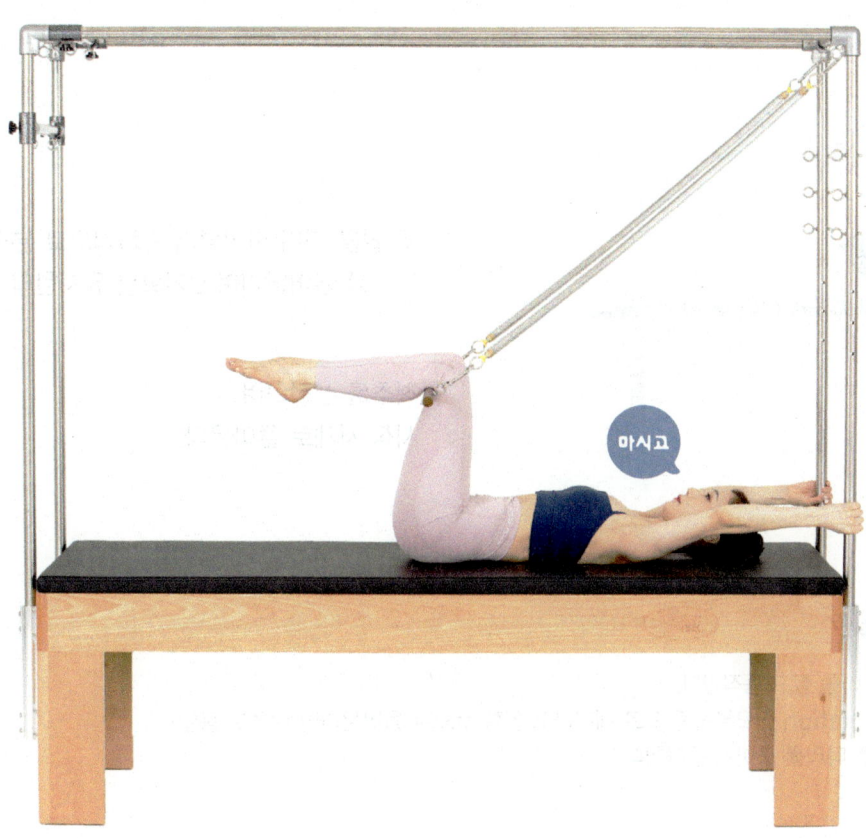

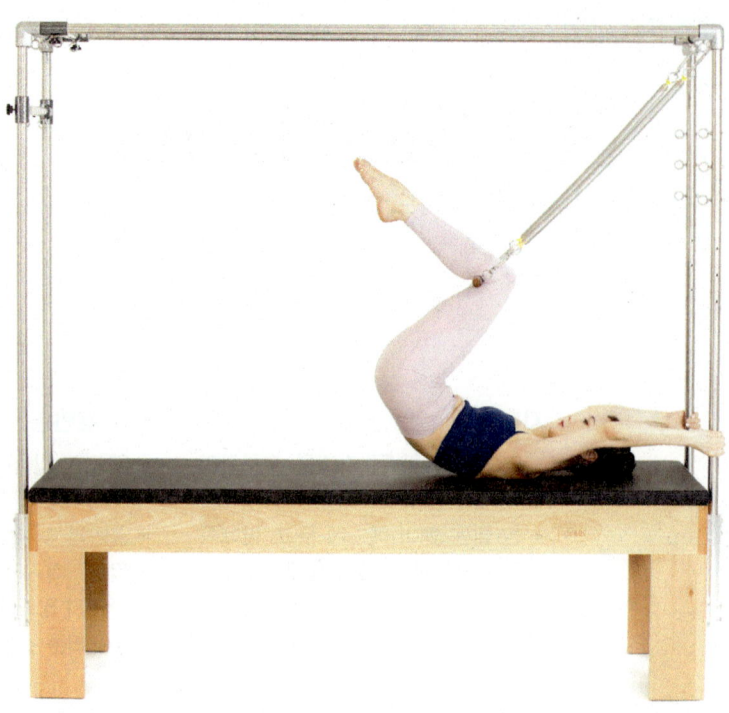

01 무릎을 가슴 쪽으로 당기며 척추를 분절하여 상부 흉추까지 올린다. *마시고*

02 두 팔로 바를 밀어내며 척추를 분절하여 시작 자세로 돌아온다. *내쉬고*

Transition Flow

Dolphin Bridge
두 다리를 골반 너비로 벌리고 내려 꼬리뼈부터 분절하여 올린다. *마시고*

윗등부터 순차적으로 분절하여 골반을 내린다. *내쉬고*

시작 자세로 돌아온다.

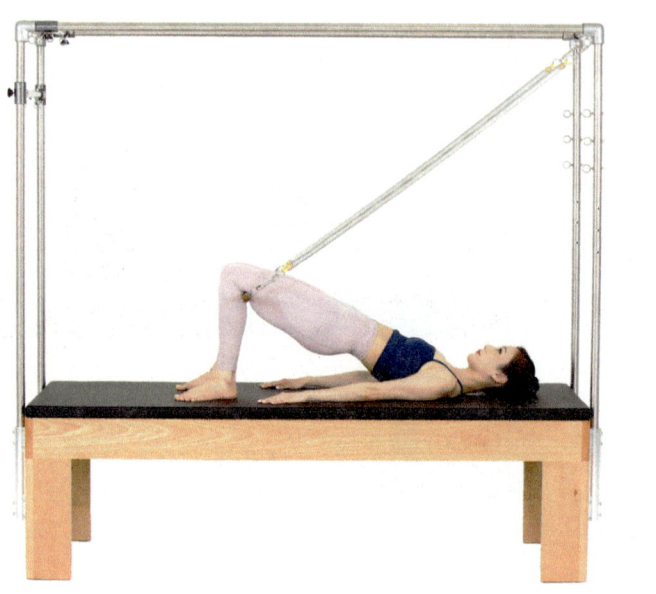

03 Side Bend
사이드 벤드

| 주요 효과 | 내·외 복사근 강화, 견갑골 안정화

캐딜락

반복 횟수 5

세팅
- Roll-Down Bar
- SPRING yellow long spring 2 up

시작 자세
- 옆으로 누워 두 다리를 교차하여 바에 붙인다.
- 한 팔은 뻗어 베드에 두고, 반대쪽 팔은 롤다운 바 중앙을 잡는다.

레슨 포인트
- 옆으로 기울이는 동안 골반과 척추의 회전에 주의한다.
- 골반과 척추는 중립을 유지한다.
- 팔꿈치를 구부렸을 때 어깨가 올라가지 않도록 한다.
- 옆구리를 길게 유지한다.

Lv.2

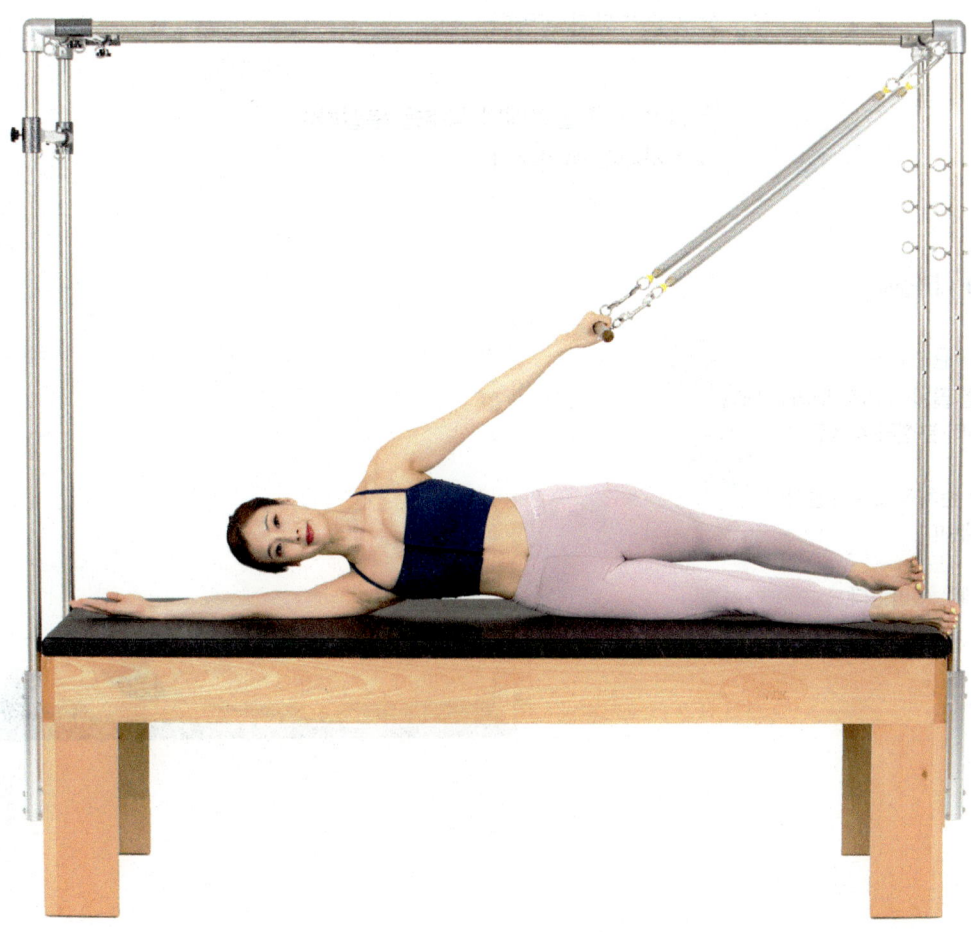

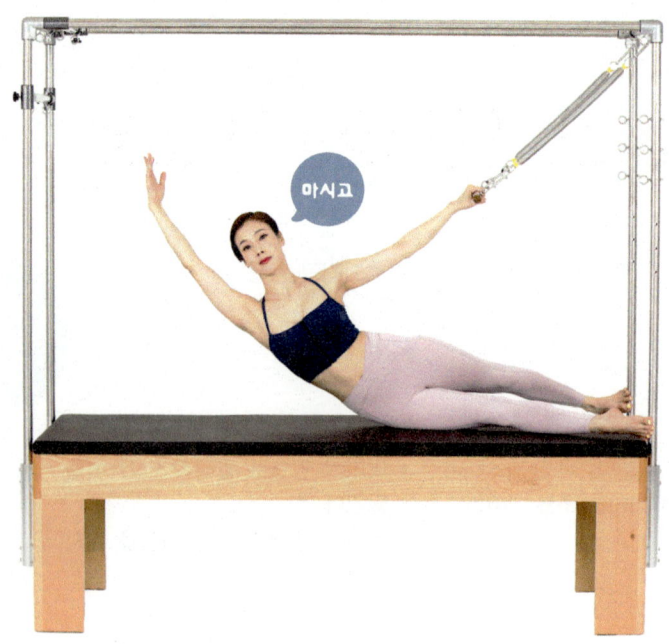

01 상체를 팔과 함께 들어 올린다.

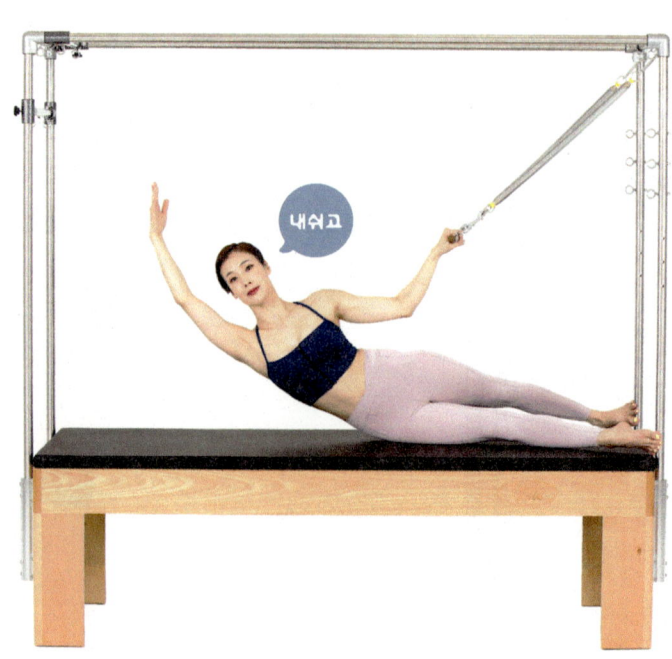

02 팔꿈치를 구부려 롤다운 바를 당긴다.

03 팔꿈치를 펴면 상체가 길어지면서 베드 쪽으로 되돌아온다.

Transition Flow

Change Leg 다리를 바꿔서 동작한다.   **Repeat Elbow Movement** 팔꿈치 '굽힘-폄'을 반복한다.

04 Thigh Stretch Hinge Back
사이 스트레칭 힌지 백

| 주요 효과 | 복부 강화, 요추·골반 안정화, 견갑골 안정화, 척추기립근 강화

캐딜락

반복 횟수 3~5

세팅
- Roll-Down Bar
- SPRING   yellow long spring 2 up

시작 자세
- 닐링 자세를 취한다.
- 두 손은 어깨 너비로 바를 잡는다.

레슨 포인트
- 머리가 앞으로 밀리지 않게 턱을 당긴다.
- 동작 내내 골반의 안정성을 유지한다.
- 어깨가 올라가지 않게 한다.
- 발등을 눌러 골반이 뒤로 빠지지 않게 한다.
- 상체가 옆으로 밀리지 않는다.

Lv.2

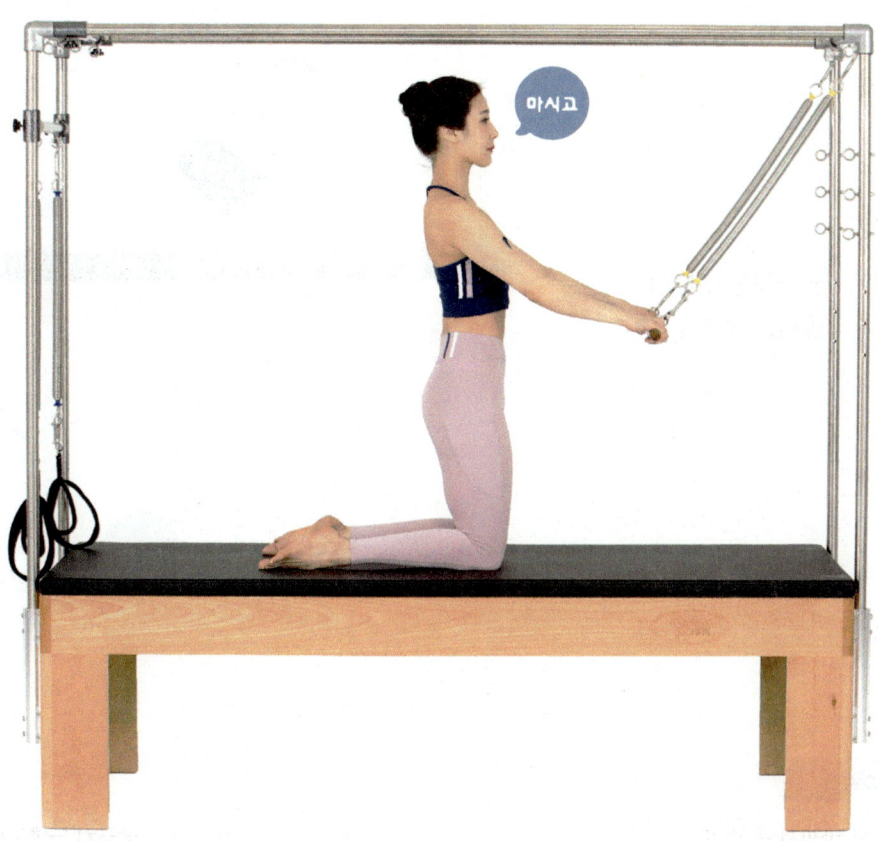

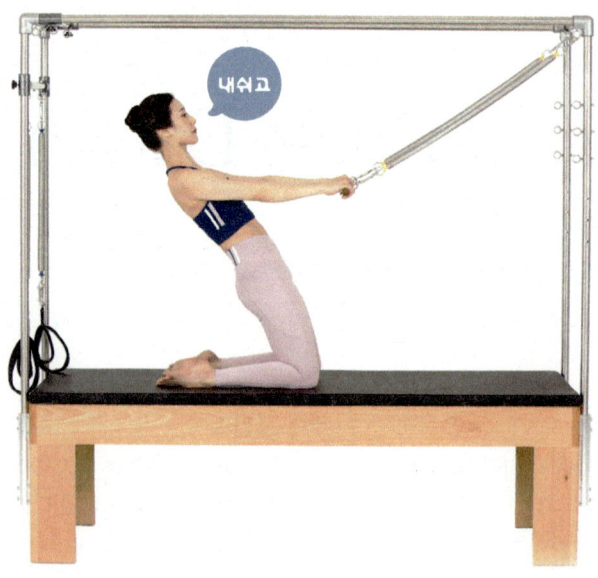

01 바를 아래로 누르며 몸통을 뒤로 기울인다.

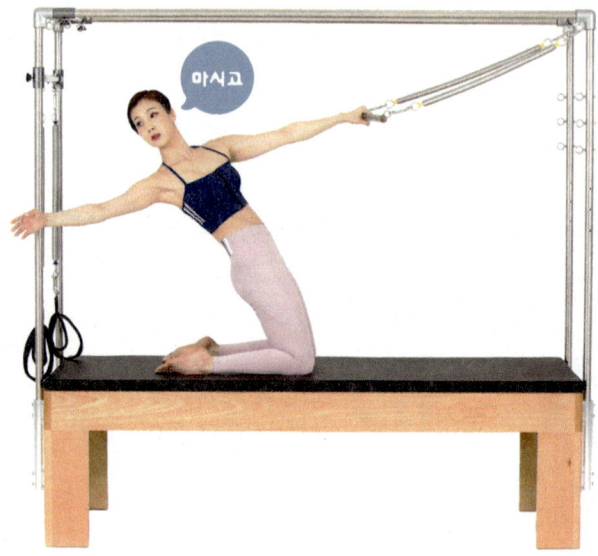

02 시선과 함께 한 팔을 길게 펴며 몸통을 회전한다.

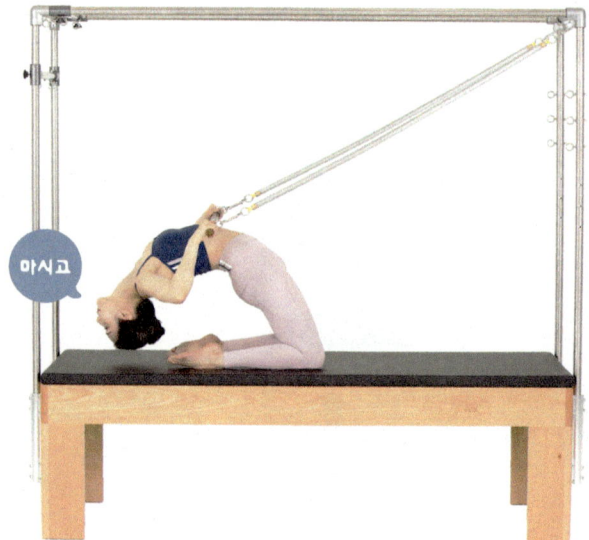

03 두 팔로 바를 당기며 척추를 뒤로 신전한다.

04 두 팔을 펴며 턱부터 당기고 척추를 분절하여 시작 자세로 돌아온다.

05 Arm Straight Press Down
암 스트레이트 프레스 다운

| 주요 효과 | 견갑골 안정화, 광배근·대흉근·삼두근 강화, 대둔근·햄스트링·골반 안정화

캐딜락

반복 횟수 **8~10**

세팅
- Roll-Down Bar
- SPRING   yellow long spring 2 up

시작 자세
- 두 다리를 골반 너비로 벌려 롤다운 바를 바라보고 선다.
- 두 팔은 어깨 너비로 바를 잡는다.

레슨 포인트
- 척추와 골반은 중립을 유지한다.
- 어깨가 올라가지 않도록 한다.
- 손목 꺾임에 주의한다.

Lv.2

01 롤다운 바를 아래로 누른다. (내쉬고)

02 견갑골 안정성을 유지하여 시작 자세로 돌아온다. (마시고)

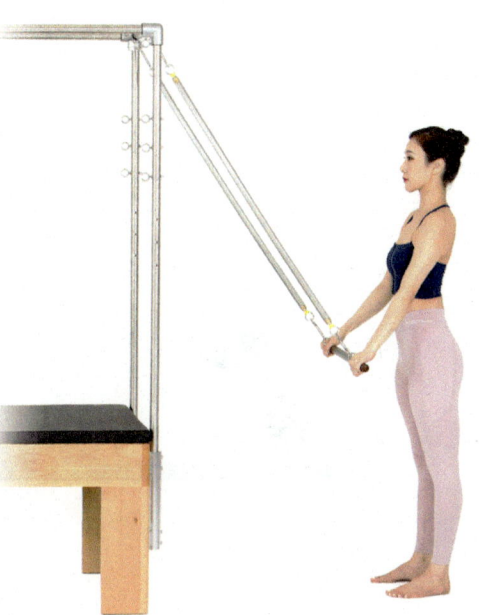

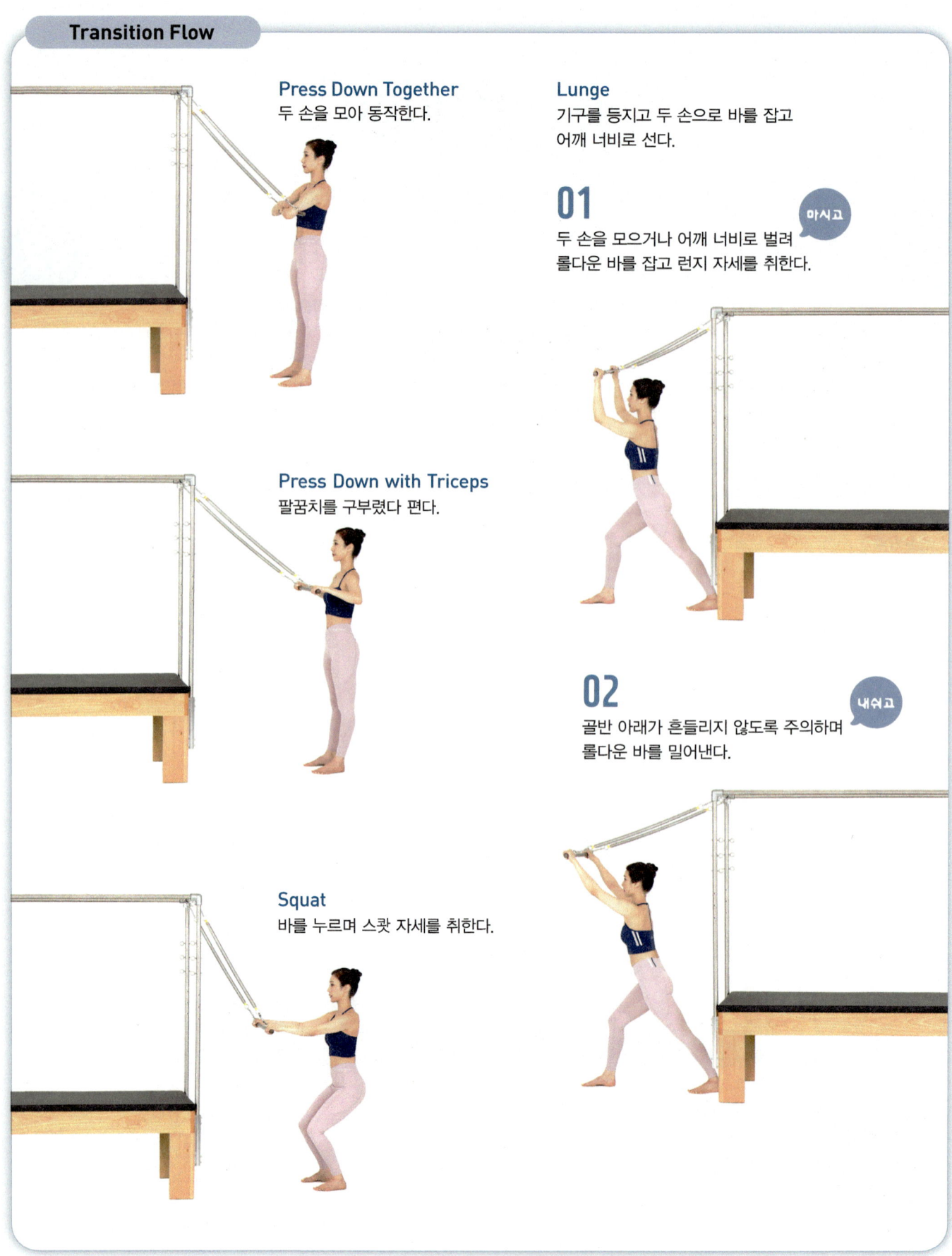

06 Bridge
브리지

| 주요 효과 | 복부 강화, 견갑골 안정화, 균형 잡힌 무게중심, 전신 강화

캐딜락

반복 횟수 5

세팅
- Trapeze
- Roll-Down Bar
- SPRING   yellow long spring 2 up

시작 자세
- 발을 돌시플렉션하여 발가락을 스트랩에 걸고 눕는다.
- 두 팔은 어깨 너비로 벌리고 롤다운 바를 잡는다.

레슨 포인트
- 느린 5박자 호흡을 멈추지 않는다.
- 척추를 분절한다.
- 코어를 사용하고 척추 과신전에 주의한다.
- 골반을 안정화한다.

Lv.2

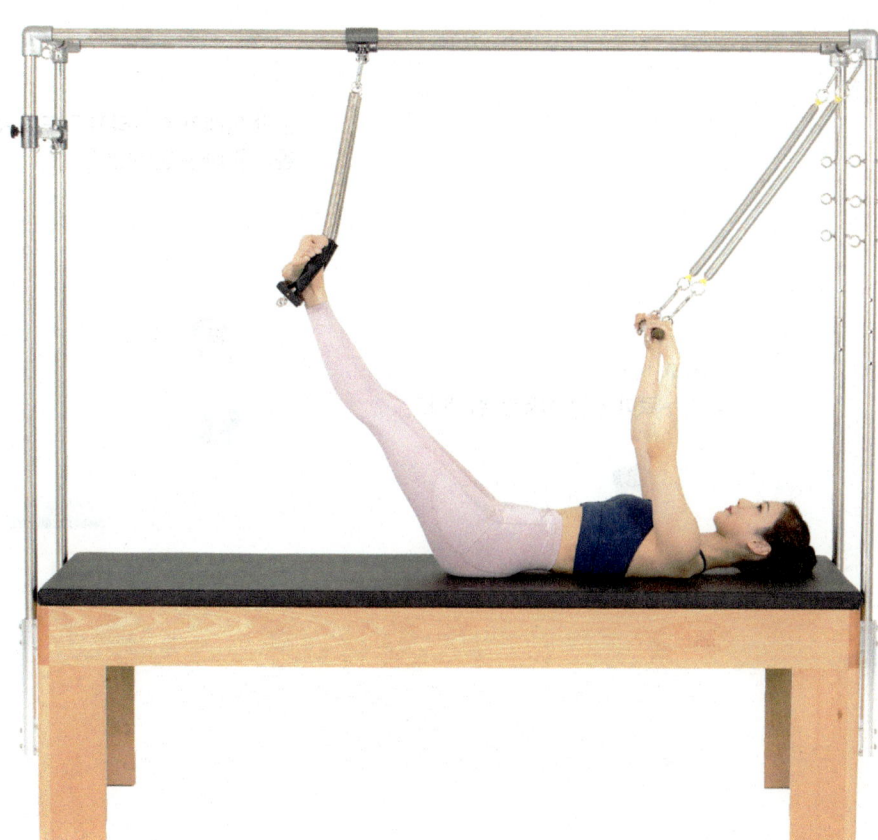

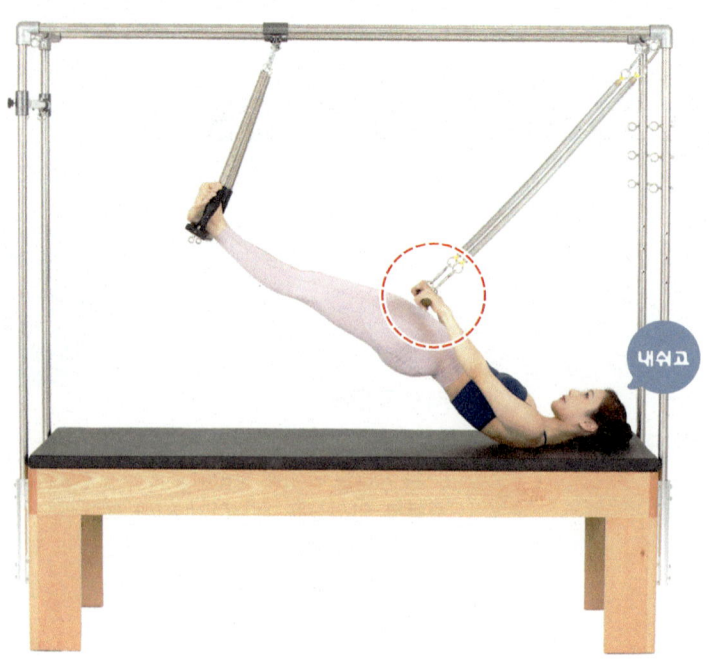

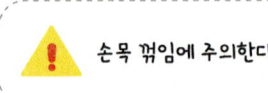

⚠️ 손목 꺾임에 주의한다.

01 다섯 박자 동안 롤다운 바를 내리며, 척추를 분절하여 올린다.

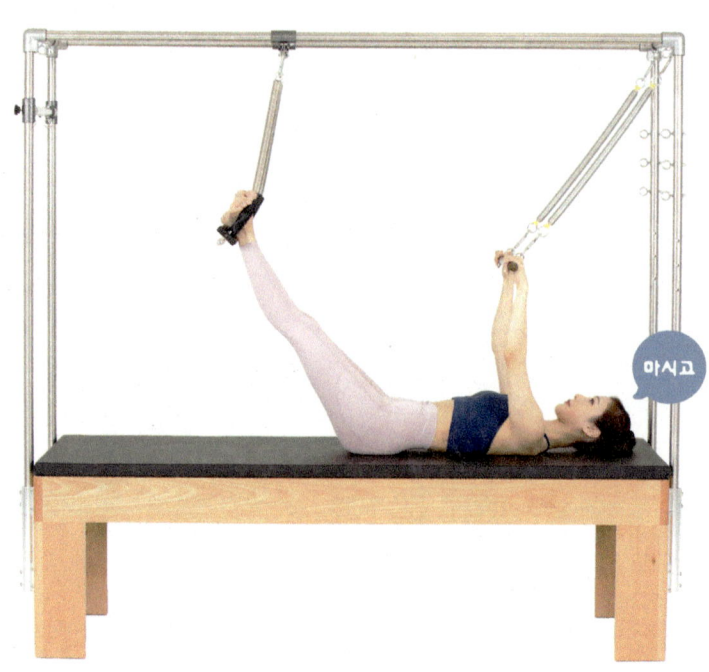

02 다섯 박자로 분절하여 시작 자세로 돌아온다. 동시에 두 팔도 서서히 되돌아온다.

Transition Flow

4 Beats
4박자 호흡

No Arms
팔을 골반 옆에 두고 동작한다.

Frog
무릎을 구부리고 다리는 턴아웃하여 프로그(Frog)로 동작한다.

Parallel
무릎을 구부리고 두 다리를 평행하게 동작한다.

Staccato
스타카토 호흡으로 헌드레드 동작을 한다.

Feet Together
트래피즈 스트랩에 두 발을 모으고 동작한다.

07 Standing Ballet Series
스탠딩 발레 시리즈

| 주요 효과 | 몸통 안정화, 밸런스 유지, 고관절 굴곡근 신전, 내전근 스트레칭

캐딜락

반복 횟수 3~5

세팅
- Trapeze or Fuzzy
- SPRING   yellow long spring 2 up

시작 자세
- 닐링하여 한쪽 다리를 트래피즈 위에 올린다.

레슨 포인트
- 가능하면 지지 다리와 공중 다리의 고관절 높이를 맞춘다.
- 몸통 안정성을 유지하기 위해 복부와 연결한다.
- 앞쪽 다리를 얹을 때 아래쪽 다리와 정렬을 맞춘다.

Lv.1

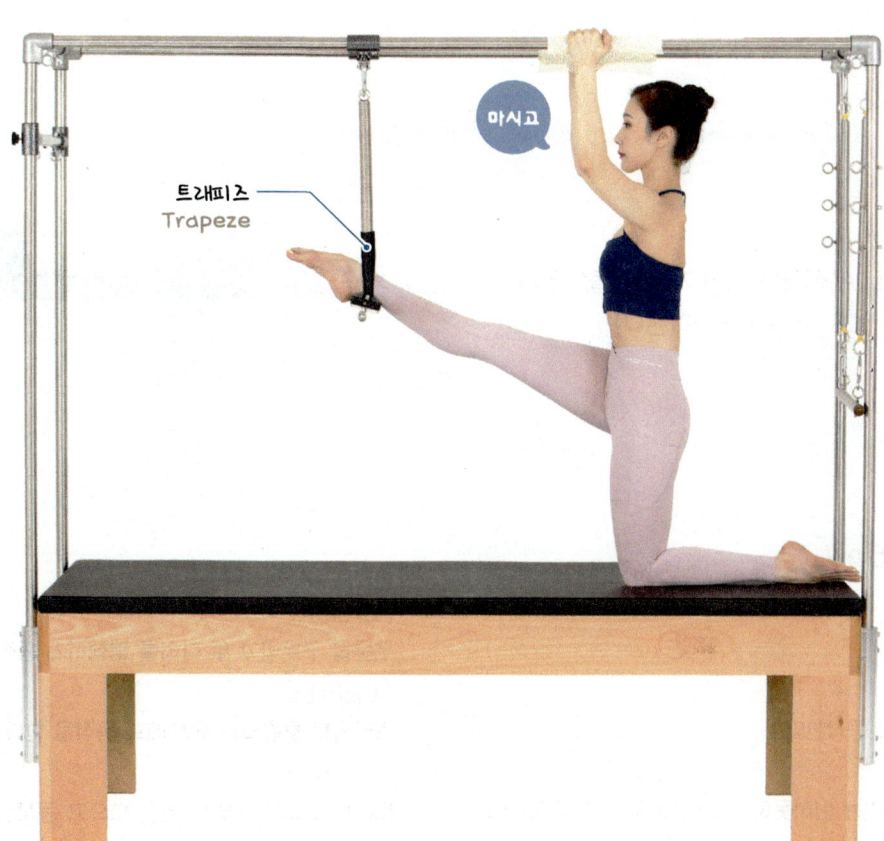

마시고

트래피즈 Trapeze

SINGLE LEG FRONT STRETCH

01 트래피즈를 누르며 체중을 앞으로 옮겨 스트레칭한다.

02 몸통을 옆으로 돌려 트래피즈에 한쪽 다리를 올린다.

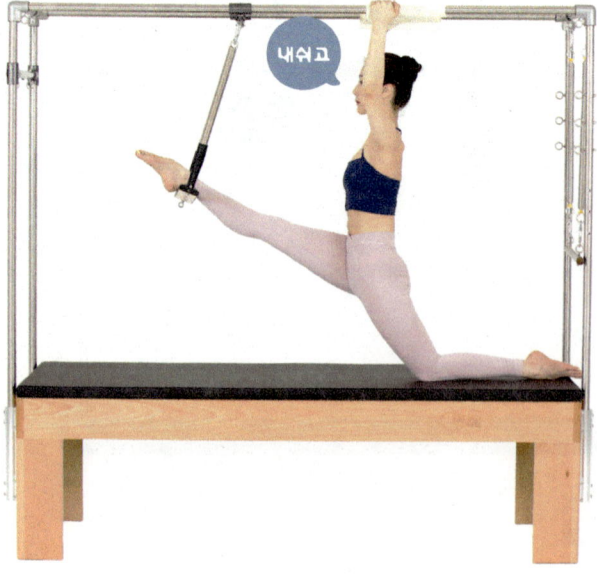

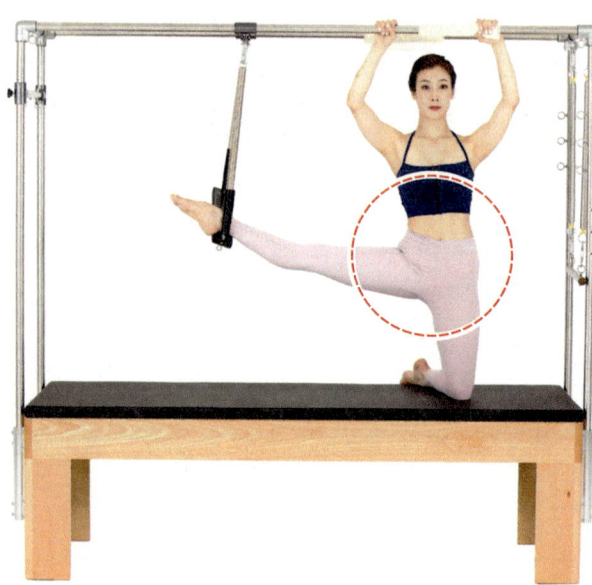

⚠️ 옆면 준비 자세 시 골반이 옆이나 앞뒤로 기울지 않도록 주의한다.

03 트래피즈를 누르며 체중을 옆으로 이동한다.

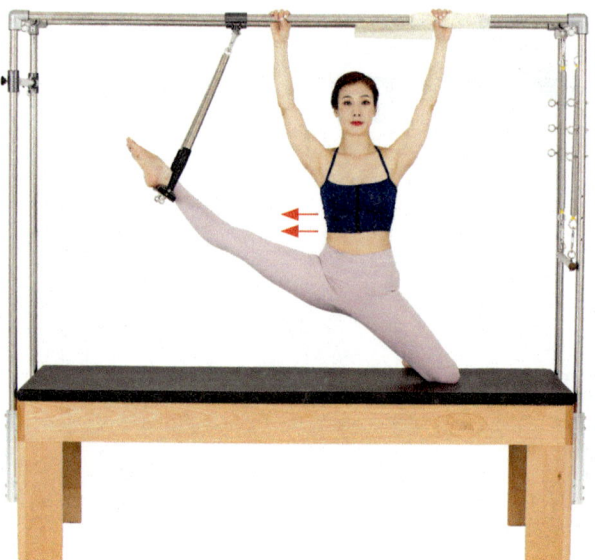

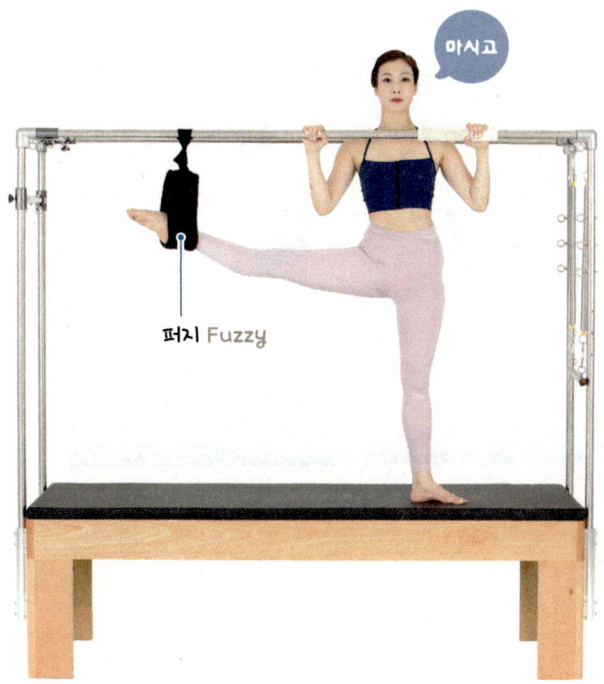

SINGLE LEG SIDE STRETCH

04 한쪽 다리를 트래피즈에 올리고 옆으로 선다.
아래쪽 다리는 턴아웃하여
무릎을 구부렸다 편다.

05 아래쪽 무릎을 구부린다.

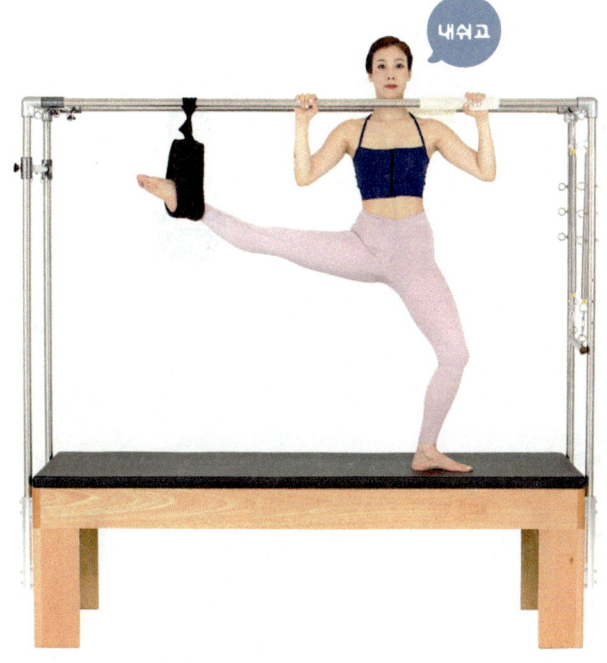

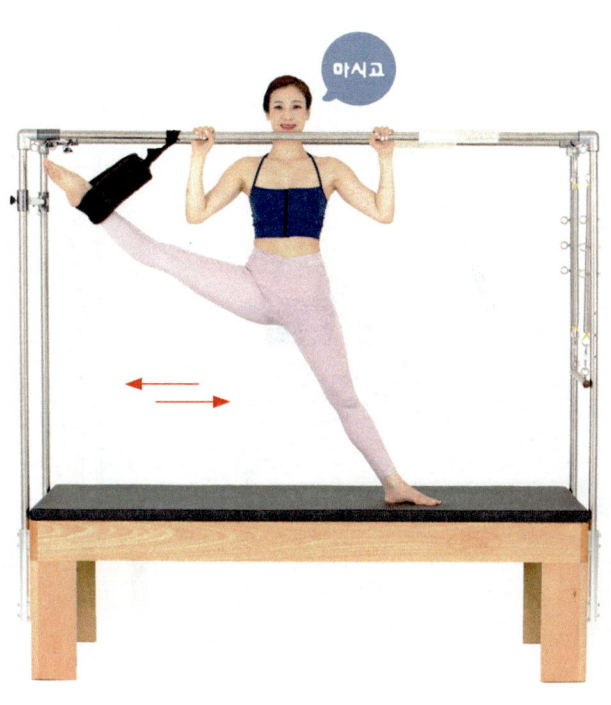

06 체중을 옆으로 멀리 보냈다가
돌아온다.

07 상체를 트래피즈 쪽으로 기울인다. 〔마시고〕

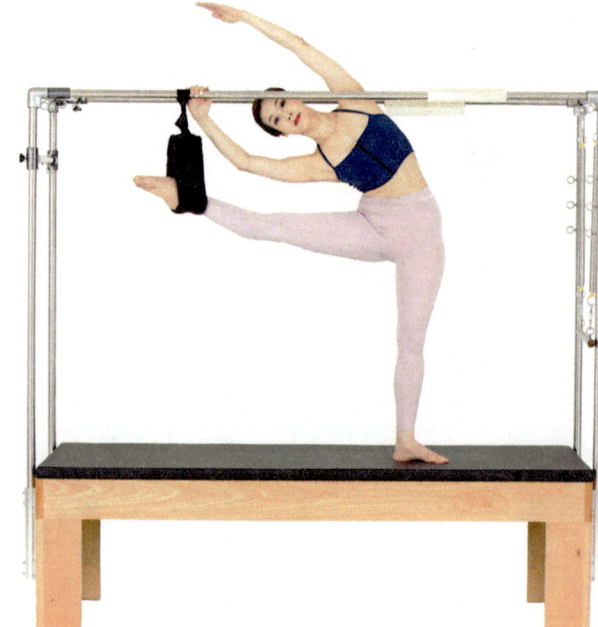

08 팔을 바꾸며 상체를 반대쪽으로 기울인다. 〔내쉬고〕

SINGLE LEG BACK STRETCH

09 한쪽 다리를 트래피즈에 올리고 뒤로 돌아선다.

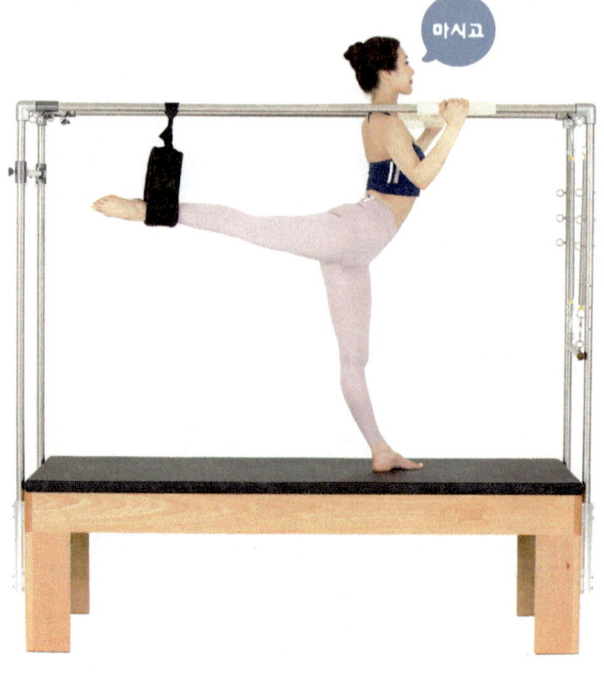
〔마시고〕

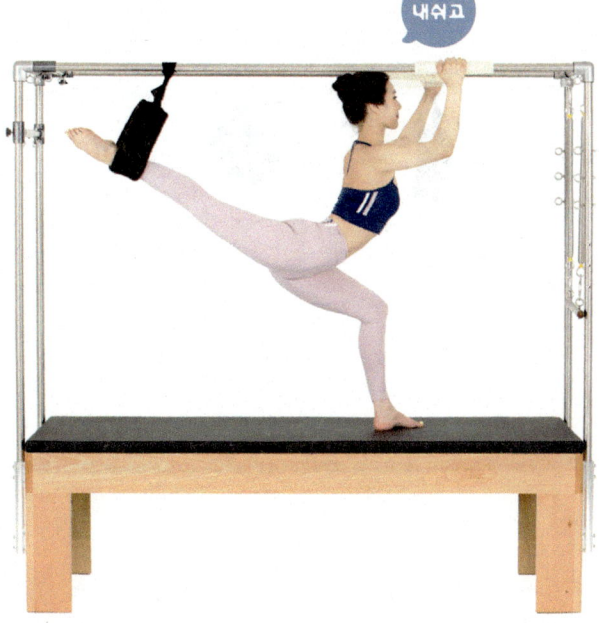

10 아래쪽 무릎을 구부려 트래피즈를 뒤로 밀어낸다.

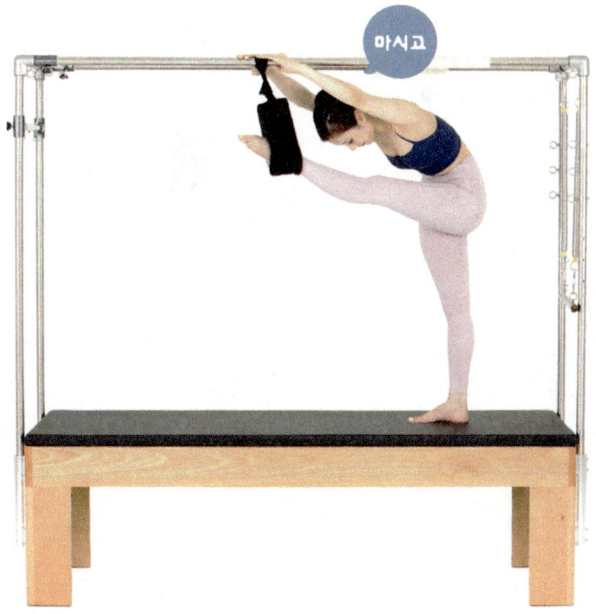

11 트래피즈 방향으로 한쪽 다리를 올리고 선다. 상체를 앞으로 구부린다.

12 상체를 뒤로 신전시킨다.

08 Hanging
행잉

| 주요 효과 | 요추·골반 안정화, 척추기립근 강화, 견갑골 안정화, 전완 근육 강화

캐딜락

반복 횟수 3~5

세팅
- Trapeze or Fuzzy

시작 자세
- 트래피즈(또는 퍼지)에 두 다리를 올리고, 두 팔로 바를 잡는다.

레슨 포인트
- 견갑골 안정성을 유지한다.
- 중립 자세에서 시작한다.
- 흉추 신전 시 팔을 과도하게 쓰지 않는다.

Lv. 1

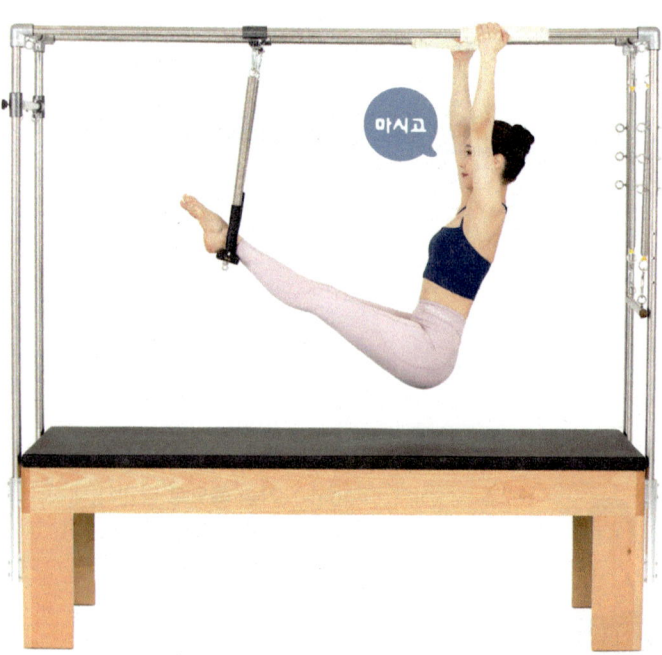

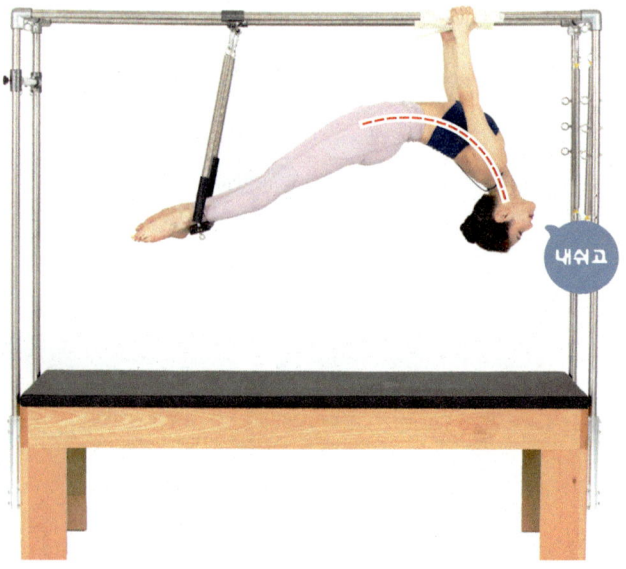

01 두 팔을 잡아당기며, 척추를 신전한다.
팔꿈치를 구부리고 가슴을 끌어올린다.
무릎을 구부리고 골반을 끌어올린다.

⚠️ 신전 시 복부의 지지로 요추의 과신전을 피해야 한다.

Transition Flow

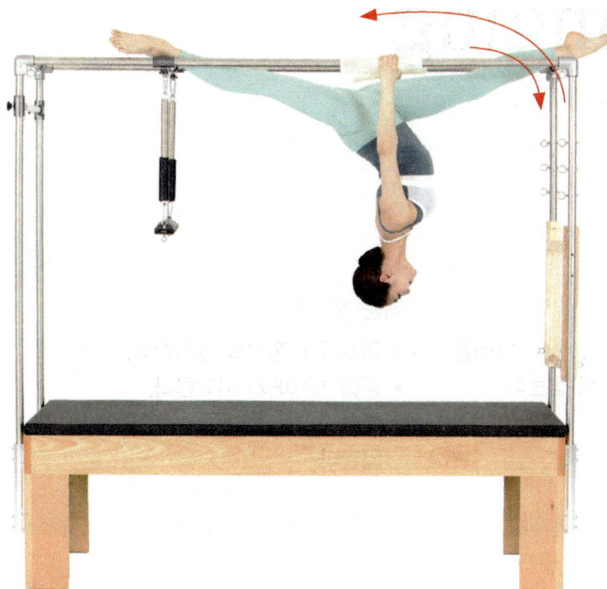

Circus
한 다리씩 머리 방향으로 바로 넘기며 돌아 베드에 내렸다가 한 다리씩 되돌아온다.

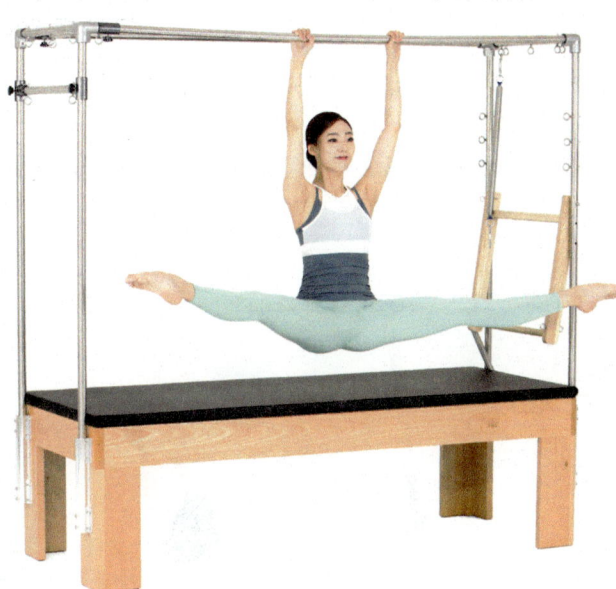

Leg Lift
어깨 너비로 바를 잡고 두 다리를 벌려 천장 쪽으로 끌어올린다.

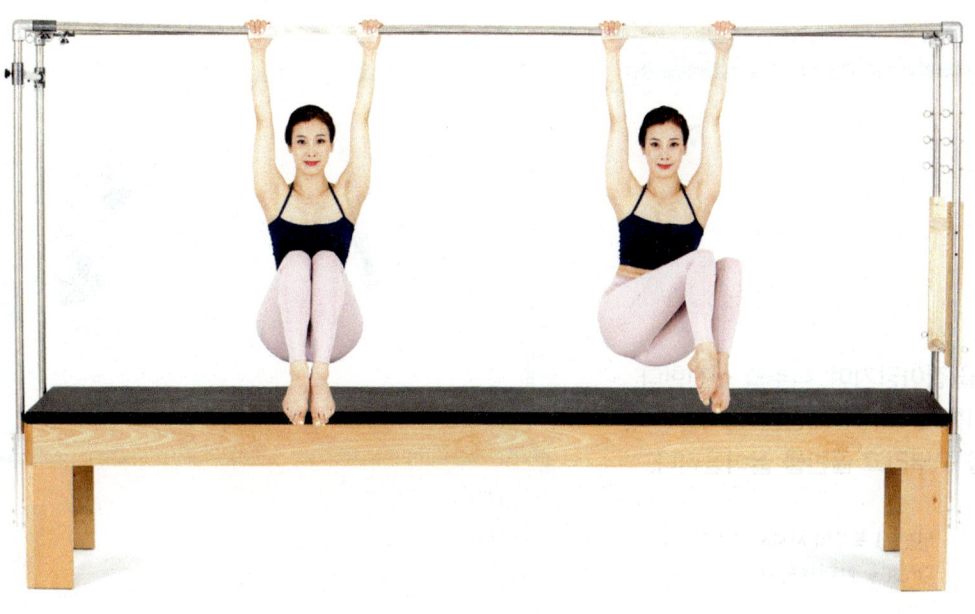

Abdominal
바에 매달려 무릎을 접어 가슴 쪽으로 당긴다.
트위스트하여 겨드랑이 쪽으로 당긴다.
반대쪽으로도 당긴다.

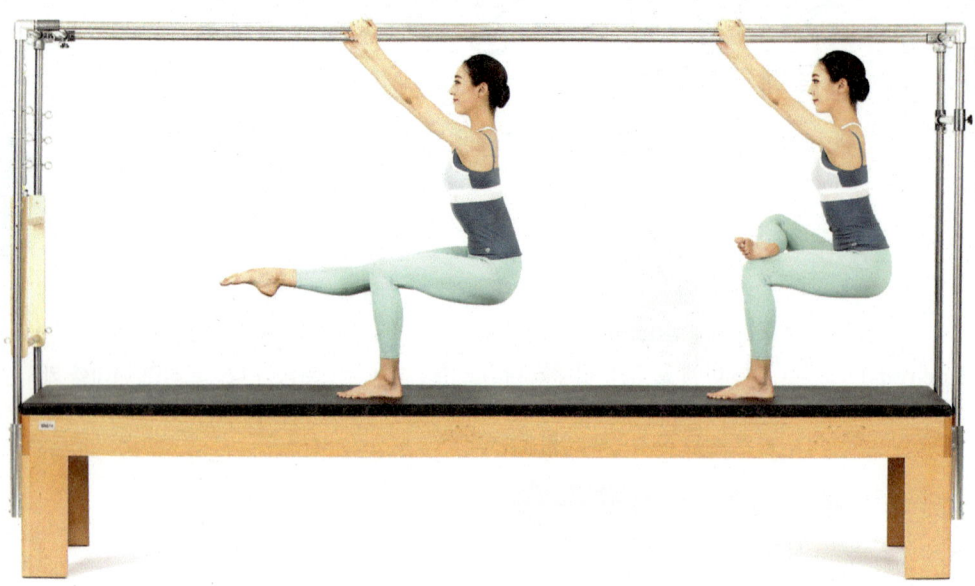

One Leg Squat
한 다리를 구부려
숫자 4를 만들고 스쾃한다.
올린 다리를 정면으로
뻗는다.

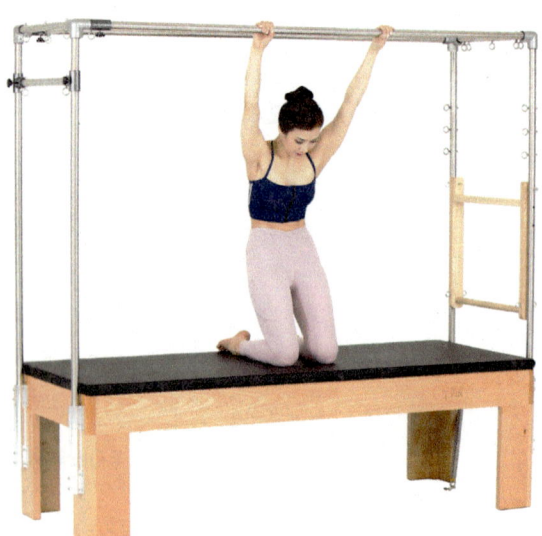

Kneeling Spine
바를 잡고 닐링 자세로
척추를 굴곡/신전한다.

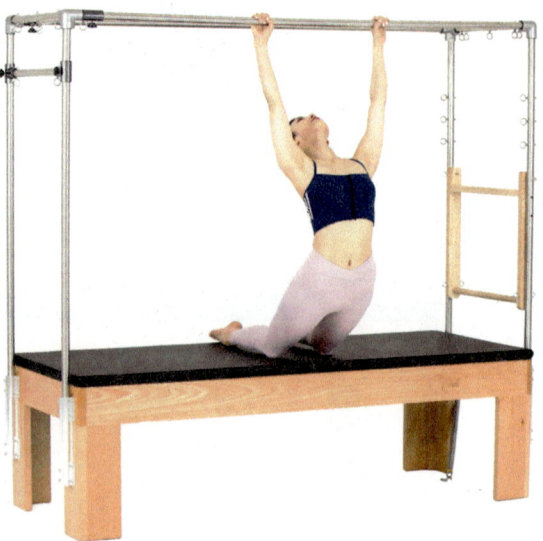

09 Single Leg Stretch
싱글 레그 스트레칭

| 주요 효과 | 발목 분리, 햄스트링 및 전신 스트레칭, 심복부 사용, 견갑골 안정화

캐딜락

반복 횟수 3~5

세팅
- Push-thru Bar
- SPRING   blue 1 or red 1 spring down
- Safe Chain

※ 세이프체인이 없다면 업 스프링으로 대신한다.
※ 체어와 연결 가능하다.

시작 자세
- 베드에 누워 한쪽 다리는 푸시스루 바에 올리고, 반대쪽 다리는 뻗는다.
- 두 손은 푸시스루 바를 잡는다.

레슨 포인트
- 어깨가 상승하지 않도록 한다.
- 햄스트링이 타이트하면 머리를 캐딜락 밖으로 빼서 동작한다.

Lv. 1~2

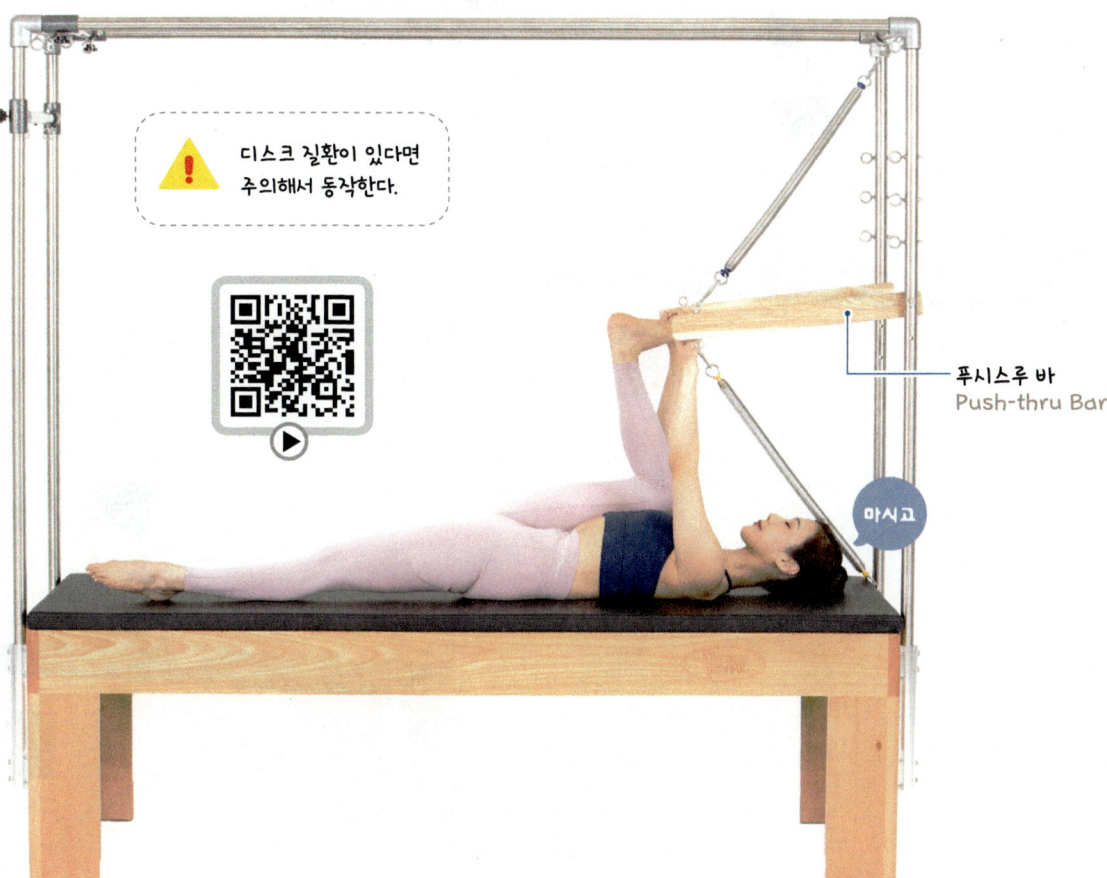

디스크 질환이 있다면 주의해서 동작한다.

푸시스루 바
Push-thru Bar

마시고

01 푸시스루 바에 둔 다리를 펴면서 상체를 분절하여 올린다.

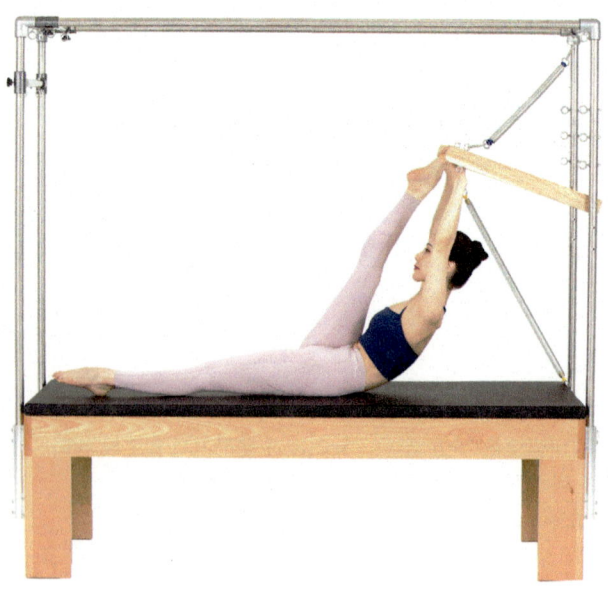

Transition Flow

Long Spine ▶
두 손으로 바를 잡고 다리를 천장으로 곧게 편다.

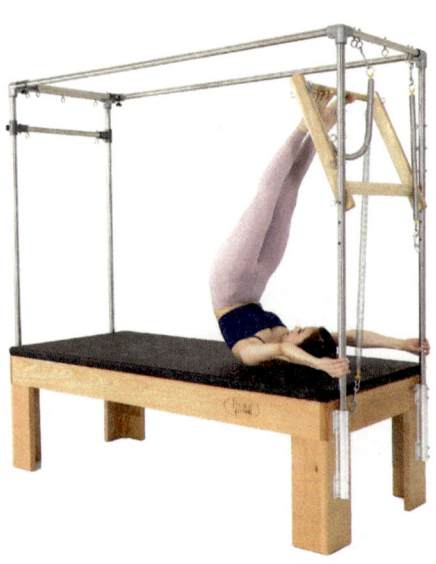

Monkey ▶
두 다리를 푸시스루 바에 올린다.
호흡을 내쉬며 팔다리를 뻗는다.
발목은 돌시플렉션과 플랜타플렉션을 반복한 후
분절하여 팔다리를 구부려 내려온다.

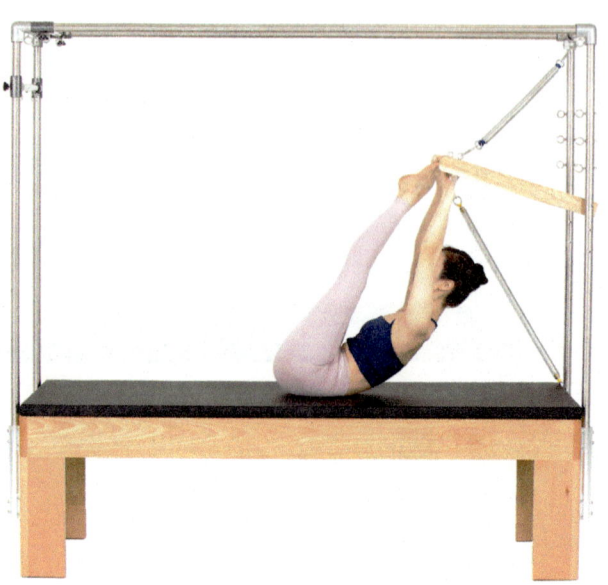

10 Spine Monkey
스파인 멍키

| 주요 효과 | 발목 분리, 햄스트링 및 전신 스트레칭, 견갑골 안정화

캐딜락

반복 횟수 3~5

세팅
- Push-thru Bar
- SPRING   blue spring 1 down
- Safe Chain

※ 세이프체인이 없다면 업 스프링으로 대신한다.
※ 체어와 연결 가능하다.

시작 자세
- 머리를 캐딜락 바깥으로 두고 두 다리는 무릎을 세워 두 손으로 푸시루 바를 잡는다.

레슨 포인트
- 어깨가 올라가지 않도록 한다.
- 심복부를 사용한다.

Lv.1~2

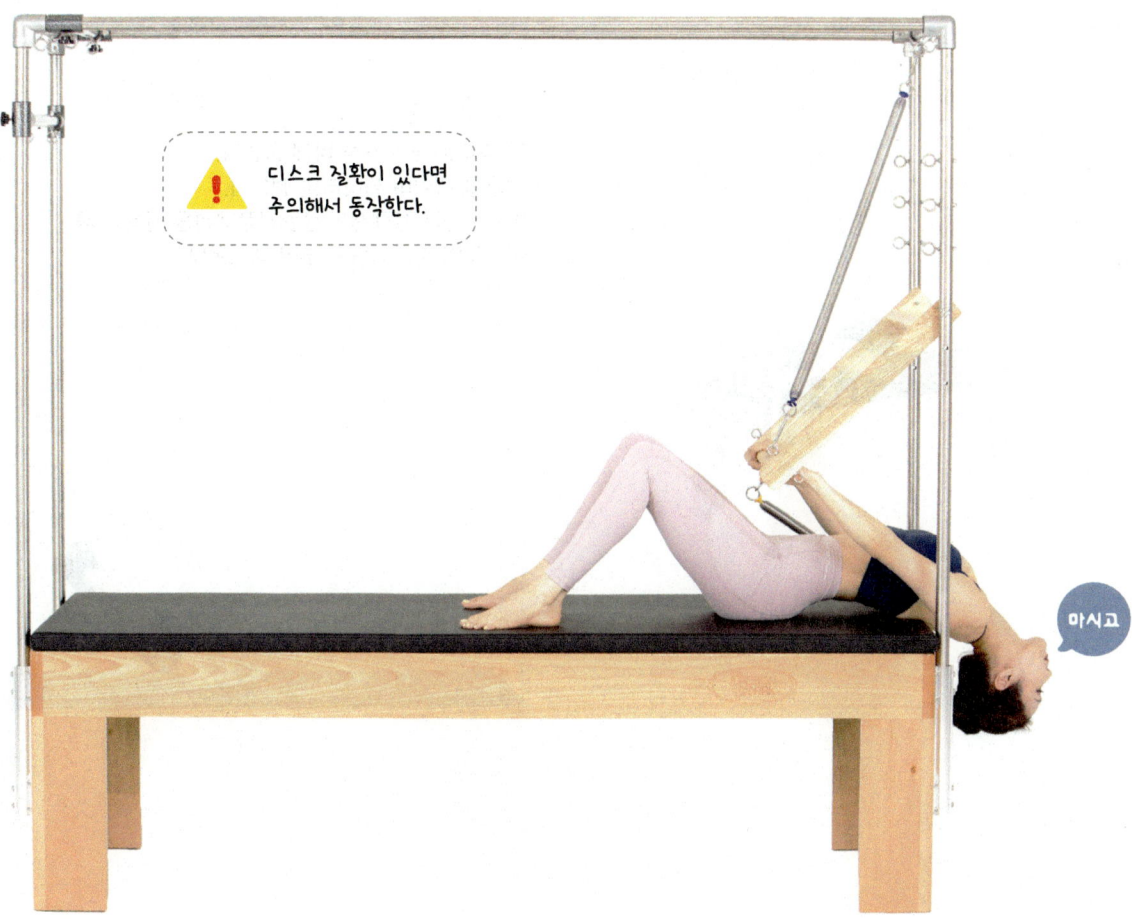

⚠️ 디스크 질환이 있다면 주의해서 동작한다.

마시고

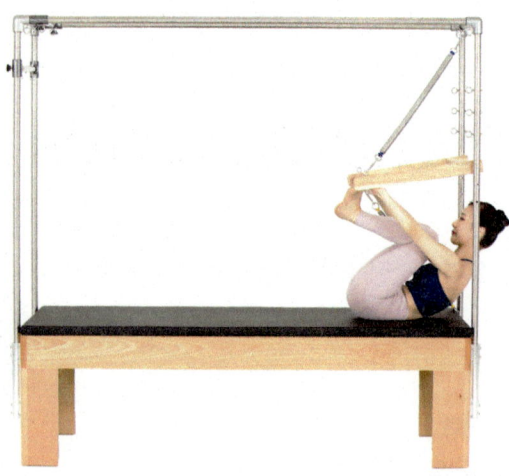

01 턱을 당겨 척추를 분절하여 올리고, 두 다리를 푸시스루 바에 올린다. *내쉬고 마시고*

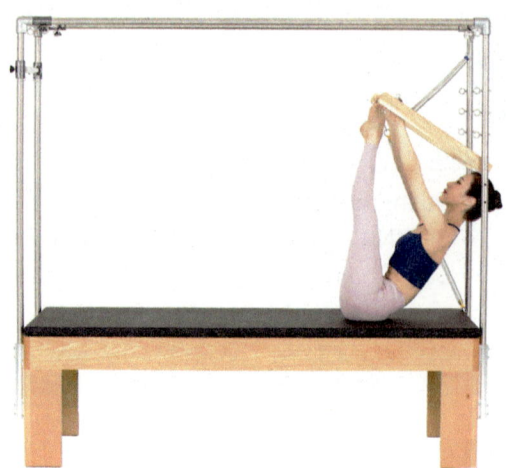

02 두 다리를 펴며 척추를 세운다. *내쉬고*

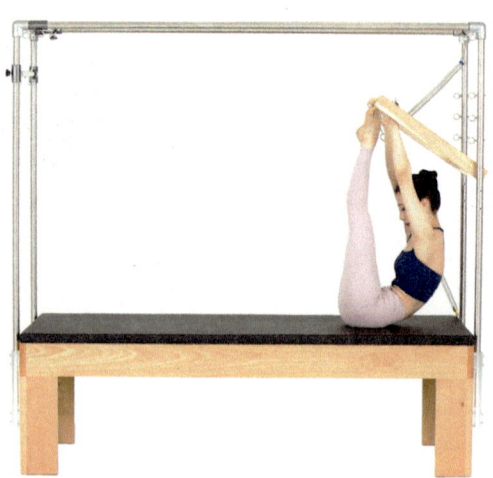

03 복부를 당기며 척추를 굴곡한다. 발목은 돌시플렉션과 플랜타플렉션을 반복한다. *내쉬고 마시고*

Transition Flow

Push-thru on Back
어깨의 전인(protraction), 후인(retraction)을 인지한다.

Push-Thru on Back with Roll Up
척추 분절만 한다.

Change Direction
머리 방향을 바꿔 동작한다.

Twist
베드에 누워 반대쪽 팔과 다리를 뻗으며 몸통을 회전한다.

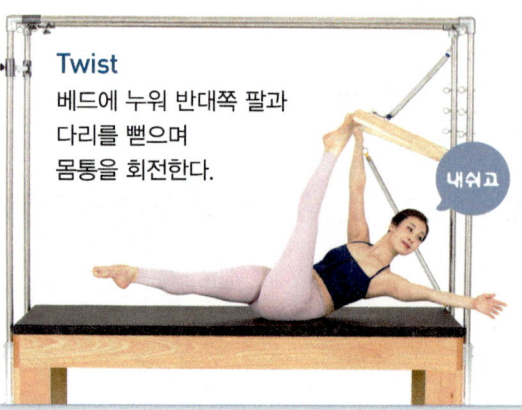

11 Hip Joint Movement Series
힙 조인트 무브먼트 시리즈

| 주요 효과 | 고관절 내전근·무릎 신전근 강화, 햄스트링 유연성 증진, 요추·골반의 안정화 증진

캐딜락

반복 횟수 5

세팅
- Push-thru Bar
- SPRING   yellow 1~red 1 spring down
- Safe Chain

레슨 포인트
- 어깨가 과도하게 긴장되지 않도록 한다.
- 골반과 척추의 정렬 상태를 확인한다.
- 하지 정렬을 유지하도록 한다.
- 두 다리에 힘이 동일하게 들어갈 수 있도록 한다.

Lv.1

HIP OPENER

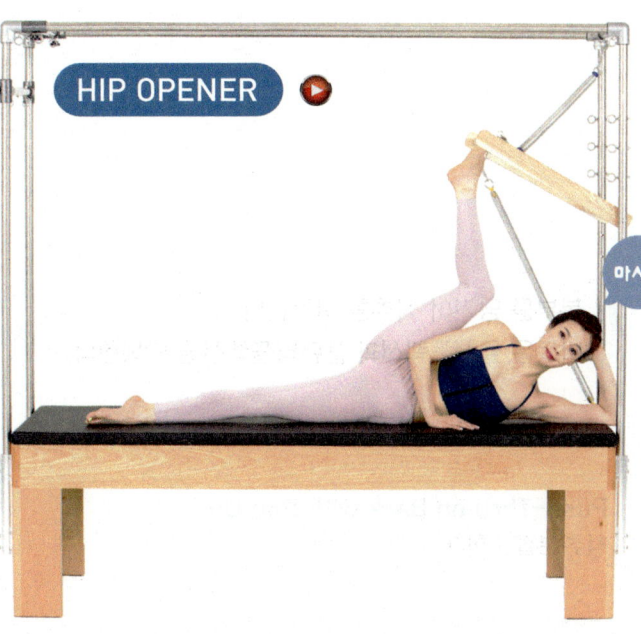
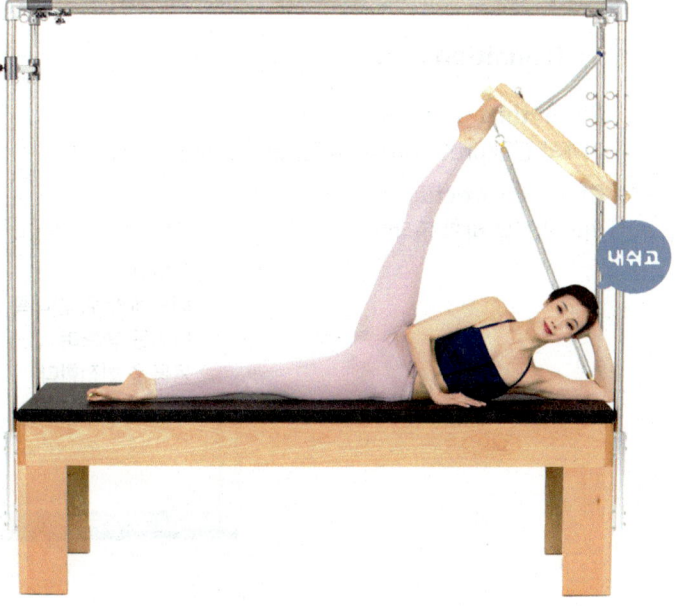

01 푸시스루 바 방향으로 머리를 두고 옆으로 누워 한쪽 다리를 푸시스루 바에 올린다.
한 손은 머리를 받치고,
반대쪽 손은 가슴 앞에 둔다.

02 무릎을 펴며 푸시스루 바를 밀어낸다.

SCOOTER

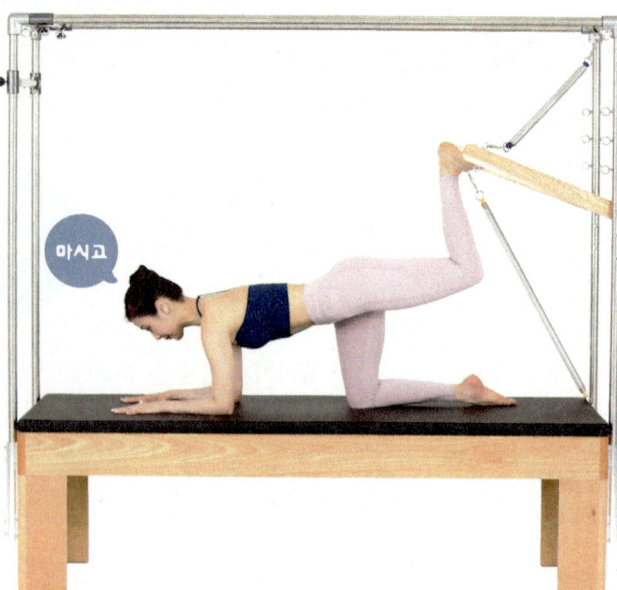

01 팔꿈치를 구부린 네발기기 자세에서, 한쪽 다리를 푸시스루 바에 둔다. 무릎과 골반을 수평으로 둔다.

02 가슴과 복부가 처지지 않게 푸시스루 바를 밀어 고관절을 신전한다. 5회 반복한다.

03 고관절을 신전하며 무릎을 편다.

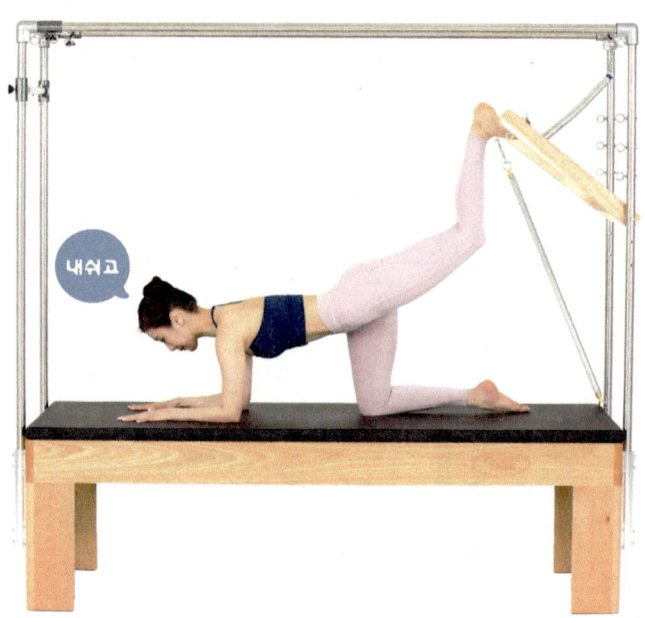

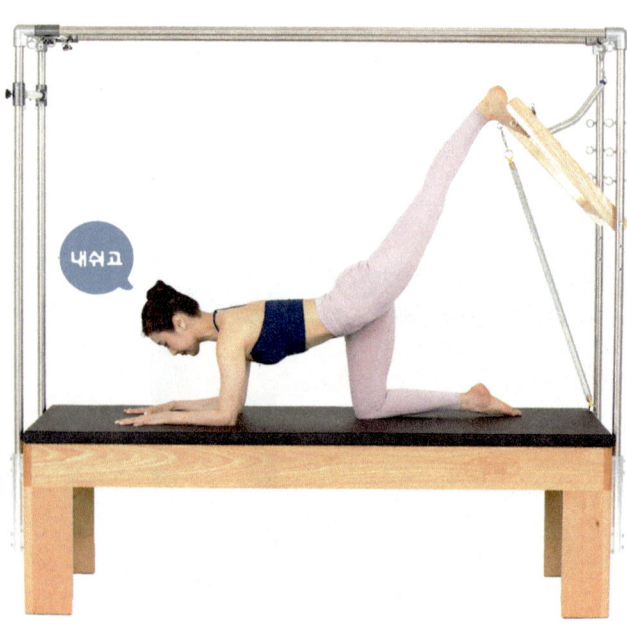

Transition Flow

Turn-Out(Toes)
등을 대고 누워 두 다리를 V자세로 진행한다.

Calf Stretch
발목은 돌시플렉션과 플랜타플렉션을 교대로 동작한다.

Walking
한 다리씩 교대로 무릎을 구부렸다 편다.

Change Direction
머리 방향을 바꿔 동작한다.

12 Long Spine
롱 스파인

| 주요 효과 | 척추 분절, 골반 저근 및 둔근 강화

캐딜락

반복 횟수 3~5

세팅
- Push-thru Bar
- SPRING   yellow 1~blue 1 spring down
- Safe Chain

시작 자세
- 등을 대고 누워 푸시스루 바 위에 두 다리를 골반 너비로 올린다. 발목은 돌시플렉션한다.
- 척추와 골반은 중립을 유지하고, 두 손은 바를 잡고 저항한다.

레슨 포인트
- 어깨가 올라가지 않게 등 아래에 패드를 깔아 미끄러지지 않도록 한다.
- 턱을 누르지 않도록 한다.

Lv.2

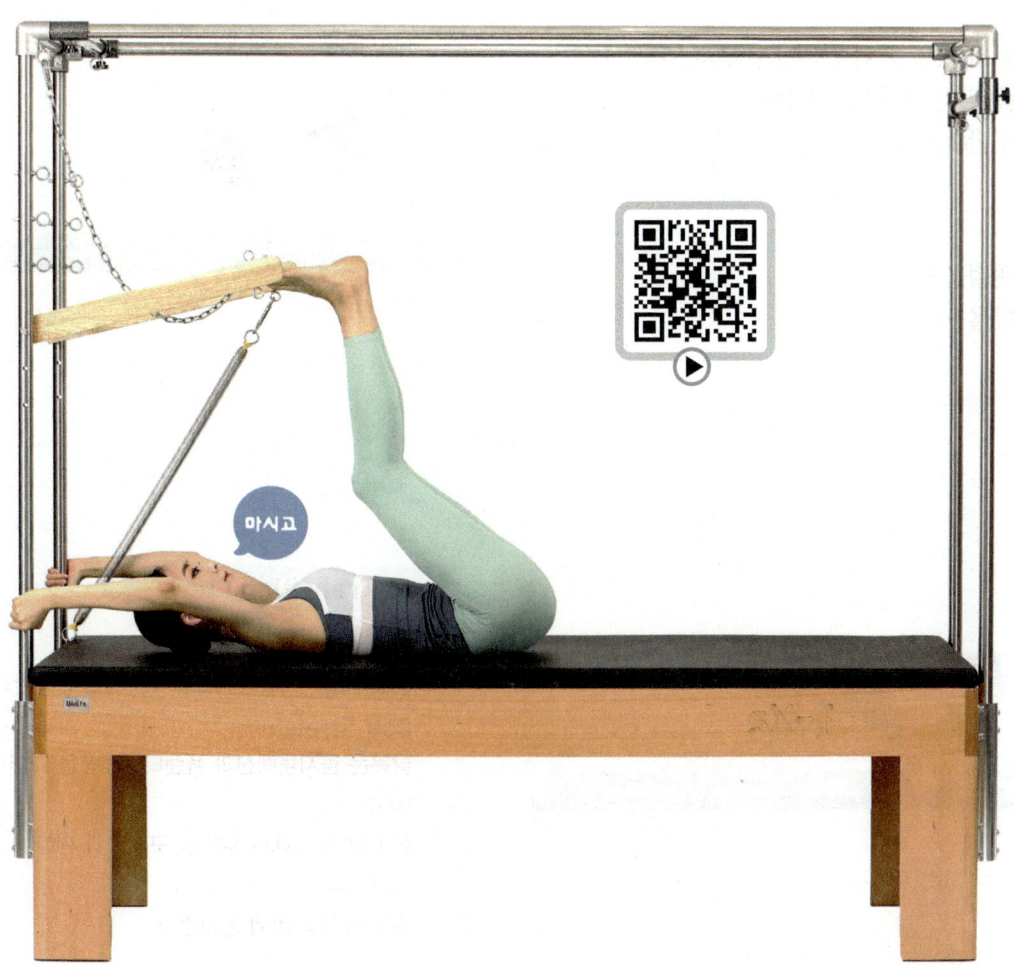

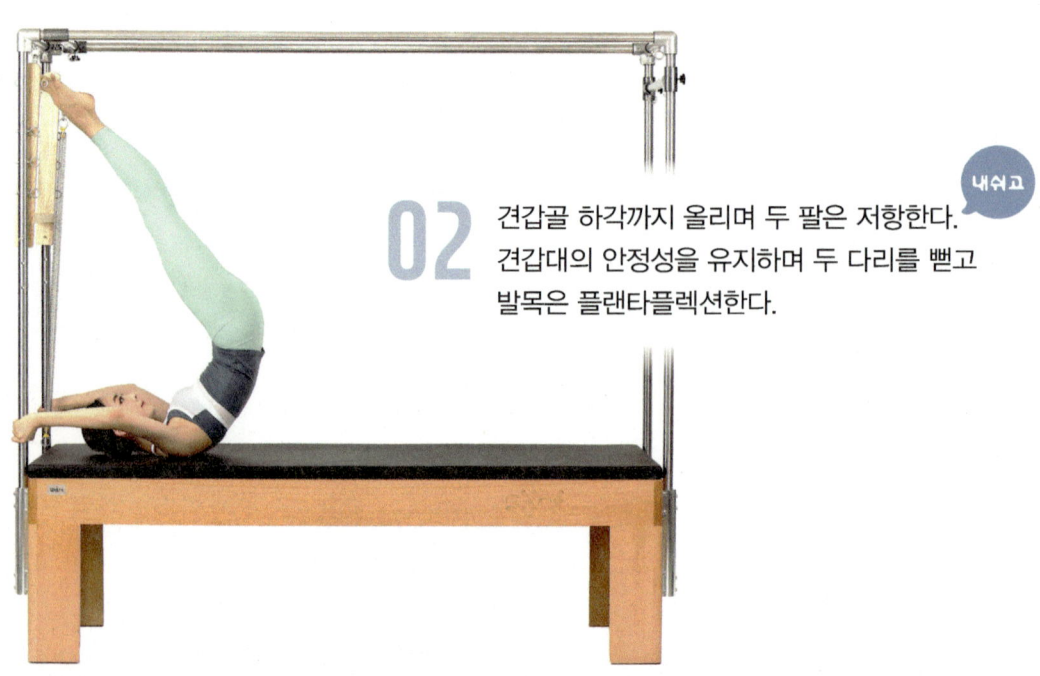

01 무릎이 가슴에서 멀어지지 않게 꼬리뼈부터 말아 올리며 C커브를 유지한다. `내쉬고`

02 견갑골 하각까지 올리며 두 팔은 저항한다. 견갑대의 안정성을 유지하며 두 다리를 뻗고 발목은 플랜타플렉션한다. `내쉬고`

03 무릎을 가슴 쪽으로 구부리며 척추를 분절하며 내려온다. `마시고`

13 One Leg Teaser
원 레그 티저

캐딜락

| 주요 효과 | 요추·골반 안정성 유지, 복횡근·삼각근·상완삼두근·상완이두근·복직근·복사근·고관절 굴곡근 강화, 견갑골 안정화

반복 횟수 5~10

세팅
- Push-thru Bar
- SPRING   yellow 1~blue 1 spring up

시작 자세
- 베드에 누워 두 팔로 푸시스루 바를 잡고 한 다리는 천장을 향한다.

레슨 포인트
- 척추 분절 동작임을 인지한다.
- 팔꿈치를 구부리는 동작 시 견갑골을 안정화한다.
- 코어로 요추 굴곡을 증가시켜 골반이 대퇴로부터 멀어지게 한다.
- 손목 꺾임에 주의한다.

Lv.2

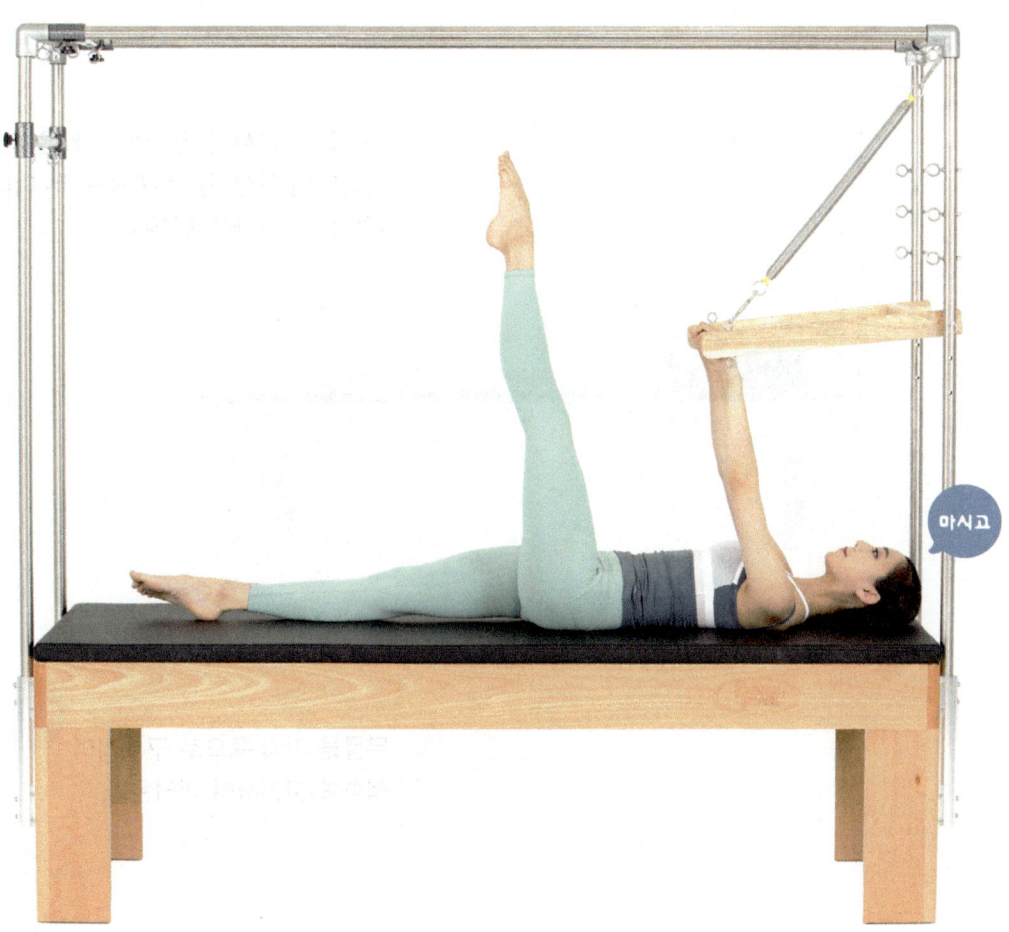

마시고

01 상체를 분절하여 올린다.

내쉬고

02 분절하여 시작 자세로 돌아온다.

내쉬고

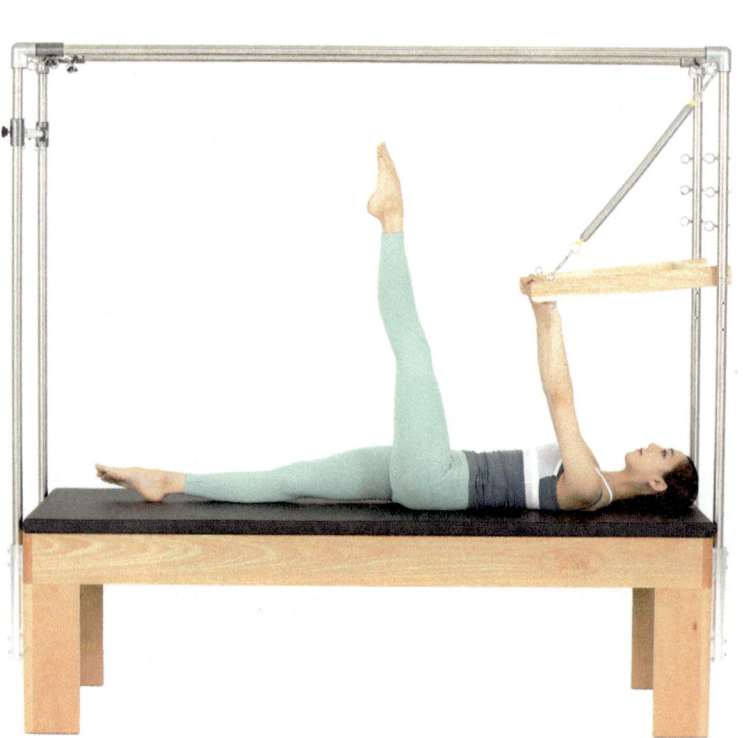

14 Teaser with Arm Press
티저 위드 암 프레스

캐딜락

| 주요 효과 | 요추·골반 안정화, 삼각근·상완삼두근 강화, 복직근·복사근 강화, 고관절·굴곡근 강화, 견갑골 안정화

반복 횟수 5~10

세팅
- Push-thru Bar
- SPRING yellow 1~blue 1 spring up

시작 자세
- 두 다리를 뻗어 눕는다.
- 두 손은 푸시스루 바를 잡는다.

레슨 포인트
- 척추 분절 동작임을 인지한다.
- 팔꿈치를 구부리는 동작 시 견갑골을 안정화한다.
- 코어로 요추를 굴곡시켜 골반이 대퇴로부터 멀어지게 한다.
- 손목 꺾임에 주의한다.

Lv.2

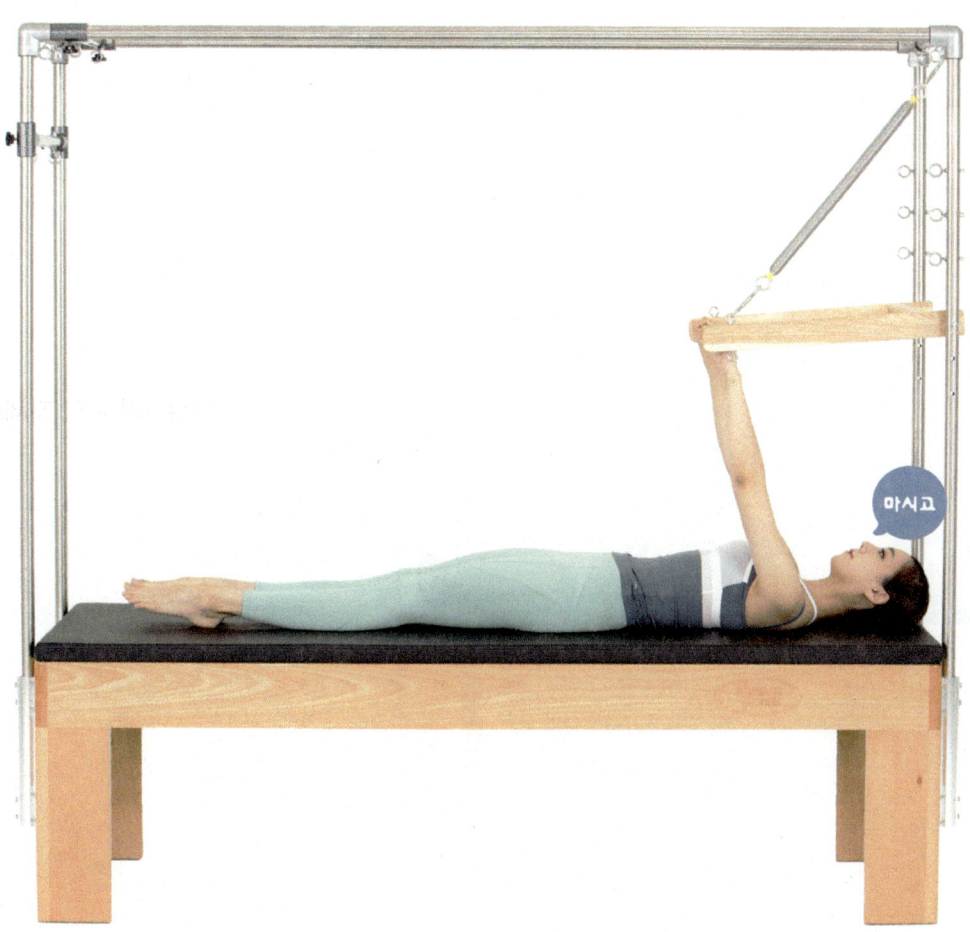

마시고

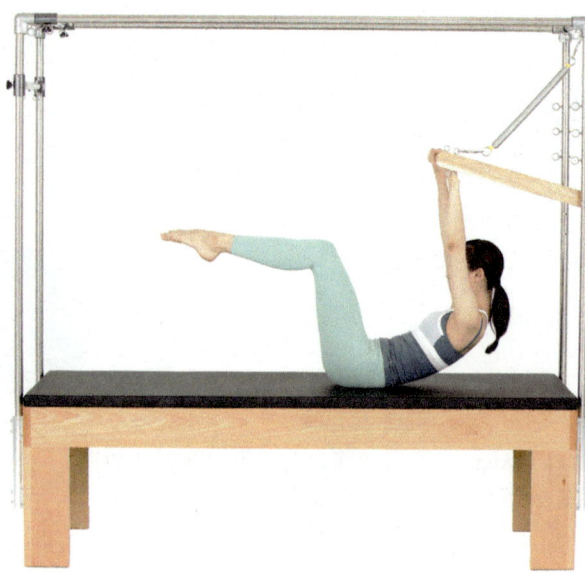

01 두 다리는 테이블탑을 만들며 척추를 분절하여 올린다.

02 귀와 어깨가 멀어지도록 하여 상체를 뻗는다.
두 다리는 대각선으로 발끝까지 에너지를 보낸다.

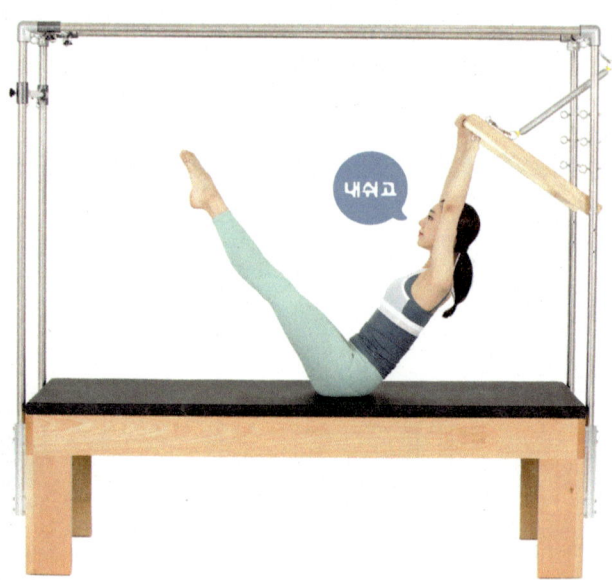

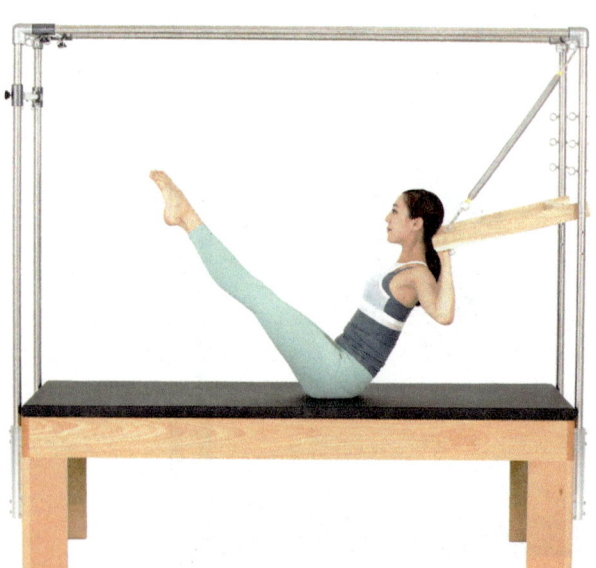

03 팔꿈치를 구부려 바를 머리 뒤쪽으로 내렸다가 올리기를 2~3회 반복한다. 갈비뼈가 벌어지거나 어깨가 올라가지 않도록 한다.

04 분절하며 시작 자세로 돌아온다.

Transition Flow

Lower & Lift Legs 티저에서 다리를 올리고 내린다(고관절 굴곡/신전).
Arms & Legs by Turns 팔과 다리를 교대로 동작한다.
Arms & Legs Together 팔과 다리를 동시에 동작한다.

15 Cat
캣

| 주요 효과 | 코어 강화, 견갑골 안정화, 흉추 가동성 향상

캐딜락

반복 횟수 3~5

세팅
- Push-thru Bar
- SPRING   yellow 1~blue 1 spring up

시작 자세
- 두 손을 어깨 너비로 벌려 푸시스루 바를 잡고 닐링 자세를 취한다.

레슨 포인트
- 바 위쪽으로 몸을 기울이지 않도록 주의한다.
- 척추 신장 시 코어로 지지한다.

Lv.2

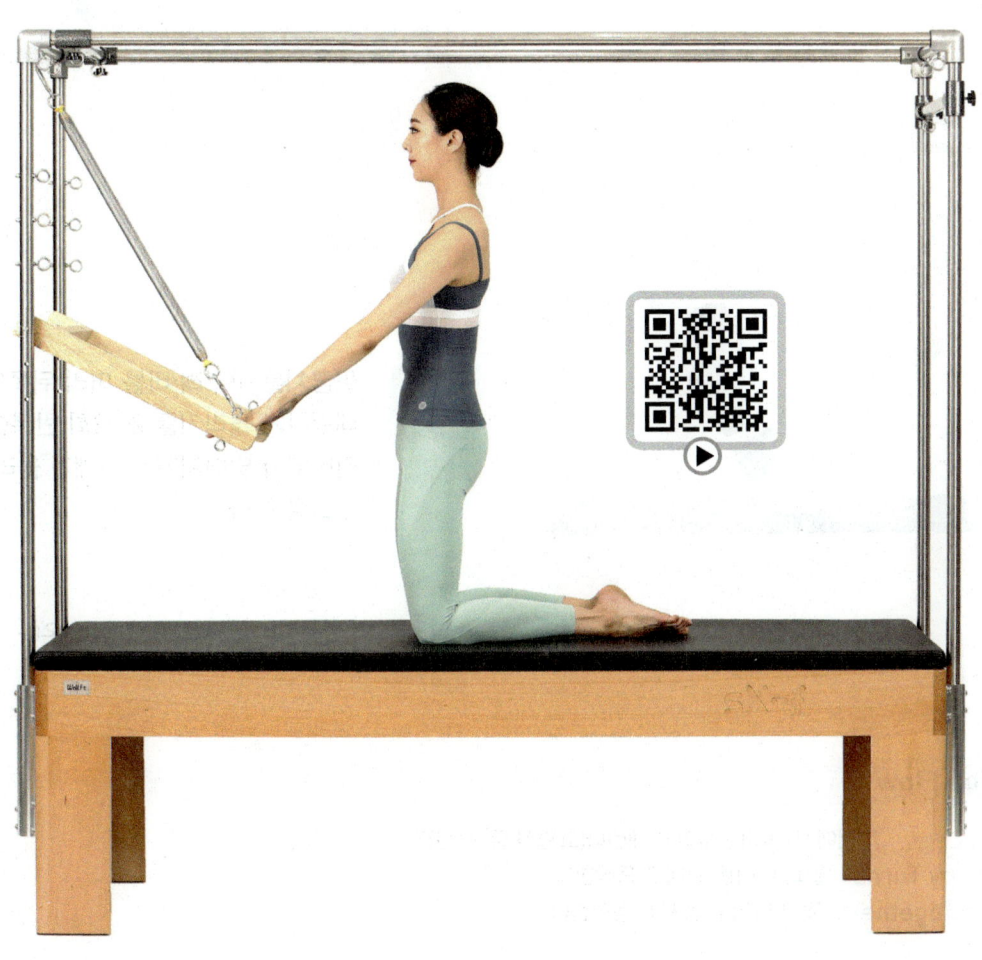

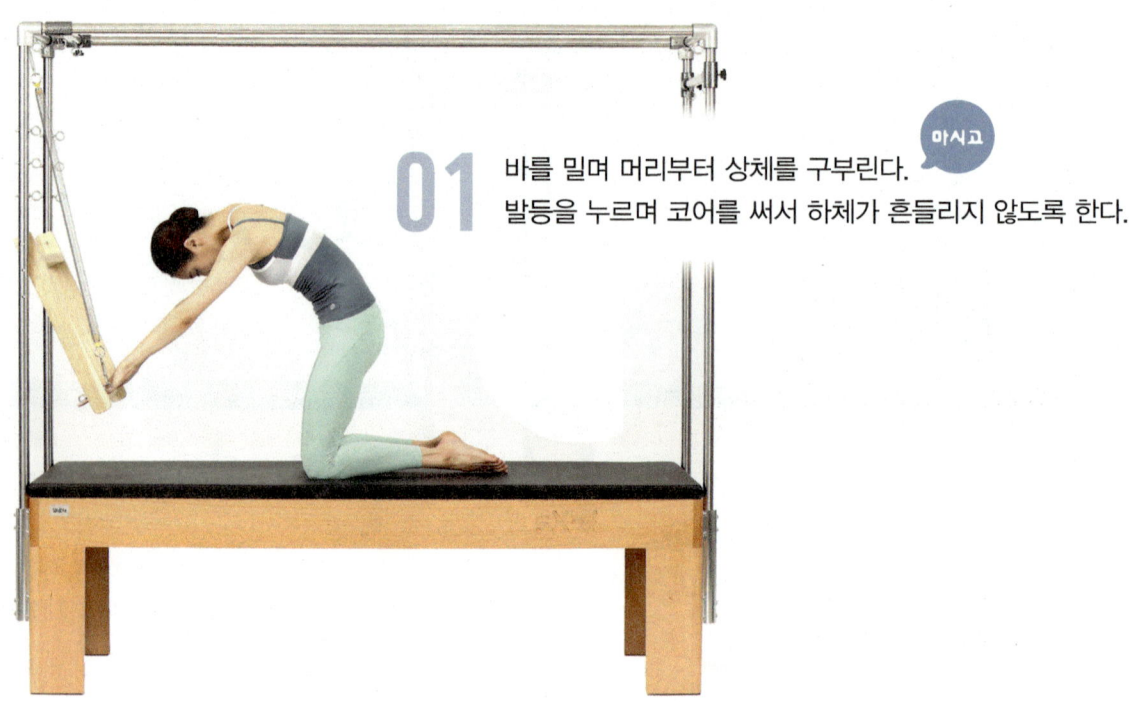

01 바를 밀며 머리부터 상체를 구부린다.
발등을 누르며 코어를 써서 하체가 흔들리지 않도록 한다.

마시고

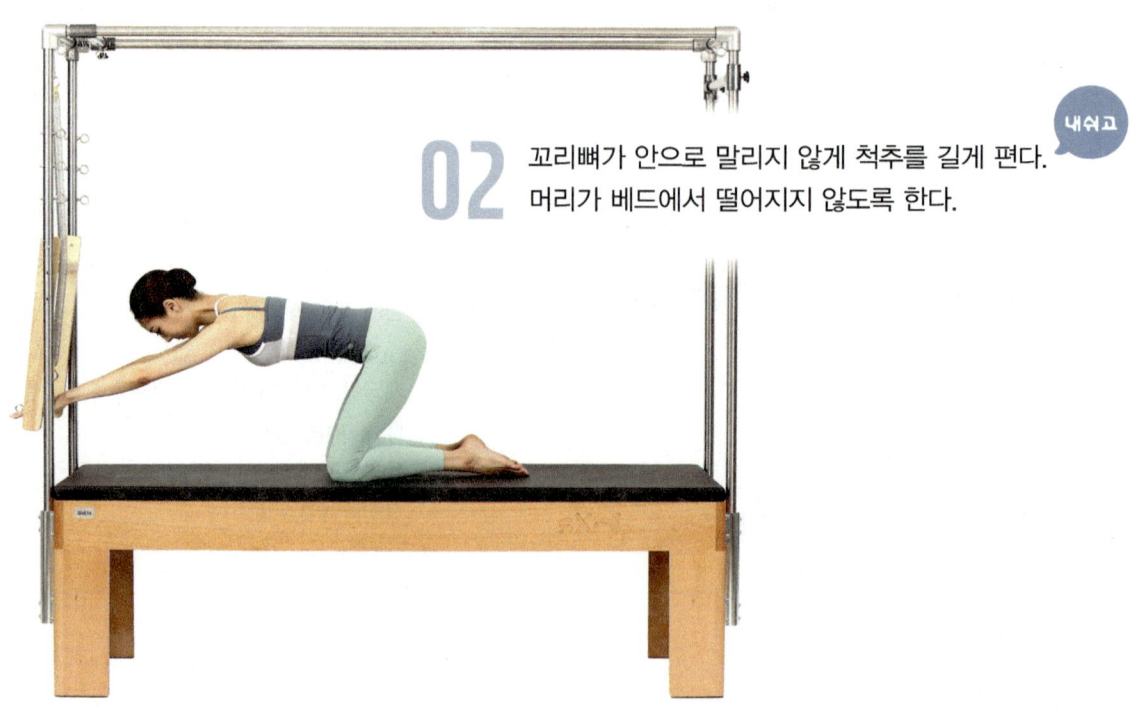

02 꼬리뼈가 안으로 말리지 않게 척추를 길게 편다.
머리가 베드에서 떨어지지 않도록 한다.

내쉬고

Transition Flow

Spine Twist

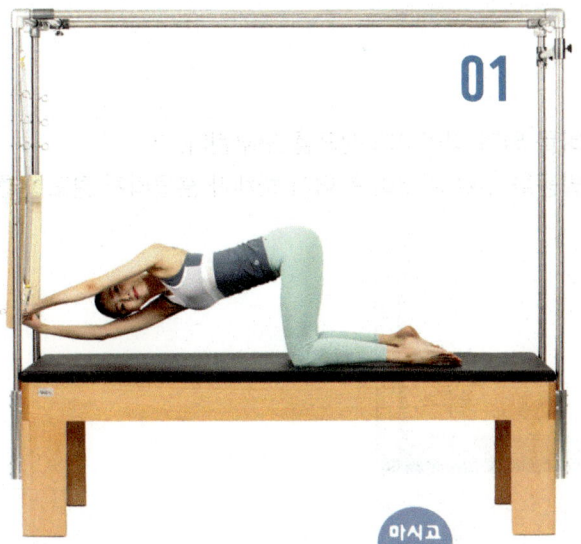

두 손을 마주 보게 바를 잡고 어깨를 안정화시켜 몸통을 회전한다.

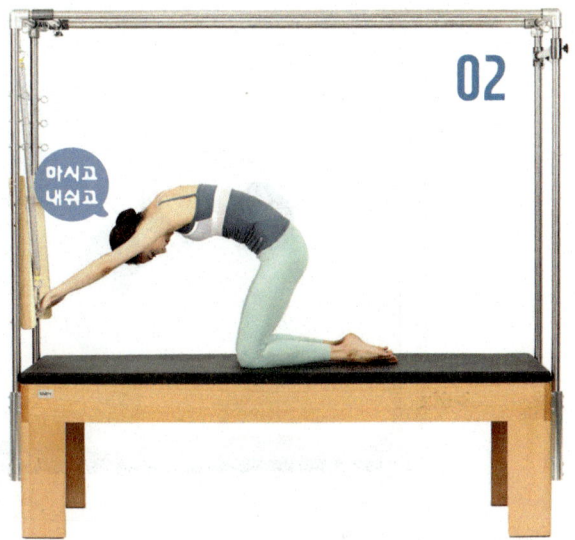

숨을 들이마시며 척추를 길게 늘이고, 내쉬며 복부를 당겨 분절하며 시작 자세로 돌아온다.

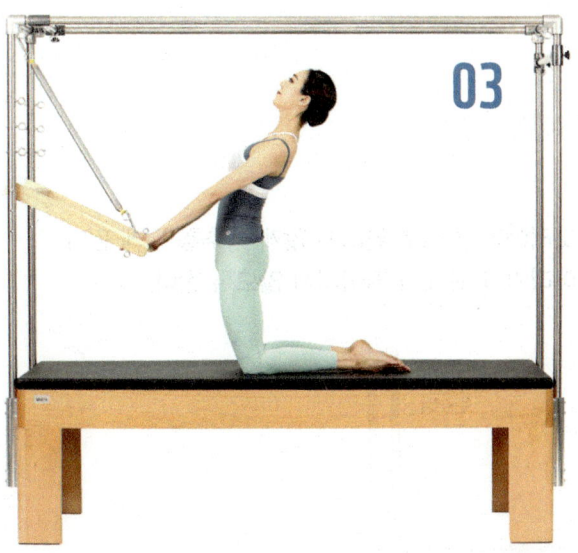

바를 지그시 누르며 척추를 신전한다.

No Hinge Back
힌지 백을 제외하고 동작한다.

Standing
캐딜락 밖으로 나와서 스탠딩으로 동작한다.

Dorsiflexion
두 다리를 펴서 타워에 붙이고 발목은 돌시플렉션한다.

16 Swan Dive Series
스완 다이브 시리즈

| 주요 효과 | 척추 신전근 및 둔근 강화, 복부 스트레칭, 견갑골 유동성 향상

캐딜락

반복 횟수
3~5

세팅
- Push-thru Bar
- SPRING   yellow 1~blue 1 spring up

시작 자세
- 베드에 엎드려 두 손으로 푸시스루 바를 잡고, 두 다리는 어깨 너비로 벌려 외회전을 한다.
- 발목은 플랜타플렉션한다.

레슨 포인트
- 어깨가 올라가지 않게 하고 시작 전에 상승, 하강을 인지시킨다.
- 시작 자세에서 골반과 척추의 중립을 유지한다.
- 코어가 지지할 수 있는 정도까지만 신전한다.
- 경추는 과신전하지 않는다.

Lv.2

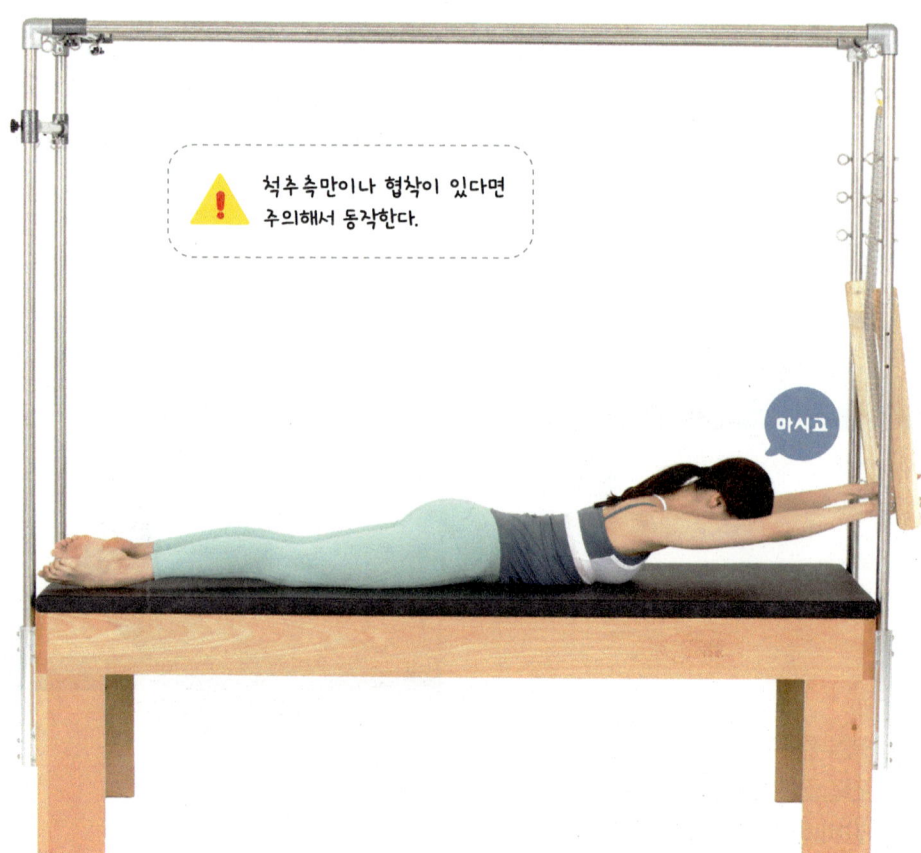

⚠️ 척추 측만이나 협착이 있다면 주의해서 동작한다.

마시고

SWAN

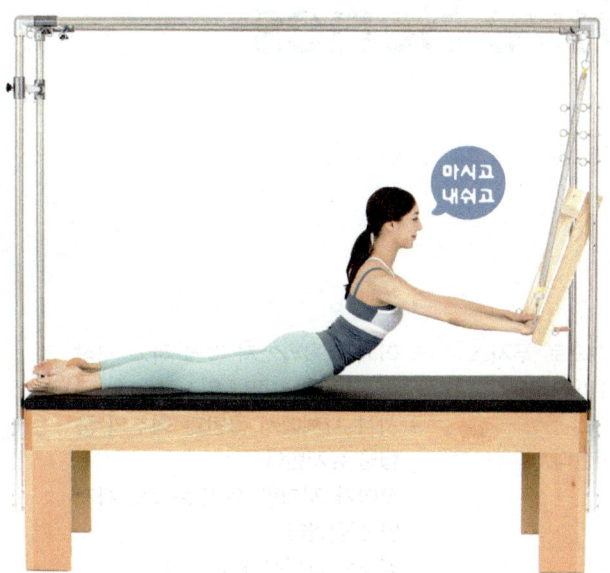

01 견갑골의 안정성을 유지하고 바를 누르며 어깨와 척추를 신전한다.

LONG SPINE SWAN

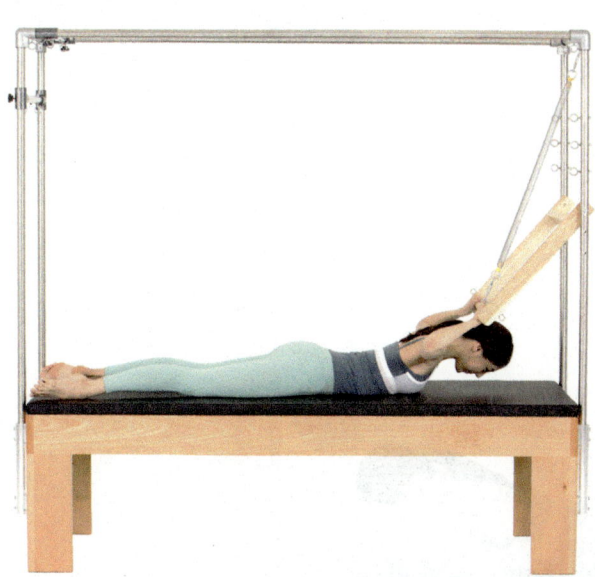

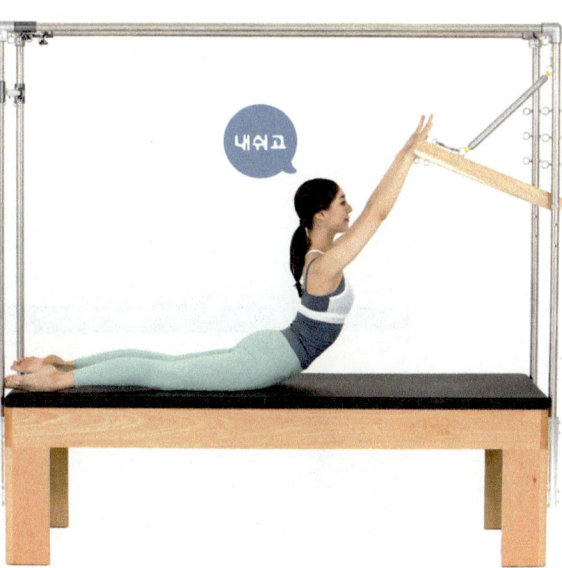

01 척추를 베드에 내려놓으며 시작 자세로 돌아온다. 팔꿈치를 구부려 바를 머리 뒤로 보낸다.

02 복부를 수축시켜 흉추를 신전한다. 견갑골 안정성을 유지하며 갈비뼈가 벌어지지 않게 한다.

03
하복부부터 서서히 내리며 팔꿈치를 구부린다. 〔마시고〕

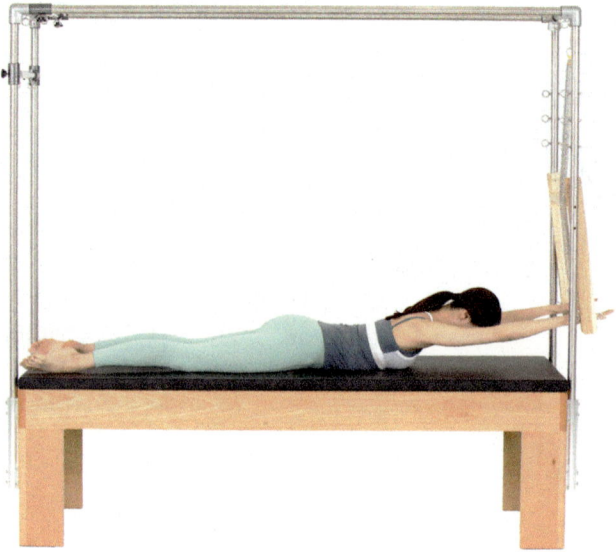

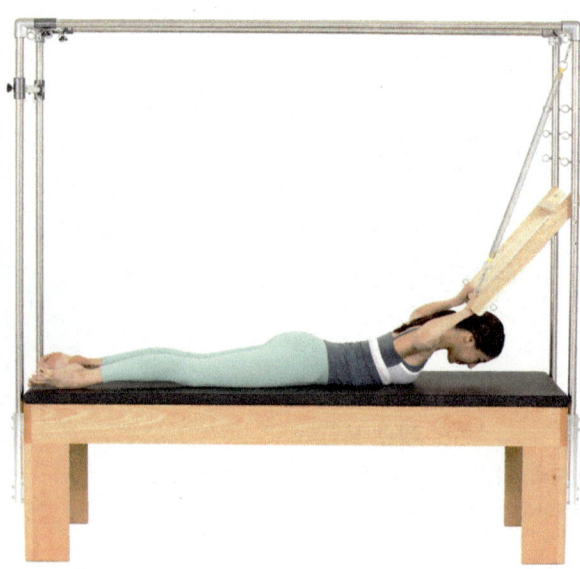

04
두 팔을 펴며 시작 자세로 돌아온다. 〔내쉬고〕

Transition Flow

Lunge Stretch ▶

01
한 다리는 바닥에, 반대쪽 다리는 베드에 두고 엎드려 한 손은 바에, 반대쪽 손은 무릎에 올린다. 〔마시고〕

02
견갑대를 안정화하여 팔꿈치를 구부려 바를 당기며 척추를 신전한다. 〔내쉬고〕

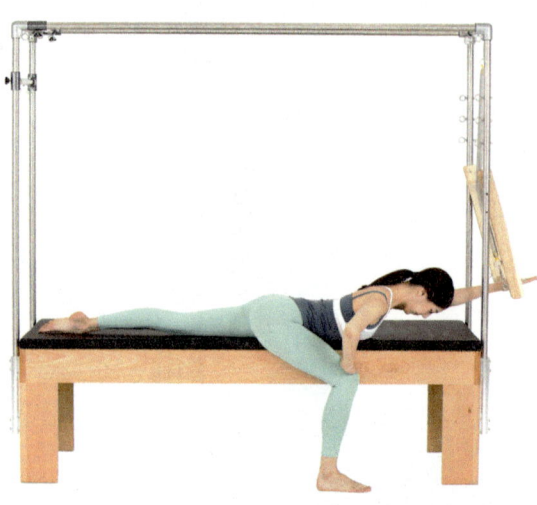

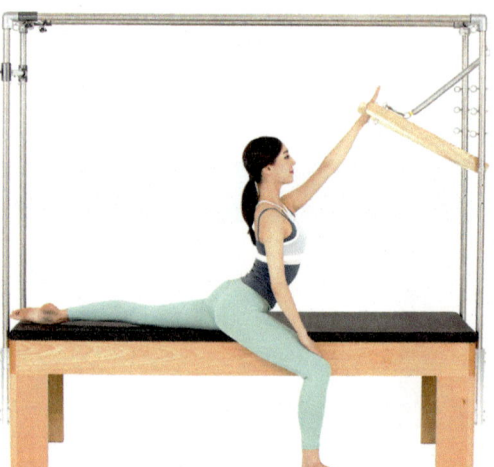

Neutral
견갑골 상승·하강을 반복하면서 중립을 찾는다.

17 Pull Down
풀 다운

| 주요 효과 | 견갑대의 유동성 및 안정성 향상

캐딜락

반복 횟수 5~10

세팅
- Push-thru Bar
- SPRING   yellow 1~blue 1 spring up

시작 자세
- 손바닥이 얼굴을 향하도록 하고, 팔꿈치를 구부려 어깨 너비로 잡고 양반다리로 앉는다.

레슨 포인트
- 견갑골 안정성이 중요하다.
- 견갑대의 안정성을 유지한다.
- 손목 꺾임에 주의한다.

Lv. 1

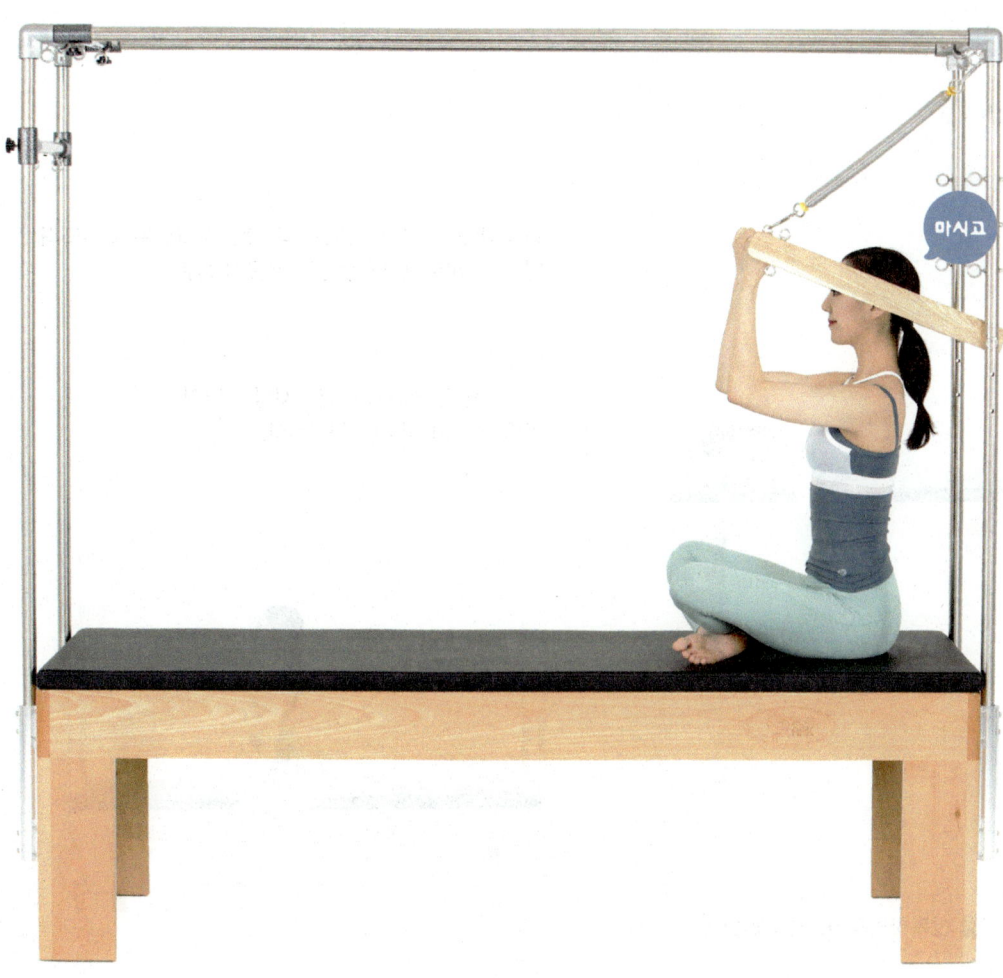

마시고

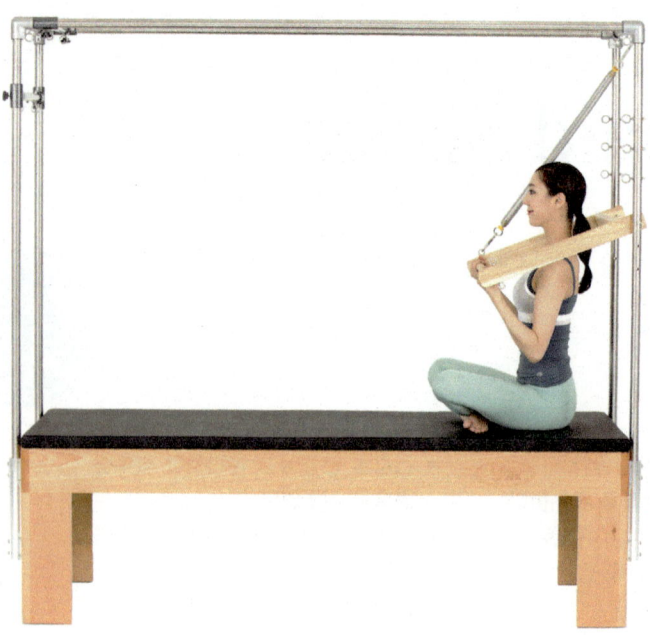

01 어깨 안정성을 유지하면서 바를 아래쪽으로 당긴다. `내쉬고`

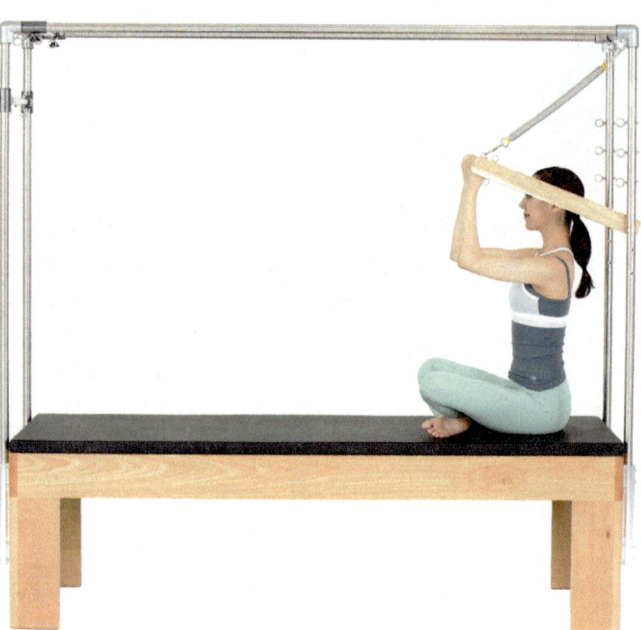

02 어깨의 상승 없이 시작 자세로 되돌아온다. `마시고`

Transition Flow

One Arm

01 팔꿈치를 구부려 바를 아래로 잡아당긴다. `내쉬고`

02 어깨 상승이 없는 높이에서 가장 높게 바를 되돌린다. `마시고`

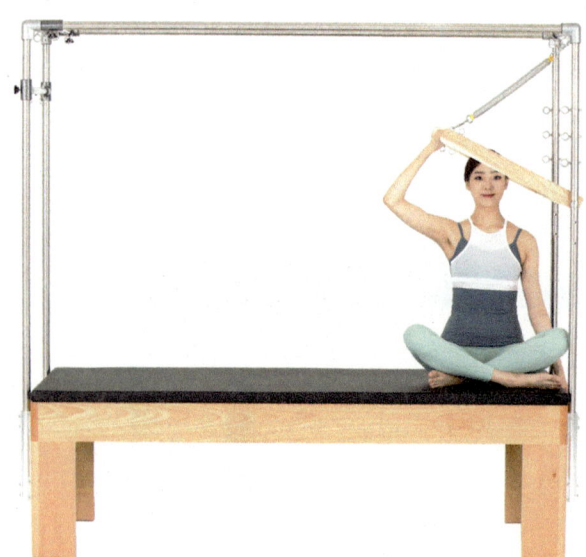
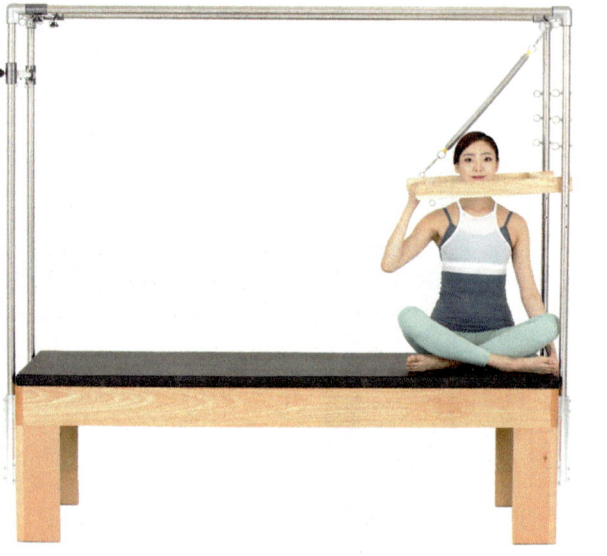

18 Mermaid Series
머메이드 시리즈

| 주요 효과 | 골반의 안정성, 척추의 유연성, 팔 안쪽 근육 강화, 요방형근 스트레칭, 내·외 복사근으로 몸통의 회전

캐딜락

반복 횟수 **3~5**

세팅
- Push-thru Bar
- SPRING   yellow 1~blue 1 spring up

시작 자세
- 옆면을 보고 Z-시팅한다.
- 골반과 척추는 중립을 유지한다.
- 푸시스루 바 쪽 손은 어깨보다 조금 더 앞으로, 반대쪽 팔은 자연스럽게 위로 올린다.

레슨 포인트
- 견갑골 안정성을 유지하며 척추를 옆으로 기울인다.
- 옆면에서 보았을 때 척추 중립을 유지한다.
- 골반 스퀘어를 유지한다.

Lv.2

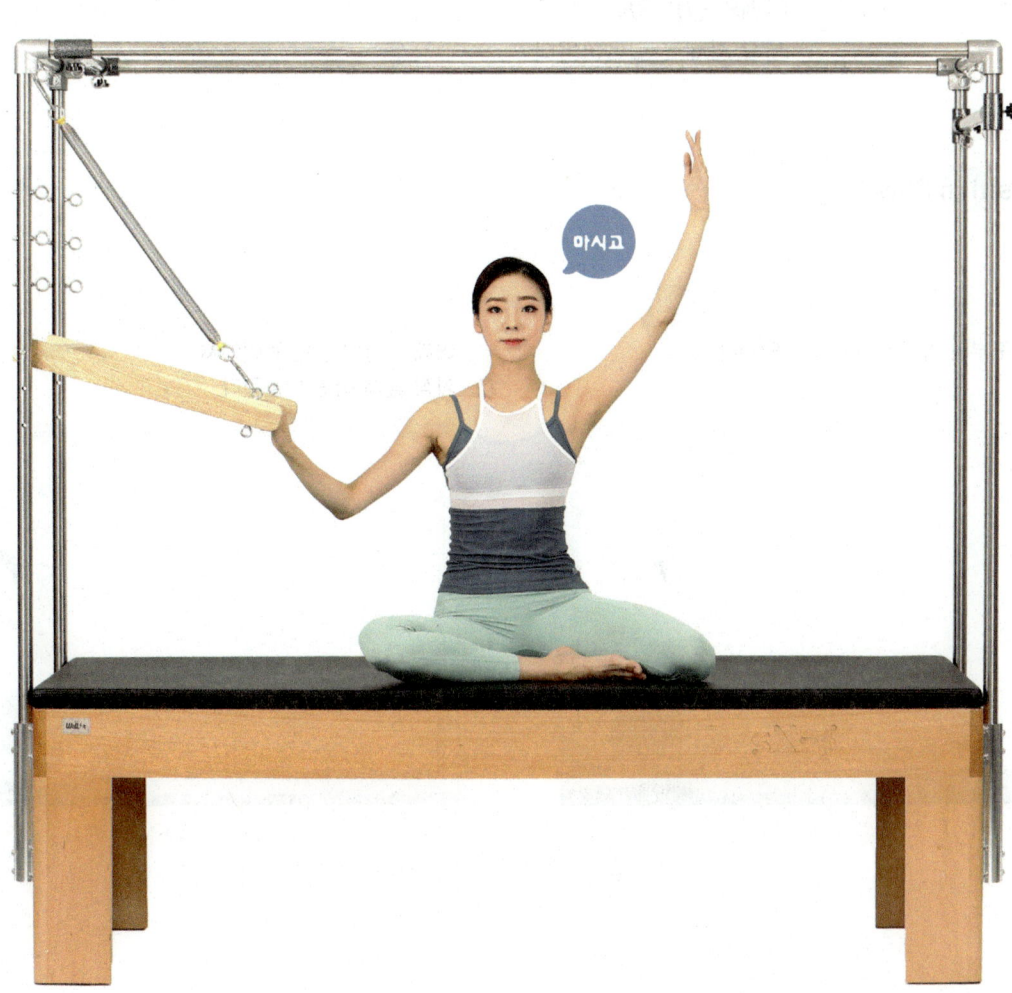

마시고

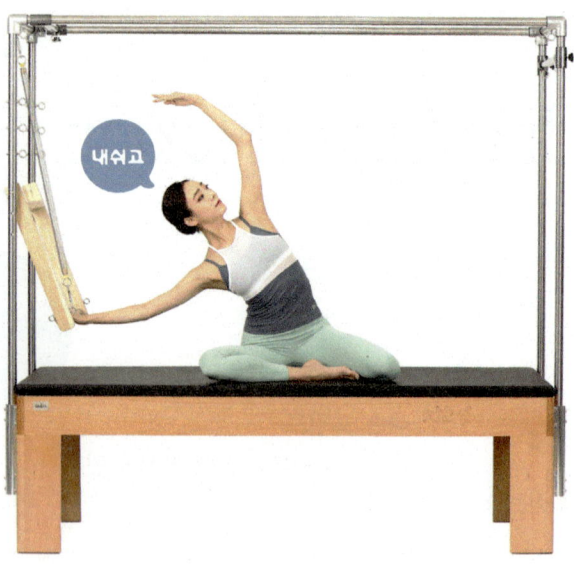

01 견갑골의 안정성을 유지하면서 바를 밀며 척추를 옆으로 기울인다.
3~5회 반복한다.

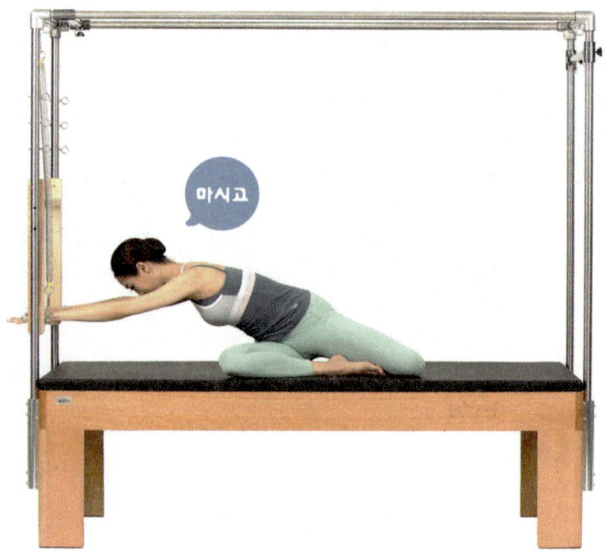

02 골반이 흔들리지 않게 몸통을 회전하여 두 손으로 바를 어깨 너비로 잡아 어깨 안정성을 유지하며 밀어낸다.

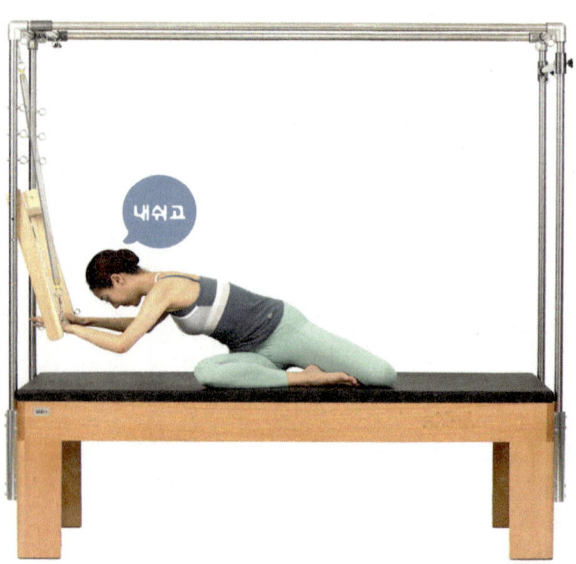

03 등 높이가 변하지 않게 견갑대를 안정화하여 팔꿈치를 구부린다.
3~5회 반복한다.

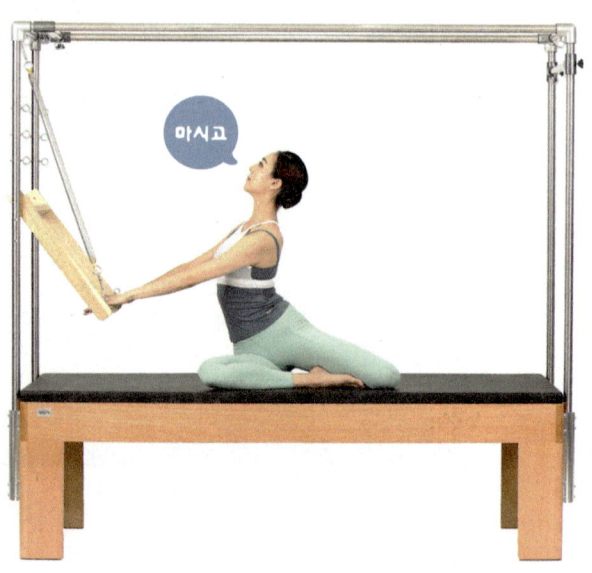

04 시선이 리드하여 가슴을 끌어올린다.
갈비뼈를 모아 복부를 당기며 척추를 신전한다.
경추는 과신전하지 않는다.

Transition Flow

Change Direction
다리 방향을 바꿔 동작한다.

Rotation
몸통을 회전하여 척추의 굴곡과 신전을 교대로 반복한다.

19. Kneeling & Standing Spine Flexion
닐링 앤 스탠딩 스파인 플렉션

| 주요 효과 | 어깨 강화, 척추 분절 인지 능력 향상, 코어 강화, 척추 가동성 향상

캐딜락

반복 횟수 3

세팅
- Push-thru Bar
- SPRING   yellow 1~blue 1 spring up

시작 자세
- 골반 너비로 닐링한다.
- 두 손을 뒤로 하여 바를 잡는다.

레슨 포인트
- 척추가 구부러질 때 분절을 인지한다.

Lv.2

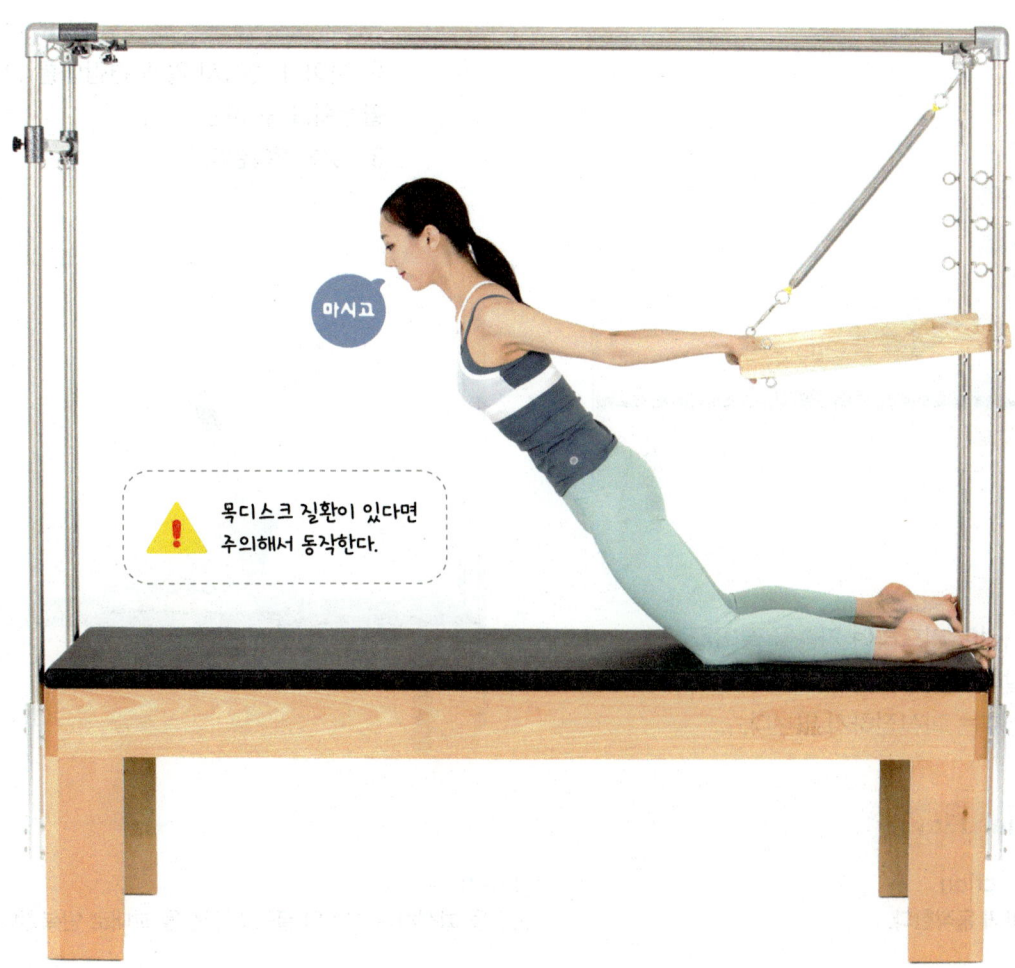

마시고

⚠️ 목디스크 질환이 있다면 주의해서 동작한다.

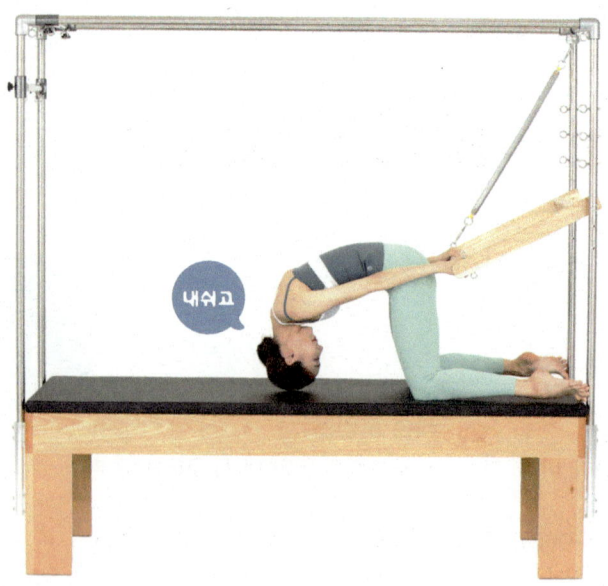

01 머리부터 분절하여 척추가 C커브가 되도록 한다.
시선은 배꼽을 향한다.

02 분절하여 시작 자세로 돌아온다.

Transition Flow

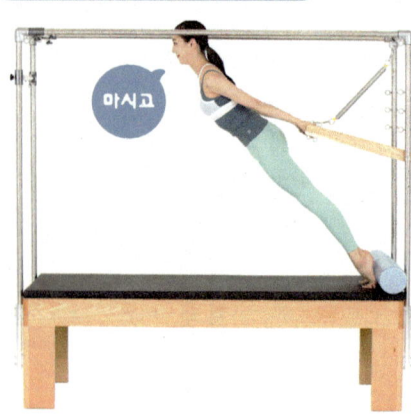

01 발 밑에 폼롤러를 두고 서서 등 뒤로 바를 잡는다.

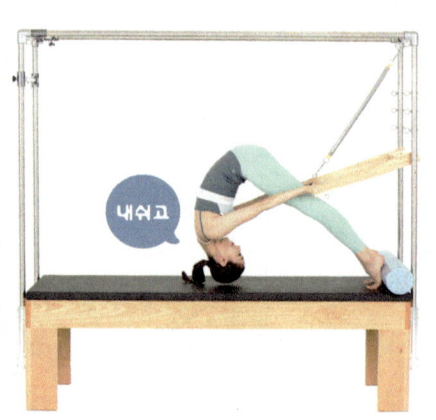

02 머리부터 척추를 분절한다. 머리가 바닥을 지나 견갑골 상단이 바닥에 닿도록 한다. 두 다리는 편다.

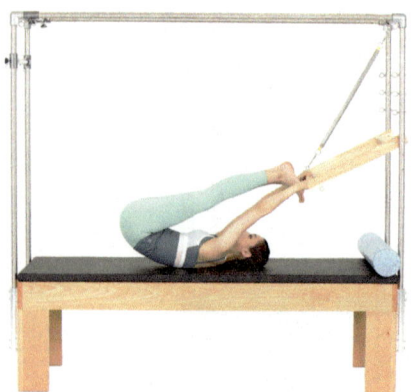

03 척추를 굴리듯 분절해서 매트 위에 내려온다. 두 다리는 아래로 내리면서 코어에 힘을 모은다.

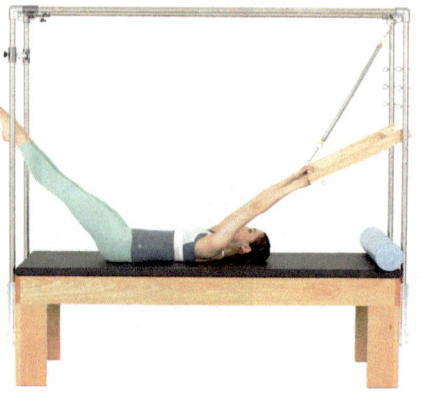

04 두 다리를 천장으로 들면서 척추를 굴곡하여 발을 폼롤러에 둔다. (**02**번 자세)

05 두 팔로 힘있게 바를 잡아당기며 척추를 분절하여 시작 자세로 일어선다.

20 Push-thru Forward Stretch
푸시스루 포워드 스트레칭

| 주요 효과 | 척추 유동성 향상, 어깨 안정성, 심복부 사용

캐딜락

반복 횟수 3~5

세팅
- Push-thru Bar
- SPRING yellow 1~blue 1 spring up

시작 자세
- 발목을 돌시플렉션하여 바에 지지한다.
- 척추와 골반은 중립을 유지하고, 두 팔은 어깨 너비로 바를 잡는다.

레슨 포인트
- 골반 중립이 안 될 시 무릎을 구부린다.
- 바를 앞으로 밀고 나갈 때, 코어를 사용하여 척추를 굴곡한다.
- 갈비뼈가 들리지 않도록 한다.
- 어깨가 상승하지 않도록 한다.

Lv. 1

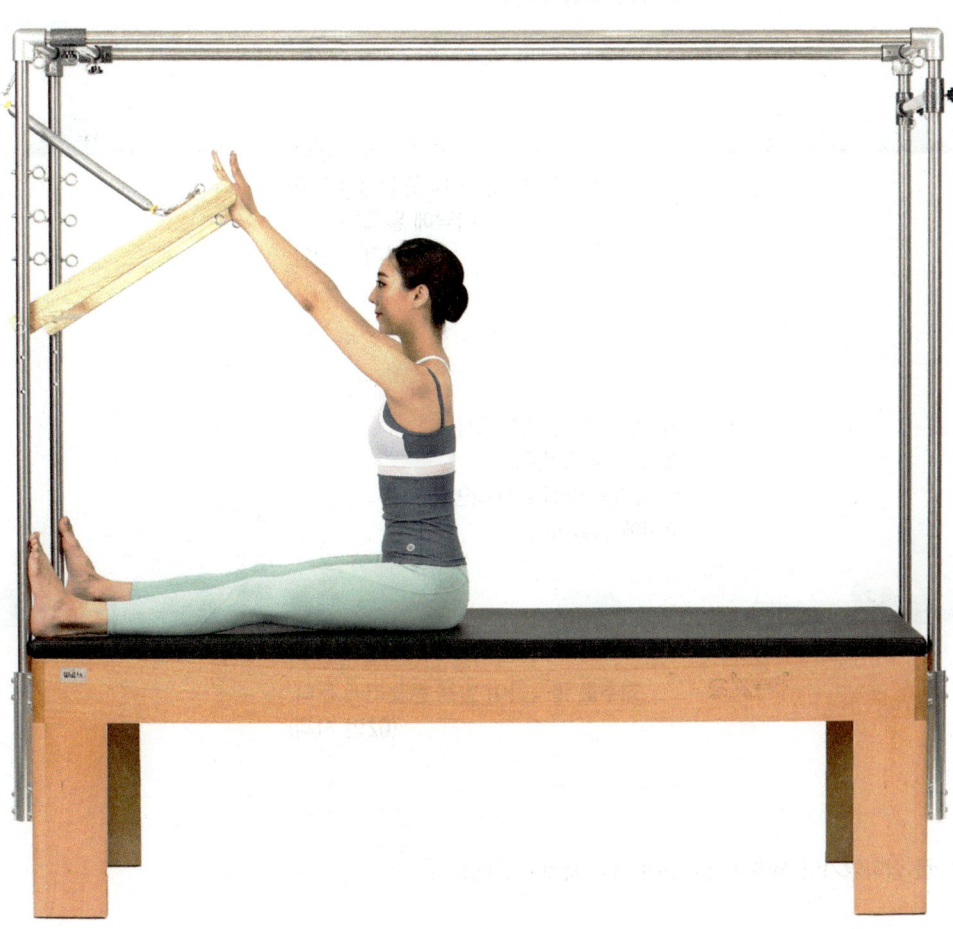

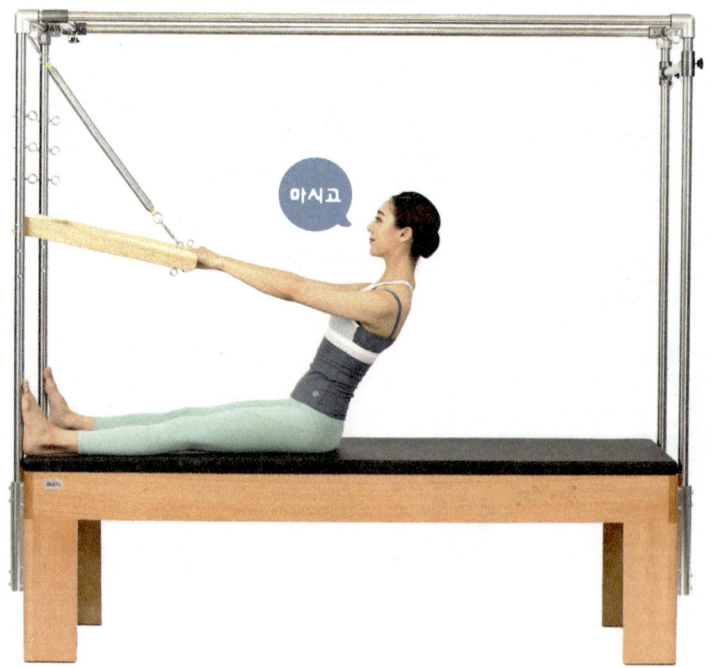

01 골반이 대퇴로부터 멀어지도록 꼬리뼈부터 척추를 분절한다 (또는 척추 중립을 유지하며 고관절을 힌지 백 한다). 팔은 편 상태를 유지하여 바를 아래쪽으로 당긴다.

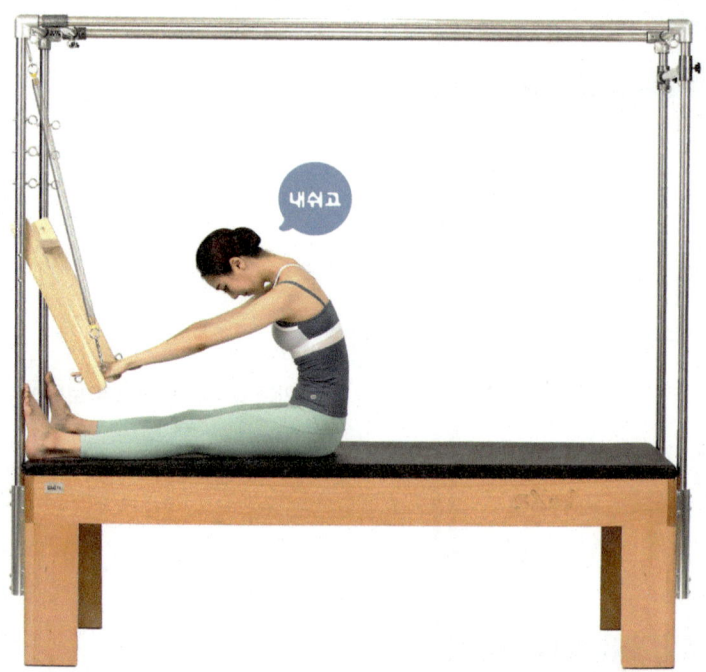

02 머리부터 굴곡하여 바를 앞으로 민다.

Transition Flow

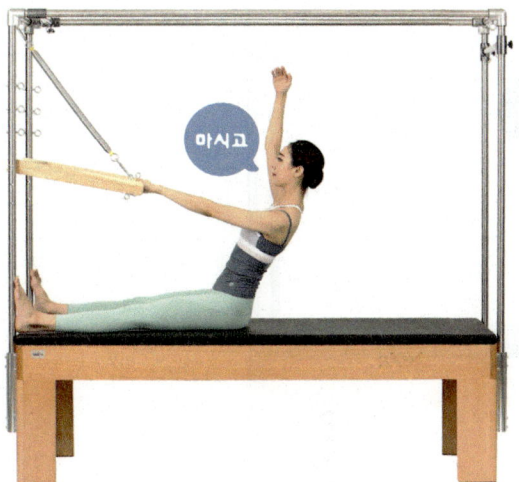

Push-thru Forward Series

01
척추 중립 상태에서 한 팔을 들어 올린다.

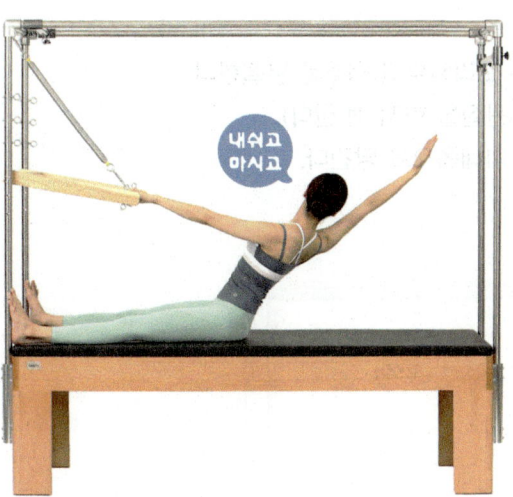

02
한 팔을 대각선 위로 보내며 몸통을 회전한다.
숨을 들이마시며 다시 시작 자세로 돌아온다.

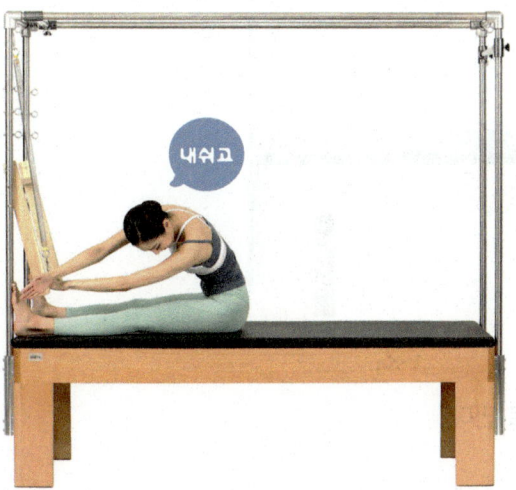

03
한 팔을 안쪽 대각선 방향으로 보내며 척추를 회전, 굴곡한다.

04
가슴을 열며 척추 중립을 유지한다.

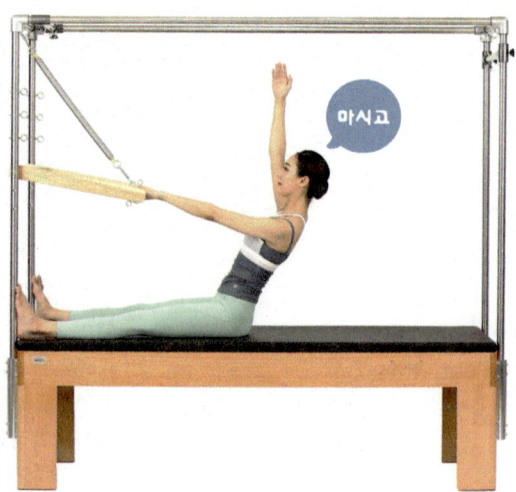

05
골반이 흔들리지 않게 몸통을 회전하여
한 손으로 바를 잡는다.
바를 밀어내며 심복부를 사용한다.
두 팔은 서로 저항하며 어깨를 안정화한다.

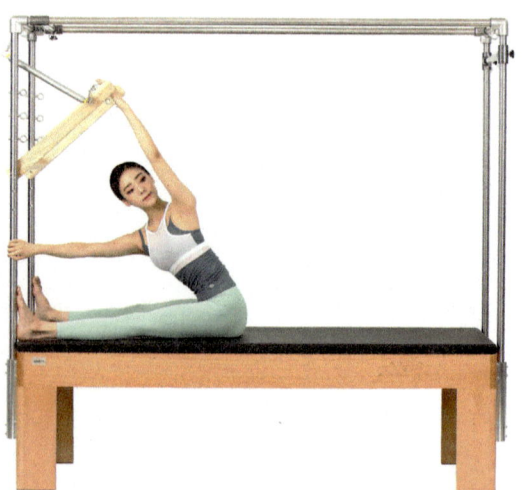

06
시작 자세로 돌아와 반대쪽도 동작한다.

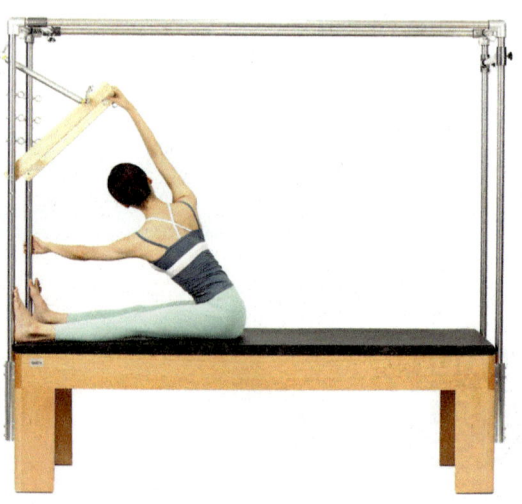

21 Scissor Series
시저 시리즈

| 주요 효과 | 요추 및 골반 안정성 유지, 견갑골 안정성 향상

캐딜락

반복 횟수 3~5

세팅
- Push-thru Bar
- SPRING   yellow 1~blue 1 spring up

시작 자세
- 베드에 누워 두 다리를 롤다운 바 쪽으로 뻗는다.
- 척추와 골반은 중립을 유지하고, 발가락으로 푸시스루 바를 감싼다.

레슨 포인트
- 골반 중립을 유지한다.
- 척추 분절 동작이다.
- 롤 업은 상부 흉추까지만 동작한다.

Lv.2

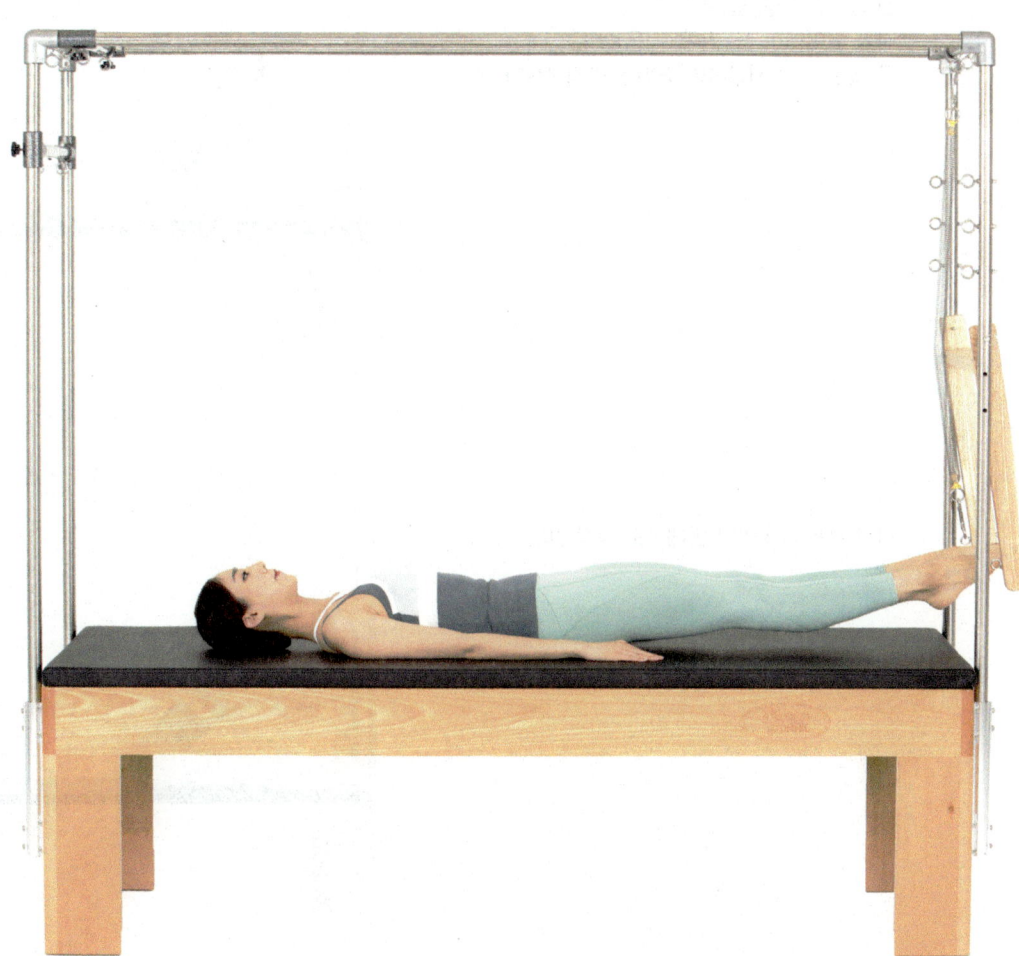

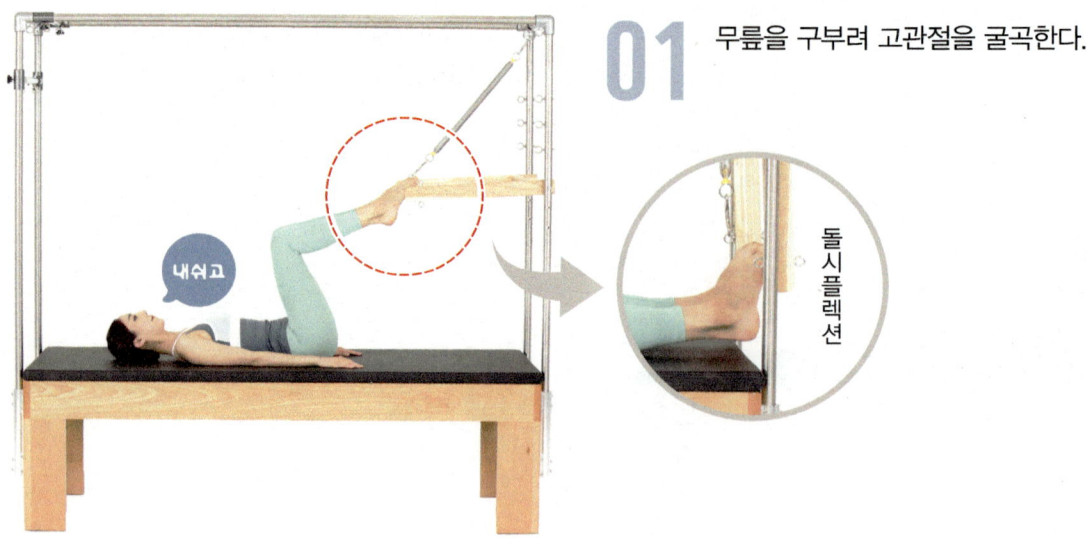

01 무릎을 구부려 고관절을 굴곡한다.

돌시플렉션

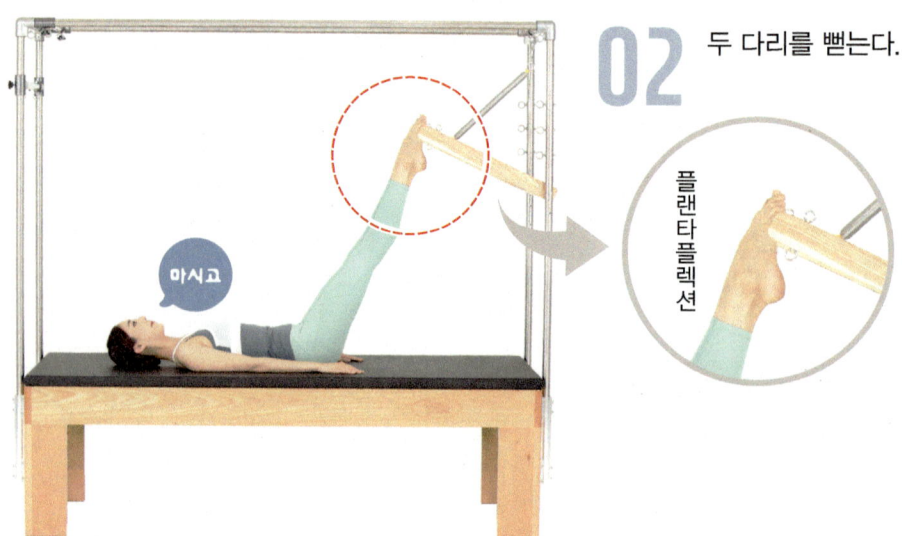

02 두 다리를 뻗는다.

플랜타플렉션

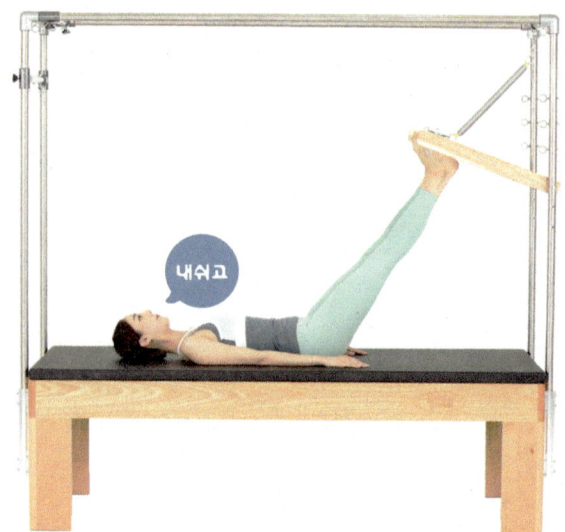

03 무릎이 돌아가지 않도록 하고 발목은 돌시플렉션한다.

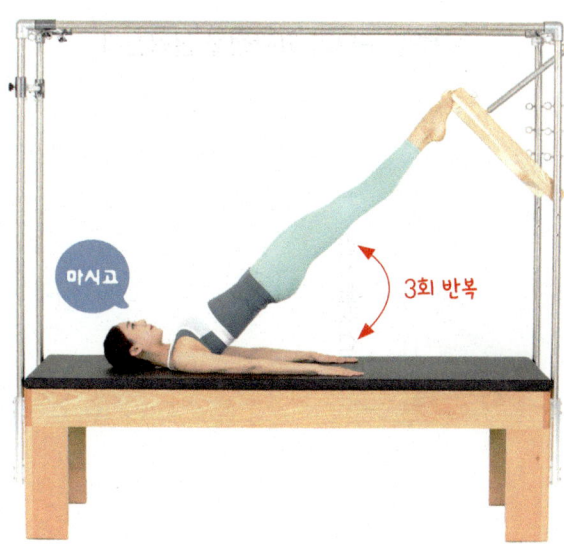

04 꼬리뼈부터 척추를 분절하여 올라간다.
발목은 플랜타플렉션한다.

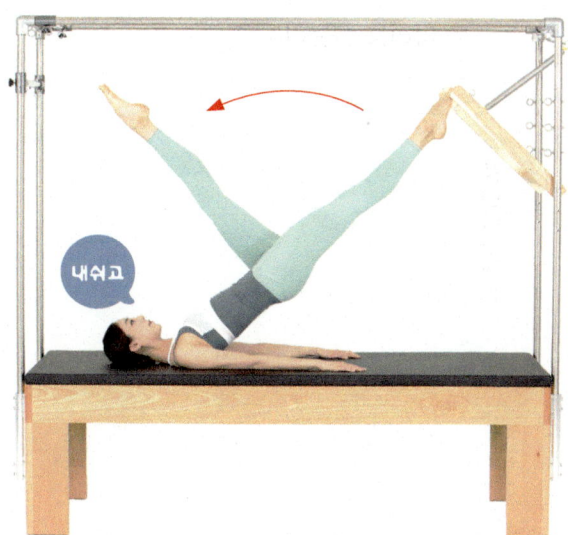

05 한 다리를 머리 쪽으로 뻗는다.

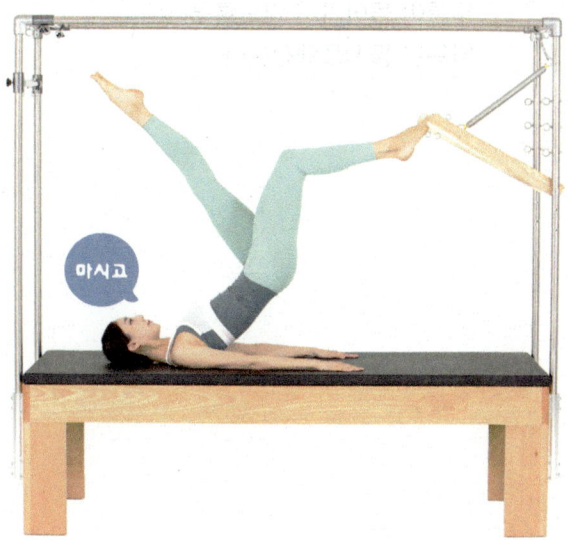

06 바 위에 놓은 다리 쪽 무릎을 구부린다.

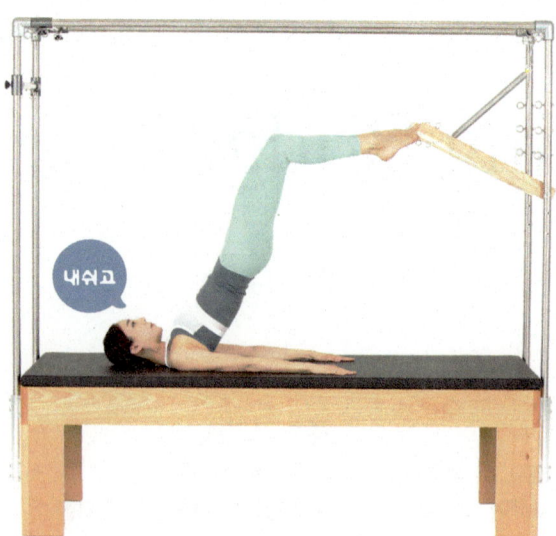

07 뻗은 다리가 돌아오며

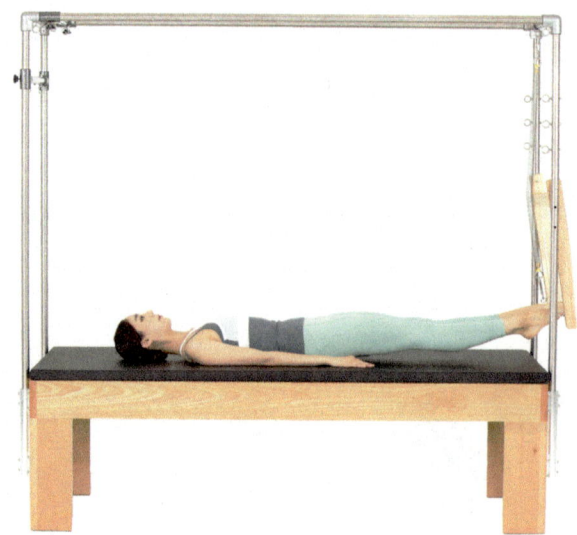

08 시작 자세로 돌아온다.

22 Standing Bridge
스탠딩 브리지

| 주요 효과 | 척추 강화 및 유연성, 공간 인지 향상, 움직임의 조화

캐딜락

반복 횟수 **5~8**

세팅
- Push-thru Bar
- SPRING yellow 1~blue 1 spring up

시작 자세
- 두 다리를 바에 붙이고, 척추와 골반은 중립을 유지하여 앉는다.
- 두 팔은 어깨 너비로 바를 잡는다.

레슨 포인트
- 척추를 신장한다.
- 견갑대의 안정성을 유지한다.
- 경추는 과신전하지 않는다.
- 물 흐르듯 부드럽게 동작한다.

Lv.2

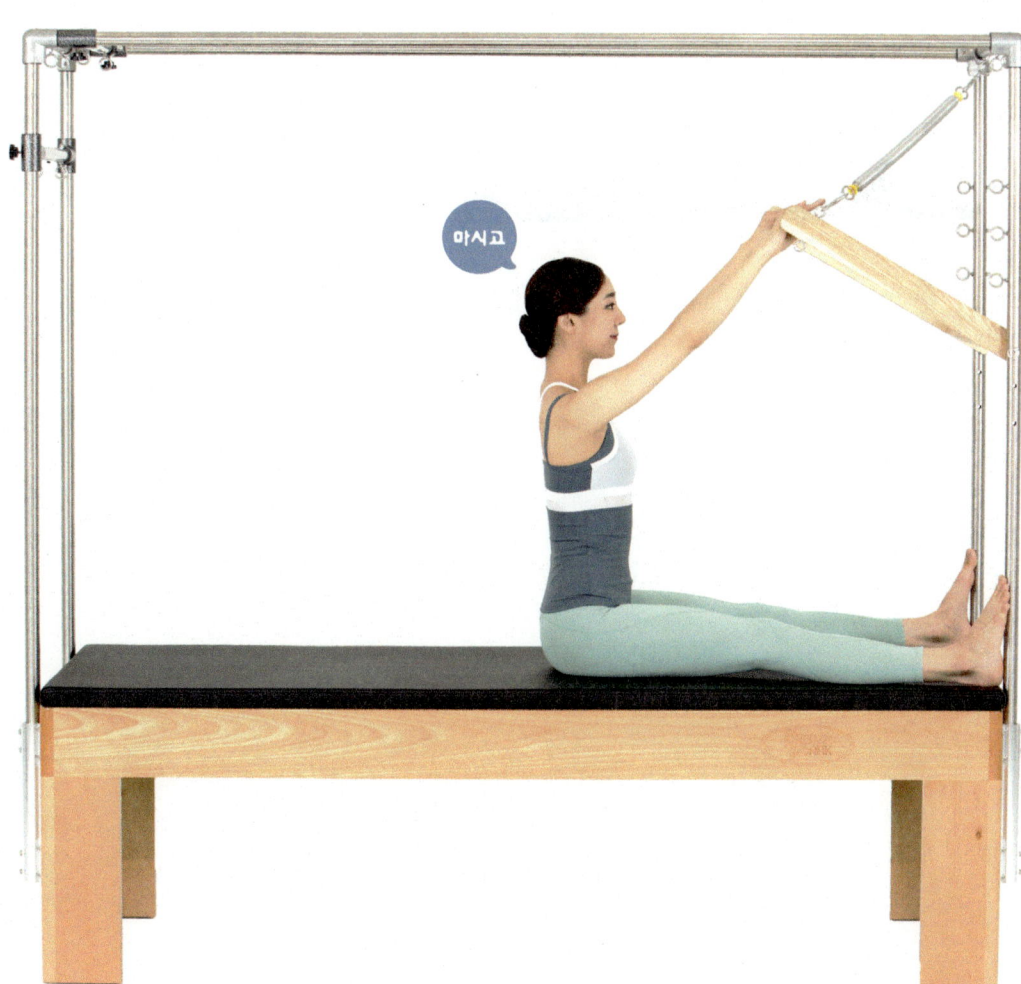

마시고

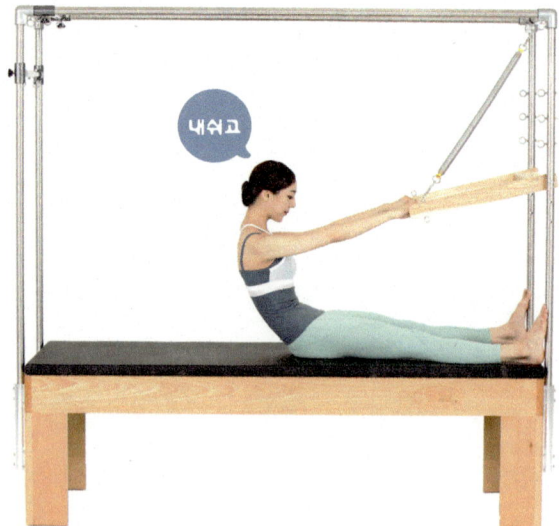

01 골반이 대퇴로부터 멀어지게 순차적으로 분절하여 내려간다.

> ⚠️ 요통이 있다면 분절하지 않는다.

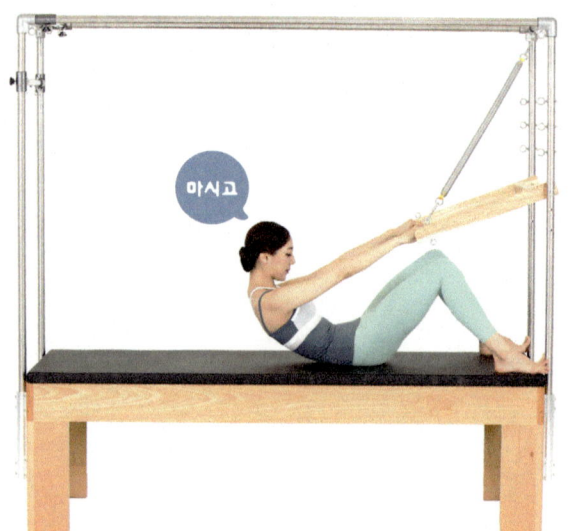

02 엉덩이를 슬라이딩하며 무릎을 구부려 머리를 베드까지 내린다.

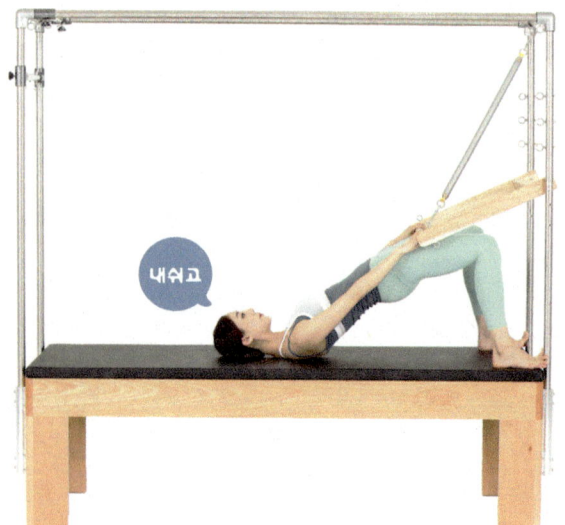

03 척추는 꼬리뼈부터 분절하여 올라간다.

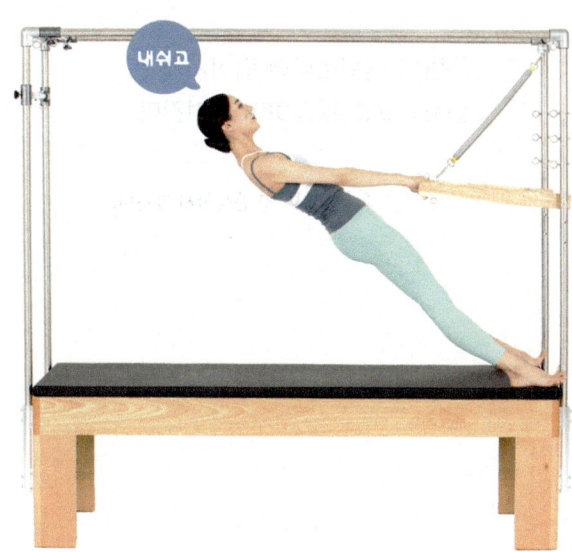

04 무릎을 펴며 일어선다.

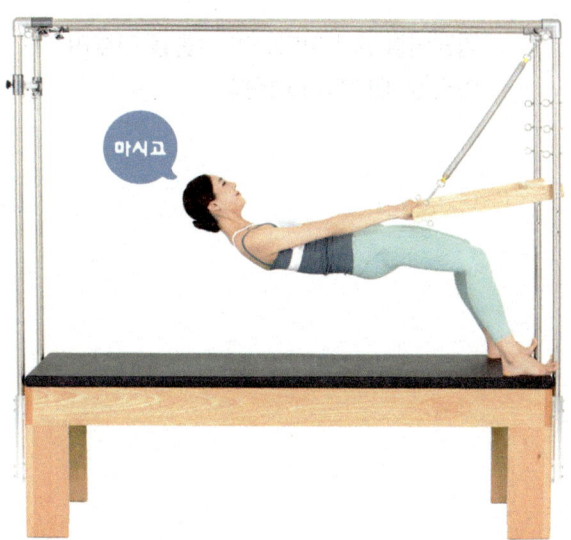

05 골반과 몸통이 베드와 수평이 되도록 들어 올린다.

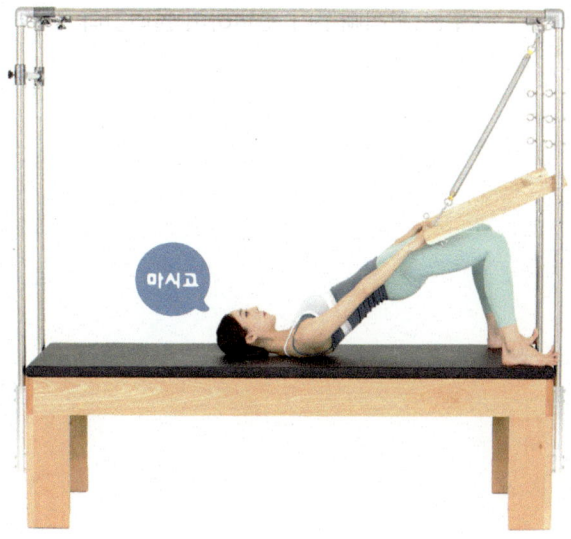

06 등부터 내려 브리지 자세로 돌아온다.